实用护理基础理论与临床应用技术

（上）

张家妍等◎主编

吉林科学技术出版社

图书在版编目（CIP）数据

实用护理基础理论与临床应用技术 / 张家妍等主编
. -- 长春：吉林科学技术出版社，2017.9
ISBN 978-7-5578-3281-0

Ⅰ．①实… Ⅱ．①张… Ⅲ．①护理学 Ⅳ．①R47

中国版本图书馆CIP数据核字(2017)第229768号

实用护理基础理论与临床应用技术
SHIYONG HULI JICHU LILUN YU LINCHUANG YINGYONG JISHU

主　　编　张家妍等
出 版 人　李　梁
责任编辑　许晶刚　陈绘新
封面设计　长春创意广告图文制作有限责任公司
制　　版　长春创意广告图文制作有限责任公司
开　　本　787mm×1092mm　1/16
字　　数　550千字
印　　张　42.5
印　　数　1—1000册
版　　次　2017年9月第1版
印　　次　2018年3月第1版第2次印刷

出　　版　吉林科学技术出版社
发　　行　吉林科学技术出版社
地　　址　长春市人民大街4646号
邮　　编　130021
发行部电话/传真　0431-85635177　85651759　85651628
　　　　　　　　　　　　85652585　85635176
储运部电话　0431-86059116
编辑部电话　0431-86037565
网　　址　www.jlstp.net
印　　刷　永清县晔盛亚胶印有限公司

书　　号　ISBN 978-7-5578-3281-0
定　　价　168.00元（全二册）

编 委 会

主　编：张家妍　焦　颖　骆淑娥
　　　　杨守华　卢春化　秦　维
副主编：智　慧　张慧霞　田　怡
　　　　李　莉　周　静　刘　丽
　　　　李　影　郝秀英　芦红梅
编　委：(按照姓氏笔画)
　　　　马　琳　中国人民解放军第451医院
　　　　卢春化　锦州医科大学附属第一医院
　　　　田　怡　新疆医科大学附属中医医院
　　　　刘　丽　西南医科大学附属中医医院
　　　　芦红梅　北京中医药大学东直门医院
　　　　杨守华　大连医科大学附属第二医院
　　　　杨　柳　牡丹江医学院附属红旗医院
　　　　杨淑慧　北京中医药大学东直门医院
　　　　李　莉　中国人民解放军第五医院
　　　　李　影　锦州医科大学附属第一医院
　　　　吴建妮　中国人民解放军第451医院
　　　　何春艳　中国人民解放军第451医院
　　　　张家妍　郑州市中医院
　　　　张慧霞　山东省立医院西院
　　　　林　宁　中国人民解放军第四六三医院
　　　　周　静　新疆医科大学附属中医医院
　　　　赵　玲　北京中医药大学东直门医院
　　　　郝秀英　中国人民解放军第463医院
　　　　胡　华　济南市第五人民医院
　　　　骆淑娥　中国人民解放军第一医院
　　　　秦　维　大连医科大学附属第二医院
　　　　智　慧　北京中医药大学东方医院
　　　　焦　颖　新汶矿业集团公司中心医院

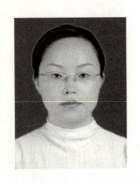

　　张家妍,女,生于 1981 年 2 月,郑州市中医院,主管护师,本科学历,重症医学科护士长。本人自 1999 年在心内科、重症医学科工作期间能够指导并参与本科室急危重症病人抢救治疗和护理,积累了丰富临床经验。在担任重症医学科护士长期间,能够熟练运用品管工具进行管理,对护理人员进行分层培训,严格考核,提高护理人员的综合能力、专业素质。近六年前后共发表第一作者论文 7 篇,参编著作 1 部,国家级实用新型专利 2 项,2006 年评为郑州市卫生系统"爱心天使",2010 年评为郑州市"医德标兵",2012 年授予郑州市总工会"五一劳动奖章"。

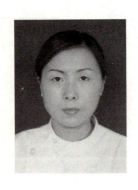

　　焦颖,女,出生于 1982 年,汉族,中共党员。主管护师,毕业于滨州医学院,大学本科高级护理专业,学士学位,心胸外科护士长。从事临床护理 10 余年,热爱护理事业,积累了丰富的管理和临床工作经验,多次被医院评为优秀护士,优秀护士长。担任护士长后带领科室护士积极开展"优质护理服务示范工程活动",注重护理团队素质和技能的培养,科室始终坚持"以病人为中心,以质量为核心"的服务理念,创立"肺随我动,自由呼吸"的护理服务品牌,科室被医院评为"优质护理服务示范病房"!

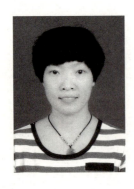

　　骆淑娥,女,1975 年出生,解放军第一医院骨神经外科护士长,主管护师,毕业于兰州大学,从事骨科护理工作 20 年余,具有扎实的理论知识,开展多项新技术新业务。具有丰富临床护理经验和科学的管理能力,并承担西北民族大学护理系的带教老师。撰写学术论文 14 篇,2013 年参加中华护理学会第五届全国自然灾害护理研讨会,撰写论文在大会上进行交流。多次参加重大突发公共卫生事件,玉树、岷县抗震救灾任务,舟曲泥石流抗洪抢险救灾任务,以及军队高原驻训及军事演习任务。

前　　言

护理是一门研究如何诊断和处理人类对存在的或潜在的健康问题反应的科学。随着医学科技的进步与发展，生活水平的提高，人民对医护服务的要求也不断提升，对护理学科的发展而言，正是机遇与挑战并存的时刻。护理学的相关理论基础以及更多人性化的护理方法技术层出不穷，目的则是为了更好地服务患者。本编委会鉴于护理学近年来的进展，为了更好地提高临床医护人员的护理水平，特编写此书，为广大临床医护人员提供参考。

本书共十五章内容，涉及临床各系统常见疾病的护理，包括：基础护理技术、神经系统疾病护理、心血管外科疾病护理、胸外科疾病护理、呼吸疾病护理、普通外科疾病护理、血管外科疾病护理、泌尿系统疾病护理、骨科护理、妇产科疾病护理、口腔护理、肿瘤护理、重症护理、针灸科护理以及消毒供应中心护理。

对每个涉及的疾病都进行了详细叙述，包括疾病的介绍、护理评估、护理要点、护理目标、护理问题、护理措施、操作规范、注意事项以及对患者的健康教育等，内容丰富，重点强调临床实用价值。

为了进一步提高临床护理人员的护理水平，本编委会人员在多年临床护理经验基础上，参考诸多书籍资料，认真编写了此书，望谨以此书为广大医护人员提供微薄帮助。

本书在编写过程中，借鉴了诸多护理相关临床书籍与资料文献，在此表示衷心的感谢。由于本编委会人员均身负一线护理临床工作，故编写时间仓促，难免有错误及不足之处，恳请广大读者见谅，并给予批评指正，以更好地总结经验，以起到共同进步、提高临床护理水平的目的。

《实用护理基础理论与临床应用技术》编委会

2017 年 8 月

目　录

第一章　基础护理技术 ……………………………………………………（1）

第一节　体温的观察与护理 ……………………………………………（1）

第二节　脉搏的观察与护理 ……………………………………………（9）

第三节　呼吸的观察与护理 ……………………………………………（13）

第四节　血压的观察与护理 ……………………………………………（16）

第五节　静脉输液 ………………………………………………………（20）

第二章　神经系统疾病护理 ………………………………………………（39）

第一节　短暂性脑缺血发作的护理 ……………………………………（39）

第二节　脑出血的护理 …………………………………………………（41）

第三节　三叉神经痛的护理 ……………………………………………（44）

第四节　特发性面神经麻痹的护理 ……………………………………（48）

第五节　急性炎症性脱髓鞘性多发性神经病的护理 …………………（51）

第六节　多发性硬化的护理 ……………………………………………（56）

第七节　急性播散性脑脊髓炎的护理 …………………………………（62）

第八节　视神经脊髓炎的护理 …………………………………………（66）

第九节　帕金森病的护理 ………………………………………………（71）

第十节　颅内压增高的护理 ……………………………………………（78）

第十一节　脑疝的护理 …………………………………………………（84）

第十二节　脑损伤的护理 ………………………………………………（88）

第十三节　颅内肿瘤的护理 ……………………………………………（95）

第十四节　颅内动脉瘤的护理 …………………………………………（100）

第十五节　颅内动静脉畸形的护理 ……………………………………（104）

第十六节　高血压脑出血的护理 ………………………………………（107）

第十七节　脊髓损伤的护理 ……………………………………………（109）

第十八节　脑脓肿的护理 ………………………………………………（114）

第十九节　神经外科围手术期护理 ……………………………………（119）

第三章　心血管外科疾病护理 ……………………………………………（126）

第一节　主动脉外科的护理 ……………………………………………（126）

第二节　慢性缩窄性心包炎的护理 ……………………………………（131）

第三节　心脏移植的护理 ………………………………………………（136）

第四章　胸外科疾病护理 …………………………………………………（150）

第一节　胸外科常见护理及护理措施 …………………………………（150）

第二节　胸外科手术前后护理常规 ……………………………………（157）

第三节　胸腔闭式引流术护理常规 ……………………………………（159）

第四节　肋骨骨折的护理 ………………………………………………（161）

第五节　气胸的护理 ……………………………………………………………（162）

第六节　血胸的护理 ……………………………………………………………（164）

第七节　支气管肺癌的护理 ……………………………………………………（166）

第八节　肺大疱的护理 …………………………………………………………（169）

第九节　支气管扩张的护理 ……………………………………………………（170）

第十节　肺隔离症的护理 ………………………………………………………（172）

第十一节　食管癌护理常规 ……………………………………………………（174）

第十二节　贲门失弛缓症的护理 ………………………………………………（176）

第十三节　食管平滑肌瘤的护理 ………………………………………………（178）

第十四节　膈疝的护理 …………………………………………………………（180）

第十五节　纵隔肿瘤的护理 ……………………………………………………（182）

第十六节　胸腺瘤合并重症肌无力的护理 ……………………………………（183）

第十七节　肺移植的护理 ………………………………………………………（185）

第五章　呼吸疾病护理 ……………………………………………………………（188）

第一节　急性气管－支气管炎的护理 …………………………………………（188）

第二节　慢性阻塞性肺疾病的护理 ……………………………………………（190）

第三节　慢性肺源性心脏病的护理 ……………………………………………（195）

第四节　支气管哮喘的护理 ……………………………………………………（199）

第五节　呼吸衰竭的护理 ………………………………………………………（209）

第六章　普通外科疾病护理 ………………………………………………………（215）

第一节　乳房疾病的护理 ………………………………………………………（215）

第二节　急性化脓性腹膜炎的护理 ……………………………………………（222）

第三节　腹部损伤的护理 ………………………………………………………（226）

第四节　腹外疝的护理 …………………………………………………………（232）

第五节　急性阑尾炎的护理 ……………………………………………………（237）

第七章　血管外科疾病护理 ………………………………………………………（242）

第一节　急性肢体动脉栓塞的护理 ……………………………………………（242）

第二节　下肢动脉硬化闭塞的护理 ……………………………………………（245）

第三节　血栓闭塞性脉管炎的护理 ……………………………………………（249）

第四节　多发性大动脉炎患者的护理 …………………………………………（252）

第五节　肾动脉狭窄的护理 ……………………………………………………（255）

第六节　急性肠系膜缺血性疾病的护理 ………………………………………（258）

第七节　主动脉夹层的护理 ……………………………………………………（261）

第八节　腹主动脉瘤的护理 ……………………………………………………（266）

第九节　周围动脉瘤的护理 ……………………………………………………（270）

第八章　泌尿系统疾病护理 ………………………………………………………（275）

第一节　急性肾小球肾炎的护理 ………………………………………………（275）

第二节　急进性肾小球肾炎的护理 ……………………………………………（278）

第三节　慢性肾小球肾炎的护理 ………………………………………………（282）

第四节　肾病综合征的护理 ……………………………………………………（286）

第五节　急性肾衰竭的护理 ………………………………………………………（289）

第六节　膀胱和尿道先天性畸形的护理 …………………………………………（294）

第七节　肾和输尿管先天性畸形的护理 …………………………………………（301）

第八节　肾损伤的护理 ……………………………………………………………（308）

第九节　膀胱损伤的护理 …………………………………………………………（313）

第十节　尿道损伤的护理 …………………………………………………………（316）

第十一节　泌尿系统梗阻的护理 …………………………………………………（319）

第十二节　膀胱肿瘤的护理 ………………………………………………………（326）

第九章　骨科护理 ……………………………………………………………………（331）

第一节　骨科手术常规护理 ………………………………………………………（331）

第二节　锁骨骨折的护理 …………………………………………………………（340）

第三节　肱骨近端骨折的护理 ……………………………………………………（342）

第四节　肱骨干骨折的护理 ………………………………………………………（346）

第五节　肱骨髁间骨折的护理 ……………………………………………………（348）

第六节　尺桡骨骨折的护理 ………………………………………………………（351）

第七节　桡骨远端骨折的护理 ……………………………………………………（353）

第八节　骨盆骨折的护理 …………………………………………………………（356）

第九节　髋臼骨折的护理 …………………………………………………………（360）

第十节　股骨粗隆间骨折的护理 …………………………………………………（364）

第十一节　股骨颈骨折的护理 ……………………………………………………（366）

第十二节　股骨干骨折的护理 ……………………………………………………（369）

第十三节　胫骨平台骨折的护理 …………………………………………………（371）

第十四节　髌骨骨折的护理 ………………………………………………………（374）

第十五节　胫腓骨骨折的护理 ……………………………………………………（375）

第十六节　踝关节骨折的护理 ……………………………………………………（378）

第十七节　跟骨骨折的护理 ………………………………………………………（381）

第十八节　寰枢椎疾病的护理 ……………………………………………………（383）

第十九节　颈椎疾病的护理 ………………………………………………………（387）

第二十节　胸椎疾病的护理 ………………………………………………………（394）

第二十一节　腰椎疾病的护理 ……………………………………………………（398）

第二十二节　脊柱畸形的护理 ……………………………………………………（405）

第二十三节　脊柱肿瘤的护理 ……………………………………………………（409）

第二十四节　脊柱创伤的护理 ……………………………………………………（414）

第十章　妇产科疾病护理 ……………………………………………………………（421）

第一节　自然流产的护理 …………………………………………………………（421）

第二节　异位妊娠的护理 …………………………………………………………（424）

第三节　早产的护理 ………………………………………………………………（429）

第四节　妊娠期高血压疾病的护理 ………………………………………………（431）

第五节　产后出血的护理 ……………………………………………………（436）

第六节　羊水栓塞的护理 ……………………………………………………（440）

第七节　子宫颈炎症的护理 …………………………………………………（443）

第八节　盆腔炎性疾病的护理 ………………………………………………（447）

第九节　功能失调性子宫出血的护理 ………………………………………（451）

第十节　痛经的护理 …………………………………………………………（456）

第十一章　口腔护理 ……………………………………………………………（459）

第一节　牙体硬组织疾病的护理 ……………………………………………（459）

第二节　牙髓病和根尖周组织病的护理 ……………………………………（463）

第三节　牙周病的护理 ………………………………………………………（467）

第四节　口腔黏膜疾病的护理 ………………………………………………（471）

第五节　颌面部感染的护理 …………………………………………………（479）

第六节　口腔颌面部损伤的护理 ……………………………………………（488）

第七节　口腔颌面部肿瘤的护理 ……………………………………………（493）

第十二章　肿瘤护理 ……………………………………………………………（502）

第一节　鼻咽癌的护理 ………………………………………………………（502）

第二节　口咽癌的护理 ………………………………………………………（506）

第三节　甲状腺癌的护理 ……………………………………………………（512）

第四节　喉癌的护理 …………………………………………………………（517）

第五节　宫颈癌的护理 ………………………………………………………（523）

第十三章　重症护理 ……………………………………………………………（533）

第一节　休克的急救护理 ……………………………………………………（533）

第二节　常见临床危象的急救护理 …………………………………………（542）

第三节　急性呼吸窘迫综合征的护理 ………………………………………（555）

第四节　急性心律失常的护理 ………………………………………………（558）

第五节　急性心肌梗死的护理 ………………………………………………（570）

第六节　急性心力衰竭的护理 ………………………………………………（576）

第七节　急性呼吸衰竭的护理 ………………………………………………（578）

第八节　急性肾衰竭的护理 …………………………………………………（581）

第九节　急性肝衰竭的护理 …………………………………………………（586）

第十节　多器官功能障碍综合征 ……………………………………………（593）

第十四章　针灸科护理 …………………………………………………………（601）

第一节　针灸科一般护理常规 ………………………………………………（601）

第二节　高热 …………………………………………………………………（601）

第三节　感冒 …………………………………………………………………（605）

第四节　咳嗽 …………………………………………………………………（608）

第五节　呕吐 …………………………………………………………………（611）

第六节　腹痛 …………………………………………………………………（614）

第七节　泄泻 …………………………………………………………………（617）

第八节　便秘 ……………………………………………………………（619）

第九节　胃下垂 …………………………………………………………（622）

第十五章　消毒供应中心护理 …………………………………………（625）

第一节　消毒供应中心感染预防 ………………………………………（625）

第二节　消毒供应中心感染监测与控制 ………………………………（625）

第三节　消毒供应中心的职业防护 ……………………………………（627）

第四节　消毒供应中心工作人员手卫生 ………………………………（628）

第五节　特殊感染器械的处理 …………………………………………（630）

第六节　锐器伤处理流程 ………………………………………………（631）

第七节　消毒供应中心清洗技术 ………………………………………（633）

第八节　消毒供应中心消毒灭菌技术 …………………………………（648）

参考文献 …………………………………………………………………（666）

第一章　基础护理技术

第一节　体温的观察与护理

体温(body temperature)是机体在下丘脑体温调节中枢的作用下,体内产热与散热保持动态平衡的结果。体表温度是身体表层的温度,可受环境温度和衣着情况影响;体核温度指身体内部(胸腔、腹腔和中枢神经)的温度,其特点是相对稳定且较体表温度高。

一、正常体温及生理变化

(一)体温的产生与生理调节

1.体温的产生　体温是物质代谢的产物,是人体新陈代谢和骨骼肌运动过程中不断产生热能的结果。保持相对恒定的体温是保证机体新陈代谢和正常生命活动的重要条件。

2.体温的生理调节　体温调节包括生理(自主)体温调节和行为体温调节两种方式。生理体温调节在下丘脑的体温调节中枢控制下随机体内外环境温度刺激,通过一系列生理反应调节机体的产热和散热,将体温维持在一个调定点,约37℃。行为体温调节是人类有意识的行为活动,通过机体在不同环境中的姿势和行为改变而达到调节体温的目的。

3.散热方式　皮肤是最主要的散热部位。人体的散热方式有辐射、传导、对流和蒸发四种。

(1)辐射:指热由一个物体表面通过电磁波的形式传到另一个与它不接触的物体表面的一种方式。是人体安静状态下处于低温环境中的主要散热方式。

(2)传导:指人体将热量直接传递给与之接触的温度较低的物体的一种散热方式。传导量的多少与物体接触面积、温差大小及导热性有关。由于水的导热性好,临床上常采用冰袋、冰帽、冰水湿敷的方式为高热患者降温。

(3)对流:是传导散热的一种特殊形式。只通过气体或液体流动来交换热量的一种方式。

(4)蒸发:利用水分从体表气化,是吸收体热的一种散热方式。蒸发散热有不感蒸发(不显汗)、发汗两种形式。根据蒸发原理,临床上常用温水拭浴、乙醇拭浴给高热患者降温。

当外界温度低于人体皮肤温度时,机体通过辐射、传导、对流等方式散热,当外界温度高于人体皮肤温度时,蒸发就成为人体唯一的散热方式。

(二)体温的生理变化

1.正常体温　临床上以测量口腔、直肠、腋窝等处的温度来代表体温,各部位所测得的体温值不一样,其中以直肠温度最接近人体深部温度。正常体温范围见表1-1。

表1-1　成人体温正常范围及平均值

部位	平均值/℃	正常范围/℃
口腔舌下温度	37.0	36.3～37.2
腋下温度	36.5	36.0～37.0
直肠温度	37.5	36.5～37.7

2.生理变化　体温并非固定不变,可受昼夜、年龄、性别、活动、药物等因素影响而发生变化,但其变化范围很小,一般不超过 0.5～1℃。

(1)昼夜变化:正常人体温一般凌晨 2～6 时最低,下午 2～8 时最高。这种昼夜的节律波动与下丘脑的生物钟功能有关,是由内在生物节律决定的。

(2)年龄:不同年龄的个体因基础代谢水平不同,体温也有所不同。儿童、青少年体温高于成人,而老人的体温略低于成人。新生儿尤其是早产儿,由于体温调节功能尚未发育完善,其体温极易受环境温度的影响而变化。

(3)性别:同年龄且体型相似的男女相比,女性体温略高于男性(约 0.3℃),可能与女性皮下脂肪层较厚,散热减少有关。并且女性的基础体温随月经周期出现规律性变化,即排卵后体温上升,月经来潮后逐渐下降,排卵日最低,这与体内孕激素的周期性分泌有关,因为孕激素有升高体温作用。

(4)活动:剧烈活动可使骨骼肌收缩,产热增加,体温升高。

(5)药物:药物可改变体温调节中枢的调定点。例如,麻醉药可抑制体温调节中枢并能扩张血管,增加散热,降低机体对寒冷环境的适应能力。因此手术患者术中、术后应注意保暖。

(6)其他:情绪激动、精神紧张、环境温度、进食等都会影响机体温度,在测量时应加以考虑。

二、异常体温的评估及护理

(一)体温过高

体温过高(hyperthermia)又称发热,指由任何原因引起的下丘脑体温调节中枢调定点上移,产热增加而散热减少,导致体温升高超过正常范围。发热是临床常见的症状,根据致热源的性质和来源,发热可分感染性发热和非感染性发热,以感染性发热最为多见。

1.临床分度　发热可分为四度,由低到高依次分为低热、中等热、高热和超高热。以口腔温度为例,其界定标准如下。

(1)低热:37.5～38℃。

(2)中等热:38.1～39℃。

(3)高热:39.1～41℃。

(4)超高热:41℃以上。

2.发热过程及症状　一般发热过程分为三期,即体温上升期、高热持续期和退热期。

(1)体温上升期:机体产热增加,散热减少,产热大于散热,体温升高。主要表现为畏寒、疲乏无力,皮肤苍白、干燥无汗,有时伴寒战。体温上升方式有骤升和渐升两种。骤升指体温在数小时内升至高峰,见于疟疾、肺炎球菌肺炎等;渐升指体温逐渐上升,数日内达高峰,见于伤寒等。

(2)高热持续期:机体产热和散热在较高水平趋于平衡。主要表现为面色潮红、皮肤灼热、口唇干燥、呼吸和脉搏加快、食欲减退、软弱无力,小儿易出现惊厥。

(3)退热期:机体散热增加而产热趋于平衡,散热大于产热,体温恢复至正常。表现为出汗、皮肤潮湿和皮肤温度下降。体温下降方式有骤退和渐退两种。骤退者由于大量出汗,体液大量丧失,易出现血压下降、四肢厥冷、脉搏细速等虚弱或休克现象,护理时应加强观察。

3.常见热型　将体温绘制在体温单上,并按时间先后顺序相连接,就构成了体温曲线。

各种体温曲线的形态称热型（fever type），不同热型常提示不同疾病。常见热型有稽留热、弛张热、间歇热和不规则热。

（1）稽留热：体温持续在 39～40℃，达数日或数周，24h 波动范围不超过 1℃（图 1—1），见于伤寒、肺炎球菌肺炎等。

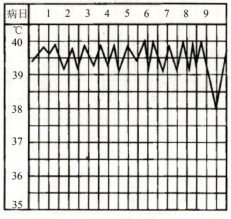

图 1—1　稽留热

（2）弛张热：体温在 39℃ 以上，24h 内温差在 1℃ 以上，最低体温仍高于正常水平（图 1—2），见于败血症、化脓性疾病、风湿热等。

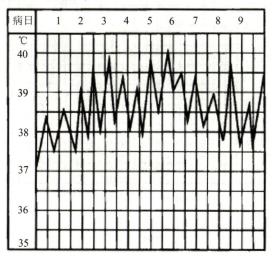

图 1—2　弛张热

（3）间歇热（intermittent fever）：表现为高热期和无热期交替出现，即体温骤升至 39℃ 以上，持续数小时或更长，然后下降至正常或正常以下，经过一个间歇，体温又升高，并反复发作（图 1—3），见于疟疾等。

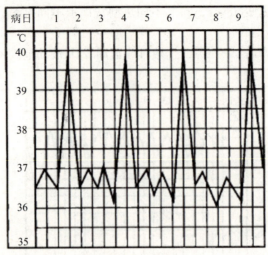

图1-3 间歇热

（4）不规则热：发热无一定规律，持续时间不定（图1-4），见于流行性感冒、癌性发热等。

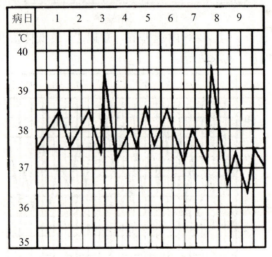

图1-4 不规则热

4.高热患者的护理

（1）加强病情观察：高热患者每4h测量体温一次并记录，体温恢复正常3d后改为2次/d，同时观察面色、脉搏、呼吸、血压，以及头痛、出汗等伴随症状，判断热程、热型及治疗效果等。小儿高热时易出现惊厥，应密切观察，如有异常应及时报告医生。

（2）降温：在去除致热原因的同时，酌情使用物理或药物降温。体温超过39℃时，可采用冰袋冷敷头部；体温超过39.5℃时，可采用乙醇拭浴、温水拭浴或大动脉冷敷。药物降温遵医嘱执行，但要防止退热时大量出汗发生虚脱或休克。采用降温措施30min后应复测体温一次，并做好记录和交班。

（3）补充营养和水分：给予高热量、高蛋白、高维生素、易消化的流质或半流质饮食，并少量多餐，以补充高热的消耗，提高机体抵抗力。鼓励患者多饮水，每日入水量2500～3000mL，以补充消耗的大量水分，并促进毒素和代谢产物的排出。对不能进食或进食少者可按医嘱给予静脉输液或鼻饲，以补充水分、电解质和营养物质。

(4)保持清洁和舒适,预防并发症:

1)酌情增减衣被:体温上升期,当患者出现寒战反应时应增加衣着或盖被,注意保暖,必要时可饮热饮料;高热持续期和退热期适量减少衣被,以利散热。

2)休息:高热患者绝对卧床休息。注意环境安静,温度适宜,空气清新。

3)口腔护理:高热患者口腔自洁能力下降,应在清晨、餐后及睡前协助患者漱口,保持口腔清洁。口唇干裂者涂润滑油保护,防止口腔感染。

4)皮肤护理:退热过程中往往大量出汗,应及时擦干汗液,必要时更换衣被,以保持皮肤清洁、干燥,防止着凉。对长期高热患者应做好压疮的预防工作。

(5)安全护理:高热时患者可有躁动不安、谵妄等,应防止患者坠床、舌咬伤,必要时使用保护具。

(6)心理护理:护士应观察发热各阶段患者的心理状态,对体温变化及伴随症状给予合理解释,缓解其紧张、焦虑心理。

(7)健康教育:教会患者及其家属测量体温、物理降温等方法,增强自我护理的能力。

(二)体温过低

由于各种原因引起机体产热减少、散热增加,导致体温低于35℃,称体温过低(hypothermia)。

1.原因

(1)产热减少:见于重度营养不良、甲状腺功能低下、断食、极度衰竭等。

(2)散热过多:暴露于低温环境时间过长,在寒冷环境中大量饮酒,使血管过度扩张,导致热量散失。

(3)体温调节中枢受损:中枢神经系统功能不良如颅脑外伤、脊髓受损;重症疾病如败血症、大出血;药物中毒如麻醉药。

2.临床分度

(1)轻度:32～35℃。

(2)中度:30～32℃。

(3)重度:<30℃,瞳孔散大,对光反射消失。

(4)致死温度:23～25℃。

3.临床表现 皮肤苍白,口唇及耳垂呈紫色,四肢麻木,呼吸减慢,血压降低,脉搏细弱,感觉及反应迟钝甚至昏迷。

4.护理措施

(1)祛除病因,注意保暖:调节室温以24～26℃为宜,或加盖衣被,给予热水袋、电热毯等保暖措施;新生儿置温箱中。

(2)加强监测:每小时测体温一次,直至体温恢复正常并稳定,同时注意血压、脉搏、呼吸的变化。

(3)心理护理:一般体温过低患者反应迟缓,不愿说话,应与患者多接触,及时了解患者的情绪变化,给予适当护理,同时加强健康教育。

(4)健康教育:教会患者避免导致体温过低的因素如营养不良、穿着过少、供暖设备不足等。

三、体温测量

(一)体温计的种类及构造

体温计有水银体温计、电子体温计、可弃式体温计等。

1.水银体温计 又称玻璃体温计,是我国最常用的体温计,有口表、腋表、肛表之分(图1—5),由装有水银的真空毛细玻璃管制成,外标有刻度。利用水银遇热膨胀原理在刻度上反映体温,在毛细管和水银槽之间有一凹陷,可使水银柱遇冷时不致下降,便于读数。口表和肛表的玻璃管呈三棱柱状,腋表呈扁平状。口表和腋表的水银槽较细长,有助于扩大支撑面,而肛表头端则较短粗,防止折断或损伤黏膜。

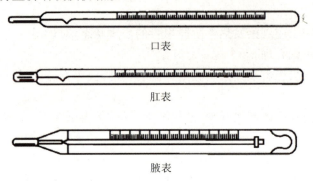

口表

肛表

腋表

图1—5 水银体温计

摄氏体温计的刻度范围为35~42℃,每小格0.1℃,在0.5℃和1℃处刻度线较粗且略长,在37℃刻度处则以红色表示,以示醒目。

2.电子体温计 采用电子感温探头来测量体温,测得的结果直接由数字显示,读数直观,使用方便。有医院用电子体温计和个人用电子体温计两种(图1—6)。医院用电子体温计将探头放入外套内,外套使用后按一次性用物处理,以防止交叉感染。个人用电子体温计形状如钢笔,携带方便。测量时开启电源键,体温计自动校准,显示屏上出现"L℃"符号,然后将探头置于测温部位,当电子蜂鸣器发出声音后,再持续3s,即可读取所显示的体温值。

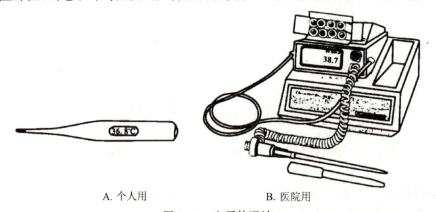

A. 个人用 　　　　B. 医院用

图1—6 电子体温计

3.可弃式体温计 为一次性使用体温计,其构造为一含有对热敏感的化学指示点薄片(图1—7),当体温计受热后,化学指示点从白色变为绿色或蓝色,即为测得的体温值,可测口温或腋温。

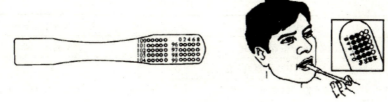

图 1-7 可弃式体温计

(二)体温计的消毒与检查

1.体温计的消毒

(1)水银体温计的消毒:将使用后的体温计放入盛有消毒液的容器中浸泡(肛表需要先用卫生纸或消毒纱布擦净),5min 后取出,清水冲洗、擦干后用离心机甩至 35℃ 以下(人工甩表时注意站在空旷处,勿触及他物,手腕用力),再放入另一消毒液容器内浸泡 30min,用凉开水冲洗干净,消毒纱布擦干,存放于清洁盒内备用。口表、肛表、腋表应分别消毒、冲洗、存放;消毒液每日更换一次,离心机、容器每周消毒一次。

(2)电子体温计的消毒:只需消毒电子感温探头部分,根据材料的性质选择不同消毒方法,如熏蒸、浸泡等。

2.体温计的检查 为保证测量的准确性,应定期检查体温计。方法是将全部体温计的水银柱甩至 35℃ 以下,于同一时间放入已测好的 40℃ 以下的温水中,3min 后取出检查。凡误差在 0.2℃ 以上、玻璃管有裂痕、水银柱自动下降者,不能再使用。

(三)体温测量

1.目的

(1)判断体温有无异常。

(2)动态监测体温变化,分析热型及伴随症状。

(3)协助诊断,为治疗、护理提供依据。

2.评估

(1)患者的年龄、意识、病情、治疗情况及合作程度。

(2)测温部位皮肤黏膜状况。

3.计划

(1)护士准备:衣帽整洁,洗手,戴口罩。

(2)患者准备:测温前 30min 内若有进食、洗澡、运动、情绪激动、灌肠、冷热疗等,应休息 30min 再测量。

(3)用物准备:治疗盘内备:容器 2 个(1 个清洁容器盛放已消毒的体温计,1 个盛放测温后的体温计)、含消毒液纱布、记录本、笔、带有秒针的表。若测肛温,另备润滑油、棉签、卫生纸。

(4)环境准备:室内光线充足,温度适宜。

4.实施 体温测量步骤见表 1-2。

表 1-2 体温测量

流程	步骤详解		要点与注意事项
1.核对解释	携用物至床旁,核对患者并解释		• 确认患者
2.正确测量	根据患者情况选择合适的测温方法		
(1)口温测量:	1)部位:口表水银端斜放于舌下热窝		• 舌下热窝位于舌系带两旁,为口腔中温度最高部位。婴幼儿、昏迷、精神异常、口腔疾病、口鼻手术、张口呼吸患者不宜测口温
	2)方法:嘱患者紧闭口唇,用鼻呼吸,勿咬体温计(图1-8)		
	3)时间:3min		
(2)腋温测量:	1)部位:腋表水银端放在腋窝处		• 腋下有创伤、手术或炎症,腋下出汗较多,肩关节受伤或消瘦夹不紧体温计的患者不宜测腋温
	2)方法:擦干腋下汗液,体温计紧贴皮肤,屈臂过胸(图1-9)		• 形成人工体腔,保证测量的准确性
	3)时间:10min		
(3)肛温测量:	1)部位:患者侧卧、俯卧或屈膝仰卧位,暴露肛门		• 用于婴幼儿、昏迷、精神异常者;直肠或肛门疾病及手术、腹泻、心肌梗死患者不宜测肛温
	2)方法:润滑肛表水银端,轻轻插入肛门3～4cm,婴儿1.25cm,幼儿2.5cm(图1-10)		• 动作轻柔,避免损伤直肠黏膜
	3)时间:3min		
3.读数、记录	取出体温计,并用消毒纱布擦干,读数、记录		• 若测肛温,用卫生纸擦净肛门;若体温与病情不符时,应重新测量并在床旁监测
4.整理	1)协助患者整理衣、裤,取舒适卧位		
	2)消毒体温计,洗手		

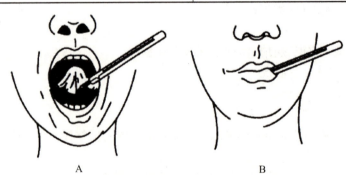

A   B

图 1-8 口温测量法

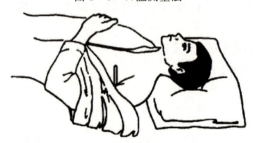

图 1-9 腋温测量法

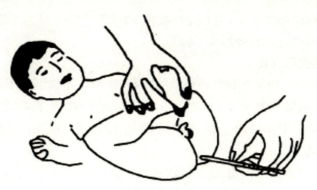

图 1—10 婴幼儿仰卧位肛温测量法

5. 评价

(1)操作方法正确,测量结果准确。

(2)沟通有效,患者能主动配合。

(3)患者及其家属学会测量体温的方法,并掌握异常体温的护理要点。

6. 健康教育

(1)向患者及其家属讲解测量体温的重要性及影响体温的因素,以保证测量结果的准确性。

(2)介绍体温的正常范围及测量过程中的注意事项。

(3)指导患者学会正确测量体温,提供异常体温的护理,增强自我护理能力。

7. 其他注意事项

(1)测体温前应清点体温计数目,并检查体温计是否完好,水银柱是否在 35℃以下。切忌将体温计放入热水中清洗或放在沸水中煮,以防爆裂。

(2)测口温时,若患者不慎咬碎体温计,首先应及时清除玻璃碎屑,以免损伤唇、舌、口腔、食管及胃肠道的黏膜;口服蛋清或牛奶以减缓水银的吸收;若病情许可,可进食大量粗纤维食物(如韭菜、芹菜等),以加速水银的排出。

(3)新入院患者每日测体温四次,连续测 3d,3d 后体温正常者改为每日测量两次。手术患者术前晚和术日晨需测体温,术后连续 3d 每日测量四次,体温正常后改为每日测量两次。

(4)凡给婴幼儿、昏迷、危重患者及精神异常者测体温时,应有专人看护,以免发生意外。

(李莉)

第二节　脉搏的观察与护理

在每个心动周期中,由于心脏的收缩和舒张,动脉内的压力和容积也发生周期性的变化,由此引起动脉管壁有节律的搏动,称动脉脉搏,简称脉搏(pulse)。

一、正常脉搏及生理变化

(一)脉搏的产生

脉搏的产生主要有心脏的舒缩和动脉管壁的弹性这两个因素。心脏窦房结的自律细胞产生兴奋冲动,传至心脏各部,使心脏收缩。当心脏收缩时,左心室将血泵入主动脉,主动脉内压力骤然升高,动脉壁随之扩张;当心脏舒张时,动脉管壁弹性回缩。动脉管壁随着心脏的舒缩而出现周期性的起伏波动,即形成了脉搏。

（二）正常脉搏及生理变化

1.脉率(pulse rate)　即每分钟脉搏搏动的次数（频率）,正常情况下,脉率等于心率。正常成人在安静状态下的脉率为 60～100 次/min。脉率受许多因素影响而波动。

（1）年龄:年龄越小,脉搏跳动越快。新生儿可达 130～140 次/min,随年龄的增长逐渐减慢,到老年时又稍加快。

（2）性别:女性比同龄男性稍快,每分钟约相差 5 次。

（3）活动及情绪:运动、兴奋、恐惧时脉搏增快,休息、睡眠时则减慢。

（4）饮食、药物:进食、使用兴奋剂、饮浓茶或咖啡可使脉搏增快;禁食、使用镇静剂或洋地黄药物后可减慢。

（5）体型:身材瘦高者比同龄身材矮胖者慢。

2.脉律(pulse rhythm)　即脉搏的节律性。正常脉搏搏动均匀规则,间隔时间相等。但正常小儿、青年或自主神经功能紊乱者会发生与呼吸周期有关的窦性心律不齐,表现为吸气时增快,呼气时减慢。

3.脉搏的强弱　即血流冲击血管的力量大小程度。正常情况下每搏强弱相同。

4.动脉壁的情况　触诊正常动脉管壁光滑、柔软,富有弹性。

二、异常脉搏的评估及护理

（一）异常脉搏的评估

1.频率异常

（1）速脉:指成人在安静状态下脉率超过 100 次/min,亦称心动过速。常见于发热、甲状腺功能亢进、贫血、心力衰竭等患者。一般体温每升高 1℃,成人脉率约增加 10 次/min,儿童约增加 15 次/min。

（2）缓脉:指成人脉率少于 60 次/min,亦称心动过缓。常见于颅内压增高、房室传导阻滞、甲状腺功能减退等患者。正常人如运动员也可有生理性窦性心动过缓。

2.节律异常

（1）间歇脉:指在一系列正常规则的脉搏中,出现一次提前而较弱的脉搏,其后有一较正常延长的间歇（代偿间歇）,称间歇脉。每隔一个或两个正常搏动后出现一次期前收缩,前者称二联律,后者称三联律。常见于各种器质性心脏病。

（2）脉搏短绌:指在同一单位时间内脉率少于心率,又称绌脉。表现为心律完全不规则,心率快慢不一,心音强弱不等,常见于心房纤颤患者。发生机制是由于心肌收缩力强弱不等,有些心输出量少的搏动可产生心音,但不能引起周围血管的搏动,故而脉率低于心率。

3.强弱异常

（1）洪脉:当心输出量增加,脉搏充盈度好或脉压较大时,脉搏强大而有力称洪脉。见于高热、甲状腺功能亢进、主动脉瓣关闭不全等患者。

（2）丝脉:当心输出量减少,动脉充盈度降低时,脉搏细弱无力,扪之如细丝,称丝脉,亦称细脉。见于大出血、休克、主动脉瓣狭窄及全身衰竭的患者。

(3)水冲脉：脉搏骤起骤落，有如洪水冲涌，急促有力，故名水冲脉。触诊时，将患者手臂抬高过头并紧握其手腕背面，可明显感到急促有力的冲击。多见于甲状腺功能亢进、主动脉瓣关闭不全等患者。

(4)交替脉：脉搏节律正常而强弱交替出现，称交替脉。主要是由于心室收缩强弱交替出现，是心肌损害的一种表现，见于高血压性心脏病、急性心肌梗死、主动脉瓣关闭不全等患者。

(5)奇脉：在平静吸气时脉搏明显减弱甚至消失，而在呼气终末时增强，此现象称奇脉。常见于心包积液、缩窄性心包炎患者，是心包填塞的重要体征之一。

4.动脉壁异常　早期动脉硬化，表现为动脉壁变硬，失去弹性，呈条索状；严重时则迂曲和呈结节状，诊脉时犹如按在琴弦上。

(二)异常脉搏的护理

1.严密观察病情　观察脉搏的频率、节律、强弱等；观察药效及不良反应；对安置起搏器的患者做好相应护理。

2.休息与活动　适当卧床休息，减少心肌耗氧，必要时给予氧疗。

3.备好急救物品　备好抗心律失常药及除颤仪。

4.加强心理护理并做好健康教育　稳定患者情绪，缓解紧张、焦虑、恐惧心理。指导患者戒烟限酒，进清淡、易消化的食物，勿用力排便；教患者学会自我监测脉搏及观察药物的不良反应。

三、脉搏测量

1.目的

(1)判断脉搏有无异常。

(2)通过观察脉搏间接了解心脏状况。

(3)协助诊断，为预防、治疗、康复、护理提供依据。

2.评估

(1)患者的年龄、意识、病情、心理状态及合作程度。

(2)患者测脉搏部位肢体活动度及皮肤完整性。

3.计划

(1)护士准备：衣帽整洁，洗手，戴口罩。

(2)患者准备：测量前如有剧烈活动、情绪波动，则应休息 30min 再测量。

(3)用物准备：带有秒针的表、记录本、笔，必要时备听诊器。

(4)环境准备：室温适宜，光线充足，环境安静。

4.实施　脉搏测量步骤见表 1-3。

表1-3 脉搏测量

流程	步骤详解	要点与注意事项
1.核对解释	携用物至床旁、核对患者并解释	
2.体位	患者取卧位或坐位,手臂放舒适位置,手腕伸直	·为偏瘫患者测脉搏时,应选择健侧肢体
3.测量	1)临床一般采用桡动脉测量脉搏	·其他测量部位:颞动脉、颈动脉、股动脉等(图1-11)
	2)护士将示指、中指、无名指并拢,指端轻按于患者桡动脉处,按压的力量大小以能清楚测得脉搏搏动为宜	·力度适中,不可用拇指诊脉,避免拇指小动脉搏动与患者的脉搏混淆
4.计数	1)正常脉搏计数30s,结果乘2即为脉率	·测量时注意脉律、脉搏强弱和动脉管壁弹性。如遇心脏疾病、危重患者应测1min
	2)若发现绌脉者,应由两名护士同时测量,一人听心率,一人测脉搏,由听心率者发出"起""停"口令,计时1min(图1-12)	·绌脉者脉率少于心率,故须由听心率者发口令
5.记录	记录方式为"次/min"。绌脉以分数式记录,"心率/脉率/时间"	·如绌脉:150/60 次/min
6.整理	协助患者取舒适卧位,整理床单位、洗手	

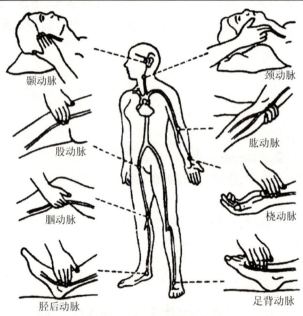

图1-11 常用诊脉部位

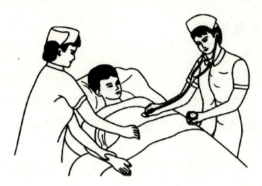

图 1-12 细脉的测量方法

5. 评价

(1)操作方法正确,测量结果准确。

(2)沟通有效,患者能主动配合。

6. 健康教育

(1)向患者及其家属讲解测量脉搏的重要性及正确测量方法,学会自我护理。

(2)介绍脉搏的正常范围及测量过程中的注意事项。

7. 其他注意事项 当脉搏细弱触摸不清时,应用听诊器测心率 1min 代替触诊。

(李莉)

第三节 呼吸的观察与护理

呼吸(respiration)指机体在新陈代谢过程中,不断从外界环境中摄取氧气,并排出代谢产物二氧化碳,以实现机体与外界环境之间气体交换的过程。呼吸是维持机体新陈代谢和生命活动所必需的基本生理过程之一。

完整的呼吸过程由三个相互关联且同时进行的环节构成,即外呼吸(又称肺呼吸,包括肺通气和肺换气)、气体在血液中的运输和内呼吸(也称组织呼吸)。通常所说的呼吸指外呼吸。正常呼吸受神经和体液等多重因素的调节,如呼吸中枢的调节、反射性调节和化学性调节。

一、正常呼吸及生理变化

(一)正常呼吸

正常成人安静状态下呼吸频率为 16~20 次/min,节律规则,呼吸运动均匀无声且不费力。呼吸与脉搏的比例为 1:4。男性和儿童以腹式呼吸为主,女性以胸式呼吸为主。

(二)生理变化

1. 年龄 年龄越小,呼吸频率越快,新生儿可达 40 次/min。

2. 性别 同龄女性呼吸频率稍快于男性。

3. 活动 剧烈运动后呼吸明显增快;休息和睡眠时减慢。

4. 情绪 紧张、恐惧、愤怒、悲伤、害怕等强烈的情绪变化可刺激呼吸中枢引起呼吸加快或屏气。

5. 其他 疼痛、环境温度升高、海拔增高等因素也可使呼吸加快。

二、异常呼吸的评估及护理

(一)异常呼吸的评估

1. 频率异常

(1)呼吸增快:指成人在安静状态下呼吸频率超过 24 次/min,又称呼吸过速或气促(图 1—13A)。多见于发热、贫血、疼痛、缺氧、甲状腺功能亢进等患者。一般体温每升高 1℃,呼吸频率约增加 4 次/min。

(2)呼吸减慢:指成人呼吸频率低于 10 次/min,又称呼吸过缓(图 1—13C)。多见于颅内压增高、巴比妥类药物中毒等。

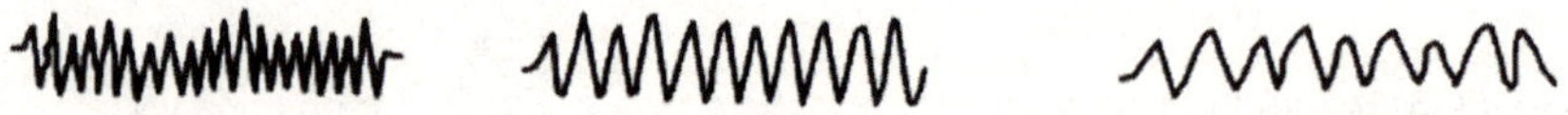

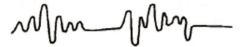

A. 呼吸增快　　　　　　　B. 正常呼吸　　　　　　　C.呼吸减慢

图 1—13　呼吸频率异常

2. 节律异常

(1)潮式呼吸:又称陈—施呼吸(Cheyne—Stoke respiration),是一种呼吸由浅慢逐渐变为深快,然后再由深快转为浅慢,再经一段呼吸暂停(5~30s)后,又开始重复以上过程的周期性变化,其形态如潮水涨落,故称潮式呼吸(图 1—14)。其周期可长达 0.5~2min,常见于脑炎、脑膜炎、尿毒症、巴比妥类药物中毒者。其发生机制是由于呼吸中枢的兴奋性降低,血液中正常浓度的二氧化碳不能引起呼吸兴奋。只有当缺氧严重,二氧化碳积聚到一定程度,才能通过颈动脉体和主动脉弓的化学感受器反射性地刺激呼吸中枢引起呼吸。当积聚的二氧化碳呼出后,呼吸中枢又失去有效的兴奋,呼吸再次减弱而暂停,从而形成周期性变化。

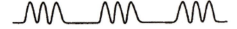

图 1—14　潮式呼吸

(2)间断呼吸:又称比奥呼吸(Biot respiration),表现为呼吸和呼吸暂停交替出现。其特点是有规律地呼吸几次后,突然呼吸停止,间隔 10~60s 又开始呼吸,如此反复进行(图 1—15)。其产生机制同潮式呼吸,但比潮式呼吸更为严重,常在临终前发生。

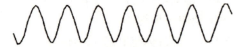

图 1—15　间断呼吸

3. 深浅度异常

(1)深度呼吸:又称库斯莫尔呼吸(Kussmaul respiration),是一种深而规则的大呼吸(图 1—16)。见于糖尿病酮症酸中毒及尿毒症酸中毒等。

图 1—16　深度呼吸

(2)浅快呼吸:呼吸浅而不规则,有时呈叹息样(图 1—17)。见于呼吸肌麻痹,也可见于濒死的患者。

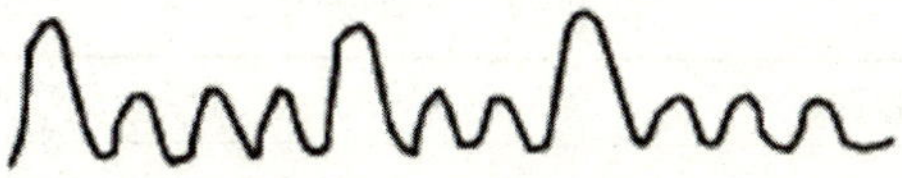

图 1—17　浅快呼吸

4.声音异常

(1)鼾声呼吸:呼吸时发出粗大的鼾声,常因气管或支气管内有较多分泌物蓄积所致。多见于昏迷患者。

(2)蝉鸣样呼吸:吸气时产生的一种高调似蝉鸣样的音响。多见于喉头异物、喉头水肿及喉痉挛患者。

5.呼吸困难　指患者自感空气不足、呼吸费力,可出现发绀、鼻翼扇动、端坐呼吸、辅助呼吸肌参与呼吸活动,造成呼吸频率、节律和深浅度的改变。临床上可分为:

(1)吸气性呼吸困难:其特点是吸气困难、吸气时间明显长于呼气,出现三凹征(胸骨上窝、锁骨上窝和肋间隙在吸气时凹陷)。由于上呼吸道部分梗阻、气体进入不畅,吸气时呼吸肌收缩,肺内负压极度增高所致。常见于气管、喉头异物或喉头水肿等患者。

(2)呼气性呼吸困难:其特点是呼气费力,呼气时间延长。由于下呼吸道部分梗阻,气体呼出不畅所致,常见于哮喘患者。

(3)混合性呼吸困难:其特点是呼气和吸气都感费力,呼吸浅而快。由于广泛性肺部病变使呼吸面积减少,影响换气功能所致。常见于肺部感染、大量胸腔积液和气胸。

(二)异常呼吸的护理

1.心理护理　多跟患者沟通交流,消除紧张心理,使其产生安全感,主动配合治疗。

2.保持呼吸道通畅　及时清除呼吸道分泌物,遵医嘱给予吸氧。

3.环境　调节好室内温湿度,保持空气清新,室内禁止吸烟。

4.休息与活动　根据病情取合适卧位,卧床休息,以减少耗氧量。

5.健康教育　教会患者有效咳嗽排痰和正确的呼吸方法,指导戒烟限酒。

三、呼吸测量

1.目的

(1)判断呼吸有无异常。

(2)评估呼吸状况,了解患者呼吸功能。

(3)协助诊断,为预防、治疗、康复、护理提供依据。

2.评估

(1)患者的年龄、意识、心理状况及合作程度。

(2)影响测量呼吸的因素。

3.计划

(1)护士准备:衣帽整洁,洗手,戴口罩。

(2)患者准备:测量前如有剧烈活动、情绪激动等,休息 30min 后测量。

(3)用物准备:带有秒针的表、记录本、笔,必要时备棉花。

(4)环境准备:室温适宜,光线充足,环境安静。

4.实施　呼吸测量步骤见表 1—4。

表 1-4　呼吸测量

流程	步骤详解	要点与注意事项
1.核对解释	携用物至床旁、核对患者	• 呼吸受意识控制,测量呼吸前不必解释,在测量过程中不使患者察觉,以免紧张
2.体位	患者取舒适卧位	• 精神放松
3.测量	护士测定脉搏后,继续保持诊脉姿势,眼睛观察患者胸、腹部的起伏	• 避免引起患者紧张
4.计数	正常呼吸计数 30s,结果乘 2 即为呼吸频率,异常呼吸或婴儿应测 1min	
5.记录	记录方式为"次/min"	• 危重患者呼吸微弱,可用少许棉花置患者鼻孔前,观察棉花被吹动的次数,计时 1min。同时观察呼吸的深浅度、节律、声音及有无呼吸困难
6.整理	协助患者取舒适卧位,洗手	

5.评价　操作方法正确,测量结果准确。

6.健康教育

(1)向患者及其家属讲解测量呼吸的重要性及正确测量方法,提高自我护理能力。

(2)指导患者精神放松。

7.其他注意事项　测量时要分散患者注意力,使其呼吸保持自然状态,以保证测量的准确性。

(李莉)

第四节　血压的观察与护理

血压(blood pressure)是血液在血管内流动时对血管壁的侧压力。一般所说的血压指动脉血压,如无特别注明,均指肱动脉血压。在一个心动周期中,动脉血压随着心室的收缩和舒张而发生规律性的波动。在心室舒张末期,动脉血压下降达最低值称舒张压(diastolic pressure);当心室收缩时,动脉血压上升达最高值称收缩压(systolic pressure);收缩压和舒张压之差为脉压(pulse pressure);在一个心动周期中,动脉血压的平均值为平均动脉压(mean arterial pressure),约等于舒张压+1/3脉压。

在循环系统中,足够的血液充盈是形成血压的前提,心脏射血和外周阻力是形成血压的基本因素,同时大动脉的弹性作用对血压形成具有重要作用。动脉血压受每搏输出量、心率、外周阻力、主动脉和大动脉管壁的弹性、循环血量和血管容积比例等因素的影响。

一、正常血压及生理变化

(一)正常血压

血压的计量单位通常用 mmHg 表示。若用千帕(kPa)表示,两者之间的换算关系为:1mmHg=0.133kPa,1kPa=7.5mmHg。以肱动脉血压为标准,成人安静状态下正常血压范围:收缩压 90~139mmHg,舒张压 60~89mmHg,脉压 30~40mmHg。若收缩压 120~139mmHg,舒张压 80~89mmHg,则为正常高值。

(二)生理变化

1.年龄　随着年龄增长血压呈逐渐升高的趋势,但收缩压比舒张压升高更为显著。

2.性别　女性在更年期前,血压低于同龄男性;更年期后,差别较小。

3.昼夜和睡眠　清晨血压最低,傍晚血压最高。夜间血压降低,过度劳累或睡眠不佳时,血压稍升高。

4.环境　寒冷环境时,末梢血管收缩,血压可略升高;高温环境血压略降低。

5.体位　立位血压高于坐位血压,坐位血压高于平卧位血压。

6.部位　一般右侧上肢血压比左侧上肢高 10～20mmHg,下肢血压高于上肢 20～40mmHg。

7.其他　肥胖、情绪激动、剧烈运动、疼痛、吸烟等均可使血压升高。

二、异常血压的评估及护理

(一)异常血压的观察

1.高血压(hypertension)　指在未服用抗高血压药的情况下,成人收缩压≥140mmHg 和(或)舒张压≥90mmHg。

2.低血压(hypotension)　血压低于 90/60mmHg 称低血压,常见于休克、大量失血、急性心衰患者。

3.脉压异常

(1)脉压增大:脉压超过 40mmHg 称脉压增大。见于动脉硬化、主动脉瓣关闭不全、甲状腺功能亢进等。

(2)脉压减小:脉压低于 30mmHg 称脉压减小。见于心包积液、主动脉瓣狭窄等。

(二)血压异常患者的护理

(1)发现血压异常时,应保持镇静,与患者基础血压对照后,给予解释、安慰。

(2)密切观察血压及其他病情变化,做好记录。

(3)保证充足的休息和睡眠,避免劳累。严重高血压患者卧床休息,发生高血压危象者应绝对卧床。血压过低者,应迅速取平卧位,及时报告医生,做相应的处理。

三、血压测量

(一)血压计的种类

常用的血压计主要有水银血压计(汞柱血压计)、弹簧表式血压计和电子血压计三种(图 1—18)。其中水银血压计又有立式和台式两种,立式血压计可随意调节高度。

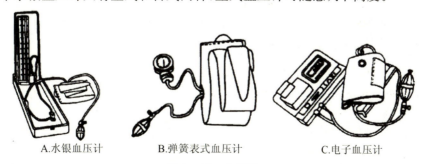

A.水银血压计　　B.弹簧表式血压计　　C.电子血压计

图 1—18　血压计

(二)血压计的构造

血压计由三部分组成,即输气球和压力阀门、袖带、测压计。

1.输气球和压力阀门　用于向袖带内充入气体与调节空气压力。

2.袖带　为长方形扁平橡胶袋,外层是布套,一般袖带长 24cm,宽 12cm。橡胶袋上有两根橡胶管,一根接输气球,另一根与压力表相接。袖带的宽度和长度一定要符合要求,原则上,宽度须比被测肢体的直径宽 1/5,长度应能完全包绕肢体。

3.测压计

(1)水银血压计:由玻璃管、标尺、水银槽三部分组成。在血压计盒盖内固定一根玻璃管,管面上采用双刻度:0～300mmHg(0～40kPa),每小格 2mmHg(0.266kPa)。玻璃管上端盖以金属帽与大气相通,玻璃管下端和水银槽相通。水银血压计测得的血压值准确,但较笨重且玻璃管易破裂。

(2)弹簧表式血压计:外形呈圆盘状,正面盘上标有刻度,盘中央有一指针指示血压数值。弹簧表式血压计携带方便,但测得的血压值可信度差。

(3)电子血压计:袖带内有一换能器,测压时通过内置自动采样、微电脑控制数字运算、自动放气程序,可在数秒内显示收缩压、舒张压和脉搏数值。操作方便,不用听诊器,省略放气系统,排除听觉不灵敏、噪声干扰等造成的误差,但准确性略差。

(三)血压的测置方法

1.目的

(1)判断血压有无异常。

(2)通过血压变化了解循环系统的功能状况。

(3)协助诊断,为诊断、治疗、康复、护理提供依据。

2.评估

(1)患者评估:年龄、意识、病情、心理状况及合作程度;测血压部位肢体活动度及皮肤完整性。

(2)环境评估:有无影响测压的噪声,光线是否便于读数。

(3)用物评估:血压计袖带宽窄合适,玻璃管无裂隙,管道连接正确,水银充足,橡胶管和输气球不漏气。

3.计划

(1)护士准备:衣帽整洁,洗手,戴口罩。

(2)患者准备:测量前如有吸烟、运动、情绪波动等,应休息 30min 后测量。

(3)用物准备:血压计、听诊器、记录本、笔。

(4)环境准备:环境安静,光线充足,室温适宜。

4.实施　血压测量步骤见表 1-5。

表1－5　血压测量

流程	步骤详解	要点与注意事项
1.核对解释	携用物至床旁、核对患者并解释	
2.测压		以测量上肢肱动脉血压为例
（1）体位：	患者取坐位或仰卧位	
（2）选部位：	1）选择测压肢体	·一般在右上臂测量，偏瘫患者应选择健侧肢体测量血压，一侧肢体正在输液或做过手术，应选择对侧肢体测量
	2）被测肢体（肱动脉）应与心脏在同一水平处，坐位时平第四肋软骨，仰卧位时平腋中线	·肢体过高，测得的血压值偏低，反之偏高
（3）缠袖带：	1）卷袖露臂，手掌向上，肘部伸直	
	2）放妥血压计，使血压计、肱动脉、心脏水平一致	·血压计放置过低，测得的血压值偏高，反之偏低
	3）开启汞槽开关，驱尽袖带内空气，平整地缠于上臂中部，其下缘距肘窝2～3cm，松紧以能插入一指为宜	·袖带过紧，测得的血压值偏低，反之偏高
（4）置听诊器：	戴听诊器，触及肱动脉搏动后将听诊器胸件置于搏动最明显处，以一手固定	·勿将胸件塞于袖带下，避免影响测量结果
（5）充气：	关闭气门，注气至肱动脉搏动音消失后继续升高20～30mmHg	·充气不可过猛、过快，以免水银溢出和患者不适
（6）放气听音	1）以汞柱每秒下降4mmHg速度缓慢放气	·放气太慢，测得的血压值偏高，反之偏低
	2）仔细辨别肱动脉声音的变化，当出现第一声搏动音时水银柱所指的刻度为收缩压；在搏动音突然变弱或消失时水银柱所指的刻度为舒张压	·读数时，眼睛视线与水银柱弯月面平齐。视线偏低读数偏高，反之偏低。发现血压听不清或有异常时应待水银降至"0"点，稍等片刻后重测，必要时做双侧对照
3.整理	1）排尽袖带内余气，整理袖带放入盒内，将血压计盒盖右倾45°，关闭水银槽开关，盖上盒盖	
	2）协助患者穿衣，取舒适卧位，洗手	
4.记录	将测得的血压值按收缩压/舒张压记录在记录本上，如120/80mmHg	·当变音和消失音之间有差异时，两读数都应记录，方式为"收缩压/变音/消失音 mmHg"，如120/80/60mmHg

5.评价

（1）操作方法正确，测量结果准确。

（2）沟通有效，患者能主动配合。

6.健康教育

（1）向患者及其家属讲解血压的正常值及测量过程中的注意事项。

（2）讲解有关血压异常的基本知识及控制血压的重要性。

（3）教会患者正确使用血压计和测量血压的方法，以便患者能动态监测血压变化，正确判断降压效果。

7.其他注意事项

(1)需要密切监测血压时应做到四定,即定时间、定体位、定血压计、定测量部位,以确保所测血压的准确性和可比性。

(2)注意测压装置、测量者、受检者、测量环境等因素引起的血压测量误差,保证测量准确性。如果袖带过宽,测得的血压值偏低;袖带过窄,测得的血压值偏高。若水银不足,可使血压值偏低。水银柱出现气泡,应及时调节、检修。

(李莉)

第五节　静脉输液

静脉输液(intravenous infusion)是利用大气压和液体静压,将一定量的无菌溶液或药物经静脉滴入体内的方法。

一、目的

(1)补充水分及电解质,预防和纠正水、电解质及酸碱平衡紊乱。常用于各种原因引起的脱水、酸碱平衡失调患者,如腹泻、剧烈呕吐、大手术后的患者。

(2)增加循环血量,改善微循环,维持血压及微循环灌注量。常用于严重烧伤、大出血、休克等患者。

(3)供给营养物质,促进组织修复,增加体重,维持正氮平衡。常用于慢性消耗性疾病、胃肠道吸收障碍及不能经口进食(如昏迷、口腔疾病)的患者。

(4)输入药物,治疗疾病。例如,输入抗生素控制感染,输入解毒药物达到解毒作用,输入脱水剂降低颅内压等。

二、常用溶液及作用

(一)晶体溶液

晶体溶液的分子量小,在血管内存留时间短,对维持细胞内外水分的相对平衡具有重要作用,可有效纠正体液和电解质失调。临床常用的晶体溶液有:

1.葡萄糖溶液　供给水分和能量,防止酮体产生,减少蛋白质的消耗。常作为静脉给药的载体和稀释剂使用。常用的溶液有5%葡萄糖注射液和10%葡萄糖注射液。

2.调节水分和电解质的等渗性溶液　能够有效维持体液容量和渗透压平衡。常用的溶液有0.9%氯化钠注射液、5%葡萄糖氯化钠注射液和复方氯化钠注射液等。

3.调节酸碱平衡的碱性溶液　用于纠正酸中毒。常用的溶液有5%碳酸氢钠注射液和11.2%乳酸钠注射液等。

4.用于利尿脱水的高渗性溶液　能迅速提高血浆渗透压,回收组织水分进入血管,消除水肿。同时可降低颅内压,改善中枢神经系统的功能。常用的溶液有20%甘露醇、25%山梨醇,以及25%和50%葡萄糖注射液等。

(二)胶体溶液

胶体溶液分子量大,在血管内存留时间长,能有效维持血浆胶体渗透压,增加血容量,改善微循环,升高血压。临床常用的胶体溶液有:

1.右旋糖酐 为水溶性多糖类高分子聚合物。常用的溶液有中分子右旋糖酐和低分子右旋糖酐两种。中分子右旋糖酐(相对分子质量 7 万左右)输注后可在血管内保持 5～7h,能提高血浆胶体渗透压,扩充血容量;低分子右旋糖酐(相对分子质量在 2 万～4 万)输注后在血管内保持 2～4h,有降低血液黏稠度、改善微循环和抗血栓形成的作用。

2.代血浆 作用与低分子右旋糖酐相似,扩容效果良好,输入后循环血量和心输出量均增加,急性大出血时可与全血共用。常用溶液有羟乙基淀粉(706 代血浆)、氧化聚明胶、聚维酮(聚乙烯吡咯酮,PVP)等。

3.血液制品 输入后能提高胶体渗透压,扩大和增加循环血量,补充蛋白质和抗体,有助于组织修复和提高机体免疫力。常用的血液制品有 5%白蛋白和血浆蛋白等。

(三)静脉高营养液

高营养液能提供热量,补充蛋白质,维持正氮平衡,并补充各种维生素和矿物质。主要成分包括氨基酸、脂肪酸、维生素、矿物质、高浓度葡萄糖或右旋糖酐及水分。凡是营养摄入不足或不能经由消化道供给营养的患者均可使用静脉插管输注高营养液的方法来维持营养的供给。常用的高营养液包括复方氨基酸、脂肪乳等。

三、常用输液部位

输液时应根据患者的年龄、神志、体位、病情状况、病程长短、溶液种类、输液时间、静脉情况或即将进行手术的部位等来选择合适的穿刺部位。

(一)周围浅静脉

周围浅静脉是指分布于皮下的肢体末端的静脉。上肢常用的浅静脉有肘正中静脉、头静脉、贵要静脉、手背静脉网,其中手背静脉网是成人输液时的首选部位。下肢常用的浅静脉有大隐静脉、小隐静脉和足背静脉网。下肢的浅静脉不作为静脉输液时的首选部位,因为下肢静脉有静脉瓣,容易形成血栓。

(二)头皮静脉

由于头皮静脉分布较多,互相沟通,交错成网,且表浅易见,不易滑动,便于固定,方便患儿肢体活动,因此,常用于小儿的静脉输液。临床常用的头皮静脉有颞浅静脉、额静脉、枕静脉和耳后静脉(图 1—19)。

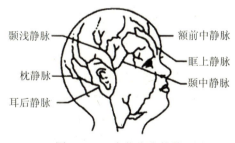

图 1—19 小儿头皮静脉

进行头皮静脉穿刺时,应注意分清头皮动脉与静脉(表 1—6)。

表1—6　小儿头皮静脉与头皮动脉的辨别方法

鉴别要点	头皮动脉	头皮静脉
颜色	深红或正常肤色	微蓝色
搏动	有	无
活动度	易滑动	不易滑动
管壁	厚,不易压瘪	薄,易压瘪
血流方向	离心	向心
注药反应	阻力大,局部可迅速见树枝状苍白,患儿痛苦貌或尖叫	阻力小

（三）中心静脉

中心静脉置管输液适用于需要长期持续输液或需要静脉滴注高营养的患者,临床常选用的有颈内静脉、颈外静脉、锁骨下静脉。中心静脉置管是将导管从锁骨下静脉或颈外静脉插入,远端留置在右心室上方的上腔静脉内。由于穿刺置管技术要求较高,特别是锁骨下静脉穿刺有一定难度,临床一般由麻醉师或由有经验的医生及经过专业培训的护士在严格无菌的条件下完成。故本教材不介绍其具体操作程序。

1.颈外静脉　颈外静脉是颈部最大的浅静脉,起始于胸锁乳突肌前缘。平对下颌角处,经胸锁乳突肌的表面斜向后下,至该肌深面或颈后三角,穿颈深筋膜最后汇入锁骨下静脉。其行径表浅,位置较恒定,易于穿刺,但不宜多次穿刺。

（1）适用范围:①需要长期输液,周围静脉不易穿刺者。②周围循环衰竭的危重患者测量中心静脉压。③长期静脉内滴注高浓度、有刺激性的药物或行静脉高营养输液。

（2）穿刺部位:穿刺部位在锁骨上缘中点与下颌角连线的上1/3处,颈外静脉外侧缘（图1—20）。

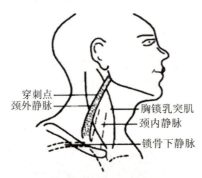

图1—20　颈外静脉穿刺点

2.锁骨下静脉　锁骨下静脉自第一肋外缘处续腋静脉,位于锁骨后下方,向内至胸锁关节后方与颈内静脉汇合成无名静脉,左右无名静脉汇合成上腔静脉入右心房。此静脉较粗大,成人的管腔直径可达2cm,位置虽不很表浅,但常处于充盈状态,周围还有结缔组织固定,使血管不易塌陷,也较易穿刺,硅胶管插入后可以保留较长时间。此外,锁骨下静脉距离右心房较近,血量多,当输入大量高浓度或刺激性较强的药物时,注入的药物可以迅速被稀释,减少对血管壁的刺激。

（1）适用范围:①长期不能进食或丢失大量液体,需补充大量高热量、高营养液体及电解质的患者。②各种原因所致的大出血,需要迅速输入大量液体,以纠正血容量不足或提升血压的患者。③需较长时间接受化疗的患者(输入刺激性较强的抗癌药物)。④需要测定中心静脉压或需要紧急放置心内起搏导管的患者。

(2)穿刺点:取胸锁乳突肌外侧缘与锁骨上缘所形成的夹角平分线上,距顶点 0.5～1cm 处为穿刺点(图1-21)。

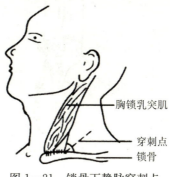

图1-21 锁骨下静脉穿刺点

四、静脉输液系统

静脉输液容器经历了全开放式、半开放式、全封闭式系统的演变过程(图1-22)。

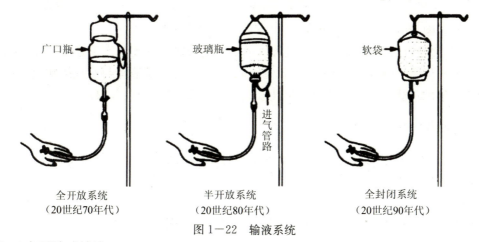

图1-22 输液系统

(一)全开放式输液

全开放式输液是将溶液倒入开放式输液吊瓶内进行输液。此法可灵活变换液体种类和数量,随时按需要加入各种药物,适用于危重、急救、手术及儿科患者。但每次加药均需要打开瓶盖人工倒入,液体在广口瓶内直接暴露于空气中,容易造成污染,故操作时应严格执行无菌操作要求。目前临床较少应用。

使用前打开输液包,一手持输液瓶,将其底部橡胶管折叠,将接管夹于指缝中。另一手持溶液瓶,按倒无菌溶液法倒入 30～50mL 无菌溶液冲洗输液瓶和橡胶管(图1-23),以减少输液反应。将冲洗液体排出后再向输液瓶内倒所需无菌溶液。如需向输液瓶中加入少量药液时,应将药液抽吸在注射器内,再取下针头,打开瓶盖,在距瓶口 1cm 处注入药液,盖好瓶盖,轻摇输液瓶,使药液混匀,酌情按药液性质调节滴速。

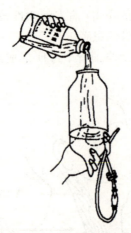

图1—23　全开放式输液

（二）半开放式输液

半开放式输液容器为玻璃瓶或硬塑料瓶。使用时需在瓶口橡胶塞处另外插入通气管,使空气进入瓶内,加压于液体而将其输入人体。半开放式输液法操作简便,并且通过通气管末端的过滤装置可清除空气中的部分灰尘与微生物,相比全开放式输液污染机会少,在临床广泛应用。

（三）全封闭式输液

全封闭式输液使用医用塑料软包装液体输液。输液在全密闭状态下进行,大气压直接作用于袋壁使液体流出,输液过程中不需要使用通气管路,避免了液体与空气接触,杜绝了空气微粒污染药液的可能。但价格相对于半开放式输液较贵,尚未完全普及。

五、静脉输液法

此处介绍的是使用头皮钢针,采用半开放式静脉输液系统,经周围浅静脉进行穿刺以建立静脉输液通路的方法。

（一）评估

1.医嘱　是否准确无误,输液卡和医嘱是否相符。查对无误后签全名。如需加入多种药物,注意药物的配伍禁忌。

2.患者

(1)全身状况:病情、意识状态、心肺功能、用药目的,使用致敏药物前需要了解患者的用药史、皮试结果,是否需要如厕。

(2)心理状态、对输液相关知识的认知度及合作程度。

(3)穿刺局部状况:静脉管径与弹性,皮肤有无损伤、皮疹、感染等现象。

3.环境　是否符合操作要求,床旁有无输液天轨或输液架。

4.用物　药物是否正确合格,即将输注的药物是否需要避光;各无菌物品是否保持无菌状态。

（二）计划

1.患者准备　了解输液的目的及注意事项,排空大小便,卧位舒适。

2.环境准备　环境整洁,光线明亮,调节输液挂钩至合适高度。

3.护士准备 根据病情需要有计划地安排输液顺序,以尽快达到输液目的;常规洗手,戴口罩。

4.用物准备 按医嘱准备液体及药物;注射盘1套,配备加药用注射器及针头、无菌纱布、输液贴(或4条胶布)、止血带、小垫枕、开瓶器、瓶套,必要时备小夹板及绷带;输液器1套(图1－24),必要时备避光输液器;输液卡、输液架、砂轮、锐器收集器等。

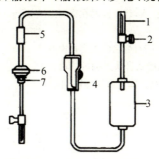

图1－24 密闭式输液器装置

1.输液瓶针;2.空气过滤器;3.滴管和漏斗;4.流量调节器;5.注药胶管;6.药液过滤器;7.输液针头

(三)实施

周围静脉密闭式输液步骤见表1－7。

表1－7 周围静脉密闭式输液法

流程	步骤详解	要点与注意事项
1.备药	1)核对药物 2)检查药液质量 3)填写输液标签,填好后倒贴于输液瓶上 4)启瓶盖中心,酌情套网套 5)常规消毒瓶塞 6)抽吸药物,加入溶液瓶内 7)再次核对无误后签名,再请另一护士核对并签名 8)检查输液器质量 9)关闭调节器,旋紧头皮针连接处 10)打开输液器,取出带有通气管的输液管粗针头,去掉针帽后插入瓶塞至针头根部	·严格遵医嘱用药 ·不得使用过期或变质药物 ·勿覆盖输液瓶原有的标签;或在原有标签上填写患者信息和加入药物名称、剂量 ·带挂扣的塑料瓶装溶液或输液软包装无需套网套 ·消毒范围至铝盖下端瓶颈部 ·按药物抽吸法,正确抽吸药物 ·在有效期内,包装无破损,针头型号合适 ·防止取出输液器时针头脱落 ·手不可接触插入部分,防止污染
2.床旁准备 (1)核对: (2)备输液贴 (3)预排气	将用物携至患者床旁,再次核对床号、姓名,询问是否做好输液前准备,如如厕、进餐等备好输液贴 1)将输液瓶挂于输液架上,展开输液管 2)一手倒置茂菲滴管(图1－25A),另一手抬高滴管下输液管,打开调节夹,使输液瓶内的液体流入滴管内 3)当茂菲滴管内的液面达滴管的1/3～1/2满时,反折滴管下的输液管(图1－25B),转正滴管后松开反折处,使液体下降至头皮针与输液管连接处(图1－25C),关闭调节夹(图1－25D) 4)确认输液管内无气泡后将输液管放置妥当备用	·操作前查对,确保患者无误 ·预排气以不滴出药液为原则

(续表)

流程	步骤详解	要点与注意事项
3.穿刺		
(1)选静脉: (2)铺治疗巾: (3)消毒扎带: (4)再查: (5)再排气: (6)穿刺	协助患者取舒适卧位,选择静脉在穿刺静脉肢体下铺小垫枕与治疗巾 1)常规消毒穿刺部位的皮肤一次,待干同时在穿刺点上方6cm处扎止血带 2)消毒液再次消毒皮肤,待干同时酌情戴手套再次查对无误取下针帽,再次排气,确认针头及输液管内无气泡嘱患者握拳,一手绷紧皮肤、固定血管,另一手持针柄按静脉注射进针方法进行穿刺	·穿刺部位尽量避开关节部位和静脉_处;对长期静脉输液者,应注意有计划地更换输液部位,从远心端静脉逐渐向近心端使用 ·一人一巾一带,防止交叉感染 ·确保穿刺前滴管下端输液管内无气泡
4.固定调速		
(1)三松: (2)固定: (3)调节滴速:	穿刺成功后,一手固定针柄,另一手迅速松开止血带,嘱患者松拳,打开调节器 确认点滴通畅,患者无不舒适后,用输液贴或胶布固定(图1-26) 根据患者年龄、病情及药液性质调节输液滴速	·固定针柄防止针头脱出,及时三松,防止静脉瘀血 ·必要时加用夹板和绷带固定 ·成人40~60gtt/min,儿童20~40gtt/min。年老体弱、婴幼儿、心肺肾功能不全者速度宜慢,脱水严重、心肺功能良好者速度宜快;输入高渗液体、含钾药物、升压药物等时速度宜慢,输入利尿剂、脱水剂时,速度宜快
5.操作后处理		
(1)整理患者: (2)洗手: (3)核对: (4)记录: (5)交代: (6)整理用物:	再次确认点滴通畅、穿刺局部无肿胀疼痛后,收回止血带、小垫枕与治疗巾 协助患者适当遮盖穿刺处肢体,取合适卧位,整理床单位 摘下手套,洗手,摘口罩 再次核对患者 1)记录输液卡,挂于输液架上 2)放置信号灯或呼叫器开关于患者可及处,交代相关注意事项 在处置室处理用物后洗手	·促进舒适 ·操作后查 ·记录滴速、操作时间,签名 ·交代患者不要自己随意调节滴速,注意保护穿刺部位,有不适及时呼叫 ·按医疗废物处理原则分类处理
6.巡视	输液时加强观察,每15~30min巡视一次	·加压输液时须专人守护
(1)观察:	观察患者有无输液反应,输液是否通畅,滴速是否合适,注射部位有无渗漏肿胀,瓶内余液量	·除观察外,还应主动询问患者有无需要帮助之处
(2)及时换瓶:	1)持续输液者应及时更换输液瓶 2)备药,常规消毒瓶塞后,从前一输液瓶中拔出输液管粗针头插入下一输液瓶中,待输液通畅后方可离去	·以防液体滴空,空气进入静脉导致空气栓塞 ·注意严格无菌操作,防止污染
(3)记录:	1)将输入液体种类及量记录在出入水量记录单上或护理记录单上 2)将输液中的特殊情况记录在输液卡或护理记录单上	·必要时
7.拔针		·确认患者液体输完、药液滴尽时及时拔针

流程	步骤详解	要点与注意事项
(1)核对：	核对、解释	·确认患者,取得理解合作
(2)拔针按压：	1)一手固定针柄,另一手轻轻揭去输液贴	·拔针前酌情戴手套,防止接触传播
	2)关闭调节夹,拔出针头后用棉签或小纱布迅速按压穿刺局部	·压迫范围以皮肤和血管壁两个穿刺点为中心,清醒合作的患者可交代患者自己按压,按压持续时间以松手不出血为止
(3)整理交代：	1)分离针头弃至锐器回收盒,取下输液卡、输液瓶 2)用物分类处理	·按医疗废物处理规定处理
(4)洗手：	1)交代患者拔针后注意事项 2)洗手,必要时做好记录	·勿揉或热敷穿刺局部,穿刺静脉的肢体暂勿用力,以防皮下瘀血

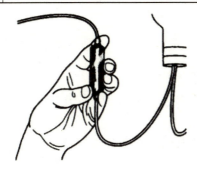

A. 倒置滴管

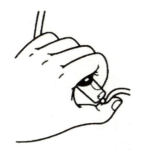

B. 压紧滴管下端软管

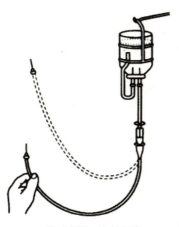

C. 转正滴管,抬高末端

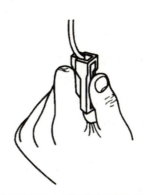

D. 排尽输液管内气体后关闭调节夹

图 1—25 静脉输液排气法

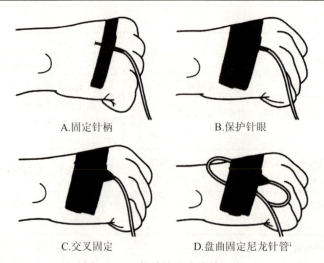

A.固定针柄   B.保护针眼

C.交叉固定   D.盘曲固定尼龙针管

图 1—26　静脉输液头皮针固定

(四)评价

1.输液安全、顺利,未发生液体渗漏及其他不良反应。

2.护患沟通有效,患者获得输液自我管理知识,能主动配合护士操作。

(五)健康教育

1.向患者说明年龄、病情及药物性质是决定输液速度的主要因素,嘱患者不可自行随意调节输液滴速以免发生意外。

2.向患者介绍常见输液反应的症状及防治方法,告知患者一旦出现输液反应的表现,应及时使用呼叫器。

3.对于需要长期输液的患者,护士应做好患者的心理护理,消除其焦虑和厌烦情绪。

4.提醒患者穿刺肢体活动不可过剧,翻身时不要过度牵拉输液管,以免脱出。

(六)其他注意事项

1.严格执行查对制度和无菌操作原则,所用溶液必须澄清透明、无可见微粒,插入输液器后应立即使用,连续输液超过 24h 应更换输液器。

2.保护组织,减少损伤。

(1)要根据患者病情、疗程和药物性质合理选择静脉。长期输液者应由远心端向近心端选择血管,不可在同一部位反复穿刺。对血管刺激性大的药物应选择较粗大的静脉,穿刺时应先确定针头在静脉内时再加药,防止药物外渗,引起组织坏死。

(2)在满足输注要求的前提下,选择最小型号的头皮针或套管针,减少损伤和渗漏。

(3)对昏迷、不易合作的患者,要适当约束穿刺部位肢体,防止针头拽出造成损伤。

3.输液过程中需严密观察患者局部和全身反应,视患者反应或液体、药物的更换等因素及时调整输液速度,及时排除故障。如出现不良反应,立即采取有效应对措施并通知医生,协助处理。

4.必要时使用液体加温器或对输液肢体加温,注意保暖。

5.严禁在输液肢体测量血压。

6.注重自我防护,减少职业暴露。加配细胞毒性药物时要戴手套和防护镜,一旦药物溅在皮肤或黏膜上应立即用清水冲洗。操作中有可能接触患者血液时应戴手套。接触过患者的针头,严禁套回针帽,严禁徒手分离,避免被针刺伤。

六、穿刺针的使用和特殊静脉输液导管

(一)头皮钢针

头皮钢针使用方便,容易穿刺,一般用于合作患者。但是钢针容易刺破血管,不适合长期留置,若每日均需输液则必须每日重新穿刺。

(二)静脉留置针

静脉留置针又称套管针,具有对人体亲和性好、套管柔软光滑、不易穿破血管壁、不易打折、操作简单等特点。可减少因反复穿刺而造成的血管损伤,减轻患者的痛苦,便于患者活动及搬动,利于静脉随时给药、治疗和紧急抢救,适用于需长期输液(3d 以上)、血管情况良好,以及儿童、老年和躁动不安的患者等。近年来临床已广泛应用。

1. 使用要点

(1)穿刺前准备:核对并备好药液,检查静脉留置针及输液器是否合格,排尽输液器内的空气。在穿刺点上方 10cm 处扎止血带,消毒范围直径>8cm。

(2)穿刺(图 1-27):取出留置针,去除针套,旋转松动外套管,以防套管与针芯粘连。左手绷紧皮肤,固定静脉,右手拇指和示指夹住留置针针翼,按静脉注射法进针,见回血后再进针少许。一手固定针芯,另一手将外套管送入静脉。松止血带,嘱患者松拳,抽出针芯,迅速连接输液器,打开调节夹进行输液。

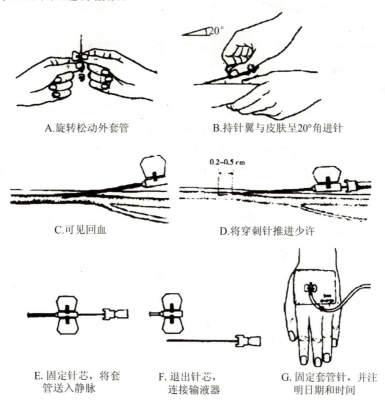

A.旋转松动外套管   B.持针翼与皮肤呈20°角进针

C.可见回血   D.将穿刺针推进少许

E.固定针芯,将套   F.退出针芯,   G.固定套管针,并注
管送入静脉   连接输液器   明日期和时间

图 1-27　留置针头使用法

(3)固定:以无菌透明贴膜妥善固定,并在贴膜上注明日期和时间。一般留置针可保留 3

~5d,最长不超过1周;贴膜可保留3d,有卷边和汗渍及时更换;对贴膜过敏而选用纱布为敷料者,纱布应每日更换。

2.留置期间的观察 每次输液前后均应检查局部静脉有无红、肿、热、痛及硬化,询问患者有无不适,如有异常情况及时拔出导管,对局部进行处理。

3.输液间隙留置针防堵塞技术 穿刺时尽量避免在下肢远端使用留置针,穿刺后交代患者尽量避免穿刺侧肢体下垂。此外,正确的冲管与封管是留置针留置成功的关键,也对延长留置时间、减少并发症有重要作用。

(1)冲管:停止输液后每隔6~8h重复冲管一次以防止血液回流造成的堵塞,保持畅通的静脉输液通路;或用于输注两种有配伍禁忌的药物之间。冲管液常用0.9%氯化钠注射液,成人5~10mL;采用脉冲式冲管(冲一停一冲一停,且压力持续),以使冲管液在导管内形成漩涡(图1-28),冲尽导管内残留药物。

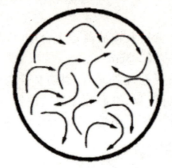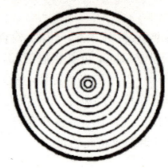

图1-28 脉冲式冲管

(2)封管:①经肝素帽脉冲式正压封管:肝素帽本身不含肝素。其盲端为乳胶塞,另一端带有内螺旋结构的管腔,可以与留置针相连接并旋紧固定(图1-29A)。使用时先旋紧固定肝素帽,消毒肝素帽盲端胶塞,将输液器的头皮针刺入肝素帽内进行静脉输液治疗。输液完毕拔出输液器针头,常规消毒肝素帽的胶塞,将抽吸有冲管液的注射器针头斜面插入肝素帽内进行冲管,再将抽吸有2~3mL封管液的注射器针头斜面插入肝素帽内脉冲式推注,至封管液余下0.5mL时,边推注边退针,直至针头完全退出为止,以确保留置管内全是封管液,而不是药液或血液,此即正压封管。封管液常用含肝素50~100u/mL的稀释肝素溶液,儿科患者或禁忌使用肝素的患者使用0.9%氯化钠注射液。肝素帽至少每7d更换一次,如果肝素帽内有血液残留或完整性受损要及时更换。②使用正压输液针头:留置针置入静脉后,依次连接好排气后的正压输液针头、输液管,再开始输液。输液完毕酌情冲管,以稀释导管内残留药物,但不需要封管。因为它独特的正压设计,拔出输液器后会有一个自动向血管方向推进液体的正压,防止血液回流留置针造成的堵塞。再次输液时,用乙醇消毒正压输液针头连接输液器的端口即可输液。

目前临床使用的留置针多用正压无针连接式留置针(图1-29B),相对普通静脉留置针,正压无针连接式留置针采用旋接的方法连接输液器或注射器,既可避免钢针穿刺肝素帽产生微粒污染,又降低了护士操作时针刺伤风险。

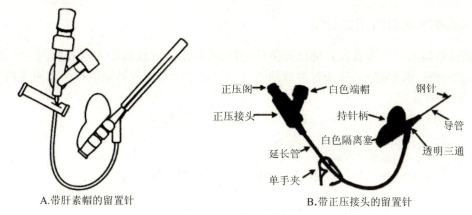

A.带肝素帽的留置针　　　　　　　　　　B.带正压接头的留置针

图1－29　留置针种类

（三）中心静脉导管

中心静脉导管多采用生物相容性较好的硅胶或聚氨酯材料,质地柔软,便于保留。同浅静脉留置针相比,除具有减轻患者痛苦、提高医务人员工作效率和护理质量等优点外,尚能延长留置时间,提高安全性能。

根据导管结构,分单腔中心静脉导管、双腔中心静脉导管和三腔中心静脉导管。根据用途,可分经中心静脉置入的导管、经外周静脉置入的导管、肺动脉导管、置入港及隧道式导管等。

经外周静脉穿刺置入中心静脉导管(peripherally inserted central catheter,PICC)是指由外周静脉穿刺插管,其尖端定位于锁骨下静脉或上腔静脉的导管(图1－30)。PICC穿刺部位首选贵要静脉,次选肘正中静脉。因其穿刺相对容易,无血气胸、大血管穿孔等威胁生命的并发症,现已在临床中广泛使用于需要间歇性或持续性地长期输液而外周静脉不便于穿刺的患者、需要输入刺激性药物进行治疗的患者、长期输液的家庭病床患者等,并已成为长期静脉输液的一种安全的方法。但对患者肘部静脉条件太差、穿刺部位有感染或损伤、腋静脉可能有变异或损伤侧的手臂(如乳腺癌术后)及精神疾病等不配合的患者禁止行PICC术。穿刺时严格无菌操作,操作者穿无菌衣、戴无菌手套,穿刺局部皮肤消毒,直径＞15cm,消毒后按外科手术要求铺无菌巾。PICC留置时间较其他中心静脉置管更长,留置期限参考器械生产厂家规定,具体时间通常由医生决定。

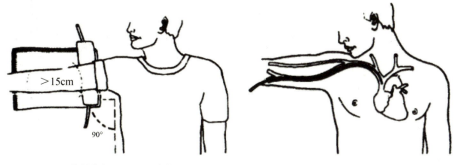

A.穿刺体位、部位及消毒范围　　　　　　B.插管路线径示意图

图1－30　经外周静脉穿刺置入中心静脉导管

七、输液速度与时间的计算

根据输液器的点滴系数及其他已知条件,可以计算出静脉输液的速度和时间。点滴系数是指在输液过程中该输液器每毫升溶液的滴数。目前临床常用静脉输液器的点滴系数有 10、15、20 三种型号。

(一)已知每分钟滴数与液体总置,计算输液所需用的时间

$$输液时间(h)=\frac{液体总量×点滴系数}{每分钟滴速×60}$$

(二)已知输入液体总置与计划需用输液时间,计算每分钟滴数

$$每分钟滴速=\frac{液体总量×点滴系数}{输液时间(min)}$$

八、输液泵的使用

输液泵(图 1—31)是电子输液调速控制装置,可以使输液滴速保持稳定。通过作用于输液导管,能将药液精确、微量、均匀、持续地输入体内,达到迅速、精确控制输液速度的目的。多用于治疗和急救危重患者及使用升压药物、抗心律失常药物、静脉麻醉、婴幼儿静脉输液和心血管疾病等需要严格控制输入液量和药量的情况。输液泵在输液遇到阻力或在 15s 内无药液滴注时,即能自动报警;当电源断开时也能自动报警。一旦输液发生故障,电磁开关即将输液管道紧闭,以保证安全。

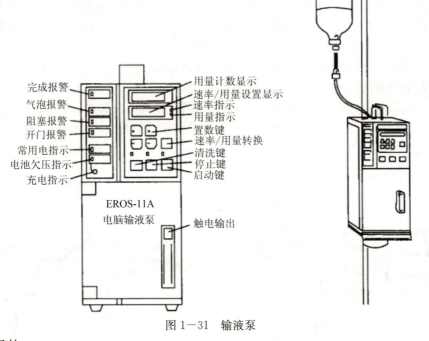

图 1—31　输液泵

(一)目的

准确控制输液速度,使药物用量准确、速度均匀地进入患者体内。

(二)评估

1.医嘱　对输液速度的要求。余同周围静脉密闭式输液法。

2.患者 是否有使用过输液泵的经验。余同周围静脉密闭式输液法。

3.环境 有无合适的供电源。余同周围静脉密闭式输液法。

4.用物 所用输液泵的类型,是否需要使用专用输液器,余同周围静脉密闭式输液法。目前临床使用的输液泵有蠕动控制式输液泵、针筒微量注射式输液泵、智能输液泵。本教材以蠕动控制式输液泵为例介绍输液泵的使用技术。

(三)计划

1.护士准备 查对医嘱,常规洗手,戴口罩。

2.用物准备

(1)输液泵:检查电源线、插头无破损、裂缝,机器性能良好。

(2)合格的电源线和电插盘。如果使用机内电源,应连续充电10h以上。

(3)必要时准备和输液泵配套的专用输液器。

(4)其余同周围静脉密闭式输液法。

3.患者准备 理解输液泵的使用目的,消除紧张、恐惧心理,能配合操作。

4.环境准备 同周围静脉密闭式输液法。

(四)实施

输液泵的使用见表1-8。

表1-8 输液泵的使用

流程	步骤详解	要点与注意事项
1.备药	同周围静脉密闭式输液法	·同周围静脉密闭式输液法
2.床旁准备	携物至床旁,核对、解释、备胶布	
(1)固定输液泵:	将输液泵妥善固定,连接并检查电源	
(2)预排气:	同周围静脉密闭式输液法排气,将调节夹滑至茂菲滴管下方约10cm处后关闭	·预排气以不滴出药液为度
(3)连接:	打开泵门,将钳口打开,然后将输液器依次按方向嵌入泵内,关上泵门,将感应夹夹在茂菲滴管上端	
(4)启动试用:	1)松开调节夹,打开电源开关,泵自动通过检测后进入初始状态 2)设置输液总量、流量及时间 3)按"启动/停止"键,检查机器工作情况,再次按键停止	·根据医嘱、病情及药物的性质设置
3.穿刺输液	1)选择合适的静脉进行穿刺 2)穿刺成功,按"启动/停止"键开始输液 3)固定穿刺针头 4)核对滴速 5)记录,交代患者注意事项 6)输液过程中加强巡视	·同周围静脉密闭式输液法 ·同周围静脉密闭式输液法 ·如有不符及时调整 ·除按普通输液观察外,还应注意查看输液泵的工作状态,及时排除报警、故障,防止液体输入失控
4.撤机	1)液体输完,按"启动/停止"键停止 2)除去胶布,拔出针头并分离,旋紧调节夹,关闭电源开关 3)打开输液泵门,取下输液管及液体瓶,关好泵门,切断电源 4)整理用物,擦拭机器,放置备用	

（五）评价

1.输液安全、顺利，参数设置正确，达到预期目的。

2.患者了解输液泵使用目的与使用配合要点，消除紧张、恐惧心理，主动配合操作。

3.输液中护士勤巡视，能及时发现并处理设备故障。

（六）健康教育

1.护士不在场的情况下，一旦输液泵出现报警，患者或其家属应及时打信号灯求助护士，以便及时处理出现的问题。

2.输液侧肢体不要进行剧烈活动，防止输液管道被牵拉而脱落。

3.患者、家属不要随意搬动输液泵，防止输液泵电线因牵拉而脱落；不要随意调节输液泵，以保证用药安全。

4.输液泵内有蓄电池，患者如需如厕，可以打信号灯请护士帮忙及时拔掉电源线，返回后重新插好。

九、常见输液故障及排除方法

（一）溶液滴入不畅

1.针头滑出血管外　液体注入皮下组织，表现为局部肿胀、疼痛。应立即拔除针头，更换输液针，另选血管重新穿刺。

2.针头斜面紧贴血管壁　妨碍液体顺利输入，应调整针头位置，也可适当变换肢体位置，直到点滴通畅为止。

3.针头阻塞　折叠调节夹下端输液管，向针头方向轻轻挤压近针头端输液管，若感觉有阻力且无回血，则表示针头已阻塞；须拔除针头后，更换针头，另选血管重新穿刺。

4.压力过低　由于输液架位置过低或患者肢体抬举过高所致。应适当抬高输液架高度或放低肢体位置，以加大压力，使液体滴入顺利。

5.静脉痉挛　穿刺部位暴露在较冷的环境中时间过长，或输入液体温度过低、药物浓度过高、刺激性强，或患者敏感性过高所致。可在局部行热敷、按摩，必要时加温液体或稀释药液。

6.输液管扭曲、折叠或受压患者翻身或活动时，不慎压迫输液管或使输液管折叠，导致输液管路不通畅。可给予理顺，并告知患者注意事项。

（二）茂菲滴管内液面过高

茂菲滴管内液面过高时，可取下并倾斜输液瓶，使插入瓶内的针头露出液面，待滴管内液体缓缓流下至所需液面高度，将输液瓶挂回输液架上继续点滴。

（三）茂菲滴管内液面过低

茂菲滴管内液面过高时，一只手反折滴管下端输液管或关闭调节夹，用另一只手挤压滴管，迫使液体流入滴管内，直至液面升高至所需高度时，停止挤压滴管，并松开反折或调节夹即可输液。

（四）茂菲滴管内液面自行下降

茂菲滴管内液面自行下降多因滴管或滴管以上输液管漏气所致，应立即予以更换。

十、常见输液反应及护理

（一）发热反应

发热反应是输液中常见的一种反应。

1. 原因　主要由输入致热物质(致热原、死菌、游离的菌体蛋白或药物成分不纯等)引起。这些致热物质多源自输液器、输液瓶消毒灭菌不完善或被污染,输入液体、药物制品不纯或消毒、保管不善而变质,在输液操作过程中未严格遵守无菌操作规程等。

2. 症状　多发生于输液后数分钟至 1h。表现为发冷、寒战、发热,轻者体温在 38℃ 左右,停止输液数小时内体温可自行恢复正常;严重者高热达 40～41℃,并伴有恶心、呕吐、头痛、脉快、全身不适等症状。

3. 处理

(1)症状轻者可减慢输液速度,通知医生,注意观察生命体征;重者须立即停止输液。保留余液和输液器送检,以便查找致热原因。

(2)给予对症处理:寒战时可增加盖被或用热水袋保暖;高热时给予物理降温,遵医嘱给予抗过敏药物或激素治疗。

(3)观察生命体征变化,做好护理记录及输液反应报告。

4. 预防

(1)输液前严格检查药液质量、输液器具的包装及灭菌有效期。

(2)严格执行无菌技术操作原则。

(二)循环负荷过重(急性肺水肿)

1. 原因　由于输液总量、输液速度控制不当,在短时间内输入过多液体,使循环血量急剧增加,致使心脏负担过重,或患者原有心肺功能不全,因而引起心力衰竭、急性肺水肿。

2. 症状　患者突感胸闷、呼吸急促、咳嗽、面色苍白、出冷汗,咯粉红色泡沫样痰,严重者可自口鼻涌出大量泡沫状血性液体,双肺闻及湿啰音,心率快,节律不齐。

3. 处理

(1)立即停止输液并迅速通知医生,进行紧急处理。

(2)协助患者取端坐位,双腿下垂,以减少下肢静脉回流,减轻心脏负担。同时安慰患者以减轻其紧张心理。

(3)给予高流量氧气吸入。一般氧流量为 6～8L/min,以提高肺泡内压力,减少肺泡内毛细血管渗出液的产生。同时,湿化瓶内加入乙醇,以降低肺泡内泡沫表面的张力,使泡沫破裂消散,改善气体交换,减轻缺氧症状。乙醇浓度常用 20%～30%,甚至 50%～70%。

(4)遵医嘱给予镇静、平喘、强心、利尿和扩血管药物。

(5)必要时进行四肢轮扎。用止血带或血压计袖带适当加压四肢以阻断静脉血流,但动脉血仍可通过,可有效地减少回心血量。每 5～10min 轮流放松一个肢体上的止血带,待症状缓解后,逐渐解除止血带。

4. 预防　严格控制输液速度和输液量,速度不宜过快,输入液量不可过多。对心肺疾病、老年和儿童患者尤其要注意。

(三)静脉炎

1. 原因　由于长期输入高浓度、刺激性较强的药液,或静脉内长时间放置刺激性大的留置管,引起局部静脉壁的化学性或机械性炎性反应;也可因输液过程中无菌操作不严,引起局部静脉感染。

2. 症状　以局部表现为主,进针或置管处可见皮肤发红、轻度肿胀,沿静脉走向出现红色条纹,触之疼痛,温度较其他部位高,静脉变硬,呈条索状;滴速减慢;细菌性静脉炎穿刺点可有脓性分泌物。有时伴畏寒、发热等全身症状。

静脉炎分为三级:①一级:疼痛,局部发红,轻度肿胀。②二级:疼痛,红肿,穿刺点上方沿静脉走向出现红色条纹。③三级:疼痛,红肿,穿刺点上方沿静脉走向可见红色条纹,静脉变硬,呈条索状。

3.处理

(1)停止在此部位静脉输液,并将患肢抬高、制动。局部用50%硫酸镁或95%乙醇行湿热敷,每日两次,每次20min。

(2)超短波理疗,每日一次每次15～20min。

(3)中药治疗。将如意金黄散加醋调成糊状,局部外敷,每日两次,具有清热、镇痛、消肿的作用。

(4)合并感染者,遵医嘱给予抗生素治疗。

4.预防

(1)严格执行无菌技术操作原则,对血管壁有刺激性的药物应充分稀释后再应用,放慢点滴速度,并防止药液漏出血管外。

(2)长期输液者有计划地更换输液部位,以保护静脉。

(3)选择明显小于穿刺血管管腔的针头,选择无刺激或刺激性小的导管,尽量缩短留置时间。

(四)空气栓塞

1.原因 输液管内空气未排尽,导管连接不紧、有缝隙,或加压输液、输血时无人看守,液体输完未及时拔针或更换药液等,均有发生空气栓塞的危险。进入静脉的空气随血液循环进入右心房,再到右心室。少量空气可经肺动脉、肺小动脉,到肺毛细血管后被分散、吸收,损害较少;但大量空气进入右心室内可阻塞肺动脉入口,使血液无法进入肺内进行正常气体交换,从而导致气体交换量减少,机体严重缺氧,可导致患者立即死亡。

2.症状 患者感觉胸部异常不适,有突发性胸闷、胸骨后疼痛、眩晕、血压低,随即出现呼吸困难、严重发绀,有濒死感。听诊心前区可闻及响亮的、持续的“水泡声”。心电图出现心肌缺血和急性肺心病的改变。

3.处理

(1)立即将患者置于左侧、头低脚高卧位(图1-32)。该体位有助于气体浮向右心室尖部,避免阻塞肺动脉入口。随着心脏的舒缩,空气和血液混合成泡沫,可分次小量进入肺动脉内,最后逐渐被吸收。

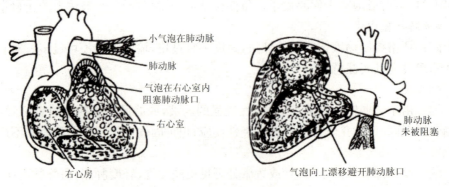

图1-32 栓塞部位与体位

（2）给予高流量氧气吸入，以提高患者的血氧浓度，纠正缺氧状态。

（3）有条件时可使用中心静脉导管抽出空气。

（4）严密观察患者病情变化，如有异常，须及时对症处理。

4.预防

（1）输液前认真检查输液器的质量，排尽输液导管内的空气。

（2）输液过程中加强巡视，及时添加药液或更换输液瓶；输液完毕及时拔针；加压输液时应安排专人守护。

（3）拔出较粗的、近胸腔的深静脉导管后，必须立即严密封闭穿刺点。

十一、输液微粒污染

输液微粒是指输入液体中的非代谢性颗粒杂质，其直径一般为 $1\sim15\mu m$，少数较大的输液微粒直径可达 $50\sim300\mu m$。输液微粒污染是指在输液过程中，输液微粒随液体进入人体，对人体造成严重危害的过程。

（一）输液微粒的来源

1.药液生产制作工艺不完善，混入异物与微粒，如水、空气、原材料的污染等。

2.溶液瓶、橡胶塞不洁净，液体存放时间过长，玻璃瓶内壁和橡胶塞被药液浸泡时间过久，腐蚀剥脱形成输液微粒。

3.输液器及加药用的注射器不洁净。

4.输液环境不洁净，切割安瓿、开瓶塞、加药时反复穿刺橡胶塞导致橡胶塞撕裂等，均可导致微粒进入液体内，产生输液微粒污染。

（二）输液微粒污染的危害

输液微粒污染对机体的危害主要取决于微粒的大小、形状、化学性质，以及微粒堵塞血管的部位、血流阻断的程度及人体对微粒的反应等。肺、脑、肝及肾脏等是最容易被微粒损害的部位。输液微粒污染对机体的危害包括：

1.直接阻塞血管，引起局部供血不足，组织缺血、缺氧，甚至坏死。

2.红细胞聚集在微粒上，形成血栓，引起血管栓塞和静脉炎。

3.微粒进入肺毛细血管，可引起巨噬细胞增殖，包围微粒形成肺内肉芽肿，影响肺功能。

4.引起血小板减少症和过敏反应。

5.微粒刺激组织而产生炎症或形成肿块。

（三）防止和消除微粒污染的措施

1.制剂生产方面严把制剂生产过程中的各个环节，如改善车间的环境卫生条件，安装空气净化装置，防止空气中悬浮的尘粒与细菌污染。严格执行制剂生产的操作规程，工作人员要穿工作服、工作鞋、戴口罩，必要时戴手套。选用优质材料，采用先进工艺，提高检验技术，确保药液质量。

2.输液操作方面

（1）采用密闭式一次性医用输液器以减少污染机会。

（2）输液前认真检查液体的质量，输入溶液中微粒的多少决定着液体的透明度，应注意检查溶液透明度、有效期，以及溶液瓶有无裂痕、瓶盖有无松动、瓶签字迹是否清晰等。

（3）净化治疗室空气。有条件者可采用超净工作台进行输液前的配液准备工作或药物的添加。

（4）在通气针头或通气管内放置空气过滤器，防止空气中的微粒进入液体中。

（5）严格执行无菌技术操作原则，遵守操作规程。药液应现用现配，避免污染。

（6）净化病房空气。有条件的医院可安装空气净化装置，减少病原微生物和尘埃的数量，创造洁净的输液环境。

（李莉）

第二章　神经系统疾病护理

第一节　短暂性脑缺血发作的护理

一、概述

短暂性脑缺血发作(transient ischemic attack,TIA)是由于供应脑的动脉(主要为颈内—中动脉系统或椎—基底动脉系统两个脑供血系统)一过性供血不足,引起相应动脉分布脑组织暂时性功能障碍。

临床特点:突然发病,数分钟达高峰持续数分钟或十余分钟缓解,24h 内可完全恢复,不留后遗症。反复发作,每次发作症状基本一致。TIA 后 48h 内发生卒中风险最高,应快速诊断、尽早启动抗血小板治疗。

二、病因及发病机制

病因及发病机制主要有以下几方面,其病因尚不完全清楚。

1.微栓塞　颈部或颅内大动脉,尤其是分叉处的动脉粥样硬化斑块,附壁血栓或心脏的微栓子脱落。

2.脑血管痉挛、狭窄或受压　动脉硬化导致血管腔狭窄,或脑血管受各种刺激出现痉挛。

3.血流动力学改变　在脑血管壁动脉粥样硬化或管腔狭窄的基础上,出现低血压或血压波动时,引起血流减少。

4.其他　颅内血管炎和脑盗血综合征。

三、诊断要点

1.临床表现　TIA 发作表现形式主要与脑缺血的部位有关。

颈内动脉系统 TIA,典型症状为同侧失明、对侧偏瘫与感觉异常,主侧半球(通常为左侧)颈动脉缺血时可表现失语伴对侧轻偏瘫,偏盲亦是常见症状。特征性症状可有眼动脉交叉瘫和 Horner 征交叉瘫。

可能出现偏身麻木、感觉减退、对侧同向性偏盲。

椎—基底动脉系统 TIA,其表现为头晕、眼花、走路不稳、眩晕耳鸣,严重时意识模糊、双目失明或复视、单侧或双侧肢体无力与感觉异常、倾倒发作、构音障碍等。可能出现吞咽困难、构音不清、共济失调、意识障碍伴或不伴瞳孔缩小、交叉性瘫。

2.辅助检查

(1)血常规及生化检查是必要的。

(2)CT 和 MRI 检查多数正常;发作时间超过 20min MRI 弥散加权检查可显示颅内小缺

血灶。

(3)数字减影血管造影(DSA)检查可见颈内动脉粥样硬化斑块、狭窄。

(4)彩色经颅多普勒(TCD)脑血流检查可显示血管狭窄、动脉粥样硬化斑。

(5)单光子发射计算机断层扫描(SPECT)可见局部脑灌流量减少程度及缺血部位。

(6)正电子发射断层扫描(PET)可见局灶性代谢障碍。

四、治疗

TIA 治疗目的是消除病因、减少复发、保护脑功能。

1.病因治疗　控制卒中危险因素;及时治疗高血压、高血脂、动脉粥样硬化、糖尿病、冠心病;戒烟,坚持体育锻炼。

2.药物治疗　首选抗血小板聚集药物:阿司匹林、氯吡格雷。TIA 后 24h 内阿司匹林联合氯吡格雷治疗在最初的 90 日内预防脑卒中的效果优于单独应用阿司匹林,但要注意颅内出血风险。抗凝治疗不应作为 TIA 患者的常规治疗,对于有心源性栓子或心房颤动患者建议采用抗凝治疗。

3.手术治疗　颈动脉内膜切除术可减少颈内动脉 TIA 或发生卒中的风险,血管成形术和血管内支架植入术对颈内动脉狭窄的疗效尚不明确。

五、护理

1.健康教育　TIA 发作快,持续时间短,往往到医院时症状已消失,已无阳性体征存在。所以健康教育是 TIA 护理的重点。

(1)病情观察:认识和了解 TIA 的各种发作表现。日常生活中发现类似症状时应注意每次发病的持续时间和间隔时间的长短变化,并及时就医。

(2)日常生活活动:根据天气变化及时增减衣物,注意保暖;按时进餐,避免暴饮暴食,清淡饮食;体胖者,适当减少体重;频繁发作期间,减少工作量,避免劳累,稳定情绪。适当体育锻炼,增强体质。

2.良好的支持系统　家庭是 TIA 患者重要的支持系统,为患者创造一个温馨舒适的家庭环境,鼓励患者积极配合治疗,协助患者进行康复锻炼等,这对患者有着不可估量的积极作用。并且以科学的态度正视疾病,家人紧张情绪也会影响患者的情绪,甚至影响治疗效果。

3.心理护理　绝大多数患者有焦虑、恐惧、易激惹、或抑郁、萎靡等不良情绪及心理,这时心理护理显得尤为重要。理解、同情患者,耐心倾听患者诉说,对患者提出的问题要给予明确的回答,医护态度和蔼,言语亲切,动作轻柔,建立良好的护患关系,用恰当的语言介绍病情,帮他们树立战胜疾病的信心(表 2—1)。

表 2－1　心理护理

	心理护理
治疗环境对心理护理影响	病房空间设置要和谐,物品干净,摆放整齐
	医护人员态度和蔼,语言亲切,动作轻柔
家属配合对心理护理的影响	责任护士应和家属紧密配合,做好患者的思想工作
	杜绝在患者面前谈论与病情有关的刺激性言论
青年患者的心理护理	把青年人安排在同一病室
	循循善诱、耐心疏导
	调动起其积极性,使其主动配合治疗及护理
中年患者的心理护理	导真正接纳疾病并认真对待疾病
	动员其家庭和工作单位妥善安排患者所牵挂的人和事
	鼓励他们充分发挥主观能动性
老年患者的心理护理	对他们的称呼须有尊敬之意
	听他们说话时要专心,回答询问要慢,声音要大些
	尽量照顾他们的习惯
	有意识地告诉家人多来看望

（芦红梅）

第二节　脑出血的护理

脑出血是指原发性非外伤性脑实质内的出血。占急性脑血管疾病的 20％～30％。高血压并发动脉硬化是自发性脑出血的主要病因,高血压患者约有 1/3 的机会发生脑出血,而 93.91％的脑出血患者都有高血压病史。脑出血常发生于男性 50～70 岁,冬春季易发,发病前常无预感,多在情绪紧张、兴奋、排便用力时发病,可出现头痛、头晕、肢体麻木等先驱症状,也可在原有基础上突然加重。

一、专科护理

（一）护理要点

脑出血患者在临床护理中最重要的是绝对卧床休息、保持大便通畅和情绪稳定;根据出血量多少、部位不同决定绝对卧床时间;加强病情观察;高血压患者调整血压;观察患者应用脱水剂后的情况。

（二）主要护理问题

1.急性意识障碍　与脑出血产生脑水肿所致的大脑功能受损有关。

2.潜在并发症　脑疝、上消化道出血。

3.清理呼吸道无效　与分泌物过多、咳嗽无力、意识障碍有关。

4.有误吸的危险　与吞咽神经受损、意识障碍有关。

5.有皮肤完整性受损的危险　与瘫痪、长期卧床、年老消瘦、营养低下、感知改变、大小便失禁有关。

6.躯体活动障碍　与偏瘫、意识障碍有关。

7.语言沟通障碍　与失语有关。

8.进食、如厕自理缺陷　与偏瘫有关。

9.有废用综合征的危险　与脑出血所致运动障碍或长期卧床有关。

(三)护理措施

1.一般护理

(1)休息与安全:急性期患者绝对卧床2～4周,头部抬高15°～30°减轻脑水肿,烦躁患者加护床挡,必要时给予约束带适当约束;病室保持清洁、安静、舒适,室内空气新鲜,室温保持在18～22℃,相对湿度50%～70%。

(2)日常生活护理:以高蛋白、高维生素、易消化的清淡饮食为主,发病24小时后仍有意识障碍、不能经口进食者,应给予鼻饲饮食,同时做好口腔护理。协助更换体位,加强皮肤护理,防止压疮;保持二便通畅,尤其二便失禁患者注意保护会阴部皮肤清洁干燥,早期康复介入,保持肢体功能位置。

(3)心理护理:评估患者心理状况,实施健康宣教,在治疗期间,鼓励患者保持情绪稳定。告知本病治疗及预后的有关知识,帮助患者消除焦虑、恐惧心理。

2.病情观察及护理

(1)密切观察意识、瞳孔、生命体征变化。掌握脑疝的前驱症状头痛剧烈、喷射状呕吐、血压升高、脉搏洪大、呼吸深大伴鼾声、意识障碍加重等。发现异常情况,及时报告医生。

(2)保持呼吸道通畅,患者取平卧位,将头偏向一侧,及时清除呕吐物及咽部分泌物,防止呕吐物及分泌物误入气管引起窒息。

(3)建立静脉通道,遵医嘱用药,颅内压增高者遵医嘱给予脱水药。维持血压稳定,患者的血压保持在150～160/90～100mmHg之间为宜,过高易引起再出血,过低则可使脑组织灌注量不足。

(4)定时更换体位,翻身时注意保护头部,转头时要轻、慢、稳呼吸不规则者,不宜频繁更换体位。

(5)如患者痰液较少或呼吸伴有痰鸣音,鼓励患者咳嗽,指导患者有效排痰的方法,痰液较多、部位较深或咳痰无力时给予吸痰,吸痰前协助患者翻身、轻叩背,叩背顺序要由下向上,由外向内,力度适宜。

(6)密切观察上消化道出血的症状和体征。如呕吐的胃内容物呈咖啡色,则应考虑是否发生应激性溃疡,留取标本做潜血试验。急性消化道出血期间应禁食,恢复期应避免食用刺激性食物及含粗纤维多的食物。观察患者有无头晕、黑便、呕血等失血性休克表现。

(7)保持良好肢体位置,做好早期康复护理。对于脑出血软瘫期的患者,加强良好姿位摆放,避免一些异常反射的出现,例如牵张反射。

3.用药护理　使用脱水降颅压药物时,如20%甘露醇注射液、呋塞米注射液、甘油果糖、托拉塞米注射液等,注意监测尿量与水电解质的变化,防止低钾血症和肾功能受损。应用抗生素,防止肺感染、泌尿系感染等并发症。

4.心理护理　患者常因偏瘫、失语、生活不能自理而产生悲观恐惧的心理,护士应经常巡视病房,与之交谈,了解患者心理状态,耐心解释,给予安慰,帮助患者认识疾病,树立信心,配合治疗和护理。同时还要关注家属的心理护理,由于患者病情危重,家属多有紧张情绪,加之陪护工作很辛苦,导致身心疲惫,故在患者面前易表现出烦躁、焦虑、易怒,引起患者情绪波动,可能加重病情。

二、健康指导

(一)疾病知识指导

1.脑出血指原发性(非外伤性)脑实质内的出血,占全部脑卒中的20%～30%。

2.脑出血的病因

(1)高血压并发细小动脉硬化。

(2)颅内肿瘤。

(3)动静脉畸形。

(4)其他:脑动脉炎、血液病、脑底异常血管网症、抗凝或溶栓治疗、淀粉样血管病。

3.脑出血的诱因　寒冷气候、精神刺激、过度劳累、不良生活习惯(吸烟、酗酒、暴饮暴食、食后沐浴等)。

4.脑出血的治疗　脑出血急性期治疗的主要原则:防止再出血、控制脑水肿、维持生命功能和防治并发症。

(1)一般治疗:绝对卧床休息,保持呼吸道通畅,预防感染等。

(2)调控血压。

(3)控制脑水肿。

(4)应用止血药和凝血药。

(5)手术治疗(大脑半球出血量>30ml 和小脑出血量>10ml)。

(6)早期康复治疗。

(二)康复指导

1.急性期应绝对卧床休息 2～4 周,抬高床头 15°～30°减轻脑水肿。发病后 24～48 小时尽量减少头部的摆动幅度,以防加重出血。四肢可在床上进行小幅度翻动,每 2 小时一次,有条件可使用气垫床预防压疮。

2.生命体征平稳后应开始在床上进行主动训练,时间从 5～10 分钟/次开始,渐至 30～45 分钟/次,如无不适,可作 2～3 次/日,不可过度用力憋气。

3.康复训练需要请专业的医师,可以为患者进行系统的康复训练。

(三)饮食指导

选择营养丰富、低盐低脂饮食,如鸡蛋、豆制品等。避免食用动物内脏,动物油类,每日食盐量不超过 6g,多吃蔬菜、水果,尤其要增加粗纤维食物,如芹菜、韭菜,适量增加进水量,预防便秘的发生。洼田饮水试验 2～3 分者,可头偏向一侧,喂食速度慢,避免交谈,尽量选用糊状食物,防呛咳、窒息,洼田饮水试验 4～5 分者,遵医嘱给予静脉营养支持或鼻饲饮食。

(四)用药指导

1.口服药按时服用,不要根据自己感受减药、加药,忘记服药或在下次服药时补上忘记的药量会导致病情波动;不能擅自停药,需按照医生医嘱(口服药手册)进行减或停药。

2.静脉输液过程中不要随意调节滴速,如有疑惑请询问护士。

(五)日常生活指导

1.患者需要一个安静、舒适的环境,特别是发病 2 周内,应尽量减少探望,保持稳定的情绪,避免各种不良情绪影响。

2.脑出血急性期,请不必过分紧张。大小便需在床上进行,不可自行下床如厕,以防再次出血发生;保持大便通畅,可食用香蕉、火龙果、蜂蜜,多进水,适度翻身,顺时针按摩腹部,减少便秘发生;若患者3天未排便,可使用缓泻剂,诱导排便,禁忌用力屏气排便,诱发二次脑出血。

3.病程中还会出现不同程度的头痛,向患者解释这是本病常见的症状,随着病情的好转,头痛症状会逐渐消失。

4.部分患者有躁动、不安的表现,为防止自伤(如拔出各种管道、坠床等)或伤及他人,应在家属同意并签字的情况下酌情使用约束带,使用约束带期间应注意松紧适宜,定时松放,密切观察局部皮肤血运情况,防止皮肤破溃;放置床挡可防止患者发生坠床,尤其是使用气垫床的患者,使用时要防止皮肤与铁制床挡摩擦,发生刮伤。

5.长期卧床易导致肺部感染,痰多不易咳出,加强翻身、叩背,促使痰液松动咳出,减轻肺部感染。咳痰无力者,可给予吸痰。

(六)预防复发

1.遵医嘱正确用药。

2.定期复诊,监测血压、血脂等,保持情绪稳定,避免生气、激动、紧张。适当体育活动,如散步、太极拳等。预防并发症和脑出血的复发。

三、循证护理

研究表明由于人们生活方式、饮食结构、工作压力水平等因素的不断变化,脑出血作为临床常见疾病,近年来发病率已呈现出上升趋势。该病发病急骤、病情复杂多变,给救治带来了极大的困难,致使患者的死亡率和致残率均较高,给患者及其家属带来沉重的负担。大部分脑出血患者发病后的死因是由并发症引起的,系统而有计划的护理措施,往往对患者的治疗效果和预后转归起到不可估量的作用。

脑出血所致神经症状主要是出血和水肿引起脑组织受损而不是破坏,故神经功能可有相当程度的恢复,在病情稳定后仅进行肢体运动功能的康复,恢复时间长,易发生并发症;急性期后,实施综合性康复护理能在一定程度上预防残疾的发生,能帮助和加快受损功能的恢复。

(芦红梅)

第三节　三叉神经痛的护理

一、概述

三叉神经痛(trigeminal neuralgia)系指三叉神经分布区的一种反复发作的、短暂的、难以忍受的阵发性剧痛。三叉神经痛归属于神经病理性疼痛。

二、病因

三叉神经痛分原发性和继发性两种类型。原发性三叉神经痛尚无确切病因;继发性三叉神经痛有明确病因,多为脑桥小脑角占位病变压迫三叉神经及多发性硬化等所致。

三、发病机制及病理

三叉神经感觉根切断术活检可见：神经节细胞消失，神经纤维脱髓鞘或髓鞘增厚，轴索变细或消失。部分患者后颅窝有异常小血管团，压迫三叉神经根或延髓外侧。

四、诊断要点

1. 临床表现

(1)年龄性别：70%～80%发生于 40 岁以上中老年，女性略多，男女比例约为 3∶2。

(2)疼痛部位：严格限于三叉神经分布区内，以第二、三支受累最为常见，95%以上为单侧发病。

(3)疼痛发作：多为突发性剧痛，发作持续时间数秒到 2min 不等，间歇期完全正常。发作可数日一次至每日数百次。大多有随病程延长而发作频率增加的趋势，很少自愈。

(4)疼痛性质：常为电灼样、刀割样、撕裂样或针刺样，严重者可伴同侧面肌反射性抽搐，称为痛性抽搐。

(5)症状表现：发作时患者表情痛苦，可伴有面部潮红、皮温增高、球结膜充血、流泪等，常用手掌或毛巾紧按或揉搓疼痛部位。患者多出现面部皮肤粗糙、色素沉着、眉毛脱落等现象。

(6)扳机点：在疼痛发作的范围内常有一些特别敏感的区域，稍受触动即引起发作，成为"扳机点"，多分布于口角、鼻翼、颊部或舌面，致使患者不敢进食、说话、洗脸、刷牙，故面部和口腔卫生差，情绪低落，面色憔悴，言谈举止小心翼翼。

(7)原发性三叉神经痛患者神经系统检查常无阳性体征，继发性则多伴有其他脑神经及脑干受损的症状和体征。

2. 辅助检查

(1)头颅 CT 或 MRI。

(2)必要时行脑脊液检查，寻找病因。

五、治疗

原发性三叉神经痛迅速有效止痛是关键，抗癫痫药物治疗有效。继发性者则主要针对病因治疗。

1. 药物治疗

(1)卡马西平：首选药物。初始剂量为 0.1g，2～3 次/日，以后每次增加 0.1g，疼痛停止后逐渐减量，最小有效维持剂量常为 0.6～0.8g/d，有效率约 70%，孕妇忌用。常见不良反应有头晕、嗜睡、口干、恶心、行走欠稳，数日后消失。若出现皮疹、白细胞下降，须停药。若出现共济失调、复视、再障和肝功能障碍，须立即停药。

(2)其次可选用苯妥英钠、氯硝西泮、氯丙嗪、氟哌啶醇，轻者可服用解热镇痛药物。

2. 封闭治疗　将无水乙醇或其他药物，如维生素 B_{12}、泼尼松龙等，注射到三叉神经分支或半月神经节内，可达到止痛目的。疗效可持续 6～12 个月。

3. 经皮半月神经节射频电凝疗法　采用射频电凝治疗对大多数患者有效，可缓解疼痛数月至数年，但可能有面部感觉异常、角膜炎、复视、咀嚼无力等并发症。

4. 手术治疗　原发者手术方式：

(1)三叉神经感觉根部分切断术。

（2）三叉神经脊髓束切断术。

（3）三叉神经显微血管减压术。近年较多进行显微血管减压术，止痛同时不产生感觉及运动障碍，并发症有面部感觉减退，滑车神经、展神经或面神经损伤等。

5.γ刀或 X 线刀治疗　靶点是三叉神经感觉根，定位要求特别精确。

六、主要护理问题

1.疼痛　与三叉神经病变有关。

2.营养失调　低于机体需要量。

3.焦虑　与疼痛困扰、担心疾病预后有关。

4.知识缺乏　缺乏疾病、药物及护理等相关知识。

5.家庭运作异常　与调整的需要、角色紊乱，以及不确定的愈合有关。

七、护理目标

1.疼痛缓解或消失。

2.营养平衡。

3.情绪稳定，配合治疗。

4.患者及家属了解疾病相关知识。

5.人际关系良好，家庭和谐。

八、护理措施

常规护理内容见表 2－2。

表 2－2　常规护理内容

	常规护理内容
标准化的床旁评估	应包括以下组成部分：对触、压、针刺、冷、热、振动刺激的反应及时间总和效应，并以正常、释低、增高记录
心理护理	向患者介绍与本病有关的知识，帮助患者认清疾病的本质。尤其对那些久治不愈的患者，应使其认识到目前对他所患疾病还没有一种特定的最好方法，只能试用各种疗法。使患者心中既充满希望，又不至于对某种治疗期望过高 安排患者到有相似病种并恢复较好的患者病室，促进患者之间的交流使其得到良好的影响 指导家属如何照顾、关心患者，使其感到家庭的支持
心理护理	主动接近因害怕疼痛而不愿讲话的患者，理解、承认患者的痛苦，鼓励患者表达自身感受 转移注意力，引导患者将注意力放在工作上，培养兴趣爱好，让其忘记病痛，在工作成绩和兴趣爱好上找到安慰和满足 针对个体情况进行针对性心理护理
饮食	在间歇期鼓励患者进食，给予营养丰富的流质或半流质等，防止营养不良。饮食勿辛辣、油腻、避免用力咀嚼诱发疼痛 对食欲不佳的患者，尽量调整食物的色、香、味，以增进食欲 对担心进食会引起疼痛的患者，要耐心讲解饮食的重要性，鼓励进食
休息	保证休息和睡眠对疼痛患者来说至关重要。应合理安排镇痛药和镇静剂的服用时间，为患者提供安静、舒适的睡眠环境，必要时提供单间

（续表）

	常规护理内容
基础护理	不能洗脸和刷牙的患者应给予口腔护理,1～2次/日,保持口腔清洁,预防感染
健康宣教	向患者及家属讲解疾病相关知识,介绍一些缓解疼痛的方法
药物指导	合理使用缓解疼痛的药物,注意用药时间、剂量,以及药物的不良反应,防止药物依赖或毒麻药成瘾 做好患者的疼痛评估,了解患者疼痛程度 在饮水、吃饭、剃须、洗脸、漱口等动作时不要触及患者的"触发区"而加重疼痛
疼痛发作时的护理	指导患者用盐水漱口或湿毛巾轻轻擦拭面部,切记避开"疼痛触发区" 当疼痛发作或加剧时,可暂停各种活动,置患者于舒适位置 提供各种起居方面的方便 疼痛缓解时可使用吸管饮水,减少唾液分泌,帮助吞咽 疼痛无法缓解的患者必要时到疼痛科由专科医生给予外周神经阻滞治疗缓解疼痛。效果不佳的极个别患者可在CT引导下做三叉神经单支毁损术

九、并发症的处理及护理

三叉神经痛最常出现的并发症是微血管减压术后头晕、恶心、口角疱疹、脑脊液漏、面瘫、肺部感染等。具体护理措施如下。

1.头晕、头痛、恶心、呕吐　予以止痛、止吐、护胃等药物对症护理,提高口腔卫生,以免引起呼吸困难和口腔感染,保证病房环境卫生,提高舒适度。头痛和呕吐严重者要及时通知医生,行CT检查。

2.口角疱疹　予以抗生素药物治疗,并做好口腔护理。

3.脑脊液漏　术后体征检测若发现脑脊液漏应及时通知医生,行切口二次缝合处理,对切口处进行加压包扎,腰穿排空脑脊液,避免二次感染。

4.面瘫、面部麻木、耳鸣、听力下降　密切关注患者面部五官对称性及面部颜色,眼睛闭合不严注意保护患者眼角膜,予以解痉药物治疗,保证机体健康。

5.高热　予以激素药物治疗,辅助冰敷等物理降温,降温护理可持续3日左右。

6.肺部感染　给予抗生素药物治疗,感染严重的患者行体位引流,可配合拍背、支纤镜下吸痰等方法。

7.后颅窝硬膜下血肿　及时清除血肿,给予抗生素治疗,加强常规护理,提高并发症中的舒适度。

十、预防

对不同发作程度的患者选用合适的治疗方法。指导患者生活规律,保持情绪稳定和愉快心情,培养多种兴趣爱好,适当分散注意力,保持正常作息和睡眠,洗脸、刷牙动作宜轻柔,食物宜软,忌生硬、油炸食物。

十一、特别关注

1.三叉神经痛的疼痛部位、性质、特点。

2.三叉神经痛的心理护理、饮食护理、疼痛发作时的护理。

3.三叉神经痛的用药观察和用药指导。

（赵玲）

第四节　特发性面神经麻痹的护理

一、概述

特发性面神经麻痹(idiopathic facial palsy)是茎乳孔(面神经管)内面神经的非特异性炎症引起的周围性面肌瘫痪,又称为面神经炎或 Bell 麻痹(图 2-1)。

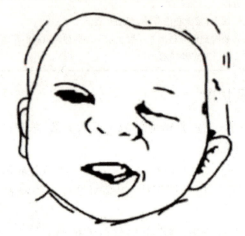

图 2-1　患侧面部表情肌瘫痪

二、病因

病因尚不完全清楚,多数认为是病毒感染、风寒、自主神经功能障碍,导致面神经局部的营养血管痉挛、缺血、水肿,压迫面神经而发病。近些年的研究结果证实了受损面神经存在单纯疱疹病毒感染。

三、发病机制及病理

发病机制尚未完全阐明,病理变化主要是神经水肿,严重者并发髓鞘脱失、轴索变性。

四、诊断要点

1.临床表现

(1)任何年龄和季节均可发病,男性略多于女性。

(2)发病前多有受凉史,发病前后患病一侧的耳后乳突区可有轻度疼痛。

(3)起病迅速,症状在数小时或 1～3 日内达到高峰。

(4)典型表现:一侧面部表情肌瘫痪。病侧面部额纹消失,不能皱额蹙眉,睑裂变大,眼睑闭合无力或闭合不全,鼻唇沟变浅。示齿时口角歪向健侧,鼓腮和吹口哨动作时,患侧漏气。

颊肌瘫痪使食物常滞留于齿颊之间。下眼睑松弛、外翻,使泪点外转,泪液不能正常引流而表现出流泪。

(5)Bell 征:通常闭目时眼球向上外方转动,患侧因无法闭目而露出巩膜。

(6)面神经病变在中耳鼓室段者可出现说话时回响过度和病侧舌前 2/3 味觉缺失。影响膝状神经节者,除上述表现外,还出现病侧乳突部疼痛,耳郭与外耳道感觉减退,外耳道或鼓膜出现疱疹,称为 Hunt 综合征。

2.辅助检查 部分患者需做头颅 CT 或头颅 MRI 检查,以排除其他疾病。

五、治疗

1.急性期治疗 治疗原则:减轻面神经水肿,改善局部血液循环与防止并发症。

(1)肾上腺皮质激素治疗:泼尼松 30～60mg,每日一次,连用 5 日,7～10 日以后逐渐减量。也可以用地塞米松 10～15mg/d,静脉滴注,1 周后改用泼尼松 30mg,每日一次,1 周后逐渐减量。

(2)B 族维生素的补充:口服或肌内注射维生素 B_1、维生素 B_{12} 等。

(3)抗病毒治疗:阿昔洛韦 10～20mg/(kg·d),3 次/日静脉滴注,连续用 2 周。

2.恢复期治疗 治疗原则:促进神经功能恢复。

(1)继续使用 B 族维生素。

(2)针灸、按摩等治疗方法。

3.后遗症期治疗 少数在发病 2 年后仍留有不同程度的后遗症,严重者可以做面—副神经、面—舌下神经吻合术。但疗效不肯定。

六、主要护理问题

1.焦虑/恐惧 与突然起病、担心预后有关。

2.自我形象紊乱 与面部表情肌瘫痪有关。

3.营养失调 低于机体需要量与颊肌瘫痪、咀嚼困难有关。

4.舒适的改变 与口角歪斜、眼睑闭合不全等有关。

七、护理目标

1.患者焦虑/恐惧程度减轻,情绪稳定,治疗信心提高。

2.患者及家属能接受其形象改变。

3.患者营养状况得到维持。

4.患者主诉不适感减轻或消失。

八、护理措施

1.一般护理措施见表 2—3。

表 2-3 常规护理内容

	常规护理内容
心理护理	向患者介绍与本病有关的知识,使其了解其病程及预后 安排患者到有相似病种并恢复较好的患者房间,促进患者间的交流,以获得对治疗的信心 指导家属对患者照顾,使患者能感到来自家庭的支持 鼓励患者表达自身感受 针对个体情况进行针对性心理护理
饮食	给予营养丰富的半流质或普食,以增强机体抵抗力
休息	保证充足睡眠,以增强机体抵抗力,利于疾病恢复
基础护理	协助患者做好口腔护理、保持口腔清洁
健康宣教	向患者及家属讲解相关疾病知识,并行用药指导

2.特别指导

(1)注意保暖,防受风寒;温水洗脸,刷牙。

(2)进食时食物放在患侧颊部,细嚼慢咽,促进患侧肌群被动训练。

(3)注意保护角膜、结膜,预防感染。必要时使用眼药水和眼罩。

3.康复指导 面瘫后自我锻炼、按摩、理疗非常重要,主要为防止麻痹肌的萎缩及促进康复。具体做法是指导患者注意面部保暖,耳后部及病侧面部行温热敷。因面肌瘫痪后常松弛无力,而且面肌非常薄,故病后即应进行局部按摩,按摩用力应柔软适度,持续稳重。方法:对镜用手紧贴于瘫痪侧面肌上做环形按摩,每日 3 次,每次 10～15min,以促进血液循环,并可减轻瘫痪肌受健侧的过度牵引。当神经功能开始恢复后,鼓励患者练习瘫痪侧面肌的随意运动。

面瘫主要累及额肌、眼轮匝肌、提上唇肌、颧肌、提口角肌、下唇方肌和口轮匝肌。每日应针对这些肌肉进行功能训练,每个动作 20 次,每日 1～2 次。

(1)抬眉训练:让患者尽力上抬双侧眉目。

(2)皱眉训练:让患者双侧同时皱眉。

(3)闭眼训练:让患者双眼同时闭合。

(4)耸鼻训练:让患者往鼻梁方向用力耸鼻。

(5)努嘴训练:让患者用力收缩口唇并向前方努嘴。

(6)示齿训练:让患者的口角向两侧同时用力示齿。

(7)张嘴训练:让患者用力张大口。

(8)鼓腮训练:让患者鼓腮,漏气时让其用手上下扶住口轮匝肌进行训练。

康复训练有利于改善面部表情肌的运动功能,使患者面部表情肌对称协调。增强患者自信心,早日恢复健康。

九、特别关注

1.特发性面瘫和中枢性面瘫的鉴别。

2.面瘫的治疗方法。

3.面瘫的心理护理。

4.面瘫的康复护理。

(芦红梅)

第五节　急性炎症性脱髓鞘性多发性神经病的护理

一、概述

急性炎症性脱髓鞘性多发性神经病(acute inflammatory demyelinating polyneuropathy, AIDP)又称吉兰－巴雷综合征(Guillain－Barre syndrome,GBS),是一组急性或亚急性起病, 由自身免疫介导的周围神经病,常累及脑神经。病理改变为周围神经广泛炎症性节段性脱髓 鞘和小血管周围淋巴细胞及巨噬细胞的炎性反应。临床表现为迅速出现双下肢或四肢弛缓 性瘫痪,急性严重病例可很快出现四肢瘫痪及呼吸肌麻痹,继而危及生命。

二、病因

病因尚未确定,大多数认为是多因素的,包括内外两方面。

外因:大于 2/3 的患者发病前 4 周内有呼吸道或消化道感染症状。临床及流行病学资料 示可能与空肠弯曲菌感染有关。此外,文献报道还与单纯疱疹病毒、带状疱疹病毒、流感 A 和 B 病毒、流行性腮腺炎、麻疹、柯萨奇病毒、甲型和乙型肝炎病毒、天花和人类免疫缺陷病毒等 感染有关。

内因:免疫遗传学因素,与不同个体对疾病的易患性有差别。但目前尚无公认的 GBS 易 感基因被发现。

三、发病机制及病理

发病机制仍不是很明确,但是多数认为是由细胞免疫和体液免疫共同介导的自身免疫性疾病。

AIDP:周围神经组织中小血管周围淋巴细胞与巨噬细胞浸润及神经纤维的节段性脱髓 鞘,严重病例出现继发轴突变性(图 2－2)。

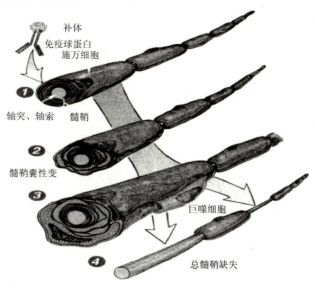

图 2－2　AIDP 的病理改变图片

急性运动轴索型神经病(acute motor axonal neuropathy,AMAN)型 GBS:脊神经前根和周围神经运动纤维的轴突变性及继发的髓鞘崩解(图 2—3)。

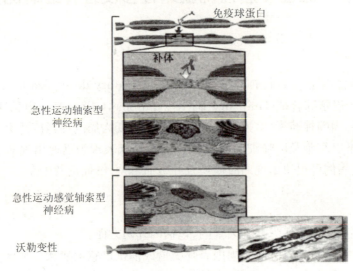

图 2—3　轴索型 GBS 病理改变图片

急性运动感觉轴索型神经病(acute motor sensory axonal neuropathy,AMSAN)型 GBS:病理特点与 AMAN 相似,脊神经前、后根及周围神经纤维的轴突均可受累(图 2—4)。

四、诊断要点

1.临床表现

(1)各组年龄均可发病,男性略多于女性,一年四季均可发病。

(2)发病前 4 周内有呼吸道、消化道感染症状,少数有疫苗接种史。

(3)急性或亚急性起病,3~15 日达高峰。

(4)运动障碍:肢体对称性无力,多为首发症状。可自远端向近端发展或相反,亦可远、近端同时受累,并可累及躯干,严重病例可因累及肋间肌及膈肌而致呼吸麻痹。瘫痪特征为弛缓性瘫痪,腱反射减低或消失,病理反射阴性。常伴脑神经损害。

(5)感觉障碍:多数有肢体远端感觉异常,如刺痛、麻木、烧灼感,特征性的感觉障碍为感觉缺失或减退呈手套袜子样分布。1/3 的患者还有颈后部或四肢肌肉疼痛。

(6)自主神经症状:常见皮肤潮红、出汗多,窦性心动过速,暂时性尿潴留。

(7)主要危险:呼吸肌麻痹是其主要危险,其次为肺部感染。严重心律失常及心力衰竭等并发症也是致死的重要因素。

2.辅助检查

(1)脑脊液:发病第 2 周出现蛋白细胞分离现象,即蛋白含量增高而白细胞数正常。蛋白增高常在起病后第 3 周末达高峰。蛋白细胞分离现象是本病的重要特点。

(2)神经传导速度和肌电图检查,根据神经电生理的理论,神经传导速度与髓鞘关系密切,波幅则主要代表轴突的功能。

(3)心电图:严重病例可有心电图改变,以窦性心动过速和 ST—T 改变最为常见。

五、治疗

1.病因治疗 抑制免疫反应,清除致病因子,阻止病情发展。

(1)静脉注射用免疫球蛋白(intravenous immunoglobulin,IVIG):是重型 GBS 患者的一线用药,有效率为 50%～70%。病情严重或进展者,应尽早使用。推荐用量:成人 0.4g/(kg·d),静脉滴注,连续使用 5 日;不良反应轻微且发生率低,发热、面红等,可通过减慢滴速预防和消除。有过敏者或存在 IgA 型抗体者,肾功能不全、心力衰竭的患者禁用。

(2)血浆置换疗法(plasma exchange,PE):适用于体质情况较好的成人及大龄儿童。周围神经脱髓鞘时,由子体液免疫系统的作用,患者血液中存在与发病有关的抗体、补体和细胞因子,发病 2 周内采用 PE 疗法,可缩短临床症状,缩短需要呼吸机的时间,降低并发症发生率,并迅速降低抵抗周围神经髓鞘抗体滴度。可能出现的不良反应:枸橼酸盐中毒,一过性低血压,心律失常等。

(3)皮质激素(corticosteroids):曾经是治疗 GBS 的主要药物,近年来发现其效果未优于一般治疗,且可能发生并发症,现多已不主张应用,但慢性 GBS 对激素仍有良好的反应。

2.对症治疗

(1)呼吸肌麻痹的处理:呼吸肌麻痹是此病最主要的危险,应密切观察呼吸困难的程度,必要时行气管插管或气管切开术,给予机械通气。呼吸麻痹抢救成功与否是增加本病的治愈率、降低病死率的关键,呼吸机的正确使用则是成功抢救呼吸麻痹的保证。

(2)使用水溶性维生素,尤其增加维生素 B_1 和维生素 B_{12}(甲钴胺、氰钴胺)的补充,使用神经生长因子等促进神经修复。

(3)各种并发症(如肺炎、静脉栓塞、便秘、尿潴留)的处理。

(4)康复治疗:进行针灸、理疗,加强被动、主动训练。

六、主要护理问题

1.低效型呼吸形态 与周围神经损害、呼吸肌麻痹有关。

2.清理呼吸道低效或无效

3.不舒适 与感觉异常有关。

4.营养失衡 摄入量低于机体需要量。

5.自理能力缺陷 与肢体瘫痪有关。

6.躯体活动障碍 与四肢肌肉进行性瘫痪有关。

7.潜在并发症 肺部感染、深静脉血栓形成、便秘、尿潴留等。

8.焦虑/恐惧 与呼吸困难、濒死感,害怕气管切开、担心疾病的进展及预后相关。

9.知识缺乏 缺乏疾病、药物及护理等相关知识。

10.家庭运作异常 与调整的需要、角色紊乱及不确定的预后有关。

七、护理目标

1.患者恢复正常的呼吸形态,患者无缺氧体征,血氧饱和度正常。

2.保证有效清除呼吸道分泌物,保持呼吸道通畅。

3.患者主诉不适感减轻或消失。

4. 营养供给保证疾病需求,营养指标符合要求。

5. 患者卧床期间感到清洁舒适,生活需要得到满足。

6. 能在外界帮助下活动,无压疮发生。

7. 并发症得到有效预防或及时妥当的处理。

8. 患者焦虑/恐惧程度减轻,配合治疗及护理。

9. 患者及家属对疾病相关知识行较好的了解。

10. 患者及家属能配合采取预防并发症的措施,并发症的发生率降到最低。

八、护理措施

1. 一般护理　详见表2—4。

表2—4　常规护理内容

	常规护理内容
心理护理	向患者介绍与本病有关的知识,使其了解其病程及预后 鼓励患者表达自身感受,激发患者的能动性 指导家属对患者照顾,使患者感到来自家庭的支持 针对个体情况进行针对性心理护理
饮食	供给高蛋白、高维生素及高热量饮食,以增强机体抵抗力 观察患者有无吞咽困难,必要时安置胃管,管喂流质饮食
休息	卧床休息,保证充足的睡眠,适时进行床上活动,参与主动、被动训练
各管道的观察及护理	输液管保持通畅,留置针妥善固定,注意观察穿刺部位皮肤 胃管按照胃管护理常规进行(表2—5) 尿管按照尿管护理常规进行(表2—6) 气管切开按照气管切护理常规进行(表2—7)
基础护理	做好口腔护理、胃管护理、尿管护理,定时翻身,向患者及家属讲明翻身的重要性,使患者能保证2~3h翻身一次,保持床单平整、干燥,帮助患者建立舒适卧位

表2—5　胃管护理内容

	胃管护理内容
通畅	定时捏管道,使之保持通畅 勿折叠、扭曲、压迫管道 每次管喂流质后注射温开水冲管
固定	每班检查尿管安置的长度 每日更换固定胃管的胶布 胶布注意正确粘贴,确保牢固 告知患者胃管重要性,切勿自行拔除 若胃管不慎脱出,切勿自行安置胃管,应立即通知医护人员,由医护人员重新安置
观察并记录	每次管喂前先检查胃管是否在胃内,回抽胃液,观察是否有出血、潴留 观察安置胃管处鼻黏膜情况,调整胃管角度,避免鼻黏膜受压 观察患者腹部体征,有无腹胀 观察患者鼻饲后的营养状况,是否有便秘、腹泻
拔管	吞咽功能恢复,自行进食后即可拔管

表2-6　尿管护理内容

	尿管护理内容
安置	严格无菌操作
通畅	定时挤捏管道,使之保持通畅勿折叠、扭曲、压迫管道
固定	每班检查尿管安置的长度
	告知患者尿管重要性,切勿自行拔出
	若尿管不慎脱出,切勿自行安置,应立即通知医护人员
	尿袋勿高于尿道口平面
清洁	保持外阴清洁
	每日用艾力克洗液清洁消毒外阴
密闭引流	全封闭式尿液引流
	定时放尿
	鼓励患者多饮水,至少2000～3000ml/d
观察并记录	尿液的颜色、量及性状
	定期做小便常规检查,必要时做尿培养
拔管	出现排尿功能恢复时,应及时拔除留置尿管并观察

表2-7　气管切开护理内容

	气管切开护理内容
清洁	保持局部清洁干燥 每日行气管切开护理,有内导管的需消毒处理
通畅	必要时吸痰,保持呼吸道通畅 注意气道的温化、湿化,防止痰栓堵管
观察并记录	切开周围的观察:有无出血、红肿,有无脓性分泌物等 观察导管固定的系带是否过松、过紧,应定期更换。固定的系带与颈部皮肤接触部分是否干燥、有无破损 做好观察记录,注意交接班
拔管	试堵管72h后,患者可以从口腔主动排出分泌物,可请耳鼻喉科会诊,考虑拔管 拔管后用蝶形胶布固定,并观察局部情况

2.**病情观察**　密切观察生命体征变化,特别注意呼吸情况,如呼吸的频率节律、呼吸动度,有无缺氧表现,血气分析 SaO_2 等,并做好记录。如患者出现呼吸无力、吞咽困难应及时通知医生,做好相应处理。

3.**保持呼吸道通畅**　是抢救呼吸肌麻痹的关键,应抬高床头,吸氧时氧流量根据病情的需要给予。鼓励患者咳嗽、深呼吸,帮助患者翻身、拍背或体位引流,及时排出呼吸道分泌物,必要时吸痰。

4.**辅助呼吸**　如患者出现明显的呼吸困难、烦躁、出汗、指(趾)甲及口唇发绀,肺活量降至每千克体重20～25ml以下,血氧饱和度降低,动脉血氧分压低于9.3kPa等,应立即准备抢救用物并协助气管插管或气管切开术,安置人工呼吸机辅助呼吸,根据患者的临床情况及血气分析资料,适当调节呼吸机的通气量、压力等参数。做好气管切开术后护理和气道护理。

5.**用药护理**　护士应熟悉患者所用的药物,药物的使用时间、方法及不良反应应向患者解释清楚。根据患者的血、痰培养结果合理使用抗生素。

6.康复指导

(1)预防肢体畸形:四肢弛缓性瘫痪是本病特征,因此早期肢体远端的固定对后期的康复训练和生活质量有着重要的影响。一般足部放硬枕或穿直角夹板鞋使足背和小腿呈 90°,防止足下垂。早期对瘫痪肢体做被动运动,每日 2～3 次,每次 10～20min,Ⅲ级以上肌力鼓励患者做主动运动,运动量和运动方式应根据患者的具体情况和康复医生的要求调整,如下肢的抗阻力训练等,促进肌力恢复,预防肌肉萎缩和关节挛缩。

(2)肢体功能恢复训练:急性期,尽早进行肢体功能训练,从卧位逐步改为半卧位和坐位,开始由他人扶持,后背有支架,逐渐变为自己坐起,端坐时间延长。能独立坐稳后,患者可以在他人协助下下地站立,开始扶床、桌等站立,以后扶拐靠墙站立、扶双拐站立至最后能独自站立。独自站稳后,再进行行走训练,开始由他人扶或用习步车,先练习迈步,然后逐渐至扶拐走。运动量逐渐加大,注意安全,在训练时必须有人保护。

7.保护性隔离　由于 GBS 患者活动受限,应用激素类药物,易感染,应减少探视,严格执行消毒、隔离措施,医护人员治疗前要洗手,病室用紫外线或消毒机照射 1～2 次/日,注意保暖,防止受凉。

8.健康宣教

(1)指导患者正确使用药物,勿私自停药或滥用药物,合理膳食,加强营养。

(2)指导患者及家属了解本病相关知识及自我护理方法。

(3)告知患者功能锻炼的重要性,指导、鼓励患者加强肢体功能锻炼,避免感胃、感染等诱发因素。

九、特别关注

1.脑脊液蛋白细胞分离现象。

2.呼吸肌麻痹的处理。

3.典型的临床特征。

(芦红梅)

第六节　多发性硬化的护理

一、概述

多发性硬化(multiple sclerosis,MS)是以中枢神经系统白质炎性脱髓鞘病变为主要特点的自身免疫疾病,常累及脑室周围白质、视神经、脊髓、脑干和小脑。主要临床特点是中枢神经系统白质散在的多灶性与病程呈现的缓解复发,症状和体征的空间多发性和时间多发性。

二、病因

MS 的病因仍不明确,但目前认为该病是一种由遗传和环境因素共同作用所引起的自身免疫性复杂性疾病。部分弱作用基因相互作用决定了 MS 的发病风险。

1.病毒感染　MS 与儿童期接触的某种环境因素如病毒感染有关,曾高度怀疑嗜神经病毒,但从未在 MS 患者脑组织证实或分离出病毒。推测病毒感染后体内 T 细胞激活生成抗病毒抗体可与结构相同或相似的神经髓鞘多肽片段发生交叉反应,从而引起脱髓鞘病理改变。

2.自身免疫反应　目前资料支持 MS 是自身免疫性疾病。MS 的组织损伤及神经系统症状被认为是直接针对自身髓鞘抗原的免疫反应所致,如针对自身髓鞘碱性蛋白产生的免疫攻击,导致中枢神经系统白质髓鞘的脱失,临床上出现各种神经功能的障碍。

3.遗传因素　MS 有明显的家族倾向。MS 遗传易患性可能由多数弱作用基因相互作用决定 MS 发病风险。家族中两同胞可同时患病,约 15% 的 MS 患者有一个患病的亲属。患者的一级亲属患病风险较一般人群大 12～15 倍。

4.环境因素　MS 发病率随纬度增高而呈增加趋势,离赤道愈远发病率愈高,高危地区患病率可达 40/10 万或更高。我国为低发病区,中国 MS 患病率的大规模研究较少,目前上海一项研究得出的 MS 患病率为 1.39/10 万。

三、发病机制及病理

迄今发病机制仍不明确。多发性硬化的特征性病理改变是中枢神经系统白质内多发性脱髓鞘斑块,多位于侧脑室的周围,伴反应性神经胶质增生,也可有轴突损伤。病变可累及大脑白质、脊髓、脑干、小脑和视神经。镜下可见急性期髓鞘崩解和脱失,轴突相对完好,少突胶质细胞轻度变性和增生,可见小静脉周围炎性细胞浸润。病变晚期轴突崩解,神经细胞减少,代之以神经胶质形成的硬化斑。

四、诊断

1.临床表现

(1)肢体无力:最常见的症状之一,多为不对称痉挛性轻截瘫,约 50% 的患者首发症状为一个或多个肢体无力。

(2)感觉异常:往往由脊髓后柱或脊髓丘脑束病损引起。病灶多见于颈髓,或见皮质型感觉障碍。最常见的主诉为麻刺感、麻木感,也可有束带感、烧灼感、寒冷感或痛性感觉异常。

(3)精神异常:多表现为抑郁、易怒和脾气暴躁,部分患者出现兴奋,也可表现为强哭强笑。

(4)言语障碍:多因小脑病损和(或)假性延髓性麻痹,引起构音肌共济失调或痉挛,而致构音不清、语音轻重不一。严重时可有声带瘫痪。

(5)眼部症状:常表现为急性视神经炎或球后视神经炎,多为急性起病的单眼视力下降或双眼视力同时受累。

(6)运动功能障碍:手部动作笨拙和意向性震颤及下肢易于绊跌都是常见的早期症状。也见言语呐吃与痛性强直性肌痉挛。

(7)其他病症:少数患者起病时即有尿频、尿急,后常打尿潴留或失禁。部分男性患者有阳痿与性欲减退。

2.辅助检查

(1)脑脊液(CSF)检查:脑脊液单个核细胞数轻度增高或正常,一般在 15×10^6/L 以内,通常不超过 50×10^6/L。约 40%MS 病例脑脊液蛋白轻度增高。

(2)磁共振(MRI)检查:可见大小不一类圆形的 T_1 低信号,T_2 高信号,常见于侧脑室前脚与后脚周围,半卵圆中心及胼胝体,或为融合斑,多见于侧脑室体部;脑干、小脑和脊髓可见斑点状不规则 T_1 低信号及 T_2 高信号斑块(图 2—4);病程长的多数患者可伴脑室系统扩张,脑沟增宽等脑白质萎缩征象。

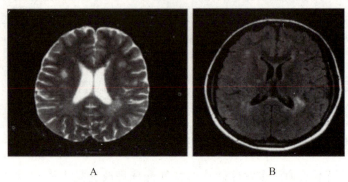

图 2—4　多发性硬化患者头部 MRI 典型的 T_2WI 和 Flair 图像

双侧大脑白质区见长 T_1 长 T_2 信号,Flair 呈高信号;

A. T_2WI 图像;B. Flair 图像

(3)诱发电位:50%～90%的 MS 患者视觉诱发电位、脑干听觉诱发电位和体感诱发电位中可有一项或多项异常。

(4)电子计算机 X 线断层扫描(CT):可见病损部位有斑块异常信号。

3.诊断标准　多年来习惯采用的诊断标准完全基于临床资料。①从病史和神经系统检查,表明中枢神经系统白质内同时存在着两处以上的病灶。②起病年龄在 10～50 岁之间。③有缓解与复发交替的病史,两次发作的间隔至少 1 个月,每次持续 24h 以上;或呈缓解进展方式而病程至少 6 个月以上。④可排除其他疾病。如符合以上 4 项,可诊断为"临床确诊的多发性硬化";如仅为一个发病部位,首次发作,诊断为"临床可疑的多发性硬化"。

MRI 已成为协助诊断 MS 的一项重要手段,主要采用 McDonald 诊断标准。该标准于 2001 年由 MS 诊断国际专家组制定,并在 2005 年进行首次修订。2010 年 5 月,国际专家组在爱尔兰再次开会讨论修订该标准,即 2010 版 McDonald 诊断标准(表 2—8)。将近年来的新证据和共识整合入新的诊断标准,简化了诊断空间和时间多发性的 MRI 标准。同时关注了新标准在儿童、亚洲和拉 T 美洲人群中的应用,以简化 MS 诊断流程。

表 2—8　2010 版多发性硬化 McDonald 诊断标准

临床表现	必需的附加证据
2 次或 2 次以上发作(复发)临床证据提示 2 个以上不同部位病灶或 1 个病灶的客观临床证据并有 1 次先前发作的合理证据	不需要附加证据
2 次或 2 次以上发作(复发)临床证据提示 1 个病灶	有证据支持空间上的多发性(具备其中 1 项) MS 4 个 CNS 典型病灶区域(脑室旁、近皮质、幕下和脊髓)中至少 2 个区域有 $\geqslant 1$ 个 T_2 病灶 等待累及 CNS 不同部位的再次临床发作
1 次发作临床证据提示 2 个以上不同部位病灶	有证据支持时间上的多发性(具备其中 1 项) 任何时间 MRI 检查同时存在无症状的钆增强和非增强病灶 随访 MRI 发现有新发 T_2 病灶和(或)钆增强病灶,不管与基线 MRI 扫描的间隔时间长短 等待再次临床发作
1 次发作临床证据提示 1 个病灶(单症状临床表现;临床孤立综合征)	有证据支持空间上的多发性(具备其中 1 项) MS 4 个 CNS 典型病灶区域(脑室旁、近皮质、幕下和脊髓)中至少 2 个区域有 $\geqslant 1$ 个 T_2 病灶 等待累及 CNS 不同部位的再次临床发作 同时有证据支持时间上多发性 任何时间 MRI 检查同时存在无症状的钆增强和非增强病灶 随访 MRI 发现有新发 T_2 病灶和(或)钆增强病灶,不管与基线 MRI 扫描的间隔时间长短 等待再次临床发作
原发进展型多发性硬化	疾病进展 1 年(回顾性或前瞻性证实) 并且具备以下 2 项 MS 典型病灶区域(脑室旁、近皮质或幕下)中至少 1 个 T_2 病灶以证明脑内病灶的空间多发性 脊髓内至少 2 个 T_2 病灶以证明脊髓病灶的空间多发性 CSF 阳性结果(寡克隆 IgG 带或 IgG 指数升高或两者兼有)

五、治疗

MS 治疗的主要目的是抑制炎性脱髓鞘病变进展,包括急性发作期的治疗和缓解期的治疗,晚期采取对症和支持疗法。临床常用的有以下几种疗法。

1.肾上腺皮质激素治疗　常用的是大剂量甲泼尼龙短程疗法和口服泼尼松治疗 MS 的急性发作。激素治疗的方法:从 1g/d 开始,共 3 日;然后剂量减半并改用口服,每 3 日减半量,每个剂量用 3 日,直到减完,一般 28 日减完。激素具有抗炎和免疫调节作用,是 MS 急性发作和复发的主要治疗药物,可加速急性复发的恢复和缩短复发期病程,但不能改善恢复程度。目前对激素的短期疗效基本认可，但对于它的长期疗效，还缺乏肯定的结论，但不良反应较多，因此一般不主张对 MS 患者长期应用激素治疗。

2. 免疫球蛋白疗法　大剂量免疫球蛋白静脉滴注（intravenous immunoglobulin，IVIg）：0.4g/(kg·d)，连续 3～5 日。对降低 R－R 型患者复发率有肯定疗效，但最好在复发早期使用。

3. β－干扰素疗法　具有免疫调节作用，可抑制细胞免疫。常用的有 IFNβ－1a 和 IFNβ－1b 两类重组制剂。常见不良反应为流感样症状，持续 24～48h，2～3 月后通常不再发生。IFNβ－1a 可引起注射部位红肿及疼痛、肝功能损害及严重变态反应如呼吸困难等。1FNβ－1b 可引起注射部位红肿、触痛，偶引起局部坏死、血清转氨酶轻度增高、白细胞减少或贫血。妊娠时应立即停药。

4. 环磷酰胺疗法　环磷酰胺用于治疗此病可能有助于终止继发进展型 MS 病情进展，但尚无定论，宜用于快速进展型 MS。

5. 血浆置换疗法　包括特异性淋巴细胞去除、淋巴细胞去除、免疫活性物质去除等。血浆置换对 MS 的疗效不肯定，通常不作为急性期的首选治疗，仅作为一种可以选择的治疗手段。

六、主要护理问题

1. 焦虑　与患者对疾病的恐惧、担心预后有关。
2. 躯体移动障碍　与肢体无力有关。
3. 视力障碍　与病变引起急性视神经炎或球后视神经炎有关。
4. 排尿异常　与膀胱功能障碍有关。

七、护理目标

1. 患者焦虑程度减轻，配合治疗及护理。
2. 患者能使用辅助器械进行适当活动，在允许范围内保持最佳活动能力。
3. 患者能使用适当工具弥补视觉损害。
4. 患者排尿形态正常，未发生尿路感染。

八、护理措施

1. 一般护理见表 2－9。

表 2-9 一般护理措施

休息	保持病室安静、整洁,常通风,条件允许下每日用紫外线灯对病区进行消毒,空气新鲜,减少环境中的不良刺激,保持病区的环境卫生,床单位清洁、舒适 指导患者及家属掌握有关疾病知识及自我护理方法 重症患者应绝对卧床;病情好转后,可适当活动
瘫痪护理	应给予皮肤护理,每 2h 翻身一次,预防压疮 小便失禁:应保持床铺干燥、清洁,及时更换床单 注意皮肤护理,保持会阴部清洁
尿潴留护理	应在无菌条件下给予保留导尿 按医嘱给予膀胱冲洗,防止泌尿系感染
病情观察	定时测 T、P、R、BP 并记录,注意心率、心律、心电图变化密切观察病情变化,以便尽早进行处置 全面了解病情,掌握复发病的特点及容易引起复发的因素
心理护理	向患者及家属介绍本病的性质及发展,取得家属的 3 最大配合,稳定患者的情绪(MS 患者情绪易于激动,或强哭、强笑,抑郁反应也不少见) 个体化心理指导,用科学的语言进行耐心细致的宣教 介绍以往成功病例,增强对疾病的治疗信心。尤其是复发病例 主动与患者交流,解除患者思想顾虑,积极配合治疗
饮食护理	给予低脂、高蛋白、营养丰富、富含纤维素的食物,补足身体的营养需要量。蛋白质在患者 3 餐食物中配比:早餐应占患者摄取总热能的 30%,午餐占 40%~50%、晚餐占 20% 教会患者和家属按顺时针方向即肠蠕动方向按摩腹部,养成定时排便习惯,防止便秘 有吞咽困难者:予以留置胃管,按时鼻饲流质饮食 由于 MS 患者多应用大剂量激素冲击治疗,易损伤消化道黏膜,应指导患者注意保护胃黏膜,避免进食辛辣、过凉、过热、过硬等刺激性食物,不可饮用浓茶、咖啡等刺激性饮料
用药护理	密切观察药物的不良反应,如发现不良反应,应及时通知医师并协助予以处理 将诊疗期间观察药物不良反应的方法教会患者,由其自我掌握 遵医行为教育:嘱患者不要擅自更改剂量或突然停药,以防止病情变化

2.专科护理 见表 2-10。

表 2-10 专科护理措施

眼部护理	视野障碍时须留陪护,眼睑不能闭合时,遵医嘱用药和予以护理 劳逸结合,避免过度用眼,严密观察有无异常 伴有视力减退时,避免强光照射,阅读小字和长时间读书写作,整理环境,排除障碍物,使其行动方便 失明的时候,将物品放置清楚,固定位置,以便患者拿取
体像障碍的护理	若患者心理恐惧,予以安慰、关心和精神鼓励,及时向医生汇报,给予及时处理 经常检查有无感觉障碍,防止意外损伤,保证患者安全
语言功能障碍的护理	正确把握语言障碍的种类与症状,确定治疗方法 要求患者慢慢地一句一句地诉说,利用笔谈、文字或单词来沟通,用确定是或不是的表现法,循序渐进,进行语言功能训练
运动、感觉障碍的护理急性发作期	保证患者安全,保持麻痹肢体处于最佳位置,以防止挛缩及变形 对于感觉障碍严重的患者,注意避免烧(烫)伤;同时注意预防压疮,感觉障碍伴有疼痛时,轻者,给予按摩、体位变换及交谈等;重者,遵医嘱给予药物治疗
慢性期	与康复科协作,制订计划,进行主动运动和被动运动,以保持和提高残存功能,根据麻痹的程度,考虑使用步行器、轮椅等工具 患者自己能做的事情尽量让其自己完成,不能做的事情,给予帮助,并给予一些基本动作的指导
恢复期	鼓励患者适当的体育锻炼,但不应剧烈运动

3.康复功能训练　包括肢体运动功能训练和膀胱功能训练。

（1）肢体无力常导致患者行走困难或卧床不起，故早期的功能训练尤为重要。采取被动运动和主动运动相结合的原则。对瘫痪肢体，早期注意肢位的摆放，行被动按摩及屈伸运动，鼓励和指导患者坚持生活自理能力的训练，如穿脱衣服及进餐等。条件许可则尽早下床活动，遵循扶杆、拄拐站立、移动、步行等循序渐进的原则，做到劳逸结合，从而使肢体功能恢复，防止肌肉萎缩、关节强直发生残障。

（2）膀胱功能训练：也是康复功能训练的一项重要内容。MS 患者常因排尿障碍需留置尿管，应加强尿道口护理，防止尿路感染，同时指导患者膀胱训练的方法和步骤，教会其排尿方法，达到自行排尿的目的。

九、并发症的处理及护理

1.排尿异常的护理　留置尿管者每日进行尿道口清洁、消毒，鼓励患者多饮水，2000～3000ml/d，注意观察尿液颜色、量、性质，必要时每日给予膀胱冲洗。

2.排便异常的护理　便秘患者指导其多食用粗纤维食物，以促进肠蠕动，指导其按摩下腹部，并养成定时排便的习惯，严重便秘者给予保留灌肠。

3.保持皮肤的完整性　加强翻身，每 1～2h 1 次，运用掌部大小鱼际按摩受压部位，必要时应用气垫床，以防压疮。

4.预防坠积性肺炎　长期卧床患者会出现肺纤毛运动减少，翻身的同时给予叩背，叩背时五指并拢呈腕状，借助腕关节的力量由下而上、由外向内依次震动叩击背部。

十、预防

1.一级预防　目前 MS 的病因和发病机制迄今不明，一般人群尚无明确方法预防此病。

2.防止复发　告知患者及家属 MS 容易在疲劳、感染、感冒、体温升高及手术创伤后复发，应注意避免。避免热疗，沐浴时水温不宜过高。女性首次发病后 2 年内应避孕。

十一、特别关注

部分患者因为脑部病变的因素及精神压力而出现抑郁症，严重者可导致自杀。因此有必要注意观察患者的精神状态，以防自杀。

（芦红梅）

第七节　急性播散性脑脊髓炎的护理

一、概述

急性播散性脑脊髓炎（acute disseminated encephalomyelitis，ADEM）是一种免疫介导、临床表现多样、广泛累及中枢神经系统白质的特发性炎症脱髓鞘疾病，通常发生于感染或疫苗接种后，部分无前驱事件，但临床表现相似，且组织学、微生物学或血清学相同，故统称为

ADEM。临床主要分为脑型、脊髓型、脑脊髓型。其病理特点为广泛累及中枢神经系统小静脉周围的炎性脱髓鞘。

二、病因及流行病学

ADEM 的病因迄今未明确，目前较多研究认为与病毒感染、疫苗接种有关，但仍未明确。ADEM 发病率为每年(0.2～0.8)/10 万，好发于儿童及青壮年。儿童发病存季节性，春冬季为高峰，可能与上呼吸道感染高发有关。约 2/3 儿童和 1/2 成人有前驱感染或疫苗接种的临床证据，其后数日或数周出现神经系统症状，潜伏期为 4～13 天。

三、发病机制及病理

目前有研究认为可能有两种发病机制：①分子模拟理论。②炎症瀑布反应理论。ADEM 主要的病理改变为大脑、脑干、小脑、脊髓播散性的脱髓鞘改变，以脑室周围由质、颞叶、视神经最为显著，脱髓鞘改变多以小静脉为中心，其外层有以单个核细胞为主的围管性浸润，即血管"袖套"，静脉周围白质髓鞘脱失，并有散在胶质细胞增生。

四、诊断

1. 临床表现

(1)本病好发于儿童和青壮年，在感染或疫苗接种后 1～2 周急性起病，多为散发，无季节性，病情严重，有些病例病情凶险。

(2)脑炎型首发症状为头痛发热及意识模糊，严重者迅速昏迷和去大脑强直发作，可有痫性发作，脑膜受累出现头痛、呕吐和脑膜刺激征等。脊髓炎型常见部分或完全性弛缓性截瘫或四肢瘫、传导束型或下肢感觉障碍、病理征和尿潴留等。可见视神经、大脑半球、脑干或小脑受累的神经体征。发病时背部中线疼痛可为突出症状。

(3)急性坏死性出血性脑脊髓炎(acute necrotizing hemorrhagic encephalomyelitis)又称为急性出血性白质脑炎，认为是 ADEM 暴发型。起病急骤，病情凶险，病死率高。表现高热、意识模糊或昏迷进行性加深、烦躁不安、痫性发作、偏瘫或四肢瘫；CSF 压力增高、细胞数增多，EEG 弥漫活动，CT 见大脑、脑干和小脑白质不规则低密度区。

2. 辅助检查

(1)脑电图检查(EEG)：常见弥漫的 θ 和 δ 波，亦可见棘波和棘慢复合波。

(2)CT 检查：显示白质内弥散性多灶性大片或斑片状低密度区，急性期呈明显增强效应。

(3)MRI 检查：可见脑和脊髓白质内散在多发的 T_1 低信号、T_2 高信号病灶。

(4)外周血：白细胞增多，血沉加快。

(5)脑脊液检查：脑脊液压力增高或正常，CSF、MNC 增多，急性坏死性出血性脑脊髓炎则以多核细胞为主，红细胞常见，蛋白轻度至中度增高，以 IgG 增高为主，可发现寡克隆带。

3. 诊断标准 由于缺乏特异性生物学标志物，急性播散性脑脊髓炎的诊断主要依赖临床表现和影像学特点。临床主要表现为双侧视神经受累、皮质症状与体征、周围神经受累、意识改变、认知功能障碍，脑脊液白细胞计数增加、寡克隆区带阴性或阳性后迅速转阴，均支持急性播散性脑脊髓炎的诊断。国际儿童多发性硬化研究组于 2007 年制定新的诊断标准如下。

(1)临床表现:首次发生的急性或亚急性发病的多灶性受累的脱髓鞘疾病,表现为多种症状并伴脑病表现(行为异常或意识改变),糖皮质激素治疗后症状可好转,亦可遗留残留症状;之前无脱髓鞘特征的临床事件发生,并排除其他原因,发病后 3 个月内出现的新症状或原有症状波动应列为本次发病的一部分。

(2)神经影像学表现:以局灶性或多灶性累及脑白质为主,且未提示陈旧性白质损害。头部 MRI 扫描表现为大的(1~2cm)、多灶性位于幕上或幕下白质、灰质,尤其是基底核和丘脑的病灶,少数患者表现为单发孤立大病灶,可见弥漫性脊髓内异常信号伴不同程度强化。

五、治疗

1. 目前糖皮质激素被认为是一线治疗药物,但药物种类、剂量和减量方法至今尚未统一。现主张静脉滴注甲泼尼 500~1000mg/d 或地塞米松 20mg/d 冲击治疗,后逐渐减量。若不能耐受糖皮质激素治疗、存在禁忌证或治疗效果欠佳,可选择静脉注射丙种球蛋白(IVIG),为二线治疗药物,2g/kg(总剂量)分 2~5 日静脉滴注。血浆置换疗法主要用于对糖皮质激素治疗无反应的急性爆发性中枢神经系统脱髓鞘疾病,隔日行血浆置换疗法,共 5~7 次。

2. 对症治疗　给予脱水降颅内压、抗感染、营养脑细胞等治疗。

六、主要护理问题

1. 焦虑与恐惧　与患者与家属对疾病的恐惧、担心预后有关。
2. 排尿异常　与膀胱功能障碍有关。
3. 潜在并发症-压疮、坠积性肺炎　与长时间卧床、免疫力差有关。
4. 躯体移动障碍　与肢体无力有关。

七、护理目标

1. 患者焦虑和恐惧程度减轻,配合治疗及护理。
2. 患者排尿形态正常,未发生尿路感染。
3. 患者未出现相关并发症。
4. 患者能使用辅助器械进行适当活动,在允许范围内保持最佳活动能力。

八、护理措施

1. 一般护理　见表2-11。

表2-11　一般护理措施

心理护理	与患者共同讨论病情:使患者了解本病的病因、病程,常出现的症状、体征,治疗目的、方法及预后
	指导患者掌握自我护理技巧,循序渐进,不要勉强患者,避免增加其痛苦和心理压力
	鼓励家属多陪伴患者,以获得更多的社会支持
	介绍一些恢复较好的病例,使患者处于最佳身心状态,积极接受治疗,提高患者治愈率和生活质量

（续表）

癫痫发作的护理	进行各项护理操作时应轻柔，限制探视，使患者处于安静环境
	用床档保护，床上不放边角尖锐的玩具，床边备压舌板、开口器等抢救物品
膀胱功能训练	尿潴留者：在无菌条件下行导尿术，予以留置导尿管，每日会阴护理 2 次
	保持会阴部的清洁、干燥
	鼓励患者做提臀运动及会阴部肌肉收缩和放松交替运动训练：每次 20～30min，3 次/日，促进膀胱功能的恢复
吞咽困难护理	呈半坐卧位或坐位：患者进食时应抬高床头
	进食速度：宜慢，以防发生呛咳和误咽
	以流质或半流质为主，注意进食情况
	不能吞咽的患者予以插鼻饲管，按时给予鼻饲流质
	做好口腔护理
高压氧治疗护理	告知患者该治疗的优势，能促进受损神经细胞的恢复，利于患者康复
	做好保暖，避免受凉
	密切观察病情：如出现高热、抽搐及局灶性癫痫发作等高压氧治疗的相对禁忌证，应及时告知医生，暂停高压氧治疗
加强肢体	告知患者早期功能锻炼的重要性
功能锻炼	鼓励患者下床活动
	不能下床活动者：指导患者进行被动运动，具体方法是每日在床上做各关节伸、屈被动运动，并进行轻柔而有节奏的按摩；指导患者在床上进行主动运动，一般在肢体肌力有一定恢复时进行，具体方法是做各关节的主动屈曲和伸展；时间由短到长，循序渐进

2. 用药护理 大剂量激素冲击和大剂量丙种球蛋白（IVIG）治疗，是本病的治疗重点，也是本节的重要护理内容（表 2—12）。

表 2—12 激素及丙种球蛋白治疗的护理措施

不良反应	告知患者及家属在治疗过程中可能出现的不良反应
	激素冲击疗法可致满月脸、向心性肥胖，但停药后可自行恢复
	易加重感染，导致消化道出血、低钾、骨质疏松、心律不齐
饮食	多进食高热量、高蛋白、富含维生素及高钾、高韩、低糖饮食少食生冷和难消化的食物
大便观察	注意大便的颜色，及时发现有无上消化道出血
	出现柏油样便时，立即报告医生，做好生活护理，保持患者床单位清洁、卫生，降低感染发生率
安全护理	加强病房的巡视工作
	有专人陪伴：告知患者及家属激素治疗易引起骨质疏松，发生骨折
	活动时注意安全，防止引起外伤
静脉滴注护理	严格控制滴注速度：使用 IV1G 治疗时易出现皮疹、寒战、发热等变态反应
	首次使用 IVIG 时滴速：控制在 20 滴/分，输入 30min 后，无不良反应，可调至 40～60 滴/分
	生理盐水冲管：在输注前后使用，一般用生理盐水 100ml 冲管，禁止与任何其他液体混合输入

3. 健康宣教

（1）指导患者严格按照医嘱服药，尤其在服用激素期间，不得随意更改药量和停药。

（2）告知患者肢体功能锻炼的重要性及方法，指导患者坚持肢体功能锻炼。

（3）指导患者保持良好生活习惯，合理饮食，注意保暖，避免感染等诱因。

（4）指导患者按要求时间定期复诊。

九、并发症的处理及护理

1. 预防压疮发生　因患者需要长期卧床,需要勤翻身,条件许可可使用气垫床,保持床单位清洁、干燥。

2. 预防坠积性肺炎的发生　平卧时头偏向一侧,利于分泌物流出,侧卧时勤拍背,必要时给予吸痰。遵医嘱应用消炎药,并做好口腔、会阴护理,预防感染。

十、预防

进一步改进疫苗制备工艺,使之既保存较好的抗原性,又减少激起或诱导预防接种性脑脊髓炎的作用,改变预防方法等均能减少预防接种后脑脊髓炎的发生。

(杨淑慧)

第八节　视神经脊髓炎的护理

一、概述

视神经脊髓炎(neuromyelitis optica,NMO)是免疫介导的主要累及视神经和脊髓的原发性中枢神经系统炎性脱髓鞘疾病。NMO 现被认为是一种不同于多发性硬化症(multiple sclerosis,MS)的自身免疫性中枢神经系统疾病。Devic 于 1894 年首次描述了单向病程的 NMO,回顾了 16 例患者和他本人诊治的 1 例死亡患者,描述 NMO 的临床特征为急性或亚急性起病的单眼或双眼失明,在其前或其后数日至数周伴发横贯性或上升性脊髓炎,后来本病又被称为 Devic 病或 Devic 综合征。

二、病因及流行病学

NMO 病因不明,既往认为 NMO 是 MS 的一个临床亚型,但今年来研究表明 NMO 可能是一种独立的疾病。NMO 患者血清常可检出一个或多个自身抗体如抗核抗体、抗双链 DNA 抗体、可提取核性抗原抗体(ENA)和抗甲状腺抗体,因此认为与自身免疫有关。研究发现针对水通道蛋白(aquaporin-4)的新型血清自身抗体可用于鉴别 NMO 和典型的 MS,此方法具有高敏感性和特异性。

流行病学研究表明,不同民族 NMO 的患病率不同,NMO 在中国、日本等亚洲人群的中枢神经系统脱髓鞘疾病中较多见,而在欧美西方人群中较少见。日本的发病率约为 2.8/10 万,多种族的古巴人约为 0.52/10 万,黑色人种患病年龄偏大,并且更易复发和产生运动障碍。NMO 在白色人种中每年的发病率约为 0.4/10 万,但比以前更加多见。NMO 好发于女性(占 80%),男女比例为 1∶2.8。平均发病年龄为 35.6 岁。

三、发病机制及病理

NMO 的发病机制复杂,认为一种新型血清自身抗体 NMO 免疫球蛋白 G(neuromyelitis potica-immunoglobulin G,NMO-IgG)的产生在发病中起了重要作用,而这有别于典型的 MS,因此可资鉴别 NMO 和典型 MS,此检查方法被认为具有高敏感性和高特异性,这对

NMO 的诊断标准是一个突破。

四、诊断要点

1.临床表现 NMO 典型的临床表现为视力障碍及由于视神经炎导致的在眼球运动时伴随眼周疼痛,和(或)由于脊髓炎导致的对称性截瘫或四肢瘫痪伴随感觉、大小便和自主神经功能障碍。其发病时临床症状严重,且恢复差,很多患者遗留明显的视力障碍甚至失明,以及双下肢功能障碍。

(1)发病年龄 5~60 岁,21~41 岁最多。

(2)急性横贯性或播散性脊髓炎,以及双侧同时或相继发生的视神经炎(optic neuritis,ON)是本病特征性表现。

(3)ON 急性起病者在数小时或数日内单眼视力部分或全部丧失,某些患者在视力丧失前 1~2 日出现眶内疼痛,眼球运动或按压时明显,眼底可见视乳头炎或球后视神经炎。亚急性起病者 1~2 月内症状达到高峰。少数呈慢性起病,视力丧失在数月内稳定进展,进行性加重。

(4)脊髓损害常为不完全横贯性损害,似 MS 的表现,呈单相型或慢性多相型复发。临床常见上升型或播散性脊髓炎,可表现为快速(数小时或数日)进展的截瘫,查体可见双侧 Babinski 征、躯干感觉障碍平面和括约肌功能障碍等脊髓损害的体征,但症状和体征呈不对称和不完全性。约 1/3 的复发型患者可见 Lhermitte 和痛性痉挛发作,但单相病程患者通常很少发生。

(5)多数 NMO 为单相病程,少数患者为复发型病程。临床事件间隔时间为数月至半年,以后的 3 年内可多次复发孤立的 ON 和脊髓炎。

2.辅助检查 包括如下几点。

(1)CSF(cerebrospinal fluid,CSF)检查:CSF 单核细胞数增多较 MS 显著,73% 的单相病程型和 82% 的复发型患者 MNC$>5×10^6$/L,约 1/3 的单相型及复发型患者 MNC$>5×10^6$/L,CSF 蛋白增高在复发型较平相病程型明显。

(2)脊髓 MRI 检查:NMO 患者脊髓 MRI 的特征性表现为脊髓长节段炎性脱髓鞘病灶,连续长度一般≥3 个椎体节段,通常为 6~10 个节段,脊髓肿胀和增强病灶较常见(图 2—5)。轴位像上的病灶多位于脊髓中央,累及大部分灰质和部分白质。病灶主要见于颈、胸段,急性期病灶处脊髓肿胀,严重者见空洞样改变,增强扫描后病灶可强化;颈段病灶可向上延伸至延髓下部。恢复期病变处脊髓可萎缩,视神经 MRI 提示受累视神经肿胀增粗,T_2 加权像呈"轨道样"高信号;增强扫描可见受累视神经有小条状强化表现。超过半数患者最初脑 MRI 检查正常,随病程的进展,复查 MRI 可发现脑内脱髓鞘病灶,多位于皮质下区、下丘脑、丘脑,三脑室、四脑室周围及大脑脚等部位,这些病灶不符合 MS 的影像诊断标准。

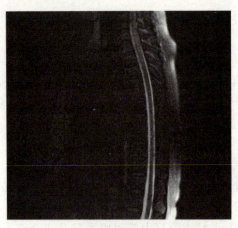

图 2—5　视神经脊髓炎患者颈段 MRI

3. NMO 的诊断标准　目前国内外普遍采用 2006 年 Wingerchuk 等修订的 NMO 诊断标准。

(1)必要条件:视神经炎;急性脊髓炎。

(2)支持条件:①脊髓 MRI 异常病灶≥3 个椎体节段。②头颅 MRI 不符合 MS 诊断标准。③血清 NMO—IgG 检测阳性。

具备全部必要条件和支持条件中的 2 条,即可诊断 NMO。

4. 鉴别诊断　NMO 主要与 MS 相鉴别,根据两者不同的临床表现、影像学特征、血清 NMO—IgG 及相应的临床诊断标准进行鉴别(表 2—13)。此外,NMO 还应与亚急性联合变性、重症肌无力及某些结缔组织病,如系统性红斑狼疮、干燥综合征等伴发的脊髓损伤相鉴别。

表 2—13　NMO 与 MS 的鉴别诊断

项目	NMO	MS
发病年龄	任何年龄,壮年多发	儿童和>50 岁的人群少见,青年多发
性别(女:男)	(5~10):1	2:1
种族	亚洲人多发	西方人多发
前驱感染或预防接种史	多无	多有,可诱发
临床病程	>85% 为复发型,较少发展为继发进展型,少数为单时象型	85% 为复发—缓解型,最后大多发展成继发进展型,15% 为原发进展型
血清 NMO—IgG	通常阳性	通常阴性
脑脊液细胞	约 4/5 患者白细胞>5×10^6/L,中性粒细胞较常见,甚至可见嗜酸细胞	多数正常,白细胞一般<50×10^6/L,以淋巴细胞为主
脑脊液寡克隆区带阳性	约 20%	约 85%
IgG 指数	多正常	多增高
脊髓 MRI	脊髓病灶>3 个椎体节段,轴位像多位于脊髓中央,可强化	脊髓病灶<2 个椎体节段,多位于白质,可强化
脑 MRI	多无异常,或病灶呈点片状,位于皮质下、下丘脑、丘脑及导水管周围,无明显强化	病灶位于侧脑室旁白质、皮质下白质、小脑及脑干,可强化
发病严重程度	中重度多见	轻、中度多见
发病遗留障碍	可致盲或严重视力障碍	不致盲

五、治疗

NMO 治疗的关键是尽早地进行治疗以避免新的复发和远期残疾。

NMO 的治疗目标：①在急性发作期控制炎性损伤。②在缓解期治疗以降低复发率。急性期主要大剂量静脉滴注皮质类固醇激素和血浆置换，缓解期主要是低剂量口服糖皮质激素和免疫抑制剂。大剂量静脉滴注甲泼尼龙是急性加重期的一线治疗方案，如果皮质类固醇激素无效，应尽快行血浆置换。

1.糖皮质激素　泼尼龙大剂量冲击疗法可加速 ON 等发作性症状恢复，终止或缩短 NMO 恶化，近期有效率可达 80%，但不良反应较大，对远期预后改善不明显，也不能减少复发率。一般予 1000mg/d 静脉滴注，连续用 3~5 日，疗程结束后改为泼尼松 60mg/d 口服，并逐渐减量直至停药。应注意单独口服泼尼松可能增加 ON 新的发作风险。

2.血浆置换　血浆置换可有效清除血浆中的自身抗体、免疫复合物及炎性介质。激素难以控制时，应尽早采取血浆置换疗法，一般建议置换 3~5 个疗程，每个疗程血浆置换 2~3L，多数置换 1~2 次后见效。临床试验表明，约半数皮质类固醇治疗无效的患者经血浆置换可以改善症状。

缓解期治疗是预防复发、减少永久性功能障碍的关键。一线治疗通常推荐泼尼松[1mg/(kg·d)]及硫唑嘌呤[2.5~3.0mg/(kg·d)]口服维持，2~3 个月后可开始逐渐减少泼尼松的剂量。

部分 NMO 患者对激素有一定依赖性，在减量过程中病情可再次加重甚至复发。对这部分患者，激素减量要慢，可每周减 5mg，直至维持量 15~20mg/d。2010 年欧洲神经病学联盟对 NMO 的诊断与治疗指南中提出：可以考虑与治疗重症肌无力相似，需持续服用硫唑嘌呤 5 年。利妥昔单抗也是 NMO 维持治疗的一线药物之一，应用该药治疗 NMO 的临床试验结果显示 B 细胞消减，治疗有显著疗效，静脉滴注，每周 1 次，连用 4 周。丙种球蛋白大剂量静脉滴注对很多自身免疫性疾病治疗有效，研究者认为每月 1 次的丙种球蛋白治疗对 NMO 复发有明显的保护作用，但也有研究报道其对 NMO 急性发作和激素耐受者无效。

六、主要护理问题

1.视力障碍　与病变引起视神经炎有关。
2.躯体移动障碍　与脊髓不完全性横贯性损伤有关。
3.焦虑　与患者对疾病的恐惧、担心预后有关。

七、护理目标

1.患者能使用适当的工具弥补视觉损害。
2.患者能使用适当的辅助器械进行适当活动，在允许范围内保持最佳活动能力。
3.患者焦虑程度减轻，配合治疗及护理。

八、护理措施

1.一般护理措施　见表 2—14。

表 2—14　一般护理措施

心理护理	初入院时护理人员做好患者的心理护理
	主动关心体贴患者,尽量满足患者生活需求,与患者建立良好的护患关系
	细致耐心地对患者及家属讲解疾病相关知识及治疗
饮食护理	指导患者注意饮食调整,保护胃黏膜,避免粗纤维、坚硬食物,刺激性食物
饮食护理	在治疗初期,激素能引起水、钠潴留,加重水肿,必要时记录 24h 出入量,应同时使用利尿剂,给予低盐饮食 治疗后期激素可引起利尿作用,应观察是否出现低钾血症症状,应指导患者进食含钾丰富的食物,或合用保钾利尿药,如仍出现低血钾,可适当口服或静脉补钾;激素能增加钙、磷排泄,减少钙的吸收,应予注意酌情口服补钙
安全护理	进行各项临床操作时应轻柔,限制探视,使患者处于安静环境中 告知患者由于大剂量糖皮质激素可能引起缺钙、腿脚酸软、容易跌倒等问题,指导患者补充钙质 卧床时注意床挡保护,在下床活动、如厕时须有护士或家属陪伴 夜间注意预防跌倒或意外伤
视力观察及护理	协助医生观察患者病情,尤其注意观察患者视力的变化 要保持病室内照明良好,日常生活用品摆放于固定位置,移去环境中的障碍物,保持通道通畅,把呼叫器放于床头,加床挡,降低床的高度,保障患者安全。为避免频繁查视力刺激患者情绪,可以通过观察患者日常生活中的一些细微动作变化了解视力情况,及时向医生反馈

2.出院指导

(1)饮食及休息:选择进食高蛋白、新鲜蔬果等丰富维生素食物,以利于眼部营养。保持环境安静舒适,温度、湿度适宜,室内空气新鲜;适当参加锻炼活动和较轻家务劳动,增强自信心,保持良好的心态;尽量避免诱发因素,如感冒、发热、感染、寒冷、过劳和精神紧张,有利于疾病的康复。

(2)用药指导:视神经脊髓炎病程长,易复发,让患者和家属充分了解疾病的预后及转归。护士应告诉患者服药的重要性,提高患者出院后用药的依从性,叮嘱患者严格遵医嘱用药,不得擅自减药、停药,以免造成剧烈的病情的反弹和肾上腺皮质功能减退症。

(3)定期复查:出院后遵医嘱按时复诊。并交代患者及家属注意观察视力情况,如出现视力下降、视物模糊、肢体麻木、痛性痉挛等症状时应及时就医。

九、并发症的处理及护理

1.精神症状　皮质类固醇激素大剂量使用有中枢神经系统的兴奋作用,患者情绪可能发生变化。严密观察患者有无头痛、头晕、恶心、剧烈眼痛、视力下降等高血压症状,进行血压、眼压监测。为患者营造安静良好的休息环境,嘱患者保持心情平静,对于部分入睡困难的患者,及时告知医生,必要时给予镇静药物。

2.继发感染　大剂量使用皮质类固醇激素后,患者免疫功能降低,可能继发感染。需做好病房及物品的清洁消毒,定期开窗通风透气、监测血常规,加强口腔护理、皮肤护理,预防口腔感染及其他并发症。

3.消化道症状　使用甲泼尼龙可能导致患者胃黏膜损伤,因此治疗过程中需给予保护胃黏膜药物。观察患者大便颜色及性状,询问有无腹部不适等症状,记期检查大便隐血试验。如果患者出现呕吐、排泄物异常等,应及时通知医生处理,并做好急救准备。

4.尿路感染的预防　对于尿潴留患者可以给予留置导尿。导尿时严格无菌操作;留置尿管期间保持会阴部清洁,每日用 0.5% 聚维酮碘棉球消毒尿道 1:4,鼓励患者多饮水。观察尿液的颜色或性状、尿量,发现异常及时报告医师。

5.便秘的预防　由于脊髓损伤,瘫痪卧床,肠蠕动减弱,排便无力,易导致便秘。可鼓励患者多食富含膳食纤维的食物,多吃水果蔬菜,养成定时排便习惯。可行腹部顺时针按摩,必要时给予开塞露塞肛,肥皂水清洁灌肠以助排便。

6.压疮的预防　肢体瘫痪较重,卧床者易并发压疮,避免局部皮肤长期受压,协助患者1～2h更换一次体位,保持皮肤清洁、干燥,如果条件许可,可使用气垫床。加强营养,增强机体的抵抗力。进行各项护理操作时,动作应轻巧,禁止拖、拉、拽,防止皮肤损伤。

7.深静脉血栓形成的预防　加强四肢的主动及被动运动,鼓励患者经常更换体位。指导家属作肢体按摩,促进血液循环。

十、预防

NMO应积极治疗,控制急性期炎性反应损伤;在缓解期注意维持治疗,预防复发。

十一、特别关注

由于视神经脊髓炎病程长,多迁延,易复发,因此护士应告诉患者服药的重要性,认识到不遵医嘱、擅自减药、停药带来的危害,提高患者出院后用药的依从性,尽量避免诱发因素。如感冒、发热、感染、精神紧张、劳累,尽量少到公共场所,注意保暖休息,加强肢体功能锻炼,保持心情舒畅,定期检查。

（杨淑慧）

第九节　帕金森病的护理

帕金森病(Parkinson's disease,PD)又称震颤麻痹(paralysis agitans),是一种常见于中老年人的神经系统变性疾病。临床主要表现为静止性震颤、肌强直、运动迟缓和姿势步态异常。65岁以上人群的患病率高达1‰,随年龄增加而升高,男性略高于女性。良好的生活管理及正确的服药对延缓疾病的发展具有重要的意义。

一、病因与发病机制

1.年龄老化　本病多发生于60岁以上的中老年人,40岁以前发病少见,提示衰老与发病有关。研究表明自30岁以后,随着年龄的增长,黑质多巴胺能神经元呈退行性变,多巴胺能神经元进行性减少。按照正常老化速度,60岁时,黑质多巴胺能神经元丢失总量少于30％,纹状体内多巴胺递质含量减少不超过50％。而只有当黑质多巴胺能神经元减少50％以上,纹状体多巴胺递质减少80％以上时,可出现帕金森病的相关症状,因此年龄老化仅是帕金森病的一个促成因素。

2.环境因素　流行病学调查显示,长期接触杀虫剂、除草剂或某些化学品可能是本病的危险因素。研究发现,海洛因毒品中含有一种副产品1－甲基－4－苯基－1,2,3,6－四氢吡啶(MPTP),MPTP可诱发人类及其他灵长类动物出现帕金森病的病理改变及临床表现。MPTP在化学结构上与某些杀虫剂、除草剂相似,因此,有学者认为环境中与该神经毒结构类似的化学物质可能是帕金森病的病因之一。

3.遗传因素　绝大多数患者为散发病例,约 10％左右的 PD 患者有家族史,多具有常染色体显性遗传或隐性遗传特征。遗传因素在年轻患者(小于 40 岁)发病中起着较为重要的作用。基因易感性如细胞色素 $P450_2D_6$ 基因可能是 PD 的易感基因之一。

目前普遍认为帕金森病并非单一因素所致,而是多种因素共同参与的结果。遗传因素使患病易感性增加,但不一定发病,只有与环境因素和衰老的共同作用下,导致黑质多巴胺能神经元大量变性、丢失而发病。

二、病理生理

1.病理　主要病理改变有两大特征,其一为黑质多巴胺能神经元和其他含色素的神经元大量变性丢失。黑质致密部多巴胺能神经元丢失最为严重,当出现临床症状时,多巴胺能神经元至少丢失达到 50％以上,丢失越严重症状越明显。其二是在残留的神经元胞质中出现嗜酸性包涵体,即路易小体(Lewy body)。

2.生化病理　通过黑质—纹状体通路,黑质多巴胺能神经元将多巴胺输送到纹状体,参与基底核的运动调节。PD 患者的黑质多巴胺能神经元大量变性丢失,纹状体多巴胺递质浓度大幅降低,一般出现临床症状时纹状体多巴胺浓度降低达 80％以上。患者症状严重程度与多巴胺递质降低的程度相一致。

多巴胺(DA)和乙酰胆碱(Ach)为纹状体的两种重要神经递质,两者功能相互拮抗,保持两者平衡对基底核环路活动起重要的调节作用。PD 患者由于纹状体多巴胺含量显著降低,导致乙酰胆碱功能相对亢进,产生震颤、肌强直、运动减少等症状。多巴胺替代药物和抗胆碱药物对 PD 的治疗可纠正递质失衡。

三、临床表现

1.静止性震颤(statir tremor)常为首发症状,多始于一侧上肢远端。震颤的特点为静止时明显,精神紧张时加重,随意运动时减轻,睡眠后消失,故称为静止性震颤,典型表现是拇指与屈曲的示指间呈“搓丸样”(pill-rolling)动作,频率为 4～6Hz。

2.肌强直(rigidity)　表现为被动运动关节时伸肌和屈肌张力同时增高,检查者感受到均匀一致增高的阻力,类似弯曲软铅管的感觉,称之为“铅管样强直”(lead pipe rigidity)。肌强直同时伴有静止性震颤的患者,在屈伸关节时,检查者感觉到在均匀的阻力中存在断续的停顿,如同转动齿轮感,称为“齿轮样强直”(cogwheel rigidity)。

3.运动迟缓(bradykinesia)　表现为随意运动减少,动作缓慢。早期表现为手指的精细动作缓慢,例如:解扣、系鞋带困难;随着疾病的发展,出现全面性随意运动减少、缓慢;晚期合并肌张力增高,出现起床、翻身困难。表现为动作开始困难和缓慢,如行走时起步、变换方向、停止困难。出现面容呆板,瞬目减少,常出现双眼凝视,称为“面具脸”(masked face)。书写时字体越写越小,呈现出“写字过小征”(micrographia)。

4.姿势步态异常　是疾病进展的重要标志,同时也是致残的重要原因。主要指由于平衡功能减退,姿势反射消失而引起的姿势、步态不稳。疾病的早期表现为患侧下肢拖曳,上肢自动摆臂动作减少或消失。随着疾病的进展,步伐变小变慢,启动、转弯或遇障碍物时步态障碍表现明显。有时行走过程中突然全身僵直,双脚不能抬起,称为“冻结(freezing)”现象。步伐小且越走越快,不能立刻停止,为帕金森病的特有体征,称为“慌张步态”(festinating gait)。

5.其他　口、咽、腭肌运动障碍导致语速慢、流涎；吞咽活动减少导致口水过多，吞咽障碍；自主神经症状较为常见，如便秘、出汗异常、性功能减退等。

四、辅助检查

1.生化检测　放免法检测脑脊液生长抑素含量降低。高效液相色谱和高效液相色谱—电化学法能够检测出脑脊液和尿液中高香草酸含量降低。

2.功能影像学检测　PET 或 SPECT 利用特定放射性核素进行检测，疾病早期可显示患者脑内多巴胺转运体功能明显降低，D_2 型多巴胺受体的活性早期为超敏，后期低敏，多巴胺递质合成减少，对帕金森病早期诊断、病情进展检测和鉴别诊断具有一定的价值。

3.基因诊断　部分有家族史患者，可采用 DNA 印迹技术、DNA 序列分析、PCR、全基因组扫描等，可能发现基因突变。

4.血液、脑脊液常规化验均无异常，CT、MRI 检查无特征性改变，但可作为临床鉴别诊断依据。

五、诊断与鉴别诊断

1.诊断　中老年发病且疾病进展缓慢；必备运动迟缓，同时具备静止性震颤、肌强直、姿势步态障碍中的一项；多巴胺治疗有效；患者无小脑体征、眼外肌麻痹、锥体系损害和肌萎缩等。

2.鉴别诊断　需与其他原因所引起的帕金森综合征进行鉴别。在所有帕金森综合征中，约 75% 为原发性帕金森病，约 25% 为其他原因所引起的帕金森综合征。

(1)继发性帕金森综合征：病因较明确。①药物或中毒：神经安定剂(酚噻嗪类及丁酰苯类)、甲氧氯普胺、利血平、锂、氟桂嗪等导致可逆性帕金森综合征，一氧化碳、MPTP 及其结构类似的杀虫剂和除草剂、锰、汞、二硫化碳等亦可引起继发性帕金森综合征。②血管性：多发性脑梗死病史、假性延髓性麻痹、腱反射亢进等可提供证据。③外伤：频繁脑震荡患者。④感染：病毒性脑炎患者病愈期也可出现帕金森综合征的表现，但症状一般都轻微、短暂。

(2)遗传性(变性)帕金森综合征：①以痴呆、幻觉、帕金森综合征运动障碍为临床特征的弥散性路易体病，痴呆较早出现，进展速度快，可出现肌痉挛，对左旋多巴的反应不佳，但对其副作用敏感。②肝豆状核变性可引起帕金森综合征，青少年发病，可有一侧或两侧上肢粗大震颤，随意运动时即加重，静止时减轻，以及肌强直、不自主运动、动作缓慢等。但患者有肝损害及角膜色素环，血清铜、铜蓝蛋白、铜氧化酶活性降低，尿铜增加等。③亨廷顿病如运动障碍以运动减少、肌强直为主，则易被认为是帕金森病，此时可根据家族史或伴痴呆进行鉴别，遗传学检查可确诊。

(3)帕金森叠加综合征：多系统萎缩、进行性核上性麻痹、皮质基底核变性均可导致出现帕金森叠加综合征。①多系统萎缩：累及基底核、脑桥、橄榄、小脑和自主神经系统，可有帕金森病症状，但多数患者对左旋多巴不敏感。②可有肌强直及运动迟缓，震颤不明显，早期有姿势步态不稳和跌倒，核上性眼肌麻痹，常伴有额颞痴呆、假性延髓性麻痹、锥体束症及构音障碍，对左旋多巴反应差。③除有肌强直、姿势不稳、运动迟缓、肌张力障碍和肌阵挛等表现，亦可有皮质复合感觉缺失、一侧肢体忽略、失语、失用及痴呆等皮质损害症状，体检见眼球活动障碍和病理征，左旋多巴治疗无效。

六、治疗原则及要点

药物治疗的原则为小剂量开始,逐渐增加,以较小剂量达到最为满意疗效。

1.抗胆碱能药 主要有苯海索,适用于震颤明显且年轻患者,老年患者慎用,前列腺肥大和闭角型青光眼患者禁用。

2.金刚烷胺 对少动、强直、震颤有改善作用,对伴异动症患者有一定治疗作用。肾功能不全和癫痫患者慎用,哺乳期妇女禁用。

3.复方左旋多巴 为目前治疗帕金森病最基本、最有效的药物,对震颤、强直、运动迟缓等有较好疗效。初始服用剂量为 62.5～125mg,每日 2～3 次,根据病情逐渐增加剂量直至疗效满意和不出现不良反应。

(1)复方左旋多巴分为标准剂、控释剂、水溶剂等不同剂型。①标准剂:多巴丝肼和卡左双多巴控释片,为常规选用治疗剂型。②控释剂:血药浓度较稳定,药效作用时间长,有利于控制症状波动,缺点为生物利用度低,起效缓慢,适用于伴症状波动或早期患病者。③水溶剂:易在水中溶解、便于口服、吸收迅速、起效较快,适用于晨僵、吞咽困难、餐后"关闭"者。

(2)长期服用左旋多巴制剂的患者,可出现症状波动和异动症。症状波动有两种形式:①疗效减退亦称为剂末恶化:指药物的有效作用时间逐渐缩短,症状随血药浓度发生规律波动。②开一关现象:指症状在突然缓解(开期)与加重(关期)之间波动,"开期"常伴有异动症。异动症表现为不自主的舞蹈样、肌张力障碍样动作,可累及头面部、四肢和躯干,常表现为摇头、怪相以及双臂、双腿和躯干的各种异常运动。

4.多巴胺受体激动药 目前大多推荐多巴胺受体激动药为首选药物,尤其用于年轻患者或疾病初期。此类药物可避免纹状体突触后膜多巴胺受体产生"脉冲"样刺激,从而减少或延迟运动并发症的发生。多巴胺受体激动药分为麦角类和非麦角类。

(1)麦角类:常用药物包括溴隐亭、培高利特等,麦角类多巴胺受体激动药可导致心脏瓣膜病变及肺胸膜纤维化,现已不主张使用。

(2)非麦角类:无麦角类不良反应,可安全使用。

七、护理评估

1.健康史

(1)起病情况:评估患者是否以静止性震颤为首发症状,是否始于一侧上肢远端。评估患者是否隐匿起病,缓慢进展。

(2)病因与危险因素:评估患者的年龄,评估患者的职业、工作及生活环境,评估患者是否接触杀虫剂、除草剂等。

(3)既往病史:评估患者是否有家族史、药物过敏史。

(4)生活方式与饮食习惯:评估患者进食情况及营养状况,评估患者的生活方式是否健康。

2.身体状况 评估患者是否出现静止性震颤、肌强直、运动迟缓及姿势步态异常等症状。评估震颤的特点,是否具有静止时震颤明显、活动时减轻,紧张或激动时加剧,入睡后消失。患者的肌强直是否表现为屈肌和伸肌肌张力均增高;患者是否出现随意运动减少、减慢,面部表情呆板;评估患者是否出现走路拖步。评估患者是否有外伤发生;评估患者有无自主神经症状,如便秘、性功能减退、出汗异常、流涎、口水过多、吞咽困难等;评估患者是否伴有抑郁、睡眠障碍和痴呆。

3.辅助检查

(1)评估脑脊液生长抑素含量是否降低,评估高效液相色谱和高效液相色谱－电化学检测脊液和尿液中高香草酸含量是否降低。

(2)通过 PET 或 SPECT 评估患者脑内多巴胺转运体功能是否降低,D_2 型多巴胺受体的活性是否正常。

(3)通过基因诊断评估是否有突变的基因。

八、护理诊断/问题

1.躯体活动障碍　与疾病所致震颤、肌强直、运动迟缓、姿势步态异常有关。

2.有受伤的危险　与疾病所致震颤、肌强直、运动迟缓、姿势步态异常有关。

3.营养失调　低于机体需要量与疾病所致吞咽困难及震颤所致机体消耗量增加有关。

4.便秘　与活动量减少和(或)胃肠功能减退有关。

5.长期自尊低下　与流涎、震颤、肌强直等形象改变,言语障碍及生活需依赖他人有关。

6.知识缺乏　缺乏疾病相关知识及药物治疗相关知识。

7.有皮肤完整性受损的危险　与疾病所致躯体活动障碍有关。

九、护理目标

1.患者日常生活需要能够得到满足。

2.患者安全,无外伤发生。

3.患者营养摄入能够满足机体需要。

4.患者无便秘发生或便秘得到缓解。

5.患者无自尊低下。

6.患者了解疾病及相关知识。

7.患者无皮肤破损。

十、护理措施

1.一般护理

(1)因部分患者手部震颤,不能进行手部精细活动,因此应避免选择系扣衣物,可选粘贴式或拉链式衣服。患者生活区域内如病室、卫生间、走廊等可增加扶手并调整室内座椅、病床和卫生间设施的高度,以方便患者使用。日常用品放置于患者易于取拿的位置,床旁设置呼叫器。

(2)为患者提供辅助行走的工具,下床活动前做好准备工作,先给予双下肢肌肉按摩,但应避免过度用力,以免造成患者疼痛或骨折。

(3)指导患者规律排便,根据个人排便习惯,选择舒适体位进行尝试性排便。便秘患者可遵医嘱给予口服缓泻剂或灌肠。

(4)卧床患者应保持床单位清洁无渣屑,给予患者翻身叩背,防止出现压疮及坠积性肺炎。将肢体置于功能位,在骨隆突处垫软枕。

2. 病情观察　观察疾病晚期患者是否出现吞咽困难和饮水呛咳,观察药物疗效及是否出现开－关现象和剂末恶化。

3. 用药物护理

(1)药物不良反应及应对方法

1)抗胆碱能药:副作用有口干、视物模糊、排尿困难、便秘,甚至出现幻觉、妄想。

2)金刚烷胺:副作用有失眠、头晕、头痛、恶心、下肢网状青斑、踝部水肿等。

3)复方左旋多巴:服用早期可出现恶心、呕吐、直立性低血压等不良反应,可减少药物剂量或调整服药时间,以缓解症状。当出现严重的精神症状如幻觉、欣快、意识模糊、精神错乱时,需将患者置于无易碎品、危险品的单人病房内,专人看护。若患者极度烦躁不安,有自伤的危险时,可经家属同意并签署知情同意书后给予保护性约束,并定时给予松解。

长期服用左旋多巴制剂出现剂末恶化时,可增加每日服药次数或增加每次服药剂量,或改用缓释剂,或加用其他辅助药物。食物中的蛋白质对左旋多巴的吸收有一定的影响,因此,宜在餐前 1 小时或餐后 1.5 小时服药,出现开－关现象时可加用多巴胺受体激动药。

4)多巴胺受体激动药:副作用与复方左旋多巴相近,差别在于直立性低血压和精神症状的发生率稍高,症状波动和异动症的发生率低。

(2)药效观察:观察用药后患者震颤、运动迟缓、肌强直、语言功能是否有改善,改善程度如何,通过观察患者行走姿势、讲话的流利程度、系纽扣、书写等动作完成程度,确认药物疗效。

4. 安全护理

(1)病室内避免摆放易碎物品,保持地面防湿、防滑,去除门槛,方便患者出入。

(2)对于震颤、动作弛缓患者,给予使用不易碎钢制碗盘和大手柄的汤匙,指导患者勿独自倒热水和使用刀具等,以免发生烫伤、割伤。

(3)对有抑郁、意识模糊、幻觉、精神错乱或智能障碍的患者,专人进行看护,防止发生碰伤、摔伤等。

(4)严格查对患者服药情况,药物专人管理,专人按时发放,以确保患者无错服、漏服发生。

5. 饮食护理

(1)鼓励患者每日摄入足够的营养及水分,以满足患者机体消耗。指导患者进食高热量、高纤维素、高维生素、易咀嚼、易消化、无刺激性的食物,亦可选择进食适量的优质蛋白及营养素,补充机体需要。鼓励患者进食粗纤维食物,指导患者多饮水,预防便秘的发生。

(2)为患者创造良好的进餐环境及选择舒适的体位,可取坐位或半坐位进食和饮水。给予患者充足的进餐时间,不打扰、不催促,若患者进食时间过长,导致食物变凉,可将食物再次加热后食用。

(3)部分患者胃肠功能、咀嚼及吞咽功能会有所减退,常导致机体营养摄入不足,加之肢体震颤消耗能量,因此,可鼓励少食多餐。咀嚼功能减退患者进食时,可将食物切成小块状或选择软食或半流食,便于咀嚼及吞咽。如吞咽障碍、进食量少无法满足机体需要时,可遵医嘱给予鼻饲置管。

(4)评估患者营养摄入情况,评估患者饮食情况,调整进食量及种类,观察患者的体重和精神状态。

6.心理护理　帕金森患者早期可完成自我照顾,但外在形象的改变,如流涎、肢体震颤、动作迟钝等,可使患者可产生自卑心理,寡言,逐渐远离人际交往。随着疾病的发生发展,患者逐渐需要依靠他人生活,产生焦虑、抑郁甚至绝望。护士应密切观察患者的心理变化,诚恳、和善地与患者沟通,耐心倾听,充分了解患者心理及生活需要。

7.康复护理

(1)疾病初期,鼓励患者参加社交活动和体育锻炼,使身体各关节及肌肉适当活动。

(2)疾病中期,生活仍可基本自理,可通过日常活动进行功能训练,如穿脱衣服、洗漱、拖地等。鼓励患者进行大踏步训练,踏步时应专心且目视前方,双臂自然摆动,避免突然加速或转弯,转弯时应以弧线形前移,勿原地转弯。如出现突然僵直,不宜强行拉拽患者前行,应指导患者放松,先向后退一步,再前行。疾病中期常出现运动障碍或某些特定动作困难,可针对特定动作进行功能锻炼。如患者坐起困难,可在患者进行功能锻炼后,进行反复起坐练习。

(3)疾病晚期,卧床患者不能进行主动功能锻炼,需给予被动功能锻炼,可选择被动关节活动、按摩四肢肌肉,以保持关节灵活度及防止肌肉萎缩。

(4)言语及吞咽功能障碍的患者,可进行伸舌、龇牙、鼓腮、吹吸、紧闭口唇等动作锻炼面部肌肉功能。言语障碍者,可指导患者读单字、词汇、短句,进行循序渐进的练习,以锻炼患者协调发音。

十一、健康指导

1.药物指导　帕金森病主要的治疗方法为药物治疗,患者需长期服药或终身服药,向患者讲解常用药物的种类、服用方法、服用时间、疗效和用药后不良反应的观察。督促患者需严格遵守医嘱服药,不可随意增减或擅自停药,以免加速病情进展。

2.生活指导　汗液分泌较多或卧床患者的皮肤抵抗力较差,易发生压疮,应及时给予清洁皮肤,更换干净、柔软的衣物,定时翻身,以改善局部皮肤血液循环,预防压疮。指导患者养成良好的生活习惯,保证充足睡眠,避免过度劳累。鼓励患者培养兴趣爱好,坚持适量运动,进行自我照顾。生活需依靠家人者,鼓励患者树立信心,进行力所能及的自我照顾,通过日常生活进行功能锻炼。避免从事高危、紧张工作,如攀高、操控精密仪器等工作。日常生活中勿独自进行有危险的活动,如使用热水器、燃气、锐器等。避免接触危险物品,如暖水瓶、瓷碗等。患者需随身携带填有患者姓名、家庭住址、家人联系方式、疾病诊断等的个人信息卡。

3.饮食指导　合理膳食,少食多餐,多饮水,防止便秘发生。

4.康复指导　疾病初期,鼓励患者参加社交活动和体育锻炼。疾病中期,鼓励患者进行自我照顾。疾病晚期,指导家属为患者进行被动功能锻炼。

十二、护理评价

通过治疗和护理,患者是否:①学会使用辅助器具,在他人协助下生活需要得到满足。②安全,无外伤发生。③营养摄入能够满足机体需要。④有便秘发生。⑤自信。⑥了解疾病及相关知识。⑦皮肤无破损。

（赵玲）

第十节 颅内压增高的护理

颅内压增高是神经外科常见临床病理综合征，是颅脑损伤、脑肿瘤、脑出血、脑积水和颅内炎症等疾病引起颅腔内容物体积增加，导致颅内压持续在 2.0kPa(200mmH$_2$O)以上，并出现头痛、呕吐、视神经乳头水肿等相应的综合征，称为颅内压增高。如不能及时诊断和解除引起颅内压增高的病因或采取相应的缓解措施，患者将因意识丧失、呼吸抑制等脑疝综合征而死亡。

一、病因与发病机制

颅内压(intracranial pressure，ICP)指颅腔内容物对颅腔壁所产生的压力，通常以侧卧位时腰段脊髓蛛网膜下隙穿刺所测得的脑脊液压为代表。成人的正常颅内压为 0.7～2.0kPa(70～200mmH$_2$O)，儿童的正常颅内压为 0.5～1.0kPa(50～100mmH$_2$O)。颅内压还可以通过采用颅内压监护装置，进行持续的动态观察。病理情况下，当压力超过 2kPa(200mmH$_2$O)时，即颅内压增高。

1.脑体积增加　各种因素(物理性、化学性、生物性等)导致的脑水肿形成颅内压增高的原因。临床上常将脑水肿分为血管源性脑水肿和细胞(毒)性脑水肿，其发生机制与血脑屏障破坏和脑细胞代谢障碍有关。根据累及范围，脑水肿可分为局限性和弥漫性两型：前者常见于颅内肿瘤、局限性脑挫裂伤或炎症灶周围；后者则常因全身系统性疾病、中毒、缺氧等引起。

2.颅内血容量增加　呼吸道梗阻或呼吸中枢衰竭引起的二氧化碳蓄积和高碳酸血症，或脑干部位自主神经中枢和血管运动中枢遭受刺激，可引起脑血管扩张，脑血容量增加，导致颅内压增高。

3.颅内脑脊液量增加　常见的原因：

(1)脑脊液分泌过多，如脉络丛乳头状瘤。

(2)脑脊液吸收障碍，如颅内静脉窦血栓形成等。

(3)脑脊液循环障碍，如先天性导水管狭窄或闭锁。

4.颅内占位病变　为颅腔内额外增加的内容物，包括肿瘤、血肿、脓肿等。病变本身使颅内空间相对变小，加之病变周围的脑水肿，或因阻塞脑脊液循环通路所致的脑积水，使颅内压进一步增高。

5.其他　先天性畸形如颅底凹陷症、狭颅症；或大片凹陷性骨折，颅腔狭小也可引起颅内压增高。

影响颅内压增高的因素包括：

(1)年龄：婴幼儿及小儿的颅缝未闭合或尚未牢固融合，或老年人由于脑萎缩，使颅内的代偿空间增多，均可使颅腔的代偿能力增加，从而缓和或延长了病情的进展。

(2)病变的进展速度：Langlitt 1965 年用狗做颅腔内容物的体积与颅内压之间的关系的实验。得出颅内压力与体积之间的关系是指数关系(图 2－6)，两者之间的关系可以说明一些临床现象，如当颅内占位性病变时，随着病变的缓慢增长，可以长期不出现颅内压增高症状，一旦由于代偿功能失调，颅内压急骤上升，则病情将迅速发展，往往在短期内即出现颅内高压危象或脑疝。

（3）病变部位：在颅脑中线或颅后窝的占位性病变，容易阻塞脑脊液循环通路导致颅内压增高症状；颅内大静脉窦附近的占位性病变，由于早期即可压迫静脉窦，引起颅内静脉血液的回流或脑脊液的吸收障碍，使颅内压增高症状亦可早期出现。

（4）伴发脑水肿的程度：脑寄生虫病、脑脓肿、脑结核、脑肉芽肿等由于炎症性反应均可伴有明显的脑水肿，早期即可出现颅内压增高的症状。

（5）全身系统性疾病：其他系统的严重病变如尿毒症、肝昏迷、毒血症、肺部感染、酸碱平衡失调等都可引起继发性脑水肿而导致颅内压增高。高热可加重颅内压增高的程度。

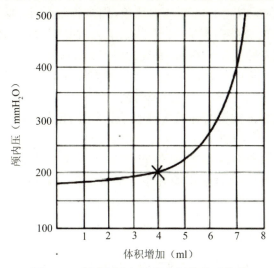

图 2-6　颅内压力与体积之间的关系曲线

颅内压持续增高，可引起一系列中枢神经系统功能紊乱和病理变化（图 2-7）。主要病理改变是脑血流量的降低和脑疝。脑血流量的降低造成脑组织缺血缺氧，加重脑水肿，使颅内压增高。脑疝主要是脑组织移位，压迫脑干。两者均导致脑干衰竭（呼吸、循环衰竭）。

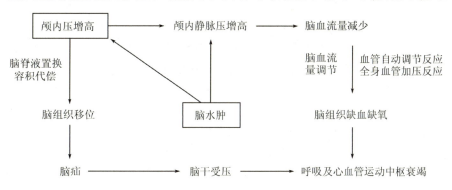

图 2-7　颅内压增高的病理生理变化

二、临床表现

头痛、呕吐、视神经盘水肿是颅内压增高的"三主征"。但出现时间并不一致，也可以以其中一项为首发症状。

1. 代偿期　颅腔内容尚未超过代偿容积，颅内压可保持正常，临床上也不会出现颅压增高的症状。代偿期的长短，取决于病变的性质、部位和发展速度等。

2.早期　病变继续发展,颅内容增加超过颅腔代偿容积,逐渐出现颅压增高的表现,如头痛、呕吐等。此期脑血管自动调节功能良好,脑血流量相对稳定,如能及时解除病因,脑功能容易恢复,预后良好。

3.高峰期　病变迅速发展,脑组织有较严重的缺血缺氧。患者出现明显的颅内压增高"三主征"。头痛是颅压增高最常见的症状,以早晨或晚间较重,部位多位于额部及颞部,可从颈枕部向前方放射至眼眶,性质以胀痛和撕裂痛为多见,当用力、咳嗽、喷嚏、弯腰或低头活动时常使头痛加重。头痛剧烈时,常伴恶心、呕吐,呈喷射状,虽与进食无关,但较易发生于饭后。视神经盘水肿是颅内压增高的重要客观征象,因视神经受压、眼底静脉回流受阻引起。表现为视神经乳头充血,边缘模糊不清,中央凹陷消失,视网膜静脉怒张,严重者可见出血。若长期不缓解,则出现继发性视神经萎缩,表现为视神经乳头苍白,视力减退,甚至失明。

此外,患者可出现不同程度的意识障碍。慢性颅内压增高的患者可出现嗜睡,反应迟钝等。病情急剧发展时,常出现血压上升、脉搏缓慢有力、呼吸深慢等生命体征改变。此期脑血管自动调节反应丧失,主要依靠全身血管加压反应。如不能及时采取有效治疗措施,往往迅速出现脑干功能衰竭。

4.衰竭期　病情危重,患者深昏迷,双侧瞳孔散大,去大脑强直,血压下降,心率快,脉搏细速,呼吸不规则甚至停止。此时脑组织几乎无血液灌流,脑细胞活动停止,脑电图呈水平线。即使抢救,预后极差。

三、实验室及其他检查

1.头颅 CT 及 MRI　目前 CT 是诊断颅内占位性病变的首选辅助检查措施。可见脑沟变浅,脑室、脑池缩小或脑结构变形等,通常能显示病变的位置、大小和形态。在 CT 不能确诊的情况下,可进一步行 MRI 检查。

2.脑血管造影或数字减影血管造影(digital subtraction angiography,DSA)主要用于疑有脑血管畸形或动脉瘤等疾病的检查。

3.头颅 X 线片　颅内压增高时,可见脑回压迹增多、加深,鞍背骨质稀疏及蝶鞍扩大,颅骨的局部破坏或增生等,小儿可见颅骨骨缝分离。X 线片对于诊断颅骨骨折,垂体瘤所致蝶鞍扩大以及听神经瘤引起内耳道孔扩大等具有重要价值。

4.腰椎穿刺　可以直接测量压力,同时获取脑脊液作化验。但对颅内压明显增高的患者作腰椎穿刺有促成脑疝的危险,应尽量避免。

5.颅内压监护　是将导管或微型压力传感器探头置于颅内,导管或传感器的另一端与颅内压监护仪连接,将颅内压力变化转为电信号,显示于示波屏或数字仪上,并用记录器连续描记,以随时了解颅内压的一种方法。根据颅内压高低和波形,可及时了解颅内压变化,判断病情,指导治疗,估计预后。

四、诊断要点

头痛的原因很多,大多并非颅内压增高所致。头痛伴有呕吐者,则应高度警惕颅内压增高的存在。出现头痛、呕吐、视神经乳头水肿,颅内压增高的诊断即可成立。如果需要,且病情允许,可作上述辅助检查,以利早期诊断。

五、治疗要点

（一）病因治疗

病因治疗是最根本和最有效的治疗方法，如切除颅内肿瘤、清除颅内血肿、穿刺引流或切除脑脓肿、控制颅内感染等。病因一旦解除，颅内压即可能恢复正常。

（二）对症治疗－降低颅内压

1. 脱水治疗

（1）限制液体入量：颅内压增高较明显者，摄入量应限制在每日 1500～2000ml，输液速度不可过快；

（2）渗透性脱水：静脉输入或口服高渗液体，使脑组织内的水分向血循环转移，从而使脑水肿减轻，脑体缩小，颅内压降低。常用 20％甘露醇溶液，125～250ml，静脉快速滴注，紧急情况下可加压推注，每 6～12 小时一次；甘油果糖，250ml，静脉滴注，每 8～12 小时一次；

（3）利尿性脱水：常与渗透性脱水剂合用。氢氯噻嗪（双氢克尿塞），25mg，每日 3～4 次，口服。呋塞米（速尿），20～40mg，每 8～12 小时一次，静脉或肌内注射。

2. 激素治疗　肾上腺皮质激素能改善血脑屏障通透性，减轻氧自由基介导的脂质过氧化反应，减少脑脊液生成。常用地塞米松 5～10mg，静脉或肌内注射。在治疗中应注意防止并发高血糖、应激性溃疡和感染。

3. 冬眠低温治疗　是应用药物和物理方法降低患者体温，以降低脑耗氧量和脑代谢率，减少脑血流量，改善细胞膜通透性，增加脑对缺血缺氧的耐受力，防止脑水肿的发生和发展；同时有一定降颅内压作用。临床上一般采用轻度低温（33～35℃）和中度低温（28～32℃）治疗。适应证：中枢性高热、原发性脑干损伤或严重脑挫裂伤的患者；脑血管疾病脑缺氧及脑室内手术后高热及自主神经功能紊乱的患者；各种原因引起的严重脑水肿导致颅内高压居高不降时。禁忌证：全身衰竭、休克、老年、幼儿及严重心血管功能不良禁用此法。

4. 辅助过度换气　目的是使体内 CO_2 排出，增加血氧分压，减少脑血流量，使颅内压相应下降。

5. 施行手术减压　包括侧脑室穿刺引流、颞肌下减压术和各种脑脊液分流术等。

六、常见护理诊断/问题

1. 疼痛　与颅内压增高有关。
2. 脑组织灌注量改变　与脑血流量持续增加有关。
3. 体液不足/有体液不足的危险　与颅内压增高引起剧烈呕吐及应用脱水剂有关。
4. 有受伤的危险　与意识障碍、视力障碍有关。
5. 潜在并发症　脑疝与颅内压增高有关。

七、护理措施

1. 一般护理

（1）体位：抬高床头 15°～30°，以利于颅内静脉回流，减轻脑水肿。

（2）吸氧：持续或间断吸氧，改善脑缺氧，使脑血管收缩，降低脑血流量。

（3）适当限制入液量：补液量应以能维持出入量的平衡为度，一般每天不超过 2000ml，且保持尿量在 600ml 以上。注意补充电解质并调节酸碱平衡,防止水电解质紊乱。

(4)生活护理:做好口腔、皮肤的护理工作,注意饮食调整,适当限制钠盐。保护患者防止受伤。

2.病情观察 密切观察患者的意识状态、生命体征、瞳孔等变化,持续监测颅内压及其波型变化,警惕脑疝的发生。

3.防止颅内压骤然升高的护理

(1)休息:劝慰患者安心休养,避免情绪激动,以免血压骤升而增加颅内压。

(2)保持呼吸道通畅:及时清除呼吸道分泌物和呕吐物。舌根后坠者可托起下颌或放置口咽通气道。对意识不清的患者及排痰困难者,行气管切开术。以避免呼吸道梗阻引起的胸腔内压力及 $PaCO_2$ 增高所导致脑血管扩张、脑血流量增多、颅内压增高。

(3)避免剧烈咳嗽和便秘:避免并及时治疗感冒、咳嗽。颅内压增高引起的头痛致自主神经功能紊乱,抑制规律性排便活动,恶心、呕吐及脱水药物的应用,导致患者不同程度的脱水,引起便秘。鼓励患者多吃蔬菜与水果预防便秘,对已形成便秘者可用开塞露 1～2 支射肛,或用少量高渗液(如 500g/L 甘油盐水 50ml)行低位、低压灌肠,禁止大量灌肠,以免颅内压骤然增高。

(4)及时控制癫痫发作:癫痫发作可加重脑缺氧及脑水肿,遵医嘱定时定量给予患者抗癫痫药物;一旦发作应协助医师及时给予抗癫痫及降颅内压处理。

(5)躁动的处理:对手躁动患者应寻找并解除引起躁动的原因,如颅内压增高、呼吸道不通畅、尿潴留、大便干硬、冷、热、饥饿等,勿盲目使用镇静剂或强制性约束,以免患者挣扎而使颅内压进一步增高。适当加以保护以防外伤及意外。若躁动患者变安静或由原来安静变躁动,常提示病情发生变化。

4.用药护理 应用脱水药物时注意输液速度,观察脱水治疗的效果。尤应注意儿童、老人及心功能不良者;为防止颅内压反跳现象,脱水药物应按医嘱定时、反复使用,停药前逐渐减量或延长给药间隔时间。应用激素治疗时注意观察有无因应用激素诱发应激性溃疡出血、感染等不良反应。

5.辅助过度换气的护理 根据病情按医嘱给予肌松剂后,调节呼吸机各项参数。过度换气的主要副作用是脑血流量减少,有时会加重脑缺氧,应及时进行血气分析,维持患者 PaO_2 在 12～13.33kPa、$PaCO_2$ 在 3.33～4.0kPa 水平为宜。过度换气持续时间不宜超过 24 小时,以免引脑缺血。

6.冬眠低温疗法护理

(1)调节室温 18～20℃,室内备氧气、吸引器、血压计、听诊器、水温计、冰袋或冰毯、导尿包、集尿袋、吸痰盘、冬眠药物、急救药物及器械、护理记录单等,由专人护理。

(2)根据医嘱首先给予足量冬眠药物,如冬眠Ⅰ号合剂(包括氯丙嗪、异丙嗪及哌替啶)或冬眠Ⅱ号合剂(哌替啶、异丙嗪、双氢麦角碱),待自主神经被充分阻滞,患者御寒反应消失,进入昏睡状态后,方可加用物理降温措施。否则,患者一旦出现寒战,可使机体代谢率升高、耗氧量增加、无氧代谢加剧及体温升高,反而增高颅内压。物理降温方法可采用头部戴冰帽,在颈动脉、腋动脉、肱动脉、股动脉等主干动脉表浅部放置冰袋等,降温速度以每小时下降 1℃ 为宜,体温降至肛温 33～34℃,腋温 31～33℃较为理想。体温过低易诱发心律不齐、低血压、凝血障碍等并发症,且患者反应极为迟钝,影响观察;体温高于 35℃,则疗效不佳。冬眠药物最好经静脉滴注,以便调节给药速度及药量,以控制冬眠深度。

(3)严密观察病情。在治疗前应观察并记录生命体征、意识状态、瞳孔和神经系统病症,作为治疗后观察对比的基础。冬眠低温期间,若脉搏超过 100 次/分,收缩压低于 13.3kPa,呼吸次数减少或不规则时,应及时通知医师停止冬眠疗法或更换冬眠药物。

(4)保持呼吸道通畅,预防肺部并发症;搬动患者或为其翻身时,动作要缓慢、轻稳,以防发生体位性低血压;防止冻伤。

(5)缓慢复温,冬眠低温治疗时间一般为 2～3 天,可重复治疗。停用冬眠低温治疗时应先停物理降温,再逐步减少药物剂量或延长相同剂量的药物维持时间直至停用。为患者加盖被毯,让体温自然回升,必要时加用电热毯或热水袋复温,温度应适宜,严防烫伤;复温不可过快,以免出现颅内压"反跳"、体温过高或酸中毒等。

7.脑室引流的护理　脑室持续引流是经颅骨钻孔行脑室穿刺后或在开颅手术中,将带有数个侧孔的引流管前端置于脑室内,末端外接一无菌引流瓶,将脑脊液引出体外的一项技术。是神经外科常用的急救手段,尤其对于高颅压的危重患者,实施脑室引流术可以避免或减缓脑疝的发生,挽救生命。

(1)密切观察引流是否通畅:①肉眼观察:在引流通畅状况下,脑室引流调节瓶内玻璃管中的液面可随患者的心跳与呼吸上下波动。波动不明显时,可采用按压双侧颈静脉方法,证明引流是否通畅。②仪器监测:脑室引流连接颅内压监测仪时,应定时观察监测仪上颅内压力的波形和参数。正常的波形是在一个心动周期内由 3 个脉搏波组成,波幅为 0.40～0.67kPa,并随心跳与呼吸上下波动,若波形近似直线,证明引流管腔已阻塞,应寻找原因并及时处理。

(2)观察引流液的量、颜色:①引流液量,每 24 小时测量并记录一次:正常脑脊液的分泌量是每 24 小时分泌 400～500ml。在颅内有继发性感染、出血及脑脊液吸收功能下降或循环受阻时,其分泌量将相对增加。②引流液颜色:正常脑脊液是无色、清亮、透明的。若脑室内出血或正常脑室手术后,脑室液可呈血性,但此颜色应逐渐变淡,直至清亮;若引流液的血性程度突然增高,且引流速度明显加快,可能为脑室内再出血,应尽早行头颅 CT 检查,以查清病因;密切观察脑脊液有无混浊、沉淀物,定时送常规检查。如患者出现体温升高、头痛、呕吐及脑膜刺激征等颅内感染征象时,应作脑脊液细菌培养与药物敏感试验,给予抗生素治疗。

(3)脑室引流速度的调控:①脑室引流调节瓶悬挂的高度应高于侧脑室平面 10～15cm,以维持正常的颅内压。②根据患者颅内压监测数值随时调节引流瓶的高度,使颅内压逐渐下降到正常水平。术后第一日,应保持颅内压不低于原高颅压水平的 30%～50%,以后使之逐渐降至 0.98～1.47kPa,若颅内压大于 3.92kPa 者,引流瓶悬挂的高度应以保持颅内压在 1.96～2.45kPa 为宜,防止因颅内压骤降而发生小脑幕切迹疝或颅内出血。③严格遵守无菌操作,更换引流瓶(袋)时,应先夹闭引流管以免管内脑脊液逆流入脑室,注意保持整个装置无菌。

(4)引流管的拔除:开颅术后脑室引流管一般放置 3～4 日,拔管指征:患者意识好转,自觉头痛感减轻;颅内压<1.96kPa;原血性脑脊液的颜色变淡,红细胞<$20×10^9$/L;或原脓性脑脊液的颜色已转为清亮,白细胞<$20×10^6$/L;脑脊液细菌培养证实无菌生长;置管时间超过第 7 日,如需继续引流则需重新更换部位。拔管前一天应试行抬高引流瓶(袋)或夹闭引流管 24 小时,以了解脑脊液循环是否通畅,有无颅内压再次升高的表现。若患者出现头痛、呕

吐等颅内压增高症状,应立即放低引流瓶(袋)或开放夹闭的引流管,并告知医师。拔管时应先夹闭引流管,以免管内液体逆流入脑室引起感染。拔管后,切口处若有脑脊液漏出,也应告知医师妥善处理,以免引起颅内感染。

8.脑脊液分流术后的护理 严密观察病情,判断分流术效果。警惕有无分流管阻塞和感染等并发症。观察有无脑脊液漏,一旦发现,应及时通知医师并协助处理。

八、健康指导

1.饮食应清淡,不宜过多摄入钠盐。
2.保持乐观情绪,维持稳定血压。
3.保持大便通畅,防止便秘,避免用力排便。
4.防止呼吸道感染,避免剧烈咳嗽。
5.癫痫小发作时应积极治疗,防止癫痫大发作。

(胡华)

第十一节 脑疝的护理

颅内病变所致的颅内压增高达到一定程度时,可导致部分脑组织、血管及脑神经等重要结构受压或移位,通过一些孔隙,被挤至压力较低的部位,即为脑疝(brain herniation)。

脑疝的病因包括外伤所致各种颅内血肿,如硬膜外血肿、硬膜下血肿及脑内血肿;颅内脓肿;颅内肿瘤尤其是颅后窝、中线部位及大脑半球的肿瘤;颅内寄生虫病及各种肉芽肿性病变等。

根据发生部位和所疝出的组织的不同,脑疝可分为小脑幕切迹疝(颞叶沟回疝)、枕骨大孔疝(小脑扁桃体疝)、大脑镰疝(扣带回疝)和小脑幕切迹上疝(小脑蚓疝)等。这几种脑疝可以单独发生,也可同时或相继出现(图2-8)。

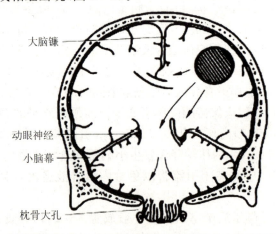

图2-8 大脑镰下疝(上)、小脑幕切迹疝(中)和枕骨大孔疝(下)的示意图

一、小脑幕切迹疝

当幕上一侧占位病变不断增长引起颅内压增高时,脑干和患侧大脑半球向对侧移位。由

于有大脑镰限制半球上部移位较轻,而半球底部近中线结构如颞叶的沟回等则移位较明显,可疝入脚间池,形成小脑幕切迹疝(transtentorial herniation),挤压和牵拉患侧的动眼神经、脑干、后交通动脉及大脑后动脉。

（一）临床表现

1.颅内压增高　剧烈头痛,进行性加重,伴躁动不安,频繁呕吐。

2.进行性意识障碍　由于阻断了脑干内网状结构上行激活系统的通路,随脑疝的进展患者出现嗜睡、浅昏迷、深昏迷。

3.瞳孔改变　脑疝初期患侧瞳孔变小,对光反射迟钝,随病情进展,出现患侧瞳孔逐渐散大,直接和间接对光反射均消失,并伴上睑下垂及眼球外斜,说明动眼神经背侧部的副交感神经纤维已受损。晚期,则出现双侧瞳孔散大,对光反射消失,患者多处于濒死状态(图2—9)。

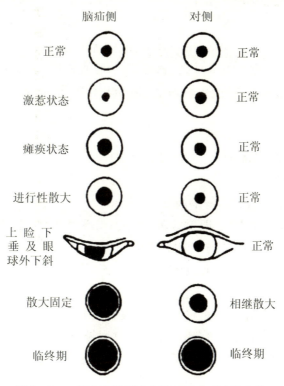

图2—9　一侧小脑幕切迹疝引起的典型瞳孔变化

4.运动障碍　由于患侧大脑脚受压,出现对侧肢体肌力弱或瘫痪,肌张力增高,腱反射亢进,病理反射阳性。有时由于脑干被推向对侧,使对侧大脑脚与小脑幕游离缘相挤,造成脑疝同侧的锥体束征,需注意分析(图2—10)。

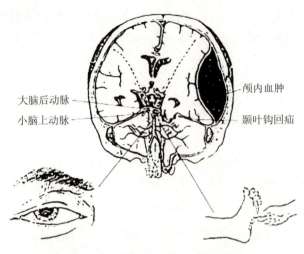

图 2—10 脑疝与临床病症的关系

5.生命体征变化 表现为血压升高,脉缓有力,呼吸深慢,体温上升。到晚期,生命中枢逐渐衰竭,出现潮式或叹息样呼吸,脉频弱,血压和体温下降;最后呼吸停止,继而心跳亦停止。

(二)治疗要点

患者一旦出现典型的脑疝征象,应作紧急处理。

1.维持呼吸道通畅。

2.立即经静脉推注 20%甘露醇溶液 250~500ml。

3.病变性质和部位明确者,立即手术切除病变;尚不明确者,迅速检查确诊后手术或作姑息性减压术(颞肌下减压术、部分脑叶切除减压术)。

4.对有脑积水的患者,立即穿刺侧脑室作外引流,待病情缓解后再开颅切除病变或作脑室—腹腔分流术。

经以上处理,疝出的脑组织多可自行还纳,表现为散大的瞳孔逐渐回缩,患者意识好转。但也有少数患者症状不改善,估计疝出的脑组织已嵌顿,术中可用脑压板将颞叶底面轻轻上抬或切开小脑幕,使嵌顿的脑组织得到缓解,并解除其对脑干的压迫。

二、枕骨大孔疝

颅内压增高时,小脑扁桃体经枕骨大孔疝出到颈椎管内,称为枕骨大孔疝(transforamen magnaherniation)或小脑扁桃体疝。多发生于颅后窝病变,也见于小脑幕切迹疝晚期。枕骨大孔疝分慢性和急性两种。慢性见于长期颅内压增高或颅后窝占位病变患者,症状较轻;急性多为突发,或在慢性疝出的基础上因某些诱因,如腰椎穿刺或排便用力,使疝出程度加重,延髓生命中枢遭受急性压迫而功能衰竭,患者常迅速死亡。

(一)临床表现

1.枕下疼痛、颈项强直或强迫头位 疝出组织压迫颈上部神经根,或因枕骨大孔区脑膜或血管壁的敏感神经末梢受牵拉,引起枕下疼痛。为避免延髓受压加重,机体发生保护性或反射性颈肌痉挛,患者头部维持在适当位置。

2.颅内压增高 表现为头痛剧烈,呕吐频繁,慢性脑疝患者多有视神经乳头水肿。

3.后组脑神经受累 由于脑干下移,后组脑神经受牵拉,或因脑干受压,出现眩晕、听力减退等症状。

4.生命体征改变 慢性疝出者生命体征变化不明显;急性疝出者生命体征改变显著,迅速发生呼吸和循环障碍,先呼吸减慢,脉搏细速,血压下降很快出现潮式呼吸和呼吸停止,如不采取措施,不久心跳也停止。

与小脑幕切迹疝相比,枕骨大孔疝的特点是生命体征变化出现较早,瞳孔改变和意识障碍出现较晚。

(二)治疗要点

宜尽早手术切除病变。症状明显且有脑积水者,应及时做脑室穿刺并给予脱水剂,然后手术处理病变;对呼吸骤停的患者,立即做气管插管辅助呼吸,同时行脑室穿刺引流,静脉内推注脱水剂,并紧急开颅清除原发病变。

三、脑疝患者的护理

(一)常见护理诊断/问题

1.意识障碍 与脑疝形成有关。

2.颅内压增高 与脑疝形成有关。

3.清理呼吸道无效 与意识障碍有关。

(二)护理措施

1.一般护理

(1)体位:卧床休息,头部抬高 15°～30°,以保持颅内静脉回流通畅和良好的脑血供。运送和搬运患者时应尽量防止震动,检查患者时防止过猛地搬动患者头颈部。

(2)控制输液量:应控制在每天尿量(≥600～800ml)基础上,不超过 24 小时尿量,再加上 500ml。输液速度须慢,酌情限制钠盐,以 10% 高渗糖为主。保持大、小便通畅。必要时,导尿并记录 24 小时出入量。

(3)通畅呼吸道:吸氧,保持呼吸道通畅,防止窒息及吸入性肺炎等加重缺氧,对呼吸功能障碍者,行人工辅助呼吸。

2.病情观察密切观察意识、瞳孔、生命体征的变化。

(1)神志观察:定时呼唤患者姓名和询问一些简单的问题,以判断其对人物、地点、时间的定向力。也可刺激患者胸骨柄和眶上神经,以判断患者对疼痛刺激的反应。

(2)瞳孔监护:①双侧瞳孔扩大或缩小,对光反射正常—无意义。②双侧瞳孔散大,对光反射消失—临终前表现。③双侧瞳孔极度缩小(针尖样瞳孔),伴高热—脑桥病变。④双瞳不等大,大小多变—中脑病变。⑤双瞳不等大,缩小侧伴眼睑下垂—交感神经麻痹所致。⑥双瞳不等大,恒定—既可是颞叶沟回疝的表现,亦可是视神经或动眼神经直接受损伤的结果。应注意鉴别(表 2—15)。

表 2—15　瞳孔变化鉴别

项目	视神经损伤	动眼神经损伤	沟回疝
出现时间	伤后立即出现	伤后立即出现	伤后一段时间出现
意识障碍	不一定	不一定	昏迷
对光反射			
直接	（一）	（一）	（一）
间接	（＋）	（一）	（一）

（3）生命体征的变化：脑疝代偿期，轻度的脑缺氧对延髓中枢起兴奋作用（二氧化碳浓度增高而刺激延髓中枢所致），表现为"二慢一高"症状，即呼吸慢而深，脉搏慢而有力，血压升高。如不及时抢救，进入失代偿期，表现为血压下降、脉搏细速、呼吸不规则或浅慢，最后至呼吸、心跳停止。脑疝时可出现体温升高，主要由于位于下丘脑的体温调节中枢受损害、交感神经麻痹、汗腺停止排汗、小血管麻痹等使体内热量不能散发，加之脑疝时肌肉痉挛和去大脑强直产热过多，体温升高。应做好体温监测及护理，如应用冰帽、酒精擦浴、降温毯等。

3.降低颅内压　快速静脉输入甘露醇、山梨醇，15～30 分钟内滴完，必要时静脉推注，同时给予静脉滴注高渗脱水剂，以达到迅速降低颅内压的目的。紧急做好术前特殊检查及术前准备，进行脑室穿刺，行脑室引流。

（胡华）

第十二节　脑损伤的护理

脑的被膜自外向内依次为硬脑膜、蛛网膜和软脑膜。硬脑膜坚韧且有光泽，由两层合成，外层兼具颅骨内膜的作用，内层较坚厚，两层之间有丰富的血管和神经。蛛网膜薄而透明，缺乏血管和神经，与硬脑膜之间有硬膜下腔，与软脑膜之间有蛛网膜下隙，充满脑脊液。脑脊液为无色透明液体，内含各种浓度不等的无机盐、葡萄糖、微量蛋白和淋巴细胞，对中枢神经系统起缓冲、保护、运输代谢产物及调节颅内压等作用。软脑膜薄且富有血管，覆盖于脑的表面并深入沟裂内。

脑损伤是指由于暴力作用使脑膜、脑组织、脑血管以及脑神经的损伤。根据伤后脑组织与外界是否相通，将脑损伤分为开放性和闭合性两类，前者多由锐器或火器直接造成，有头皮裂伤、颅骨骨折和硬脑膜破裂，常伴有脑脊液漏；后者由头部接触较钝物体或间接暴力造成，脑膜完整，无脑脊液漏。根据脑损伤机制及病理改变分为原发性脑损伤和继发性脑损伤，前者指暴力作用于头部时立即发生的脑损伤，且不再继续加重，主要有脑震荡、脑挫裂伤及原发性脑干损伤等；后者指受伤一定时间后出现的脑受损病变，主要有脑水肿和颅内血肿，颅内血肿往往需要开颅手术。

一、病因与发病机制

颅脑损伤的程度和类型多种多样。引起脑损伤的外力除可直接导致颅骨变形外，也可使头颅产生加速或减速运动，致使脑组织受到压迫、牵张、滑动或负压吸附等多种应力。由于暴力作用部位不同，脑在颅腔内产生的超常运动也各异，其运动方式可以是直线性也可以是旋转性。如人体坠落时,运动的头颅撞击于地面,受伤瞬间头部产生减速运动,脑组织会因惯性力作用撞击于受力侧的颅腔内壁,造成减速性损伤(图2-11)。大而钝的物体向静止的头部撞击时,引起头部的加速运动而产生惯性力。当暴力过大并伴有旋转力时,可使脑组织在颅腔内产生旋转运动,不仅使脑组织表面在颅腔内摩擦、撞击引起损伤,而且在脑组织内不同结构间产生剪切力,引起更为严重的损伤。惯性力引起的脑损伤分散且广泛,常有早期昏迷的表现。由于颅前窝和颅中窝的凹凸不平,各种不同部位和方式的头部损伤,均易在额极、颞极及其底面发生惯性力的脑损伤。

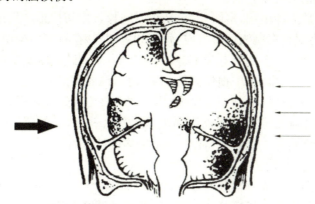

图2-11　头部作减速运动时的脑损伤机制
粗箭头表示头部运动的方向,细箭头表示头部受到外界物体的阻止

二、临床表现

1.脑震荡的临床表现　受伤后立即出现短暂的意识障碍,可为神志不清或完全昏迷,持续数秒或数分钟,一般不超过30分钟,较重者出现皮肤苍白、出汗、血压下降、心动徐缓、呼吸微弱、肌张力减低、各种生理反射迟钝或消失。清醒后大多不能回忆受伤当时乃至伤前一段时间的情况,临床称为逆行性遗忘。可能会伴有头痛、头昏、恶心、呕吐等症状,短期内可自行好转。神经系统检查无阳性体征。如做腰椎穿刺,显示颅内压力正常和脑脊液检查无红细胞。CT检查颅内无异常。

2.脑挫裂伤的临床表现　脑挫裂伤包括脑挫伤及脑裂伤,前者指脑组织遭受破坏较轻,软脑膜尚完整;后者指软脑膜、血管和脑组织同时有破裂,伴有外伤性蛛网膜下隙出血。两者常同时存在,临床上不易区别,合称为脑挫裂伤。可单发,也可多发,好发于额极、颞极及其基底。

(1)意识障碍:是脑挫裂伤最突出的临床表现。伤后立即出现,其程度和持续时间与脑挫裂伤程度、范围直接相关。多数患者在0.5小时以上,严重者可长期持续昏迷。

(2)局灶症状和体征:受伤时出现与伤灶区功能相应的神经功能障碍或体征,如运动区损伤出现锥体束征、肢体抽搐、偏瘫等;若仅伤及"哑区",可无局灶症状和体征出现。

(3)头痛、恶心、呕吐:与颅内压增高、自主神经功能紊乱或外伤性蛛网膜下隙出血有关。后者还可出现脑膜刺激征,腰穿脑脊液检查有红细胞。

(4)颅内压增高与脑疝:因继发颅内血肿或脑水肿所致,使早期的意识障碍或偏瘫程度加重,或意识障碍好转后又加重,同时有血压升高、心率减慢、瞳孔不等大以及锥体束征等表现。

(5)脑膜刺激征:严重脑挫裂伤合并蛛网膜下隙出血,患者有畏光、颈项强直。

（6）生命体征变化：伤后早期可有血压偏高，脉搏变快，呼吸浅而快。如有颅内压增高时，可产生血压升高，特别是收缩压升高，脉压加大，脉搏浅慢、呼吸深大。体温可中度升高，持续升高者多因下丘脑或脑干损伤所致。

3. 弥漫性轴索损伤的临床表现　伤后即刻发生的长时间的严重意识障碍是弥漫性轴索损伤的典型临床表现。损伤级别愈高，意识障碍愈重，严重者多呈严重失能或植物状态或数小时内即死亡；若累及脑干，患者则出现一侧或双侧瞳孔散大，对光反应消失，或同向凝视等。

4. 原发性脑干损伤的临床表现

（1）意识障碍：伤后立即出现，多较严重，持续时间长。损伤严重者呈深昏迷，所有反射消失，四肢软瘫。较轻者对疼痛刺激可有反应，角膜和吞咽反射尚存在，躁动不安。

（2）瞳孔变化：较常见。表现为双瞳不等、大小多变，或双瞳极度缩小，或双瞳散大。

（3）眼球位置和运动异常：脑干损伤累及动眼、滑车或展神经核，可导致斜视、复视和相应的眼球运动障碍。若眼球协同运动中枢受损，可出现双眼协同运动障碍。

（4）锥体强直：脑干损伤早期锥体束征和去脑表现为软瘫，反射消失，以后出现腱反射亢进和病理发射。严重者可有去脑强直，此为脑干损伤的特征性表现。强直可为阵发性，也可呈持续性，或由阵发转为持续。

（5）生命体征变化：伤后立即出现呼吸功能紊乱是脑干严重损伤的重要征象之一，表现为呼吸节律不整，抽泣样呼吸或呼吸停止。同时，循环功能亦趋于衰竭，血压下降，脉搏细弱。常伴高热。

（6）其他症状：常见的有消化道出血和顽固性呃逆。

5. 颅内血肿的临床表现　颅内血肿是颅脑损伤中最多见、最危险、却又是可逆的继发性病变。其严重性在于引起颅内压增高导致脑疝危及生命，早期发现和及时处理可改善预后。根据血肿的来源和部位可分为：硬脑膜外血肿、硬脑膜下血肿和脑内血肿。根据血肿引起颅内压增高及早期脑疝症状所需时间分为：①急性型：72 小时内出现症状。②亚急性型：3 天至3 周出现症状。③慢性型：3 周以上才出现症状。

（1）硬脑膜外血肿：是指出血积聚于颅骨与硬脑膜之间。与颅骨损伤有密切关系，症状取决于血肿的部位及扩展的速度。

1）意识障碍：可以是原发性脑损伤直接导致，也可由血肿本身导致颅内压增高、脑疝引起，前者较轻，最初的昏迷时间很短，与脑疝引起昏迷之间有一段意识清醒时间。后者常发生于伤后数小时至 1～2 日。经过中间清醒期，再度出现意识障碍，并渐次加重。如果原发性脑损伤较严重或血肿形成较迅速，也可不出现中间清醒期。少数患者可无原发性昏迷，而在血肿形成后出现昏迷。

2）颅内压增高及脑疝表现：出现头痛、恶心呕吐剧烈，烦躁不安、淡漠、嗜睡、定向不准等症状。一般成人幕上血肿大于 20ml，幕下血肿大于 10ml，即可引起颅内压增高症状。幕上血肿者大多先经历小脑幕切迹疝，然后合并枕骨大孔疝，故严重的呼吸循环障碍常发生在意识障碍和瞳孔改变之后。幕下血肿者可直接发生枕骨大孔疝，瞳孔改变、呼吸骤停几乎同时发生。

（2）硬脑膜下血肿：是指出血积聚在硬脑膜下腔，是最常见的颅内血肿。急性硬脑膜下血肿症状类似硬脑膜外血肿，脑实质损伤较重，原发性昏迷时间长，中间清醒期不明显，颅内压增高与脑疝的其他征象多在伤后 1～3 日内进行性加重。由于病情发展急重，一经确诊应尽早手术治疗。慢性硬脑膜下血肿好发于老年人,大多有轻微头部外伤史,有的患者伴有脑萎缩、血管性或出血性疾病。由于致伤外力小,出血缓慢,患者可有慢性颅内压增高表现,如头痛、恶心、呕吐和视神经乳头水肿等;血肿压迫症状,如偏瘫、失语和局限性癫痫等;有时可有智力下降、记忆力减退和精神失常。

(3)脑内血肿:有两种类型:①浅部血肿,出血均来自脑挫裂伤灶,少数与颅骨凹陷性骨折部位相应,好发于额叶和颞叶,常与硬脑膜下和硬膜外血肿并存。②深部血肿,多见于老年人,血肿位于白质深部,脑表面可无明显挫伤。临床表现以进行性意识障碍为主,若血肿累及重要脑功能区,可出现偏瘫、失语、癫痫等局灶症状。

三、实验室及其他检查

一般采用 CT、MRI 检查。

1. 脑震荡无阳性发现。

2. 脑挫裂伤可显示损伤部位、范围、脑水肿的程度及有无脑室受压及中线结构移位。

3. 弥散性轴索损伤可见大脑皮质与髓质交界处、胼胝体、脑干、内囊区域或三脑室周围有多个点状或小片状出血灶。

4. 硬脑膜外血肿 CT 检查可见颅骨内板与脑表面之间有双凸镜形或弓形密度增高影,常伴颅骨骨折和颅内积气。

5. 硬脑膜下血肿 CT 检查示颅骨内板下低密度的新月形、半月形或双凸镜形影;脑内血肿 CT 检查在脑挫裂伤灶附近或脑深部白质内见到圆形或不规则高密度血肿影,周围有低密度水肿区。MRI 能提高小出血灶的检出率。

四、治疗要点

1. 非手术治疗

(1)脑震荡:通常无需特殊治疗。一般卧床休息 1～2 周,可完全恢复。适当给予镇痛、镇静等对症处理,禁用吗啡及哌替啶。

(2)脑挫裂伤

1)一般处理:①静卧、休息,床头抬高,宜取侧卧位。②保持呼吸道通畅。③维持水、电解质、酸碱平衡。④应用抗生素预防感染。⑤对症处理。⑥严密观察病情变化。

2)防治脑水肿:是治疗脑挫裂伤的关键。可采用脱水、激素或过度换气等治疗对抗脑水肿、降低颅内压;吸氧、限制液体入量;冬眠低温疗法降低脑代谢率等。

3)促进脑功能恢复:应用营养神经药物,如 ATP、辅酶 A、细胞色素 C 等,以供应能量,改善细胞代谢,促进脑细胞功能恢复。

2. 手术治疗 常见手术有开颅血肿清除术、去骨瓣减压术、钻孔探查术、脑室引流术、钻孔引流术。

(1)脑挫裂伤:重度脑挫裂伤经非手术治疗无效,颅内压增高明显甚至出现脑疝迹象时,应作脑减压术或局部病灶清除术。

(2)硬脑膜外血肿:一经确诊,立即手术,清除血肿。

(3)硬脑膜下血肿:多采用颅骨钻孔冲洗引流术,术后引流 48～72 小时。

(4)脑内血肿:一般经手术清除血肿。

五、常见护理诊断/问题

1. 意识模糊/昏迷　与脑损伤、颅内压增高有关。
2. 清理呼吸道无效　与脑损伤后意识障碍有关。
3. 疼痛　与颅内压增高和手术损伤有关。
4. 体温调节无效　与脑干损伤有关。
5. 潜在并发症　颅内压增高、脑疝、出血及癫痫发作。

六、护理措施

(一)现场急救

及时而有效的现场急救,在缓解致命性危险因素的同时(如窒息、大出血、休克等)为进一步治疗创造了有利条件,如预防或减少感染机会,提供确切的受伤经过。

1. 维持呼吸道通畅　脑损伤患者常有不同程度的意识障碍,失去正常的咳嗽反射和吞咽功能,呼吸道分泌物不能有效排除,舌根后坠可引起严重呼吸道梗阻。应及时清除口咽部分泌物、呕吐物,将患者侧卧或放置口咽通气道,必要时行气管切开,保持呼吸道畅通。

2. 伤口处理　开放性颅脑损伤应剪短伤口周围头发,伤口局部不冲洗、不用药;外露的脑组织周围可用消毒纱布卷保护,外加干纱布适当包扎,避免局部受压。若伤情许可宜将头部抬高以减少出血。尽早进行全身抗感染治疗及破伤风预防注射。

3. 防治休克　有休克征象者,应查明有无颅外部位损伤,如多发性骨折、内脏破裂等。患者平卧,注意保暖,及时补充血容量。

4. 做好护理记录　准确记录受伤经过、初期检查发现、急救处理经过及生命体征、意识、瞳孔、肢体活动等病情,为进一步处理提供依据。

(二)病情观察

1. 意识状态　意识障碍是脑损伤患者最常见的变化之一。通过意识障碍的程度可判断脑损伤的轻重;意识障碍出现的迟早和有无继续加重,可作为区别原发性和继发性脑损伤的重要依据。

意识分为清醒、模糊、浅昏迷、昏迷和深昏迷五级。

(1)意识清醒:正确回答问题,判断力和定向力正确。

(2)意识模糊:为最轻或最早出现的意识障碍,能简单回答问题,但不确切,判断力和定向力差,呈嗜睡状态。

(3)浅昏迷:意识丧失,对疼痛刺激有反应,角膜、吞咽反射和病理反射尚存在。

(4)昏迷:痛觉反应已甚迟钝、随意运动已完全丧失,可有鼾声、尿潴留等表现,瞳孔对光反射与角膜反射尚存在。

(5)深昏迷:对痛刺激无反应,各种反射消失,呈去大脑强直状态。也可采用 Glasgow 昏迷评分法(表 2—16),通过评定睁眼、语言及运动反应,以三者积分表示意识障碍程度,最高15 分,表示意识清醒,8 分以下为昏迷,最低 3 分表示深昏迷。

表 2-16　Glasgow 昏迷评分法

睁眼反应		语言反应		运动反应	
自主睁眼	4	回答正确	5	遵命运动	6
呼唤睁眼	3	回答错误	4	定痛运动	5
痛时睁眼	2	吐词不清	3	肢体回缩	4
不能睁眼	1	有音无言	2	异常屈曲	3
		不能发音	1	异常伸直	2
				无运动	1

2.生命体征　生命体征紊乱是脑干受损征象。为避免患者躁动影响准确性,应先测呼吸,再测脉搏,最后测血压。颅脑损伤患者以呼吸变化最为敏感和多变,应注意节律、深浅。若伤后血压上升,脉搏缓慢有力,呼吸深慢,提示颅内压升高,应警惕颅内血肿或脑疝发生;伤后,意识障碍和瞳孔变化的同时出现心率减慢和血压升高,提示小脑幕切迹疝;枕骨大孔疝患者可未经明显的意识障碍和瞳孔变化阶段而突然发生呼吸停止。伤后早期,由于组织创伤反应,可出现中等程度发热;若累及间脑或脑干可导致体温调节紊乱,出现体温不升或中枢性高热。开放性脑损伤的早期可因出血性休克有血压、脉搏的变化。

3.神经系统症状　有定位意义。原发性脑损伤引起的局灶性症状,在受伤当时立即出现,且不在继续加重;继发性脑损伤引起的则在伤后逐渐出现。神经系统病征包括多种,其中以眼征和锥体束征最为严重。

(1)瞳孔变化:可因动眼神经、视神经以及脑干部位的损伤引起。观察两侧眼睑大小是否相等,有无上睑下垂,注意对比两侧瞳孔的形状、大小及对光反射。正常瞳孔等大、圆形,在自然光线下直径 3~4mm,直接、间接对光反射灵敏。伤后一侧瞳孔进行性散大,对侧肢体瘫痪伴意识障碍加重,提示脑受压或脑疝;伤侧瞳孔先短暂缩小继之散大,伴对侧肢体运动障碍,提示伤侧颅内血肿;双侧瞳孔散大、对光反射消失、眼球固定伴深昏迷或去大脑强直,多为原发性脑干损伤或临终表现;双侧瞳孔大小形状多变,光反射消失伴眼球分离或异位,多为中脑损伤;有无间接对光反射可以鉴别视神经损伤与动眼神经损伤。观察瞳孔时应注意某些药物、剧痛、惊骇等也会影响瞳孔变化,如吗啡、氯丙嗪可使瞳孔缩小,阿托品、麻黄碱可使瞳孔散大。眼球不能外展且有复视者,为外展神经受损;双眼同向凝视提示额中回损伤;眼球震颤见于小脑或脑干损伤。

(2)锥体束征:伤后立即出现的一侧上下肢运动障碍且相对稳定,多系对侧大脑皮层运动区损伤所致。伤后一段时间才出现一侧肢体运动障碍且进行性加重,多为幕上血肿引起的小脑幕切迹疝使中脑受压、锥体束损伤所致。

4.其他　观察有无脑脊液漏、呕吐及其性质,有无剧烈头痛或烦躁不安等颅内压增高的表现或脑疝先兆。

(三)昏迷护理

中、重型颅脑损伤患者具有不同程度的意识障碍。护理需注意:

1.保持呼吸道通畅　及时清除呼吸道分泌物及其他血污。呕吐时将头转向一侧以免误吸。昏迷患者应抬起下颌或放置口咽通气道,以免舌根后坠阻碍呼吸。短期不能清醒者,宜行气管插管或气管切开,必要时使用呼吸机辅助呼吸。定期血气分析。加强气管插管、气管切开患者的护理。保持室内空气于适宜的温度和湿度,湿化气道,避免呼吸道分泌物黏稠、不易排除。使用抗生素防治呼吸道感染。

2.保持正确体位　抬高床头 15°～30°,以利脑静脉回流,减轻脑水肿。深昏迷患者取侧卧位或侧俯卧位,以利于口腔内分泌物排出。保持头与脊柱在同一直线上,头部过伸或过屈均会影响呼吸道通畅以及颈静脉回流,不利于降低颅内压。氧气吸入,做好气管插管、气管切开准备。

3.营养与补液　创伤后的应激反应可产生严重分解代谢,使血糖增高、乳酸堆积,后者可加重脑水肿。因此,必须及时、有效补充能量和蛋白质以减轻机体损耗。早期可采用肠外营养,待肠蠕动恢复后,逐步过渡至肠内营养支持。当患者肌张力增高或癫痫发作时,应防肠内营养液反流所致呕吐、误吸。定期评估患者营养状况,如体重、氮平衡、血浆蛋白、血糖、电解质等,以便及时调整营养供给量和配方。

4.预防并发症　昏迷患者意识不清、长期卧床可造成多种并发症,应加强观察和护理。

(1)压疮:保持皮肤清洁干燥,定时翻身,尤应注意骶尾部、足跟、耳郭等骨隆突部位,亦不可忽视辅料包裹部位。消瘦者伤后初期及高热者常需每小时翻身,长期昏迷、一般情况较好者可每 3～4 小时翻身一次。

(2)泌尿系统感染:昏迷患者常有排尿功能紊乱,短暂尿潴留后继以尿失禁,长期留置尿管是引起泌尿系统感染的主要原因。必要导尿时,应严格执行无菌操作。留置尿管过程中,加强会阴部护理,并定时放尿以训练膀胱贮尿功能,尿管留置过长者,可考虑行耻骨膀胱造瘘术,以减少泌尿系感染。

(3)肺部感染:加强呼吸道护理,定期翻身拍背,保持呼吸道通畅,防止呕吐物误吸引起窒息和呼吸道感染。

(4)暴露性角膜炎:眼睑闭合不全者,给予眼药膏保护,无需随时观察瞳孔时,可应用纱布遮盖眼睑,甚至行眼睑缝合术。

(5)关节痉挛、肌萎缩:保持肢体于功能位,防止足下垂。每日 2～3 次作四肢关节被动活动及肌肉按摩,防止肢体挛缩和畸形。

(四)躁动的护理

颅内压增高、呼吸道不通畅导致缺氧、尿潴留导致膀胱过度充盈、大便干硬导致排便反射,冷、热、饥饿等不适均可引起躁动。寻找并解除躁动的原因,不盲目使用镇静剂及强制性约束,以免导致颅内压增高。适当地加以保护以防意外。若躁动患者变安静或由原来安静变躁动,常提示病情变化。

(五)高热患者的护理

高热可造成脑组织相对缺氧,加重脑损害,故须采取积极降温措施。常用物理降温法有冰帽,或头、颈、腋、腹股沟等处放置冰袋或冰水毛巾等。如体温过高物理降温无效或引起寒战时,需采用冬眠疗法。常用氯丙嗪、异丙嗪各 25mg 或 50mg 肌内注射或静脉滴注,用药 20 分钟后开始物理降温。降温速度以每小时下降为宜,降至肛温为 32～34℃较为理想。可每 4～6 小时重复用药,一般维持 3～5 天。低温期间应密切观察生命体征并记录,若收缩压低于 13.3kPa(100mmHg),呼吸次数减少或不规则时,应及时通知医生停止冬眠疗法或更换冬眠药物。观察局部皮肤、肢体末端和耳郭处血液循环情况,以免冻伤,并防止肺炎、压疮的发生。停用冬眠疗法时,应先停物理降温,再逐渐停冬眠药物。

(秦维)

第十三节　颅内肿瘤的护理

颅内肿瘤是神经外科中最常见的疾病之一。原发性颅内肿瘤可发生于脑组织、脑膜、脑神经、脑下垂体、血管及胚胎残余组织等。身体其他部位的恶性肿瘤也可转移至颅内形成转移瘤。常见的肿瘤有胶质瘤、脑膜瘤、垂体瘤、听神经瘤、血管瘤、颅咽管瘤等。发病部位以大脑半球最多，其次为鞍区、脑桥小脑角、小脑、脑室及脑干。

据调查，原发性颅内肿瘤的年发病率为 7.8～12.5/100000 人。颅内肿瘤可发生于任何年龄，以 20～50 岁年龄组多见，但是有一个突出的特点是某些肿瘤好发于某一年龄组。胶质瘤的综合年龄高峰是 30～40 岁，还有一年龄高峰是 10～20 岁，后颅窝及中线部位的肿瘤多发，如髓母细胞瘤、室管膜瘤、颅咽管瘤和畸胎瘤等。老年患者胶质细胞瘤及脑转移瘤多见，60 岁以上年龄组内各种肿瘤的发生率明显降低。男女发病机会均等，仅有少数肿瘤发生率男性大于女性。

颅内肿瘤引起的症状有两大类，其一为颅内压增高的症状，另一为局灶性症状，是由于肿瘤压迫或侵犯邻近脑组织所致，常见的有意识障碍、全身性或部分性癫痫发作、进行性运动功能障碍、进行性感觉障碍、各脑神经的功能障碍和小脑症状等。

一、病因与发病机制

颅内肿瘤的发病原因和身体其他部位的肿瘤一样，目前尚不完全清楚。大量研究表明，细胞染色体上存在着癌基因加上各种后天诱因可使其发生。诱发脑肿瘤的可能因素：遗传因素、物理和化学因素以及生物因素等。

二、常见类型及特性

（一）神经胶质瘤

来源于神经上皮，多为恶性，占颅内肿瘤的 40%～50%。其中，多形性胶质母细胞瘤恶性程度最高，病情进展快，对放、化疗均不敏感；髓母细胞瘤也为高度恶性，好发于 2～10 岁儿童，多位于后颅窝中线部位，常占据第四脑室、阻塞导水管而引发脑积水，对放射治疗敏感；少突胶质细胞瘤占胶质瘤的 7%，生长较慢，分界较清，可手术切除，但术后往往复发，需放疗及化疗；室管膜瘤约占 12%，术后需放疗和化疗；星形细胞瘤是胶质瘤中最常见的，占 40%，恶性程度较低，生长缓慢，呈实质性者与周围组织分界不清，常不能彻底切除，术后易复发，囊性者常分界清楚，若切除彻底可望根治。

（二）脑膜瘤

约占颅内肿瘤的 20%，良性居多，生长缓慢，多位于大脑半球矢状窦旁，邻近颅骨有增生或被侵蚀的迹象。彻底切除，可预防复发。

（三）垂体腺瘤

来源于垂体前叶，良性。根据细胞的分泌功能不同可分为催乳素腺瘤（PRL 瘤）、生长激素腺瘤（GH 瘤）、促肾上腺皮质激素腺瘤（ACTH 瘤）及混合性腺瘤。PRL 瘤主要表现为女性闭经、泌乳、不育等；男性性欲减退、阳痿、体重增加、毛发稀少等。GH 瘤在青春期发病者为巨人症，成年后发病表现为肢端肥大症。ACTH 瘤主要表现为皮质醇增多症，如满月脸、

"水牛背"、腹壁及大腿皮肤紫纹、肥胖、高血压及性功能减退等。手术摘除是首选的治疗方法。若瘤体较小可经蝶窦在显微镜下手术;若瘤体较大需开颅手术,术后行放疗。

（四）听神经瘤

发生于第Ⅷ脑神经前庭支,位于脑桥小脑角内,约占颅内肿瘤的10%,良性。可出现患侧神经性耳聋、耳鸣、前庭功能障碍、三叉神经及面神经受累和小脑症状。治疗以手术切除为主;直径小于3cm者可用伽玛刀治疗。

（五）颅咽管瘤

属先天性颅内良性肿瘤,大多为囊性,多位于鞍上区,约占颅内肿瘤的5%,多见于儿童及青少年,男性多于女性。主要表现为视力障碍、视野缺损、尿崩、肥胖和发育迟缓等。以手术切除为主。

（六）转移性肿瘤

多来自肺、乳腺、甲状腺、消化道等部位的恶性肿瘤,大多位于幕上脑组织内,多发,男性多于女性,有时脑部症状出现在先,原发灶反而难以发现。

三、临床表现

（一）颅内压增高

90%以上的患者可出现颅内压增高症状和体征,通常呈慢性、进行性加重过程,若未得到及时治疗,重者可引起脑疝,轻者可引发视神经萎缩,约80%的患者可发生视力减退。主要表现有头痛、呕吐、视神经乳头水肿、脑疝等。

（二）局灶症状与体征

因不同部位的肿瘤对脑组织造成的刺激、压迫和破坏不同而各异,如中央前回肿瘤出现中枢性瘫痪和癫痫发作;额叶前部肿瘤出现精神障碍,位于其后部的肿瘤可有对侧颜面、上下肢的全瘫或轻瘫;顶叶肿瘤主要表现为感觉功能障碍;颞叶肿瘤出现某些幻觉;枕叶肿瘤引起视力障碍。

四、实验室及其他检查

1.头颅X线片 可观察到正常生理性松果体钙化的移位,间接提示有肿瘤的存在;病理性钙化的发现,能直接明确肿瘤的部位。颅骨内板的增生或破坏,硬脑膜中动脉沟变宽,常是脑膜瘤的特征。

2.CT扫描 CT诊断颅内肿瘤主要根据肿瘤病理组织的密度改变和肿瘤对脑室系统的压迫移位来判断。对小脑幕上肿瘤的诊断率可达95%以上。对小脑幕下肿瘤的诊断率较低。

3.磁共振检查(MRI) 能观察到脑深部内的肿瘤,有很高的显示率。

4.头颅超声波检查 可观察中线波的位置,判断小脑幕上有无肿瘤的存在。中线偏移3mm以上时便有意义,显示以颞叶、顶叶肿瘤偏移为显著。

5.脑电波检查 对小脑幕上肿瘤有一定的定侧和定位意义,但无定性意义,而对小脑幕下肿瘤无帮助。

6.放射性核素脑扫描 利用某些放射性核素能浓集颅内肿瘤部位的特点,在颅外扫描绘出病变图像,以达到病灶定位诊断的目的。

7.脑血管造影检查 颈动脉造影主要用于诊断小脑幕上肿瘤。椎动脉造影主要用于诊断颅后窝病变。数字减影脑血管造影根据脑血管的形态、位置改变来进行定位诊断。对血管性及血管丰富的肿瘤可进行定性诊断。

五、诊断要点

颅内肿瘤的诊断首先要详细询问病史，全面和有重点地进行全身和神经系统查体，得出初步印象，然后选择以上一种或几种辅助性检查方法，以明确诊断。

六、治疗要点

1.手术治疗　手术切除肿瘤是本病最基本治疗方法。对于不能全部切除的病例可采用姑息性手术，如脑脊液分流术、颅减压术等，以暂时缓解增高的颅内压。

2.放射治疗　适用于各种胶质瘤、垂体腺瘤、胚细胞瘤、脊索瘤及部分转移瘤的治疗。近年来采用聚焦大剂量放射（放射外科或 γ 刀治疗）对直径不超过 2cm 的肿瘤，可获得基本治愈。

3.化学治疗　对颅内肿瘤有使用价值化疗药物包括亚硝基脲药物、甲基苄肼（PCB）、羟基脲（HU）等。

七、常见护理诊断/问题

1.焦虑/恐惧/预感性悲哀　与脑肿瘤的诊断、担心手术效果有关。

2.清理呼吸道无效　与意识障碍、延髓肿瘤、颅内肿瘤手术有关。

3.有受伤的危险　与神经系统功能障碍导致的视力障碍、肢体感觉运动障碍、语言功能障碍等有关。

4.疼痛　与颅内压增高和手术伤口有关。

5.体液不足/有体液不足的危险　与呕吐、高热、应用脱水剂等有关。

6.有感染的危险　与手术、留置各种引流管有关。

7.潜在并发症　颅内压增高及脑疝、颅内出血、感染、中枢性高热、尿崩症、胃出血、顽固性呃逆、癫痫发作等。

八、护理措施

1.术前护理

(1)心理护理：给予适当心理支持，使患者及家属能面对现实，接受疾病的挑战，减轻挫折感，耐心倾听患者诉说，帮助患者度过悲伤期。根据患者及家属的具体情况提供正确的通俗易懂的指导，告知疾病类型、可能采用的治疗计划及如何配合，帮助家属学会对患者的特殊照料方法和技巧。

(2)加强生活护理，防止意外发生。

1)因意识障碍或后组脑神经受损致吞咽困难者，应防止进食时误入气管导致肺部感染或不慎咬伤舌头。

2)肢体无力或偏瘫者需加强生活照料，面瘫患者进食时食物易残留于麻痹侧口颊部，需特别注意该侧颊部黏膜的清洁；肢体瘫痪者应防止坠床或跌碰伤。

3)语言、视力、听力障碍的患者，也需加强生活护理。

（3）对症治疗、提高手术耐受力：因颅内高压而频繁呕吐者，除应注意补充营养外，还需纠正水、电解质失调；降颅压处理。

（4）术前常规准备：术前1日剃去头发，术日晨再次剃头，将头洗净，用乙醇或苯扎溴铵消毒头皮后，以无菌巾包扎。经口鼻蝶窦入路手术的患者，需剃胡须、剪鼻毛，并加强口腔及鼻腔护理。术前保持大便通畅，以避免术后便秘，严重颅内压增高者禁忌肥皂水灌肠。

2.术后护理

（1）体位：全麻未清醒的患者，取侧卧位，以利于呼吸道护理。意识清醒、血压平稳后，宜抬高床头15°～30°，以利颅内静脉回流。幕上开颅术后，应卧向健侧，避免切口受压。幕下开颅术后早期宜无枕侧卧或侧俯卧位；后颅脑神经受损、吞咽功能障碍者只能取侧卧位，以免口咽部分泌物误入气管。体积较大的肿瘤切除后，因颅腔留有较大空隙，24小时内手术区应保持高位，以免突然翻动时发生脑和脑干移位，引起大脑上静脉撕裂、硬脑膜下出血或脑干功能衰竭。搬动患者或为患者翻身时，应有人扶持头部使头颈部成一直线，防止头颈部过度扭曲或震动。脊髓手术后，不论仰卧或侧卧都必须使头部和脊柱的轴线保持一致，翻身时须防止脊柱屈曲或扭转。婴幼儿脑脊膜膨出修补术后，切口应保持高位或取俯卧位，以减轻局部张力并避免被大小便污染。

（2）营养和补液：一般颅脑手术后1日可进流质饮食，第2、3日给半流饮食，以后逐渐过渡到普通饮食。较大的脑手术或全身麻醉术后患者有恶心、呕吐或消化道功能紊乱时，术后可禁食1～2日，给予静脉补液，待病情平稳后再逐步恢复饮食。颅后窝手术或听神经瘤手术后，因舌咽、迷走神经功能障碍而发生吞咽困难、饮水呛咳者，术后应严格禁食、禁饮，采用鼻饲供给营养，待吞咽功能恢复后逐渐练习进食。术后长期昏迷的患者，主要经鼻饲提供营养，不足者可经肠外途径补充。鼻饲后勿立即搬动患者以免引发呕吐和误吸。

脑手术后均有脑水肿反应，故应适当控制输液量，成人每日以1500～2000ml为宜，其中含盐溶液500ml。此外，由于脑水肿期需使用强力脱水剂，尿量增加，因此，要注意维持水、电解质的平衡。若有额外丢失，如气管切开、脑室引流、呕吐、高热、大汗等更应酌情补足。定期监测电解质、血气分析，准确记录24小时出入液量。

（3）呼吸道护理：及时清除呼吸道分泌物并保持通畅。注意患者是否有呼吸困难、烦躁不安等呼吸道梗阻的情况，定时协助患者翻身、拍背，必要时给予雾化吸入。呕吐时头转向一侧以免误吸，防止肺部感染。

（4）止痛及镇静：脑手术后患者若诉头痛，应了解和分析头痛的原因、性质和程度，然后对症处理。切口疼痛多发生于术后24小时内，给予一般止痛剂可奏效。颅内压增高所引起的头痛，多发生在术后2～4日脑水肿高峰期，常为搏动性头痛，严重时伴有呕吐，需依赖脱水、激素治疗降低颅内压，头痛方能缓解；脱水剂和激素的使用应注意在24小时内合理分配。若系术后血性脑脊液刺激脑膜引起的头痛，需于术后早期行腰椎穿刺引流血性脑脊液，这不仅可以减轻脑膜刺激症状，还可降低颅内压，至脑脊液逐渐转清，头痛自然消失。应注意脑手术后不论何种原因引起的头痛均不可轻易使用吗啡和哌替啶，因此类药物有抑制呼吸的作用，不仅影响气体交换，还有使瞳孔缩小的副作用，影响临床观察。

为防止颅内压增高及颅内再出血，必须保持术后患者安静，若发现患者躁动不安，在排除颅内压增高或膀胱充盈的因素后，可遵医嘱使用镇静剂，如氯丙嗪、异丙嗪、地西泮或10%水合氯醛等。

(5)病情观察及护理:常规观察生命体征、意识状态、瞳孔、肢体活动状况等。颅前窝手术后常有额眶部水肿,可给予冷敷以减轻不适。注意观察切口敷料及引流情况,加强敷料更换和保持清洁干燥,避免切口感染。分流术后早期应注意观察囟门张力的大小,以估计分流管的流量是否适度,同时警惕有无分流管阻塞和感染等并发症。观察有无脑脊液漏,一旦发现有脑脊液漏,应及时通知医师妥善处理。患者取半卧位、抬高头部以减少漏液;为防止颅内感染,头部包扎使用无菌绷带,枕上垫无菌治疗巾并经常更换,定时观察有无浸湿,并在敷料上标记浸湿范围,估计渗出程度。注意有无颅内压增高症状,保持大便通畅,避免引起颅内压增高的活动。定期观察皮肤状况,预防压疮。

(6)术后并发症的护理

1)出血:颅内出血是脑手术后最危险的并发症,多发生在术后 24～48 小时内。患者住往有意识改变,表现为意识清楚后又逐渐嗜睡、反应迟钝甚至昏迷。大脑半球手术后出血常有幕上血肿表现,或出现颞叶钩回疝征象;颅后窝手术后出血具有幕下血肿特点,常有呼吸抑制甚至枕骨大孔疝表现;脑室内术后出血可有高热、抽搐、昏迷及生命体征紊乱。术后出血的主要原因是术中止血不彻底或电凝止血痂脱落。其他,如患者呼吸道不畅、二氧化碳蓄积、躁动不安、用力挣扎等引起颅内压骤然增高,也可造成再次出血。故术后应严密观察,避免增高颅内压的因素;一旦发现患者有颅内出血征象,应及时报告医师,并做好再次手术止血的准备。

2)感染:脑手术后常见的感染有切口感染、脑膜炎及肺部感染。①切口感染:除因术中无菌操作不严外,也与术前营养不良、免疫防御能力下降和皮肤准备不合要求有关,多发生于术后 3～5 日,患者感切口疼痛缓解后再次疼痛,局部有明显的红肿、压痛及皮下积液表现,头皮所属淋巴结肿大压痛。严重的切口感染可影响骨膜,甚至发生颅骨骨髓炎。②脑膜炎:常继发于开放性颅脑损伤后,或因切口感染伴脑脊液外漏而导致颅内感染,表现为术后 3～4 日外科热消退之后再次出现高热,或术后体温持续升高,伴头痛、呕吐、意识障碍,甚至出现谵妄和抽搐,脑膜刺激征阳性。腰椎穿刺见脑脊液混浊、脓性、细胞数增加。③肺部感染:多发生于术后 1 周左右、全身情况差的患者,若未能及时控制,可因高热及呼吸功能障碍导致或加重脑水肿,甚至发生脑疝。

预防脑手术后感染的主要方法:常规使用抗生素,严格无菌操作,加强营养及基础护理。

3)中枢性高热:下丘脑、脑干及上颈髓病变和损害可使体温中枢调节功能紊乱,临床以高热多见,偶有体温过低者。中枢性高热多出现于术后 12～48 小时内,体温达 40℃以上,常同时伴有意识障碍、瞳孔缩小、脉搏快速、呼吸急促等自主神经功能紊乱症状,一般物理降温效果差,需及时采用冬眠低温治疗。

4)尿崩症:主要发生于鞍上手术后,如垂体腺瘤、颅咽管瘤等手术累及下丘脑影响血管升压素分泌所致。患者出现多尿、多饮、口渴,每日尿量大于 4000ml,尿比重低于 1.005。在给予垂体后叶素治疗时,应准确记录出入液量,根据尿量的增减和血清电解质含量调节用药剂量。尿量增多期间,须注意补钾,每 1000ml 尿量补充 1g 氯化钾。

5)胃出血:丘脑下部及脑干受损后可引起应激性胃黏膜糜烂、溃疡、出血。患者呕吐大量血性或咖啡色胃内容物,并伴有呃逆、腹胀及黑粪等症状,出血量多时可发生休克。可给予雷尼替丁等药物预防,一旦发现胃出血,应立即放置胃管,抽净胃内容物后用小量冰水洗胃、经胃管或全身应用止血药物,必要时输血。

6)顽固性呃逆:常发生在三、四脑室或脑干手术后患者。膈肌痉挛导致的呃逆影响患者呼吸、饮食和睡眠,严重时可引起胃出血。对呃逆患者,应先检查上腹部,若有胃胀气或胃潴留,应安置胃管抽空胃内容物;其次,可通过压迫眼球或眶上神经、捏鼻、刺激患者咳嗽等强烈刺激,以遏制呃逆。若效果不佳,可遵医嘱使用复方冬眠灵 50mg 或哌甲酯(利他林)10～20mg 肌内注射或静脉注射。

7)癫痫发作:多发生在术后 2～4 日脑水肿高峰期,系因术后脑组织缺氧及皮层运动区受激惹所致。当脑水肿消退、脑循环改善后,癫痫常可自愈。对拟作皮层运动区及其附近手术的患者,术前常规给予抗癫痫药物以预防。癫痫发作时,应及时给予抗癫痫药物控制,患者卧床休息,保证睡眠,避免情绪激动;吸氧,注意保护患者,避免意外受伤;观察发作时表现并详细记录。

(7)创腔引流:护理中应注意:①位置:术后早期,创腔引流瓶(袋)放置于头旁枕上或枕边,高度与头部创腔保持一致,以保证创腔内一定的液体压力,避免脑组织移位。尤其是位于顶后枕部的创腔,术后 48 小时内,不可随意放低引流瓶(袋),否则可因创腔内液体被引出致脑组织迅速移位,有可能撕破大脑上静脉,引起颅内血肿。另外,创腔内暂时积聚的液体可以稀释渗血,防止渗血形成血肿。创腔内压力升高时,血性液仍可自行流出。②速度:手术 48 小时后,可将引流瓶(袋)略放低,以期较快引流出创腔内的液体,使脑组织膨出,以减少局部残腔,避免局部积液造成颅内压增高。③引流量:若术后早期引流量多,应适当抬高引流瓶(袋)。引流管放置 3～4 日,一经血性脑脊液转清,即拔除引流管,以免形成脑脊液漏。

九、健康指导

1.指导患者及家属术后早期配合康复治疗和锻炼,提高自理能力。

2.颅内肿瘤手术后患者出现癫痫,或为了预防而服用抗癫痫药物时,指导患者遵医嘱坚持长期服用,并定期进行血白细胞和肝功能检查。有癫痫发作史的患者,户外活动时须有人陪护,以防发生意外。

3.观察有无肿瘤复发及放疗后出现放射性脑坏死的情况,如出现颅内压增高和神经定位症状,应及时到医院检查。

(秦维)

第十四节　颅内动脉瘤的护理

颅内动脉瘤是由于局部血管壁异常产生的囊性膨出,其发病在脑血管意外中居第三位,仅次于血栓形成和高血压脑病。主要见于中老年人。颅内动脉瘤的 80% 发生在大脑动脉环(Willis 环)的前部及其临近的主动脉干上。

一、病因与发病机制

1.先天性动脉瘤　最为常见,占 80%～90%,常发生在颅内各动脉的分叉部,主要由于动脉管壁中层缺少弹力纤维,平滑肌较少及血流动力学方面可使动脉瘤形成。

2.动脉硬化性动脉瘤　占 10%～18%,常发生于 40～60 岁年龄段,主要由于动脉壁有粥样硬化,破坏动脉壁的内弹力层和中层,动脉瘤多呈梭形扩张。

3.感染性动脉瘤　占 0.5%～2.0%,由于细菌栓子经血液播散停留在脑动脉终末分支或动脉分叉部,动脉周围炎性病灶如颅骨感染、脑脓肿、脑膜炎等侵蚀动脉壁形成感染性动脉瘤。

4.外伤性动脉瘤　占0.5%,是颅脑损伤、手术创伤直接伤及动脉管壁形成假性或真性动脉瘤。

二、临床表现

在动脉瘤未破裂之前,绝大多数患者无临床症状,个别可因体积较大,压迫相邻神经与脑组织产生相应的症状和体征。动脉瘤破裂则引起蛛网膜下隙出血或脑内血肿。

1.蛛网膜下隙出血　颅内动脉瘤最常见的症状是单纯性蛛网膜下隙出血,主要是动脉瘤壁薄,而发生血液渗出,血流入蛛网膜下隙。表现为突然剧烈头痛,头痛部位可局限在前额、枕部或遍及全头,伴有恶心呕吐,烦躁不安,面色苍白,颈项强直,全身出虚汗,有短暂不同程度的意识障碍。一般无肢体瘫痪,感觉障碍和失语等局灶体征。由于动脉瘤部位不同,可发生硬脑膜下血肿、脑内血肿、脑室内血肿。临床还可出现颅内压增高,严重者发生脑疝。动脉囊壁破裂可造成大出血,患者深昏迷,瞳孔散大,呼吸骤停,在几分钟或几小时内死亡。颅内动脉瘤的再出血占15%,而再出血的死亡率为40%~60%。颅内动脉瘤再出血时间为7~10天最多。

2.局部症状

(1)动眼神经麻痹:在颈内动脉—后交通支动脉瘤中有30%~53%患者可出现病侧动眼神经麻痹。其表现为病侧眼睑下垂,瞳孔扩大,光反应消失,眼球固定。

(2)偏头痛:常见于颈内动脉瘤,表现为病侧眼眶或前额部的搏动性疼痛,压迫同侧颈总动脉时,头痛可暂缓解。

(3)单侧眼球突出:多见于病变侧海绵窦内动脉瘤,大型动脉瘤可压迫海绵窦而引起眼静脉回流障碍,眼球结膜充血水肿,常伴有Ⅲ、Ⅳ、Ⅵ脑神经不完全麻痹。小型动脉瘤破裂可形成海绵窦内动静脉瘘,出现搏动性突眼,伴有血管杂音,球结膜水肿,眼底静脉增粗和搏动。

(4)视野缺损:多发生于大脑前交通动脉瘤,可压迫视神经或视交叉,表现病侧不同视野缺损,如单侧颞侧偏盲,单侧鼻侧偏盲,不典型双颞偏盲等。

(5)其他症状:椎动脉、小脑后下动脉、脊髓前后动脉瘤可引起小脑体征及后组脑神经损害,上颈髓压迫症状。

3.脑血管痉挛所致脑缺血　颅内动脉瘤破裂引起的蛛网膜下隙出血可引起脑血管痉挛。严重脑血管痉挛可造成脑缺血,如脑梗死。其发生率占21%~62%,其中34%~46%的患者出现神经系统病理体征。脑血管痉挛使脑组织缺血性梗死而发生脑水肿,颅内压增高,出现不同程度的神经功能障碍,表现为偏瘫、感觉减退、失语、二便失禁、昏迷等症状。

三、实验室及其他检查

1.CT扫描　CT扫描显示颅内动脉瘤较低,仅为10%~30%。

2.脑血管造影　能显示动脉瘤的部位、大小、形态、数目,囊内有无血栓,动脉痉挛程度,侧支动脉供应情况。

3.腰穿　怀疑蛛网膜下隙出血时,可行腰穿检查,脑脊液多呈粉红色或血色。

4.MRI成像扫描　MRI检查可显示颅内各部位的动脉瘤与周围重要结构关系,可明确动脉瘤大小,瘤周脑组织情况和动脉瘤内血栓。

四、诊断要点

脑血管造影是确诊颅内动脉瘤必须的检查方法,同时对判明动脉瘤的准确位置、形态、内径、数目、血管痉挛十分重要。以出血为首发征象时,临床怀疑动脉瘤而行血管成像(DSA、CTA、MRA)可证实动脉瘤的存在。

五、治疗要点

目前颅内动脉瘤分非手术治疗、手术治疗和血管内栓塞治疗,手术治疗中以开颅夹闭动脉瘤蒂是最理想的方法。

非手术治疗包括:

1.绝对卧床休息 4 周以上,保持患者安静。

2.适当降低血压,降低脑灌注压,减轻脑血流对动脉壁冲击。

3.应用抗纤维蛋白溶解酶药物。

4.应用脱水药物抗脑水肿,降低颅内压。

5.缓解脑血管痉挛。

六、常见护理诊断/问题

1.焦虑/恐惧　与颅内动脉瘤的诊断、担心手术效果有关。

2.疼痛　与颅内动脉瘤破裂引起蛛网膜下隙出血和手术伤口有关。

3.有受伤的危险　与颅内动脉瘤导致的视力障碍、肢体感觉运动障碍、语言功能障碍等有关。

4.体液不足/有体液不足的危险　与呕吐、应用脱水剂等有关。

5.有感染的危险　与手术、留置各种引流管有关。

6.潜在并发症　颅内压增高及脑疝、颅内出血、感染、中枢性高热、癫痫发作等。

七、护理措施

(一)一般护理

1.急性期绝对卧床休息,避免一切可引起血压或颅压增高的因素,如用力排便、咳嗽、喷嚏、情绪激动、便秘等,尽量少搬动患者,避免震动其头部,保持病室安静,减少探视。避免声光刺激,可适当使用镇静剂,以保证休息质量,以利脑血管修复。

2.患者常因剧烈头痛而焦躁不安,应鼓励患者保持情绪稳定,创造安静休息的环境,避免一切精神干扰,可适当使用镇痛剂,为明确诊断需行腰穿和脑血管造影检查,患者常因惧怕而失眠,担心操作是否顺利,应向患者耐心解释,放下思想包袱,积极配合检查。

3.提倡低渣饮食,有助于减少大便次数和大便量,但应富含营养,多食蔬菜和水果,避免辛辣食物,戒烟酒。

4.定时监测血压、血氧饱和度、中心静脉压,准确记录每天的出入液体量。

(二)用药护理

1.应用止血剂的护理　急性期大量使用止血剂,以阻止纤维蛋白溶酶形成,抑制纤维蛋白的溶解,防止再出血。静脉给药过快时可有低血压、心动过缓,故输液速度不宜过快。用药过程中,注意观察有无胃肠道反应、早搏、皮疹及结膜充血等。

2.应用钙离子拮抗剂的护理　为了防止出血后的继发性脑血管痉挛引起的缺血性神经损伤,蛛网膜下隙出血后早期应用钙离子拮抗剂,如尼莫地平,该药能优先作用于脑部小血管,改善脑供血,但在治疗过程中可出现头晕、头痛、胃肠不适、皮肤发红、多汗、心动过缓等,少数患者可出现失眠、不安、激动、易激惹等中枢神经系统过敏反应,应注意密切观察。并告知停药后症状很快消失,静脉给药时,应配现用,并注意控制好输液速度,防止发生低血压。

3.应用脱水剂的护理　通常采用单独或联合应用脱水剂的方法。常用药物有20%甘露醇、呋塞米、50%葡萄糖、甘油果糖。使用20%甘露醇静脉滴注时,速度宜快,输液肢体不要乱动,以免针头脱出使液体外漏,造成组织坏死。用药期间,严密观察尿量、皮肤黏膜改变,定期检测电解质变化。

(三)主要并发症的防治及护理

动脉瘤破裂后2周内是患者死亡和病残的高峰期,主要是颅内血肿、血管痉挛和再出血。因此做好并发症的防治工作对挽救患者生命及提高生存质量有重要意义。

1.再出血的防治及护理　重点是卧床休息、严密监护、镇静、镇痛、使用轻缓泻剂,保持大便通畅,应用抗纤维蛋白溶解剂等,早期手术能使再出血降到最低程度,护理中尤应保持病室安静,光线柔和,空气新鲜,限制探视,向患者及家属反复讲解再出血的诱因、危害及预防方法,如剧烈咳嗽、用力排便、情绪激动、搬运、没有绝对卧床休息、术前麻醉等,注意观察患者有无突发的头痛、呕吐、意识障碍、脑膜刺激征等再出血征象。

2.脑血管痉挛的防治及护理　目前,对脑血管痉挛尚无特效疗法,临床中最常用的治疗方法是高血压、高血容量和血液稀释的3H疗法,但3H疗法对重度脑血管痉挛的患者常无效,3H疗法即高血压－高血容量－血液稀释,其目的在于提高灌注压,增加心排血量和增加血管内容量,并降低血黏度,以使血管痉挛引起的脑缺血减至最低程度。3H治疗时间至少维持48～72小时,或在经颅多普勒和临床监测下,当血管痉挛消失后才逐渐停止。采用3H动力学疗法可并发心肌梗死、心律失常、再出血、电解质紊乱、动脉瘤破裂等,在使用过程中需严密观察生命体征的变化。蛛网膜下隙出血早期应用钙离子拮抗剂,如尼莫地平会避免钙导致脑血管平滑肌收缩,减轻蛛网膜下隙出血后缺血性神经功能缺失。脑脊液置换也是近年来临床防治脑血管痉挛常用的方法之一,即放出血性脑脊液后,减少蛛网膜下隙的积血,可减少氧合血红蛋白对脑动脉的刺激,因此也能较好地防治血管痉挛。对其他方法治疗不能取得满意疗效的患者,应用血管内治疗可取得较好疗效。常用药物有罂粟碱,一般以300mg罂粟碱溶于100ml生理盐水中,持续灌注30～60分钟,滴注速度应根据颅内压、脑灌注压、血压和心率的变化加以调整,同时应注意随着发病时间的延迟和病情加重,血管的顺应性和对罂粟碱的敏感性降低,因此,越早应用越好。

(四)术前护理

对神志清醒者讲解手术的必要性及手术中需要患者配合的事项,消除其恐惧心理,对有意识障碍者,术前做好家属的心理护理,使他们了解手术的目的和意义,了解术前准备的内容,以达到配合好手术的目的。

(五)术后护理

1.一般护理　抬高床头15°～30°,以利静脉回流、减轻脑水肿、降低颅内压;术后绝对卧床 2 天,限制体力活动 3～4 周,以防弹簧栓子移位;给予下肢按摩,以防止下肢深静脉血栓形成;保持呼吸道通畅,头偏向一侧,吸尽分泌物,定时翻身、拍背,以利痰液排出;给予高蛋白、高热量、高维生素、易消化饮食,保持大便通畅;做好口腔皮肤护理,按时翻身拍背,按摩受压部位,促进血液循环,防治压疮;留置导尿管者应保持其通畅,按时进行膀胱冲洗和尿道口消毒,防止并发症发生。

2.病情观察　观察生命体征,尽量使血压维持在一个稳定水平;避免一切可以引起颅内压增高的因素,如情绪激动、精神紧张、剧烈运动、用力排便或咳嗽等;注意观察患者瞳孔的大小、对光反射情况,动态观察意识的变化,并做好记录。

3.穿刺点的护理　股动脉穿刺术后沙袋压迫穿刺点 6 小时,制动。并伸髋静卧 2 天,定时协助患者翻身,更换卧位,在不影响患者治疗的前提下尽量保持患者的舒适。观察穿刺点局部有无渗血、瘀斑、血肿,肢体皮肤温度、颜色、感觉、足背动脉搏动及腹部情况。颈动脉穿刺术后,沙袋压迫穿刺点 8～10 小时后加压包扎,并去枕平卧 2 天。如出现异常立即报告医生,及时预防术后并发症的发生。

4.癫痫的护理　减少刺激,防止癫痫发作,安装好床挡,备好抢救用药,防止意外发生,尽量将癫痫发作时的损伤减少到最小。

5.介入栓塞治疗并发症的预防及护理　术后予尼莫通 2 周,以防止 TIA 的发生,并注意观察血压的变化;注意观察肢体活动、感觉情况及神经功能缺失症状,以便发现弹簧栓子位置不当,如有异常立即联系医生,以便及时处理。

(六)健康指导

1.保持情绪稳定,生活要有规律。

2.避免剧烈运动及咳嗽,保持大小便通畅,防止血压变化。

3.定期接受随访,若有病情变化,立即到医院检查治疗。

(秦维)

第十五节　颅内动静脉畸形的护理

颅内动静脉畸形(arteriovenous malformation,AVM)是先天性脑血管发育异常,发病年龄多在 20～40 岁,男性多于女性。动静脉畸形是由一团动脉、静脉及动脉化的静脉样血管组成,动脉直接与静脉交通,期间无毛细血管网,畸形周围的脑组织因缺血而萎缩。有时在大脑表面即可看到粗大蜿蜒的血管团、呈楔形,其尖端伸向脑白质深部。

一、临床表现

1.出血　是最常见的首发症状。畸形血管破裂可导致脑内、脑室内或蛛网膜下隙出血,出现意识障碍,头痛、呕吐等症状,但小的出血临床症状不明显。出血多发生在脑内,1/3 引起蛛网膜下隙出血。

2.癫痫　是较常见的首发症状。可在颅内出血时发生,也可单独发生。脑 AVM 诱发癫痫的原因:

(1)AVM 盗血,引起局部脑组织缺血缺氧。

(2)由于出血或含铁血黄素沉着,导致 AVM 周围的神经胶质增生,形成癫痫灶。

(3)AVM 的点燃作用,特别是额、颞部 AVM,可见远隔部位的癫痫病灶。

3.头痛　一半 AVM 患者有头痛史。头痛可呈单侧局部性,也可全头痛,间断性或迁移性。头痛可能与供血动脉、引流静脉以及窦的扩张有关,有时与 AVM 小量出血、脑积水和颅内压增高有关。

4.神经功能缺失　脑 AVM 可产生一过性或进行性神经功能缺失,约见于 40% 的病例,其中 10% 左右为 AVM 首发症状。7%～12% 的患者有进行性偏瘫,其他症状可表现为偏盲、肢体麻木、视野以及语言功能障碍。

脑 AVM 引起神经功能障碍的原因:

(1)脑出血引起的脑缺血发作,常见于较大的 AVM 病例中,多在患者活动(如跑步、驾车等)时发作。开始时神经功能障碍很短暂,但随发作次数增多,发作时间延长,瘫痪程度越严重。

(2)脑水肿、脑萎缩,继发于脑灌注不足或盗血的缺氧神经元死亡所致的神经功能障碍,见于较大的 AVM,特别是当病变有血栓时。

(3)出血引起的脑损害或压迫,当血肿逐渐吸收,肢体瘫痪可逐步减轻甚至完全恢复正常。

5.其他　可出现颅内杂音、智力减退、眼球突出、视盘水肿、心血管系统损害及脑积水。儿童大脑大静脉畸形,也称大脑大静脉动脉瘤,可以导致心力衰竭和脑积水。

二、实验室及其他检查

1.头部 CT　经加强扫描 AVM 表现为混杂密度区,大脑半球中线结构无移位。在急性出血期,CT 可以确定出血的部位及程度。

2.头部 MRI　因病变内高速血流表现为流空现象,另外,MRI 能显示良好的病变与脑解剖关系,为切除 AVM 选择手术入路提供依据。

3.脑血管造影　全脑血管造影并连续拍片,可了解畸形血管团大小、范围、供血动脉、引流静脉以及血流速度。有时还可见由对侧颈内动脉或椎基底动脉系统的盗血现象。

4.脑电图　患侧大脑半球病变区及其周围可出现慢波或棘波。

三、诊断要点

AVM 的诊断有赖于脑血管造影,头部 MRI 和 CT 扫描也有帮助,且还应结合临床症状及其他检查手段来全面考虑。

四、治疗要点

1.手术切除　为治疗颅内 AVM 的最根本方法,不仅能杜绝病变再出血,还能阻止畸形、血管盗血现象,从而改善脑血流。应用显微手术技术,手术切除效果满意。对 AVM 出血形成血肿的急诊患者,有条件者应在术前完成脑血管造影,以明确畸形血管情况。患者已发生脑疝,无条件行脑血管造影,可紧急开颅手术,先清除血肿、降低颅压、抢救生命,待二期手术再切除畸形血管。未行血管造影切除畸形血管是危险的。对位于脑深部重要功能区如脑干、间脑等部位 AVM,不适宜手术切除。

2.介入神经放射治疗　术前 1～2 周应用 IBCA 胶、球囊栓塞巨大动静脉畸形令其体积缩小,为手术切除提供条件,也可治愈某些小型的 AVM。

五、常见护理诊断/问题

1. 焦虑　与对介入方法缺乏认识有关。

2. 潜在并发症　颅内压增高与血管扩张、渗血、脑肿胀有关;颅内出血,与牵拉、撑破 CAVN 有关;癫痫,与原发病灶及栓塞刺激有关。

3. 生活自理能力下降　与头痛、癫痫、偏瘫有关。

4. 局部神经功能障碍　部分患者可因大脑半球长期供血不足致进行性偏瘫,因引流静脉 异常造成颅内压增高、眼球突出等症状。

六、护理措施

1. 术前护理

(1)按介入术前护理常规。

(2)心理护理:CAVM 发病高峰在 20～40 岁,患者比较年轻,要求治疗心情迫切,而介入 治疗是一项新技术,患者对其手术过程及效果不了解,易产生紧张心理,因此,应耐心向患者 讲解手术全过程,并说明手术的配合要点及注意事项,请术后好转的患者亲身讲解,让患者之 间相互交流,消除患者紧张恐惧的心理,使之配合治疗。

(3)严密观察病情变化:观察有无 CAVM 破裂出血症状、癫痫发作的先兆,指导患者卧床 休息,避免情绪激动,保持排便通畅,以防血压骤然升高导致畸形血管破裂出血,排除一切干 扰手术进行和术后康复的有害因素。

(4)观察并记录患者血压、视力、肢体活动及足背动脉搏动情况,以便与术后对照。

(5)术前 30 分钟留置导尿管,避免术中膀胱充盈影响手术操作。

2. 术后护理

(1)按介入手术后护理常规。

(2)控制血压

1)遵医嘱继续给予硝普钠控制血压 24～72 小时,使血压下降至原水平的 2/3,直到脑血 管适应了新的血流动力学变化。

2)硝普钠应现用现配,使用时间不得超过 6 小时,整套输液装置应避光使用,以免药液遇 光分解失效。可根据患者需要,使用静脉微量泵调节硝普钠用量。

3)给予低流量氧气吸入,行心电监护,设置上下报警线,调节药液剂量时,每 5～10 分钟 自动测血压 1 次,在调节过程中要遵循由小量逐渐加大剂量的原则,避免血压波动。

(3)严密观察患者的意识、瞳孔、血压、呼吸及肢体活动情况并与术前相比较,注意患者有 无头晕、头痛、呕吐、失语、肌力下降、癫痫发作等局灶性神经症状出现。

(4)有癫痫病史的患者护理:注意患者安全,有专人护理,按医嘱用抗癫痫药,注意观察癫 痫发作先兆,一旦发作及时控制。

(5)有偏瘫者做好皮肤护理,按时翻身拍背,预防压疮及呼吸道感染等并发症。

(6)保持排便通畅:便秘者应多食用含纤维多的食物和蔬菜,多吃水果,必要时服用缓泻 药,避免用力排便而引起栓子脱落。

(7)记录患者 24 小时出入液量。

(秦维)

第十六节　高血压脑出血的护理

高血压脑出血又称出血性脑卒中或脑出血,是指由于原发性高血压病引起的脑实质内出血。多见于 50 岁以上、有长期原发性高血压病史及动脉粥样硬化症的中老年人,因脑内长期硬化的细小动脉变性或破裂而导致脑实质内的自发性出血,其中 80% 发生于大脑半球,仅 20% 发生于小脑和脑干。

高血压脑出血是脑血管疾病中病死率和致残率都很高的一种疾病,虽近百年来国内外已有众多专家研究,但其病死率仍在 50% 以上,约 3/4 的存活患者普遍有不同程度的残疾。

一、临床表现

高血压脑出血患者的临床表现,依出血部位、出血量及出血发展速度而异。一般情况下,高血压脑出血发病迅速,常无先兆,发病时患者血压多超过 25/14kPa。表现为突然剧烈性头痛、头晕、呕吐。脑干和小脑少量出血者,眩晕为主要症状。因出血量和出血部位的不同,可表现出各种不同的神经系统功能丧失症状,如语言含糊不清、侧肢体无力、半身麻木、优势半球侧出血则有语言障碍。出血量少者,患者意识可保持清醒,严重者可能很快出现意识障碍、偏瘫、偏身感觉障、失语以及大小便失禁,有的还出现癫痫发作。患者呼吸深而有鼾声,脉搏缓慢而有力。血肿破入脑室时常有脑膜刺激征和体温明显升高。如出血量大而迅速,可在短时间内发生脑疝而死。

二、实验室及其他检查

1.头颅 CT　是目前诊断高血压脑出血最安全、可靠的检查手段。可为脑出血定性、定位及定量诊断提供可靠依据,且可直观反映血肿的形态、扩展方向、破入脑室的程度及其导致脑水肿、脑结构移位的情况。高血压脑出血,CT 表现为高密度影区。

2.头颅 MRI　有助于脑出血发病期的鉴别。

3.腰椎穿刺　对确诊脑出血有一定的参考价值,但对颅内压很高的患者,有加重病情的危险,应慎重。脑出血后血液从实质进入脑室系统或蛛网膜下隙,80% 的患者在发病 6 小时脑脊液呈血性。

4.脑血管造影(DSA、CTA、MRA)　可显示动脉分支的狭窄、闭塞、扩张、侧支血管的形成和逆流灌注的现象;尚可发现引起脑出血的原因(如动脉瘤、动静脉畸形)。当疑有其他原因所致的脑出血或无 CT 设备时,脑血管造影术的检查是必不可少的。

三、诊断要点

根据高血压病史及临床特点,一般不难作出临床诊断。脑 CT、磁共振扫描对诊断最有帮助,可以早期确诊,且能够精确了解出血的部位、出血量、波及范围、有无脑室穿破以及血肿周围脑组织情况。

四、治疗要点

1.手术治疗　目的在于消除血肿、降低颅内压,解除脑疝的发生和发展,改善脑循环,促进受压脑组织的及早恢复。

(1)适应证：①出血部位：浅部位出血如皮质下、壳核及小脑出血者，应优先考虑手术疗法。②出血量：通常大脑半球出血量多于 30ml、小脑出血量多于 10ml 即可考虑手术治疗。③意识障碍程度：发病后轻微意识障碍、以后缓慢加深者，以及发病后中度意识障碍者，应积极进行手术治疗。④血压：发病后血压＞26.6/16kPa，眼底出血，病前心、肺、肾有严重疾病者，多不宜手术。

(2)手术方法：开颅血肿清除术、小骨窗血肿清除术、颅骨钻孔血肿穿刺引流术、脑室内血肿清除术。手术时机：目前主张在脑出血后 6～7 小时内清除血肿。其临床意义：预防脑水肿和脑疝；防止血肿压迫周围组织造成继发性损害；在水肿高峰期前手术，有利于手术操作。

2.非手术治疗　对以下患者，目前临床不主张手术治疗：

(1)脑疝晚期，双侧瞳孔散大、固定、对光反射消失。

(2)有明显病理性呼吸，去大脑强直频繁发生。

(3)脑干广泛而严重的出血，意识处于深昏迷状态。

(4)多发性出血，且生命体征极不稳定者。

(5)合并严重心、肺、肾等脏器衰竭者。

处理原则包括绝对卧床、镇静与稳定血压，应用脱水药、止血药，保持水、电解质平衡，支持疗法，并注意保持呼吸道通畅等。

五、常见护理诊断/问题

1.疼痛　与脑血管病变有关。

2.有压疮的可能　与感觉、运动功能障碍有关。

3.潜在并发症　颅内压增高、脑疝危象。

六、护理措施

1.密切观察病情　严密观察患者的意识状态、瞳孔大小、呼吸、脉搏、血压、神经功能缺失等变化，颅内压增高的症状，防止并发症的发生。观察肢体活动情况。

2.保持呼吸道通畅、给氧。

3.术后 6 小时无恶心、呕吐时，允许进食。

4.术后卧床两天，严格限制活动，限制体力活动 3～4 周。

5.术后遵医嘱给予镇静剂及止痛剂，栓塞后巨大动脉瘤血栓形成时，患者可能出现剧烈头痛，注意观察及时对症处理。

6.加强皮肤护理和口腔护理，预防压疮。瘫痪保持功能位。病情稳定后，作被动运动和按摩。

7.高血压性脑出血患者的护理：高血压性脑出血昏迷患者应细致护理，及时防治肺炎、胃出血等并发症。气管插管和过度换气与渗透疗法常常是降低颅内压和逆转即将发生脑疝的最快方法。

(1)绝对卧床，使头部抬高 15°，松解衣服，注意保暖，急性期勿搬动患者，躁动患者注意约束，防止坠床，呼吸困难者给予氧气吸入。

(2)输液速度不宜过快以免增加心脏负担，影响颅内压，每天液量不宜超过 2000ml，注意水、电解质平衡,酸碱平衡。

(3)有血肿腔引流的患者应观察引流量及颜色,引流袋每 24 小时更换一次。

(秦维)

第十七节　脊髓损伤的护理

一、概述

脊髓损伤(spinal cord injury)是一种严重致残性疾病,占全身创伤的 0.2%~0.5%,在地震时发病率可高达 10%,绝大多数由外伤引起,近年来其发病率有上升趋势。发达国家急性脊髓损伤的年发病率为每百万人 15~40 例。美国创伤性脊髓损伤年发病率是每百万人 50 例;据李建军等调查,2002 年北京市的脊髓损伤发病率为每百万人 60 例,比 1996 年上升了近 10 倍。

脊髓损伤是青壮年常见的损伤,损伤时的平均年龄是 29.7 岁,男性占绝大多数,约为 82%。

二、病因

多数由外伤引起,常见的原因有:

1. 暴力直接或间接作用于脊柱引起骨折或脱位引起的脊髓闭合性损伤,造成脊髓、马尾受压。常见于重物击中脊柱或交通事故、高处坠落、建筑物倒塌等。

2. 枪弹或弹片、尖锐锋利的器械造成的脊髓开放性损伤。

三、病理

(一)原发性脊髓损伤

1. 脊髓震荡　大体和镜下无明显病理改变。

2. 脊髓挫裂伤　肉眼可见片状出血、水肿、裂隙、坏死;镜下可见微血管、神经细胞等的病理改变。

3. 脊髓压迫伤　轻度受压多无明显改变,长时间受压灰质出现空泡、空腔等改变。

(二)继发性脊髓损伤

脊髓缺血和神经膜的损害可能互为因果关系。

四、诊断要点

(一)临床表现

1. 闭合性脊髓损伤　伤后立刻出现损伤水平以下感觉、运动和括约肌功能障碍。脊柱骨折的部位可有后突畸形,伴有胸腹脏器伤者,可有休克等表现。

(1)脊髓震荡:暂时性的脊髓功能障碍,持续数分钟或数小时后恢复正常。

(2)脊髓休克:脊髓失去高级中枢控制,损伤水平以下感觉完全消失、肢体迟缓性瘫痪、大便失禁、尿潴留、生理反射消失。一般 1 日后开始恢复,如出现反射,但完全度过休克期需 2~4 周。

(3)完全性损伤:①脊髓损伤水平,下运动神经元损伤表现。②脊髓损伤水平以上,上运动神经元损伤表现。如感觉完全消失,无自主运动,肌张力增高,腱反射亢进,出现病理反射。

(4)不完全性损伤:①Brown-Sequard 综合征,即脊髓半侧损害综合征,典型症状为对侧同温觉障碍;同侧瘫痪,本体感觉、振动觉、两点分辨障碍,损伤水平皮肤感觉节段性消失。②脊髓前部综合征,双侧运动障碍,可伴有痛觉、温觉消失,无本体感觉完好。③脊髓中央损害综合征,临床表现与外周部分传导束保留多少有关,轻者只有双上肢感觉障碍。

2.开放性脊髓损伤

(1)伤口:脊髓火器伤口多位于胸段,其次为腰、颈及骶段,伤口污染较重,可有脑脊液流出。脊髓刀器伤几乎在身体背侧,约 1/3 位于中线处附近,4%~6% 有伤口脑脊液漏。

(2)损伤特征:脊髓火器伤多呈完全或不完全性、进行性或非进行性运动、感觉和括约肌功能障碍,截瘫平面可高出数个节段。脊髓刀器伤不完全损伤者 70% 表现为 Brown-Sequard 综合征。损伤平面以下因交感神经麻痹、血管扩张导致体温升高。

(3)合并损伤:脊髓火器伤颈部损伤可伴有大血管、气管和食管损伤,胸腹部可合并气胸、血胸、腹腔内脏损伤等,休克发生率高。脊髓刀器伤亦多伴有其他脏器的损伤。

(二)辅助检查

脊髓损伤的辅助检查有:①X 线。②CT。③MRI。④肌力检查。⑤腰椎穿刺及脑脊液动力学试验。⑥压颈试验等。

五、治疗

(一)闭合性脊髓损伤

1.非手术治疗

(1)颅骨牵引、手法整复、姿势复位及颈胸支架等。

(2)药物治疗。

(3)高压氧治疗和局部低温疗法。

2.手术治疗　切开复位和固定、椎板切除术、脊髓前方减压术。

(二)开放性脊髓损伤

先处理合并伤,积极抗休克治疗,及早清创,早期应用抗生素、TAT 等预防感染,必要时行椎板切除术。

六、主要护理问题

1.潜在并发症　脊髓休克与脊髓损伤有关。

2.有感染的危险　与脊髓开放性损伤,或呼吸肌麻痹有关。

3.低效性呼吸型态　与脊髓损伤致呼吸肌麻痹有关。

4.有受伤的危险　与脊髓手术后脊柱稳定性差及患者对冷热、疼痛感觉减弱或消失有关。

5.躯体移动障碍　与脊髓损伤有关。

6.体温过高　与高颈髓受伤致体温中枢失调有关。

7.尿潴留　与脊髓损伤有关。

8.腹胀　与脊髓损伤致肠蠕动减弱有关。

9. 尿失禁　与脊髓损伤有关。

10. 大便失禁　与脊髓损伤有关。

11. 有皮肤完整性受损的危险　与脊髓损伤致躯体移动障碍有关。

12. 有失用综合征的危险　与脊髓损伤有关。

七、护理目标

1. 患者脊髓休克的表现能够及早发现并及时得到处理；患者不因脊髓休克而发生继发损伤。

2. 患者未发生感染或感染得到及时控制。

3. 患者能够维持有效呼吸，血氧饱和度在90%以上。

4. 患者脊髓不发生继发性损伤。

5. 患者躯体活动能力有所恢复或得到相应的帮助。

6. 患者能够维持正常体温。

7. 患者排尿功能得到改善。

8. 患者腹胀缓解，自诉舒适感增加。

9. 患者会阴部皮肤完整，并保持清洁、干燥。

10. 排便功能得到改善。

11. 患者未发生皮肤破损。

12. 患者未发生废用综合征及自理能力得到提高。

八、护理措施

（一）一般护理措施

1. 脊髓损伤患者应睡硬板床。

2. 翻身时应用轴线翻身法，即保持脊柱呈直线，两人动作一致，防止再次脊髓损伤。

3. 严密观察四肢活动，监测感觉平面是否有上升，观察意识、血压等变化，及早发现脊髓休克等异常状况，避免患者发生继发损伤。

4. 根据损伤部位不同而进行重点观察。

脊髓损伤不同部位观察护理要点：

（1）高颈髓损伤

1）体温中枢失调，中枢性高热可达39～40℃。宜用物理降温或冰毯降温。

2）呼吸肌麻痹，呼吸道分泌物难以排出，咳嗽、咳痰反射消失，呼吸困难应加强吸痰，保持呼吸道通畅，预防肺部感染。

（2）胸部损伤：注意观察有无血、气胸。

（3）腰骶部损伤：观察有无大小便失禁、尿潴留、便秘等，若有，应予下列护理

1）有大小便失禁者要及时清理，保持肛周皮肤清洁、干燥无破损。

2）出现尿潴留应及时处理，刺激排尿效果不佳时，应予导尿。

3）便秘者应保持大便通畅，必要时遵医嘱予缓泻剂。

5. 防止腹胀

（1）腹部按摩或使用热水袋热敷腹部，注意热水袋的温度，防止烫伤。

（2）遵医嘱予肛管排气、胃肠减压或缓泻剂。

（3）饮食宜少食多餐,多食纤维素多的食物,多饮热果汁;少食或不食甜食、豆类等产气食物。

（4）病情允许者,可鼓励患者多在床上或床下活动。

（5）向患者讲解腹胀的发生原因,教会患者和家属缓解腹胀的方法。

6.防止烫伤 因患者神经麻痹或瘫痪,对冷热、疼痛感觉减退或消失。

7.有脑脊液漏者,及时予更换敷料,防止感染。

8.适时给予心理干预,减轻患者的焦虑、抑郁情绪。

9.若需手术者,按下列护理措施进行护理。

（二）术前护理措施

脊髓损伤常为急诊手术:

1.评估患者意识、生命体征、肢体活动及有无其他伴随疾病,建立观察记录。

2.遵医嘱正确输入激素、止血药等。

3.立即更衣、配血、皮试、导尿。

4.准备术中用药、CT、MRI 片。

5.保持呼吸道通畅,吸氧,必要时吸痰。

6.如呼吸有暂停,应立即配合医生行气管插管,遵医嘱静推呼吸兴奋剂,用简易呼吸器辅助呼吸的同时送往手术室。

（三）术后护理措施

脊髓手术术后护理常规。

1.全麻术后护理常规

（1）了解麻醉和手术方式、术中情况、切口和引流情况。

（2）持续吸氧 $2\sim3L/min$。

（3）持续心电监护床档保护防坠床,必要时行四肢约束。

2.全麻术后护理常规

（1）病情观察:严密监测生命体征、血氧饱和度、四肢活动、感觉及皮肤情况等。

（2）进行跌倒/坠床危险因素及压疮危险因素的评估,对高危患者加强保护措施。

3.伤口观察及护理

（1）若有渗血渗液,应予更换敷料。

（2）保持伤口敷料清洁干燥,固定妥善。

4.呼吸道管理

（1）保持呼吸道通畅。

（2）有气管插管或口咽通气道的患者注意观察呼吸频率和幅度、氧饱和度,若呼吸困难及时使用呼吸机支持呼吸。

5.各管道观察及护理

（1）输液管保持通畅,留置针妥善固定,注意观察穿刺部位皮肤,若有异常及时更换。

（2）尿管按照尿管护理常规进行。

（3）若有脊柱引流管,其护理见相关内容。

6.营养和补液

(1)清醒患者术后 6 小时流质,逐渐过渡到普食。

(2)昏迷患者:鼻饲。

7.体位及功能康复

(1)睡硬板床。

(2)头颈和脊柱的轴线始终保持一致。

(3)卧位时保持肢体功能位,预防关节畸形。

(4)嘱患者活动时避免牵拉躯体。

(5)取 3 个椎板以上者应戴颈托或腰围,至少 3 个月,以增加脊柱稳定性。

(6)肌力减退者予肢体被动锻炼,防止肌肉萎缩。

(7)根据病情,制订肢体功能锻炼计划。

8.基础护理　做好口腔护理、尿管护理、定时翻身、雾化、患者清洁等工作。

九、并发症的处理及护理

1.中枢性高热

(1)常由于上颈髓损害引起。

(2)高热常见,多于术后 48 小时出现。

(3)一般物理降温效果不佳时可考虑持续物理降温或亚低温治疗。

2.呼吸衰竭　急性颈髓损伤患者发生呼吸衰竭,特点是呼吸频率>30 次/分,呼吸表浅,呈叹气或双吸气样呼吸;注意观察患者有无发绀缺氧表现,血气分析氧分压(PaO_2)若降低至 60mmHg 左右,且痰液多不能自行排出,应配合医生尽早气管切开,必要时使用呼吸机支持呼吸。

3.深静脉血栓

(1)在急性脊髓损伤中发生率较高。预防最为关键。

(2)鼓励床上活动,加强下肢被动或主动活动。

(3)若已发生深静脉血栓,患者下肢红肿,应卧床休息 2 周,抬高患肢,制动,以防栓子脱落。

(4)如无相关禁忌证,口服抗凝药物治疗。效果不佳者,可考虑手术治疗。

4.肺部感染

(1)保持呼吸道通畅,定时翻身,拍背,及时排出痰液。

(2)遵医嘱予抗生素。

(3)在病情允许下,鼓励患者多活动。

5.压疮

(1)定时翻身,避免皮肤长时间受压。

(2)大小便失禁者,及时处理,保持皮肤清洁干燥。

(3)行压疮危险因素的评估,对高危者加强皮肤护理,采取保护措施。

6.失用综合征　尽早进行康复训练:包括肢体被动锻炼及根据病情制订合适的肢体功能锻炼计划等。

(秦维)

第十八节　脑脓肿的护理

一、概述

脑脓肿是指化脓性细菌感染引起的化脓性脑炎,慢性肉芽肿及脑脓肿包膜形成,少部分也可是真菌及原虫侵入脑组织而致。脑脓肿在任何年龄均可发病,以青壮年最常见。发病率占神经外科住院患者的 2% 左右,男女比例约 2.5:1。脑脓肿的预后与疾病是否诊治及时有很大的关系,致病菌的毒力和预后也有一定关系,厌氧链球菌引起的脑脓肿发病率和死亡率均较高。此外,心源性、肺源性和多发脑脓肿的预后较差,婴幼儿患者的预后较成人差。

二、病因

根据细菌来源可将脑脓肿分为五大类:①耳源性。②鼻源性。③隐源性。④损伤性。⑤血源性。常见的化脓性细菌有葡萄球菌、链球菌、肺炎双球菌、厌氧菌、变形杆菌、大肠杆菌等,真菌以隐球菌及放线菌较常见;原虫以溶组织阿米巴常见。

三、病理

脑脓肿的形成是一个连续过程,可分为三期:

1.急性脑膜炎、脑炎期　化脓菌侵入脑实质后,患者表现为明显全身感染反应和急性局限性脑膜炎、脑炎的病理变化。脑炎中心部逐渐软化、坏死,出现很多小液化区,周围脑组织水肿。病灶部位浅表时可有脑膜炎症反应。

2.化脓期　脑炎软化灶坏死、液化,融合形成脓肿,并逐渐增大。如融合的小脓腔有间隔,则成为多房性脑脓肿,周围脑组织水肿。患者全身感染征象有所好转和稳定。

3.包膜形成期　一般经 1~2 周,脓肿外围的肉芽组织由纤维组织及神经胶质细胞的增生而初步形成脓肿包膜,3~4 周或更久脓肿包膜完全形成。包膜形成的快慢与致病菌种类和毒性及机体抵抗力与对抗生素治疗的反应有关。

四、诊断要点

1.临床表现

(1)患者有化脓性感染源,如肺部感染、慢性中耳炎、副鼻窦炎等。或有开放性颅脑损伤病史、先天性心脏病及身体其他部位的感染源史。

(2)存在全身感染症状。

(3)有脑膜炎病史,并逐渐出现颅内压增高迹象,出现脓肿相应部位的大脑或小脑损伤征象。

(4)腰椎穿刺:脓肿的占位效应多导致脑脊液的压力增高,如有视乳头水肿者腰穿应列为禁忌。在急性脑炎阶段,脑脊液细胞数常增高,糖和氯化物降低。但脓肿形成后,细胞数多降为正常。脑脊液中蛋白定量可轻度增高。

2.辅助检查　①X 线照片。②超声波检查。③脑血管造影。④CT(图 2—12)。⑤MRI。

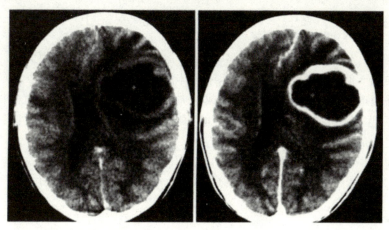

图 2-12 CT 示左额叶脑脓肿

Rehncrona 和 Bellotti 介绍一种用[111]In 标记的白细胞脑闪烁图来鉴别脑脓肿与脑瘤,其正确率可达 88%～96%。其理论依据是:标记的具有放射性的白细胞能迁移并聚集于炎症灶。放射性积聚程度与炎症程度和标记白细胞的功能有关。而脑脓肿比脑瘤有更明显的炎症反应。但是,当肿瘤有坏死而增加病灶周围炎症反应时,可导致假阳性;另外,抗生素和激素应用,可改变炎症的程度和细胞的功能,可导致假阴性。

3.脑脓肿的鉴别诊断

(1)化脓性脑膜炎:高热、脉快,脑膜刺激征明显,但无局限神经定位征,脑脊液白细胞和蛋白质增高,脑超声检查、脑血管造影和 CT 扫描均正常。

(2)硬膜外或硬膜下积脓:常与脑脓肿合并存在,很少独立发生。脑血管造影脑表面为一无血管区,CT 发现脑表面有半月形低密度影。

(3)血栓性窦感染:细菌栓子脱落,沿静脉窦扩散所致,表现为周期性脓毒败血症,不规则寒战、弛张热、脉快,末梢血粒细胞增加,但脑脊液无改变,可借助脑超声、脑血管造影和 CT 扫描鉴别。

(4)化脓性迷路炎:由化脓性中耳炎所致,症状类似小脑脓肿,但头痛较轻,呕吐、眩晕严重,眼震多呈自发水平和旋转混合型,共济失调为双侧性或不明显,无脑膜刺激征,无视乳头水肿,腰穿正常。

(5)脑肿瘤:发病缓慢,无感染病史,仅颅内压增高,脑脊液细胞正常,经颅平片、血管造影、CT 扫描不难鉴别。

五、治疗

1.抗感染治疗。

2.降颅压治疗。

3.手术治疗 一旦脑脓肿形成,就不能单独用药治疗,还必须采用手术。包括穿刺抽脓术、导管持续引流术、切开引流术、脓肿切除术。

六、主要护理问题

1.疼痛 与手术创伤有关。

2.焦虑/恐惧/预感性悲哀　与疾病引起的不适及担心预后有关。

3.体温过高　与疾病有关。

4.自理缺陷　与疾病引起的头痛、呕吐、肢体运动障碍及视力下降有关。

5.营养失调－低于机体需要量　与术中机体消耗及术后禁食有关。

6.清理呼吸道无效　与咳嗽反射减弱或消失及呼吸道梗阻导致呼吸道分物积聚有关。

7.体液不足/有体液不足的危险　与呕吐、高热、应用脱水机等有关。

8.有感染的危险　与留置各种引流管有关。

9.知识缺乏　缺乏与所患疾病有关的知识。

10.潜在并发症　脑疝形成,脓肿破裂而引起急性脑膜脑炎、脑室管膜炎。

七、护理目标

1.患者未诉疼痛或所受疼痛在忍受范围内。

2.患者或家属心态平稳,恐惧或焦虑状况减轻,能够接受疾病的现实。

3.患者体温下降。

4.患者基本生活得到自理。

5.患者营养失调得到改善。

6.患者呼吸道通畅,未发生窒息。

7.患者体液能维持平衡,尿量正常,生命体征平稳。

8.各种引流管通畅,按期拔除,米发生感染。

9.患者能够复述手术前后与疾病相关的注意事项,并遵从指导,配合治疗。

10.患者病情变化能够被及时发现并处理。

八、术前护理措施

1.心理护理

(1)解释手术的必要性、手术方式、注意事项。

(2)鼓励患者表达自身感受,对失语的患者鼓励其使用书写或画画的方式表达。

(3)教会患者自我放松的方法。

(4)针对个体情况进行针对性心理护理。

(5)鼓励患者家属和朋友给予患者关心和支持。

2.饮食护理

(1)患者长期卧床、发烧,能量大量消耗,应给予易消化、高纤维、高蛋白、高热量饮食。

(2)必要时给予静脉输入高营养液,以改善患者的全身营养状况,增强机体抗病能力。

3.病情观察及护理

(1)注意观察患者神志、瞳孔、生命体征变化。

(2)观察颅内压增高的征象,如患者头痛加剧,呕吐频繁,反应迟钝,意识加深,此时应警惕脑疝的发生。

(3)观察脓肿破溃征象,如果患者出现突发高热、昏迷、脑膜刺激症状或者癫痫发作,应考虑脓肿破溃进入脑室或蛛网膜下隙。

(4)遵医嘱按时按量给予抗生素。

4.术前常规准备

(1)术前行抗生素皮试,术晨遵医嘱带入术中用药。

(2)协助完善相关术前检查:胸部X线、心电图、B超、出凝血试验等。

(3)术前8h禁食禁饮。

(4)术晨更换清洁病员服。

(5)术前2d用洗发剂洗头吹干后用氯己定揉搓头皮5min,手术当日入手术室后根据手术标记推剪去手术部位头发。

(6)术晨与手术室人员进行患者、药物、病历、影像学资料核对后,送入手术室。

(7)麻醉后置尿管。

九、术后护理措施

1.神经外科术后护理常规

(1)全麻术后护理常规

1)了解麻醉和手术方式、术中情况、切口和引流情况。

2)持续低流量吸氧。

3)持续心电监护。

4)床档保护防坠床。

5)严密监测生命体征,特别注意血压变化,警惕颅内高压的发生。

(2)病情观察

1)严密观察神志、瞳孔变化,并注意术后肢体活动的观察,发现异常及时通知医生,给予初步处置后急查CT,确定病因及时治疗。

2)定时测量体温,积极采取降温措施。

(3)伤口观察护理

观察伤口有无渗血,及时通知并协助处理。

(4)各管道观察及护理

1)输液管保持通畅,留置针妥善固定,注意观察穿刺部位皮肤。

2)尿管按照尿管护理常规进行。

(5)疼痛护理

1)评估患者疼痛情况,警惕颅内高压的发生。

2)遵医嘱给予脱水剂或镇痛药物。

3)提供安静舒适的环境。

(6)饮食护理

1)给予含有丰富蛋白质及维生素且易消化的流质饮食或半流质饮食。

2)必要时给予静脉输入高营养液。

(7)基础护理

做好口腔护理、尿管护理、定时翻身、雾化、患者清洁等工作。

2.脓腔引流管护理

(1)保持通畅:勿折叠、扭曲、压迫管道。

(2)妥善固定

1)引流瓶(袋)应至少低于脓腔 30cm,患者应取利于引流的体位。

2)注意避免牵拉、扭曲管道及防止引流管脱落。

(2)脓腔冲洗

1)为避免颅内感染扩散,应待术后 24h、创口周围初步形成粘连后方可进行囊内冲洗;先用生理盐水缓慢注入腔内,再轻轻抽出,注意不可过分加压,冲洗后注入抗生素,然后夹闭引流管 2~4h。

2)若脓块较多引流不畅时,可用尿激酶注入脓腔内,有溶解脓块的作用,以利引流。

3)更换或倾倒引流液时应严格注意无菌原则。

(3)观察并记录拔管

1)观察并记录引流液的性状、颜色、量。

2)引流管的位置应保留在脓腔的中心,故需根据 X 线检查结果加以调整,待脓腔闭合时拔管。

3.健康宣教(表 2-17)。

表 2-17　脑脓肿术后患者的出院宣教

项目	内容
饮食与活动	加强营养,宜进高蛋白、高能量及粗纤维食物 术后 1 个月内适当室内活动 避免头部受伤
复查	1 个月后复查

十、并发症的处理及护理

并发症的处理及护理见表 2-18。

表 2-18　并发症的处理及护理

常见并发症	临床表现	处理
颅内感染	体温持升高在 38℃ 以上,同时出现头痛、恶心、呕吐、颈项强直等脑膜刺激征 体温持升高在 38℃ 以上,同时出现头痛、恶心、呕吐、颈项强直等脑膜刺激征	观察引流管引流情况: (1)控制进液量 (2)出管有无堵塞 (3)伤口周围有无渗液 (4)患者有无头痛加重或发烧 (5)对双腔管引流出现的问题及时通知医生以便采取有效措施

十一、预防

防止和减少耳、鼻部慢性炎症性疾病,尽早彻底治疗耳、鼻部化脓性炎症,以及胸腔和其他部位的感染病灶,对开放性颅脑损伤应及时彻底清创,去除异物,是减少颅内脓肿的有效措施。

十二、特别关注

1.手术前后的病情观察,警惕脑疝形成。

2.术后脓腔引流管的护理。

(秦维)

第十九节　神经外科围手术期护理

一、概述

术前准备和术后护理是手术治疗的重要环节,也是关系到手术成败的主要原因之一,所以应高度重视。术前准备的目的是通过采取各种措施,使患者生理、心理状态接近正常,以更好的耐受手术打击;术后护理其目的是预防各种并发症的发生,促使患者早日康复。

二、神经外科手术的分类

神经外科手术分类见表 2—19。

表 2—19　神经外科手术分类

手术分类	举例
择期手术	如颅骨成形术,头皮肉芽肿,骨瘤等
限期手术	如颅内肿瘤
急诊手术	如急性颅内血肿、颅内占位病变发生脑疝时

三、术前护理措施

(一)急诊手术术前准备

1. 评估患者意识、瞳孔、生命体征、肢体活动及有无其他伴随疾病,建立观察记录。

2. 遵医嘱快速输入脱水剂、激素、止血药等。

3. 立即更衣、剃头、配血、皮试、必要时导尿。

4. 准备术中用药、CT、MRI 片。

5. 保持呼吸道通畅,吸氧,必要时吸痰。

6. 如呼吸有暂停,应立即配合医生气管插管,静脉推注呼吸兴奋剂,用简易呼吸器辅助呼吸的同时送往手术室。

(二)择期、限期手术前准备

1. 术前练习　针对颅内动脉瘤拟行颈动脉结扎术或颈内动脉海绵窦漏的患者,术前进行 Matas 试验。

2. 垂体瘤经蝶入路者,术前 3d 开始用复方麻黄素滴鼻液滴鼻,漱口液漱口,术前 1d 剪鼻毛。

3. 安全评估　患者入院后,及时进行压疮、跌倒/坠床危险因素及生活自理能力评估,特别是有精神症状、癫痫大发作、视野缺损、幻视、偏瘫、感觉障碍等表现的患者根据评估结果留陪护,采取预防压疮、烫伤、跌倒/坠床等护理措施。

4. 对症治疗　提高手术耐受力(表 2—20)。

表 2—20　不符合手术条件患者的术前对症处理

类型	对症处理
营养不良者	予高热量、高蛋白饮食
肺部感染	在病情许可下，须待感染控制，体温正常后才可施行手术
颅内异物摘除术或脑脊液漏修补术	应首先采用抗菌治疗，待脑膜炎治愈后手术
急性脑炎期和化脓期的脑脓肿的患者	待全身感染症状好转、脑炎局限、脓肿包膜形成后（感染后 4~8 周）再行手术治疗
糖尿病者	术前应控制空腹血糖在 8.3mmol/L 以下才能手术
肝肾功能不全者	在病情允许下，待肝肾功能恢复后再手术，注意使用对肝肾无损害的药物
垂体瘤或三脑室附近肿瘤已有垂体或丘脑下部功能障碍者	应在术前 2~3d 应用肾上腺激素药物

5.术前一般常规准备。

（1）术前

1）心理护理

①解释手术的必要性、手术方式、注意事项。

②鼓励患者表达自身感受。

③教会患者自我放松的方法。

④针对个体情况进行针对性心理护理。

⑤鼓励患者家属和朋友给予患者关心和支持。

2）饮食护理

①根据情况给予高蛋白、高热量、高维生素、低脂、易消化、少渣食物。

②不能进食者遵医嘱静脉补充热量及其他营养。

3）术前检查：协助完善相关术前检查：血常规、尿常规、肝肾功检查、心肺功能、CT、MRI 等。

4）排便训练：术前指导患者练习床上使用大小便器。

5）呼吸道准备：吸烟患者戒烟，减少对呼吸道刺激。

6）手术皮肤准备：术前 2d 开始，每天用洗头膏洗头，然后用氯己定清洁消毒头皮或手术部位皮肤。

7）加强生活护理，防止意外发生

（2）术前 1d

1）合血或自体采血，以备术中用血。

2）行抗生素皮试，以备术中、术后用药。

3）常规备皮、剪指甲、洗澡、更衣，检查头部是否有毛囊炎、头皮是否有损伤。

4）术前 8h 禁食禁饮，以免麻醉中误吸。

5）术前睡眠差及心理紧张者，遵医嘱予镇静剂。

6）为长头发的女患者编好发辫，便于术中暴露手术部位。

（3）术晨

1）术晨遵医嘱带入术中用药。

2）测生命体征，如有异常或患者发生其他情况（如女患者月经来潮），及时与医生联系。

3)遵医嘱予术前用药。

4)更换清洁病员服。

5)准备好病历、CT、MRI片等以便带入手术室。

6)填好并打印手术患者术前评估与交接单,与手术室人员进行患者、患者腕带、药物核对后,送患者入手术室。

7)昏迷患者或行气管切开者应吸净呼吸道分泌物。

8)术前已行脑室引流者应夹闭引流管,待进入手术室将引流瓶悬挂在一定高度后才能打开。

9)患者入手术室后,由医生在手术室用医用专用备皮器推除手术切口周围3cm毛发。

四、术后护理措施

1.术后体位护理各种颅脑手术术后体位见表2-21。

表2-21　各种颅脑手术术后体位

类型	体位
全麻未清醒	平卧,头偏向一侧
清醒者	抬高床头15°~30°
较大肿瘤术后	瘤腔保持高位
经蝶入颅手术后	半坐卧位
脊柱手术	头颈和脊柱的轴线保持一致
婴幼儿脑脊膜膨出修补术后	切口应保持在高位
慢性硬膜下血肿	头低脚高位
后组脑神经受损、吞咽功能障碍者	侧卧位
开颅术后	健侧卧位,幕下开颅术后的患者翻身时,应扶住头部,避免扭转脑干,影响呼吸

2.术后一般常规护理。

(1)全麻术后护理常规

1)了解麻醉和手术方式、术中情况、切口和引流情况。

2)持续吸氧2~3L/min。

3)持续心电监护。

4)床档保护防坠床,必要时行四肢约束。

5)病情观察:动态观察患者的意识、瞳孔、生命体征、神经系统体征等,若在原有基础上有异常改变,应高度重视,随时CT复查,排除是否有颅内出血。

(2)伤口观察及护理

1)若有渗血渗液,应及时更换敷料。

2)观察头部体征,有无头痛、呕吐等。

(3)呼吸道管理

1)保持呼吸道通畅。

2)有气管插管或口咽通气道的患者注意观察呼吸频率和幅度、氧饱和度,若出现不耐管或咳嗽、吞咽反射等,应及时通知医生拔管。

（4）各管道观察及护理

1）输液管保持通畅，留置针妥善固定，注意观察穿刺部位皮肤。

2）尿管按照尿管护理常规进行，开颅术后患者清醒后，术后第 1d 可拔除尿管，拔管后注意关注患者自行排尿情况。

（5）营养和补液

1）清醒患者术后 6h 进食。

2）昏迷患者：鼻饲。

3）脑水肿颅内压高者补液速度不能过快，补液量不可过多。

（6）止痛与镇静

1）颅脑手术后患者如诉头痛，应分析头痛的原因，然后对症处理。

2）切口疼痛：发生在手术后 24h 内。

3）颅内压增高引起的头痛：发生在脑水肿高潮期，即术后 2～4d。

4）术后血性脑脊液刺激脑膜引起的头痛：需行腰椎穿刺引流血性脑脊液。

（7）止痛与镇静

1）颅内低压引起的头痛；原因；脑脊液外漏或脑脊液引流过度。可给以缝合漏口、抬高引流瓶位置、鼓励饮水、取头低位或注射用水 10mL 椎管内注射。

2）颅脑手术后不论何种原因引起的头痛都不宜使用吗啡及哌替啶。

（8）基础护理：做好口腔护理、尿管护理、定时翻身、雾化、患者清洁等工作。

3.术后各种引流管的护理

（1）通畅

1）定时检查，保持通畅。

2）勿折叠、扭曲、压迫、堵塞管道。

3）每日倾倒引流液。

4）引流不畅的常见原因：①引流管过细，被血凝块、破碎脑组织堵塞。②引流管放置过深，盘旋于创腔内，引流管的侧孔贴附于脑组织。③脑组织水肿及颅内血肿，压迫包裹引流管。④脑室引流不畅可能由于颅内压过低。⑤引流管被固定线压迫、折叠引流管。

5）引流不畅的处理注意事项：①针对以上因素对应处理：调节引流开关，适当放低引流瓶，增加压力梯度，促进引流，若不奏效，可挤捏引流管、旋转或适当退出引流管。②若仍不通畅，应行 CT 检查，排除异常情况。③应高度警惕颅内血肿。

（2）固定

1）胶布注意正确粘贴，确保牢固。

2）引流管的长度应适宜，使患者的头部有适当的活动空间。

3）进行翻身等护理操作时必须先将引流管安置妥当，避免意外发生。

4）告知患者及陪护人员引流管重要性，预防计划外拔管。

5）若引流管不慎脱出，切勿自行安置，应立即通知主管医生。

（3）预防感染

1）搬动患者时，应先夹住引流管。

2）引流液超过瓶体一半时，即应倾倒，以防因液面一高所致的逆流污染。

3）每日定时按无菌操作原则更换引流装置，保持引流管与伤口或黏膜接触位的洁净，以防感染。

4)遵医嘱合理使用抗生素。

（4）观察并记录

1)观察引流液性状、颜色、量；正常情况下手术当天引流液为暗红色，以后引流液逐渐变浅、变清。若术后24h后仍有新鲜血液流出，应通知医生，给予止血等药物，必要时再次手术止血。

2)感染后的脑脊液混浊，成毛玻璃状或有絮状物。

3)观察安置引流管处伤口敷料情况。

4)观察患者生命体征，有无颅内压增高或降低征象。

（5）拔管

1)拔管后注意观察意识、瞳孔、生命体征的变化以及置管处。

2)有无脑脊液漏。

神经外科不同引流的护理要点见表2—22。

表2—22　神经外科不同引流的护理要点

类型	位置	拔管	其他
脑室引流管	高于侧脑室10～15cm	术后3～4d 在使用抗生素的情况下可适当延长至10～14d	引流速度不能过快 引流量小于500mL/d 拔管前1d试行抬高引流瓶或夹闭引流管24h，了解有否颅内压增高的表现
创腔引流管	早期高度与头部创腔一致	术后2～4d	48h后根据引流性质决定高度，若量较多、色浅，应适当抬高引流瓶；引流物血性色深时，引流瓶低于创腔
硬膜外引流管	引流瓶低于创腔	术后1～2d	可适当给予负压引流
硬膜下引流管	引流瓶低于创腔30cm	术后3～5d	头低足高位。必要时让患者吹气球 术后不使用脱水剂，也不限制水分摄入
脓腔引流管	引流瓶低于脓腔30cm	待脓腔闭合时拔除	待术后24h，创口周围初步形成粘连后方可进行囊内冲洗
腰穿持续引流	引流瓶悬吊于床下20cm	术后7～10d	控制引流速度：每分钟滴速不超过5滴。每日引流200～300mL 预防感染，及时送检脑脊液

注：神经外科引流瓶的高度应根据引流量灵活处理，若引流量过快过多，应适当抬高引流瓶或调节开关减慢引流速度，若引流量过少，应调节开关使引流速度加快，或放低引流瓶，增加压力梯度。

五、并发症的处理及护理

1.术后出血

（1）临床表现

1)是最严重的并发症。出血多发生于24～48h内。

2)大脑半球手术后出血具有幕上血肿的症状：意识加深、患侧瞳孔进行性散大，血压增高、脉压差增大、呼吸深慢、脉搏缓慢有力，呈现Cushing反应以及颅内高压症状。

3)颅后凹手术后出血具有幕下血肿的表现：剧烈疼痛、频繁呕吐，颈项强直、强迫头位、呼吸慢而不齐，甚至骤停。

4)脑室内术后出血可有高热、抽搐、昏迷、生命体征严重紊乱。

（2）处理

1)严密观察引流液的颜色和量。

2)动态观察患者的意识、瞳孔、生命体征、神经系统体征等，若在原有基础上有异常改变，应高度重视，随时 CT 复查，排除是否有颅内出血。

3)遵医嘱予物理或药物。

4)必要时行血肿清除术。

2.术后感染

（1）临床表现

1)切口感染：多在术后 3～5d。临床表现：患者感到切口再次疼痛，局部有明显红肿压痛及脓性分泌物，头皮所属淋巴结肿大。

2)颅内感染：多在术后 3～4d。临床表现：头痛、呕吐、发热、嗜睡甚至出现谵妄和抽搐，脑膜刺激征阳性，腰穿脑脊液浑浊，白细胞增加并可查见脓球。

3)肺部感染：多在术后一周，肺部感染如不能及时控制，可因高热导致或加重脑水肿，甚至发生脑疝。

（2）处理

1)保持伤口敷料清洁干燥。

2)保持呼吸道通畅。

3)保持引流管无菌，避免引流液倒流引起逆行感染。

4)遵医嘱使用抗生素。

5)遵医嘱使用止血药物降温。

3.中枢性高热

（1）临床表现

1)丘脑下部、脑干、上颈髓损害均可引起中枢性体温调节障碍。

2)多发生于手术后 12～48h 内，体温高达 40℃。

（2）处理：中枢性高热往往不易控制，物理降温效果差，应及时行冬眠低温疗法（亚低温治疗。

4.尿崩症

（1）临床表现

1)常见于颅咽管瘤、垂体瘤、鞍区附近手术，累及下丘脑影响抗利尿激素分泌功能。

2)表现为：口渴、多饮、多尿（一般 4000mL 以上，甚至可达 10000mL，相对密度低于1.005）。

（2）处理：肌内注射垂体后叶素、鞣酸加压素或口服乙酸去氨加压素片。

5.消化道出血

（1）临床表现：鞍区、第三脑室前分和脑干附近的手术，损伤丘脑下部和脑干，反射性引起胃黏膜糜烂、溃烂甚至穿孔。

（2）处理

1)禁食，胃肠减压。

2)观察引流液的颜色、性质和量。

3)遵医嘱使用止血药物。

6.顽固性呃

(1)临床表现:常在第三脑室、第四脑室或脑干手术后发生。

(2)处理

1)先检查上腹部,如有胃胀气或胃潴留应安胃管抽尽胃内容物。

2)在排除因膈肌激惹所致的呃逆后可用:①压迫眶上神经。②刺激咳嗽。③肌内注射氯丙嗪或哌甲酯。

7.术后癫痫

(1)临床表现

1)早期癫痫多为脑组织缺氧、大脑皮质运动区受刺激所致。术后 2~3d 内出现,多为暂时性,脑循环改善和水肿消失,不再发作。

2)晚期(术后几个月)由脑瘢痕引起,常为持久性。

(2)处理

1)晚期癫痫应用抗癫痫药物治疗。

2)长期药物无效可考虑手术。

(秦维)

第三章　心血管外科疾病护理

第一节　主动脉外科的护理

一、主动脉瘤

主动脉瘤是指主动脉壁变性破坏后,形成的异常扩张和膨大部分。根据其成因和病变的不同,又分为真性动脉瘤(俗称动脉瘤)、假性动脉瘤和主动脉夹层动脉瘤。

真性动脉瘤由多种因素造成,目前临床上最多见的是由动脉硬化和退行性变后引起的中层弹性纤维变性、张力减退、动脉壁薄弱,在持续的动脉血压作用下导致动脉壁局部的异常扩张和膨大。此外,还有先天性动脉壁薄弱,动脉壁中层肌纤维和弹力纤维发育不良,梅毒、结核、多发性大动脉炎等引起的动脉壁滋养血管栓塞,主动脉壁发生退行性变。放射治疗后也可发生同样的动脉壁变性等,均可导致主动脉的扩张。

1. 手术适应证　不论动脉瘤的大小,如已有破裂的高危因素(如高血压、阻塞性肺疾病等),均应早期手术治疗。有症状特别是有疼痛的更应该手术治疗。影像学追踪检查,如显示瘤体扩张速度为半年内>0.5cm 或 1 年内>1.0cm,也应尽早手术治疗。有下列情况,应急诊或紧急手术:

(1)动脉瘤破裂或短期内迅速增大。

(2)重要脏器供血明显受障碍或受压。

(3)主动脉夹层动脉瘤 I、II 型。

2. 术前准备　术前患者卧床休息,避免情绪激动,特别是有急症病情的患者应保持环境安静,使用镇痛、镇静剂,保持大小便通畅。用降压药控制血压在适当的水平,可使用 β—受体阻滞剂或必要时用硝普钠。术前积极控制糖尿病及各种感染。

3. 术后处理　术后一般监测及处理与心脏直视手术相同,但应着重注意以下方面:

(1)神经系统功能观察。

(2)血压和四肢脉搏的变化。

(3)观察尿量和肾功能指标了解肾脏供血情况。

(4)对同期施行主动脉瓣成形术的患者,要观察脉压差、心脏杂音的出现和变化以判断主动脉瓣成形的效果。

(5)凝血机制的监测和抗凝治疗。

主动脉夹层动脉瘤是主动脉壁中层的裂开,并且在裂开处有流动或凝固的血液。中层的裂开通常是在中层内 1/3 和外 2/3 交界面,夹层使完整的主动脉壁结构一分为二,即由主动脉壁内膜层和中层的内 1/3 所组成的部分主动脉壁和由中层外 2/3 和外膜层组成另一部分主动脉壁,前者称为夹层内壁,后者称为夹层外壁。夹层内、外壁间的裂隙为夹层腔。为了与主动脉腔区别,夹层腔称为假腔,而原有动脉腔称为真腔。因此主动脉夹层动脉瘤与单纯的内膜撕裂和主动脉壁完全破裂则不同。主动脉夹层动脉瘤 DeBakey 分型根据夹层累及的主动脉范围,分为三型:

Ⅰ型:夹层从近端主动脉[升主动脉和(或)主动脉弓]开始,累及大部分或整个主动脉。

Ⅱ型:夹层仅累及升主动脉。

Ⅲ型:夹层仅累及降主动脉[降胸主动脉和(或)降腹主动脉]。Ⅲ型又分ⅢA、ⅢB两种亚型:

ⅢA型:夹层局限于膈肌以上的胸降主动脉。

ⅢB型:夹层发展至膈肌以下,累及大部分胸腹降主动脉。

假性动脉瘤多与动脉壁损伤有关,如主动脉的刺伤、挫伤、运动伤、裂伤等。也可因医源性主动脉插管损伤、主动脉吻合术后因局部血肿、感染或缝合不当引起的吻合口部分或全部离断等引起。损伤的动脉壁局部缺失,形成一个破口,血液经过这一破口流至血管外,聚集于血管外周围组织形成的包膜腔中,产生搏动性血肿,血肿的中心部位仍为流动的血液,周围则是凝血块。经过一段时间以后,凝血块和周围组织机化与吸收,形成一个片状纤维组织外层,其内衬间皮细胞。这种动脉瘤多半偏心状,位于损伤动脉的一侧,与损伤动脉伴行的静脉和神经常被包裹在壁内,并压迫这些组织而引起相应的症状。这种动脉瘤的壁只是纤维结缔组织,很容易破裂。

二、术前准备

人造血管置换术要坚持既全面细致又个体化监测的原则。术前准备的目的是对患者的脑、心、肺、肝、肾等全身脏器功能进行仔细检查,以便对患者的全身情况、手术耐受力等作出正确的判断,同时也对术中、术后可能发生的意外情况有一个全面的评估和预防。

(一)思想准备

主动脉手术风险大,患者顾虑多,术前要打消患者的恐惧心理,对患者及家属讲明手术的意义和风险,使之建立起信心,充分发挥其主观能动性,主动配合医护人员接受手术治疗。

(二)一般性准备

与一般心血管手术术前准备相似。术前进行如下训练,如床上解大、小便,教会患者深呼吸和咳嗽的方法;说明放置鼻胃管减压和导尿管的重要性;术前停止吸烟;术前 8h 停止进食及饮水,以免麻醉或手术过程中引起呕吐、误吸。需要开腹腔的手术,术前应清洁灌肠;术前 1日患者淋浴、更衣,剃去手术区及其附近的毛发;术前夜按医嘱给予镇静剂。

(三)特殊准备

由于动脉瘤患者的年龄偏大,因而重点除了在心、肺、肾功能的检查和改善外,还应很好地控制合并的高血压、糖尿病等常见疾病。

三、术后监测

主动脉人造血管置换术后的患者均应进住心外科重症监护室(ICU),进行床边连续监测,以便及时发现术后早期出现的血流动力学和各个脏器的变化,并结合临床观察和体格检查,判断病情并进行及时处理,同时对预后作出估计。常做的监测项目如下。

1.心电监测　无创的心电监测项目显示出心率、心律和 S-T 段等改变,能及时发现心率改变、心律失常、心肌缺血,甚至心搏骤停。

2.血压　血压的监测以有创动脉腔内置管直接测压为主。术后需分别监测上、下肢双路血压,有时甚至要监测左上、左下、右上、右下肢等三路、四路血压,这在主动脉夹层动脉瘤特别是 De－Bakey I 型夹层动脉瘤术后特别重要,目的是及时发现可能出现的分支血管阻塞及组织灌注不良。

3.中心静脉压　术后保持通畅的中心静脉导管,便于快速输液、肠外营养和测定中心静脉压。静脉压能反映右心功能、血容量和三尖瓣功能,有利于指导治疗。

4.肺动脉压和肺毛细血管楔压　这也是一种有创监测。放置 Swan－Ganz 导管检测,右室前、后负荷、左室前负荷等,同时还可测定心排出量。心排出量是判断心功能的一项重要监测。

5.监测尿量　尿量的监测对了解循环状况、液体的补充、血管活性药物的反应、肾功能状况、肾灌注情况等极有帮助。尿量在 $1mL/(kg \cdot h)$ 以上时,表明患者循环状况、肾灌注和肾功能良好。

6.一般情况和中枢神经系统功能的观察　皮肤色泽与温度、外周动脉搏动是反映全身循环灌注的可靠指标。术后瞳孔、四肢与躯干活动、精神状态、定向力等的观察是了解中枢神经功能的最基本指标。

7.体温监测　体温的监测能反映组织灌注状况,特别是比较肛温与末梢温度差别时更有意义。当温差大于时,为末梢循环不良,间接反映血容量、心功能状况。同时应注意低温体外循环后体温反跳升高。并进行必要的降温处理。

8.引流液量　引流液量能反映体腔内创面失血量,同时根据引流液中有无血块,初步了解凝血功能状况。主动脉瘤术后引流量的监测极为重要。

9.电解质、酸碱平衡和血气　体外循环中大量输液、输血、低温和外周灌注不良等原因常导致术后电解质、酸碱平衡紊乱。及时纠正电解质、酸碱平衡紊乱有利于维持血流动力学和微循环稳定,防止发生心律失常,促进肌力和胃肠功能的恢复。血气分析是反映呼吸机应用是否妥当的最直观指标,同时也是判断有无通气、换气功能障碍的依据之一。

10.床旁 X 线胸片　拍床旁 X 线胸片了解肺的膨胀、肺内病变和胸腔内有无积气、积液等,同时也确定气管插管、胸腔引流管和 Swan－Ganz 漂浮导管的位置。

11.实验室指标　术后定期复查全血激活凝血时间(ACT)、出凝血时间、纤维蛋白原降解产物等指标有利于判断凝血机制及早期发现和治疗因凝血机制紊乱引起的渗血。术后出现腹部脏器缺血并发症时,早期难以从腹部体征获得诊断。但检测血浆转氨酶、淀粉酶等生化指标有助于早期诊断内脏缺血。

12.胃肠功能　主动脉人造血管置换术中,不管是否开腹探查,术后常规放置鼻胃管,便于术后早期进行胃肠减压、防止腹部胀气、了解胃液性状,同时可以稍后进行胃肠营养。术后因肠系膜上动脉阻塞而致肠缺血坏死并发症的早期临床表现不典型,常因病情延误而失去治疗机会。对此,目前临床上尚缺乏有效的监测方法,反复、定时、认真观察和检查腹部是唯一的监测方法,值得重视。

四、术后早期处理及护理工作

主动脉人造血管置换手术创伤大、失血多。特别是术前危重的患者,于手术后进住重症监护室期间大多意识尚未恢复,循环和呼吸极不稳定,水、电解质和酸碱平衡失调,凝血机制异常等,如不及时给予有效的支持、调整和治疗,随时有可能恶化或发展为并发症,甚至导致死亡。术后并发症类型与置换的范围有一定关系,近端主动脉置换术后常见的并发症有出血、心脏和脑部并发症;而远端主动脉置换术后常见并发症有出血、脊髓损伤、肾衰竭、胃肠道并发症等。

(一)血流动力学的维持

主动脉人造血管置换术后常因术后出血、心肌创伤、电解质和酸碱平衡失调等,使血流动力学不稳定、血压低,因此维持有效循环极为重要。但有些有高血压病史的,术后易出现血压增高,引起吻合口漏血、缝线撕裂或夹层病变累及的主动脉破裂等,因此,此时必须控制好血压。

术后低血压常见的原因有:①术后渗血量大,血容量不足。②心肌收缩乏力。③术后血管张力改变所致有效血容量相对不足。④缺氧和酸中毒。⑤心律失常。及时发现血压低落的趋势,积极找出低血压原因。适当补充血容量,并用心肌正性肌力药物和血管收缩剂等。

1.补充有效血容量 充足的血容量可提高左心室前负荷,增加其排出量,有利于提高血压和改善组织的灌注。常见血容量不足的原因:①体外循环中血液被稀释。②术中失血。③术后渗血及引流液丢失。④大量利尿。

体外循环术后常有血液稀释和组织水肿,因此出现的容量不足应以补充血液或胶体液、新鲜血浆为主。红细胞比积<0.35,血红蛋白<110g/L者补充血液。新鲜血浆除能补充血容量外也补充凝血因子,血容量的补充过程中,应密切观察血压、心跳、中心静脉压和肺毛细血管楔压的变化,以免容量补给过快或过量。

2.心肌收缩药物和血管收缩剂的应用 大多数主动脉瘤患者术前有高血压和主动脉硬化病史,心脏存在不同程度的损伤以及夹层累及冠状动脉开口,使心肌产生缺血损伤,此外,术中长时间的心肌缺血缺氧情况等均可能在术后出现心肌收缩乏力。其诊断根据心排出量的测定。心排血指数(CI)小于 $1.5/(min \cdot m^2)$ 时提示存在严重心肌收缩乏力。在保证合适的心脏前、后负荷的同时,要合理使用心肌收缩药物和血管收缩剂。

(二)酸碱平衡失调和电解质紊乱的纠正

术中血液稀释、低流量灌注、术后低心排血量、使用利尿剂和呼吸机辅助呼吸等均可导致酸碱平衡失调和电解质紊乱。较重而且持续时间较长的紊乱,对循环、呼吸,甚至整个机体产生明显的不良影响,应及时处理。

1.酸碱平衡失调

(1)代谢性酸中毒:多由于术后组织灌注不良或急性肾衰竭。最基本的预防和治疗措施是维持合适的心排出量和良好的组织灌注,以保证组织代谢需要。轻度的代谢性酸中毒,因机体有一定的代偿能力而常不需要纠正,但严重的代谢性酸中毒则应用碱性药物予以纠正。临床上最常用的碱性药物为碳酸氢钠,如血浆 Na^+ 浓度高时,则应用三羟甲基烷(THAM)。

碳酸氢钠用量可按简化公式计算:

所需碳酸氢钠(mEq)=剩余碱(BE)负值绝对数×体重(kg)×0.3

通常情况下,先给碳酸氢钠计算量的一半,复查 pH 和剩余碱后再决定是否需要追加碳酸氢钠。

(2)呼吸性酸中毒:常因呼吸机调节不当、气道和肺泡病变引起通气不足或自主呼吸恢复不完全所致。治疗则依不同原因而采取相应的治疗,如呼吸机调节不当则应调节呼吸机参数。

(3)呼吸性碱中毒:多因呼吸机调节不当引起过度通气所致,如潮气量过大,呼吸频率过快,呼气时间太长等。治疗是调节呼吸机参数。

(4)代谢性碱中毒:临床少见,多为低血钾所致,主要是补充钾离子。

2.钾浓度异常

(1)低钾血症:血钾浓度低于 3.5mEq/L,常因术中血液稀释,大量利尿所致。低血钾时增加心肌应激性,易诱发心律失常。

应补钾的毫当量数=(4.0－血钾浓度)×体重(kg)×0.3

(2)高钾血症:术后早期的高钾血症多是由于补钾过多或急性肾衰竭。高钾血症时易出现心率减慢、心脏骤停,因此及时纠正高血钾,要先停止输入钾盐;应用利尿剂使钾从尿中排出;应用碳酸氢钠,胰岛素结合高渗糖使钾进入细胞内;应用钙离子对抗高钾离子的毒性;有急性肾功能不全时应同时处理。

(三)呼吸管理

体外循环激活补体、诱导白细胞、血小板等在肺内扣押,造成肺内损伤,使通气和灌注比例失调。此外,麻醉药物、手术创伤的影响使大多数患者术后均有不同程度的呼吸功能障碍,如呼吸频率加快、痰增多、咳嗽、呼吸乏力、肺功能损伤等。因而术后早期需要用呼吸机辅助呼吸,而且常常是较长时间的辅助呼吸,以减少呼吸做功,减轻心脏负担。呼吸机辅助呼吸时应根据患者年龄、体重、病情等选用不同型号的呼吸机和适当的呼吸模式、参数。呼吸机使用过程中的呼吸监测,包括物理检查、血气分析、胸部 X 线检查等。并根据呼吸监测结果进行调整,直至满意的呼吸支持为止。护理方面应进行有效的吸痰、翻身、拍背等体疗措施。对于咳嗽反应差,痰黏稠不易吸出者,可向气管插管内注入少量无菌生理盐水,一方面刺激咳嗽,另一方面可使稀释痰便于吸出。当患者具备停止辅助呼吸条件时,须经过细心过渡阶段,暂停呼吸机,经气管用管内吸氧观察一段时间,情况稳定方可拔除气管插管。拔除气管插管的指征:①完全清醒,肌力恢复。②自主呼吸平稳,无呼吸困难,动脉血氧分压大于 90mmHg,二氧化碳分压小于 45mmHg。③血流动力学平稳,末梢循环好,尿量大于 1mL/(kg·h)。④胸腔闭式引流等引流液已基本停止。

(四)抗感染治疗

主动脉人造血管置换手术创面大,人造血管异物植入和带有引流管、输液管及监测管道等都可能产生细菌污染和感染,因此防治感染十分重要。

1.感染的预防　应从术前着手开始,彻底治疗患者的潜在感染灶,术前可适当预防性应用抗生素。术中操作包括麻醉、体外循环和手术操作均应实行严格的无菌操作,同时应用有效抗生素。在术后重症监护室内要坚持无菌操作,注意各种插管无菌护理。

2.术后预防性抗生素的应用　原则上是应用广谱抗生素和联合用药,用药剂量大、疗程短。一般采用三联抗生素:第二代头孢类广谱抗生素、青霉素和丁胺卡那。广谱抗生素一般应用 3 天即停用,如术后持续发热应及时更改抗生素。

(五)促凝、抗凝药物的应用

术后早期可能有不同程度的凝血机制异常,适当应用一些促凝药物有利于减少渗血。常用的药物有氨甲苯酸、氨甲环酸和抑肽酶等抗纤维蛋白溶解药物,酚磺乙胺(止血敏)等减轻血管通透性,维生素 K 补充凝血因子合成原料以及用葡萄糖酸钙中和库血输入后的枸橼酸。

人造血管植入后,为了防止人造血管内血栓形成,提倡术后头 3 个月内给予抗凝治疗,如用机械瓣置换主动脉瓣则需终生抗凝。抗凝药的应用通常在术后 6～12h 开始,若引流液多则推迟使用。早期多采用分次静脉注射肝素(常规药量的一半)的方法,患者可进食时,则改为口服抗凝药如华法林、阿司匹林等。

(六)对症处理

发热、疼痛和躁动是术后早期常见的征象,宜及时处理。

1.发热的处理 多种原因均可导致术后早期发热,如深低温停循环后体温中枢功能紊乱、输血或输液反应以及感染等。体温高于 38.5℃时即应处理。如是输血、输液的反应应立即停止输入,并作抗过敏治疗。乙醇擦浴、冰枕、冰盐水灌肠等物理降温均是有效的方法。注射阿尼利定(安痛定)、柴胡注射液也是常用的方法。对于顽固性高热可适当用激素。对于外周循环差,而血压稳定但发热难以控制时,可应用少量扩血管药物增加末梢散热,达到退热的目的。

2.镇静和止痛 常有的药物有吗啡、哌替啶(杜冷丁)、地西泮等,需较长时间呼吸机辅助的患者可应用肌松剂。

(焦颖)

第二节　慢性缩窄性心包炎的护理

一、概述

慢性缩窄性心包炎(chronic constrictive pericarditis)主要是因急性心包炎未经及时妥善治疗,引发慢性炎症的病变导致脏层、壁层心包的粘连、增厚、钙化及挛缩而致心包腔闭塞,增厚的心包包裹着心脏,使心脏在舒张的中期—晚期充盈受限,收缩的瘢痕组织进一步压迫心脏引起心脏排血量也受到限制,心脏功能逐渐减退,引起全身血液循环障碍的疾病。大多数患者发病时症状不明显,所以急性期难于发现。

常见病因为结核性感染,其他如非特异性、化脓性、创伤性、风湿性、放射性以及心脏手术等也是引发慢性缩窄性心包炎的主要原因之一。由于非特异性心包炎是最为常见的一种急性心包炎,所以转为慢性心包炎的概率很大。

缩窄性心包炎中,心包脏层、壁层广泛粘连、增厚、钙化,心包的增厚一般达到 0.3～0.5cm,甚至能达到 1cm 或更厚。心包的部位不同,增厚程度也不同,心脏下垂和搏动弱的部位纤维蛋白沉积较多增厚明显,心房与大血管根部的位置心包增厚不明显相对较薄,病程长者有时坚硬如骨质。早期可有心包积液,随病情不断进展,心包脏、壁层之间逐渐粘连、融合,直至心包腔完全消失。病变的心包与纵隔、膈肌、胸膜粘连。长期心包缩窄,使心脏活动受限,心肌易发生萎缩和纤维化病变,早期可引发心外膜下心肌萎缩,晚期引起广泛性心肌萎缩,心室壁逐渐变薄,从而心肌的收缩力下降影响了心脏功能。

慢性缩窄性心包炎患者的主要症状:起病初期症状隐匿缓慢,随着病情的不断发展可出现气急、心悸、胸闷、腹胀、乏力、腹部膨隆,端坐呼吸,下肢水肿,少尿、胸痛、咳嗽等症状。患者呈慢性病容,脸部有水肿,浅静脉充盈,颈静脉怒张,可观察到 Friedreich,即颈静脉搏动时可见舒张早期凹陷。当缩窄严重影响右心室回心血流量时,吸气时可见颈静脉怒张明显(Kussmaul 征)。如胸腔积液量多,肋间隙增宽。患者出现听诊心尖搏动音消失或心音减弱遥远,心界叩诊正常或稍增大。有时在心脏收缩期间观察到胸部心尖区及胸骨左侧呈回缩样改变,而在舒张早期呈快速外向运动,心率加快。大多数患者由于大量的腹水所致腹部膨隆,肝脏肿大,下肢踝部水肿。约有 10％的患者出现脾大、肺毛细血管压、中心静脉压升高,收缩压降低,肺循环及体循环延长。患者常伴有奇脉,为吸气时脉搏减弱或者摸不清。血压计测压时,吸气时收缩压比呼气时收缩压低 10mmHg 以上。以上症状是由于增厚的心包与膈肌粘连,吸气时由于膈肌下移拉动心包,使心包的张力增加因此限制了心脏的充盈,使心脏的排血量急剧减少,导致收缩压的下降。因此,慢性缩窄性心包炎应与肝硬化、心力衰竭和限制性心肌病相鉴别。

外科手术是根本的治疗方法,将缩窄的心包切除,使心脏功能逐渐恢复。在术后心脏功能的恢复要依赖于:①选择合适的手术时机,在纤维钙化形成之前剥离心包较为容易,对心肌的损害较小。②心包剥离的范围,是将两侧心室表面增厚病变的心包完全切除。手术宜选择在病情相对稳定的条件下实施。对于有活动性结核或全身性结核感染的患者,术前必须进行充分、严格的抗结核治疗。在体温、血沉及全身营养状况均接近正常或比较稳定后方可实施手术。适应证:①慢性缩窄性心包炎诊断明确,给予充分的术前准备,炎症要基本控制,要积极进行心包的剥脱与切除,这是解除心肌机械性压迫最有效,也是唯一的治疗方法。②患者全身情况较差,如进食少、腹水严重、肝肾受损、血浆蛋白降低、心率快 120 次/d 以上、血沉快等,应保守治疗。待患者情况有所好转病情相对稳定时,可择期行心包剥脱术。③病情严重,保守治疗无明显改善者,要尽早施行心包开窗术,从而改善全身功能状况,然后进行心包切除术。

二、术前护理

缩窄性心包炎由于心肌损伤严重,心肌收缩力弱,全身情况较差,妥善全面的术前准备尤为重要。

(一)一般准备

1.全身支持疗法　注意增强营养,对于血浆蛋白降低、腹水患者应给予高蛋白、高热量、低盐、清淡易消化饮食,同时注意维生素的补充。少食多餐,避免进食过硬的食物,以免引起消化道出血。根据病情酌情增加入血白蛋白、血浆的输注,还可多次少量输注新鲜血,以纠正低蛋白血症、贫血、营养不良等情况。

2.抗生素　结核或化脓性感染引起的患者,术前应用抗结核治疗或使用抗生素治疗。抗结核治疗要长期坚持,不能擅自停药,治疗时间不少于 6 周,最好为 3 个月,同时跟踪肝功能的检测结果。

3.水电解质平衡　肝大、腹水和周围水肿明显者,适当给予利尿剂,排出体内过多的水分。注意监测电解质,防止出现低钾、低钠血症,维持水电解质的平衡。

4.改善心脏功能　严密观察心率、心律、血压的变化,避免出现心功能不全的发生。心率快或心律不齐患者可小剂量应用洋地黄类药物。同时要严密观察是否有洋地黄中毒的症状和体征,一旦发现洋地黄中毒立即报告医生及时处理。

5.有胸水、腹水患者的护理　护士要定时测量患者的腹围、体重,并及时准确记录 24h 尿量。经过治疗患者的胸水及腹水量仍较多时,术前 1～2d 可施行胸腹腔穿刺放水,腹部加压包扎,可以增加肺活量,有利于呼吸并减轻了腹压。降低了因心包剥脱后回心液体多造成的急性心衰的可能。

6.完善相关术前检查 完善血常规、尿常规、肝肾功能、凝血象、心电图、心脏彩超、X线片等检查。

（二）术前心理护理

护士应加强对患者的巡视，并主动关心患者，了解患者的合理要求。鼓励患者表达自身感受和需要。讲解手术的目的、手术方法，需要配合重点，术后的注意事项，进行有针对性的心理护理。此外，手术前尽量达到以下要求：

1.患者呼吸功能，循环功能均转好。呼吸困难、水肿、端坐呼吸、胸水及腹水明显改善或减轻。

2.饮食状况有所进步。

3.心率低于120次/d，实验室检查结果基本在正常范围内，体温正常及活动能力有所提高。

4.每日出量（尿量）保持稳定。

三、术中护理

（一）常用手术径路

1.胸骨正中切口 目前应用较多，此种手术入路能够充分显露心脏各个部位及上下腔静脉，此种切口对术后呼吸功能影响小。一般呼吸功能较差或术前合并肺内病变的病例，多采用此切口。其缺点是，对左心尖与膈面的暴露较差。

2.左胸前外侧切口 经第四肋间隙开胸，右侧需切断结扎胸廓内的动脉，切断胸骨，左侧须达到腋中线。此种切口的优点是良好的显露心前区，尤其是左心，而且单侧开胸，对术后呼吸功能的影响小。缺点是对上、下腔静脉显露较差。

3.双侧胸前横切口 这种切优点是手术视野暴露良好，心脏左右两侧均可显露，更便于彻底切除心包，同时有利于术中及时处理意外。但是明显的缺点是切口较长、创伤较大，对术后呼吸功能的影响较大。

经胸部正中切口心包剥脱术：采用气管插管行全身麻醉。患者取仰卧位，背部及肩胛骨区垫高使胸部挺起，沿胸骨正中劈开胸骨。如遇胸骨后有粘连患者，可以一边分离粘连，一边用开胸器撑开两侧胸骨。暴露心包后，探查心包各处增厚的情况。增厚的心包纤维板和心外膜之间的间隙，这正是剥离心包的分界面。剥离心包时先自心尖部位开始剥离，顺序应是左、右心室前面、两侧面、心脏膈面，左、右心房及右室流出道。如粘连较轻时，可用手指套纱布或花生米钳予以钝性分离，不要过分牵拉或压迫心脏，更不要压迫冠状动脉血管，影响心脏供血。如粘连呈条索状或条带状改变时，可使用手术刀片或剪刀进行锐性分离。如粘连十分严重，不要强行剥离，可在其他位置重新切开、剥离心包，以先易后难为原则。根据术中患者心脏功能情况和心包粘连的程度决定剥离的范围，对于心包的剥离应力求彻底。

在心包剥离的过程中要严密观察心脏情况，如心脏过分膨胀并伴有收缩乏力时，则应将左、右心室前面大部分心包剥离即可。如术中出现心动过缓，多发室性期前收缩，循环不稳定或心肌发白，应暂停操作，查找原因处理恢复后，再继续剥离。左、右心室大部松解后，回心血量剧增，应及时给予强心利尿剂，避免心脏负荷过重。

慢性缩窄性心包炎术后的疗效与心包剥离彻底与否、心肌受损程度有密切关系。心包剥离彻底及心肌受损较轻的患者，术后胸、腹水消失，体内淤积的水分大量排出，体重明显减轻，心功能显著改善且远期效果良好。影响术后效果的因素一般是由于心包不能彻底切除,影响术后心功能的恢复,如上述症状再次出现,可考虑再次手术。慢性缩窄性心包炎引起的纤维性心外膜炎(fibrous epicarditis)如未剥离可引起残余心包缩窄,影响术后效果。而心肌由于长期受压,导致心肌淀粉样改变,引发心肌炎或心肌萎缩,影响心功能恢复。

（二）物品器械的准备

备好胸骨锯、高频电刀、除颤仪、负压吸引器、输液加温器、各种测压装置、各种急救物品等并保证性能良好,均能正常使用。准备心包剥离器械、骨蜡、明胶海绵、温生理盐水等。常规准备升血压药、强心利尿药、抗心律失常等各种急救药品,协助麻醉医师准备气管插管的用物及麻醉药物等。

（三）术中护士配合

1. 呼吸循环管理　确保输液通路的通畅,麻醉前于患者上肢留置浅静脉留置针以供麻醉诱导用。麻醉后应配合麻醉医师于颈内静脉或股静脉置入中心静脉插管,连接中心静脉压监测设备。配合麻醉医师行桡动脉穿刺,穿刺后及时连接各种测压装置,建立连续动脉血压监测。同时,持续监测心率、血氧饱和度,间断行血气分析监测。严密观察心率、心律、血压、血氧、中心静脉压的变化。稳妥固定各种管道,保持通畅和有效的监测。静脉输液管路(3条或以上)必须保持通畅,其中一条管路为血管活性药物专用管路;另一条输液体,以晶体为主;第三条以输注全血、血浆等胶体为主。留置尿管并连接集尿器,保持尿管通畅,观察尿色、尿量。胸腔积液量的观察,以吸引瓶内液体量和纱布的失血量为主。准确记录入量和出量,保持各管路通畅压力正常,及时发现问题及时解决,避免意外发生。

2. 用药管理　患者术中病情变化快、血管活性药种类较多。术前准备好各种急救药品,要用标签明确,放置合适以便取用。术中用药必须经过两名医护人员"三查八对",执行口头医嘱时必须清晰、准确的重复一遍确认无误后,方可执行。使用过的药瓶、输液瓶、血袋等要保留至手术结束,并准确做好记录。血管活性药物要现配现用,剂量严谨准确。严禁在血管活性药通路推注药物,测中心静脉压或输血输液,以免影响血管活性药物进入体内的速度和量,影响患者循环稳定。

3. 体温的维护　手术室的室温在22～24℃,患者身下铺电热毯,手术范围以外的部位加盖保温毯,将电热毯、充气保温毯的温度调至38.5～39.5℃;输注的药物可经输液加温仪加温输注的,将加温仪调至38～39℃后再输注。手术过程注意观察患者体温,及时调整和更改保暖措施,调整保温毯的温度,保持体温在正常范围内。

4. 严格无菌操作,预防术中感染　手术器械及物品要严格消毒灭菌,手术开始前半小时常规使用抗生素。手术开始后则要控制人员的流动,包括工作人员都尽量减少出入手术间的频率,限制非手术参观人员进入。严格执行无菌操作技术,避免污染无菌物品。

四、术后护理

慢性缩窄性心包炎导致心脏束缚或受压,严重影响心脏舒张和收缩功能,一旦解除心脏的束缚,心脏即发生变化:一是术后心脏扩大,心肌收缩乏力,易发生低心排和心力衰竭,因此严密观察循环变化、血压、中心静脉压、心率和心律、呼吸、尿量、末梢温度、血气分析等;二是下腔静脉缩窄环消除后,肝脏淤血及组织水肿大量吸收,使回心血量剧增,心脏容量负荷加重,易出现急性心力衰竭。

（一）术后常规护理

1.严格控制液体入量　缩窄性心包炎术后解除了心包的束缚,大量组织间液回流入血循环,增加了心脏的前负荷,导致急性心力衰竭。因此,要严格控制液体量和输注速度,防止短时间内输入过量液体。同时给予强心、利尿等药物,防止急性肺水肿。严格控制液体量,使患者处于容量稍欠,轻度脱水状态。如患者出现心率快、血压低、中心静脉压低,提示可能为容量不足,可加快输血、输液速度,补充血容量。如患者出现心率快、血压高、中心静脉压升高时,则可使用扩血管药,减慢输血、输液速度及量,同时使用利尿剂,加快排除多余水分。

2.生命体征的监测　观察意识、心率、心律、血压、血氧饱和度、中心静脉压、四肢末梢温度及颜色、肢端的血管充盈度,足背动脉搏动情况。监测电解质情况,血清钾浓度的监测尤为重要,预防出现低钾血症。由于长期低盐饮食,并使用利尿剂,还要注意预防低钠血症。术后常规静脉应用洋地黄药物,常用毛花苷丙静脉推注,根据病情调整药物用量达到洋地黄化,控制急性心力衰竭,防止发生急性肺水肿。对心功能差的患者,更要严密监测有无洋地黄中毒的症状和体征。而对于心肌收缩乏力的患者,常用多巴胺及多巴酚丁胺持续泵入,增加心肌收缩力。

3.呼吸道的护理　保持呼吸道通畅,注意呼吸道的温化、湿化,定时吸痰,严格执行无菌技术操作,监测血气分析,防止低氧血症。患者病情平稳后,方可脱机,坚持给予胸部物理治疗,鼓励患者自行咳嗽、排痰,做深呼吸运动,注意听诊双肺呼吸音,痰液黏稠患者可遵医嘱给予雾化吸入治疗,化痰药物治疗等。

4.各种管路的护理　保持各种管路的通畅,妥善固定防止打折、扭曲、脱出。深静脉穿刺口处敷料,需每日进行更换,注意观察穿刺处皮肤颜色、状态,如有红肿、红疹、渗液、肿大时,应立即拔出,可更换其他部位重新穿刺。各种血管活性药物应标示明确,并标注好配制时间,避免搁置太久,在进药端与深静脉连接处,将标有药品名称的输液贴,贴于此处,以便护士换药、快推、停药时准确、及时、便捷操作,以免影响患者循环稳定。严密观察胸腔及纵隔引流情况,注意引流液的颜色、性质、量,如发现异常及时报告医生,引流液量、性质均正常患者每日更换引流瓶。留置尿管护理同尿管护理常规,注意观察患者尿的颜色、量。患者拔除留置尿管后,仍需注意患者的尿量变化。

5.疼痛的护理　保持病房内整洁、安静、舒适,温度、湿度适宜,减少探视人员,保证患者正常休息。教患者学会自我放松的方法,以及转移注意力的办法,适当给予心理暗示。术后可遵医嘱给予止痛药物。

6.心理护理　创伤性大手术后患者容易出现焦虑、恐惧,甚至出现创伤性精神障碍,因此心理护理尤为重要。首先,护士要积极主动关心患者,注意患者心理变化,各项操作前须向患者阐明操作的目的,注意事项并取得患者同意和配合,操作中注意观察患者的反映,安慰、鼓励患者,争取主动配合,操作后安抚患者对于他(她)的配合给予肯定。操作动作要求娴熟敏捷,尽量减少患者不必要的痛苦。护士能对仪器设备的功能、调试,准确、熟练的完成。注意与患者之间的交流方式。

7.其他护理　肝脏功能的保护。如术后24～48h内出现黄疸,多数由于心包缩窄剥离后血液循环的改善引发,一般术后1周左右症状能自行消失。术后如患者有贫血或渗血症状,应给予适当的输血、血浆白,蛋白较低的患者,应及时补充入血白蛋白或血浆。对于结核性心包炎患者要继续抗结核治疗3～6个月。

8.基础护理　给予患者口腔护理、会阴护理及皮肤护理,定时翻身,经常受压部位给予按摩,防止褥疮的发生。

(二)术后并发症的观察与护理

1.心律失常　患者出现心律失常如心房纤颤、心动过缓、心动过速、室性期前收缩等异常心电。常规备用临时起搏器。出现心律失常时立即报告医生,根据心律失常的类型应用抗心律失常的药物,使用抗心律失常的药物时注意用药后药效及不良反应的观察。找出心律失常的原因,对应治疗。

2.低钾血症　患者血清钾浓度低于 3.5mmol/L,出现腹胀、恶心、四肢无力等症状,也可无明显症状。密切监测患者的尿量,根据尿量及时补钾,同时注意患者相关的症状和体征,发现异常及时报告医生及时处理。能口服补钾患者首选口服补钾,如需通过静脉补钾,补钾时注意心电图的变化。

(三)术后康复护理

心外科手术治疗护理常规包括术后的康复护理,严密观察患者生命体征的变化,给予心电、血压、血氧综合监护,观察各个引流管的通畅情况和引流液颜色、性质、量等,做好详细记录。注意观察尿量、尿色,准确记录。

患者转入普通病房就开始进行床边的康复护理,包括:定时翻身拍背、协助排痰,当患者咳嗽时,用双手护住刀口两侧肋骨,在患者用力咳嗽时给予加力,能够减轻刀口疼痛,痰液易咳出。痰多伴黏稠不易咳出时,采用经鼻腔吸痰法将痰液吸出。必要时加强雾化后进行吸痰,每次吸痰不超过 15s。鼓励并协助患者尽早床旁活动,活动适度以休息状态心率为基础值,运动强度保持在比基础值心率加 20 次/d,无心慌、气促等不适症状为宜。

五、健康指导

慢性缩窄性心包炎术后出院健康指导见表 3－1。

表 3－1　慢性缩窄性心包炎术后出院健康指导

营养	加强营养,合理饮食,低盐、低脂、易消化饮食为主
活动	劳逸结合,根据自我感觉逐渐增加活动量,以活动后无心悸、气短,自我感觉良好为度。避免过重的体力劳动,注意预防感冒
用药指导	根据医嘱正规服用抗结核药物,不能任意停药,定期复查肝功能。
	需服用洋地黄类药物者,教会患者观察洋地黄中毒症状和体征,如出现中毒现象,立即停药,及时纠正
复查	定期门诊复查,术后每 3、6 个月复查一次,半年后每半年复查一次

(焦颖)

第三节　心脏移植的护理

一、心脏移植的术前准备

心脏移植患者由于心功能减退,术前大多数患者存在有充血性心力衰竭,体内其他重要器官如肾、肺、脑等功能严重受损,这样就给手术及麻醉带来更大的危险性,充分地做好术前准备是心脏移植成功的关键之一。

（一）患者的心理准备

心脏移植患者绝大多数是经内科系统治疗无效，外科手术方法不能救治的终末期心脏病或极端复杂的先天畸形，只能采用心脏移植方法来医治。此种患者住院时间很久，严重充血性心力衰竭、心律失常困扰患者，对采用非手术治疗失去信心。对心脏移植有顾虑和不同程度的恐惧心理是可以理解的。患者的顾虑是多方面的，包括手术的安全性、效果、今后的生活、工作、婚姻、生育、经济和社会关系等问题。有些患者因思虑过度，精神过分紧张，产生失眠、心动过速或心律失常，甚至术后产生创伤性精神病。少数患者在手术前夜、术日清晨或进入手术室之前，因过度紧张造成心动过速、心室纤颤、心搏骤停。

为了消除患者的各种思想顾虑，要求医护人员耐心做思想工作，了解患者的心理状态，与患者多接触，详细解释患者提出的有关问题。也可请心理医生与患者交谈。必要时请进行过心脏移植的患者与其谈心，介绍术前自己的想法，术前心衰和心律失常造成不能正常生活和工作的痛苦心情，术后心功能好转，能正常生活及工作的喜悦心理，有时能起到意想不到的效果。让患者了解心脏移植可以治愈以前认为不能治疗的疾病，如：扩张型心肌病、肥厚型心肌病、晚期克山病，内科治疗无效的缺血性心肌病，用外科手术不能医治的复杂先天畸形等。鼓励患者树立对心脏移植的信心，调动患者主观能动性，积极配合治疗，有利术后顺利康复。并且要同患者交代术后进入 ICU 后可能出现的种种不适，例如：使用气管插管呼吸机辅助通气时出现口渴、排尿感、约束感等。同时，教会患者在出现不适时，应如何配合治疗，如何应对不适感。通过与患者的交流和沟通，树立患者长期存活的坚定信念。

（二）患者心脏移植术前准备及护理

当患者拟定进行心脏移植后，药物治疗的主要目的是保证躯体足够血液灌注，直到找到相配的供体。只有调整好心功能，才能保证心脏移植的顺利开展。由于心脏移植患者术前往往心功能Ⅲ、Ⅳ级，因此对心力衰竭应当给予积极治疗，采用强心、利尿剂、血管扩张剂、正性肌力药、抗心律失常药、免疫抑制剂及抗凝药物，必要时使用主动脉内球囊反搏、CRRT 等措施以纠正心衰，使心脏移植患者处于最佳状态，这样才能使移植工作效果良好。

为了预防心脏移植患者术前出现感染，应减少仪器设备的使用，缩短住院的时间以降低感染的风险。并且住院期间应采取必要的隔离措施和严格的无菌操作技术，治疗药物尽可能采用口服给药，如需静脉输液的药物，应尽可能减少静脉通路，防止造成感染。治疗体内潜在的感染灶，改善患者营养，高蛋白饮食，保证有足够的热量，适当限制钠盐的摄入，纠正贫血和低蛋白血症。

术前一天应当给予进食易消化的食物，并且给患者洗澡，清洁皮肤。备皮范围包括：前胸、颈部、上腹部、两侧腋下及会阴部，备皮时应避免造成皮肤损伤引起感染，不利于术后护理。

术前一天晚遵医嘱使用镇静药，口服唑仑或肌注地西泮，使患者睡眠充足，提高手术成功率。术晨给予患者灌肠，并在心内科医生的护送下进入手术室，接受心脏移植手术。

（三）ICU 环境、护理人员和物品的准备

1. 环境的准备 感染是造成心脏移植术后近期死亡的重要原因之一，因此术后患者所处的环境有着严格的要求。美国斯坦福大学医疗中心要求移植术后的监护房间具正压气流系统，有高效空气过滤装置，滤过 $0.09\mu m$ 的微粒可达 99.9%。若病房无此设备，可采取控制感

染的护理措施。首先,隔离室内开窗通风,清除杂物,将准备使用的各种仪器设备、药品、物品提前放置于隔离室内。用含氯清毒剂溶液(1000mg/L)擦拭隔离室内墙、地面、窗、玻璃、物体表面等。空气消毒的传统方法是用甲醛溶液 $2ml/m^3$ +高锰酸钾 $2g/m^3$ 熏蒸12h,连续4d。由于此种方法导致隔离室内空气刺鼻,使患者及医护人员出现不适,因此,自2003年以来我们使用0.2%过氧化氢溶液对房间进行喷雾消毒,然后关闭门窗,应用紫外线灯照射消毒2h,臭氧空气消毒机每日3次,每次15min进行空气消毒。

2. 物品的准备　心脏移植的物品准备种类繁多,包括患者用物、治疗物品、常备药品等。在接到心脏移植的通知后,需立即建立护理小组,护理小组每名成员均由经验丰富的 ICU 护士担任。在进行物品准备时,需分工明确,每项内容均由专人负责,认真核对每项物品的备用情况,心脏移植的前两天准备好,放置于隔离间内备用。具体物品准备如下:

(1)仪器设备

1)呼吸机2台(吊塔上固定1台,可移动的带空压机1台)。

2)心电监护1台(可测 T、SaO_2、ABP 管道、PAP)、PICCO 监护仪1台。

3)除颤器。

4)心脏临时起搏器1台(电池2块)。

5)抢救车、无影灯、开胸包、按压板、电插板3个。

6)心电图机。

7)吸引器2台(1台进入隔离间,1台备用)。

8)微量输液泵10台、输液泵3台(均备有蓄电池)、肠内营养泵1台。

9)雾化器、振动排痰仪。

10)空气湿化器、体重秤、对讲机。

(2)一次性物品:密闭式吸痰管、一次性换药包、各种型号的无菌手套、一次性 PE 薄膜手套、口腔护理包、会阴护理包、口罩、帽子、痰液收集器、一次性呼吸机管道、避光输液器、避光延长管、人工鼻、连接管、储氧面罩、雾化面罩、麻醉面罩、氧气鼻导管、三通、透明贴(大、小)、康惠尔贴、套管针、抽痰包、延长管、各种型号的注射器、输液器、输血器、采血试管(各种颜色)、胃管、导尿管、胸腔引流瓶、尿瓶装置、留置针、电极片、液体、灌肠包。

(3)需 γ 射线照射灭菌的物品:电热毯2条、油布4块(2大2小)、毛毯2条、模拟肺2个、气管切开枕头、沙袋、冰袋、热水袋、枕头6个、听诊器2个、袖带2个、口杯、喉镜、暖瓶塞、大便器、小便器、呼吸机湿化瓶滤纸、IABP 管路、心排血量监测仪、有创压力传感器4个、气切(带孔)、垃圾袋若干个、雾化器、皮尺、格尺、胶布、拖鞋若干双、尿垫。

(4)需环氧乙烷灭菌消毒的物品:硅胶呼吸机管路2套、湿化瓶2个、接水器4个、过滤器2个、导引钢丝、支气管镜、球囊1个、舌钳子、开口器、压舌板、持针器、止血钳。

(5)需高压灭菌消毒的物品:治疗盘、护士隔离衣(上下套5套一个包)、诊视隔离衣(5件一个包)、患者衣物、患者毛巾两个、脱脂棉、痰纸、床单5个、中单5个、枕套5个、被套5个、约束带、棉被、棉褥、胸带2套、开胸纱包、小纱布包、绷带包。

(6)患者物品准备:病服两套、内衣裤两套、袜子两双、拖鞋两双、餐具一套、脸盆4个、剃须刀(男患准备)。

3. 药物的准备　常备基础用药:肾上腺素50支、异丙肾上腺素50支、多巴胺100支、多巴酚丁胺100支、硝普钠10支、硝酸甘油50支、米力农20支、苯肾10支、利多卡因20支、乙胺碘呋酮(可达龙)12 支、门冬氨酸钾镁 20 支、沐舒坦 50 支、洛赛克 6 支、阿拓莫兰 10 支、10％葡萄糖酸钙 30 支、10％KCl 50 支、毛花苷丙 20 支、呋塞米 50 支、特苏尼 30 支、喘定 20 支、力月西 10 支、20％甘露醇，5％碳酸氢钠、甘油灌肠剂 10 盒、25％MgSO$_4$、维生素 K$_1$ 10 支、速宁 30 支、鱼精蛋白 5 支、哌替啶 5 支、吗啡 5 支、巴曲酶 10 支。

营养类药物：卡文 4 袋、水乐维他 4 支、安达美 4 支、格利福斯 4 支、维他利匹特、百普力、力太。

抗生素、抗病毒药物：舒普深、泰能、氟康唑、威凡注射液、特治星、更昔洛韦。

需冰箱内恒温保存药物：凯纷 5 支、白蛋白、凝血酶原复合物、凯时针、垂体后叶素、丙泊酚、金双歧 10 盒、制霉菌素 1 盒、舒莱、纤维蛋白原、第Ⅶ因子。

口服药：泼尼松 5 盒、骁悉 2 盒、威凡 2 盒、环孢素 A 4 盒、雅施达 2 盒、叶酸 1 盒、吗啉 2 盒、硫酸亚铁 1 盒、钙尔奇 D 2 盒、多维元素片 5 盒、口泰 5 盒、华法林 1 盒、西地那非 5 盒(每片 100mg)。

备用液体：10％葡萄糖注射液 500mL、5％葡萄糖注射液 100mL、0.9％氯化钠注射药 100mL、灭菌注射用水 500mL。

4.医务人员的准备　移植患者的监护人员应相对固定，至少由 8 个具有丰富护理经验的人员组成。每个班 2 名护士(治疗班和护理班)，每班 12 个小时。治疗班负责患者的所有治疗方案，执行医嘱、给药、观察病情并记录。护理班负责患者的各种基础护理项目，肢体功能锻炼，饮食护理。护理班同时负责布类、仪器、用物消毒及用物的传递，陪伴人员及外来人员的管理。待患者病情平稳、各管道拔除后，可改为每班 1 名护士。

二、心脏移植的术中护理

心脏移植可分为原位心脏移植术(orthotopic heart transplantation)和好位心脏移植术(heterotopic heartt ransplantation)，前者是取出病心，再在病心原有位置上移植一颗健康心脏；后者是保留患者自身有病变的心脏，而将供心与之并列缝接，供心成为患者的子心脏。由于此方法较复杂并发症亦多，目前只占心脏移植的 1％左右。而原位心脏移植又分为标准法和双腔静脉法。双腔静脉法可保持较正常的三尖辦功能和完整的窦房结功能，术后并发症少。因此，自 20 世纪 80 年代末期逐渐采用此法。

(一)手术环境准备

手术室感染管理对手术的一次成功、伤口的Ⅰ期愈合、患者的早日康复起着十分重要的作用，严格的清洁灭菌制度是控制感染的基础，因此，术前一天对室内物品进行清洁，凡手术用物、器械、仪器、设备等在术前一天移入手术间，用 500mg/L 消佳净擦抹仪器、设备表面，开启层流 24h，室温 20～24℃，全麻后调节室温在 20℃，开始复温后调节室温在 24℃，湿度 40％～60％。

(二)手术配合

心脏移植手术与常规心脏手术有所不同，对人员的要求也格外严格。因此，为更好地配合手术，确保手术成功，需选派经验丰富、身体素质好、责任心强、反应敏捷的主管护师参加，配备器械护士 2 名，巡回护士 2 名。

术前做好手术护士的培训工作，学习心脏移植相关知识及术前病例讨论，参加动物实验手术配合，熟悉手术方案及配合步骤，掌握手术中特殊器械的使用，熟悉术中用药的药理性能、使用方法及其配制,以便术中积极主动配合。参加术前病例讨论时做好仔细分工,熟悉分工的相应内容,熟悉手术方法、手术步骤及解剖位置,了解术者的习惯。

1.巡回护士提前按要求配制术中用药和抢救用品　接到通知后推车接患者入手术室,协助患者取舒适体位,建立静脉通路,及时给予患者心理疏导,缓解紧张情绪。协助麻醉医师进行麻醉诱导、气管插管和各种管路的植入,建立各项监测,留置尿管监测尿量,放置肛温和鼻咽温探头并妥当固定。患者取仰卧位,背部用软枕垫高15°,使胸骨向前突出,便于手术暴露。巡回护士根据手术进展及时供应台上所需物品,调节室温在22～24℃,体外循环常温期调节变温毯在38℃,以免低温引起心室颤动、心律不齐、酸中毒等不良反应。术中按时静注抗生素,严格无菌操作,控制室内参观人员,防止感染。密切观察心电图、中心静脉压、平均动脉压、血氧饱和度、血压、体温、尿量等的变化,及时记录。开放主动脉时有可能出现心室颤动、循环不稳定等意外,做好应急准备。转流前、中、后抽取血标本进行生化血气分析,调节酸碱平衡和血液稀释度,补充电解质,维护机体内环境稳定。及时回输机器余血,提高血浆胶体渗透压,促进心脏功能恢复。随时检查各输注管路是否通畅,防止管路脱出造成不必要的失血,同时管路的通畅可确保用药安全有效。

2.器械护士配合　按常规与巡回护士清点器械及敷料。胸骨正中劈开进胸后,常规建立体外循环,备一大盆生理盐水冰泥,以能浸没供心为宜。确认供心可用后,切除病心,将修剪好的供心用冰纱垫双手托送到台上,吻合时术者再做精细的修剪,然后移供心于心包腔内按正常位置摆好,置冰泥于心包腔内,先用0/4 Prolene线依次吻合供受体左心房、房间隔、右心房。再用4－0 Prolene线完成供心与受者的主动脉吻合,在吻合过程中定时向供心表面置冰泥,然后开放循环,除颤复跳后再用15－0 Prolene线吻合供受体的肺动脉。检查各吻合口无漏血后中和肝素止血,房室各置2根起搏导线,彻底止血后分别在心包腔深部及胸骨后各置一根引流管,清点物品无误后关胸。器械护士要充分备好各类器械、缝线、体外循环管道、止血用品、大量无菌冰泥。熟练掌握手术步骤,提前备好手术器械及缝线,确保传递准确无误,目的在于争取手术时间,缩短移植心脏缺血时间。对术中所用缝针要及时收回,以免遗漏,注意保持术野干净,敷料浸湿及时更换。

3.术中感染的控制　感染是心脏移植术后早期最常见的并发症之一,是主要的致死原因。由于接受器官移植患者术后需用大量的免疫抑制剂,最容易发生感染,故参加手术人员要自觉执行各项无菌技术操作,并严格控制出入手术间的人数。手术中严格执行无菌操作,督促手术人员共同遵守,避免通过空气、手术器械、手术人员的手增加患者感染的可能。

三、心脏移植的术后护理

(一)术后常规处理

心脏移植术后的处理,基本同体外循环下心脏手术的常规处理。但移植术后有以下特点:心脏无神经支配,供心缺血损害明显,而受体一般肺血管阻力较高,故容易引致右心衰,须用免疫抑制剂,易感染,需要无菌隔离治疗。

1.血流动力学支持　基于供心的特殊性,心脏移植后的患者的血流动力学系统需要予以支持,异丙肾上腺素能直接作用于β受体而产生正性肌力及增加心率作用,同时还可增加心室舒张期充盈提高每搏输出量。通常使用量在 $0.05～0.5\mu g/(kg \cdot min)$。另外,多巴胺、多巴酚丁胺及米力农等强心药也可考虑使用。术后早期维持血流动力学指标达到:中心静脉压

8～12mmHg,血压 100～110mmHg,心率 100～120 次/min。心脏移植为终末期心脏病患者,由于长期心衰,左房压增高,慢性肺淤血,肺血管痉挛,显至发生器质性改变,导致肺动脉高压,肺血管阻力增高,心脏移植术后早期容易出现右心衰竭。临床上若出现中心静脉压急剧增加、静脉怒张、肝脏肿大、右室舒张设大于 10mmHg,即可诊断急性右心功能不全,其发生是心脏移植早期死亡的最重要原因。

急性右心功能不全处理如下:

(1)应用正性肌力药物:如多巴胺、多巴酚丁胺。

(2)对于中重度的急性右心衰可考虑使用 PGE₁:初始量 25ng/(kg・min),以后逐渐增至 100～200ng/(kg・min)。但是凯时效果比 PGE₁ 效果好,初始量 20ng/h,以后可逐渐减量。

(3)磷酸二酯酶抑制剂－米力农:初始量以 2.5μg/(kg・h)静点 20min 后,以 0.5μg/(kg・h)维持,最多可用 5d。

(4)利尿剂的合理使用:首选呋塞米,在呋塞米效果不理想的情况下,如能口服可与螺内酯和氢氯噻嗪联合应用,或使用利尿合剂。

2.预防感染 心脏移植后由于早期使用了大剂量免疫抑制剂,患者极易发生感染,术后一年内行 10% 的严重感染,使感染所致的病死率和由排斥反应所致的病死率相似。为了有效地避免感染,必须严格执行消毒隔离制度,具体措施如下:

(1)患者周围的空气环境要清洁,进入隔离病房的工作人员要减少达最低限度。工作人员入室前,首先用含氯制剂溶液(1000mg/L)泡手 3min 以上,更换口罩、帽子、衣裤、鞋后方可进入。所有掉在地板上的用品一般不再拾起重用。患者的护理和医疗操作遵循从最干净的区域着手,最后在最不干净处完成。

(2)接触患者及床单位前、后均应用手消揉搓双手 3min 以上。尽量减少不必要的穿刺部位,如动脉穿刺测压。各保留穿刺部位、胸腔引流部位、连接导线部位,每 8h 用聚维酮碘消毒一次。

(3)低阻力细菌过滤器、密闭式吸痰管需每天消毒更换,如有痰液污染,立即更换。呼吸机管路可一周更换一次,若出现患者咳嗽导致痰液反流污染管道,需立即更换。

(4)每日用臭氧机空气消毒,每次 15min,每天三次。每班使用 1:600 特效消毒净擦拭地板、物体表面一次。

(5)每日更换床单、被罩、枕套一次,若沾染血迹,则需随时更换。工作人员工作服消毒后每日更换,每班浸泡工作人员拖鞋一次。

(6)一次性用品每日更换,需反复使用品,如听诊器等,经环氧乙烷消毒密封后固定室内专用。

(7)患者餐具:尽量使用一次性用品,瓷器或金属类餐具用 1:800 特效消毒净浸泡,每餐后消毒一次。

(8)外来物品均用 1:50 高效灭菌灵擦拭后进入,禁止带皮水果入内。

(9)遵医嘱做好各种培养,以检测可能的早期感染。

(10)每班更换酒精、聚维酮碘、纱布罐、治疗盘、无菌持物钳。

(11)患者的清洁要求:术后 3 周之内为避免牙周组织损害而易导致口腔感染,应避免刷牙,只用蒸馏水或含碘的消毒水或氯己定漱口,每日多次或每餐后 1 次,3 周之后可开始刷牙;每日清洁会阴一次,大便后随时清洗;每日多次用消毒水清洗双手。饭前便后特别是看了报纸杂志之后,均须用消毒水清洗双手;男患者用电剃须刀剃须。

3.实验室检查常规

(1)血气分析,每 4h 一次;血常规、离子每日两次。

(2)血小板、凝血酶原时间、尿常规、尿比重、血清钙离子、镁离子,每日一次。

(3)环孢霉素 A(CsA)血浓度:每周一次,改用剂量三天后可查。

(4)肌酐清除率,每周二次。

(5)咽喉、痰细菌培养每日一次;血、尿细菌培养每周一次,必要时可连续监测。

4.特殊检查

(1)心电、胸片、心脏彩超,术后即刻、术后第一周内每日一次。

(2)心肌活检如无明确排斥反应表现,术后第一周可不作心肌活检,但在术后十日内尽可能完成第一次心肌活检,以后每 1～2 周一次,如怀疑排斥反应存在可随时进行心肌活检,以明确排斥反应程度,确定治疗方案。

(二)心脏移植患者管道的护理

心脏移植术后患者由于管路繁多,护理起来难免手忙脚乱。如果能够正确、合理地进行管道护理,护理工作自然就会井然有序。临床管道的共同特点是:通过特殊的导管器械,直接进入人体内部,达到诊断和治疗疾病的目的。绝大多数管道的置入是有创的,易造成感染,从而导致患者死亡。在进行各项护理操作时,在遵循一般护理常规的基础上必须严格认真地执行无菌操作和隔离技术,这是预防感染的重要保证。缩短各种导管在体内停留的时间,根据病情尽早拔除,减少因管道留置时间过长引起的感染机会。每个治疗管道拔除时,导管尖端需送检做细菌培养。

1.气管插管的护理　要根据患者血氧饱和度、听诊、气道压等情况适时吸痰,按气管插管的型号选用密闭式吸痰管,它能降低呼吸道感染发生率、减少吸痰过程中 SpO_2 下降。吸痰时动作轻柔,每次吸痰时间不超过 15s,观察痰液颜色、性质、量。痰液黏稠者,可通过雾化吸入,稀释痰液以促进排痰。气管插管期间每日做痰细菌培养。气管内插管时间＞24h 者,每日两次口腔冲洗,冲洗液可用生理盐水或口泰漱口液。呼吸机管道及湿化瓶每日更换。翻身或有较大体位变动时应断开呼吸机,采用人工呼吸器,避免管道牵拉使患者产生不适或造成管道脱出。

2.动脉置管的护理　每日更换透明敷料,如有血迹或渗出随时更换。因为血液是最好的细菌培养基,所以必须保证管道、换能器、三通及三通连接口处无血迹。每次用动脉管道采血结束时,应消毒通口处,再盖三通帽,可避免血迹滞留,造成感染。三通连接处及换能器处用大块开腹纱布(共六层纱布)或四层无菌纱布包裹。如病情稳定,尽早拔除改为无创袖带式血压监测。

3.静脉置管的护理　心脏移植患者多采用三腔深静脉留置针和 1～2 个浅静脉通路。通路的选择上,可利用浅静脉泵入扩血管药物,如硝普钠,因为该药可以和其他药物发生反应,降低药效或发生毒性反应,应单独一路泵入。也可利用浅静脉输注血制品。若在术后一周内拔除浅静脉置管,应每 4h 消毒针眼处一次并更换敷料直到 24h。深静脉置管的三个通路可作如下安排:中间一路,管径最粗、留置最深的,可用作 CVP 的测量,同时输血、补钾或补液,临时静脉推注的药物均可从此路给药;另外两路,分别泵入利尿脱水剂和血管活性药,血管活性药如多巴胺、肾上腺素、米力农、硝酸甘油等。每路输注的药品注意配伍禁忌,并且均应在管道前端清晰、醒目标记输注的药品名称,抢救时才能做到快速、准确给药,为成功抢救争取时间。所有输液管路要连接紧密,三通连接处用四层无菌纱布包裹,如有血迹及时更换。每班检查并记录三腔静脉导管外露的长度是否一致,避免置管脱出造成药液无法进入患者体内的严重后果。穿刺口处每日消毒一次,并更换透明敷料和输液、输血管道。每班检查穿刺口处是否红、肿、有渗出,若出现皮肤异常,疑似感染,应立即留取分泌物做细菌培养,并更换留置位置。拔除导管后压迫止血,穿刺口处 24h 内处理同浅静脉拔针,24h 后每日消毒,每日更换透明贴一次直至伤口干燥结痂、自然脱落。

4.漂浮导管即 Swan-Ganz 导管的护理　Swan-Ganz 导管有多个分支,黄色接口管路置管于肺动脉处,因此我们用此路泵入前列腺素,降低肺动脉压效果显著。选用蓝色接口管路监测 LAP,此通路必须标志清楚,绝对严禁进气。拔除导管,处理方法同上述深静脉置管。

5.心包纵隔引流管护理　观察引流的颜色、性质、量,每日更换引流瓶及连接管,严格无菌操作,并留取引流口处分泌物做细菌培养。

6.胃管的护理　术后早期给予持续胃肠减压护理,观察胃液颜色、性质、量,及时发现因应激性溃疡导致的消化道出血的征象。若无出血征象,可在术后第二天,从少量开始给予胃肠内营养,每次鼻饲前,抽吸胃液,若量>150mL 暂缓鼻饲。每班次观察置管深度,若有脱出应及时更换,避免误吸。

7.尿管的护理　采用密闭式尿瓶装置,减少尿路与外环境的接触,避免感染的发生。

8.CRRT 管路的护理　管路每日更换一次,置换液不可过早配制,提前 30min 即可。补镁和补钙不可加入置换液及管路中,避免镁离子、钙离子遇碳酸氢根产生沉淀,阻塞滤器。保持各部位连接紧密。穿刺口处消毒、处理同深静脉置管。

9.体外膜肺氧和管路的护理　体外膜肺氧和(extracorporeal membrane oxygenation,ECMO)是将血液从体内引到体外,经膜肺氧合后再用血泵或体外循环机将血液泵入体内,目前临床尚未广泛开展。导管通常选用股静脉和股动脉放置,要求单侧下肢制动,注意末梢皮肤护理和保暖,翻身时可采用轴向翻身,防止管道脱出。观察出血征象,密切监测 ACT(200～250s)和血小板计数。拔除导管处需局部缝合,6h 内给予沙袋压迫止血,拔管早期需密切监测生命体征,观察置管处局部是否出现血肿,坚持每日消毒、更换敷料一次。

除了上述治疗用管道外,监护用的管道也很多。我们通常将监测线长度调整适宜(以不影响正常活动、翻身为宜),多余的导线缠好固定在吊塔上。仪器的摆放也是有学问的,呼吸机、监护仪、临时起搏器、动脉压力换能器、引流瓶、尿瓶置于患者左侧便于监测、观察。胃管、负压吸引置于患者头部上方以节省空间。注射泵、输液泵置于患者头部右侧上方便于给药。若有 CRRT 可放置于患者右侧肩部水平位置,ECMO 机器放置于患者右侧小腿水平处即可。整齐的环境既方便医护人员进行各种操作,又使患者感到舒适,增强了康复的信心。

(三)心理护理

根据国外的研究,在心脏移植后最初数年里,最多有 63% 的受者存在抑郁问题(抑郁症和恶劣心境),显多有 26% 的受者经历过一次或数次的焦虑障碍。心脏移植术后患者不仅要忍受手术带来的创伤和各种检查的痛苦,还要承受隔离期内心理上的孤独、焦虑以及对"换心"这个新技术所带来的强大精神压力,患者心理问题不容忽视。在进行医疗护理的过程中,医护人员应尊重患者本人,尊重患者的生活方式、宗教信仰。在不违背隔离监护治疗原则的基础上,适当支持患者的意愿,如让营养师根据患者的喜好和病情的需要订餐,或适当让家属送餐。加强与患行的沟通,调动患者交谈的热情,因为倾诉也是心理发泄的方式。进行护理操作时要多一些解释、多一些关切,尽量用通俗易懂的表达方式,不用专业术语,以消除患者的困惑和恐惧,使患者心理处于积极乐观的状态,自主自愿的配合治疗。当患者不适或心理压力大时,应积极实施心理疗法,让患者把心理的感受表达出来,从精神上得到放松和解脱。

隔离室内可配置电视、DVD、可视电话、杂志、冰箱等日常用物,方便患者消遣娱乐、排除孤独。允许患者通过电话与家属聊天,缓解思念之苦。同时利用亲情的力量,增进患者抗病的信心。在患者出院时赠与患者简明、扼要、科学、实用的宣教手册,指导患者院外自我护理和健康生存。保持患者心情愉快、积极乐观,可增强患者战胜疾病的信心。

(四)免疫抑制剂治疗与护理

移植术后患者必须终生应用免疫抑制剂来对抗自身免疫系统。免疫抑制剂的使用包括诱导治疗、维持治疗及急性排斥的治疗。大部分心脏移植中心目前多使用三合一的治疗,临床常用的药物为环孢霉素、霉酚酸酯、皮质类激素、硫唑嘌呤、OKT$_3$、抗胸腺细胞蛋白、环磷酰胺,多种药物的配方可以减少单一药物的使用剂量而减少药物的毒副作用。在使用过程中,应密切观察和监测患者的不良反应,给予相应的对症处理。同时,根据化验值调整用药。

免疫抑制剂的常见不良反应及对应处理如下:

1. 环孢霉素 A 肾毒素中毒:对于术前合并肾功能不全的患者,要禁止给予环孢霉素 A 的首剂负荷量。术后,如随着心功能改善,肾功能恢复正常时再给予环孢霉素 A;避免静脉注射给药,容易诱导肾功能损害;同时,避免使用一些能够加强环孢霉素 A 肾毒性反应的药物。

高血压:可单独或联合应用以下降压药—利尿药、钙拮抗药、β 受体阻断药。

高血脂:低脂饮食;使用普伐他丁来降低血清胆固醇水平。

神经性中毒、震颤:多与受体低血镁相关,可口服氧化镁 500~1500mg,使血清镁维持在 0.8mmol/L 左右。

2. 霉酚酸酯(骁悉) 胃肠道病变:常引起恶心、呕吐、腹泻等症状,可指导患者在饭后牛奶冲服,以缓解药物对胃肠道的刺激作用。

白细胞减少、血小板减少:术中早期,每日检查血常规化验一次,维持白细胞在 6000/μl 以上。白细胞及血小板计数可随着药物用量的减少而逐渐恢复。

3. 皮质类激素 胃肠道病变—消化性溃疡、胰腺炎、溃疡性食管炎:术前进行胃镜检查,如发现严重的胃十二指肠溃疡,成彻底治疗后再实施移植手术;术后严密观察患者消化道症状,如出现消化道溃疡给予洛赛克静点治疗;若出现胃肠道出血时,要逐渐减量或停用皮质类激素,可给予去甲肾上腺素稀释后经胃管注入。指导患者建立良好的饮食习惯,戒烟戒酒,规律饮食,避免进食刺激性食物。

骨质疏松、无菌性坏死、肌无力、类固醇肌病、肌萎缩:减量或停用皮质类激素;限制及减轻受累关节的体重负荷;必要时行关节置换术。

糖尿病:定时监测血糖,及时发现并治疗;需采取长期、严格的饮食疗法,并进行适度的体育锻炼;必要时给予胰岛素治疗。

4. 硫唑嘌呤 内细胞减少、血小板下降、贫血:减少用量或停用后可较快的恢复正常,严重者可停用,改用环磷酰胺。

5. 抗 CD$_3$ 单克隆抗体(OKT$_3$) 发热、寒战、无菌性脑膜炎、急性肺水肿:患有左心功能不全,肺淤血和体液负荷过多的患者要慎重或禁用该药。

6.环磷酰胺 造血功能改变、白细胞减少、血小板减少、贫血:减量或停药后可自行缓解。

(五)心脏移植排斥反应的观察与处理

排斥反应(graft rejection)本质上也是一种免疫反应,是由组织表面的同种异型抗原诱导的。在不同个体之间进行异体组织器官移植时往往会产少排斥反应,这是供体与受体组织不相容的一种表现,主要是因为不同个体的组织细胞的细胞膜上包含有不同的抗原成分所致。按排斥反应发生的时间快、慢,把排斥反应分为三种。

1.排斥反应的分类

(1)超急性排斥反应:这是一种发生在心脏移植术后早期的排斥反应。供心恢复血液循环后,立即出现供心复跳困难,表面呈现发绀、花斑,任何药物、辅助循环均不能起到作用最终导致心肌广泛性缺血和坏死。此情况临床上较少见。

(2)急性排斥反应:超过80%的急性排斥反应会发生于术后3个月内。最高的危险因子包括女性、人类白细胞抗原不合及器官源自年轻或女性捐心者。即使应用了环孢霉素 A 等强力免疫抑制药,但临床上并不能够完全控制急性排斥反应的发生。

(3)慢性排斥反应:慢性排斥反应多发生在心脏移植1年以后,往往是由于供心冠状动脉增殖性病变而导致冠状动脉狭窄和闭塞,最终患者可能因心肌梗死或心力衰竭而死亡。

2.排斥反应的监测和护理要点 心脏移植能否成功,很大程度上取决于对排斥反应的控制情况,目前,最可靠的急性排斥反应监测指标为心肌活体组织病理形态学,但由于心内膜心肌活检创伤较大,给患者带来了一定程度的痛苦和危险,因此,临床上通常根据其他的无创性监测指标来衡量患者是否出现了排斥反应,包括临床表现、影像学检查、免疫学检查。

(1)症状:术后一个月内,患者病情趋于稳定,正逐渐恢复因手术创伤所造成的不适感觉。此时,若又重新出现了低热、乏力、厌食,周身不适、活动后心悸、气短,应高度怀疑出现了急性排斥反应,应立即进行一些相关检查或心内膜心肌活检。

(2)体征:急性排斥反应出现后,通常伴有心脏扩大、心率增快、心音低弱或奔马律、血压下降、心律失常以及心功能不全的征象。

(3)X线检查:心影增大、心包积液、肺水肿、心力衰竭。

(4)心电图:心率突然加快或新近出现一些心律失常也提示存在急性排斥反应。

(5)超声心动图:对诊断排斥反应有一定的临床意义。心功能在稳定之后又出现功能障碍,可提示出现排斥反应。

(6)心内膜心肌活检:是目前诊断心脏移植后排斥反应唯一可靠并可以连续观察的方法,该方法在国内、外应用已相当普及。由于操作时使用活检钳进入上腔静脉至心内膜到提取心内膜组织,为避免穿刺口局部出血,穿刺处时放置无菌沙袋迫止血,患者至少需平卧2h。活检术后24h严密观察患者的临床表现,监测心电图及血压,注意有无严重的心律失常和心包填塞;注意观察穿刺部位有无出血和血肿,加压包扎处不可过紧,以防造成肢体缺血坏死,如出现穿刺处止血困难,可酌情应用鱼精蛋白中和。第一次心内膜活检一般在心脏移植术后7~9d;半年后每3~4周活检1次;2年后每4~6个月活检1次。

(六)术后并发症的观察与处理

心脏移植术后的并发症不仅有一般心血管外科手术后的并发症,由于和移植有关,还有排异反应所引起的并发症,及使用免疫抑制剂所产生的副作用。心脏移植成功救治了许多心脏终末期的患者,提高了心脏终末期患者的生存质量,似是移植后长期的存活率受到了排斥反应与免疫抑制剂引起的并发症的制约。心脏移植术后存活者（于 1994—2003 年间移植者）7 年内的累计并发症发生率见表 3—2。1998 年 1 月至 2010 年 6 月成人心脏移植病死原因见表 3—3。

表 3—2　心脏移植术后存活者（于 1994—2003 年间移植者）7 年内的累计并发症发生率

并发症结果	术后 7 年内发生率	已知的总人数
高血压	97.0%	(N=2366)
肾功能受损	35.5%	(N=2657)
肌酸酐值不正常<2.5mg/dl	20.2%	
肌酸酐值>2.5mg/dl	10.4%	
接受慢性透析治疗	4.0%	
接受肾移植	0.9%	
高脂血症	89.1%	(N=2701)
糖尿病	35.0%	(N=2362)
心脏移植血管病变	43.0%	(N=1510)

表 3—3　1998 年 1 月至 2010 年 6 月成人心脏移植病死原因

死亡原因	0～30d (n=4094)	31d 到 1 年 (n=4028)	>1～3 年 (n=3166)	>3～5 年 (n=2674)	>5～10 年 (n=6273)	>10～15 年 (n=3616)	>15 年 (n=1753)
心脏移植物血管病	78 (1.9%)	195 (4.8%)	458 (14.5%)	428 (16.0%)	944 (15.0%)	521 (14.4%)	232 (13.2%)
急性排斥	256 (6.3%)	474 (11.8%)	323 (10.2%)	122 (4.6%)	116 (1.8%)	36 (1.0%)	31 (1.8%)
淋巴瘤	3 (0.1%)	76 (1.9%)	110 (3.5%)	110 (4.1%)	271 (4.3%)	146 (4.0%)	61 (3.5%)
其他恶性肿瘤	3 (0.1%)	106 (2.6%)	360 (11.4%)	489 (18.3%)	1,202 (19.2%)	723 (20.0%)	293 (16.7%)
巨细胞病毒	4 (0.1%)	45 (1.1%)	18 (0.6%)	5 (0.2%)	6 (0.1%)	1 (0.0%)	4 (0.2%)
感染（非巨细胞病毒）	539 (13.2%)	1,203 (29.9%)	392 (12.4%)	268 (10.0%)	684 (10.9%)	373 (10.3%)	260 (14.8%)
移植物衰竭	1,643 (40.1%)	723 (17.9%)	732 (23.1%)	544 (20.3%)	1,112 (17.7%)	582 (16.1%)	24 (14.0%)
技术问题	300 (7.3%)	54 (1.3%)	36 (1.1%)	27 (1.0%)	59 (0.9%)	39 (1.1%)	38 (2.2%)
其他	201 (4.9%)	312 (7.7%)	289 (9.1%)	208 (7.8%)	535 (8.5%)	296 (8.2%)	157 (9.0%)
多器官衰竭	591 (14.4%)	460 (11.4%)	152 (4.8%)	150 (5.6%)	441 (7.0%)	289 (8.0%)	144 (8.2%)
肾衰竭	24 (0.6%)	41 (1.0%)	55 (1.7%)	95 (3.6%)	371 (5.9%)	298 (8.2%)	133 (7.6%)
肺部疾病	164 (4.0%)	160 (4.0%)	123 (3.9%)	126 (4.7%)	257 (4.1%)	150 (4.1%)	77 (4.4%)
脑血管疾病	288 (7.0%)	179 (4.4%)	118 (3.7%)	102 (3.8%)	275 (4.4%)	162 (4.5%)	77 (4.4%)

1.移植心脏血管病变　在器官移植术后经常可以发现移植的供体心脏发生血管增殖性病变。临床表现为快速进展的冠状动脉疾病,这种动脉硬化也会侵犯到植入心脏大型血管,甚至是静脉。此种冠状动脉病变已经成为影响患者术后长期存活的重要因素之一。

心脏移植所用的供体心脏已经切断了自主神经,即使发生了常人无法忍受的严重的冠状动脉狭窄或心肌梗死时,也可能无典型的心绞痛症状,由于临床上起病隐匿,所以诊断并不容易。临床表现为乏力、倦怠、心悸、头晕、恶心、呕吐、咳嗽、反复发作的上呼吸道感染等非特异性症状,或者出现充血性心力衰竭症状,如劳力性呼吸困难、端坐呼吸、夜间阵发性呼吸困难等。部分患者可出现心源性哮喘,重者可发生急性肺水肿或心源性休克。左心室发生严重缺血或心肌梗死后可出现体循环淤血征象,如上腹胀满、食欲缺乏及下肢水肿等。

目前,对于严重植入心脏冠状动脉疾病的治疗没有其他办法,只有接受再次心脏移植。因此,预防胜于治疗,应采取多种措施来预防本病,调整药物、控制饮食、降低血脂、戒烟、合理运动、控制血压等。

2.术后高血压　术后高血压在移植术后早期是常见并发症之一,尤其选择较大的供心时,术后高血压更为常见,50％～90％的患者属于中度到重度的高血压。其产生原因是多方面的,主要是移植的供心提供正常的或超过正常的心排血量,而体循环阻力仍维持在原来较高的水平,术后高血压可引起头痛,恶心,呕吐。

术后高血压的治疗主要靠静点硝普钠,通常在术后 2～3d,血压即可得到有效的控制,如术后 48h 仍需应用硝普钠控制血压,则应增加口服降压药,通常选择血管紧张素转换酶抑制剂,钙离子通道阻滞剂,它可以预防移植后冠状血管增生病变,也可降低环孢素的应用剂量。

3.肾衰竭　是心脏移植术后的严重并发症之一。终末期的心脏病患者由于长期慢性心力衰竭得不到纠正,心排血量常常处于明显下降的状态,肾血流低下的同时也导致肾功能下降,经过心脏移植术以后,随着心排血量恢复到正常,下降的肾功能也将逐渐恢复,但仍有一部分患者术前的肾前性氮质血症,并没有因为恢复了正常的心排血量而得到充分恢复,术后可以继续恶化,发展成为慢性肾衰竭。同时手术失血、麻醉药物、体外循环,术后使用环孢霉素均导致术后肾衰竭的发生。大部分的肾脏受损发生在移植术后的前 6 个月,因为这段时间内使用的环孢霉素的药物浓度较高,移植术后 1 年之后,肾脏功能就会比较稳定。预防肾脏衰竭的方法是经常监测环孢素浓度,以及预防脱水。目前大约有 1/3 的心脏移植患者合并肾衰竭,3％～10％的患者会发生末期肾衰竭,需要进行透析治疗或者肾脏移植。

4.高脂血症　大部分心脏移植患者术后都会出现高脂血症,必须接受饮食限制、运动与降血脂药物的治疗。

5.糖尿病　心脏移植需使用类固醇、他克莫司或环孢素,会使血糖耐受性变低,容易有高血糖的出现。新发生的糖尿病占移植患者的 32％。其治疗可按一般糖尿病治疗严加控制血糖。

6.恶性肿瘤　心脏移植患者由于长期应用免疫抑制药物,大大增加了恶性肿瘤的发生率。据估计,心脏移植患者发生的概率是一般人的 100 倍。治疗移植后恶性肿瘤的方法,除了一般对于癌症的手术切除、化学治疗、放射治疗外,还要降低免疫抑制剂,并且使用高剂量的抗病毒药物以减少 EBV 的病毒量。

(七)术后康复护理

患者在经过术后 1 周的严密监护及 2 周至 3 周的调整后,免疫治疗药物的平衡点已基本确定,同时脏器功能也得到了有效恢复,此时可以搬出监护室到普通病房继续治疗护理。

1. 肢体功能锻炼　同普通心脏外科术后功能锻炼。

2. 饮食护理　患者术前因心力衰竭导致肝淤血、胃肠黏膜充血、水肿等,患者长期胃肠功能下降,营养素摄入不足,导致患者术后需要较长时间的恢复过程。因此,术后提高营养的手段主要是改善心功能。营养师根据患者的情况配制合理的膳食,每日分 3～5 餐进食。心脏移植术后患者由于活动量小和利尿治疗而产生骨质疏松症,类固醇的应用加重了骨质的丢失,饮食上应多补充钙质,预防或减少骨质的丢失。应用环孢霉素可以产生神经毒性和低血清镁,在饮食中应注意补充。

特别应注意的是,术后患者由于激素的应用、心功能的好转,多数食欲好、食量大,护士必须根据营养师的要求提供饮食,在监测血糖的基础上每日两次监测患者的体重,控制患者体重上下不超出 0.5～1.0kg。为患者提供高蛋白、高维生素、富含钙质、易消化的清淡食物,切忌暴饮暴食,加重心脏负担。普遍认为低脂类饮食可以减少慢性排斥(进展性移植动脉粥样硬化)进展的速度,尤其对那些高脂血症患者,这样的饮食术后应尽早应用。

3. 用药指导　免疫抑制剂是需终身服用的药物,应针对不同药物采用不同的服用方法,如:环孢霉素 A 常以液体形式用于口服,可以用巧克力饮料或橙汁等其他饮料稀释,最好在玻璃器皿中混合,因为本药可以黏附在塑料制品上。可导致胃肠道症状的药物,需要在饭后服用,以免加不良反应。定时检测血药浓度,根据药物的血浓度谷值及有无药物不良反应来采取"阶梯式"小幅度减量。患者初期用药品种繁多,指导患者合理分配用药时间,可以帮助患者制作服药卡片,逐一对照按时服药。

四、出院健康指导

心脏移植患者住院期间恢复一般很快,如心肌活检证明无排斥反应存在,尤感染征象,且免疫抑制情况稳定,即可出院。出院时应做好相关指导:①服药:出院后重视按时、按医嘱服用各种药物的必要性,特别是免疫抑制剂是需终身服用的药物,不能擅自增、减或更改药物及服用的时间和剂量。②术前多数患者仅限于生活自理,少数患者甚至不能生活自理,而术后随着心功能的恢复则可以做长时间的活动,在体力逐渐恢复的过程中,要求患者术后 3 个月内不得参与重体力劳动,秋冬换季时注意保暖、防止感冒,以免导致肺部感染。③定期复查,术后 1 个月、3 个月、半年、1 年各来院复诊 1 次,复查内容包括体格检查、胸部 X 线片、心电图和各种必需的实验室检查。④培养日常自护能力:学会测量及记录心率、血压、体温、尿量、体重并且记录在健康手册上,维持心率 80～90 次/min,心律整齐规则,控制体重上下不超过 2kg。⑤重视排斥反应的信号:如出现不明原因的全身不适、体温升高、精神不振、食欲下降、心悸气短、心律不规则、尿少、体重超标等,应立即与就诊医生联系,同时以最快速度返回医院检查,避免就医过晚而延误治疗时机。

心脏移植受者是一个特殊的群体,他们必须长期反复就诊复查,终身严格按照医嘱定时、定量服用免疫抑制剂,防止排斥反应发生。免疫抑制剂对人体产生的不良反应(如牙龈增生和肝肾功能受损等)及其昂贵的费用,加重患者的压力。此外,患者担心发生意外而限制社交活动和体力活动以及患者的社会心理支持不足等因素都会影响其生存质量。

良好的社会支持有利于促进心脏移植患者的身心健康。研究显示,社会支持具有缓解压力和直接影响患者身心健康和社会功能的作用。因此医护人员应充分认识到社会支持对心脏移植受者生存质量的影响,应定期组织联谊会,建立起患者之间沟通的桥梁,让患者互相沟通,互诉感受,增强生活的信心和动力。护理人员应通过联谊会及时了解患者的生理、心理情况,对出现负性情绪的患者及时采取针对性的心理干预,使患者以良好的心态回归社会。

同时,应鼓励患者的单位、家属、朋友从情感上和实际行动上多安慰、关心、理解患者,使患者充分感受到社会和家庭的支持和理解。另外,帮助患者认识到亲属、朋友等的支持对其身心健康的重要性,鼓励患者更多地参加各种社会活动,主动利用来自于社会和朋友的帮助和支持,从而提高生存质量。

(焦颖)

第四章　胸外科疾病护理

第一节　胸外科常见护理及护理措施

一、清理呼吸道低效

(一)定义

个体处于不能有效地清除呼吸道分泌物而导致呼吸道受阻的状态。

(二)诊断依据

1.痰液不易咳出甚至无法咳出。

2.听诊肺部有干、湿啰音,气管部位有痰鸣音。

3.可伴有发绀、呼吸困难等表现。

(三)预期目标

1.患者掌握了有效咳痰的方法。

2.听诊痰鸣音、啰音减少或消失。

3.发绀、呼吸困难等表现减轻。

4.无因痰液阻塞而发生窒息。

(四)护理措施

1.观察患者痰液的性质、量、颜色、是否易咳出,以及干、湿啰音和痰鸣音的变化情况。

2.观察患者是否有呼吸困难、发绀加重、烦躁不安、意识障碍等呼吸道阻塞的情况发生。

3.指导患者每2~4h做几次深呼吸,同时护士可协助患者翻身或行胸、背部叩击。

4.教给患者有效咳嗽的方法,具体方法是让患者尽量取坐位或半坐位,先进行几次深呼吸,然后再深吸气后保持张口,用力进行两次短促的咳嗽,将痰从深部咳出。

5.保持病室清洁,维持室温在18~22℃,湿度在50%~60%。

6.对于咳嗽时疼痛的患者,护士可用双手协助或教给患者用枕头按住疼痛部位。

7.有大量脓痰的患者应做好体位引流,每日1~3次,每次15min。体位引流应在餐前进行,引流时注意观察患者的反应,严防窒息发生。

8.气管插管、气管切开、使用呼吸机或昏迷的患者应及时吸痰。

9.对于痰液黏稠的患者,应保证摄入足够的液体,若患者不伴有心、肾功能障碍,每日摄水量应在1500mL以上;遵医嘱进行雾化吸入。

二、清理呼吸道无效

(一)定义

个体处于不能清理呼吸道中的分泌物和阻塞物以维持呼吸道通畅的状态。

(二)诊断依据

1.呼吸音异常,呼吸频率或深度的变化。

2.呼吸增快。

3.有效或无效的咳嗽和有痰或无痰的咳嗽,发绀、呼吸困难。

(三)预期目标

患者呼吸道保持通畅,表现为呼吸音清,呼吸正常;皮肤颜色正常;经治疗和深呼吸后能有效地咳出痰液。

(四)护理措施

1.保持室内空气新鲜,每日通风 2 次,每次 15～20min,并注意保暖。

2.保持室温在 18～22℃,湿度在 50%～60%。

3.经常检查并协助患者摆好舒适的体位,如半卧位,应注意避免患者翻身滑向床尾。

4.如果有痰鸣音,指导患者如何有效的咳嗽,遵医嘱给予雾化吸入和湿化吸氧,预防痰液干燥。排痰前可协助患者翻身、拍背,拍背时要由下向上,由外向内。在操作前,用绷带固定切口或伤口部位,必要时遵医嘱给止痛药。

5.向患者讲解排痰的意义,指导有效的排痰技巧

(1)尽量坐直,缓慢地深呼吸。

(2)做腹式呼吸。

(3)屏住呼吸 2～3s,然后慢慢地尽量由口将气体呼出。

(4)做第二次深呼吸,屏住气,用力地自肺的深部咳出来,做两次短而有力的咳嗽。

(5)做完咳嗽运动后休息。

6.如果咳嗽无效,必要时吸痰

(1)向患者解释操作步骤。

(2)使用软的吸痰管预防损伤呼吸道黏膜。

(3)严格无菌操作。

(4)指导患者在每一次鼻导管吸痰前后进行几次深呼吸,预防吸痰引起的低氧血症。

(5)如果患者出现心率缓慢、室性期前收缩,停止吸痰并给予吸氧。

7.如果病情允许,鼓励患者多饮水。指导患者经常交换体位,如下床活动,至少 2h 翻身一次。必要时进行体位引流,注意体位引流的时间应在饭前或进食后至少间隔 1h,以预防误吸。

三、低效性呼吸型态

(一)定义

个体处于因呼吸型态发生改变而引起实际的或潜在的丧失充足换气的状态。

(二)诊断依据

1.主要依据　①呼吸速率和型态发生改变。②脉搏的速率、节律发生改变。

2.次要依据　①端坐呼吸。②呼吸急促、呼吸过快、过度换气。③呼吸不均匀。④不敢有呼吸动作。

(三)预期目标

1.表现出有效的呼吸速率,并感到肺部气体交换有了改善。

2.个体说出致病因素并说出适当的应对方式。

(四)护理措施

1.使患者相信,正在采取措施以保证生命安全。

2.使患者与你保持目光接触,以分散患者的焦虑状况。可以说"现在看着我,像这样缓慢的呼吸"。

3.考虑使用纸袋,进行再呼吸呼出的气体。

4.留在患者身边,训练更缓慢的、更有效的呼吸。

5.解释一个人即使在原因尚不明确的时候,也可以通过有意识地控制呼吸来避免过度换气。

6.讨论可能的身体上的和情绪上的原因,以及有效的应对方法。

四、活动无耐力

(一)定义

个体处于在生理能力降低,不能耐受日常所希望或必要的活动的状态。

(二)诊断依据

1.主要依据 ①活动中:虚弱、头晕、呼吸困难。②活动三分钟时:头晕、呼吸困难;精疲力竭;呼吸>24次/分;脉搏>95次/分。

2.次要依据 ①面色苍白或发绀。②意识模糊。③眩晕。

(三)预期目标

1.确定降低活动耐力的因素。

2.患者能描述活动节省体力的方法。

3.逐渐增加活动以确定可能的最大活动程度。

(四)护理措施

1.评估个体对活动的反应

(1)测量静息时的脉搏、血压和呼吸。

(2)若如生命体征异常,需增加活动时,应与医生协商。

(3)活动后马上检查生命体征。

(4)休息3min,然后测量生命体征。

(5)若有生命体征异常及不适症状,应中断活动/降低活动的程度、频率及时间。

2.逐渐增加活动

(1)制订活动安排和目标。

(2)对于长期卧床患者,在床上进行主动或被动的肢体活动,一日3次,以保证肌肉张力和关节活动范围。

(3)合理安排休息活动时间。

(4)从床上活动逐渐过渡到在房间内行走,根据患者耐力决定。

(5)活动时穿舒适的鞋以给足部支持。

(6)准备好日常活动的环境/设备,帮助增加活动量,鼓励其进展情况。

3.认识活动时保存能量的方法

(1)活动中间要休息,1d休息数次,饭后休息1h。

(2)将用品放在易拿到的地方。

(3)协助生活或活动。

(4)出现疲倦/心肌缺血症状立即停止活动(脉搏加快、呼吸困难、胸痛)。

4.有慢性肺功能不全的人,鼓励患者在活动增加、情绪及身体有压力时,使用控制呼吸的技巧(包括缩唇呼吸法和腹式呼吸法),鼓励每日增加活动以防"肺功能下降",以及使用适应性呼吸技巧以减少呼吸所需的力气。

五、疼痛

(一)定义

个体经受或叙述有严重不适的感觉。

(二)诊断依据

患者主诉疼痛或不适,可伴有痛苦表情、烦躁不安、活动受阻或保护性体位。

(三)预期目标

1.主诉疼痛消失或减轻。

2.能运用有效方法消除或减轻疼痛。

(四)护理措施

1.观察、记录疼痛性质、程度、时间、发作规律、伴随症状及诱发因素。

2.遵医嘱给予镇痛药、观察并记录用药后效果。

3.调整舒适的体位。

4.局部炎症处理,如冷敷、针灸、换药等。

5.指导患者和家属正确使用镇痛药、保护疼痛部位,掌握减轻疼痛的方法。

6.精神安慰和心理疏导。

六、营养失调:低于机体需要量

(一)定义

非禁食的个体处于摄入的营养物质摄入不足,不能满足机体代谢需要的状态。

(二)诊断依据

1.主要依据 ①形体改变。②按身高与体重之比值计算,较正常平均值下降 10%～20% 或更多。

2.次要依据 ①不能获得足够的食物。②有吞咽和咀嚼的肌肉软弱无力、口腔疾患不能进食。③各种引起厌恶进食的患者。④不能消化食物和肠道吸收/代谢障碍。⑤缺乏饮食知识。

(三)预期目标

1.患者能描述已知的病因。

2.患者能叙述保持/增加体重的主要措施。

3.患者能叙述保持/增加体重的有利性。

4.患者接受所规定的饮食。

5.患者体重增加。

(四)护理措施

1.监测并记录患者的进食量。

2.按医嘱使用能够增加患者食欲的药物。

3.和营养师一起商量确定患者的热量需要,制订患者饮食计划。

4.根据患者的病因制订相应的护理措施。

5.鼓励适当活动以增加营养物质的代谢和作用,从而增加食欲。

6.防止餐前发生不愉快或痛苦的事件;提供良好的就餐环境。

七、有感染的危险

(一)定义

个体处于易受内源或外源性病原体侵犯的危险状态。

(二)诊断依据

1.主要依据　有利于感染的情况存在,并有明确的原因,有促成因素和危险因素存在。

(1)第一道防线不完善:如皮肤破损、组织损伤、体液失衡、纤毛的作用降低、分泌物 pH 值变化、肠蠕动变化。

(2)第二道防线不完善:如粒细胞减少、血红蛋白下降、免疫抑制、免疫缺陷或获得性免疫异常等。

2.次要依据

(1)有急慢性疾病,营养不良。

(2)药物因素。

(3)避免与病原体接触的知识不足。

(4)新生儿及缺少母体抗体;老年人与感染性增加有关。

(三)预期目标

1.患者住院期间无感染的症状和体征,表现为生命体征正常,伤口、切口和引流周围无感染。

2.患者能描述可能会增加感染的危险因素。

3.患者表示愿意改变生活方式以减少感染的机会。

4.患者能保持良好的生活卫生习惯。

(四)护理措施

1.确定潜在感染的部位。

2.监测患者受感染的症状、体征。

3.监测患者化验结果。

4.指导患者/家属认识感染的症状、体征。

5.帮助患者/家属找出会增加感染危险的因素。

6.帮助患者/家属确定需要改变的生活方式和计划。

7.指导并监督搞好个人卫生;对患者进行保护性隔离的各项措施;加强各种管道护理,仔细观察各种引流管及敷料的消毒日期,保持管道通畅,观察引流液的性质。

8.各种操作严格执行无菌技术,避免交叉感染。

9.给患者供给足够的营养、水分和维生素。

10.根据病情指导患者做适当的活动,保持正确体位。

11.观察患者生命体征及有无感染的临床表现(如发热、尿液浑浊、脓性排泄物等)。

八、有体温改变的危险

(一)定义

个体处于可能无法维持体温在正常范围内的危险状态。

（二）诊断依据

1.主要依据　①年龄过大或过小。②体重过重或过轻。③暴露在冷、凉、暖、热的环境中。④各种原因引起脱水。⑤活动过多或过少。⑥药物引起血管收缩或血管扩张。⑦新陈代谢率的变化。⑧脑部疾患。⑨有感染存在。

2.次要依据　①疾病与创伤。②惯于久坐的生活方式。

（三）预期目标

1.使患者的体温维持在正常范围内。

2.患者/家属能采用适当的方法使体温波动维持在正常范围内。

3.患者/家属能说出体温过高/体温过低的早期表现。

（四）护理措施

1.监测体温变化。

2.保持环境温度稳定。

3.评估患者体温过高、过低的早期症状和体征。

4.指导患者识别并及时报告体温异常的早期症状和体征

（1）体温过低：体温低于 36℃,虚弱,思维能力障碍,头痛,脉搏和呼吸减慢,脉搏加快,血压降低,皮肤干燥,定向力障碍,意识模糊,易怒,嗜睡。

（2）体温超过 37℃:情感淡漠,皮肤摸着硬而冷,腹部凉而硬,低血糖。

5.评估可能改变体温的家庭环境因素。

6.指导患者及家属将体温波动范围降到最低的方法。穿上合适的衣服,保持适当的营养,肥胖者减肥,保持环境温度稳定,增加活动量,在温暖的环境洗澡,采用物理降温,炎热夏季调节室内温度。

7.对出院患者及家属提供出院指导。

九、便秘

（一）定义

个体处于一种正常排便习惯有改变的状态,其特征为排便次数减少、大便干结。

（二）诊断依据

1.主要依据　①干、硬的粪便。②排便次数少于每周 3 次。

2.次要依据　①肠蠕动减弱。②自述在直肠部有饱满感和下坠感。③腹部可触及硬块。④活动量减少。

（三）预期目标

1.患者排便正常。

2.患者及家属能描述预防便秘的措施和治疗便秘方法。

（四）护理措施

1.与营养师商量增加饮食中的纤维素含量,并介绍含纤维素多的食物种类;讲解饮食平衡的重要性。

2.鼓励每天至少喝 1500～2000mL 的液体（水、汤、饮料）。

3.鼓励患者适当的活动以刺激肠蠕动促进排便。

4.建议早餐前 30min 喝一杯水,可刺激排便。

5. 要强调避免排便时用力,以预防生命体征发生变化、头晕或出血。

6. 患者排便期间,提供安全而隐蔽的环境,并避免干扰。

7. 告知可能会引起便秘的药物。

8. 指导患者进行腹部按摩以增加肠蠕动。

9. 向患者解释长期使用缓泻剂的后果。

10. 记录大便的次数和颜色、形状。对儿童、孕妇、老年人,根据不同的原因制订相应的措施。

十、腹泻

(一)定义

个体正常排便习惯的改变,其特征为排便次数增多,大便呈松散的、不成形的或水样便。

(二)诊断依据

1. 主要依据 ①排便次数、量增加,形状呈水样或松散便,每日在 3 次以上。②腹部疼痛。

2. 次要依据 ①食欲下降。②恶心、腹部不适。③体重下降。

(三)预期目标

1. 描述所知道的致病因素。

2. 患者主诉排便次数减少。

3. 患者能够描述为保持正常大便形状所需饮食以及有关克服药物副作用的知识。

4. 食欲逐渐恢复正常。

(四)护理措施

1. 评估记录大便次数、量、性状及致病因素。

2. 根据致病因素采取相应措施,减少腹泻。

3. 观察并记录患者肛门皮肤情况,有无里急后重感。

4. 评估患者脱水体征。

5. 注意消毒隔离,防止交叉感染。

6. 提供饮食指导,逐渐增加进食量,以维持正常尿比重,注意摄入钾、钠的饮食。

7. 按医嘱给患者用有关药物。

8. 按医嘱给患者补足液体和热量。

9. 告诉患者有可能导致腹泻的药物。

10. 指导患者良好卫生生活习惯。

11. 对患儿采取相应措施,如指导正确的母乳喂养知识。

十一、恐惧

(一)定义

个体或群体在感知到可识别的危险时所经历的生理或情绪困扰状态。

(二)诊断依据

1. 主要依据

(1)恐惧、惊骇、焦虑和警戒的感觉。

(2)退缩行为、专注于危险的事物、注意缺陷、操作、控制、自我安慰。

2.次要依据

(1)主诉恐慌和不能摆脱的感觉。

(2)行为表现:哭泣、攻击、逃脱、过度警觉、功能损害性制动、强迫性举止、疑问增多。

(3)内脏与躯体活动:骨骼肌抖动、肌肉紧张、四肢无力。

(4)心血管表现为:心悸、脉快、血压增加。

(5)呼吸系统表现为:气短、呼吸频率加快。

(6)消化系统表现为:食欲下降、恶心、呕吐、腹泻、急迫便意、口干、喉干。

(7)泌尿生殖系统表现为:尿频、尿急。

(8)皮肤表现为:潮红或苍白、出汗、感觉异常。

(9)中枢神经系统表现为:晕厥、失眠、注意力集中困难、情绪激惹、心不在焉、噩梦、瞳孔增大。

(三)预期目标

1.识别和表达恐惧的感觉。

2.采取一种准确的应对方法。

(四)护理措施

1.鼓励患者表达自己的感受,对患者的恐惧表示理解。

2.给予可以帮助患者减轻恐惧状态的言语性和非语言性安慰。如:握住患者双手,抚摸患者等。

3.对新入院的患者,详细介绍环境、主管医生和责任护士,消除患者的陌生感,减轻患者对住院的恐惧。

4.指导患者使用放松方法,如:缓慢都是呼吸、全身肌肉放松,练气功,听音乐等。

5.提供患者有关医院常规、治疗、护理方面的信息。

6.在患者感到恐惧时或治疗过程中,留在患者身边以增加安全感。

7.帮助患者确认以前曾使用过的能有效地对付恐惧的方法。

(焦颖)

第二节 胸外科手术前后护理常规

一、术前护理常规

1.术前评估 术前充分评估患者,了解患者病情及全身营养情况、自理能力等。

2.心理护理 护士态度热情,加强与患者的沟通,宣教入院须知、探视制度、作息时间,以及讲解手术前的注意事项,建立良好的护患关系,消除患者的紧张与恐惧。

3.卫生处置 协助患者洗头、理发、剪指(趾)甲、沐浴,带好手腕带更换病员服。

4.术前呼吸道的准备

(1)戒烟:术前2周戒烟,减少气管分泌物,预防肺部并发症。

(2)维持呼吸道通畅:痰多者行体位引流,必要时雾化祛痰剂及支气管舒张剂,以改善呼吸状况。

(3)预防和控制感染:保持口腔清洁。有肺部感染者,术前3～5d起应用抗生素。

(4)呼吸功能训练:指导患者进行呼吸功能训练,教会患者有效咳嗽。

5.补充营养　改善营养状况,增强机体抵抗力,对于食管疾病患者尤其重要。

6.胃肠道准备　食管疾病患者积极准备胃肠道。保持口腔清洁,每日认真刷牙,必要时给予漱口液漱口。术前3d改流质饮食,餐后饮温开水漱口,以冲洗食管,减轻食管黏膜的炎症和水肿。不能进食者,做口腔护理每日2次。手术当日早晨常规留置胃管,通过梗阻部位时不能强行进入,以免穿破食管。

7.其他准备

(1)术前检查:手术前,协助医师采集标本,完成各项术前检查,做好血型鉴定和交叉配血试验。

(2)物品:准备手术需要的医疗物品,如胸带、水封瓶、术中用药、X线片。

(3)皮肤准备:根据手术方式,完成术前皮肤准备。

1)后外切口:手术侧的前胸正中线至后脊柱线,包括腋下,上从锁骨水平至剑突下。

2)正中切口:前胸左腋后线至右腋后线,包括双侧腋下。

3)食管三切口:左颈部、右胸部(同后外切口)、腹部(包括脐孔、会阴部)。

4)胸腹联合切口:左胸部(同后外侧切口)、左上腹部。

(4)宣教指导:给予讲解手术前注意事项及术后所需生活用品。

(5)肠道准备:手术前一晚给予开塞露或磷酸钠盐灌肠液(辉力)1支灌肠,术前6～8h禁食水。

(6)保证睡眠:手术前一晚,为保证患者的睡眠,按医嘱给予安眠药,给予10%水合氯醛10mL口服。

(7)病情监测:手术当日早晨测体温、脉搏、呼吸、血压、体重,观察有无病情变化,如遇有感冒发热或女患者月经来潮应报告医生择期手术。

(8)术前用药:术前30min遵医嘱给予术前镇静药肌内注射。

二、术后护理常规

1.环境　创造整洁、安静、舒适、安全的病区环境。

2.手术交接　妥善安置患者回病房,与手术室(或麻醉术后苏醒室)护士认真交接。认真进行术后病情、危险因素、皮肤状况评估并记录。向医师及麻醉师了解术中病情及术后注意事项,认真填写手术交接记录单。

3.体位　应根据疾病性质、全身状况和麻醉方式,选择有利于患者康复及舒适的体位。全麻患者取去枕平卧位,头偏向一侧,避免口腔分泌物或呕吐物误吸,清醒且病情稳定后取半坐卧位,有利于引流。全肺切除术后平卧位或1/4侧卧位。

4.生命体征观察　根据手术大小、方式及术中情况,给予持续心电、血压及血氧饱和度监护,密切观察体温、脉搏、呼吸、血压及氧饱和度的变化并记录。

5.吸氧　持续氧气吸入,维持血氧饱和度90%以上,必要时面罩吸氧。

6.呼吸道的管理　麻醉未清醒前头偏向一侧,防止呕吐物吸入呼吸道,24h内每1～2h叫醒患者翻身、咳嗽、作腹式深呼吸运动,避免肺部并发症。给予指导有效地咳嗽、咳痰方法,必要时给予叩背咳痰,遵医嘱给予雾化吸入,咳痰无力、气道梗阻者可给予吸痰。

7.引流管的护理 妥善固定各种引流管。做好胸腔闭式引流护理,保持胃肠减压通畅,保持十二指肠营养管或空肠造瘘管通畅。认真观察记录引流液的颜色、量及性质,及时更换引流瓶(袋)。

8.预防肺栓塞 大手术后或手术时间超过45min,或患者年龄大于60岁术后给予穿抗血栓弹力袜,给予双下肢气压治疗预防下肢深静脉血栓。鼓励患者早期下床活动,如果生命体征平稳,术后第一天常规下床床边活动。

9.疼痛的护理给予心理护理,加强护患沟通,耐心倾听患者的诉说,分散患者的注意力;给予安置舒适体位;咳嗽时协助患者按压手术切口减轻疼痛,必要时遵医嘱应用止痛药物。

10.胃肠道不适 患者出现恶心、呕吐、腹胀、呃逆等。鼓励患者早下床活动,给予腹部按摩,必要时给予肛管排气、灌肠或胃肠减压。镇痛药物敏感所致者,给予减慢镇痛药泵速或暂停用镇痛泵,必要时遵医嘱给予甲氧氯普胺等药物治疗。

11.健康宣教 有针对性地进行健康宣教,向患者和家属说明术后饮食、活动等有关注意项,食管患者告知胃肠减压与肠内营养的重要性,严防脱管发生。

(焦颖)

第三节 胸腔闭式引流术护理常规

一、概述

胸腔闭式引流术(closed thoracic drainage)是指在胸腔内插入引流管,引流管置于水封瓶的液面下,将胸膜腔内的气体和(或)液体引流到体外,以重建胸膜腔负压的一种方法。

1.目的

(1)引流胸膜腔内的积气、积液、积血、积脓,重建胸膜腔内负压。

(2)保持纵隔的正常位置。

(3)促使术侧肺膨胀,防止感染。

2.插管位置与引流装置

(1)插管位置:排除胸膜腔积气时,插管位置在患侧锁骨中线第2肋间;引流血胸或胸腔积液时,插管位置在患侧腋中线或腋后线第6~8肋间;脓胸常选择脓液积累的最低位置放置引流管。

(2)引流装置:胸腔闭式引流装置有单腔、双腔、三腔装置三种。

二、护理措施

1.保持管道的密闭

(1)引流管安装准确,随时检查引流装置是否密闭及引流管衔接紧密,有无脱落。

(2)水封瓶长管没入水中3~4cm,并始终保持直立。

(3)搬动患者或更换引流瓶时,需双重夹闭引流管,以防空气进入。

(4)引流管连接处脱落或引流瓶损坏,应立即双钳夹闭胸壁引流导管,并按无菌操作原则更换引流装置。

(5)若引流管从胸腔滑脱,立即用手捏紧伤口处皮肤,消毒处理后,用凡士林纱布封闭伤口,并协助医师做进一步处理。

2.严格无菌操作,防止逆行感染

(1)引流装置应保持无菌。

(2)保持胸壁引流口处敷料清洁干燥,一旦渗湿,及时更换。

(3)引流瓶应低于胸壁引流口 60～100cm,以防瓶内液体逆流入胸膜腔。

(4)按规定时间更换引流瓶,更换时严格遵守无菌操作规程。单腔水封瓶每日更换生理盐水,单腔、双腔和三腔水封瓶均需每周更换水封瓶 1 次。

3.保持引流管通畅

(1)体位:患者取半坐卧位。

(2)挤压:定时挤压胸膜腔引流管,防止引流管阻塞、扭曲、受压。

(3)深呼吸、咳嗽:鼓励患者做咳嗽、深呼吸运动及变换体位,以利胸腔内液体、气体排出,促进肺扩张。

4.观察和记录

(1)观察水柱波动:一般情况下水柱上下波动 4～6cm。若水柱波动过高,可能存在肺不张;若无波动,则提示引流管不畅或肺组织已完全扩张;但若患者出现胸闷气促、气管向健侧偏移等肺受压的状况,应疑为引流管被血块堵塞,需设法捏挤或使用负压间断抽吸,促使其通畅,并立即通知医生处理。

(2)观察引流液情况:注意观察引流液的量、性质、颜色,并准确记录。若引流液≥100mL/h,连续≥3h,引流液呈鲜红色且有血凝块,同时伴有低血容量表现,提示有活动性出血,及时报告医生协助处理。

5.拔管

(1)拔管指征:一般置引流管 48～72h 后,临床观察无气体逸出;引流量明显减少且颜色变浅,24h 引流液<50mL,脓液<10mL;X 线胸片示肺膨胀良好无漏气;患者无呼吸困难,即可拔管。

(2)拔管的方法:拔管时患者取健侧卧位或坐在床边,在拔管时应先嘱患者先深吸气后屏气,在屏气时迅速拔管,并立即用凡士林纱布封闭胸壁伤口,外加包扎固定。

(3)拔管后注意事项:观察患者有无胸闷、呼吸困难、切口漏气、渗液、皮下气肿等,如发现异常应及时通知医师处理。

三、健康教育

1.休息与运动　适当活动,根据患者的病情指导患者进行深呼吸及有效咳嗽。

2.饮食指导　加强营养,进食高热量、高维生素、高蛋白饮食。

3.用药指导　遵医嘱用药。

4.心理指导　了解患者思想状况,解除顾虑,讲解胸腔引流管的目的及重要性,增强战胜疾病信心。

5.康复指导　指导患者及家属在活动或搬动患者时注意保护引流管,勿脱出、打折。引流瓶应低于胸部水平,避免引流瓶过高,瓶内引流液倒流造成逆行感染。

(焦颖)

第四节　肋骨骨折的护理

一、概述

（一）定义

肋骨骨折（fractures of ribs）是指肋骨的完整性和连续性中断，是最常见的胸部损伤。肋骨骨折多发生于第4～7肋。多根、多处肋骨骨折，可出现反常呼吸运动，又称为连枷胸，表现为吸气时软化胸壁内陷，呼气时外凸，严重者可发生呼吸和循环衰竭。

（二）病因

1.外来暴力　多数肋骨骨折是由外来暴力所致。

2.病理因素　多见于恶性肿瘤转移和严重骨质疏松等。

（三）临床表现及并发症

1.临床表现　主要表现为骨折部位疼痛，深呼吸、咳嗽或体位改变时加重，可有骨擦音，可触及骨折断端和骨摩擦感，连枷胸者可出现反常呼吸运动。

2.并发症　气胸、血胸、低血容量性休克、皮下气肿。

（四）主要辅助检查

胸部X线检查为首选检查方法，可显示肋骨骨折的断裂线或断端错位、血气胸等。

（五）诊断和鉴别诊断

1.诊断　依据受伤史、临床表现和X线检查可诊断。

2.鉴别诊断　肋软骨炎、胸壁结核。

（六）治疗原则

治疗原则是止痛、固定和预防肺部感染，积极处理并发症。

二、常见护理诊断

1.疼痛　与肋骨骨折，胸壁损伤有关。

2.气体交换受损　与胸廓受损，反常呼吸运动有关。

三、护理措施

1.术前护理常规

（1）现场急救：多根、多处肋骨骨折患者极易出现严重的呼吸循环功能障碍，应配合医师采取紧急措施。用厚敷料加压包扎固定或牵引固定伤处胸壁，消除反常呼吸，促使伤侧肺膨胀，维持正常呼吸功能。

（2）观察生命体征：注意神志、瞳孔，呼吸频率、节律、幅度变化，观察有无气管移位、皮下气肿等。注意胸部和腹部体征以及肢体活动情况，警惕复合伤。

（3）保持呼吸道通畅：及时清除气道内血液、分泌物和吸入物。

（4）减轻疼痛与不适：遵医嘱行胸带或宽胶布固定，应用镇痛镇静剂，患者咳痰时，协助或指导其用双手按压患侧胸壁。

（5）术前准备：协助医师做好术前准备。

（6）心理护理：与患者交流，减轻焦虑情绪和对手术的担心。

2.术后护理常规

（1）病情观察与记录：观察生命体征，呼吸状况等。

（2）维持有效气体交换：给予持续吸氧，鼓励咳嗽、深呼吸，指导呼吸功能训练促进患侧肺复张。

（3）减轻疼痛与不适：同术前。

（4）预防肺部和胸腔感染：鼓励患者有效的咳嗽咳痰，遵医嘱应用抗生素。

（5）胸腔闭式引流的护理：按胸腔闭式引流护理常规。

四、健康教育

1.休息与运动　根据损伤的程度进行合理的休息，适当活动，避免剧烈运动。

2.饮食指导　加强营养，进食高热量、高维生素、高蛋白饮食。

3.用药指导　遵医嘱用药。

4.心理指导　了解患者思想状况，解除顾虑，增强战胜疾病信心。

5.康复指导　注意安全，防止意外事故的发生。

6.复诊须知　三个月后复查 X 线片，以了解骨折愈合情况。告知患者若出现胸痛、呼吸困难等症状应及时与医生联系。

（焦颖）

第五节　气胸的护理

一、概述

（一）定义

气胸（pneumothorax）就是由于各种原因导致胸膜腔内气体积聚促使肺萎陷，引起机体一系列病理生理改变。一般分为闭合性（closed pneumothorax）、开放性（open pneumothorax）和张力性（tension pneumothorax）三类。

（二）病因

肺组织损伤或胸壁创伤是引起气胸的主要原因，三类气胸的病因分别如下：

1.闭合性气胸　多并发于肋骨骨折。

2.开放性气胸　多并发于胸部穿刺伤。

3.张力性气胸　主要原因是较大的肺泡破裂、较大较深的肺裂伤或支气管破裂。

（三）临床表现及并发症

1.临床表现

（1）闭合性气胸：胸腔积气量小，肺萎陷小于 30％以下，多无明显症状。积气量大时主要表现为胸闷、胸痛、气促和呼吸困难。胸膜腔内压力小于大气压。

（2）开放性气胸：主要表现为气促、明显呼吸困难、鼻翼扇动、口唇发绀，重者伴有休克症状。胸膜腔内压力基本等于大气压。

（3）张力性气胸：主要表现为严重或极度的呼吸困难、发绀、烦躁、意识障碍、大汗淋漓、昏迷、休克,甚至窒息。胸膜腔内压力大于大气压。

2.并发症　皮下气肿、血胸。

(四)主要辅助检查

1.影像学检查　X线检查为气胸主要诊断方法。

2.诊断性穿刺　胸膜腔穿刺可抽出气体。

(五)诊断和鉴别诊断

1.诊断　根据临床表现及辅助检查可诊断。

2.鉴别诊断　肺大疱、急性心肌梗死。

(六)治疗原则

以抢救生命为首要原则。

1.局部治疗

(1)闭合性气胸:肺萎陷超过 30% 者,应行胸膜腔穿刺抽气或胸腔闭式引流。

(2)开放性气胸:应先封闭伤口,尽早行清创缝合,后行胸膜腔闭式引流。

(3)张力性气胸:应先穿刺抽气降低胸膜腔内压力,后行胸膜腔闭式引流。

2.全身治疗

(1)预防感染。

(2)维持呼吸与循环。

二、常见护理诊断

1.气体交换受损　与疼痛、胸部损伤或肺萎陷有关。

2.疼痛　与组织损伤有关。

3.潜在并发症　肺部或胸腔感染。

三、护理措施

1.术前护理

(1)现场急救:危及生命时,护士应协同医师施以急救。开放性气胸者,立即用敷料封闭伤口,使之成为闭合性气胸。

(2)保持呼吸道通畅:吸氧,雾化吸入,协助咳嗽、排痰。必要时吸痰。

(3)缓解疼痛:指导患者及家属咳嗽时用双手按压胸壁,减轻疼痛,必要时给予镇痛药。

(4)动态观察病情变化:观察生命体征变化,呼吸频率、节律、幅度变化,观察有无气管移位、皮下气肿等。

(5)预防感染:保持呼吸道通畅,遵医嘱使用抗生素。

(6)术前准备:协助医师做好术前准备。

(7)心理护理:与患者交流,减轻焦虑情绪和对手术的担心。

2.术后护理

(1)病情观察与记录:观察生命体征,呼吸状况等。

(2)维持有效气体交换:给予持续吸氧,鼓励咳嗽、深呼吸,指导呼吸功能训练促进患侧肺复张。

(3)减轻疼痛与不适:同术前。

（4）预防肺部和胸腔感染：鼓励患者有效的咳嗽咳痰，遵医嘱应用抗生素。

（5）做好胸腔闭式引流的护理：按胸腔闭式引流护理常规。

四、健康教育

1. 休息与运动　适当活动，活动量逐渐增加，避免剧烈运动。

2. 饮食指导　加强营养，进食高热量、高维生素、高蛋白饮食。

3. 用药指导　遵医嘱用药。

4. 心理指导　了解患者思想状况，解除顾虑，增强战胜疾病信心。

5. 康复指导　戒烟，注意口腔卫生，预防感冒。

6. 复诊须知　告知患者若出现胸痛、呼吸困难等症状应及时与医生联系。

（焦颖）

第六节　血胸的护理

一、概述

（一）定义

血胸（hemothorax）是指胸部损伤导致的胸膜腔积血。血胸与气胸可同时存在，称为血气胸。

（二）病因

多数因胸部损伤所致。肋骨断端或利器损伤胸部均可能刺破肺、心脏、血管而导致胸膜腔积血。

（三）临床表现及并发症

1. 临床表现　小量血胸无明显症状。中量血胸和大量血胸，可出现脉快、气促、胸闷，严重者可出现低血容量休克。

2. 并发症　低血容量休克、气胸。

（四）主要辅助检查

1. 实验室检查　血常规检查示血红蛋白和血细胞比容下降。

2. X线检查　小量血胸显示肋膈角消失，大量血胸显示胸膜腔大片阴影。

3. 胸膜腔穿刺　抽得血性液体时即可确诊。

（五）诊断和鉴别诊断

1. 诊断　根据临床表现及辅助检查可诊断。

2. 鉴别诊断　陈旧性胸腔积液、膈肌破裂。

（六）治疗原则

1. 非进行性血胸　小量积血可自行吸收，大量积血应早期行胸膜腔穿刺抽出积血，必要时放置胸膜腔闭式引流。

2. 进行性血胸　应立即剖胸止血，补充血容量。

3. 凝固性血胸　出血停止后数日内剖胸清除积血和血块。

二、常见护理诊断

1. 组织灌注量改变 与失血引起的血容量不足有关。
2. 气体交换受损 与疼痛、胸部损伤、肺组织受压有关。
3. 潜在并发症 感染。

三、护理措施

1. 术前护理

(1)现场急救：胸部若有较大异物，不应立即拔除，以免出血不止。若出现危及生命的情况，应协同医生施以急救。

(2)动态观察病情变化：①生命体征监测：严密观察生命体征，尤其注意呼吸频率及呼吸音的变化，有无缺氧征象，如有异常，立即报告医师予以处理。②观察引流液：应密切观察胸腔引流液颜色、性质和量。若每小时引流量大于 100mL，并持续 3h 以上，呈鲜红色、有血凝块、患者出现烦躁不安、血压下降、脉搏增快、尿少等血容量等不足的表现，血细胞计数、血红蛋白及血细胞比容持续下降，胸部 X 线显示胸腔大片阴影，应提示有活动性出血。需立即通知医师，应做好开胸止血的准备。

(3)维持有效循环血量和组织灌注量：建立静脉通路，积极补充血容量和抗休克；遵医嘱合理安排输注晶体和胶体溶液，根据血压和心肺功能等控制补液速度。

2. 术后护理

(1)血流动力学监测：密切观察生命体征及引流变化，若发现有活动性出血的征象，应立即报告医师并协助处理。

(2)维持呼吸功能：①观察呼吸：密切观察呼吸频率、节律及幅度的变化。②吸氧：根据病情给予吸氧，观察血氧饱和度变化。③体位：若生命体征平稳，可取半卧位，以利呼吸及引流。④清理呼吸道：协助患者叩背、咳痰，教会其深呼吸及有效咳嗽的方法，以清除呼吸道分泌物。

(3)预防并发症：①用药：遵医嘱合理使用抗生素，有开放性伤口者，应注射破伤风抗毒素。②病情观察：密切观察体温、局部伤口和全身情况的变化。③保持呼吸道通畅：鼓励患者咳嗽、咳痰，保持呼吸道通畅，预防肺部并发症的发生。

(4)疼痛的护理：给予心理护理，加强护患沟通，耐心倾听患者的诉说，分散患者的注意力；给予安置舒适体位；咳嗽时协助患者按压手术切口减轻疼痛，必要时遵医嘱应用止痛药物。

四、健康教育

1. 休息与运动 适当活动，活动量逐渐增加，避免剧烈运动。
2. 饮食指导 加强营养，进食高热量、高维生素、高蛋白饮食，提高机体免疫力。
3. 用药指导 遵医嘱用药。
4. 心理指导 了解患者思想状况，解除顾虑，增强战胜疾病信心。
5. 康复指导 注意安全，防止意外事故发生。戒烟，注意口腔卫生，预防感冒。
6. 复诊须知 告知患者若出现胸痛、呼吸困难等症状应及时与医生联系。

(焦颖)

第七节 支气管肺癌的护理

一、概述

(一)定义

肺癌(lung cancer)多数起源于支气管黏膜上皮,因此也称支气管肺癌(bronchopulmonary carcinoma)。

(二)病因

肺癌的病因尚不完全明确,现认为与以下因素有关:

1.生活习惯　长期大量吸烟。

2.某些化学物质、放射性物质如长期接触石棉、铬、镍、铜、锡、砷等。

3.人体内在因素　如免疫和代谢异常、遗传因素等。

(三)临床表现及并发症

1.临床表现

(1)早期表现:常无任何症状,偶伴有刺激性咳嗽、血性痰、发热或胸痛等。

(2)晚期表现:可出现食欲减退、疲乏等。侵犯压迫邻近器官组织可出现声音嘶哑、膈肌麻痹、胸腔积液等。

2.并发症　肺炎、肺不张、胸腔积液。

(四)主要辅助检查

1.影像学检查

(1)X线胸片:是诊断肺癌的一个重要手段,可用于肺癌的普查。

(2)CT:能发现微小病灶和X线片检查不易发现隐蔽区的病变。

2.脱落细胞检查　中心型肺癌伴有血痰者,痰中易发现癌细胞。

3.支气管镜检查　对中心型肺癌诊断非常有价值。

(五)诊断和鉴别诊断

1.诊断　根据临床表现及辅助检查可诊断。

2.鉴别诊断　肺结核、肺部炎症、肺部良性肿瘤。

(六)治疗原则

以手术治疗为主,结合放疗、化疗、中医中药治疗及免疫等综合性治疗。

二、常见护理诊断

1.气体交换受损　与肺组织病变、手术切除全部或部分肺组织引起的通气/血流比例失调有关。

2.清理呼吸道无效　与肿瘤阻塞支气管,术后伤口疼痛、咳嗽无力有关。

3.疼痛　与肿瘤压迫及浸润周围组织,手术创伤、留置胸腔引流管有关。

4.潜在并发症　低氧血症、出血、肺不张、支气管胸膜瘘等。

三、护理措施

1.术前护理

(1)呼吸道准备:①戒烟:指导并劝告患者术前应戒烟2周以上,以减少气管、支气管分泌物,预防术后肺部并发症。②控制感染:如患者合并肺内感染、慢性支气管炎,遵医嘱给予抗生素及雾化吸入控制感染。③指导训练:指导患者练习腹式呼吸、缩唇呼气、有效咳嗽训练,练习使用深呼吸训练器,以增加肺活量,促进肺扩张,预防肺部并发症的发生。

(2)改善营养状况:鼓励患者摄入高蛋白质、高热量、丰富维生素的均衡饮食,满足机体的营养需求,以耐受手术。

(3)心理护理:主动关心、体贴患者,介绍胸腔引流设备,并告知患者术后放置胸腔引流管的目的及注意事项,动员家属给患者以经济和心理方面的支持。

(4)术前准备:①术前2~3d训练患者床上排尿、排便的适应能力。②术前清洁皮肤,常规备皮(备皮范围:上过肩,下过脐,前后过中线,包括手术侧腋窝)。③术前一日晚给予开塞露或辉力纳肛,遵医嘱给予安眠药。术前6~8h给予禁饮食。④手术日早晨穿病员服,摘除眼镜、活动性义齿及饰物等。备好胸腔引流瓶、胸带、胸片、病历、术中带药等。

2.术后护理

(1)观察生命体征:手术后2~3h内,每15~30min监测生命体征1次,生命体征平稳后改为每日测量3次;注意观察患者有无呼吸窘迫、血容量不足和心功能不全的发生。

(2)给予合适体位

1)一般体位:麻醉清醒前去枕平卧,头偏向一侧,以免呕吐物、分泌物吸入而窒息或并发吸入性肺炎。麻醉清醒后且生命体征稳定者,可改为半坐卧位,以利于呼吸和引流。

2)特殊情况下患者体位:①肺段切除术或楔形切除术,选择健侧卧位,以促进患侧肺组织扩张。②一侧肺叶切除者,取健侧卧位,以利于手术侧残余肺组织的扩张;如呼吸功能较差,则取平卧位,避免健侧肺受压而限制肺的通气功能。③全肺切除术者,取1/4侧卧位,以防纵隔移位和压迫健侧肺而导致呼吸循环功能障碍。④血胸或支气管胸膜瘘者,取患侧卧位。

(3)呼吸道护理:①给氧:常规给予鼻导管吸氧2~4L/min,可根据血气分析结果调整给氧浓度。②观察:观察呼吸频率、节律及幅度,观察有无气促、发绀等及动脉血氧饱和度情况,若有异常及时通知医师。③深呼吸及咳嗽:鼓励并协助患者深呼吸及咳嗽,咳嗽前给患者叩背,叩背时由下向上,由外向内轻叩震荡,使存在肺叶、肺段处的分泌物松动流至气管中。患者咳嗽时,固定胸部伤口,以减轻震动引起的疼痛。④稀释痰液:呼吸道分泌物黏稠者,可用糜蛋白酶、地塞米松、氨茶碱等药物行雾化吸入,以达到稀释痰液、解痉、抗感染的目的。⑤吸痰:对于咳痰无力、呼吸道分泌物滞留的患者用鼻导管吸痰。支气管袖式切除术者,因气管或支气管吻合口反应性充血、水肿等原因,易造成呼吸道分泌物潴留,如患者不能有效咳嗽,应尽早行纤维支气管镜吸痰。全肺切除术后,因其支气管残端缝合处在隆凸下方,行深部吸痰时极易刺破,故操作时吸痰管不宜超过气管的1/2为宜,慎叩背,防止纵隔摆动。

(4)胸腔闭式引流的护理:①按胸腔闭式引流常规进行护理。麻醉未清醒前去平卧位,头偏向一侧,以防误吸而窒息,意识恢复血压平稳后取半卧位。②全肺切除术后胸腔引流管的护理:全肺切除术后患者的胸腔引流管呈夹闭状态,以保证术侧胸壁有一定的渗液,防止纵隔移位。若气管明显向健侧移位,在排除肺不张后,可酌情放出适量的气体或液体。但每次放液量不宜超过 100mL,速度宜慢,以免引起纵隔移位,导致心搏骤停。

(5)伤口护理:检查敷料是否干燥,有无渗血,发现异常及时通知医师。

(6)维持液体平衡和补充营养:①严格掌握输液量和速度:输液时应注意速度和量,防止肺水肿。全肺切除后应注意控制钠盐摄入量,24h 补液量控制在 2000mL 内,速度宜慢,以 20~30 滴/分为宜。记录出入液量,维持液体平衡。②补充营养:鼓励患者进食高蛋白、高热量、丰富维生素、易消化饮食,以保证营养,提高机体抵抗力,促进伤口愈合。

(7)活动与休息:①早期下床活动:鼓励患者早期下床活动,预防肺不张,改善呼吸循环功能,增进食欲。②手臂和肩关节的运动:指导患者做肩关节和手臂的主动运动,如手术侧手臂上举、爬墙及肩关节旋前旋后运动,目的是预防术侧胸壁肌肉粘连、肩关节强直和失用性萎缩。

(8)并发症的观察与护理:①出血:密切观察患者的生命体征,胸腔引流液颜色、性质和量。当引流液量增多,每小时大于 100mL,连续观察 3h,呈鲜红色、有血凝块、患者出现烦躁不安、血压下降、脉搏增快、尿少等血容量等不足的表现时,应考虑有活动性出血。需立即通知医师,在监测中心静脉压下加快输血、补液速度。必要时做好开胸止血的准备。②肺炎和肺不张:鼓励患者咳嗽咳痰,痰液黏稠者给予雾化吸入,必要时行鼻导管深部吸痰或协助医师行支气管镜吸痰。③心律失常:与缺氧、出血、水电解质酸碱失衡有关。术后应持续心电监护,如有异常,立即报告医师。遵医嘱应用抗心律失常药,密切观察心律、心率。④支气管胸膜瘘:由于支气管残端血运不良或支气管缝合处感染、破裂等引发。表现为胸管内持续引出大量气体,患者有发热、刺激性咳嗽、呼吸困难等症状。用亚甲蓝注入胸膜腔,患者咳出亚甲蓝的痰液即可确诊。置患者于患侧卧位,以防漏液流向健侧;使用抗生素预防感染;小瘘口可自行愈合;必要时再次开胸修补。

(9)预防肺栓塞:早期下床活动,给以抗凝剂治疗,给予抗血栓弹力袜、气压治疗等预防血栓形成。

(10)疼痛的护理:给予心理护理,分散患者的注意力;给予安置舒适体位;咳嗽时协助患者按压手术切口减轻疼痛,必要时遵医嘱应用止痛药物。

四、健康教育

1.休息与运动 术后尽早下床活动,活动量逐渐增加,劳逸结合。

2.饮食指导 维持良好的进食环境及口腔清洁,提供高蛋白、高热量、富含维生素,易消化食物。

3.用药指导 遵医嘱准确用药。

4.心理指导 了解患者思想状况,解除顾虑,树立信心。

5.康复指导 戒烟,继续进行手术侧肩关节和手臂的锻炼,练习腹式深呼吸及有效咳嗽。

6.复诊须知 告知患者术后定期门诊随访。若出现发热、血痰、胸痛等症状,应及时复诊。

(焦颖)

第八节　肺大疱的护理

一、概述

(一)定义

肺大疱(bullae of lung)是指发生在肺实质内的直径超过1m的气肿性肺泡。一般继发于细小支气管的炎性病变,如肺炎、肺气肿和肺结核,临床最常见与肺气肿并存。

(二)病因

肺大疱一般继发于细小支气管的炎性病变,如肺炎、肺气肿和肺结核,临床上最常与肺气肿并存。

(三)临床表现及并发症

1.临床表现　小的肺大疱可无任何症状,巨大肺大疱可使患者感到胸闷、气短。当肺大疱破裂,产生自发性气胸,可引起呼吸困难、胸痛。

2.并发症　自发性气胸、自发性血气胸。

(四)主要辅助检查

1.胸片X线检查　是诊断肺大疱的主要方法。

2.CT检查　能显示大疱的大小,有助于与气胸的鉴别诊断。

(五)诊断和鉴别诊断

1.诊断　根据临床表现及辅助检查可诊断。

2.鉴别诊断　局限性气胸、肺结核空洞、膈疝。

(六)治疗原则

1.体积小的肺大疱多采用非手术治疗,如戒烟、抗感染治疗等。

2.体积大的肺大疱,合并自发性气胸或感染等,应采取手术治疗。

二、常见护理诊断

1.气体交换受损　与疼痛、胸部损伤、胸廓活动受限或肺萎陷有关。

2.疼痛　与组织损伤有关。

3.潜在并发症　肺部或胸腔感染。

三、护理措施

1.术前护理

(1)戒烟:术前戒烟2周,减少气管分泌物,预防肺部并发症。

(2)营养:提供高蛋白、高热量、高维生素饮食,鼓励患者摄取足够的水分。

(3)呼吸功能锻炼:练习腹式呼吸与有效咳嗽。

(4)用药护理:遵医嘱准确用药。

(5)心理护理:与患者交流,减轻焦虑情绪和对手术的担心。

(6)术前准备:①术前2~3d训练患者床上排尿、排便的适应能力。②术前清洁皮肤,常规备皮(备皮范围:上过肩,下过脐,前后过正中线,包括手术侧腋窝),做药物过敏试验。③术前一日晚给予开塞露或辉力纳肛,按医嘱给安眠药,术前 6～8h 禁饮食。④手术日早晨穿病员服,戴手腕带,摘除眼镜、活动性义齿及饰物等。备好水封瓶、胸带、X 线片、病历等。

2.术后护理

(1)全麻术后护理常规:麻醉未清醒前去枕平卧位,头偏向一侧,以防误吸而窒息,意识恢复血压平稳后取半卧位。

(2)生命体征监测:术后密切监测生命体征变化,特别是呼吸、血氧饱和度的变化,注意有无血容量不足和心功能不全的发生。

(3)呼吸道护理:①鼓励并协助深呼吸及咳嗽,协助叩背咳痰。②雾化吸入疗法。③必要时用鼻导管或支气管镜吸痰。

(4)胸腔闭式引流的护理:按胸腔闭式引流常规进行护理。

(5)上肢功能康复训练:早期手臂和肩关节的运动训练可防止患侧肩关节僵硬及手臂挛缩。

(6)疼痛的护理:给予心理护理,分散患者的注意力;给予安置舒适体位;咳嗽时协助患者按压手术切口减轻疼痛,必要时遵医嘱应用止痛药物。

四、健康教育

1.休息与运动　适当活动,避免剧烈运动,防止并发症发生。

2.饮食指导　加强营养,多食水果、蔬菜、忌食辛辣油腻,防止便秘。

3.用药指导　遵医嘱准确用药。

4.心理指导　了解患者思想状况,解除顾虑,增强战胜疾病信心。

5.康复指导　加强营养,预防感冒。戒烟,注意口腔卫生,继续进行手术侧肩关节和手臂的锻炼。

6.复诊须知　告知患者术后定期门诊随访。若出现胸痛、呼吸困难等症状应及时与医生联系。

(焦颖)

第九节　支气管扩张的护理

一、概述

(一)定义

支气管扩张(bronchiectasia)是由于支气管壁及其周围组织的炎性破坏所造成的一根或多根支气管异常性、永久性扩张的慢性呼吸道疾病。

(二)病因

支气管扩张的主要病因是支气管－肺组织感染和支气管阻塞。可能与先天发育障碍、遗传因素、免疫失衡或解剖缺陷等因素有关。

(三)临床表现及并发症

1.临床表现　主要为咳痰、咯血。慢性咳嗽、大量脓痰和反复咯血为典型的症状。

2.并发症　胸膜炎、慢性肺源性心脏病、肺脓肿。

（四）主要辅助检查

1.CT检查　为支气管扩张的主要诊断方法。特征性表现为管壁增厚的柱状扩张或成串、成簇的囊样改变。

2.纤维支气管镜　有助于支气管扩张的直观或病因诊断。

3.支气管造影　可明确扩张的部位、范围和形状。

（五）诊断和鉴别诊断

1.诊断　根据临床表现及CT影像学的改变与支气管造影，即可明确诊断支气管扩张。

2.鉴别诊断　肺脓肿、慢性支气管炎。

（六）治疗原则

支气管扩张症的内科治疗主要是控制感染和促进痰液引流；必要时应考虑外科手术切除。

二、常见护理诊断

1.清理呼吸道无效　与肺部感染、肺组织破坏等有关。

2.营养失调　低于机体需要量与营养素摄入不足、消耗增大有关。

3.潜在并发症　窒息、肺部感染或胸腔感染。

三、护理措施

1.术前护理

（1）控制感染，减少痰液，清除慢性感染灶。

（2）保持呼吸道通畅，指导患者体位引流，咯血患者除外。

（3）戒烟：术前戒烟2周，减少气管分泌物，预防肺部并发症。

（4）营养：提供高蛋白、高热量、高维生素饮食，鼓励患者摄取足够的水分。

（5）呼吸功能锻炼：练习腹式呼吸与有效咳嗽。

（6）心理护理：多与患者交流，减轻焦虑情绪和对手术的担心。

（7）术前准备：①术前2～3d训练患者床上排尿、排便的适应能力。②术前清洁皮肤，常规备皮（备皮范围：上过肩，下过脐，前后过正中线，包括手术侧腋窝）。③术前一日晚给予开塞露或辉力纳肛，按医嘱给安眠药。术前6～8h禁饮食。④手术早术晨穿病员服，戴手腕带，摘除眼镜、活动性义齿及饰物等，备好水封瓶、胸带、X线片、病历等。

2.术后护理

（1）按全麻术后护理常规。

（2）生命体征监测：术后密切监测生命体征变化，特别是呼吸、血氧饱和度的变化，注意有无血容量不足和心功能不全的发生。

（3）呼吸道护理：①鼓励并协助深呼吸及咳嗽，协助叩背咳痰。②雾化吸入疗法。③必要时用鼻导管或支气管镜吸痰。

（4）胸腔闭式引流的护理：按胸腔闭式引流常规进行护理。

（5）上肢功能康复训练：早期手臂和肩关节的运动训练可防止患侧肩关节僵硬及手臂挛缩。

四、健康教育

1. 休息与运动　术后尽早下床活动,活动量逐渐增加,劳逸结合。

2. 饮食指导　维持良好的进食环境及口腔清洁,提供高蛋白、高热量、富含维生素、易消化的食物。

3. 用药指导　遵医嘱准确用药。

4. 心理指导　了解患者思想状况,解除顾虑,树立信心。

5. 康复指导　戒烟,注意口腔卫生,避免感冒。继续进行手术侧肩关节和手臂的锻炼,多做深呼吸以扩大肺活量。

6. 复诊须知　告知患者术后定期门诊随访。若出现发热、血痰、胸痛等表现应及时与医生联系。

(焦颖)

第十节　肺隔离症的护理

一、概述

(一)定义

肺隔离症(pulmonary sequestration)也称为有异常动脉供血的肺囊肿症,简称"隔离肺",是临床上相对多见的先天性肺发育畸形。

(二)病因

肺动脉发育不全是导致肺隔离症的主要因素。

(三)临床表现及并发症

1. 临床表现　一般无任何症状。继发感染后可出现反复性、持续性肺部感染,表现为寒战、发热、胸痛、咳嗽、咳痰及咯血,体重减轻。

2. 并发症　肺炎、肺脓肿。

(四)主要辅助检查

1. CT 检查　可较清楚地显示病变的形态及异常动脉的存在。

2. 血管造影　可观察到异常动脉分支供应的病变部位肺组织。

(五)诊断和鉴别诊断

1. 诊断　根据临床表现及辅助检查可诊断。

2. 鉴别诊断　肺囊肿、肺脓肿、肺肿瘤。

(六)治疗原则

肺隔离症可反复继发肺部感染,应手术治疗。

二、常见护理诊断

1. 气体交换受损　与疼痛、胸廓活动受限和肺萎陷有关。

2. 疼痛　与手术创伤、留置胸腔引流管有关。

3. 焦虑与恐惧　与担心手术、疼痛、疾病的预后等因素有关。

4.潜在并发症 出血、感染、肺不张、心律失常。

三、护理措施

1.术前护理

(1)戒烟:术前戒烟2周,减少气管分泌物,预防肺部并发症。

(2)营养:提供高蛋白、高热量、高维生素饮食,鼓励患者摄取足够的水分。

(3)呼吸功能锻炼:练习腹式呼吸与有效咳嗽。

(4)用药护理:遵医嘱准确用药。

(5)心理护理:与患者交流,减轻焦虑情绪和对手术的担心。

(6)术前准备:①术前2~3d训练患者床上排尿、排便的适应能力。②术前清洁皮肤,常规备皮(备皮范围:上过肩,下过脐,前后过正中线,包括手术侧腋窝)。③术前一日晚给予开塞露或辉力纳肛,按医嘱给安眠药,术前6~8h禁饮食。④手术日早晨穿病员服,戴手腕带,摘除眼镜、活动性义齿及饰物等。备好水封瓶、胸带、X线片、病历等。

2.术后护理

(1)按全麻术后护理常规。

(2)生命体征监测:术后密切监测生命体征变化,特别是呼吸、血氧饱和度的变化,注意有无血容量不足和心功能不全的发生。

(3)呼吸道护理:①鼓励并协助深呼吸及咳嗽,协助叩背咳痰。②雾化吸入疗法。③必要时用鼻导管或支气管镜吸痰。

(4)胸腔闭式引流的护理:按胸腔闭式引流常规进行护理。

(5)上肢功能康复训练:早期手臂和肩关节的运动训练可防止患侧肩关节僵硬及手臂挛缩。

四、健康教育

1.休息与运动 术后尽早下床活动,活动量逐渐增加,劳逸结合。

2.饮食指导 维持良好的进食环境及口腔清洁,提供高蛋白、高热量富含维生素,易消化食物。

3.用药指导 遵医嘱准确用药。

4.心理指导 了解患者思想状况,解除顾虑,树立信心。

5.康复指导 戒烟,注意口腔卫生,继续进行手术侧肩关节和手臂的锻炼,多做深呼吸以扩大肺活量。

6.复诊须知 告知患者术后定期门诊随访。若出现发热、血痰、胸痛等表现应及时与医生联系。

(焦颖)

第十一节　食管癌护理常规

一、概述

(一)定义

食管癌(esophageal carcinoma)是指由食管鳞状上皮或腺上皮的异常增生所形成的恶性病变。发病年龄多在 40 岁以上,男性多于女性,病因不明,有关资料表明与个人生活习惯有关。临床表现为进行性吞咽困难、胸骨后疼痛、胸闷不适,晚期出现恶病质。我国是世界上食管癌高发病之一。

(二)病因

食管癌的病因至今尚未明确,可能是多种因素所致的疾病:

1.不良生活习惯　长期饮烈性酒、吸烟、饮食粗硬、过热或进食过快。

2.生物性因素　某些粮食中含有真菌,有较强的致癌作用。

3.化学因素　如长期食用含亚硝胺类化合物的食物。

4.口腔卫生不良　口腔不洁或有龋齿等。

5.食物中缺少某些元素　如缺乏钼、硒、氟、维生素 A、维生素 B_2 等。

(三)临床表现及并发症

1.临床表现

(1)早期表现:早期多无任何症状,偶有咽下食物哽噎感;胸骨后闷胀不适或疼痛。

(2)中晚期表现:进行性吞咽困难为典型症状,可有不同程度消瘦、贫血和低蛋白血症等恶病质。肿瘤侵及邻近器官可出现声音嘶哑,持续性胸背部痛,刺激性咳嗽及大呕血等。

2.并发症　呕血、便血、食管穿孔。

(四)主要辅助检查

1.细胞学检查　食管拉网脱落细胞学检查是简便易行的普查方法。

2.食管吞钡 X 线检查　早期可见小的充盈缺损或龛影;中晚期显示病变部位管腔充盈缺损、管腔狭窄和梗阻。

3.食管镜检查　食管镜下可直视到早期食管黏膜病变,并可取活组织检查。

(五)诊断和鉴别诊断

1.诊断　食管癌的诊断可依据病史、临床表现及辅助检查。

2.鉴别诊断　贲门失弛缓症、食管良性狭窄、食管良性肿瘤。

(六)治疗原则

食管癌以手术治疗为主,配合放疗和化疗的综合治疗。

二、常见护理诊断

1.营养失调　低于机体需要量与吞咽困难、手术后禁食有关。

2.焦虑/恐惧　与对手术的危险及担心疾病预后有关。

3.潜在并发症　吻合口瘘。

三、护理措施

1.术前护理

(1)心理护理:①加强与患者及家属的沟通,减轻患者焦虑情绪。②讲解各种治疗护理的意义方法,大致过程,配合和注意事项。

(2)营养支持:①口服:能口服者给予进食高热量,高蛋白,含丰富维生素的流质或半流质饮食。②肠内、外营养:仅能进食流质或长期不能进食且营养状况较差者,给予静脉高营养治疗或给予放置十二指肠营养管给予肠内营养支持治疗。

(3)口腔护理:指导患者正确刷牙,餐后或呕吐后,立即给予温开水或漱口液漱口,保持口腔清洁。

(4)呼吸道准备:①指导并劝告患者术前应戒烟 2 周以上。以减少气管、支气管分泌物,预防术后肺部并发症。②如患者合并肺内感染、慢性支气管炎,遵医嘱给予抗生素及雾化吸入控制感染。③指导患者练习腹式呼吸、缩唇呼气、有效咳嗽训练,练习使用呼吸训练器,以增加肺活量,促进肺扩张,预防肺部并发症的发生;介绍胸腔引流设备,并告知患者术后放置胸腔引流管的目的及注意事项。

(5)胃肠道准备:①术前 1 周遵医嘱给予患者分次口服抗生素溶液可起到局部消炎抗感染作用。②术前 3d 改流质饮食,餐后饮温开水漱口,以冲洗食管,术前 6~8h 禁饮食。③结肠代食管手术患者,术前 3~5d 口服抗生素,如甲硝唑,庆大霉素等。术前 2d 进食无渣流质,术前晚行清洁灌肠或全肠道灌洗以后禁饮禁食。④手术当日早晨常规留置胃管,通过梗阻部位时不能强行进入,以免穿破食管。可将胃管留在梗阻上方食管内,待手术中再放入胃内。

(6)术前常规准备:①术前 2~3d 训练患者床上排尿排便的适应能力。②术前清洁皮肤,常规备皮(备皮的范围:上过肩,下过脐,前后过正中线,包括手术侧腋窝)。③术前一日晚给予开塞露或辉力纳肛,按医嘱给予安眠药。④手术日早晨穿病员服,戴手腕带,摘除眼镜、活动性义齿及饰物等。备好水封瓶、胸带、X 线片、病历等。

2.术后护理

(1)按全麻术后护理常规:麻醉未清醒前去枕平卧位,头偏向一侧,以防误吸而窒息,意识恢复血压平稳后取半卧位。

(2)监测并记录生命体征:每 30min 1 次,平稳后 1~2h 1 次。

(3)呼吸道护理:①观察呼吸频率、幅度及节律及双肺呼吸音。②氧气吸入,必要时面罩吸氧,维持血氧饱和度 90％以上。③保持呼吸道通畅,鼓励患者深呼吸及有效咳嗽,协助患者叩背咳痰,必要时吸痰。④用雾化吸入稀释痰液、消炎解痉、抗感染。⑤疼痛显著影响咳嗽者可应用止痛剂。

(4)胸腔引流管的护理:按胸腔闭式引流护理常规。

(5)胃肠减压的护理:①严密观察引流量、性状、气味并记录。②妥善固定胃管,每班交接插管深度,防止脱出。③经常挤压胃管,保持通畅,必要时生理盐水冲洗胃管,防止胃管堵塞,确保减压有效性。④胃管脱出后应严密观察病情,不应再盲目插入,以免戳穿吻合口,造成吻合口瘘。⑤术后 3~4d 待患者胃肠功能恢复,肛门排气、胃肠减压引流量减少后,停止胃肠减压,拔出胃管。

(6)饮食护理:①术后 3~5d 内严格禁饮食,禁食期间持续胃肠减压,可经肠内、外途径补充营养。待肛门排气后可停止胃肠减压,停止胃肠减压 24h 后,若无呼吸困难、胸痛、患侧呼吸音减弱及高热等吻合口瘘的症状时,则开始进食。②留置十二指肠营养管的患者,可先滴入少量温盐水,次日开始滴入 38~40℃的营养液,每次 200~300mL,如无不适可逐渐增加至 2000~2500mL/d。术后 10d 左右根据患者情况拔除十二指肠营养管,开始经口进流食,一般术后 2 周改半流食。③未留置十二指肠营养管的患者,经禁食 5~6d 可给全清流质,每 2h 给 100mL,每日 6 次。流质 1 周后改为半流食,半流食 1 周后可进普食。④遵循少食多餐的原则,细嚼慢咽,防止进食过多、过热、生、冷、硬食物。食量不宜过多、速度不宜过快。食管癌术后可有胃液反流现象,饭后 2h 勿平卧,睡眠时将枕头垫高。

(7)并发症的观察与处理:①吻合口瘘:是食管癌术后最严重的并发症,多发生在术后 5~10d。表现为高热、呼吸困难、胸痛、患侧胸膜腔积气积液,严重者可发生休克。处理应立即禁饮食、胃肠减压、胸腔闭式引流、抗感染治疗及营养支持治疗等。②乳糜胸:多因伤及胸导管所致,多发生在术后 2~10d,表现为胸闷、气短、心慌,胸腔闭式引流液为乳糜液。患者出现乳糜胸后给予高糖、高蛋白、低脂饮食,必要时完全采取胃肠道外营养,行胸腔闭式引流,促进肺膨胀。③肺栓塞:早期下床活动,给以抗凝剂治疗,给予抗血栓弹力袜、气压治疗等预防血栓形成。

(8)疼痛的护理:给予心理护理,分散患者的注意力;给予安置舒适体位;咳嗽时协助患者按压手术切口减轻疼痛,必要时遵医嘱应用止痛药物。

四、健康教育

1.饮食

(1)少量多餐,由稀到干,逐渐增加食量,并注意进食后的反应。

(2)避免进食刺激性食物与碳酸饮料,避免进食过快、过量及硬质食物;质硬的药片可研碎后服用,避免进食花生、豆类等,以免导致吻合口瘘。

(3)进食 2h 内不应平卧,以免胃液反流;必要时抬高床头,服用制酸剂。

(4)术后 20d 左右,大口吞咽食糜团,以扩张吻合口,防止吻合口狭窄。

(5)注意口腔卫生,增进食欲。

2.活动与休息　术后早期下床活动,逐渐增加活动量,保证充分的睡眠,劳逸结合。

3.加强自我观察　若术后 3~4 周再次出现吞咽困难时,可能为吻合口狭窄,应及时就诊。

4.康复指导　告知患者保持口腔卫生,出院后继续进行手术侧肩关节和手臂的锻炼,以恢复正常的活动功能。

5.复诊须知　告知患者术后需要定期门诊随访。若出现发热、胸痛、咽下困难等表现应及时与医生联系。

(焦颖)

第十二节　贲门失弛缓症的护理

一、概述

(一)定义

贲门失弛缓症(cardiac relaxation loss)是指由于食管贲门部的神经肌肉功能障碍所致的

食管功能性疾病。

（二）病因

贲门失弛缓症的病因至今尚未明确，可能与患者情绪激动、不良饮食习惯、进食刺激性食物等多种因素有关。

（三）临床表现及并发症

1.临床表现　阵发性无痛性吞咽困难是本病最典型症状。可有胸骨后疼痛、食物反流和呕吐、体重减轻等。

2.并发症　反流性食管炎、吸入性肺炎。

（四）主要辅助检查

1.食管钡餐 X 线造影　可见食管扩张、食管末端狭窄呈鸟嘴状。

2.食管镜检查　食管镜检查可排除器质性狭窄或肿瘤。

3.食管动力学检测。

（五）诊断和鉴别诊断

1.诊断　贲门失弛缓症的诊断可依据病史、临床表现及辅助检查。

2.鉴别诊断　①食管癌。②食管炎。③食管良性肿瘤。

（六）治疗原则

对症状较轻者可采取保守治疗，如缓解紧张情绪，服用抑制胃酸分泌药物等，对中、重度应行手术治疗。

二、常见护理诊断

1.营养失调　低于机体需要量与吞咽困难、手术后禁食有关。

2.焦虑/恐惧　与对手术的危险及担心疾病预后有关。

3.潜在并发症　胃液反流。

三、护理措施

1.术前护理

（1）饮食护理：能进食者给予高蛋白、高热量、富含维生素的流质或半流质饮食。不能进食者静脉补充液体，纠正水电解质紊乱。

（2）口腔护理：指导患者正确刷牙，餐后或呕吐后，立即给予温开水或漱口液漱口，保持口腔清洁。

（3）术前准备：①呼吸道准备：术前 2 周戒烟，训练患者深呼吸、有效咳痰的动作。②胃肠道准备：术前 3d 给流质饮食，在餐后饮温开水漱口，以冲洗食管，以减轻食管黏膜的炎症和水肿。术前一日晚给予开塞露或辉力纳肛，术前 6～8h 禁饮食。③术前 2～3d 训练患者床上排尿、排便的适应能力。④皮肤准备：术前清洁皮肤，常规备皮（备皮范围：上过肩，下过脐，前后过正中线，包括手术侧腋窝）。⑤术前一日晚按医嘱给安眠药。⑥手术日早晨穿病员服，戴手腕带，摘除眼镜、活动性义齿及饰物等。备好水封瓶、胸带、X 线片、病历等。

（4）心理护理：解说手术治疗的意义；解释术后禁食的目的，并严格遵照医嘱恢复饮食。

2.术后护理

（1）按全麻术后护理常规，麻醉未清醒前去枕平卧位，头偏向一侧，以防误吸而窒息，意识恢复血压平稳后取半卧位。

(2)病情观察:术后加强对生命体征的监测,防止出现血容量不足或心功能不全。

(3)呼吸道护理:①观察呼吸频率、幅度、节律及双肺呼吸音变化。②氧气吸入 5L/min,必要时面罩吸氧。③鼓励患者深呼吸及有效咳嗽,必要时吸痰。④稀释痰液:用雾化稀释痰液、解痉平喘、抗感染。⑤疼痛显著影响咳嗽者可应用止痛剂。

(4)胸腔闭式引流管护理:按胸腔闭式引流护理常规护理。

(5)胃肠减压护理:①严密观察引流量、性状、气味并记录。②妥善固定胃管,防止脱出,持续减压。③经常挤压胃管,保持通畅。引流不畅时,可用少量生理盐水低压冲洗。④术后 3~4d 待肛门排气、胃肠减压引流量减少后,拔出胃管。

(6)饮食护理:①食管黏膜破损者:按食管癌术后饮食护理。②食管黏膜未破损者:术后 48h 左右拔除胃管,术后第 3d 胃肠功能恢复后进流食,少食多餐。术后第 5d 过渡到半流食。术后第 7d 可进普食,以易消化、少纤维的软食为宜,细嚼慢咽。避免吃过冷或刺激性食物。

(7)并发症的观察与处理:①胃液反流:是手术后常见的并发症,表现为嗳气、反酸、胸骨后烧灼样痛、呕吐等。应准确执行医嘱给予制酸药和胃动力药。②肺不张、肺内感染:术后应保持呼吸道通畅、鼓励患者深呼吸和有效咳嗽、及时使用止痛剂、保持引流管通畅,以预防肺部并发症的发生。

四、健康教育

1.休息与运动　术后尽早下床活动,活动量逐渐增加,劳逸结合。

2.饮食指导　指导患者进高蛋白、高热量、富含维生素饮食,少食多餐。

3.用药指导　按医嘱准确用药。

4.心理护理　与患者交流,增强战胜疾病的信心。

5.康复指导　告知患者保持口腔卫生,出院后继续进行手术侧肩关节和手臂的锻炼,以恢复正常的活动功能。

6.复诊须知　告知患者术后需要定期门诊随访。若出现发热、胸痛、咽下困难等表现应及时与医生联系。

(焦颖)

第十三节　食管平滑肌瘤的护理

一、概述

(一)定义

食管平滑肌瘤(esophageal leiomyoma)是指由于食管贲门部的神经肌肉功能障碍所致的食管功能性疾病。

(二)病因

食管平滑肌瘤的病因至今尚未明确。多发生于食管固有肌层,以纵行肌为主。

(三)临床表现及并发症

1.临床表现　吞咽困难是最常见症状,呈间歇性发作。可伴有上腹部不适、反酸、呕吐及食欲下降等。

2.并发症　反流性食管炎、吸入性肺炎。

(四)主要辅助检查

1.食管钡餐 X 线造影　是本病的主要诊断方法。

2.食管镜检查　食管镜检查可明确肿瘤的部位、大小、形状和数目。

(五)诊断和鉴别诊断

1.诊断　食管平滑肌瘤的诊断可依据病史、临床表现及辅助检查。

2.鉴别诊断　纵隔肿瘤、食管癌。

(六)治疗原则

一旦诊断明确,主张手术治疗。

二、常见护理诊断

1.营养失调　低于机体需要量与吞咽困难、手术后禁食有关。

2.焦虑/恐惧　与对手术的危险及担心疾病预后有关。

三、护理措施

1.术前护理

(1)饮食护理:能进食者给予高蛋白、高热量、富含维生素的流质或半流质饮食。不能进食者静脉补充液体,纠正水电解质紊乱。

(2)口腔护理:指导患者正确刷牙,餐后或呕吐后,立即给予温开水或漱口液漱口,保持口腔清洁。

(3)术前准备:①呼吸道准备:术前 2 周戒烟,训练患者深呼吸、有效咳痰的动作。②胃肠道准备:术前 3d 给予流质饮食,在餐后饮温开水漱口,冲洗食管,以减轻食管黏膜的炎症和水肿,术前一日晚给予开塞露或辉力纳肛,术前 6～8h 禁饮食。③术前 2～3d 训练患者床上排尿、排便的适应能力。④皮肤准备:术前清洁皮肤,常规备皮(备皮范围:上过肩,下过脐,前后过正中线,包括手术侧腋窝)。⑤术前一日晚按医嘱给安眠药。⑥手术日早晨穿病员服,戴手腕带,摘除眼镜、活动性义齿及饰物等。备好水封瓶、胸带、X 线片、病历等。

(4)心理护理:解说手术治疗的意义;解释术后禁食的目的,并严格遵照医嘱恢复饮食。

2.术后护理

(1)按全麻术后护理常规,麻醉未清醒前去枕平卧位,头偏向一侧,以防误吸而窒息,意识恢复血压平稳后取半卧位。

(2)病情观察:术后加强对生命体征的监测,防止出现血容量不足或心功能不全。

(3)呼吸道护理:①观察呼吸频率、幅度、节律及双肺呼吸音变化。②氧气吸入 5L/min,必要时面罩吸氧。③鼓励患者深呼吸及有效咳嗽,必要时吸痰。④稀释痰液:用雾化稀释痰液、解痉平喘、抗感染。⑤疼痛显著影响咳嗽者可应用止痛剂。

(4)胸腔闭式引流管护理:按胸腔闭式引流护理常规护理。

(5)胃肠减压护理:①严密观察引流量、性状、气味并记录。②妥善固定胃管,防止脱出,持续减压。③经常挤压胃管,保持通畅。引流不畅时,可用少量生理盐水低压冲洗。④术后 3～4d 待肛门排气、胃肠减压引流量减少后,拔出胃管。

（6）饮食护理：①食管黏膜破损者：按食管癌术后饮食护理。②食管黏膜未破损者：术后48h左右拔除胃管，术后第3d胃肠功能恢复后进流食，少食多餐。术后第5d过渡到半流食。术后第7d可进普食，以易消化、少纤维的软食为宜，细嚼慢咽。避免吃过冷或刺激性食物。

四、健康教育

1. **休息与运动**　术后尽早下床活动，活动量逐渐增加，劳逸结合。
2. **饮食指导**　指导患者进高蛋白、高热量、富含维生素饮食，少食多餐。
3. **用药指导**　按医嘱准确用药。
4. **心理护理**　与患者交流，增强战胜疾病的信心。
5. **康复指导**　告知患者保持口腔卫生，出院后继续进行术侧肩关节和手臂的锻炼，以恢复正常的活动功能。
6. **复诊须知**　告知患者术后需要定期门诊随访。若出现发热、胸痛、咽下困难等表现应及时与医生联系。

（焦颖）

第十四节　膈疝的护理

一、概述

（一）定义

膈疝（diaphragmatic hernia）是内疝的一种，是指腹腔内脏器等通过膈肌异位移动到胸腔内的疾病状态。可分为创伤性和非创伤性膈疝。

（二）病因

与先天性膈肌发育不良、肥胖、胸腹腔内的压力差异和胸部损伤等因素有关。

（三）临床表现及并发症

1. 临床表现

（1）腹腔脏器疝入胸腔引起的功能变化：如胀饱、反酸、腹痛和呕吐等。

（2）胸腔内脏器受压引起呼吸循环功能障碍：如胸闷、呼吸困难和心悸等。

2. 并发症　反流性食管炎、肠梗阻。

（四）主要辅助检查

1. 食管钡餐X线造影　是本病的主要诊断方法。

2. 胃镜检查　可判断疝的类型和大小，并可与其他病相鉴别。

（五）诊断和鉴别诊断

1. 诊断　膈疝的诊断可依据病史、临床表现及辅助检查。

2. 鉴别诊断　反流性食管炎、心肌梗死。

（六）治疗原则

无症状或症状很轻可保守治疗，如促进食物排空、减少胃液分泌等。症状重者或创伤性膈疝，一旦诊断明确，通常主张手术治疗。

二、常见护理诊断

1.气体交换受损 与肺组织受压或胸外伤有关。

2.焦虑/恐惧 与对手术的危险及担心疾病预后有关。

3.潜在并发症 低氧血症、出血、心律失常等。

三、护理措施

1.术前护理

(1)心理护理:①加强与患者及家属的沟通,减轻焦虑情绪。②讲解各种治疗护理的意义方法,手术过程和配合注意事项等。

(2)营养支持:①口服:给予进食高热量、高蛋白、含丰富维生素的流质或半流质饮食。②肠内、外营养:适用于仅能进食流质或长期不能进食且营养状况较差者。

(3)呼吸道准备:术前 2 周戒烟,训练患者深呼吸、有效咳痰的动作。

(4)胃肠道准备:术前 3d 改流质饮食,餐后饮温开水漱口,以冲洗食管,减轻食管黏膜的炎症和水肿,术前 6～8h 时禁饮食。术前一日晚给予辉力纳肛,预防术后便秘。手术日早晨常规留置胃管,通过梗阻部位时不能强行进入,以免戳破食管。

(5)口腔护理:指导患者正确刷牙,餐后或呕吐后,立即给予温开水或漱口液漱口,保持口腔清洁。

(6)术前准备:①术前 2～3d 训练患者床上排尿、排便的适应能力。②皮肤准备:术前清洁皮肤,常规备皮(备皮范围:上过肩,下过脐,前后过正中线,包括手术侧腋窝)。③术前一日晚给予开塞露或辉力纳肛,术前 6～8h 禁饮食,按医嘱给安眠药。④手术日早晨穿病员服,戴手腕带,摘除眼镜、活动性义齿及饰物等。备好水封瓶、胸带、X 线片、病历等。

2.术后护理

(1)按全麻术后护理常规,麻醉未清醒前去枕平卧位,头偏向一侧,以防误吸而窒息,意识恢复血压平稳后取半卧位。

(2)病情观察:术后加强对生命体征的监测,防止出现呼吸、循环功能障碍。

(3)胸腔闭式引流管护理:按胸腔闭式引流护理常规护理。

(4)胃肠减压护理:术后胃管应妥善固定,防止脱出,持续减压。经常挤压胃管,防止堵塞。若引流不畅时,可用少量生理盐水冲洗。待肠蠕动恢复、肛门排气后方可拔除胃管。

(5)饮食护理:术后 48h 左右拔除胃管,术后第 3d 胃肠功能恢复后进流食,少食多餐。术后第 5d 过渡到半流食。术后第 7d 可进普食,以易消化、少纤维的软食为宜,细嚼慢咽。

四、健康教育

1.休息与运动 术后尽早下床活动,活动量逐渐增加,劳逸结合。

2.饮食指导 指导患者进高蛋白、高热量、富含维生素饮食,少食多餐。

3.用药指导 按医嘱准确用药。

4.康复指导 告知患者保持口腔卫生,出院后继续进行手术侧肩关节和手臂的锻炼,以恢复正常的活动功能。

5.复诊须知 告知患者术后需要定期门诊随访。若出现发热、胸痛、咽下困难等表现应及时与医生。

（焦颖）

第十五节　纵隔肿瘤的护理

一、概述

（一）定义

纵隔肿瘤（mediastinal tumor）是一组起源于纵隔的肿瘤，包括胸腺瘤、畸胎瘤、神经源性肿瘤等。

（二）病因

原发纵隔肿瘤的病因尚不明确。部分肿瘤因为异位细胞或组织种植纵隔腔，异常增生而形成肿瘤。

（三）临床表现及并发症

1.临床表现　纵隔肿瘤早期可无任何症状，常于体检时发现。侵犯、压迫邻近器官可出现胸痛、胸闷、声音嘶哑、Horner 综合征、重症肌无力等。

2.并发症　上腔静脉压迫综合征、重症肌无力。

（四）主要辅助检查

1.活组织检查　活检可确定肿瘤性质。

2.胸部 CT 检查　明确纵隔肿瘤的部位、大小、范围等。

（五）诊断和鉴别诊断

1.诊断　纵隔肿瘤的诊断主要根据病史、临床表现和辅助检查。

2.鉴别诊断　胸壁结核、主动脉瘤、胸内肿瘤。

（六）治疗原则

手术为主要治疗方法，除恶性淋巴源性肿瘤适宜放疗外，绝大多数原发性纵隔肿瘤只要无其他禁忌证，均应外科治疗。

二、常见护理诊断

1.疼痛　与肿瘤压迫及浸润周围组织、手术创伤有关。

2.焦虑　与疼痛、疾病预后有关。

3.潜在并发症　窒息的危险与胸腺瘤合并重症肌无力有关。

三、护理措施

1.术前护理

(1)戒烟：术前戒烟 2 周，减少气管分泌物，预防肺部并发症。

(2)营养：提供高蛋白、高热量、高维生素饮食，鼓励患者摄取足够的水分。

(3)呼吸功能锻炼：练习腹式呼吸与有效咳嗽。

(4)用药护理：遵医嘱用药。

(5)心理护理：与患者交流，减轻焦虑情绪和对手术的担心。

(6)术前准备：①术前 2～3d 训练患者床上排尿、排便的适应能力。②皮肤准备：术前清洁皮肤，常规备皮(备皮范围：上过肩，下过脐，前后过正中线，包括手术侧腋窝)。③术前一日晚给予开塞露或辉力纳肛，术前 6～8h 禁饮食，按医嘱给安眠药。④手术日早晨穿病员服，戴手腕带，摘除眼镜、活动性义齿及饰物等。备好水封瓶、胸带、X 线片、病历等。

2.术后护理

(1)按全麻术后护理常规，麻醉未清醒前去枕平卧位，头偏向一侧，以防误吸而窒息，意识恢复血压平稳后取半卧位。

(2)生命体征监测：术后密切监测生命体征变化，特别是呼吸、血氧饱和度的变化，防止重症肌无力危象发生。

(3)呼吸道护理：①观察呼吸频率、节律、双肺呼吸音。②鼓励并协助深呼吸及咳嗽，协助叩背咳痰。③雾化吸入疗法。④必要时用鼻导管或支气管镜吸痰。

(4)纵隔引流者连接胸腔引流瓶，按胸腔闭式引流常规进行护理。

(5)作正中切口者，应注意引流通畅，以及有无血肿压迫引起呼吸困难和颈静脉怒张。

(6)功能锻炼：①鼓励患者早下床活动，预防肺不张。②指导卧床患者被动肢体按摩和主动背曲和肩关节运动，预防关节强直和失用性萎缩。

(7)重症肌无力患者，遵医嘱床头备新斯的明，以备肌无力危象发生时急救。

四、健康教育

1.休息与运动　患者出院后继续进行上肢功能锻炼，范围逐渐增大，以恢复正常的活动功能。

2.饮食指导　维持良好的进食环境及口腔清洁，提供高蛋白、高热量、富含维生素，易消化食物。

3.用药指导　遵医嘱准确用药。

4.心理指导　了解患者思想状况，解除顾虑，树立信心。

5.康复指导　戒烟，注意口腔卫生，宣传咳痰重要性，训练有效的咳痰方法，多做深呼吸以扩大肺活量。

6.复诊须知　告知患者术后定期门诊随访。若出现发热、血痰、胸痛等表现应及时与医生联系。

(焦颖)

第十六节　胸腺瘤合并重症肌无力的护理

一、概述

(一)定义

胸腺瘤(thymoma)是最常见的前上纵隔原发性肿瘤，它起源于胸腺上皮，但不包括起源于生殖细胞、淋巴细胞、神经内分泌细胞及脂肪细胞的肿瘤。约占成人所有纵隔肿瘤的 20%～40%。常合并副瘤综合征，以重症肌无力最为常见。

(二)病因

病因尚不明确，为胸腺上皮细胞异常增生时形成肿瘤。

183

（三）临床表现及并发症

1.临床表现　侵犯、压迫邻近器官可出现咳嗽、胸痛、胸闷、声音嘶哑、Horner综合征等，合并肌无力者可出现眼睑下垂、复视、咀嚼无力、吞咽困难、易疲劳等症状。

2.并发症　重症肌无力、单纯红细胞再生障碍性贫血。

（四）主要辅助检查

1.活组织检查　活检可确定肿瘤性质。

2.胸部CT检查　明确肿瘤的部位、大小、范围等。

（五）诊断和鉴别诊断

1.诊断　肿瘤的诊断主要根据病史、临床表现和辅助检查。

2.鉴别诊断　畸胎瘤、主动脉瘤。

（六）治疗原则

胸腺瘤一经诊断应外科手术切除治疗，无论良性或恶性胸腺瘤都应尽早切除。

二、常见护理诊断

1.疼痛　与肿瘤压迫及浸润周围组织、手术创伤有关。

2.焦虑　与疼痛、疾病预后有关。

3.潜在并发症　窒息的危险与胸腺瘤合并重症肌无力有关。

三、护理措施

1.术前护理

（1）按胸外科术前一般护理常规。

（2）心理护理：患者进行密切的交流，取得患者信任，使其树立战胜疾病的信心。

（3）术前戒烟：吸烟会使术后痰液增多、黏稠不易咳出，并可降低呼吸道抵抗力，增加气道阻力，因此应嘱吸烟患者术前绝对戒烟2周。

（4）呼吸功能训练：通过呼吸功能训练可改善通气、换气功能，提高肺的顺应性，减少或避免术后并发症的发生。

（5）纠正营养障碍：对于吞咽乏力和长期食欲低下者术前应给予高蛋白、高营养、高维生素、易消化的流质或半流质饮食，必要时给予静脉营养以纠正营养不良。

（6）病情观察：观察患者有无眼睑下垂、复视、咀嚼无力、吞咽困难等眼肌及脊神经受累情况。重症肌无力患者可出现：①面部肌肉无力，常导致面部表情扭曲及苦笑。②舌肌萎缩可导致舌表面沟纹增多。③颈部屈肌无力，可导致患者长时间用手支撑头部。④呼吸肌受累，可导致患者呼吸困难，严重时引起死亡。⑤对称性的四肢骨骼肌无力，近端多于远段，上肢多于下肢。感觉正常，深肌腱反射存在，但随着重复刺激而反射消失。

（7）术前用药：术前为改善患者基本情况，缓解症状，口服溴吡新斯的明60mg，每日3～4次，以维持其正常的自主呼吸，手术日早晨加服1次。术前应用激素的患者应将激素量控制在最低维持量。服药期间密切观察用药后反应，出现情况及时处理。

（8）床边常规备急救车、新斯的明、气管切开包和人工呼吸机等以备不时之需。

2.术后护理

（1）按胸外科术后一般护理常规。

（2）做好心理护理，讲解疾病的相关知识，积极配合治疗。

（3）指导饮食护理，给予低盐低脂低糖富含钾、钙及维生素的食物。

（4）保持呼吸道通畅，预防肺部并发症。

（5）维持营养和电解质平衡：术后不能进食者应给予鼻饲必要时可适当静滴脂肪乳、氨基酸、白蛋白等以改善机体营养状况。注意维持血清电解质平衡，及时纠正由于各种原因出现的电解质紊乱。

（6）术后并发症的观察与处理：①重症肌无力危象：疾病恶化、感染、手术创伤或胆碱酯酶类药物用药不足或突然停药均可引起乙酰胆碱受体相对缺乏出现重症肌无力危象，表现为全身无力、呼吸困难、咳嗽无力、缺氧、烦躁甚至呼吸衰竭。出现以上症状应立即在依酚氯铵（腾喜龙）试验执导下肌注新斯的明加阿托品（心率明显增快者不注射阿托品）。如呼吸功能仍不恢复，且频繁发生重症肌无力危象，应及早行气管切开，迅速给予正压辅助呼吸，必要时可行大剂量激素冲击治疗。在进行激素冲击治疗时患者重症肌无力的症状可能暂时加重，应引起重视。②胆碱能危象：常因胆碱酯酶药物用量过大而引起，表现为瞳孔缩小、唾液、眼泪、呼吸道分泌物增加，肌肉颤动等毒蕈碱样反应，可通过腾喜龙试验与重症肌无力危象鉴别。

四、健康教育

1. 休息与运动　术后早期下床活动，逐渐增加活动量，保证充分的睡眠，避免着凉，劳逸结合。

2. 饮食指导　维持良好的进食环境及口腔清洁，提供高蛋白、高热量、富含维生素，易消化食物。

3. 用药指导　指导患者按时、按量服用胆碱能药物。

4. 心理指导　了解患者思想状况，解除顾虑，树立信心。

5. 康复指导　戒烟，注意口腔卫生，宣传咳嗽的重要性，训练有效的咳嗽方法，多做深呼吸以扩大肺活量。

6. 复诊须知　告知患者术后定期门诊复查。若出现发热、血痰、胸痛等表现应及时与医生联系。

（焦颖）

第十七节　肺移植的护理

肺移植（lung transplantation）是治疗晚期肺实质疾病及晚期肺血管疾病的唯一有效方法。

一、术前护理常规

1. 心理护理　术前进行 3 个月科普宣教和心理疏导，以提高患者配合医护的积极性。

2. 加强呼吸康复训练　训练缩唇呼气和有效咳嗽，避免连续咳嗽。

3. 营养支持　加强营养，体重不低于标准体重的 70%。

4. 术前病房准备　在监护室的基础上使用单间，强调术前 1d 用高锰酸钾 1.5g 加甲醛（$3mL/m^3$）对监护病房及物品熏蒸 12h 以上，有效开窗通风后紫外线消毒 1h 后备用。

二、术后护理常规

(一)血流动力学监测与缺血再灌注(IR)损伤监护

肺移植后供肺都有不同程度的 IR,主要表现为大量泡沫样痰、肺功能减退等肺水肿表现。通过中心静脉压监测控制输液总量和速度($4\sim8cmH_2O$),增加胶体液的比例,降低左室前负荷。

1.保留 SWan－Ganz 管,监测心功能及维持合理的脱水状态。

2.严格控制液体平衡,避免输液过多或过快,可随时用利尿剂。

3.术后 $2\sim3d$,静脉维持低浓度多巴胺每分钟 $3\sim4\mu g/kg$,可减低左室后负荷,扩张肾血管。移植肺液体渗出量与肺楔压成正比,故应注意肺楔压,防止肺水肿。

4.肺动脉高压患者术后血流动力学常不稳定,如术后移植肺有明显的 V/Q 失调,通气一般仅能达 50％左右,而灌注可达 95％以上,由于绝大部分灌注到移植肺,使术后肺水肿的危险性增大,应严密监护。

(二)呼吸功能监测和机械通气的应用

呼吸功能监测和机械通气模式的调整依靠呼吸体征、无创动脉血氧饱和度和动脉血气分析的动态观察来进行。

1.机械通气原则是采用保护性辅助通气,通常采用 SIMV＋PSV 通气模式,使用呼吸机时应遵循两个原则:

(1)最低浓度氧,吸氧浓度初始为 60％,以后根据监测指标逐步下调。

(2)最低吸气压力峰值,吸气压力峰值控制在 30mmHg 以下。如肺活量及吸气力量足够,氧浓度在 30％～50％,检查血气稳定,应尽早拔管。多数患者数小时至 24h 即可拔管,拔管后应及时拍摄胸片。

2.在患者自主呼吸期间,仍需密切监测呼吸频率、幅度、肺部呼吸音等,每日雾化吸入 $3\sim4$ 次,必要时协助叩背咳痰,配合口服祛痰药物,保持呼吸道通畅,防止肺部感染。

(三)泌尿系统护理

1.观察尿量、尿密度、pH 值及尿色,记录每小时尿量,尿量过多时需注意纠正电解质紊乱,及早补充钾、钠、镁离子,防止引起心律失常,尿量<30mL/h,须及时查明原因。

2.会阴护理每日 2 次,保持局部干燥,防止逆行感染。

(四)饮食护理

1.在气管插管拔除 $4\sim6h$ 后可少许饮水,若无呛咳且肠蠕动恢复好,可进半流质,给高蛋白、高碳水化合物、高维生素的少渣饮食。

2.卧床期间应进富含纤维食物,预防便秘发生,如 3d 不排便者,可给润肠药物或开塞露通便。

(五)术后并发症的观察与护理

1.急性排斥反应 一般出现在 1 周以后,最早可出现在术后第 5d,主要表现为体温上升,超过原体温的 0.5℃,胸痛,疲乏,全身不适,咳嗽和程度不等的呼吸困难。一旦出现或怀疑需大剂量激素冲击治疗。

2.慢性排斥反应 病变为不可逆性,随着病程加长,病变进行性加重,肺功能不断破坏,虽给大量的免疫抑制剂、激素等,仍继续恶化,严重者则长期依赖氧气。

3.移植肺功能衰竭

(1)发生率最高可达 20%,如术后严重低氧血症,难以脱离呼吸机,需较高氧浓度,表现为 ARDS。

(2)X 线肺内持续有浸润性改变,肺活检有严重弥漫性肺泡病变,一般可保守治愈,严重者可使用膜肺,活用双腔气管插管,双肺独立通气治疗,如仍无效,则需再移植。

4.肺部感染的预防

(1)严密执行保护性隔离,病情稳定后尽早拔除各种插管以减少医源性感染。

(2)吸痰时严格执行无菌操作原则,严密观察气道分泌物的量、色及性质,随时做痰培养加药敏。

(3)注意叩背、咳嗽不能用力过度,防止吻合口张力过大影响愈合。

5.其他脏器功能监护 严密监测心、肝、肾及造血系统的功能监测。

(六)疼痛的护理

本手术创伤大,如镇痛效果不佳,患者不能进行有效的咳嗽、咳痰,会增加肺部感染的几率。应多与患者沟通,使其保持乐观积极的情绪,分散其注意力,提高对疼痛的耐受性,遵医嘱应用镇痛药。

三、健康教育

1.用药指导 需终生、按时、按量服用免疫抑制剂。

2.消毒隔离

(1)保持居住环境干净和整洁。

(2)进食时注意分开餐具,煮食要熟,避免生冷、辛辣食物。注意均衡饮食,多进食高蛋白、高维生素食物。避免烟酒和浓茶。

(3)注意日常卫生和口腔卫生,勤洗手,三餐后清洁牙齿。

(4)在人群集中的公共场所和医院,要戴口罩,禁止探视患传染性疾病的人。

3.心理指导 保持心情舒畅、情绪稳定。

4.休息与运动 坚持适量运动和避免劳累,维持机体良好免疫状态,避免感染发生。

5.随访指导 严格按照医师要求随访胸片、胸部 CT、肺功能、气管镜等。

(焦颖)

第五章 呼吸疾病护理

第一节 急性气管-支气管炎的护理

急性气管-支气管炎(acute tracheobronchitis)是由生物、物理、化学刺激或过敏等因素引起的急性气管-支气管黏膜炎症,临床表现主要为咳嗽和咳痰,以小儿、老年人等体弱者多见,由细菌、病毒感染引起,受凉为主要诱因,多发生于寒冷季节或气候突变时。

一、病因与发病机制

1. 微生物 常见病毒为腺病毒、流感病毒、单纯疱疹病毒、呼吸道合胞病毒和副流感病毒等,常见细菌为流感嗜血杆菌、肺炎链球菌、卡他莫拉菌等,近年来支原体和衣原体感染明显增加,在病毒感染后继发细菌感染亦较多见。

2. 物理、化学因素 冷空气、粉尘、刺激性气体或烟雾的吸入均可刺激气管-支气管黏膜,引起急性损伤和炎症反应。

3. 过敏反应 常见的吸入性过敏原如花粉、有机粉尘、真菌孢子、动物毛皮及排泄物等,对细菌蛋白质过敏、寄生虫(如蛔虫、钩虫的幼虫)在肺内移行,也均可致病。

二、临床表现

1. 症状 起病较急,全身症状较轻,可有发热,多于3~5天后消退,持续发热提示可能并发肺炎。初为干咳或有少量黏液性痰液,随后可转为黏液脓痰,痰量增多,咳嗽加剧,偶伴血痰。患者在深呼吸和咳嗽时可感胸骨后疼痛,伴支气管痉挛时可出现程度不等的气促、胸闷。

2. 体征 呼吸音可正常,也可听到散在干、湿性啰音,支气管痉挛时可闻及哮鸣音。

三、实验室及其他检查

病毒感染时,周围血白细胞计数多正常。细菌感染时,可伴白细胞计数和中性粒细胞升高,血沉加快。痰涂片或培养可发现致病菌。X线胸片检查多有肺纹理增粗。

四、诊断要点

根据病史,咳嗽、咳痰等呼吸道症状,肺部散在啰音等体征,结合血常规和胸部X线检查,可做出临床诊断。病毒和细菌检查有利于病因诊断,需与流行性感冒、急性上呼吸道感染、支气管肺炎等相鉴别。

五、治疗要点

1. 一般治疗 休息,避免劳累,多饮水,保暖,防止受凉。

2. 对症治疗 咳嗽无痰或少痰时,可用喷托维林镇咳;有痰不易咳出时,可用盐酸氨溴索(沐舒坦)、桃金娘油提取物(吉若通)等化痰,或雾化吸入;也可口服复方甘草合剂等中成药。发热、疼痛时,可用解热镇痛药对症处理。

3.抗菌治疗　首选大环内酯类、青霉素类,也可选头孢菌素类或喹诺酮类药物,感染严重时应根据药敏试验选择药物。

六、常见护理诊断/问题

1.清理呼吸道无效　与呼吸道分泌物多、痰液黏稠有关。
2.体温过高　与气管-支气管炎症有关。
3.舒适受限　与气道炎症所致的全身症状有关。

七、护理措施

1.环境与体位　保持室内空气洁净、流通,温度为 23～25℃,湿度为 50%～60%;协助患者取舒适体位,多休息。

2.饮食与活动　指导患者摄入高蛋白、高维生素、高热量、清淡易消化的饮食,避免辛辣刺激性食品。多饮水,每天 1500ml 以上,有利于稀释痰液。指导患者活动以不感到疲劳为宜,如散步等。

3.病情观察　观察咳嗽、咳痰情况,记录痰的颜色、量及性状等,正确收集痰标本送检。监测生命体征。

4.发热护理　可选用温水拭浴、冰袋等物理降温方式,指导患者多饮水。

5.用药护理　遵医嘱使用抗生素及止咳、祛痰、止痛等药物,用药过程中注意观察药物疗效及副作用,及时处理不良反应。

6.促进有效排痰

(1)深呼吸和有效咳嗽:指导患者采取有效咳嗽排痰的方法。咳嗽时取坐位,头稍前倾、肩膀放松、稍屈膝,如病情允许可使双足着地,利于胸腔扩张。咳嗽前先缓慢深吸气,吸气后屏气片刻再快速咳嗽,咳嗽时腹肌收缩,腹壁内陷,加强有效咳嗽,排出痰液,再缓慢吸气或平静呼吸片刻,准备再次咳嗽。排痰后用温水漱口保持口腔清洁。

(2)吸入疗法:痰液黏稠、排痰困难者可遵医嘱雾化吸入治疗。

(3)胸背部叩击:禁用于未经引流的气胸、肋骨骨折或有骨折史、咯血、低血压、肺水肿等患者。叩击方法:患者侧卧或坐位,胸背部覆盖单层薄布,叩击者双手手指弯曲并拢,掌侧呈杯状,用手腕的力量,从肺底自下而上、从外到内,迅速、有节律地叩击胸背部,叩击频率和力量以患者能接受为宜。每次叩 5～15 分钟,每天 3～4 次,在餐后 2 小时至餐前 30 分钟内进行。叩击时密切观察患者反应,如有不适立即停止。排痰后协助患者口腔护理,观察痰液性状。

(4)机械吸痰:适用于痰液黏稠、咳嗽无力、意识不清者。按需适时吸痰,每次吸痰少于 15 秒钟。吸痰前、后适当提高氧气吸入浓度,防止引起低氧血症。

7.心理护理　向患者及家属介绍疾病相关知识,避免产生焦虑等情绪。如患者感疼痛,应采取各种方法帮助患者缓解疼痛,如听音乐等,必要时遵医嘱使用药物缓解,观察用药反应。

八、健康指导

1.增强体质　鼓励患者积极参加体育锻炼,增强体质及免疫力,选择合适的体育活动,如太极、散步、慢跑等有氧运动。

2.避免复发　避免吸入环境中的有害气体、化学物质等刺激物,戒烟并避免被动吸烟。

(张慧霞)

第二节　慢性阻塞性肺疾病的护理

慢性阻塞性肺疾病(chronic obstructive pulmonary disease,COPD)简称慢阻肺,是一种以气流受限为特征的肺部疾病,气流受限不完全可逆,呈进行性发展。

COPD是呼吸系统常见病和多发病,患病率和死亡率高,其死亡率居疾病死因的第4位。近年对我国7个地区20245名成人的调查显示,40岁以上人群COPD患病率为8.2%。因患者肺功能进行性减退,严重影响劳动力和生活质量,据世界卫生组织的研究,至2020年,COPD疾病的经济负担将上升为世界第5位。

一、病因与发病机制

病因尚不清楚,目前认为COPD与气道、肺实质和肺血管的慢性炎症密切相关。

1.吸烟　吸烟者慢性支气管炎的患病率比不吸烟者高2～8倍,烟龄越长、吸烟量越大,COPD患病率越高。烟草中的尼古丁、焦油、氢氰酸等化学物质可损伤气道上皮细胞,使巨噬细胞吞噬功能降低,纤毛运动减退,黏液分泌增加,气道净化能力减弱而引起感染。慢性炎症和吸烟刺激可使支气管平滑肌收缩,气流受限,还使氧自由基增多,诱导中性粒细胞释放蛋白酶,抑制抗蛋白酶系统,使肺弹力纤维受到破坏,诱发肺气肿。

2.职业性粉尘和化学物质　如烟雾、工业废气、过敏原、室内空气污染等,高浓度或长时间吸入,均可导致COPD。

3.空气污染　大气中的有害气体,如SO_2、NO_2、Cl_2可损伤气道黏膜,使纤毛清除功能下降,黏液分泌增多,诱发细菌感染。

4.感染　病毒和细菌感染是COPD发生和急性加重的重要因素,长期、反复感染可破坏气道黏膜正常防御功能,损伤细支气管和肺泡,导致COPD发生。

5.蛋白酶－抗蛋白酶失衡　蛋白酶对组织有损伤和破坏作用,抗蛋白酶对弹性蛋白酶等多种蛋白酶有抑制作用,蛋白酶增多或抗蛋白酶不足均能导致组织结构破坏产生肺气肿。

6.氧化应激　氧化物可直接作用并破坏蛋白质、脂质、核酸等生物大分子,导致细胞功能衰竭或死亡,也可引起蛋白酶－抗蛋白酶失衡,促进炎症反应。

7.炎症机制　COPD的特征性改变是气道、肺实质、肺血管的慢性炎症,中性粒细胞的活化和聚集是重要环节,通过释放中性粒细胞的多种蛋白酶引起慢性黏液高分泌状态并破坏肺实质。

8.其他　多种机体内在因素(如自主神经功能失调、呼吸道防御和免疫功能降低、营养不良以及气温变化等)都可能参与COPD的发生、发展。

二、病理

COPD主要为慢性支气管炎和肺气肿的病理改变,各级支气管均有以中性粒细胞、淋巴细胞为主的炎症细胞浸润,支气管黏膜上皮细胞变性、坏死,形成溃疡。慢性炎症导致气道壁损伤和修复过程反复循环发生,导致气道壁结构重塑,胶原含量增加及瘢痕组织形成,进而造成气腔狭窄,引起固定性气道阻塞。肺气肿病理改变可见肺过度膨胀,弹性减退,出现多个大小不一的大疱。

在早期,COPD 对呼吸功能的影响局限于细小气道,表现为闭合容积增大,反映肺组织弹性阻力和小气道阻力的动态肺顺应性降低;当病变累及大气道时,肺通气功能障碍,最大通气量降低。随着肺气肿加重,可导致肺泡周围的大量毛细血管受膨胀的肺泡挤压而退化,毛细血管大量减少,肺泡间血流量减少,致使通气/血流比例失调,也有部分肺区存在肺泡通气不良,导致换气功能障碍。通气、换气功能障碍引起缺氧、二氧化碳潴留,发生低氧血症和高碳酸血症,最终发展为呼吸衰竭。

三、临床表现

(一)症状

1.慢性咳嗽、咳痰　多为晨起咳嗽,咳痰明显,白天较轻,夜间有阵咳或排痰,多为白色黏液或浆液性泡沫痰,偶带血丝。急性发作伴细菌感染时痰量增多,可排脓痰。随病情发展可终身不愈。

2.气短或呼吸困难　早期仅在体力劳动时出现,随着病情进行性加重,甚至休息时也感到呼吸困难,这是 COPD 的标志性症状。

3.喘息和胸闷　重症患者或急性加重期出现喘息。

4.其他　晚期患者有体重下降、食欲减退等全身症状。

(二)体征

早期可无异常,随着病情进展出现以下体征:①视诊:胸廓前后径增大,肋间隙增宽,胸骨下角增大,称为桶状胸。②听诊:双肺呼吸音减弱,呼气延长,部分患者可闻及干性和(或)湿性啰音。③叩诊:肺部叩诊过清音,心浊音界缩小,肺下界和肝浊音界下降。④触诊:两侧语颤减弱或消失。

(三)COPD 严重程度分级

根据第 1 秒用力呼气容积占用力肺活量的百分比(FEV_1/FVC)、第 1 秒用力呼气容积占预计值百分比($FEV_1\%$预计值)和症状可对 COPD 严重程度分级(表5-1)。

表5-1　慢性阻塞性肺疾病的严重程度分级

级别	程度	分级标准
0级	高危期	有慢性咳嗽、咳痰,肺功能正常
Ⅰ级	轻度	轻度通气受限($FEV_1/FVC<70\%$,$FEV_1\geqslant80\%$预计值),伴或不伴咳嗽、咳痰
Ⅱ级	中度	通气受限加重($FEV_1/FVC<70\%$,50%预计值$\leqslant FEV_1<80\%$预计值),伴或不伴慢性咳嗽、咳痰
Ⅲ级	重度	通气受限加重($FEV_1/FVC<70\%$,30%预计值$\leqslant FEV_1<50\%$预计值),症状加重,活动时多有呼吸急促
Ⅳ级	极重度	通气受限($FEV_1/FVC<70\%$,$FEV_1<30\%$预计值;或当 $FEV_1<50\%$预计值合并出现呼吸衰竭或右心衰竭等并发症,仍属于Ⅳ级),患者生活质量降低,若进一步恶化可危及生命

(四)COPD病程分期

1.急性加重期　在短期内咳嗽、咳痰、气短和(或)喘息加重,痰量增多,呈脓性或黏液脓性,可伴发热。

2.稳定期　咳嗽、咳痰、气短等症状稳定或较轻。

（五）并发症

自发性气胸、慢性肺源性心脏病、呼吸衰竭等。

四、实验室及其他检查

1.肺功能检查　肺功能检查是判断气流受限最主要的客观指标，对 COPD 诊断、严重程度分级以及疾病进展、预后及治疗反应等有重要意义。第一秒用力呼气量占用力肺活量的百分比（FEV_1/FVC）是评价气流受限的敏感指标；第一秒用力呼气量占预计值百分比（FEV_1%预计值）是评估 COPD 严重程度的良好指标。吸入支气管扩张剂后 $FEV_1/FVC<70$% 及 $FEV_1<80$%预计值者，可确定为不能完全可逆的气流受阻。

2.影像学检查　早期胸片检查可无变化，以后可出现肺纹理增粗、紊乱等非特异性改变，也可出现肺气肿改变或有肺大疱征象。

3.血气分析　对确定低氧血症、高碳酸血症、酸碱平衡失调以及判断呼吸衰竭类型有重要意义。

4.其他　并发细菌感染时，外周血白细胞计数增高，核左移；痰培养可检出病原菌。

五、诊断要点

根据吸烟等高危因素史、临床症状、体征、肺功能检查等综合分析确定。不完全可逆的气流受限是诊断 COPD 的必备条件。

六、治疗要点

（一）急性加重期治疗

1.支气管舒张剂　可缓解患者呼吸困难症状。

（1）$β_2$一受体激动剂：沙丁胺醇气雾剂，每次 $100\sim200\mu g$（1～2 喷），疗效持续 4～5 小时；特布他林气雾剂亦有同样效果；沙美特罗、福莫特罗等长效制剂每日吸入 2 次。

（2）抗胆碱能药：异丙托溴铵气雾剂，起效较沙丁胺醇慢，每次 $40\sim80\mu g$（2～4 喷），每天 3～4 次；长效制剂噻托溴铵每次吸入 $18\mu g$，每天 1 次。

（3）茶碱类：茶碱缓释或控释片 $0.2g$，每天 2 次；氨茶碱 $0.1g$，每天 3 次。有严重喘息症状者可给予雾化吸入治疗以缓解症状。

2.低流量吸氧　发生低氧血症者可持续低流量鼻导管吸氧或文丘（Venturi）面罩吸氧，一般给氧浓度为 25%～29%。

3.抗生素　根据病原菌种类和药敏试验结果选用抗生素治疗，如 β—内酰胺类或 β—内酰胺酶抑制剂、第 2 代头孢菌素、大环内酯类或喹诺酮类。

4.糖皮质激素　选用糖皮质激素口服或静脉滴注。对急性加重期患者可考虑口服泼尼松龙每天 30～40mg，或静脉给予甲泼尼龙 40～80mg。

5.祛痰剂　溴己新 8～16mg，每日 3 次；盐酸氨溴索 30mg，每日 3 次。

（二）稳定期治疗

1.避免诱发因素，戒烟，避免接触有害气体、粉尘及烟雾，避免受凉等。

2.支气管舒张剂的应用以沙美特罗、福莫特罗等长效制剂为主。

3.对痰液不易咳出者使用祛痰剂，常用盐酸氨溴索 30mg，每天 3 次。

4. 对重度和极重度、反复加重的患者，长期吸入糖皮质激素和 β_2 —受体激动剂联合制剂，能增加运动耐量、减少急性加重发作频率、提高生活质量，甚至改善肺功能。临床上最常用的是沙美特罗加氟替卡松、福莫特罗加布地奈德。

5. 长期家庭氧疗(long－term oxygen therapy，LTOT)：持续鼻导管吸氧 1～2L/min，每天 15 小时以上，以提升患者 PaO_2 和 SaO_2。LTOT 指针：①$PaO_2 \leqslant 7.33kPa(55mmHg)$ 或 $SaO_2 \leqslant 88\%$，伴或不伴高碳酸血症。②$PaO_2 7.33～8kPa(55～60mmHg)$ 或 $SaO_2 \leqslant 88\%$，伴有肺动脉高压、心力衰竭所致的水肿或红细胞增多症。

七、常见护理诊断/问题

1. 气体交换受损　与小气道阻塞、呼吸面积减少、通气/血流比值失调等有关。

2. 清理呼吸道无效　与呼吸道炎症、阻塞，痰液过多而黏稠，咳痰无力等有关。

3. 活动无耐力　与供氧不足、疲劳、呼吸困难有关。

4. 营养失调　低于机体需要量与疾病迁延、呼吸困难、疲劳等引起食欲下降、摄入不足、能量需求增加有关。

5. 焦虑　与呼吸困难影响生活、工作和经济状况不良等因素有关。

6. 睡眠型态紊乱　与呼吸困难、不能平卧、环境刺激有关。

7. 潜在并发症　自发性气胸、肺心病、呼吸衰竭、肺性脑病、心律失常等。

八、护理措施

1. 环境和休息　保持室内环境舒适，空气洁净。戒烟。患者采取舒适体位，如半卧位，护理操作集中完成。

2. 饮食与活动　根据患者的喜好，选择高蛋白、高维生素、高热量、易消化的食物，清淡为主，避免辛辣食品，避免摄入容易引起腹胀及便秘的食物，少食多餐，必要时可静脉输入营养物质。适量饮水，稀释痰液。根据病情制订有效的运动计划，方式多种多样，如散步、练太极拳等。病情较重者鼓励床上活动，活动以不感到疲劳为宜。

3. 病情观察　观察患者咳嗽、咳痰的情况，包括痰液的颜色、量及性状，咳痰是否顺畅，以及呼吸困难程度等；监测动脉血气分析和水、电解质、酸碱平衡状况；监测生命体征，重点观察患者的神志，如出现表情淡漠、神志恍惚等肺性脑病征象时应立即通知医师积极处理，做好抢救记录。

4. 用药护理　遵医嘱应用抗感染、止咳、祛痰、平喘等药物，注意观察疗效和副作用。

(1)抗生素：可能导致过敏，甚至过敏性休克，产生耐药性或二重感染。

(2)止咳药：可待因具有麻醉性中枢镇咳作用，可致恶心、呕吐，甚至成瘾、抑制咳嗽而加重呼吸道阻塞。

(3)祛痰药：盐酸氨溴索副作用较轻；痰热清有清热、解毒、化痰功效，可能出现皮疹、高热、喉头水肿、胸闷气促等。

(4)平喘药：茶碱滴速过快、药量过大可引起茶碱毒副作用，表现为胃肠道症状、心血管症状等，偶可兴奋呼吸中枢，严重者引起抽搐或死亡。

(5)糖皮质激素：可能引起口咽部念珠菌感染、声音嘶哑、向心性肥胖、骨质疏松、消化性溃疡等，宜在餐后服用，并遵医嘱服用，不能自行减药或停药。

5. 保持呼吸道通畅　遵医嘱每日行雾化吸入治疗。指导患者有效咳嗽排痰,胸部叩击、振动排痰仪或咳痰机有利于分泌物排出,必要时机械吸痰。

6. 口腔护理　做好口腔护理,尤其每次咳痰后用温水漱口,有口咽部念珠菌感染者可给予制霉菌素液漱口,一天 3 次。

7. 氧疗的护理　给予鼻导管持续低流量(1～2L/min)、低浓度(25％～29％)氧气吸入,鼓励每天吸氧 15 小时以上。

8. 呼吸肌功能锻炼　目的是使浅而快的呼吸转变为深而慢的有效呼吸,加强胸、膈呼吸肌肌力和耐力,改善呼吸功能。呼吸功能锻炼包括腹式呼吸、缩唇呼吸等。

(1)腹式呼吸:指导患者取立位、坐位或平卧位,平卧位者两膝半屈(或膝下垫一软枕),使腹肌放松。两手掌分别放于前胸部与上腹部,用鼻缓慢吸气时,膈肌最大程度下降,腹肌松弛,感腹部手掌向上抬起,胸部手掌原位不动,抑制胸廓运动;呼气时,腹肌收缩,腹部手掌下降,帮助膈肌松弛,膈肌随胸腔内压增加而上抬,增加呼气量。同时可配合缩唇呼吸。因腹式呼吸增加能量消耗,指导患者只能在疾病恢复期进行。

(2)缩唇呼吸:指导患者闭嘴用鼻吸气,将口唇缩小(呈吹口哨样)缓慢呼气,呼气时腹部内陷,胸部前倾,尽量将气呼出,以延长呼气时间,同时口腔压力增加,传至末梢气道,避免小气道过早关闭,提高肺泡有效通气量。吸气与呼气时间比为 1：2 或 1：3,尽量深吸慢呼,每分钟 7～8 次,每次 10～20 分钟,每天 2 次。

9. 心理护理　患者因长期患病、社交活动减少,易产生焦虑等情绪,应多与患者沟通,了解患者心理、性格,增强患者战胜疾病的信心。调动家庭支持系统,与患者和家属一起制订并实施康复计划,避免诱因,进行呼吸肌功能锻炼,有规律合理用药,教会患者缓解焦虑的方法。

九、健康指导

1. 康复锻炼　使患者理解康复锻炼的意义,发挥其主观能动性,制订个体锻炼计划,加强体育锻炼,提高机体免疫能力。指导患者进行呼吸功能锻炼(缩唇、腹式呼吸等),以利于肺功能的恢复。教会患者及家属判断呼吸困难的严重程度,合理安排工作、生活。

2. 坚持长期家庭氧疗　指导患者和家属了解氧疗的目的和注意事项,且夜间应持续吸氧;宣传教育用氧安全:防火、防热、防油、防震;指导正确清洁、消毒氧疗设备。

3. 生治指导　劝导患者戒烟,避免粉尘和刺激性气体吸入,避免与呼吸道感染者接触,减少去公共场所的次数。关注气候变化,及时增减衣物,避免受凉、感冒及劳累等诱发因素。

4. 饮食指导　合理膳食,避免进食刺激性食物和产气食物,如辣椒、洋葱、油炸食品、豆类、甜食、汽水、啤酒等。

5. 使用免疫调节剂及疫苗　免疫能力低下、无过敏史的患者,可接种流感疫苗[每年 1～2次(春秋)]和(或)肺炎疫苗(每 3～5 年 1 次);遵医嘱口服细菌溶解产物(泛福舒),皮下注射胸腺肽或迈普新等免疫调节剂。

6. 定期随访复查。

(张慧霞)

第三节　慢性肺源性心脏病的护理

慢性肺源性心脏病(chronic pulmonary heart disease)简称慢性肺心病,是由于慢性支气管－肺组织、胸廓或肺血管疾病引起肺循环阻力增加、肺动脉高压,使右心室扩张或(和)肥厚,伴或不伴右心衰竭的心脏病。本病发展缓慢,临床上除原有肺、胸疾病的症状和体征外,主要表现为逐渐出现的肺、心功能不全及其他器官功能损害。慢性肺心病是我国的常见病、多发病,患者年龄多在 40 岁以上,随着社会老龄化因素的影响,患者高峰年龄逐渐向 60～70 岁推移。

一、病因与发病机制

(一)病因

按原发病的部位不同,可分为以下几类。

1. 支气管、肺疾病　继发于慢性支气管炎、COPD 最多见,占 80%～90%,其次为哮喘、支气管扩张、重症肺结核、尘肺、间质性肺病等。

2. 胸廓运动障碍性疾病　各种原因所致的脊椎畸形,胸膜广泛增厚、粘连所致的严重胸廓畸形等,引起胸廓运动受限、肺组织受压、支气管扭曲或变形,气道引流不畅,最终导致慢性肺心病。

3. 肺血管疾病　原因不明的原发性肺动脉高压、反复发作的多发性肺小动脉栓塞和肺小动脉炎症等,均可引起肺小动脉狭窄或阻塞,导致肺血管阻力增加,肺动脉高压和右心室负荷加重,最终发展成肺心病。

4. 其他　神经肌肉疾病(如脊髓灰质炎、肌营养不良症、睡眠呼吸暂停低通气综合征等)可导致肺泡通气不足,引起缺氧,使肺血管收缩、阻力增加,导致肺动脉高压,发展成肺心病。

(二)发病机制

反复发生的气道感染和低氧血症导致一系列体液因子和肺血管的变化,使肺血管阻力增加,导致肺动脉高压,从而使右心负荷加重,最终导致右心衰竭。

1. 肺动脉高压的形成

(1)肺血管阻力增加的功能性因素:COPD 和其他慢性呼吸系统疾病发展到一定阶段,均可出现肺泡低氧和动脉血低氧血症,引起局部肺血管收缩,导致肺循环阻力增加。

(2)肺血管阻力增加的解剖学因素:慢性缺氧使肺血管收缩,还可导致肺血管构型重建,其他各种伴随慢性胸、肺疾病而产生的肺血管病理学改变也都参与肺循环阻力增加,促进肺动脉高压形成。

(3)血液黏稠度增加和血容量增多:慢性缺氧导致继发性红细胞增多,致血液黏稠度增加,肺血流阻力增高;缺氧还可导致醛固酮增加而导致水、钠潴留;缺氧使肾小动脉收缩,肾血流量减少而加重水、钠潴留,导致血容量增多,肺血流量增加时可加重肺动脉高压。

2. 心脏病变和心力衰竭　肺循环阻力增加,引起右心室后负荷增加,长期作用最终导致右心室肥厚、扩张,甚至右心衰竭。随着病情进展可致左心衰竭。

3. 其他重要器官的损害　长期慢性缺氧、高碳酸血症还可导致其他重要器官如脑、肝、肾、胃肠道等发生病理改变,甚至引起多脏器功能障碍。

二、病理

1.肺部基础疾病的病理改变 由于慢性肺心病绝大多数继发于慢性支气管炎和COPD，其主要的病理变化详见本章相关疾病节。

2.肺血管病变

(1)肺血管重塑：主要见于肺动脉内膜增厚、弹性纤维增多，使肺血管变硬、阻力增加。

(2)肺小动脉炎症：长期反复发生的慢性气道炎症累及邻近的肺小动脉，引起血管炎，管壁增厚或纤维化，管腔狭窄甚至闭塞。部分急性发作期的患者可有肺微小动脉原位血栓形成，导致肺血管阻力增加，加重肺动脉高压。

(3)肺泡壁毛细血管床破坏和减少：肺气肿使肺泡间隔断裂，肺泡融合造成肺泡壁内毛细血管毁损或减少，当减损超过70％时肺循环阻力增加；此外，肺泡内含气量过多可压迫肺血管使其变形和扭曲，从而影响循环。

3.心脏病变 由于肺动脉高压使右心室负荷加重，右心室肥厚、扩大；心肌纤维增粗和纤维化，甚至坏死；心肌间质性水肿、炎性细胞浸润；急性病变还可见到广泛的心肌组织水肿、充血、灶性或点状出血、多发性坏死灶等。

三、临床表现

本病发展缓慢，临床上除原有肺、胸疾病的各种症状和体征外，主要表现为逐渐出现肺、心功能衰竭以及其他器官损害的征象。临床上分为代偿期与失代偿期。

(一)肺、心功能代偿期

1.症状 慢性咳嗽、咳痰、气促，活动后可有心悸、呼吸困难、乏力，劳动耐力下降。急性感染时上述症状加重。

2.体征 可有不同程度的发绀和肺气肿体征，偶有干、湿性啰音；心音遥远；肺动脉瓣区可有第二心音亢进，提示肺动脉高压；三尖瓣区可出现收缩期杂音或剑突下心脏搏动增强，提示右心室肥大；部分患者可有颈静脉充盈、肝界下移。

(二)肺、心功能失代偿期

1.呼吸衰竭

(1)症状：呼吸困难加重，常有头痛、失眠、食欲下降，白天嗜睡，甚至出现表情淡漠、神志恍惚、谵妄等肺性脑病表现。

(2)体征：颜面发绀明显，球结膜充血、水肿，严重时可有视网膜血管扩张、视乳头水肿等颅内压升高的表现；腱反射减弱或消失，出现病理反射；因二氧化碳潴留，患者可出现周围毛细血管扩张的表现，如皮肤潮红、多汗。

2.右心衰竭

(1)症状：呼吸困难更加明显，心悸、食欲不振、腹胀等。

(2)体征：发绀更明显，颈静脉怒张，心率增快甚至心律失常，剑突下可闻及收缩期和(或)舒张期杂音，肝大有压痛，肝颈静脉回流征阳性，双下肢水肿，重者全身水肿，部分患者可出现肺水肿及全心衰竭的体征。

四、实验室及其他检查

1. X 线检查　除肺、胸基础疾病及急性肺部感染的特征外,尚有肺动脉高压症,如右下肺动脉干扩张、肺动脉段明显突出、中央动脉扩张、右心室肥大,皆为诊断慢性肺心病的主要依据。

2. 心电图检查　主要表现是右心室肥大改变,如电轴右偏、重度顺时针向转位及肺型 P 波,也可见右束支传导阻滞及低电压图形。

3. 超声心动图检查　典型表现为出现肺动脉高压征象,右心房增大,右心室肥厚、增大。

4. 动脉血气分析　慢性肺心病肺功能代偿期可出现低氧血症或合并高碳酸血症,当 $PaO_2 < 8kPa(60mmHg)$、$PaCO_2 > 6.67(50mmHg)$ 时,提示患者有呼吸衰竭。

5. 血液检查　红细胞及血红蛋白可升高,血液黏稠度可增加,患者并发感染时白细胞总数增高,中性粒细胞增加。部分患者可有肾、肝功能异常,血清电解质如钾、钠、氯、钙、镁均可出现异常。

6. 其他　急性加重期患者痰细菌学检查可指导抗生素的选用。

五、诊断要点

根据患者有慢性支气管炎、肺气肿以及其他胸、肺疾病或肺血管病变,并已引起肺动脉高压、右心室增大或右心功能不全等表现即可诊断。

六、治疗要点

(一)急性加重期

1. 控制感染　参考痰菌培养及药敏试验,遵医嘱选用抗生素。

2. 畅通呼吸道、有效氧疗　使用物理和(或)药物疗法祛痰,畅通呼吸道后给予有效氧疗,纠正缺氧和二氧化碳潴留,可用鼻导管或面罩低浓度给氧。因患者的呼吸运动主要靠 PaO_2 降低对外周化学感受器的刺激作用得以维持,吸入低浓度氧以维持低氧对呼吸中枢的刺激作用,避免产生呼吸抑制。病情加重者使用无创或有创呼吸机辅助通气,及时纠正呼吸衰竭。

3. 控制心力衰竭　积极控制感染,重症患者可根据医嘱选用利尿药、正性肌力药或扩血管药物。

(1)利尿药:根据病情口服氢氯噻嗪、氨苯蝶啶,或静脉使用呋塞米、利尿合剂等。

(2)正性肌力药:正性肌力药的剂量宜小,一般约为常规剂量的 1/2 或 2/3;同时选用作用快、排泄快的洋地黄类药物,如毛花苷 C 0.133~0.2mg 加 5%~10% 葡萄糖液 10~20ml 静脉缓慢注射。用药前应注意纠正缺氧,防治低钾血症,以免发生药物毒性反应。

(3)血管扩张药:血管扩张药可减轻心脏前、后负荷,降低心肌耗氧量,增加心肌收缩力,对部分顽固性心力衰竭有一定效果,但血管扩张药有致血压下降的副作用,常用硝酸甘油、硝普钠、酚妥拉明、硝苯地平等。

(4)控制心律失常:通常经过控制感染、纠正缺氧后,心律失常可自行消失,如持续存在,遵医嘱根据心律失常的类型选用药物。

(5)抗凝治疗:可应用普通肝素或低分子肝素防止肺微小动脉原位血栓形成。

(二)缓解期

慢性肺心病缓解期的治疗,原则上采用中西医结合综合治疗,目的是使肺、心功能得到部分或全部恢复。

（三）并发症的防治

1.肺性脑病的防治　肺性脑病是慢性肺心病死亡的首要原因,应积极防治。肺性脑病是由于呼吸衰竭所致缺氧、二氧化碳潴留而引起的精神障碍、神经系统症状的综合征,应注意与脑动脉硬化、严重电解质紊乱、单纯性碱中毒、感染中毒性脑病等相鉴别。密切观察病情变化,定期监测动脉血气分析,如患者出现头痛、烦躁不安、表情淡漠、神志模糊、精神错乱、嗜睡或昏迷等症状时,应及时处理,保证有效氧疗,应用呼吸兴奋剂,必要时行机械通气治疗。

2.酸碱失衡及电解质紊乱的防治　由于缺氧和二氧化碳潴留,可发生多种类型的酸碱失衡及电解质紊乱,使呼吸衰竭、心力衰竭、心律失常的病情更为恶化,严重影响预后,应严密监测,认真判断酸碱失衡及电解质紊乱的类别并及时处理。

3.心律失常的防治　多表现为房性期前收缩及阵发室上性心动过速,也可有心房扑动及心房颤动;少数病例由于急性严重心肌缺氧,可出现心室颤动和心脏骤停,应采取紧急救治措施。

4.休克的防治　慢性肺心病发生休克并不多见,一旦发生,预后不良。发生原因有严重感染、失血(多由上消化道出血所致)和严重心力衰竭或心律失常,应紧急处理。

七、常见护理诊断/问题

1.气体交换受损　与小气道阻塞、呼吸面积减少、通气/血流比值失调等有关。

2.清理呼吸道无效　与痰液过多、黏稠,咳痰无力有关。

3.体液过多　与心脏负荷增加、心肌收缩力下降、心排血量减少有关。

4.营养失调　低于机体需要量与食欲下降、摄入不足有关。

5.活动无耐力　与日常活动供氧不足、疲劳有关。

6.焦虑　与呼吸困难影响生活、工作和害怕窒息等因素有关。

7.睡眠型态紊乱　与呼吸困难、不能平卧、环境刺激等有关。

8.潜在并发症　肺性脑病、酸碱失衡及电解质紊乱、心律失常、休克、消化道出血、弥散性血管内凝血(DIC)等。

八、护理措施

1.环境与休息　保持环境整洁和合适的温、湿度;冬季注意保暖,避免直接吸入冷空气。病情轻者可下床活动,以不感到疲劳为宜;病情稍重者鼓励进行床上或床边活动;病情危重者应严格卧床休息。根据患者自护能力,协助或给予患者日常生活护理,如洗漱、进餐、如厕等。

2.科学、合理的膳食　因消化液分泌减少、胃肠道淤血、胃肠蠕动减慢,患者食欲下降,应指导患者少食多餐。饮食上应根据患者的喜好,选择营养丰富,易消化的食物,以清淡为主,避免辛辣、刺激食物,避免摄入容易引起腹胀及便秘的食物,必要时可静脉输入营养物质。

3.病情观察　观察患者咳嗽、咳痰、呼吸困难程度;监测动脉血气分析和水、电解质、酸碱平衡状况;观察患者有无心悸、腹胀、尿量减少、下肢水肿等右心衰竭表现;观察皮肤状况。并发肺性脑病者应着重观察患者神志,如出现昼睡夜醒、精神错乱、狂躁或表情淡漠、神志恍惚等表现时应立即通知医师并协助抢救。

4.用药护理　遵医嘱应用抗炎、止咳、祛痰、平喘等药物,观察药物疗效和不良反应。抗炎药物使用时应注意观察有无继发感染;使用吸入制剂时,指导患者用药前后清洁口腔,避免口腔不适或真菌感染；利尿剂尽可能白天使用，以免影响夜间睡眠，并观察患者尿量及电解质、酸碱平衡情况；应用洋地黄类药物时注意观察患者有无药物毒性反应；使用扩血管药物应注意观察血压。重症患者慎用镇静剂、麻醉剂以及催眠药等，应密切观察患者有无呼吸抑制等。

5.保持呼吸道通畅　加强翻身、拍背和呼吸道的湿化和雾化，可使用咳痰机、振动排痰仪等提高患者排痰的有效性，必要时采取机械吸痰。多种排痰方式联合应用，有利于维持患者呼吸道通畅。

6.氧疗的护理　给予持续低流量、低浓度（25%～29%）氧气吸入，并向患者讲解吸氧的目的、方法及注意事项，使患者能坚持长期氧疗。

7.皮肤护理　因右心衰竭常致患者体液过多、双下肢水肿，应观察患者下垂及受压部位的皮肤情况，勤翻身，必要时局部使用泡沫敷贴或睡气垫床，预防压疮的发生。

8.心理护理　应多与患者沟通交流，增强患者战胜疾病的信心，帮助患者获得家庭支持，减轻患者焦虑、恐惧心理，鼓励患者配合治疗。

九、健康指导

1.肺心病相关疾病的知识指导　使患者和家属了解疾病的发生、发展过程，积极防治原发病，避免各种导致病情急性加重的诱因如受凉感冒等，减少急性发作的次数。指导患者戒烟并避免被动吸烟，注意定期复查。

2.增强机体免疫力　根据病情协助患者制订有效的锻炼计划，提高机体免疫能力。锻炼方式多种多样，如散步、练太极拳、骑自行车、体操等，以不感觉疲劳为宜。坚持呼吸功能锻炼，有利于肺功能恢复。

3.长期家庭氧疗　向患者及家属讲解长期家庭氧疗的作用及重要性。动脉血氧分压≤7.33kPa（55mmHg）或指脉氧饱和度≤88%（或伴有高碳酸血症）；动脉血氧分压7.33～8kPa（55～60mmHg）或指脉氧饱和度≤88%，并有肺动脉高压、心力衰竭所致水肿或红细胞增多症者应给予家庭氧疗。氧流量不宜过高，1～2L/min即可，每日吸氧时间在15小时以上，且夜间应持续吸氧。

（张慧霞）

第四节　支气管哮喘的护理

支气管哮喘（bronchial asthma）简称哮喘，是由多种细胞（嗜酸性粒细胞、肥大细胞、T淋巴细胞、中性粒细胞、气道上皮细胞等）和细胞组分参与的气道慢性炎症性疾病。这种慢性炎症导致呼吸道反应性增加，通常出现广泛、多变的可逆性气流受限，并引起反复发作性的喘息、气急、胸闷或咳嗽等症状，常在夜间和（或）清晨发作、加剧，多数患者可自行缓解或经治疗缓解。

全球约有1.6亿哮喘患者，各国患病率1%～30%不等，我国患病率为0.5%～5%。一般认为儿童患病率高于青壮年，老年人群的患病率有增高的趋势，成人男女患病率大致相同，发达国家高于发展中国家，城市高于农村。约40%的患者有家族史。近20年来，许多国家哮喘的患病率和病死率均呈上升趋势，引起了世界卫生组织和各国政府的重视，世界各国的哮喘防治专家共同起草并不断更新的全球哮喘防治倡议（global initiative for asthma，GINA）成为哮喘防治的重要指南。

一、病因与发病机制

(一)病因

哮喘的病因尚未完全清楚,患者个体变应性体质及环境因素的影响是发病的危险因素。常见的环境因素:

1.吸入物　如尘螨、花粉、真菌、动物毛屑、二氧化硫、氨气等。

2.感染　如细菌、病毒、原虫、寄生虫等。

3.食物　如鱼、虾、蟹、蛋类、牛奶等。

4.药物　如普萘洛尔、阿司匹林等。

5.其他　如气候变化、运动、妊娠等。

(二)发病机制

哮喘的发病机制不完全清楚,变态反应(Ⅰ型最多,其次是Ⅳ型等)、呼吸道炎症、气道高反应性及神经等因素及其相互作用被认为与哮喘的发病关系密切。

1.免疫学机制　当外源性变应原进入机体,激活 T 淋巴细胞,产生白细胞介素(IL－4等)进一步激活 B 淋巴细胞,后者合成特异性 IgE,并结合于肥大细胞和嗜碱性粒细胞等表面的 IgE 受体,使机体处于致敏状态。当相应变应原再次进入体内时,可与结合在细胞表面的 IgE 交联,使该细胞合成并释放多种活性介质,导致气道平滑肌收缩、血管通透性增加、炎症细胞浸润和腺体分泌亢进等,引起哮喘发作。

根据变应原吸入后哮喘发生的时间,可分为速发型哮喘反应、迟发型哮喘反应和双相型哮喘反应。速发型哮喘反应几乎在吸入变应原的同时立即发生反应,15～30 分钟达高峰,2 小时后逐渐恢复正常;迟发型哮喘反应约在吸入变应原后 6 小时发病,持续时间长,可达数天,且临床症状重,常呈持续性哮喘表现,肺功能损害严重而持久,迟发型哮喘反应是呼吸道慢性炎症反应的结果。

2.气道炎症　气道慢性炎症被认为是哮喘的本质,是由多种炎症细胞、炎症介质和细胞因子相互作用,导致气道反应性增高,平滑肌收缩,黏液分泌增加,血管通透性增加、渗出增多,气道重塑并进一步加重气道炎症过程。

3.气道高反应性(airway hyperresponsiveness,AHR)　表现为气道对各种刺激因子出现过强或过早的收缩反应,是哮喘发生、发展的另一个重要因素。目前普遍认为气道炎症是导致 AHR 的重要机制之一。AHR 常有家族倾向,受遗传因素影响。AHR 为支气管哮喘患者的共同病理生理特征。长期吸烟、接触臭氧、病毒性上呼吸道感染、慢性阻塞性肺疾病等患者也可出现 AHR。

4.神经机制　也被认为是哮喘发病的重要环节。支气管受自主神经支配,哮喘与 β－肾上腺素受体功能低下和迷走神经张力亢进有关,并可能存在有 α－肾上腺素能神经的反应性增加。当舒张支气管平滑肌的神经递质(如血管活性肠肽、一氧化氮)与收缩支气管平滑肌的递质(如 P 物质、神经激肽)两者平衡失调时,则可引起支气管平滑肌收缩。

二、临床表现

(一)症状

哮喘的症状为发作性伴有哮鸣音的呼气性呼吸困难或发作性胸闷和咳嗽;严重者被迫采

取坐位或端坐呼吸,干咳或咳大量白色泡沫痰,甚至出现发绀等。哮喘症状可在数分钟内发作,经数小时至数天,用支气管舒张剂后缓解或自行缓解。常在夜间及凌晨发作和加重。若咳嗽为唯一症状称之为咳嗽变异性哮喘;有些青少年在运动时出现胸闷、咳嗽和呼吸困难则为运动性哮喘。

(二)体征

哮喘发作时胸部呈过度充气状态,有广泛哮鸣音,呼气音延长;在轻度哮喘或非常严重哮喘发作时,哮鸣音可不出现,称为寂静胸(silent chest)。严重哮喘患者可出现心率增快、奇脉、胸腹反常运动和发绀。非发作期体检可无异常。

(三)分期及控制水平分级

支气管哮喘可分为急性发作期和非急性发作期。

1.急性发作期　指气促、咳嗽、胸闷等症状突然发生或加剧,常有呼吸困难,以呼气流量降低为其特征,常因接触变应原等刺激物或治疗不当所致。哮喘急性发作时其程度轻重不一,病情加重可在数小时或数天内出现,偶尔数分钟内即可危及生命,应及时对病情做出正确评估,予以有效的紧急治疗。哮喘急性发作时严重程度评估见表5-2。

表5-2　哮喘急性发作的病情严重度的分级

临床特点	轻度	中度	重度	危重
气短	步行、上楼时	稍事活动	休息时	
体位	可平卧	喜坐位	端坐呼吸	
讲话方式	连续成句	常有中断	单字	不能讲话
精神状态	可有焦虑/尚安静	时有焦虑或烦躁	常有焦虑、烦躁	嗜睡、意识模糊
出汗	无	有	大汗淋漓	
呼吸频率	轻度增加	增加	常>30 次/分钟	
辅助呼吸肌活动及三凹征	常无	可有	常有	胸腹反常运动
哮鸣音	散在,呼吸末期	响亮、弥散	响亮、弥散	减弱、乃至无
脉率(次/分)	<100	100~120	>120	>120 或脉率变慢或不规则
奇脉(收缩压下降)	无　[1.33kPa(10mmHg)]	可有[1.33~3.33kPa(10~25mmHg)]	常有[>3.33kPa(>25mmHg)]	无
使用 β_2-受体激动剂后 PEF 预计值或个人最佳值	>80%	60%~80%	<60% 或 <100L/min 或作用时间<2 小时	
PaO_2(吸空气)	正常	8~10.7kPa(60~80mmHg)	<8kPa(60mmHg)	
$PaCO_2$	<6kPa(45mmHg)	≤6kPa(45mmHg)	>6kPa(45mmHg)	
SaO_2(吸空气)	>95%	91%~95%	≤90%	
pH	—	—	降低	降低

2.非急性发作期　亦称慢性持续期,指许多哮喘患者即使没有急性发作,但在相当长的时间内仍有不同频度和不同程度的喘息、气急、胸闷、咳嗽等症状,可伴有肺通气功能下降。

可根据白天、夜间哮喘症状出现的频率和肺功能检查结果，将慢性持续期哮喘病情严重程度分为间歇性、轻度持续、中度持续和重度持续 4 级，但这种分级方法在日常工作中已少采用，主要用于临床研究。目前应用最为广泛的非急性发作期哮喘严重性评估方法为哮喘控制水平，这种评估方法包括了目前临床控制评估和未来风险评估，临床控制又可分为控制、部分控制和未控制 3 个等级，具体指标见表 5-3。

表 5-3　非急性发作期哮喘控制水平的分级

A. 目前临床控制评估（最好 4 周岁以上）			
临床特征	控制（满足以下所有情况）	部分控制（任何 1 周出现以下 1 种表现）	未控制
白天症状	无（或≤2 次/周）	＞2 次/周	
活动受限	无	有	
夜间症状/憋醒	无	有	
需使用缓解药或急救治疗	无（或≤2 次/周）	＞2 次/周	出现≥3 项哮喘部分控制的表现*⌂
肺功能（PET 或 FEV_1）≠	正常	＜正常预计值或个人最佳值的 80%	

B. 未来风险评估（急性发作风险，病情不稳定，肺功能迅速下降，药物不良反应）
与未来不良事件风险增加的相关包括：
临床控制不佳；过去一年频繁急性发作；曾因严重哮喘而住院治疗；FEV_1 低；烟草暴露；高剂量药物治疗

注：PEF：峰流速值；FEV_1：第一秒用力呼吸量。

* 患者出现急性发作后都必须对维持治疗方案进行分析、回顾，以确保治疗方案的合理性

⌂ 依照定义，任何 1 周出现 1 次哮喘急性发作，表明这周的哮喘没有得到控制

≠ 肺功能结果对 5 岁以下儿童的可靠性差

（四）并发症

哮喘发作时可并发气胸、纵隔气肿、肺不张，重症患者可出现水、电解质及酸碱平衡紊乱等并发症，长期反复发作和感染可并发 COPD、肺源性心脏病等。

三、实验室及其他检查

（一）血常规检查

哮喘急性发作时血嗜酸性粒细胞升高，合并感染时白细胞总数及中性粒细胞比例增高。

（二）痰液检查

涂片在显微镜下可见较多嗜酸性粒细胞（如患者无痰，可通过高渗盐水雾化吸入诱导咳痰的方法留取标本）。

（三）呼吸功能检查

1. 通气功能检测　哮喘发作时呈阻塞性通气功能障碍，呼气流速指标显著下降，如第一秒用力呼气量（FEV_1）、第一秒用力呼气量占用力肺活量的比值（FEV_1/FVC%）、呼气峰流速值（PEF）等均显著减少；肺容量指标见用力肺活量减少、残气量增加、功能残气量和肺总量增加、残气量占肺总量百分比增高。症状缓解后，上述指标可逐渐恢复。

2. 支气管舒张试验　用以测定气道气流受限的可逆性，常用吸入型的支气管舒张剂有沙

丁胺醇、特布他林等。如 FEV_1 较用药前增加＞15％，且其绝对值增加＞200ml，可诊断为舒张试验阳性。

3.支气管激发试验　通过吸入乙酰甲胆碱、组胺等激发剂，测定气道反应性。由于此试验可诱发哮喘和全身反应，故只适用于 FEV_1 在正常预计值70％以上的患者。在设定的激发剂量范围内，如 FEV_1 下降＞20％，可诊断为激发试验阳性。通过剂量反应曲线，计算使 FEV_1 下降＞20％的吸入药物累积剂量（PD_{20} － FEV_1），可对气道反应性增高的程度做出定量判断。

4.最大呼气流量（PEF）及其变异率测定　PEF 可反映气道通气功能的变化。哮喘发作时 PEF 下降，若昼夜 PEF 变异率≥20％，则符合气道气流受限可逆性改变的特点，对诊断有意义。

（四）胸部 X 线检查

哮喘发作时双肺透亮度增高，呈过度充气状态，缓解期多无明显异常。合并肺部感染时，可见肺纹理增粗及炎症的浸润阴影。

（五）血气分析

哮喘发作时可有不同程度低氧血症，由于过度通气导致 $PaCO_2$ 下降，pH 上升，出现呼吸性碱中毒；若 PaO_2 下降的同时伴有二氧化碳潴留，则提示呼吸道阻塞严重，病情危重；重症哮喘可出现呼吸性酸中毒或合并代谢性酸中毒。

（六）特异性变应原检测

1.体外检测　通过特异性放射变应原吸附试验可直接测定血清特异性 IgE，变应性哮喘患者的血清 IgE 较正常人明显升高，常升高 2～6 倍。

2.在体试验　包括皮肤变应原测试及吸入变应原测试，应尽量防止患者发生过敏反应。

四、诊断要点

（1）反复发作喘息、气急、胸闷或咳嗽，多与接触变应原、冷空气、物理或化学性刺激、病毒性上呼吸道感染、运动等有关。

（2）发作时双肺可闻及散在或弥散性、以呼气相为主的哮鸣音，呼气相延长。

（3）上述症状可经治疗缓解或自行缓解。

（4）除外其他疾病所引起的喘息、气急、胸闷和咳嗽。

（5）临床表现不典型者（如无明显喘息或体征）至少应有下列 3 项中的 1 项：①支气管激发试验或运动试验阳性。②支气管舒张试验阳性，FEV_1 增加≥15％，且 FEV_1 增加绝对值≥200ml。③昼夜 PEF 变异率≥20％。

符合（1）～（4）条或（4）、（5）条者，可以诊断为支气管哮喘。

五、治疗要点

目前哮喘尚无特效的治疗方法。治疗目标为控制和消除症状，防止病情恶化，改善肺功能至最佳水平，维持正常活动能力，避免药物不良反应。

（一）脱离变应原

脱离变应原是防治哮喘最有效的方法，部分患者能找出引起哮喘发作的变应原或其他非特异性刺激因素,应立即使患者脱离变应原。

(二)药物治疗

哮喘治疗药物可分为控制性药物和缓解性药物。各类药物介绍见表 5—4。

表 5—4 哮喘治疗药物分类

缓解性药物	控制性药物
短效 β_2—受体激动剂(SABA)	吸入型糖皮质激素(ICS)
短效吸入型抗胆碱能药物(SAMA)	白三烯调节剂
短效茶碱	长效 β_2—受体激动剂(LABA,不单独使用)
全身用糖皮质激素	缓释茶碱
	色甘酸钠
	抗 IgE 抗体
	联合药物(如 ICS/LABA)

1.糖皮质激素 主要通过多环节阻止气道炎症的发展及降低气道高反应性,是当前控制哮喘发作最有效的抗炎药物,可采用吸入、口服和静脉用药。

(1)吸入:常用吸入药物有倍氯米松、布地奈德、氟替卡松、莫米松等,局部有较强的抗炎作用,常需连续、规律吸入 1 周以上才能生效,由于吸入药物剂量较小,作用于呼吸道局部,进入血液后在肝脏迅速灭活,全身不良反应少,是目前长期甚至终身抗炎治疗哮喘的最常用药。哮喘急性发作时只吸入糖皮质激素难以控制,需首先使用 β_2—受体激动剂,待症状稍缓解后或同时吸入糖皮质激素;为增强治疗效果,同时减少吸入大剂量糖皮质激素导致的肾上腺皮质功能抑制、骨质疏松等不良反应,可与长效 β_2—受体激动剂、控释茶碱或白三烯受体拮抗剂等联合使用。

(2)口服给药:当吸入糖皮质激素无效或需短期加强治疗时,可用短疗程、大剂量泼尼松或甲泼尼龙,症状缓解后,可逐渐减量直至停用,或改用吸入剂。

(3)静脉用药:重度或严重哮喘发作时,应及早静脉给药,如琥珀酸氢化可的松或甲泼尼龙,症状缓解后逐渐减量,并改口服和吸入维持。

2.β_2—受体激动剂 主要通过舒张支气管平滑肌改善气道阻塞,是控制哮喘急性发作的首选药物。常用短效 β_2—受体激动剂有沙丁胺醇、特布他林和非诺特罗,作用时间为 4~6 小时;长效 β_2—受体激动剂有丙卡特罗、沙美特罗和福莫特罗,作用时间为 10~12 小时。β_2—受体激动剂的缓释型和控释型制剂疗效维持时间较长,适用于防治反复发作性哮喘和夜间哮喘。长效 β_2—受体激动剂尚有一定的抗气道炎症作用。用药方法有定量气雾剂(metered dose inhaler,MDI)吸入、干粉吸入、雾化吸入、口服或静脉注射,多用吸入法,因高浓度药物直接进入气道,全身不良反应少。目前短效 β_2—受体激动剂常用吸入剂型为 MDI,可治疗哮喘急性发作,也可用于维持治疗。使用时需手控和吸入同步,儿童和重症患者不易掌握,可在定量气雾器与含口器中接一储雾罐,通过重复呼吸,可吸入大部分药物。目前常用沙丁胺醇或特布他林 MDI,每次 1~2 喷,每天 3~4 次,5~10 分钟起效。对重症哮喘、儿童哮喘亦可用雾化吸入法给药,如沙丁胺醇 5mg 稀释于 5~20ml 溶液中雾化吸入。因 β_2—受体激动剂的口服或静脉剂型用药量及副作用较吸入法大,现临床已较少使用。

3.茶碱类 为黄嘌呤类生物碱,可通过抑制磷酸二酯酶提高平滑肌细胞内 cAMP 浓度,拮抗腺苷受体,刺激肾上腺素分泌,扩张支气管,增强呼吸肌收缩,增强气道纤毛清除功能等,是目前治疗哮喘的有效药物。茶碱与糖皮质激素合用具有协同增强的作用,轻、中度哮喘患者一般口服剂量每日 $6\sim10mg/kg$,茶碱缓释片和控释片适用于控制夜间哮喘。静脉给药主要适用于重、危重症哮喘,静脉注射首次剂量为 $4\sim6mg/kg$,维持量为每小时 $0.6\sim0.8mg/kg$,每天注射量一般不超过 $1.0g$。

4.抗胆碱药　为 M 胆碱受体拮抗剂。异丙托溴铵雾化吸入约 10 分钟起效,维持 $4\sim6$ 小时,吸入后阻断节后迷走神经通路,降低迷走神经兴奋性而使支气管扩张,并有减少痰液分泌的作用。与 β_2 一受体激动剂联合协同作用,尤其适用于夜间哮喘和痰多者。

5.色甘酸钠及尼多酸钠　属于非糖皮质激素抗炎药,主要通过抑制炎症细胞(尤其是肥大细胞)释放多种炎症介质,能预防变应原引起速发和迟发反应以及过度通气、运动引起的气道收缩。因口服本药胃肠道不易吸收,宜采取干粉吸入或雾化吸入。孕妇慎用。

6.白三烯(leukotrienes,LT)调节剂　通过调节 LT 的生物活性而发挥抗炎作用,同时也有舒张支气管平滑肌的作用,常用半胱氨酰 LT 受体拮抗剂,如扎鲁司特、孟鲁司特。

7.其他药物　酮替芬和新一代 H_1 一受体拮抗剂(阿司咪唑、曲尼斯特等)对季节性哮喘和轻症哮喘有效,也适用于对 β_2 一受体兴奋剂有不良反应者或联合用药的情况。

(三)急性发作期的治疗

治疗的目的是尽快缓解气道阻塞,及时纠正缺氧和恢复肺功能,预防哮喘进一步恶化或再次发作,防止并发症发生。临床一般根据病情严重度的分级进行综合性治疗。

1.轻度　定时吸入糖皮质激素(每天 $200\sim500\mu g$);出现症状时吸入短效 β_2 一受体激动剂,可间断吸入;如症状无改善可加服 β_2 一受体激动剂控释片或小量茶碱控释片(每天 $200mg$),或加用抗胆碱药(如异丙托溴铵)气雾剂吸入。

2.中度　糖皮质激素吸入剂量增大(每天 $500\sim1000\mu g$),常规吸入 β_2 一受体激动剂或口服其长效药;症状不缓解者加用抗胆碱药气雾剂吸入,或加服 LT 拮抗剂,或口服糖皮质激素每天小于 $60mg$,必要时可用氨茶碱静脉滴注。

3.重度至危重度　β_2 一受体激动剂持续雾化吸入,或合用抗胆碱药;或沙丁胺醇或氨茶碱静脉滴注,加用口服 LT 拮抗剂。糖皮质激素(琥珀酸氢化可的松或甲泼尼龙)静脉滴注,病情好转,逐渐减量,改为口服。适当补液,维持水、电解质、酸碱平衡。如氧疗不能纠正缺氧,可行机械通气。目前预防下呼吸道感染等综合治疗是危重症哮喘的有效治疗措施。

(四)哮喘的长期治疗

一般哮喘经急性发作期治疗症状可得到控制,但其慢性炎症病理生理改变仍存在,为此,必须制订长期治疗方案,以防止和减少哮喘再次急性发作。根据病情评估,制订合适的治疗方案,注意个体化,以最小的剂量、最简单的联合应用、最少的不良反应和最佳控制症状为原则(表 5—5)。

表 5—5　哮喘的长期治疗方案

降级←治疗级别→升级

第 1 级	第 2 级	第 3 级	第 4 级	第 5 级
哮喘教育、环境控制				
按需使用短效 β_2 一受体激动剂	按需使用短效 β_2 一受体激动剂			
控制性药物	选用 1 种 ①低剂量的 ICS ②缓释茶碱	选用 1 种 ①低剂量的 ICS＋缓释茶碱 ②低剂量的 ICS＋LABA ③中、高剂量的 ICS ④低剂量的 ICS 加白三烯调节剂	中、高剂量的 ICS 加用以下 1 种或以上 ①缓释茶碱 ②LABA ③白三烯调节剂	在第 4 级的基础上口服最小剂量的糖皮质激素

注:LABA:长效的受体激动剂,首选吸入制剂;ICS:吸入糖皮质激素;白三烯调节剂:临床常用孟鲁司特片(商品名:顺尔宁)

（五）免疫疗法

1. 特异性免疫疗法（脱敏疗法或减敏疗法）　采用特异性变应原（如尘螨、花粉等制剂）定期反复皮下注射,剂量由低至高,以产生免疫耐受性,使患者脱（减）敏。

2. 非特异性免疫疗法　如注射卡介苗、转移因子等生物制品抑制变应原反应的过程,有一定辅助疗效,目前采用基因工程制备的人重组抗 IgE 单克隆抗体治疗中、重度变应性哮喘已取得较好疗效。

六、常见护理诊断/问题

1. 低效性呼吸型态　与支气管炎症和气道平滑肌痉挛有关。

2. 清理呼吸道无效　与过度通气、水分丢失过多致痰液黏稠有关。

3. 焦虑、恐惧　与哮喘发作、极度呼吸困难伴濒死感有关。

4. 知识缺乏　缺乏疾病诱发因素及防治方法等知识。

5. 潜在并发症　水、电解质、酸碱平衡紊乱,自发性气胸,呼吸衰竭等。

七、护理措施

（一）一般护理

有明确过敏原者,应尽快脱离变应原。提供安静、舒适的休息环境,保持室内空气流通,避免放置花草、地毯、皮毛,整理床铺时避免尘埃飞扬等。根据病情提供舒适体位,如为端坐呼吸者提供跨床小桌以作支撑,减少体力消耗。提供清淡、易消化、足够热量的饮食,避免进食硬、冷、油煎食物,不宜食用鱼、虾、蟹、蛋类、牛奶等易过敏食物。哮喘急性发作时,患者呼吸增快、出汗,常伴脱水、痰液黏稠,易形成痰栓阻塞小支气管,加重呼吸困难,应鼓励患者每天饮水 2500～3000ml,以补充丢失的水分,稀释痰液,改善呼吸功能。病情危重时,应协助患者进行生活护理。

（二）心理护理

哮喘反复发作易致患者出现各种心理问题,尤其是重度哮喘患者可有极度烦躁、焦虑或恐惧,医护人员应多陪伴患者,解释避免不良情绪的重要性,通过语言和非语言沟通安慰患者,使其保持情绪稳定。

(三)用药护理

按医嘱准确给予支气管舒张剂、糖皮质激素、静脉补液等,注意观察药物疗效及不良反应。

1.β_2-受体激动剂 主要不良反应为偶有头痛、头晕、心悸、手指震颤等,停药或坚持用药一段时间后症状可消失;药物用量过大可引起严重心律失常,甚至发生猝死。应注意:

(1)指导患者按需用药,不宜长期规律使用,因为长期应用可引起β_2-受体功能下降和气道反应性增高,出现耐受性。

(2)指导患者正确使用各种吸入装置,以保证有效吸入药物治疗剂量。

(3)β_2-受体激动剂缓释片内含控释材料,指导患者须整片吞服。

2.茶碱类 静脉注射浓度不宜过高,注射速度不超过每分钟 0.25mg/kg,以防中毒反应。主要不良反应有恶心、呕吐等胃肠道症状,心动过速、心律失常、血压下降等心血管症状,偶有呼吸中枢兴奋作用,甚至引起抽搐直至死亡。慎用于妊娠、发热、小儿或老年及心、肝、肾功能障碍或甲状腺功能亢进者。与西咪替丁、大环内酯类、喹诺酮类药物等合用时可影响茶碱代谢而排泄减慢,应减少用量。茶碱缓释片和控释片须整片吞服。

3.糖皮质激素

(1)部分患者吸入后可出现声音嘶哑、口咽部念珠菌感染等并发症,应指导患者吸药后用清水充分漱口,减轻局部反应,减少胃肠吸收;如长期吸入剂量大于 1mg/d,应注意观察有无发生肾上腺皮质功能抑制、骨质疏松等全身不良反应。

(2)全身用药应注意肥胖、糖尿病、高血压、骨质疏松、消化性溃疡等不良反应,宜在饭后服用,以减少对消化道的刺激。激素的用量应严格遵医嘱进行阶梯式逐渐减量,嘱患者不得擅自停药或减量。

4.色甘酸钠 吸入后在体内无积蓄作用,一般 4 周内见效,如 8 周无效者应停用。少数患者吸入后有咽喉不适、胸部紧迫感,偶见皮疹,甚至诱发哮喘。必要时可同时吸入 β_2-受体激动剂,防止哮喘发生。

5.其他 抗胆碱药吸入时,少数患者可有口苦或口干感。酮替芬有镇静、头晕、口干、嗜睡等不良反应,持续服药数天可自行减轻,慎用于高空作业人员、驾驶员、操作精密仪器者。LT 调节剂的主要不良反应是较轻微的胃肠道症状,少数有皮疹、血管性水肿、转氨酶增高,停药后可恢复。在发作及缓解期,患者禁用阿司匹林、β_2-肾上腺素受体拮抗剂(普萘洛尔等)和其他能诱发哮喘的药物,以免诱发或加重哮喘。免疫治疗过程中有可能发生严重哮喘发作和全身过敏反应,因而治疗需在有急救条件的医院进行,并严密观察患者反应。

(四)病情观察

观察患者生命体征、意识、面容、出汗、发绀、呼吸困难程度、咳嗽、咳痰等,注意痰液黏稠度和量。监测呼吸音、哮鸣音变化,了解病情和治疗效果。加强对急性发作患者的监护,尤其是夜间和凌晨哮喘易发作时段,及时发现危重症状或并发症。如出现呼吸窘迫或无力、发绀明显、说话不连贯、大汗淋漓、心率增快、奇脉、哮鸣音减少、呼吸音减弱或消失等,提示病情严重或出现并发症,应及时通知医师并立即抢救。监测动脉血气分析,血电解质、酸碱平衡状况,对严重哮喘发作者,应准确记录液体出入量。

（五）对症护理

注意保持呼吸道通畅，遵医嘱给予鼻导管或面罩吸氧，改善呼吸功能。一般吸氧流量为每分钟 2～4L，应根据动脉血气分析结果和患者的临床表现及时调整吸氧流量或浓度，吸入的氧气应加温、加湿，避免气道干燥和寒冷气流的刺激而加重气道痉挛。严重发作经一般药物治疗无效，缺氧不能纠正时，应协助医师进行无创机械通气，做好建立人工气道、有创机械通气的准备工作。如有气胸、纵隔气肿等严重并发症时，应立即协助医师进行排气减压。

八、健康指导

哮喘是一种气道慢性炎症性疾病，健康教育对疾病的预防和控制起着不容忽视的作用，应从帮助患者及家属获得哮喘有关的基本知识做起，通过教育使哮喘患者提高自我管理技能，以达到控制哮喘发作、改善生活质量、降低发病率和病死率的目的。

1. 正确认识哮喘　强调长期防治哮喘的重要性，哮喘虽不能彻底治愈，但通过长期、适当的治疗可有效控制哮喘发作，使患者及家属树立战胜疾病的信心。

2. 避免诱发因素　指导患者及家属了解诱发哮喘的各种因素，帮助患者识别个体的过敏原和刺激因素，以及避免诱因的方法，如减少和避免过敏原的吸入、戒烟及避免被动吸烟、避免摄入易过敏的食物、预防呼吸道感染、避免剧烈运动、忌用可诱发哮喘的药物等。

3. 自我监测、预防和控制哮喘发作　帮助患者及家属了解哮喘发病机制及其本质以及发作先兆、症状等。指导患者自我监测病情，包括哮喘控制测试（asthma control test，ACT）、使用峰速仪监测和记录 PEFR 值及记录哮喘日记等；识别哮喘发作或加重的先兆，知晓哮喘急性发作的紧急处理方法；嘱患者随身携带止喘气雾剂，如速效 β_2 －肾上腺素受体拮抗剂"万托林"等以有效预防和控制发作。

4. 用药指导　指导患者及家属按医嘱正确用药，积极配合治疗，不擅自减药或停药。帮助患者了解每一种药物的药名、用法、剂量、疗效、主要不良反应及如何减少或避免不良反应的发生，尤其是糖皮质激素吸入制剂的重要性及不良反应，使患者坚持用药。

5. 指导正确使用各种吸入装置　目前临床上使用的吸入装置种类较多，使用方法略有不同，在指导患者使用之前，应与患者一起仔细阅读说明书，然后演示正确使用方法，关键步骤为吸药后屏气 5～10 秒，使较小的雾粒在更远的外周气道沉降，然后再缓慢呼气。如需要 2 喷，最好休息 3 分钟后再喷第 2 次，指导患者反复练习直至正确掌握。一般先用支气管扩张剂，再用糖皮质激素等抗炎吸入剂，以更好发挥疗效。

6. 心理指导　指导患者保持有规律的生活和积极、乐观的情绪，特别向患者说明发病与精神因素和生活压力的关系。指导患者自我放松技术，鼓励患者积极参加适当的体育锻炼和娱乐活动，以调整情绪，提高机体抗病能力。动员与患者关系密切的人员如家人或朋友，参与对哮喘患者的管理，为其身心健康提供各方面的支持，并充分利用社会支持系统。

7. 定期门诊与急诊指导　指导患者坚持长期定期门诊随访，根据病情 1～6 个月门诊复诊 1 次；如出现哮喘加重、恶化的征象，在紧急处理的同时，应立即到医院就诊。

（张慧霞）

第五节　呼吸衰竭的护理

呼吸衰竭(respiratory failure,RF)指各种原因引起肺通气和(或)换气功能严重障碍,以致在静息状态下亦不能维持足够的气体交换,导致低氧血症伴(或不伴)高碳酸血症,进而引起一系列病理生理改变和相应临床表现的综合征。其临床表现并无明显特征,动脉血气分析可明确诊断。

一、病因与发病机制

(一)病因

引起呼吸衰竭的原因很多,但以支气管-肺组织疾病最为常见。

1.气道阻塞性病变　气管-支气管的炎症、痉挛、异物、肿瘤等引起气道阻塞和肺通气不足,或伴有通气/血流比例失调,导致缺氧和二氧化碳潴留,发生呼吸衰竭。如 COPD、重症哮喘等。

2.肺组织病变　各种累及肺泡和(或)肺间质的病变,如肺炎、肺气肿、严重肺结核、弥散性肺纤维化等,均致肺有效弥散面积减少、肺顺应性减低等.导致缺氧或合并二氧化碳潴留。

3.肺血管疾病　肺栓塞、肺血管炎等可引起通气/血流比例失调,或部分静脉血未经过氧合直接流入肺静脉,导致呼吸衰竭。

4.胸廓与胸膜病变　胸部外伤、脊柱畸形等可影响胸廓活动和肺脏扩张的疾病,引起通气减少及吸入气体分布不均,导致呼吸衰竭。

5.神经肌肉疾病　脑血管疾病、颅脑外伤、脑炎以及镇静催眠剂中毒,可直接或间接抑制呼吸中枢。脊髓损伤、多发性神经炎、重症肌无力等,均可造成呼吸肌无力、疲劳或麻痹,导致呼吸动力下降而引起肺通气不足。

(二)发病机制

各种病因使肺通气和(或)换气过程发生障碍,均可导致呼吸衰竭。

1.肺通气不足　健康成人在静息状态下呼吸空气时,有效肺泡通气量约为每分钟 4L。肺泡通气量减少会引起 PaO_2 下降和 $PaCO_2$ 上升,引起缺氧和二氧化碳潴留。呼吸空气条件下,$PaCO_2$ 与肺泡通气量(V_A)和 CO_2 产生量(VCO_2)的关系为 $PaCO_2 = 0.863 \times VCO_2/V_A$,若 VCO_2 是常数,肺泡通气不足时,V_A 下降,$PaCO_2$ 上升。

2.弥散障碍　肺内气体交换是通过弥散过程实现的,O_2、CO_2 等气体通过肺泡膜进行交换,其弥散速度取决于肺泡膜两侧气体分压差以及肺泡膜的弥散面积、厚度和通透性等,同时还受血液与肺泡接触时间以及心排血量、血红蛋白含量、通气/血流比例的影响,且 O_2 的弥散能力仅为 CO_2 的 1/20,故发生弥散障碍时,通常以低氧血症为主。

3.通气/血流比例失调　通气/血流比例指每分钟肺泡通气量与每分钟肺毛细血管总血流量之比。正常成人静息状态下,通气/血流比值约为 0.8。若部分肺泡通气不足,通气/血流比值减小,部分未经氧合或未经充分氧合的静脉血(肺动脉血)通过肺泡毛细血管或短路流入动脉血(肺静脉)中,称肺动-静脉样分流或功能性分流;若部分肺泡血流不足,通气/血流比值增大,肺泡通气不能被充分利用,称为无效腔样通气。通气/血流比例失调通常仅导致低氧血症,而无二氧化碳潴留,严重的通气/血流比例失调亦可导致二氧化碳潴留。

4.肺内动-静脉解剖分流增加　肺动脉内的静脉血未经氧合直接流入肺静脉是通气/血流比例失调的特例。

5.氧耗量增加　氧耗量增加可使肺泡氧分压下降,发热、寒战、呼吸困难和抽搐等均增加氧耗量,若同时伴有通气功能障碍,则会出现严重低氧血症。

二、分类

呼吸衰竭通常按动脉血气分析、发病急缓及病理生理改变进行分类。

1.按照动脉血气分类

(1)Ⅰ型呼吸衰竭:即缺氧性呼吸衰竭,$PaO_2 < 8kPa(60mmHg)$,$PaCO_2$降低或正常,主要见于肺换气障碍疾病,如严重肺部感染性疾病、间质性肺疾病、急性肺栓塞等。

(2)Ⅱ型呼吸衰竭:即高碳酸性呼吸衰竭,$PaO_2 < 8kPa(60mmHg)$,同时$PaCO_2 > 6.67kPa(50mmHg)$,系肺泡通气不足所致。

2.按照发病急缓分类

(1)急性呼吸衰竭:原肺呼吸功能正常,因某些突发的致病因素,如严重肺疾患、创伤、休克、急性气道阻塞等,使肺通气和(或)换气功能迅速出现严重障碍,在短时间内引起呼吸衰竭。

(2)慢性呼吸衰竭:一些慢性疾病,如COPD、肺结核、间质性肺疾病、神经肌肉病变等,造成呼吸功能的损害逐渐加重发展为呼吸衰竭,最常见于COPD。早期机体可通过代偿适应,但合并感染、气道痉挛等病情急性加重,在短时间内出现PaO_2明显下降和$PaCO_2$显著升高,称为慢性呼吸衰竭急性加重.其病理生理学改变和临床情况兼有急性呼吸衰竭的特点。

3.按照发病机制分类　按照发病机制分为泵衰竭和肺衰竭。

三、临床表现

1.呼吸困难　呼吸困难是呼吸衰竭最早出现的症状,多数患者有明显呼吸困难,表现为频率、节律的改变。较早表现为呼吸频率增快,病情加重时出现呼吸困难,辅助呼吸肌活动加强,如三凹征;并发CO_2麻醉时,则出现浅慢呼吸或潮式呼吸。

2.发绀　发绀是缺氧的典型表现,当动脉血氧饱和度低于90%或氧分压$< 6.67kPa$(50mmHg)时,可在口唇、指甲等处出现发绀。因发绀程度与还原型血红蛋白含量相关,所以红细胞增多者发绀更明显,贫血者发绀不明显或不出现。

3.精神神经症状　急性缺氧可出现精神错乱、躁狂、昏迷、抽搐等症状,如合并急性二氧化碳潴留,可出现嗜睡、淡漠、扑翼样震颤等,直至呼吸骤停。慢性呼吸衰竭伴二氧化碳潴留时,随$PaCO_2$升高可表现为先兴奋后抑制现象,兴奋症状包括失眠、烦躁、躁动、夜间失眠而白天嗜睡等。

4.循环系统表现　早期多数患者有心率加快;严重低氧血症、酸中毒可引起心肌损害,亦可引起周围循环衰竭、血压下降、心律失常、心搏停止;二氧化碳潴留使外周体表静脉充盈、皮肤充血、多汗、血压升高、心排血量增多而致脉搏洪大;因脑血管扩张可产生搏动性头痛。

5.消化和泌尿系统表现　严重呼吸衰竭对肝、肾功能都有影响,部分病例可出现丙氨酸氨基转移酶与血浆尿素氮升高;个别病例尿中可出现尿蛋白、红细胞和管型。因胃肠道黏膜屏障功能损伤,可导致胃肠道黏膜充血、水肿、糜烂、渗血或应激性溃疡,引起上消化道出血。

四、实验室及其他检查

1.动脉血气分析 pH可反映机体的代偿状况,有助于鉴别急性或慢性呼吸衰竭。当$PaCO_2$升高、pH正常时,称为代偿性呼吸性酸中毒;若$PaCO_2$升高、pH<7.35,则称为失代偿性呼吸性酸中毒。

2.肺功能检测 可判断通气功能障碍的性质(阻塞性、限制性或混合性)及是否合并有换气功能障碍,并对通气和换气功能障碍的严重程度进行判断。

3.胸部影像学检查 包括X线胸片、胸部CT和肺血管造影等。

4.纤维支气管镜检查 对明确大气道情况和取得病理学证据有重要意义。

五、诊断要点

呼吸衰竭由于病因不同,病史、症状、体征都不尽相同,除原发疾病、低氧血症及二氧化碳潴留导致的临床表现外,呼吸衰竭的诊断主要依靠血气分析,而结合肺功能、胸部影像学和纤维支气管镜等检查对于明确呼吸衰竭的原因也很重要。呼吸衰竭的诊断标准是在海平面、标准大气压、静息状态、呼吸空气条件下,PaO_2<8kPa(60mmHg),伴或不伴$PaCO_2$>6.67kPa(50mmHg)。单纯PaO_2<8kPa(60mmHg)为Ⅰ型呼吸衰竭,若伴有$PaCO_2$>6.67kPa(50mmHg),则为Ⅱ型呼吸衰竭。

六、常见护理诊断/问题

1.低效性呼吸型态 与气道阻塞、胸廓疾病以及神经肌肉病变等有关。

2.气体交换受损 与小气道阻塞、呼吸面积减少、通气/血流比值失调等有关。

3.清理呼吸道无效 与呼吸道感染、分泌物过多或黏稠、呼吸肌疲劳、无效咳嗽或咳嗽无力等有关。

4.自理能力下降/缺陷 与长期患病、反复急性发作致身体衰弱有关。

5.营养失调 低于机体需要量与摄入不足、呼吸功增加和呼吸道感染致能量消耗增多有关。

6.潜在并发症 肺性脑病、心律失常、消化道出血、休克、DIC、多器官功能障碍综合征(multiple organ disfunction syndrome,MODS)等。

七、治疗要点

呼吸衰竭总的治疗原则为保持呼吸道通畅,加强呼吸支持、纠正缺氧和改善通气;治疗病因和消除诱发因素;加强一般支持治疗和对其他重要脏器功能的监测与支持。

1.保持呼吸道通畅 保持呼吸道通畅是呼吸衰竭最基本、最重要的治疗措施。清除气道内分泌物及异物,必要时建立人工气道。人工气道包括简易人工气道、气管插管及气管切开。简易人工气道主要有口咽通气道、鼻咽通气道和喉罩,是气管内导管的临时替代方式。若患者有支气管痉挛,需积极使用支气管扩张药物,可选用肾上腺素受体激动剂、抗胆碱药、糖皮质激素或茶碱类药物等。

2.氧疗 确定吸氧浓度的原则是保证PaO_2迅速提高到8kPa(60mmHg)或脉搏血氧饱和度(SpO_2)达90%以上的前提下,尽量减低吸氧浓度。Ⅰ型呼吸衰竭时较高浓度(>35%)给氧可迅速缓解低氧血症而不会引起二氧化碳潴留,但对伴有高碳酸血症的急性呼吸衰竭,往往需要低浓度给氧,若吸入高浓度氧,使血氧迅速上升,解除了低氧对外周化学感受器的刺激.便会抑制患者呼吸,造成通气状况进一步恶化。

吸氧装置主要包括鼻导管或鼻塞、面罩,鼻导管或鼻塞较简单、方便,不影响患者咳痰、进食等,但缺点为氧浓度不恒定,易受患者呼吸影响,高流量时对局部黏膜有刺激,氧流量不能大于 7L/min,吸入氧浓度(%)=[21+(4×氧流量)]%;面罩主要包括简单面罩、带储气囊无重复呼吸面罩和文丘里(Venturi)面罩,主要优点为吸氧浓度相对稳定,可按需调节,对鼻黏膜刺激小,缺点为在一定程度上影响患者咳痰、进食。

3.增加通气量、改善二氧化碳潴留

(1)呼吸兴奋剂:呼吸兴奋剂主要包括尼克刹米、洛贝林等,使用时应注意必须保持气道通畅,否则会促发呼吸肌疲劳,进而加重二氧化碳潴留。

(2)机械通气:当机体出现严重通气和(或)换气功能障碍时,以人工辅助通气装置来改善通气和(或)换气功能,即为机械通气。呼吸衰竭时应用机械通气能维持必要的肺泡通气量,降低 $PaCO_2$,改善肺的气体交换效能,也能使呼吸肌得以休息,有利于恢复呼吸肌功能。机械通气过程中应根据血气分析和临床资料调整呼吸机参数。机械通气的主要并发症:①通气过度,造成呼吸性碱中毒。②通气不足,加重原有的呼吸性酸中毒和低氧血症。③出现血压下降、心排血量下降、脉搏增快等循环功能障碍。④气道压力过高或潮气量过大可致气压伤,如气胸、纵隔气肿或间质性肺气肿。⑤人工气道长期存在,可并发呼吸机相关肺炎(ventilator－associated pneumonia,VAP)等。

近年来,无创正压通气(non－invasive positive pressure ventilation,NIPPV)技术迅速发展,其无创性、简易、并发症发生率较低及患者易接受等优点使其在临床上得以广泛运用,尤其在呼吸衰竭治疗方面应用效果良好。NIPPV 使用时患者应具备以下基本条件:①清醒能合作。②血流动力学稳定。③不需气管插管保护(即患者无误吸、严重消化道出血、气道分泌物过多且排痰不利等情况。④无影响使用鼻/面罩的面部创伤。⑤能耐受鼻/面罩。

4.病因及诱因治疗　引起呼吸衰竭的原发疾病很多,针对不同病因采取适当的治疗措施十分必要,也是治疗呼吸衰竭的根本所在。

5.一般支持疗法　电解质紊乱和酸碱平衡失调可进一步加重呼吸系统乃至其他系统器官的功能障碍,并可干扰呼吸衰竭的治疗效果,应及时纠正。呼吸衰竭患者由于摄入不足或代谢失衡,往往存在营养不良,需保证充足的营养及热量供给。

6.其他重要器官功能的防治　呼吸衰竭往往会累及其他重要器官,因此应加强对重要器官功能的防治,如肺动脉高压、肺源性心脏病、肺性脑病、肾功能不全、消化道功能障碍和弥散性血管内凝血(DIC)等,特别要注意防治多器官功能障碍综合征(MODS)。

八、护理措施

1.观察病情,防治并发症　评估患者的呼吸频率、节律和深度,呼吸困难程度;如使用辅助呼吸机通气,应评估其人机协调情况;密切观察生命体征,尤其是血压、心率和心律失常情况;观察缺氧和二氧化碳潴留的症状和体征,有无发绀、球结膜水肿、肺部有无异常呼吸音等,监测 SpO_2 及动脉血气分析值;严密观察患者的意识状态及神经精神症状,评估有无头痛、头晕等症状,如有异常应及时通知医师;评估患者的饮食、营养以及睡眠状况,并提供相应的护理支持、营养指导等;注意观察尿量及粪便颜色,严密观察有无上消化道出血等相关并发症;

及时了解血气分析、血电解质及尿常规等检查结果。

2. 保持呼吸道通畅,改善通气　保持呼吸道通畅是改善缺氧和二氧化碳潴留最根本的措施。指导并协助患者有效咳嗽、咳痰;对于痰液黏稠的患者,可采取饮水、口服或雾化吸入祛痰药稀释痰液,促进痰液排出;协助咳嗽无力患者定时翻身、拍背或使用振动排痰仪等促进痰液排出;意识不清或昏迷、气管插管或气管切开的患者,则进行负压吸痰,必要时也可用纤维支气管镜吸痰。注意观察痰液的色、质、量及实验室检查结果。

3. 氧疗的护理　根据病情及医嘱选择适合的氧疗装置,正确实施氧疗并密切观察氧疗效果,如吸氧后呼吸困难有无缓解、发绀有无减轻等。对于Ⅱ型呼吸衰竭患者,应给予低浓度、低流量(1~2L/min)吸氧,防止呼吸抑制。此外,还应让患者及家属掌握氧疗的作用及用氧安全知识。

4. 机械通气的护理　根据患者病情及医嘱选择适合的机械通气方式,包括无创正压通气及有创通气,机械通气过程中应密切监测,预防并及时发现、处理可能发生的并发症。

(1)环境管理:保持病室适宜的温度和湿度,每日空气消毒 2 次,保持病室通风,严格探视陪伴制度。

(2)心理护理:机械通气患者容易出现焦虑、恐惧等心理障碍,应注意健康宣教与心理护理,治疗前向患者解释安置呼吸机的目的、注意事项、治疗过程中可能出现的不适感受及对策、紧急情况的处理方法,消除其顾虑,取得合作。对过度紧张的患者,指导呼吸放松的方法等。

(3)无创正压通气治疗的护理:无创正压通气(NIPPV)指无须气管插管或切开的辅助机械通气方法,通常包括双水平气道正压通气(bi-level positive airway pressure,BIPAP)和持续气道正压通气(continuous positive airway pressure,CPAP)两种通气模式。护士根据患者的病情及医嘱选择合适的鼻罩或面罩连接无创呼吸机,进行呼吸机的参数设置,包括吸气压、呼气压、吸气压力上升时间、吸氧浓度及后备通气频率等。参数调节原则为压力均从较低水平开始,吸气压与呼气压之差最好不要低于 $0.588\sim0.784kPa(6\sim8cmH_2O)$,待患者耐受后再逐渐上调直到达到满意的通气和氧合水平,或调至患者可耐受的最高水平。

无创通气治疗过程中应监测患者的意识、生命体征、血氧饱和度、血气分析以及人机协调性、呼吸机的工作情况、不良反应等。护士应熟悉无创呼吸机临床使用过程中的常见问题及解决方法,如漏气、鼻面部压疮、口鼻咽干燥、胃肠胀气、人机对抗、呼吸困难未改善或加重、潮气量过小及二氧化碳潴留改善不理想等;熟悉无创呼吸机常见报警原因及处理措施,如压力管脱落、低氧流量报警、呼吸机故障报警、高压报警、低压报警及低每分通气量等。无创通气治疗过程中应做好护理记录,包括通气模式、吸气压及呼吸末正压值、吸入气中氧浓度分数、患者的意识、氧饱和度、血气分析结果、呼吸困难及发绀情况有无改善等。此外,无创通气治疗患者的饮食原则为予以高热量、高蛋白、丰富维生素、易消化的饮食,长时间带机的患者可安排 15~30 分钟暂停时间以进餐,停机期间改为鼻导管给氧并密切观察患者呼吸及 SpO_2 的变化,必要时鼻饲或遵医嘱给予全胃肠外营养(total parenteral nutrition,TPN)。

(4)有创机械通气的护理:有创机械通气指通过人工气道使患者与呼吸机相连接进行机械通气的方法,最常见的连接方式是气管插管或气管切开。

1)人工气道的护理:人工气道为有效进行机械通气、吸除气管内痰液或血液、解除呼吸道梗阻等创造了良好条件,有创机械通气主要以经口/鼻气管插管和气管切开为主。其护理措施主要包括:适时吸痰,保持呼吸道通畅;妥善固定导管,避免扭曲、堵塞、滑脱,密切观察气管插管导管插入的深度以及导管尖端至门齿的距离,固定气管切开导管的系带松紧度应以一横指为宜；注意气道湿化与雾化，湿化方法包括加温湿化器湿化、持续或间断气道滴注、应用湿热交换器等，护士应熟悉判断人工气道湿化满意的标准，避免湿化不足及湿化过度。

人工气道气囊分为高容低压、低容高压、等压气囊 3 种，以高容低压气囊最常用，气囊压应保持在 $2.45\sim2.94$kPa($25\sim30$cmH$_2$O)，以预防套管周围带有病原菌的滞留物漏入下呼吸道，气囊压力大于 2.94kPa(30cmH$_2$O)会压迫气道黏膜引起缺血坏死。推荐压力表测量气囊压力，并掌握气囊充气方法，包括最小漏气技术及最小闭合技术。对高容低压气囊，不推荐常规放气，但需监测气囊压力；如使用高压低容气囊，至少应每 4 小时放气 1 次，每次放气时间约 5 分钟。

掌握气管插管及气管切开的相关并发症及预防处理措施。气管插管常见并发症如后鼻道出血、牙齿脱落、口唇及鼻黏膜溃疡、导管过深误入一侧主支气管、鼻窦炎和鼻中隔坏死、误吸、喉部损伤、出血等；气管切开并发症如出血、气胸、空气栓塞、皮下气肿和纵隔气肿、切口感染、气道梗阻、吞咽困难、气管软化、气管—食管瘘等。

2)有创机械通气的护理：首先应建立有效沟通，向家属讲解气管插管或切开的必要性和重要性，并签署同意书。插管或切开成功后保持呼吸道通畅，连接有创呼吸机，调整通气参数，有条件的医院可由呼吸治疗师设置管理，包括潮气量、通气频率、吸气流速、PEEP、吸氧浓度、吸气时间及湿化温度等。持续带机患者的呼吸机管道和湿化器至少每周更换 1 次，保持冷凝液瓶在管路最低位，避免管路中的冷凝液倒入呼吸道，及时倾倒集液瓶中的冷凝水；湿化器送消毒供应中心低温灭菌。保持呼吸道通畅，严密监测患者的意识状态、生命体征、SpO$_2$、血气分析以及发绀情况等，观察患者有无自主呼吸、呼吸的频率和节律、两侧呼吸音是否对称，警惕气胸或纵隔气肿，观察呼吸道分泌物的性质和量。严密观察人机协调性和呼吸机运转状况，密切观察呼吸机各参数是否符合病情所需。预防相关并发症的发生，如肺气压伤/容积伤、低血压、人机对抗及呼吸机相关性肺炎(VAP)。熟悉呼吸机常见报警原因及处理，如高压报警、低压报警、气源报警及低分钟通气量报警等。长期带机患者注意营养状况。掌握撤机的临床指征，包括患者氧合良好，PaO$_2\geq$8kPa(60mmHg)且 FiO$_2\leq40\%$；PCO$_2$ 在相对正常范围内；可以满足断开呼吸机后的呼吸功耗；神志清楚，反应良好。撤机时应有序进行，对呼吸机进行终末消毒与保养。

6.用药护理　遵医嘱及时、准确给药，并观察疗效及不良反应。

7.心理护理　呼吸衰竭的患者常对病情和预后有所顾虑，对治疗丧失信心，应多了解和关心患者的心理状况，应建立有效的沟通，鼓励患者表达感受，教会患者自我放松等各种调节办法。

九、健康指导

1.向患者或家属讲解疾病的诱因、发展和转归，注意语言通俗易懂。

2.指导患者有效咳嗽、咳痰及呼吸操等呼吸功能锻炼方法，提高患者的自我护理能力。

3.指导患者遵医嘱正确用药，并讲解相关药物的用法和注意事项等。

4.指导并教会氧疗患者正确的家庭氧疗方法及注意事项；行家庭无创呼吸机治疗的患者，指导并教会其家庭呼吸机的维护及保养方法，定时复诊。

5.指导患者制订合理的休息与活动计划，教会患者减少氧耗量的活动与休息方法。

6.掌握及时就医的指征和定期复诊。

（张慧霞）

第六章　普通外科疾病护理

第一节　乳房疾病的护理

一、急性乳腺炎的护理

急性乳腺炎(acute mastitis)是乳腺的急性化脓性感染。患者多是产后哺乳的妇女,多见于初产妇,常发生在产后 3～4 周。致病菌大多为金黄色葡萄球菌,少数为链球菌。

（一）病因

1. 乳汁淤积　是急性乳腺炎的主要原因。常见乳汁淤积的原因有：

（1）乳头发育不良：如乳头内陷、乳头过小；

（2）乳管不通畅；

（3）乳汁过多或婴儿吸乳过少,乳汁未充分排出,导致乳汁淤积。

2. 细菌入侵　细菌从乳头破损或皲裂处沿淋巴管入侵是急性乳腺炎主要的感染途径。也可直接通过乳头侵入乳管,上行至腺小叶而致感染。多因初产妇缺乏哺乳经验,或婴儿口含乳头睡觉所致。

（二）病理生理

乳腺炎初期,局部出现一个或多个炎性病灶,一般在数天后形成脓肿。浅部脓肿未及时治疗可向外破溃或破入乳管自乳头流出;深部脓肿可穿至乳房与胸肌间的疏松结缔组织中,形成乳房后脓肿(图 6－1)。严重感染者,可发生脓毒血症。

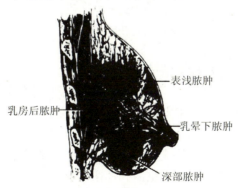

图 6－1　乳房脓肿的不同部位

（三）临床表现

局部红、肿、热、痛。随炎症发展,可出现高热、寒战、脉率加快,常伴有患侧腋窝淋巴结肿大。感染严重者,可并发脓毒症。

脓肿形成时,病变局部变软。脓肿可以是单个,也可为多个。浅部脓肿触诊有明显的波动感;深部脓肿早期局部表现常不明显,以局部疼痛和全身症状为主。

（四）辅助检查

1. 实验室检查　血常规可见白细胞计数及中性粒细胞比例升高。

2.诊断性穿刺　穿刺抽出脓液可确诊脓肿形成。

3.B超　可见液性暗区,提示脓肿形成,可了解脓肿的数目、部位和大小。

(五)处理原则

处理的关键在于排空乳汁,促进局部炎症的消散。

1.控制感染　应用抗菌药物控制局部炎症,预防全身感染及减轻全身中毒症状。临床常选用青霉素、头孢菌素和红霉素等。应避免使用四环素、氨基糖苷类、喹诺酮类、磺胺药和甲硝唑等药物。

2.减少乳汁淤积　早期患乳停止哺乳,局部热敷,同时配合手法按摩,用吸乳器吸尽积乳,以避免乳汁淤积。对于感染严重或脓肿形成后并发乳瘘者,应停止哺乳,可口服溴隐亭、己烯雌酚等,或肌内注射苯甲酸雌二醇,至乳汁停止分泌为止。也可用中药炒麦芽煎服。

3.脓肿形成时的处理　脓肿形成后及时切开引流,为避免损伤乳管而形成乳瘘,乳房脓肿应做放射状切开,乳晕下脓肿应沿乳晕边缘做弧形切口,深部脓肿或乳房后脓肿可沿乳房下缘做弧形切口,经乳房后间隙引流。脓肿较大时,可在脓腔的最低部位另加切口做对口引流(图6-2)。

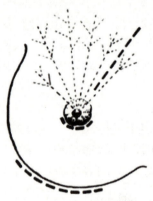

图6-2　乳房脓肿切口

(六)护理评估

1.目前身体状况　观察乳房局部情况,是否出现胀痛、红肿、发热等情况,局部有无压痛、波动感,体温情况、出汗、疼痛等情况。了解白细胞计数及中性粒细胞比例、B超结果等。

2.与疾病相关的健康史　了解患者产次、有无乳腺炎病史、乳房发育情况、有无乳头皲裂以及哺乳习惯等。

3.心理社会状况　观察患者情绪变化,有无担心婴儿的喂养与发育、乳房外形改变及功能等。注意家庭其他成员的情绪对患者生活和情绪的影响。

(七)主要护理诊断/合作性问题

1.疼痛　与乳汁淤积、炎症肿胀有关。

2.体温过高　与细菌或其毒素进入血液有关。

(八)护理措施

1.缓解疼痛

(1)局部热敷、药物外敷或理疗,可促进血液循环,以利于炎症消散。

(2)用宽松胸罩或三角巾托起患乳,以减轻疼痛和肿胀。

(3)局部按摩或用梳子背沿乳管方向加压按摩使乳管通畅;定时用吸乳器吸尽乳汁,防止乳汁淤积。

(4)给予高热量、高蛋白质、高维生素、低脂肪的易消化饮食,少食荤腥汤水,以免乳汁分泌增加,加重疼痛。

2.控制体温及感染

(1)遵医嘱使用抗菌药控制感染。

(2)采用物理降温或药物降温方法。

(3)密切观察体温变化,注意患乳红肿部位有无波动感,有无全身感染中毒症状,及时了解白细胞计数及分类变化;必要时做血培养及药敏试验,选用敏感抗生素。

(4)脓肿切开引流的护理,观察切口愈合情况,定期换药,保持引流通畅,注意观察引流液的量、颜色及气味的变化。

3.健康教育

(1)保持乳头清洁:哺乳前后用温开水清洗两侧乳头,防止细菌侵入。

(2)纠正乳头内陷:乳头内陷者,应在妊娠期和哺乳期每日挤捏、提拉乳头或用吸乳器吸引,矫正乳头内陷。

(3)防止乳头破损:哺乳期可涂抹乳头霜,也可用自身乳汁涂抹。出现皲裂者,患乳应暂停哺乳,每日用吸乳器吸出乳汁哺育婴儿。

(4)养成良好的哺乳习惯:定时哺乳,每次哺乳时尽量让婴儿吸空乳汁,若有淤积可用吸乳器或采取按摩方法帮助排空乳汁;不让婴儿含乳头睡觉,注意婴儿口腔卫生;指导产妇采取正确的哺乳姿势。

二、乳腺癌的护理

乳腺癌(breast cancer)是女性最常见的恶性肿瘤之一,占全身恶性肿瘤的 7%～10%,发病率呈逐年上升趋势,在我国的部分大城市,乳腺癌已居女性恶性肿瘤之首。乳腺癌在 45～50 岁发病率较高,且有年轻化的趋势。

(一)病因

乳腺癌的病因尚不清楚。乳腺是多种内分泌激素的靶器官,如雌激素、孕激素及泌乳激素等,其中雌酮和雌二醇与乳腺癌的发生直接相关。月经初潮年龄早、绝经年龄晚、不孕及初次足月产晚与乳腺癌发病有关。有乳腺癌家族史,尤其是一级亲属(母亲、姐妹)中有乳腺癌病史者,发病危险性高出正常人群 2～3 倍。癌基因 BrCa－1 和 BrCa－2 在乳腺癌家族遗传中起重要作用。营养过剩、肥胖、高脂饮食,可加强或延长雌激素对乳腺上皮细胞的刺激,使发病概率增加。环境和生活方式与乳腺癌发病也有一定关联。乳腺良性疾病与乳腺癌的关系尚有争议。

(二)病理

1.病理类型

(1)非浸润性癌:又称原位癌,此型属于早期乳腺癌,预后较好。包括导管内癌、小叶原位癌及乳头湿疹样癌。

(2)浸润性特殊癌:包括乳头状癌、髓样癌、小管癌、腺样囊性癌、黏液癌、顶泌汗腺样癌、鳞状细胞癌等。分化程度一般较高,预后尚好。

(3)浸润性非特殊癌:包括浸润性小叶癌、浸润性导管癌、硬癌、髓样癌、单纯癌、腺癌等,是最常见的类型,占 80%,一般分化程度低,预后较上述类型差。

(4)其他罕见癌。

2.转移途径

(1)局部扩散:癌细胞沿导管或筋膜间隙蔓延,继而侵入皮肤及 Cooper 韧带。

(2)淋巴转移:为主要转移途径,以腋窝途径和内乳途径为主要途径,常转移至患侧腋窝淋巴结,约占 60%。

(3)血行转移:早期乳腺癌已有血行转移。乳腺癌细胞可直接侵入血管或可经淋巴途径进入静脉而引起远处转移。最常见的远处转移依次为骨、肺、肝。

(三)临床表现

1.乳房肿块　常为乳腺癌患者的首发症状,通常是无痛、单发肿块,大多数由患者无意中发现。多见于乳房外上象限,其次是乳头、乳晕和内上象限。肿块质硬、表面不光滑、与周围组织分界不清、活动度差。

2.乳房皮肤、外形改变　乳腺组织被浅筋膜所包绕,其深浅层之间由 Cooper 韧带相连。由于浅层筋膜与皮肤紧密相连,当乳腺癌侵及 Cooper 韧带使之缩短时,牵拉皮肤,使局部皮肤凹陷,称之为"酒窝征"。肿块侵犯乳管使之收缩则引起乳头凹陷。肿块增大与皮肤广泛粘连,皮内和皮下淋巴管被癌细胞堵塞,引起局部淋巴回流障碍出现皮肤水肿,由于皮肤毛囊与皮下组织粘连较紧密,在毛囊处可见很多点状凹陷,称"橘皮征"。肿块较大时,癌块可凸显于乳房表面,较大的硬癌可使整个乳房收缩,癌块明显凸出。晚期癌肿可侵入胸筋膜、胸肌,使癌块固定于胸壁而不易推动。癌细胞浸润肿块表面大片皮肤,可出现多数坚硬的小结或条索,甚至彼此融合弥漫成片。癌肿向外生长皮肤破溃,形成溃疡,常有恶臭,易出血,或向外生长形成菜花样肿瘤。

3.转移表现　腋窝、锁骨上窝淋巴结肿大、变硬,可被推动,以后数目增多,可融合成团,甚至与皮肤或深部组织粘连。若腋窝主要淋巴管被大量癌细胞堵塞,可引起患侧上肢水肿。转移至肺可致胸痛、气急、咳嗽;肝转移可致肝大、黄疸等症状;脊柱、骨盆、股骨转移可致疼痛或行走障碍。

(四)辅助检查

1.乳腺钼靶 X 线检查　可区别乳房内各种密度的组织。是乳腺癌高发人群的普查方法。

2.B 超检查　对乳腺内囊性和实质性肿块的鉴别准确率高,能显示乳房肿块和结构。恶性肿瘤形态不规则,回声不均匀;而良性肿瘤常呈均匀实质改变。

3.乳腺红外线检查　一般用于乳腺癌普查的初筛。各种密度的组织显示不同的灰度影,从而显示乳腺肿块。

4.磁共振成像　软组织分辨率高,敏感性高于 X 线检查。目前已广泛应用于乳腺癌的早期诊断。

5.活体组织病理检查　是确定肿块性质最可靠的方法。目前常用细针穿刺肿块吸取活组织细胞的检查方法。对疑为乳腺癌者,应做肿块切除术,同时做快速病理检查。若有乳头溢液,应做溢液涂片细胞学检查寻找癌细胞,但阴性者不排除乳腺癌的可能。

(五)处理原则

以手术为主,辅以化学治疗、内分泌治疗、放射治疗、生物治疗等综合治疗。

1.手术治疗　主要手术方式有乳腺癌根治术、乳腺癌改良根治术、乳腺癌扩大根治术、乳房单纯切除术、保留乳房手术等。可结合患者本人意愿,根据病理分型、疾病分期及辅助治疗的条件选择手术方式。近30余年来,Fisher对乳腺癌生物学行为进行了大量研究,提出乳腺癌自发病开始即是一个全身性疾病,力主缩小手术范围,加强术后综合治疗。

2.化学治疗　浸润性乳腺癌伴淋巴结转移者是应用辅助化疗的指征,对腋窝淋巴结阴性者是否应用辅助化疗尚有不同意见。常用的化疗方案有CAF方案(环磷酰胺、多柔比星、氟尿嘧啶),还有CMF方案(环磷酰胺、甲氨蝶呤、氟尿嘧啶)等,可在术前或术后进行。

3.放射治疗　是乳腺癌局部治疗的方法之一,术前、术后均可采用。术前照射主要用于病灶较大、有皮肤水肿者,可使局部肿瘤缩小,水肿消退,从而提高手术切除率;术后照射作为保留乳房的乳腺癌手术后的常规治疗方法,可以减少局部复发。

4.内分泌治疗　乳腺癌患者中肿瘤细胞雌激素受体(ER)含量高者,对内分泌治疗有效。常用他莫昔芬(tamoxifen),可以降低乳腺癌术后复发和转移,同时减少对侧乳腺癌的发生率,通常服用3~5年,副作用有潮热、恶心、呕吐、静脉血栓形成、眼部副作用、阴道干燥或分泌物多。ER阳性的绝经后妇女使用芳香化酶抑制剂,可达到治疗乳腺癌的目的。

5.生物治疗　目前临床已推广使用曲妥珠单抗注射液(赫赛汀),主要针对人类表皮生长因子2(HER2)过度表达的乳腺癌患者。

(六)护理评估

1.目前身体状况

(1)症状、体征:乳房肿块的位置、大小、活动度等,乳房外形有无改变,乳头是否有溢液、内陷或偏移,有无典型的"酒窝征"或"橘皮样"改变,肿块是否有破溃、糜烂。腋窝等处淋巴结有无肿大,注意其位置、大小、硬度等情况。

(2)辅助检查:根据乳房钼靶X线检查、细胞学检查结果,可初步判断病变情况,最可靠的方法是活组织病理检查。

2.与疾病相关的健康史　了解患者年龄、是否绝经、停经年龄、月经初潮年龄及初次怀孕和生产年龄、有无多次人流史等。直系亲属中有无乳腺癌患者,既往有无乳腺疾病史。有无胸部多次、大剂量接受X线照射史等。是否肥胖、患者的生活方式及饮食习惯等。

3.心理社会状况　乳腺癌患者最大的心理问题是对癌症的恐惧、对手术的害怕、对手术的预后及术后胸部外形改变的担心。当患侧肢体功能恢复不理想时,也可能会影响患者生活的信心及质量。其次,患者及家属对疾病的认知程度、社会支持状况,也可直接影响患者的心理。

(七)主要护理诊断/合作性问题

1.身体意象紊乱　与乳腺癌根治术切除乳房致外形改变、术后瘢痕形成有关。

2.(进食、卫生、如厕)自理缺陷　与术后患侧上肢活动受限有关。

3.潜在并发症　出血、患侧上肢水肿、皮下积液、皮瓣坏死等。

(八)护理措施

1.术前护理

(1)心理护理:患者对癌症的恐惧、消极抵触心理强烈,因失去女性特征而焦躁。护理人员应态度和蔼,以通俗的语言向其讲解相关医学知识,如手术方案、术后恢复情况、术后功能锻炼及重塑女性形象的方法,同时说明手术的必要性和严重性,保持积极乐观的心态。对患者家属尤其是其配偶进行相关指导,鼓励其多与患者交流,提供精神支持,避免在患者面前流露出悲伤情绪。让患者与已经痊愈的患者建立联系,通过成功病例来帮助其渡过心理调适期。

(2)妊娠期及哺乳期发生乳腺癌的患者,应立即终止妊娠或哺乳,以减轻激素的作用。

(3)皮肤准备:乳腺癌手术方式多是根据术中冰冻病理结果决定,因此应尽可能大范围做皮肤准备,以满足手术的要求。需要植皮的患者,同时做好供皮区的准备。对有癌性皮肤溃疡者,从术前3天开始每日换药2次,用75%乙醇消毒溃疡周围的皮肤。

(4)其他准备:告知患者术前、术后的注意事项,教会患者术后腹式呼吸、功能锻炼、咳嗽、排痰的方法等,并进行动作示范。

2. 术后护理

(1)体位:术后患者麻醉清醒前取去枕平卧位。麻醉清醒、血压平稳后取半卧位,上身避免过度后仰,以减轻胸壁皮肤的紧张感,同时使膈肌下降,以利于呼吸和引流。

(2)病情观察:严密监测生命体征,防止休克的发生。对行胸骨旁淋巴结清扫的患者,注意有无气胸的发生,必要时行X线检查。

(3)伤口的护理:术后敷料集中加压包扎在腋下、锁骨下及肋弓下,如敷料渗血、渗液过多,应及时更换,防止浸泡皮瓣。乳腺癌根治术后,伤口常采用胸带加压包扎,目的是使皮瓣紧贴创面,防止积血、积液,利于血循环及生长。应注意绷带包扎的松紧度。包扎过紧可引起皮瓣、术侧上肢血运障碍,甚至坏死;包扎过松,易出现皮下积液、积气,不利于维持皮瓣正常血运。观察患侧上肢情况,若出现手指皮温较健侧低、肿胀明显、桡动脉减弱或不能扪及,患者主诉发麻,提示胸带包扎过紧。

(4)引流管护理:手术后常规放置皮瓣下引流管持续低负压引流,以利皮瓣愈合。应妥善固定,注意引流液的颜色、性质、量。术后1~2天,一般每天有50~100ml血性渗液,之后逐渐减少,术后4~5天引流液转为淡黄色,量少于10~15ml,创面皮肤紧贴胸壁,血运良好,可拔除引流管。

(5)并发症的观察与护理

1)皮瓣坏死:皮瓣缝合张力过大是坏死的主要原因。一般术后3日打开胸带,观察皮瓣成活情况。正常情况下,皮瓣温度与健侧皮温相差不超过2~3℃,色泽正常。如皮肤苍白、青紫、有水泡时,可用75%乙醇湿敷,5~7天后部分皮瓣可恢复生机;皮瓣呈黑色、出现黑硬痂,与周围界限清楚时,提示皮瓣坏死,可剪除坏死皮瓣,正常换药5~天后,创面肉芽新鲜,行重新植皮,并应用抗生素防止感染。

2)皮下积液:早期常表现为引流量骤减,管口渗液。术后要维持适当负压引流,定时挤捏引流管,保持引流管通畅,防止感染和死腔的形成;避免过早外展患侧上肢;掌握拔管指征,避免过早拔管。出现皮下少量积液时,可用注射器抽吸后加压包扎;积液量较大时,应低位切开,置管引流,或者持续负压吸引,以利愈合。

3)患侧上肢水肿:术后患者平卧时患肢取内收位,下方垫枕抬高10°~15°,肘关节轻度弯曲,半卧位时屈肘90°放于胸部,保持功能位与舒适。下床活动时用三角巾将患肢悬吊于胸前,防止患肢早期外展活动,以免牵拉切口。三角巾固定7~10天后,可去掉。避免患肢下垂过久,加重患肢肿胀。以向心性手法按摩患侧上肢,促进淋巴回流,肿胀严重者可戴弹力袖。护理治疗过程中,避免在患侧上肢进行穿刺抽血、静脉输液、测量血压等操作。

(6)功能锻炼:乳腺癌术后规律而充分的锻炼,可以防止因长时间的关节制动而造成的关节内粘连,促进瘢痕组织下疏松结缔组织的形成及上肢功能的恢复。①术后当天,每隔2小时手指屈伸练习。②术后24小时练习伸指、握拳,以活动腕关节。③术后2~3天练习前臂伸屈动作,屈肘、屈腕。④术后4~5天用患肢手摸同侧耳和对侧肩,进行小范围肩关节训练。⑤术后5~7天(一般在拔管后)可锻炼抬高患侧上肢,将患侧的肘关节屈曲抬高,开始可用健侧手掌托扶患侧肘部,直至与肩平。⑥皮瓣基本愈合后,术后10~12天后,教患者逐渐做上臂的全范围关节活动,直至患侧手指能高举过头,能自行梳理头发。常见的全范围关节活动有以下几种(图6-3),包括:

1)手臂摇摆运动:双脚分开站立与肩同宽,手臂自然下垂,双手交叉左右摆动,高度逐渐增加,可至肩部水平。

2)爬墙运动:双脚分开直立于墙前,肘弯曲,手掌与肩同高贴在墙上,手指弯曲沿墙壁渐渐向上爬行,直至手臂完全伸直为止,然后手臂再向下移动至原位。

3)画圈运动:取一根绳子,一端系于门柄上,另一端握于患侧手中,面门而立,以画圆圈的方式转动绳子做圆周运动,由小到大,由慢至快。

4)滑轮运动:在高于头部的横杆上搭一根绳子,双手各执一端,先用健侧手将绳子往下拉,使手术侧手臂抬高,直至稍感不适的位置,然后抬高健侧手臂,使患侧手臂自然下降,如此反复。

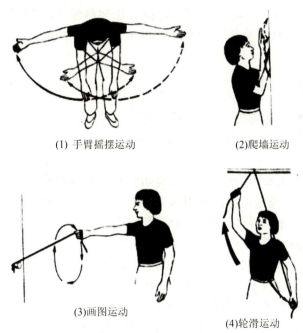

(1) 手臂摇摆运动　　　(2)爬墙运动

(3)画图运动　　　(4)轮滑运动

图6-3　乳房术后功能锻炼

3.健康教育

(1)保护患侧上肢:不在患侧上肢测血压、行静脉穿刺,避免皮肤晒伤和其他损伤。术后近期避免使用患侧上肢搬动、提拉过重的物品,功能锻炼循序渐进,坚持半年以上。

(2)避孕:术后5年内避免妊娠,防止乳腺癌的复发。

(3)定期复查:乳腺癌患者经治疗出院后,每半年复查一次。5年后每年复查一次,直至终生。遵医嘱用药,坚持放疗、化疗。

(4)坚持乳房自我检查(breast self－examination,BSE):定期的乳房自我检查有助于早期发现乳房的病变。术后患者每月自查1次,早期发现复发征象。30岁以上的妇女,特别是高危人群应每月进行1次乳房自我检查。检查时间最好选在月经周期的第7～10天,或月经结束后2～3天,已经绝经的女性应选择每个月固定的1天进行检查。乳房自我检查方法如下:

1)站在镜前观察乳房:①两手放松下垂放在身体两侧,对比观察两侧乳房的大小、形状是否对称及轮廓有无改变,外形有无变化(皮肤及乳头),乳头有无分泌物。②改换体位,双手撑腰、上举、上身略微前倾,从不同角度观察上述内容。

2)平卧或侧卧触摸乳房:乳房较小者平卧,乳房较大者侧卧,肩下垫软薄枕或将手臂置于头下进行触诊,用另一侧手的示指、中指和环指的指腹在乳房上进行环形触摸,要有一定的压力。要仔细检查整个乳房包括乳房的尾部,避免遗漏。

3)检查乳头及腋下:挤压乳头,注意有无分泌物流出。触摸腋下感觉有无硬结或肿块。

(周静)

第二节　急性化脓性腹膜炎的护理

急性腹膜炎(acute peritonitis)是由细菌感染、化学刺激、腹部损伤等引起的腹膜的急性炎症,临床所称的急性腹膜炎多指继发性急性化脓性腹膜炎(acute suppurative peritonitis),是常见的外科急腹症。

一、病因及分类

按病因分为细菌性和非细菌性两类;按累及的范围可分为弥漫性腹膜炎和局限性腹膜炎两类;按发病机制可分为原发性腹膜炎(primary peritonitis)和继发性腹膜炎(secondary peritonitis)两类。

1.原发性腹膜炎　又称自发性腹膜炎,是指腹腔内无原发感染病灶,病原菌经由血液循环、淋巴途径或女性生殖道进入腹腔而引起的腹膜炎,临床上较少见。多见于患有严重慢性病的儿童。病原菌多为溶血性链球菌及肺炎链球菌或大肠埃希菌。脓液的性质根据菌种不同而不同,常见的溶血性链球菌的脓液稀薄而无臭味。

2.继发性腹膜炎　是指腹膜受到来自腹腔内感染病灶、炎性渗出以及胃肠道内容物的直接刺激和损害而发生的急性炎症,也可以是腹部外伤和手术并发症所引起。外科临床上所遇到的一般均为继发性腹膜炎。引起继发性腹膜炎的细菌主要是胃肠道内的常驻菌群,其中以大肠埃希菌最为多见;其次为厌氧拟杆菌、链球菌、变形杆菌等。一般都有混合感染,毒性较强。

二、病理生理

细菌或胃肠内容物进入腹腔后,腹膜充血、水肿,失去原有光泽,产生大量浆液性渗出液,以稀释腹腔内的毒素;渗出液中的巨噬细胞、中性粒细胞,以及细菌、坏死组织和凝固的纤维蛋白,使渗出液变混浊而成为脓液。液体的大量渗出,引起脱水和电解质紊乱,加之肠管麻痹后的大量积液使血容量明显减少,细菌和毒素吸收入血,导致感染性休克。肠管扩张,使膈肌抬高而影响血液循环和气体交换,可加重休克而导致死亡。腹膜炎的结局取决于两方面,一方面是患者全身的和腹膜局部的防御能力;另一方面是污染细菌的性质、数量和时间。

三、临床表现

1.症状

(1)腹痛:是最主要的症状。一般为持续性剧烈腹痛,深呼吸、咳嗽、改变体位时加重。疼痛先以原发病灶处最明显,随炎症扩散而波及全腹。

(2)恶心、呕吐:最初是腹膜受刺激引起的反射性恶心、呕吐,较轻微,呕吐物为胃内容物;并发麻痹性肠梗阻时可发生频繁呕吐,呕吐物含有胆汁,甚至呈粪汁样。

(3)体温、脉搏:原有炎症病变者,初始体温已上升,继发腹膜炎后更趋增高,但年老体弱者体温可不升。如果脉搏增快而体温反下降,提示病情恶化。

(4)感染中毒症状:随病情发展,可相继出现高热、寒战、脉速、呼吸急促、面色苍白、口唇发绀、四肢发凉、血压下降、神志不清等感染中毒表现。

2.体征

(1)腹部体征

1)视诊:腹式呼吸减弱或消失;随病情发展出现腹胀,腹胀加重常是判断病情发展的一个重要标志。

2)触诊:急性腹膜炎的典型体征是腹膜刺激征,即腹部压痛、反跳痛和腹肌紧张同时存在。压痛以原发病灶部最显著。腹肌紧张的程度与腹膜炎的严重程度相一致,与病因和机体状态也有关系:胃、肠和胆囊穿孔时因胃酸和胆汁化学性的刺激,可引起强烈的腹肌紧张,甚至呈"木板样"强直,临床上称"板状腹"。而极度虚弱患者、小儿和老年人腹肌紧张可以很轻微,易被忽视,但压痛和反跳痛始终存在。当全腹压痛剧烈难以用触诊的方法辨别原发病灶部位时,轻轻叩诊全腹部常可发现原发病灶部位有较显著的叩击痛,对定位诊断很有帮助。

3)叩诊:多为鼓音,当腹膜炎的腹腔渗液超过 500ml 时,可有移动性浊音;当胃肠道穿孔、破裂,腹腔内有大量游离气体时,肝浊音界缩小或消失。

4)听诊:由于肠麻痹,肠鸣音减弱或消失。

(2)直肠指检:直肠前窝饱满及触痛,表示盆腔已有感染或形成盆腔脓肿。

四、辅助检查

1.血常规 白细胞计数及中性粒细胞比例增高。病情危重或机体反应能力低下者,白细胞计数可不升,但中性粒细胞比例增高,有中毒颗粒出现。

2.诊断性腹腔穿刺抽液或腹腔灌洗 根据抽出液的性质有助于判断病因。如结核性腹膜炎为草绿色透明腹水;急性重症胰腺炎时抽出液为血性,胰淀粉酶含量高;胃十二指肠穿孔时抽出液为黄色、无臭味、含胆汁;腹腔内出血时抽出液为不凝血。

3.腹部立位平片 肠麻痹时可见小肠普遍胀气并有多个液平面,胃肠穿孔时可见膈下游离气体。

4.B超 可显示腹腔内有不等量的液体及实质性脏器的病理情况。

五、处理原则

1.非手术治疗 适对病情较轻,或病程较长超过 24 小时,且腹部体征已减轻或有减轻趋势者,或伴有严重心肺等脏器疾患不能耐受手术者,可行非手术治疗。非手术治疗也可作为手术前的准备。

(1)禁食、胃肠减压:是非常重要的治疗措施,是腹膜炎患者不可缺少的治疗内容。胃肠道穿孔患者必须绝对禁食,并留置胃管行持续胃肠减压,抽出胃肠道内容物和气体,以减少胃肠道内容物继续流入腹腔,有利于控制感染和防止腹胀,促进胃肠道功能恢复。

(2)体位:对血压平稳、无合并休克者宜取半卧位,利于腹腔渗出液积聚在盆腔,因盆腔脓肿中毒症状较轻,也便于引流处理。

(3)维持水、电解质和酸碱平衡:患者由于呕吐、禁食、胃肠减压及腹腔内大量渗液,都存在不同程度的水、电解质和酸碱平衡紊乱,严重者可出现休克。对腹腔内感染较轻者,一般输晶体液补充丧失的体液,其中以平衡盐溶液为首选。对病情严重者,除补充晶体液外,尚需输适量的血浆、血浆代用品、白蛋白、全血等胶体液。由于急性弥漫性腹膜炎体液丧失多为隐性,临床上很难准确估计其丧失量,因此补液量应根据每个患者的具体情况来决定,很难有一个固定的标准。注意监测脉搏、血压、尿量、中心静脉压、心电图、血细胞比容、肌酐以及血气分析等,以调整输液的成分和速度,维持尿量每小时 30~50ml。急性腹膜炎中毒症状重并有休克时,如输液、输血仍不能改善患者状况,可以用一定剂量的激素,对减轻中毒症状、缓解病情有一定的效果,也可根据患者的脉搏、血压、中心静脉压等情况给予血管收缩剂或扩张剂,其中以多巴胺较为安全有效。

(4)应用抗菌药物:抗感染是继发性腹膜炎的一项重要的治疗措施。在感染早期,及时有效地使用抗菌药物可使感染得到控制、炎症减轻甚至消散。

(5)营养支持:急性腹膜炎患者处于高代谢状态,当热量补充不足时,体内大量蛋白质被消耗,使患者抵抗力及愈合能力下降。因此,应该从一开始即给予营养支持。长期不能进食者,应及早行肠外营养。

(6)镇静、止痛、吸氧:已经确诊、治疗方案已定的及手术后的患者,可用哌替啶类止痛;而诊断不清或需进行观察的患者,暂不用止痛剂,以免掩盖病情。

2.手术治疗　目的是消除病因,减少毒素吸收,改善全身情况。

(1)适应证:①腹腔内原发病灶严重,患者情况差。②弥漫性腹膜炎无局限趋势或原因不明者。③经非手术疗法 6~8 小时无好转或加重者。④炎症重、有大量积液,如合并休克的应在抗休克的基础上积极手术治疗。

(2)手术处理原则:手术包括处理原发病灶、彻底清洗腹腔、充分引流等。

六、护理

(一)护理评估

1.目前身体状况

(1)症状、体征:了解腹痛发生时间、诱因、性质、程度、部位、范围及伴随症状;了解患者全身状况,如神志、表情、生命体征,注意有无感染中毒反应,有无水、电解质、酸碱平衡失调的表现,有无休克现象等;注意腹部体征,如外形、有无腹膜刺激征、有无肠鸣音减弱或消失、有无移动性浊音等。

(2)辅助检查:了解血常规、B 超及 X 线检查结果。

2.与疾病相关的健康史　了解患者有无腹腔内脏炎症、穿孔病史、近期有无腹腔手术史或腹部损伤史；了解患者有无呼吸道感染、营养不良或抵抗力下降等情况。

3.心理社会状况　疾病突然发作，且疼痛剧烈，患者及家属常产生紧张和焦虑情绪，尤其是诊断不明时，患者及家属因缺乏疾病相关知识，而强烈要求医护人员注射止痛剂，以减轻患者痛苦。

（二）主要护理诊断/合作性问题

1.急性疼痛　与腹膜受炎症刺激有关。

2.体液不足　与炎症渗出、体液丢失过多有关。

3.体温过高　与感染及毒素吸收有关。

4.潜在并发症　腹腔脓肿、脓毒症、腹腔粘连等。

（三）护理措施

1.非手术治疗护理及术前护理

（1）体位：休克患者取休克体位；无休克者取半卧位，使腹腔内渗出液流向盆腔，减少毒素吸收和减轻中毒症状，有利于炎症局限和引流；同时膈肌下降，腹肌放松，减轻因腹胀挤压膈肌而影响呼吸和循环。

（2）禁食、胃肠减压：胃肠道穿孔的患者禁食，行胃肠减压，可减少胃肠道内容物继续流入腹腔，有利于控制感染的扩散；减轻胃肠道内积气，降低张力，改善胃肠壁血液供给，促进胃肠道蠕动恢复。

（3）纠正水、电解质、酸碱失衡：建立静脉通道，遵医嘱补液，根据患者临床表现及时调整输液的量、速度、种类，保持每小时尿量达 30ml 以上。

（4）应用抗菌药物：继发性腹膜炎多为混合性感染，应根据细菌培养及药敏结果选用抗菌药物控制感染。用药时注意药物配伍禁忌和不良反应。

（5）观察病情：定时观察生命体征变化情况和腹部症状、体征的变化，以判断病情发展趋势和治疗效果。

（6）对症护理：镇静、止痛，但在观察期间不宜用吗啡类镇痛剂，以免掩盖病情；高热的患者给予物理降温。

2.术后护理

（1）体位：全麻未清醒者给予去枕平卧，头偏向一侧，以保持呼吸道通畅。全麻清醒或硬膜外麻醉患者平卧 6 小时，血压平稳后改为半卧位，并鼓励患者多翻身、活动，预防肠粘连。

（2）禁食、胃肠减压：术后继续胃肠减压，禁食，待肠蠕动恢复，拔除胃管后逐步经口进食。根据病情补充水、电解质，必要时输血，维持水、电解质、酸碱平衡。

（3）控制感染：术后遵医嘱继续应用抗菌药物，进一步控制腹腔内感染。

（4）切口及腹腔引流管的护理：观察伤口敷料有无渗血、渗液，切口愈合情况，有无切口感染征象；妥善固定引流管，做好标记；保持引流管的通畅，维持一定的负压，检查引流管有无折叠、受压、扭曲或滑脱；及时清除双套管内的堵塞物；观察并记录引流液的性状、色泽和量，一般待引流量少于每日 10ml，非脓性、无发热和腹胀时，表示腹膜炎已控制，可以拔除腹腔引流管。

（5）病情观察：术后继续监测生命体征、尿量及腹部体征的变化，并观察有无脱水、休克和代谢紊乱情况，了解有无膈下或盆腔脓肿的表现，发现异常情况，及时通知医师，并协助处理。

1）膈下脓肿：可有持续高热、呃逆，患侧上腹部疼痛，并向肩背部放射，局部有深压痛和季肋区叩击痛；X线检查可见患侧膈肌抬高，活动受限，肋膈角模糊、积液；B超及CT检查可以明确脓肿部位及范围，并可协助定位行诊断性穿刺，以明确诊断。膈下脓肿较小时，非手术治疗或穿刺抽脓可使脓肿缩小或吸收。较大脓肿则必须及时切开引流，以避免脓肿穿破膈肌造成脓胸或穿入腹腔引起弥漫性腹膜炎。同时应用大剂量抗菌药及输液、输血等全身支持疗法，改善患者状况。膈下脓肿手术途径可经腹前壁肋缘下部或后腰部切开引流。

2）盆腔脓肿：盆腔处于腹腔最低位，腹内炎性渗出物或腹膜炎的脓液易积聚于此而形成脓肿。盆腔脓肿常位于直肠子宫陷凹、直肠膀胱陷凹，常见于急性阑尾炎穿孔后或女性盆腔腹膜炎后。盆腔腹膜面积小，吸收毒素能力较低，全身中毒症状亦较轻。除体温升高、脉速等全身症状外，常有典型的直肠或膀胱刺激症状，如里急后重、大便频而量少、有黏液便、尿急、尿频、排尿困难等。腹部检查无阳性发现。直肠指检直肠前窝饱满并有触痛的包块，有时有波动感。脓肿形成初期，特别是小脓肿可进行物理治疗、热水坐浴、温盐水保留灌肠等，并给予抗菌药抗感染治疗。脓肿较大时，须手术治疗，经直肠前壁或阴道后穹隆切开引流。

3. 健康教育　向患者说明禁食、胃肠减压和半卧位的必要性，取得患者治疗上的配合；解释术后早期活动可以促进肠功能恢复，防止术后肠粘连的重要性，鼓励患者早期下床走动。

（周静）

第三节　腹部损伤的护理

一、概述

腹部损伤（abdominal injury）是常见的外科急腹症，指由各种病因所致的腹壁和（或）腹腔内器官损伤。在平时和战时都较多见，其发病率在平时占各种损伤的 0.4%～1.8%，战争年代高达 50%。腹部损伤常伴有内脏损伤，若损伤脏器为实质性脏器或血管时，可引起出血，严重者大出血致死；若损伤脏器为空腔脏器时，可引起腹膜炎而危及生命安全。腹部损伤的发病特点是起病急、病情重、变化快、死亡率高。早期、正确的诊断和及时、有效的处理是降低腹部损伤患者死亡率的关键。

（一）病因及分类

根据腹壁是否有开放性伤口，将腹部损伤分为两类。

1. 开放性损伤（open injury）　常由刀刺、枪弹、弹片等引起。开放性损伤有腹膜破损者为穿透伤（penetrating injury），多伴有内脏损伤；无腹膜破损者为非穿透伤，偶伴内脏损伤；其中投射物有入口、出口者为贯通伤，有入口、无出口者为非贯通伤。开放性损伤中常见受损内脏依次是肝、小肠、胃、结肠、大血管等。

2. 闭合性损伤（closed injury）　常由高空坠落、碰撞、挤压、冲击、拳打脚踢等钝性暴力引起。在闭合性损伤中常见损伤脏器依次是脾、肾、小肠、肝、肠系膜等，胰、十二指肠、膈、直肠等位置较深，损伤发生率低。

此外，各种穿刺、内镜、灌肠、刮宫、腹部手术等临床诊疗措施可导致一些损伤，称为医源性损伤。

腹部损伤的严重程度、是否涉及内脏、涉及什么内脏等情况，在很大程度上取决于暴力的强度、速度、着力部位和作用方向等因素。此外，还受到解剖特点、内脏原有病理情况和功能状态等内在因素的影响。例如,肝、脾组织结构脆弱,血供丰富,位置较为固定,在受到暴力打击后,比其他脏器更容易破裂,尤其原有器官已有病理情况存在者;上腹部受挤压时,胃窦、十二指肠或胰腺可被压在脊柱上造成断裂;肠道的固定部分(上段空肠、末段回肠、粘连的肠管等)比活动部分更容易受损;充盈的空腔脏器(饱餐后的胃、膀胱等)比排空者更易破裂。

腹部损伤合并内脏损伤时,大部分患者需要早期手术治疗,开放性腹部损伤患者由于体表有明显的伤口,往往能在第一时间得到及时、有效的治疗;闭合性腹部损伤的患者由于体表没有伤口,要早期确定内脏损伤的情况有一定难度,如果不能在早期确定内脏是否受损,很可能贻误手术时机而导致严重后果,故闭合性腹部损伤具有更为重要的临床意义。

(二)临床表现

由于致伤原因及伤情的不同,腹部损伤后的临床表现可有很大的差异,从无明显症状、体征到出现重度休克甚至濒死状态。实质性脏器损伤时,以腹腔内(或腹膜后)出血为主要表现;空腔脏器损伤时,以腹膜炎为主要表现。

1.单纯腹壁损伤　损伤深度局限于腹壁,症状和体征都较轻,仅表现为局限性疼痛和压痛,一般不出现休克的表现,患者可能出现损伤部位肿胀或皮下瘀斑,但随着时间延长,患者的临床表现逐渐减轻。

2.实质性脏器损伤　如肝、脾、肾或大血管损伤,主要临床表现为腹腔内(或腹膜后)出血,患者出现面色苍白、脉率加快,严重时脉搏微弱、血压下降、脉压变小、尿量减少、四肢湿冷等失血性休克表现。腹痛呈持续性,一般不剧烈,腹膜刺激征也不严重;但肝破裂或胰腺损伤时,因胆汁或胰液漏出而出现明显的腹膜炎表现。肝、脾包膜下破裂或系膜、网膜内出血可表现为腹部肿块。肾损伤时可能出现血尿。

3.空腔脏器损伤　如胃肠道、胆道、膀胱等破裂的主要临床表现是弥漫性腹膜炎。除胃肠道症状(恶心、呕吐、便血、呕血等)和全身性感染的表现外,最突出的是腹膜刺激征,其程度因空腔器官内容物不同而异。通常胃液、胆汁、胰液对腹膜刺激最强,肠液次之,血液最轻。伤者有时可有气腹征、腹胀或感染性休克。空腔器官破裂也可以引起出血,但出血量一般不大,除非邻近的大血管有合并损伤。

(三)辅助检查

1.实验室检查　血常规检查如血红蛋白降低、红细胞计数下降、红细胞比容测定下降提示有大出血;白细胞计数明显增高提示可能有空腔脏器破裂;血、尿淀粉酶升高提示可能有胰腺损伤;血尿提示可能有泌尿系统损伤。

2.B超检查　主要用于判断肝、脾、肾、胰腺的损伤情况,能根据脏器的形状和大小提示损伤是否存在、损伤部位及损伤程度,以及周围积血、积液的情况。

3.X线检查　胸片及腹部平片检查可辨别膈下有无游离气体、气胸、腹腔积液,对合并肋骨骨折等复合伤的诊断也有帮助。伤者在病情允许的条件下,可行X线静脉肾盂造影、膀胱造影等检查,有助于肾、膀胱损伤的诊断。

4.CT检查　对实质性脏器损伤及其范围、程度的判断有重要的价值,假阳性率低。对肠管损伤,CT检查价值不大,但结合造影剂的使用,CT对十二指肠破裂的诊断很有帮助。血管造影剂增强的CT能鉴别有无活动性出血并显示出血部位。

5.诊断性腹腔穿刺和腹腔灌洗　阳性率可达90%以上,对于判断腹腔内脏有无损伤和损伤类别有很大帮助。

(1)诊断性腹腔穿刺术(图 6-4):让患者向穿刺侧侧卧 5 分钟,在局部麻醉下,选择脐和髂前上棘连线中、外 1/3 交界处或经脐水平线与腋前线相交处作为穿刺点,缓慢进针,刺穿腹膜后有落空感,拔出针芯,将有多个侧孔的细塑料管经针管送入腹腔深处,即可进行抽吸。穿刺抽取液体后,首先观察其性状(血液、胃肠内容物、胆汁、尿液等),判断可能损伤的脏器类别,肉眼观察不能确定时,应送实验室检查。胰腺或十二指肠损伤时,穿刺液中淀粉酶升高。若抽出不凝固血液,提示可能为实质性脏器或血管破裂所致的内出血,原因是腹膜的脱纤维作用使血液不凝固;若抽出的血液迅速凝固,多系穿刺针误刺入血管或血肿所致。穿刺阴性时并不能完全排除内脏损伤的可能,可能是穿刺针被大网膜堵塞或腹腔内液体并未流到穿刺部位导致抽不出液体。应继续严密观察,必要时重复穿刺或改行腹腔灌洗。

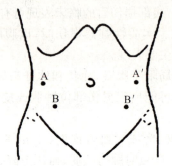

图 6-4　诊断性腹腔穿刺术进针点

(2)诊断性腹腔灌洗术(图 6-5):在腹中线上取穿刺点,穿刺方法与诊断性腹腔穿刺术相同。将有多个侧孔的细塑料管经针管送入腹腔深处后,在管的尾端连接一个装有 500~1000ml 无菌生理盐水的输液瓶,倒挂输液瓶,使生理盐水缓慢流入腹腔。当液体完全流入或患者感觉腹胀时,将输液瓶放正并置于床面以下,利用虹吸作用使腹腔内灌注液体回流输液瓶内。取瓶中收集液体进行肉眼或显微镜下检查,必要时涂片、培养或测定淀粉酶含量。此方法对腹腔内少量出血者比诊断性穿刺术更为可靠,有利下早期诊断并提高诊断率。检查结果符合以下任何一项,即属于阳性:①灌洗液含有肉眼可见的血液、胆汁、胃肠内容物或证明是尿液。②显微镜下红细胞计数超过 100×10^9/L 或白细胞计数超过 0.5×10^9/L。③淀粉酶超过 100 索氏(Somogyi)单位。④灌洗液涂片发现细菌。

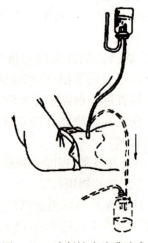

图 6-5　诊断性腹腔灌洗术

6.腹腔镜检查　其他检查方法均无法确诊有无内脏损伤时,可考虑行腹腔镜检查以明确诊断。在腹腔镜下可清楚地观察到有无内脏器官的损伤及损伤程度,同时在腹腔镜直视下治疗。

(四)处理原则

1.现场急救　以挽救生命为首要目标。先处理危及生命的因素,如心搏骤停、窒息、张力性气胸及大出血等。若腹部有开放性伤口,应采取措施及时止血,可就地取材(干净的纱布、布巾等)对伤口进行初步包扎并固定后迅速转运。对内脏脱出的处理切忌强行将其回纳腹腔,以免加重腹腔污染,应用洁净器皿覆盖脱出物或用干净纱布经温水浸湿后覆盖保护(图6－6),适当处理后送医院抢救。

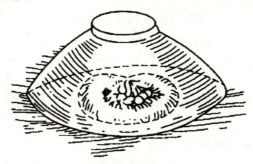

图6－6　消毒器皿保护脱出的肠管

2.非手术治疗

(1)适应证:①不能确定有无内脏器官损伤者:非手术治疗期间,应严密观察血压、心率、呼吸、尿量、血流动力学及病情的变化,用来分析病情,尽早明确诊断,确定合适的治疗方式。②诊断明确,已确定为轻度实质性脏器损伤,未发现其他脏器的合并伤,且生命体征稳定。

(2)处理方式:①输血、输液、扩充血容量,维持有效循环,防止休克。②联合应用广谱抗菌药物,预防或治疗可能存在的腹腔内感染。③未明确诊断病情前应禁食,对怀疑有空腔脏器破裂或明显腹胀者应行胃肠减压,实施静脉营养。④对于腹痛剧烈的患者,病情明确者可酌情使用镇痛剂减轻症状,病情不明确者应禁用镇痛剂,避免掩盖病情造成严重后果。非手术治疗期间,积极完善手术前的准备工作。

3.手术治疗　已确诊为腹内脏器破裂者应及时手术治疗;此外,对非手术治疗者在观察期间出现以下情况中的任何一种,应立即终止观察,行剖腹探查术:

(1)全身情况有恶化趋势,出现口渴、烦躁、脉率增快或体温及白细胞计数增加或红细胞计数进行性下降者;

(2)腹痛和腹膜刺激征有进行性加重或范围扩大者;

(3)肠鸣音逐渐减弱、消失或腹部逐渐膨隆;

(4)膈下有游离气体,肝浊音界缩小或消失,或出现移动性浊音;

(5)积极抗休克治疗情况不见好转或继续恶化者;

(6)消化道出血者;

(7)腹腔穿刺抽出气体、不凝血、胆汁、胃肠内容物等;

(8)直肠指检有明显触痛。

剖腹探查术是治疗腹腔内脏器损伤的关键,手术原则包括全面探查腹腔脏器、修补或切除病灶、充分引流积液等。

（五）护理评估

1.目前身体状况

（1）症状、体征：评估患者受伤后有无大出血、腹膜炎等表现，有无其他部位合并伤。

（2）辅助检查：实验室检查、B超、X线、CT、MRI、腹腔镜等。

2.与疾病相关的健康史　评估受伤的时间、地点、致伤源、致伤条件、伤情变化、救治措施等。若伤者神志不清，可询问现场目击者及护送入员。了解伤者既往健康状况。

3.心理社会状况　伤者多表现为紧张和恐惧，对病情、治疗费用及预后效果的担忧。

（六）主要护理诊断/合作性问题

1.疼痛　与腹部损伤有关。

2.（有）体液不足（的危险）　与损伤导致腹腔内出血、腹膜炎有关。

3.体温过高　与损伤导致腹腔内继发感染有关。

4.潜在并发症　失血性休克、腹腔脓肿、切口感染等。

（七）护理措施

1.急救护理　处理危及生命的情况，应妥善处理伤口及脏器脱出。

2.病情观察　观察内容包括：

（1）每15～30分钟测量伤者脉搏、呼吸、血压一次。

（2）腹部体征每隔30分钟检查一次，注意腹膜刺激征、肝浊音界及移动性浊音的变化情况。

（3）对疑有腹腔内出血者，每30～60分钟测一次红细胞、血红蛋白和血细胞比容。动态观察判断腹腔内有无活动性出血。同时通过动态观测白细胞计数和分类，了解判断腹腔内感染情况。

（4）必要时可反复做B超、诊断性腹腔穿刺术或腹腔灌洗术以及血管造影等检查。密切关注有无腹内脏器损伤迹象，一旦发现，应立即通知医师，并做好紧急手术的术前准备。

3.休息与体位　不要随意搬动患者，以免加重病情，即使是大小便，也不能离床；待病情稳定以后，可改为半卧位。

4.禁食和禁灌肠　以避免肠内容物进一步溢出，导致腹腔感染或加重病情。禁食期间应补充足量的液体，防治水、电解质及酸碱平衡失调。胃肠功能恢复后，可开始进流质饮食。

5.防治感染　腹部损伤后应使用广谱抗生素预防和治疗腹腔感染。

6.镇静、止痛　禁用镇痛剂（诊断明确者除外），以免掩盖病情，延误诊断和治疗。

7.心理护理　腹部损伤患者一般都存在不同程度的焦虑与恐惧心理，因此，应加强心理护理。要关心患者，做好相关知识的解释和宣传教育工作，使患者解除焦虑与恐惧心理，增强战胜伤病的信心，积极地配合治疗和护理工作。

8.术前护理　一旦决定手术，应尽快完成术前准备。除常规准备外，应做好交叉配血，并保证充足的配血量。对休克患者应及时补充足够的血容量，术前应留置胃肠减压和导尿管。

9.术后护理　原则上按急性腹膜炎术后护理施行。

二、常见的内脏器官损伤

（一）脾破裂

脾是腹部最容易受损的器官，脾破裂（splenic rupture）在闭合性损伤中占20%～40%，开放性损伤中约占 10%。有慢性病理改变(如血吸虫感染、疟疾、黑热病、传染性单核细胞增多症、淋巴瘤等)的脾更易破裂。

按病理解剖可分为中央型破裂、被膜下破裂和真性破裂三种类型。临床所见脾破裂，约 85% 是真性破裂。破裂部位较多见于脾上极及膈面，有时在裂口对应部位有下位肋骨骨折存在。破裂如发生在脏面，尤其是邻近脾门者，有撕裂脾蒂的可能。

主要表现为腹腔内出血和出血性休克。前两种因被膜完整，出血量受到限制，故临床上并无明显内出血征象而不易被发现。如未被发现，可形成血肿而最终被吸收。但有些血肿(特别是被膜下血肿)在某些微弱外力的影响下，可以突然转变为真性破裂，导致诊治中措手不及的局面。此种情况常发生在伤后 1～2 周，应予警惕。少数中央型血肿可因并发感染而形成脓肿。B超或CT可显示脾被膜不连续以及左上腹的血肿和积血，诊断即可确立。

治疗原则是"抢救生命第一、保脾第二"。除轻微的脾撕裂伤或小范围的脾包膜下血肿可采取非手术疗法，其他类型的脾损伤需要紧急手术，在不影响生命安全的前提下尽量保留脾。

(二)肝破裂

肝破裂(liver rupture)在各种腹部损伤中占 15%～20%，右肝破裂较左肝破裂多。除左、右位置的差别外，肝破裂无论在致伤因素、病理类型和临床表现方面都和脾破裂极为相似，但因肝破裂后可能有胆汁溢入腹腔，故腹痛和腹膜刺激征常较脾破裂者更为明显。单纯性肝破裂死亡率约为 9%，合并多个脏器损伤和复杂性肝破裂的死亡率高达 50%。肝破裂后，血液有时可通过胆管进入十二指肠而出现黑便或呕血，诊断中应予注意。肝被膜下破裂有可能转变为真性破裂，中央型肝破裂则更易发展为原发性肝脓肿。B超和CT可发现肝的裂伤和周围血块及腹腔积液的量，腹腔穿刺可抽到不凝固血液。

治疗以手术治疗为主。原则是彻底清创、确切止血、消除胆汁溢漏和建立通畅引流。对粉碎性肝破裂或严重肝挫裂伤者，可将损伤肝组织做整块切除或肝叶切除术，应尽量保留健康的肝组织。

(三)小肠破裂

小肠损伤占腹部闭合性损伤的 5%～15%。小肠破裂(rupture of small intestine)后可在早期即产生明显的腹膜炎，故诊断一般并不困难。小肠破裂后，只有少数患者有气腹；如无气腹表现，并不能排除小肠破裂的诊断。一部分患者的小肠裂口不大，或穿破后被食物渣、纤维蛋白甚至突出的黏膜所堵塞，可能无弥漫性腹膜炎的表现，诊断时应予注意。诊断一旦确定，应立即手术治疗，手术方式以简单修补为主。

(四)结肠破裂

结肠损伤发病率较小肠损伤为低。结肠内容物液体成分少而细菌含量多，故腹膜炎出现较晚，后果严重。一部分结肠位于腹膜后，受伤后容易漏诊，常常导致严重的腹膜后感染。

由于结肠壁薄、血液供应差、含菌量大，故结肠破裂(rupture of colon)的治疗不同于小肠破裂。除少数裂口小、腹腔污染轻、全身情况良好的患者可以考虑一期修补或一期切除吻合(限于右半结肠)外，大部分患者先采用肠造口术或肠外置术处理，待 3～4 个月后患者情况好转时，再行关闭瘘口。

(五)直肠损伤

直肠上段在盆底腹膜反折之上，下段在反折之下。上述不同部位直肠破裂的临床表现和处理是不同的。如损伤在腹膜反折之上，其临床表现与结肠破裂基本相同。治疗方面应剖腹进行修补,若全身和局部情况好,可以不做近端造口;如属于毁损性严重损伤,可切除后端端吻合;腹腔、盆腔污染严重者,都应加做乙状结肠转流性造口。如损伤发生在腹膜反折之下,则将引起严重的直肠周围感染,并不表现为腹膜炎,容易延误诊断。治疗方面应充分引流直肠周围间隙以防感染扩散,对于此类患者,也应施行乙状结肠造口术,使粪便改道直至伤口愈合。

(周静)

第四节　腹外疝的护理

一、概述

人体内组织或器官由其正常解剖部位,通过先天或后天形成的薄弱点、缺损或孔隙进入另一部位,称为疝(hernia)。多发于腹部,又以腹外疝(abdominal outer hernia)为多见。腹外疝是指腹内脏器或组织经腹壁缺损或薄弱处,向体表突出形成。腹内疝是指内脏组织或器官进入腹腔内的间隙而形成,如网膜孔疝。腹外疝是外科最常见的疾病之一。其中以腹股沟疝发生率最高,占90%以上,股疝次之,占5%左右。较常见的腹外疝还有切口疝、脐疝和白线疝等。

(一)病因

1.腹壁强度降低　是腹外疝的基本发病因素。

(1)先天性因素:由腹壁解剖因素或缺陷所致。某些组织穿过腹壁的部位,如精索或子宫圆韧带穿过腹股沟管、股动静脉穿过股管、脐血管穿过脐环、腹白线发育不全、腹膜鞘状突未闭等。

(2)后天性因素:如腹部外伤、感染、手术切口愈合不良、腹壁神经损伤或年老体弱等因素所致的腹壁薄弱。

2.腹内压增高　是腹外疝的主要诱因,慢性咳嗽、便秘、排尿困难(如包茎、前列腺增生)、腹水、妊娠、举重、婴儿啼哭等均可使腹内压增高。

(二)病理解剖

典型的腹外疝由疝环、疝囊、疝内容物及疝外被盖四部分组成(图6－7)。

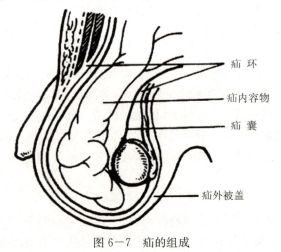

疝 环
疝内容物
疝 囊
疝外被盖

图6－7　疝的组成

1.疝环 又称疝门,是疝突向体表的门户,即腹壁缺损或薄弱处。疝的命名也以疝环所处的位置为依据,如腹股沟疝、股疝、脐疝、切口疝等。

2.疝囊 为壁腹膜向外突出部,可分颈部、体部、底部三部分,其中疝囊颈是比较狭窄的部分,位置与疝门相当。

3.疝内容物 主要是小肠,其次是大网膜,较少见的有盲肠、阑尾、乙状结肠、横结肠、膀胱、Meckel憩室(Littre疝)、卵巢、输卵管等。

4.疝外被盖 指疝囊外的各层组织,通常由筋膜、皮下组织和皮肤组成,可因疝的部位不同而有所增减。

(三)临床类型

1.易复性疝 指疝内容物很容易回纳入腹腔者。

2.难复性疝 指疝内容物不能回纳或不能完全回纳入腹腔,局部包块不能完全消失但并不引起严重症状者。不能回纳的原因有:

(1)病程长,疝内容物反复突出,使疝囊颈受摩擦而损伤,发生粘连,这种疝的内容物多是大网膜;

(2)腹壁缺损大,疝内容物过多,腹壁已完全丧失抵挡内容物的作用,常常难以回纳;

(3)有些病程较长的疝,因脏器不断下降进入疝囊时产生的下坠力量将疝囊颈上方的腹膜逐渐推向疝囊,进而使与这些腹膜相连的脏器,如盲肠(包括阑尾)、乙状结肠、膀胱等器官下移成为疝囊壁的一部分,这种疝称为滑动疝,也属于难复性疝。

3.嵌顿性疝 疝环较小而腹内压突然增高,疝内容物强行挤过狭小的疝环进入疝囊,随后因囊颈的弹性收缩,又将内容物卡住不能回纳腹腔。如嵌顿的疝内容物为肠管时,肠壁及其系膜可在疝门处受压,先使静脉回流受阻,导致肠壁淤血和水肿,疝囊内的肠壁及其系膜逐渐增厚,颜色由正常的淡红逐渐转为深红,囊内可有淡黄色的渗液集聚,肠管受压加重,更难回纳,此时肠系膜内动脉的搏动尚能摸到,肠管的血液供应存在,嵌顿如能及时解除,病变肠管可恢复正常。

4.绞窄性疝 指嵌顿性疝又伴发血循环障碍者。如嵌顿不能及时解除,肠管及其系膜受压情况不断加重,使动脉血供不断减少最终停止,成为绞窄性疝。此时肠系膜动脉搏动消失,肠壁逐渐失去其光泽、弹性和蠕动能力,变黑坏死,疝囊内渗液也变成暗血性渗液,如继发感染则为脓性。感染严重时,疝外被盖组织则发生蜂窝织炎,甚至引起疝囊破溃或误被切开引流而发生粪瘘(肠瘘)等严重的并发症。嵌顿和绞窄是同一病理过程中的两个不同阶段,临床上很难截然分开,绞窄是在嵌顿的基础上进一步的发展,因此必须动态观察,及时做出判断和治疗。

二、腹股沟疝

腹股沟疝(inguinal henia)是指发生在腹股沟区的腹外疝,根据疝囊颈与腹壁下动脉的解剖关系,可分为腹股沟斜成(indirect inguinal hernia)和腹股沟直疝(direct inguinal hernia)两种。腹股沟斜疝是指疝囊经过腹壁下动脉外侧的腹股沟管内环突出,向内、向下、向前斜行经过腹股沟管,再穿出腹股沟管皮下环,并可进入阴囊。腹股沟直疝是指疝囊经腹壁下动脉内侧的直疝三角区由后向前突出,不经过内环,也不进入阴囊。腹股沟疝中以腹股沟斜疝最常见,占85%～95%,以男性多见,男女之比约为15:1。斜疝多见于婴儿和中年男子,直疝常见于年老体弱者。

（一）发病机制

1. 腹股沟斜疝

（1）先天性因素：胚胎早期，睾丸位于腹膜后第2～3腰椎旁，以后逐渐下降，在腹股沟管深环处带动腹膜、腹横筋膜等随之下移，腹膜形成一鞘状突。鞘状突在婴儿出生后不久自行萎缩闭锁而遗留一纤维索带。如鞘状突不闭或闭锁不全，则与腹腔相通，就可形成先天性斜疝，而未闭的鞘状突就成为先天性斜疝的疝囊。闭锁不全的鞘状突有时只是一条非常细小的管道，在临床上并不表现为疝，仅形成交通性睾丸鞘膜积液。因右侧睾丸下降较迟，鞘突闭锁较晚，因此，右侧腹股沟斜疝较左侧多见。

（2）后天性因素：因腹股沟管内环处存在解剖上的缺陷，如精索的通过以及腹内斜肌和腹横肌薄弱，而造成局部腹壁强度减弱所致，再加上腹内压增高因素可使内环处腹膜向外突出形成疝囊，腹内脏器随之突出形成后天性斜疝。

2. 腹股沟直疝　老年人因腹壁肌肉薄弱萎缩，长期咳嗽、排尿困难或经常性便秘等原因，使腹内压经常增高，致使腹内脏器由直疝三角向外突出，形成直疝。

（二）临床表现

1. 腹股沟斜疝

（1）易复性斜疝：腹股沟区可出现肿块，在患者站立、行走、咳嗽或婴儿啼哭时因腹内压增高而出现，一般均可回纳，开始肿块较小，以后逐渐增大，并经腹股沟管进入阴囊或大阴唇。肿块呈梨形，平卧时肿块可自行消失或用手将包块向外上方轻轻推挤而回纳消失，疝内容物为小肠时常听到"咕噜"声。疝块回纳后，用示指尖伸入外环，可感外环口松弛扩大，嘱患者咳嗽，指尖有冲击感。用拇指紧压内环口位置，让患者站立并咳嗽，肿块不再出现；将手指松开，则肿块又可出现。除局部有胀痛感外一般无症状。

（2）难复性斜疝：疝块不能完全回纳。滑动性斜疝除了不能完全回纳外，还有消化道症状，如便秘、消化不良等。

（3）嵌顿性斜疝：常发生在强力劳动或排便等腹内压骤增时。表现为疝块突然增大并伴有明显疼痛，平卧或用手推送肿块不能回纳，肿块紧张发硬，有明显触痛，局部皮肤有时有红肿表现。如嵌顿的是大网膜，局部疼痛较轻；如嵌顿的是肠袢，则疼痛明显，伴有阵发性腹部绞痛、恶心、呕吐、肛门停止排便排气、腹胀等机械性肠梗阻的表现。如不及时处理，将发展成为绞窄性疝。

（4）绞窄性斜疝：临床症状多较严重。绞窄时间较长者，因疝内容物发生坏死感染，侵及周围组织，引起疝外被盖组织的急性炎症，可有脓毒症表现。

2. 腹股沟直疝　多见于年老体弱者。当患者站立或腹内压增高时，腹股沟内侧、耻骨结节上外方出现一半球形肿块。不伴疼痛和其他症状。疝块容易还纳，极少发生嵌顿，还纳后指压内环，不能阻止疝块出现。疝内容物不降入阴囊。

腹股沟斜疝与腹股沟直疝的临床表现及鉴别见表6—1。

表6-1 腹股沟斜疝和直疝的鉴别

项目	斜疝	直疝
发病年龄	多见于儿童及青壮年	多见于老年人
突出途径	斜疝经腹股沟管突出,可进入阴囊	由直疝三角突出,一般不进入阴囊
疝块外形	椭圆形或梨形,上部呈蒂柄状	半球形,基底较宽
回纳疝块后压住内环	疝块不再突出	疝块仍可突出
精索与疝囊的关系	精索在疝囊后	精索在疝囊前外方
疝囊颈与腹壁下动脉的关系	疝囊颈在腹壁下动脉侧	疝囊颈在腹壁下动脉内侧
嵌顿机会	较多	极少

(三)处理原则

1.非手术治疗

(1)婴儿腹肌可随躯体生长逐渐强壮,疝有自愈的可能。故1岁以下婴儿暂不手术。可用棉线束带或绷带压住腹股沟管内环。

(2)对于年老体弱或伴其他严重疾病而禁忌手术者,可使用医用疝带。白天回纳疝内容物后,将医用疝带一端的软垫对着疝环顶住,阻止疝块突出。但长期使用疝带可使疝囊颈经常受到摩擦变得肥厚坚韧而增高疝嵌顿的发病率,并有促使疝囊与疝内容物粘连的可能。

2.手术治疗

(1)疝囊高位结扎术:显露疝囊颈,予以高位结扎或贯穿缝合疝囊颈,然后切去疝囊。

(2)疝修补术:成人在疝囊高位结扎后,还需加强或修补薄弱的腹壁缺损区。常用手术方法有传统疝修补术、无张力疝修补术和经腹腔镜疝修补术等。

1)传统疝修补术:修补腹股沟管前壁以Ferguson法最常用;修补腹股沟管后壁常用的方法有Bassini法、Halsted法、McVay法、Shouldice法等。

2)无张力疝修补术:利用人工高分子材料网片进行修补。此方法术后疼痛轻、恢复快、复发率低,但有潜在排异和感染的危险,对局部条件差的患者要慎用。

3)经腹腔镜疝修补术:属微创手术范畴,具有创伤小、痛苦少、恢复快、美观等优点,但对技术设备要求高、费用高。

3.嵌顿性疝和绞窄性疝的处理 原则上应立即手术。但对早期嵌顿性疝,嵌顿时间在3～4小时内,局部压痛不明显,无腹膜刺激征表现者,可试行手法复位;年老体弱或伴有其他严重疾病的患者,如果估计肠袢尚未发生绞窄时,亦可试行手法复位。方法是让患者取头低足高位,注射吗啡或哌替啶,使腹肌松弛,用手持续缓慢地挤压疝块,将疝内容物还纳回腹腔。注意手法轻柔,切忌粗暴,防止肠管损伤。复位后应严密观察腹部情况。如有腹膜炎或肠梗阻表现,应立即手术探查。绞窄性疝原则上应紧急手术治疗,解除肠梗阻,以防疝内容物坏死。

(四)护理评估

1.目前身体状况 注意疝块的大小、质地、有无压痛、能否回纳;有无肠梗阻和肠绞窄表现;注意辨别疝的类型。

2.与疾病相关的健康史 了解患者是否存在腹壁肌肉或先天性缺损,有无腹部手术史(包括手术方式及术后恢复状况);是否存在慢性咳嗽、慢性便秘、排尿困难、腹水、妊娠、肥胖等使腹压增高的因素;注意患者既往健康状况,有无合并重要脏器疾病;注意既往治疗过程。

3.心理社会状况　由于肿块突出，尤其是对婴幼儿腹股沟疝，患者及家属会产生担心、焦虑、惊慌情绪。还应评估患者对腹内压增高相关知识的了解程度。

（五）主要护理诊断/合作性问题

1.疼痛　与疝块突出、嵌顿或绞窄有关。

2.（有）体液不足（的危险）　与腹外疝嵌顿引起肠梗阻有关。

3.潜在并发症　肠绞窄坏死、阴囊血肿、切口感染、复发等。

（六）护理措施

1.非手术治疗护理及术前护理

（1）消除腹内压增高的因素：对咳嗽、便秘、排尿困难的患者必须积极治疗，症状控制后再行手术。注意多饮水，进食富含膳食纤维的食物，保持大便通畅。

（2）避免疝块脱出：疝块较大者，应卧床休息，减少活动，离床活动时使用疝带，避免疝内容物脱出造成嵌顿。注意疝带压迫部位及效果。

（3）病情观察：若出现腹痛明显，呈持续性，且伴有疝块突然增大、发硬、触痛明显、不能回纳腹腔时，应高度警惕嵌顿性疝发生的可能，需紧急处理。

（4）术前准备

1）备皮：术前嘱患者沐浴。按规定范围备皮，对会阴部、阴囊部备皮，既要剃尽阴毛，又要防止皮肤破损。术日晨检查皮肤准备情况，如有皮肤破损或感染，应暂停手术。

2）灌肠：术前晚灌肠，清洁肠道，防止术后腹胀和便秘。

3）排空膀胱：进手术室前，嘱患者排尿，以防术中误伤膀胱，必要时留置导尿管。

4）急症手术前准备：腹外疝发生嵌顿或绞窄时需紧急手术，除术前常规准备外，应给予禁食、胃肠减压、纠正水电解质紊乱及酸碱平衡失调、抗感染等，必要时备血。

2.术后护理

（1）体位与活动：宜取平卧位，膝下垫一软枕，髋关节、膝关节略屈曲，以松弛腹股沟切口的张力，减轻患者切口疼痛感。卧床时间长短，依据疝的部位、大小、腹壁缺损程度及手术方式而定。一般疝修补术后3～5日下床活动。采用无张力疝修补术的患者可早期下床活动，但对年老体弱、复发性疝、绞窄性疝、巨大疝患者，卧床时间应适当延长。

（2）饮食：术后6～12小时麻醉反应消失，若无恶心、呕吐等不适，可进流食，次日进软食或普食。行肠切除、肠吻合术的患者，待肠蠕动恢复后，逐步恢复饮食。

（3）防止腹内压增高：嘱患者尽量避免咳嗽及用力排便，既不利于切口愈合，也易导致术后疝复发。术后患者注意保暖，防止受凉而引起咳嗽；保持大小便通畅，便秘者给予药物通便。

（4）预防阴囊血肿：注意观察切口、阴囊部有无出血和血肿。可在腹股沟手术区放置0.5kg沙袋压迫12～24小时，以减少渗血，并用丁字带将阴囊托起。

（5）预防切口感染：切口感染是导致疝复发的重要原因。注意保持切口敷料干燥、清洁，避免大小便污染，尤其是婴幼儿更应加强护理，必要时在切口上覆盖伤口贴膜。注意观察患者切口有无红肿、疼痛，一旦发现切口感染应尽早处理。

3.健康教育

（1）注意休息，术后3～4个月内不宜参加重体力劳动或剧烈运动。

（2）继续避免增加腹腔压力的各种因素，如慢性咳嗽、便秘等，防止疝复发。保持大便通畅,多饮水,多食高纤维食物,养成定时排便的习惯。

(3)积极预防和治疗相关疾病,如肺部疾患、前列腺增生等。

(4)若出现疝复发,应及早治疗。

(周静)

第五节　急性阑尾炎的护理

急性阑尾炎(acute appendicitis)是临床最常见的急腹症。有5%~10%的人在一生中罹患此病,以20~30岁的青壮年发病率最高,且男性发病率高于女性。

一、病因

1.阑尾管腔阻塞　是急性阑尾炎最常见的病因。由于阑尾管腔细、开口狭小、系膜短易使阑尾卷曲,这些都是造成阑尾管腔易于阻塞的因素。阑尾管腔阻塞的最常见原因是淋巴滤泡的明显增生,约占60%,多见于年轻人。粪石也是阻塞的原因之一,约占35%。异物、炎性狭窄、食物残渣、蛔虫、肿瘤等则是较少见的病因。阑尾管腔阻塞后阑尾黏膜仍继续分泌黏液,腔内压力上升,导致血运障碍,使阑尾炎症加剧。

2.细菌侵入　致病菌通常为肠道内的各种革兰阴性杆菌或厌氧菌。当阑尾发生梗阻及炎症后,黏膜溃疡,上皮损害,腔内细菌繁殖生长,侵入阑尾肌层引起急性炎症。此外,细菌还可经血液循环或周围组织侵入阑尾。

二、病理

1.病理类型　根据急性阑尾炎的临床过程和病理解剖学变化,可分为四种病理类型。

(1)急性单纯性阑尾炎:属轻型阑尾炎或病变早期。病变多只限于黏膜和黏膜下层。阑尾外观轻度肿胀,浆膜充血并失去正常光泽,表面有少量纤维素性渗出物。镜下,阑尾各层均有水肿和中性粒细胞浸润,黏膜表面有小溃疡和出血点。临床症状和体征均较轻。

(2)急性化脓性阑尾炎:亦称蜂窝织炎性阑尾炎,常由单纯性阑尾炎发展而来。阑尾肿胀明显,浆膜高度充血,有脓性渗出物附着。阑尾与周围组织已有粘连,有时整个阑尾可完全被包裹在大网膜内。镜下,阑尾黏膜的溃疡面加大并深达肌层和浆膜层,管壁各层有小脓肿形成,腔内亦有积脓。阑尾周围的腹腔内有稀薄脓液,形成局限性腹膜炎。临床症状和体征较重。

(3)坏疽性及穿孔性阑尾炎:是一种重型阑尾炎。阑尾管壁坏死或部分坏死,呈暗紫色或黑色。阑尾腔内积脓,压力升高,阑尾壁血液循环障碍,严重者可发生穿孔。穿孔部位多在阑尾根部和尖端。穿孔后脓液进入腹腔,如未能被大网膜包裹,感染继续扩散则可引起急性弥漫性腹膜炎。

(4)阑尾周围脓肿:急性阑尾炎化脓或穿孔,大网膜可移至右下腹部,将发炎的阑尾包裹并形成粘连,出现炎性肿块或形成阑尾周围脓肿。

2.转归

(1)炎症消退:一部分单纯性阑尾炎经及时药物治疗后炎症消退。大部分将转为慢性阑尾炎,易复发。

(2)炎症局限化：急性化脓性、坏疽性或穿孔性阑尾炎发生后，阑尾被大网膜及周围组织粘连包裹，形成炎性包块或局限性脓肿。

(3)炎症扩散：阑尾炎症重、发展快，未予及时手术切除，又未能被大网膜包裹局限，炎症扩散，发展为弥漫性腹膜炎、化脓性门静脉炎、感染性休克等。

三、临床表现

1.症状

(1)腹痛：典型的腹痛发作始于上腹，逐渐移向脐部，数小时（6～8小时）后转移并局限在右下腹。阑尾的神经由交感神经纤维经腹腔丛和内脏小神经传入，因其传入的脊髓节段在第10、11胸节，所以急性阑尾炎发病开始时，常表现为该脊神经所分布的脐周牵涉痛。早期的上腹及脐周疼痛是内脏痛，定位不准确。右下腹疼痛是由阑尾周围组织炎症引起的，属壁腹膜受累，受体神经支配，定位准确。70%～80%的患者有转移性右下腹痛，是急性阑尾炎的典型特征，此过程的时间长短取决于病变发展的程度和阑尾位置。部分病例发病开始即出现右下腹痛。不同类型的阑尾炎其腹痛也有差异，如单纯性阑尾炎表现为轻度隐痛；化脓性阑尾炎呈阵发性胀痛和剧痛；坏疽性阑尾炎呈持续性剧烈腹痛；穿孔性阑尾炎因阑尾腔压力骤减，腹痛可暂时减轻，但出现腹膜炎后，腹痛又会持续加剧。

由于阑尾基底部与盲肠关系恒定，故阑尾的位置随盲肠位置的变异而改变。阑尾位置一般在右下腹，但可高到肝下方，低至盆腔内，甚至越过前正中线至左侧。阑尾尖端游离，也有不同的指向。不同位置及不同指向的阑尾炎，其腹痛部位也有区别，如盲肠后位阑尾炎疼痛在右侧腰部，盆位阑尾炎腹痛在耻骨上区，肝下区阑尾炎可引起右上腹痛，极少数左下腹部阑尾炎呈左下腹痛（图6-8）。

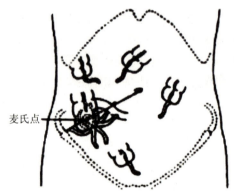

麦氏点

图6-8 阑尾不同的位置及指向

(2)胃肠道症状：发病早期可出现畏食、恶心、呕吐，有的病例可能发生腹泻。盆腔位阑尾炎，炎症刺激直肠和膀胱，引起排便、里急后重、黏液便等直肠刺激症状。弥漫性腹膜炎时可致麻痹性肠梗阻，腹胀、排气排便减少。

(3)全身症状：早期有乏力、头痛等，炎症重时出现中毒症状，心率增快，发热，达38℃左右。阑尾穿孔时体温会更高，达39～40℃。如发生门静脉炎，可出现寒战、高热和轻度黄疸。

2.体征

(1)右下腹压痛：是急性阑尾炎常见的重要体征。压痛点通常位于麦氏点，即右髂前上棘至脐连线的中外1/3交界处。压痛点可随阑尾位置的变异而改变，但始终会在一个固定的位置上。病变早期,腹痛尚未转移至右下腹时,压痛已固定于右下腹。阑尾位置大多较深,阑尾炎早期,深触诊时才出现疼痛,患者可用手指尖准确地指出疼痛的部位,咳嗽时可引起疼痛。当炎症侵及阑尾浆膜面而与前腹壁接触时,轻触时即出现疼痛。阑尾坏死穿孔后,右下腹压痛更明显,范围也扩大。

(2)腹膜刺激征:有腹肌紧张、反跳痛、肠鸣音减弱或消失,是壁腹膜受炎症刺激出现的防御性反应,提示阑尾炎已到化脓、坏疽或穿孔阶段。但应当注意的是,老人、小儿、孕妇、肥胖、虚弱患者及盲肠后位阑尾炎患者,此征象可不明显。

(3)右下腹包块:如体检发现右下腹饱满,扪及一压痛性包块,边界不清、固定,应考虑阑尾周围脓肿。

(1)结肠充气试验(Rovsing 征):患者仰卧位,检查者先用一手压住左下腹部降结肠区,再用另一手反复压迫近侧结肠部,结肠内积气可传至盲肠和阑尾部位,引起右下腹疼痛者为阳性。提示炎症在阑尾基底部。

(5)腰大肌试验(Psoas 征):患者左侧卧位,右腿伸直或过度后伸,若发炎的阑尾位于盲肠后位,则腰大肌受刺激,患者将会感到疼痛。提示发炎的阑尾位于腰大肌前方、盲肠后位或腹膜后位。

(6)闭孔内肌试验(Obturator 征):患者仰卧位,右髋及右膝屈曲 90°,将右股骨内旋,引起右下腹疼痛为阳性。提示发炎的阑尾靠近闭孔内肌。

(7)直肠指检:盆位阑尾炎症时,可在直肠右前壁有触痛。当阑尾穿孔时,直肠前壁压痛广泛。当形成阑尾周围脓肿时,有时可触及痛性肿块。提示发炎的阑尾位于盆腔或阑尾炎症已波及盆腔。

四、辅助检查

1.实验室检查　多数急性阑尾炎患者的白细胞计数增多,一般在$(10\sim20)\times10^9/L$,中性粒细胞比例上升,达 75％以上。尿常规检查一般无阳性表现,如尿中出现少量的白细胞和红细胞,说明炎性阑尾靠近输尿管或膀胱。

2.影像学检查　腹平片可见盲肠扩张和液气平面,偶尔可见钙化的粪石和异物影。B 超检查有时可发现肿大的阑尾或脓肿。CT 扫描可获得与 B 超相似的效果,尤其有助于阑尾周围脓肿的诊断。这些特殊检查在急性阑尾炎的诊断中不是必需的,当诊断不肯定时可选择应用。在有条件的单位,腹腔镜也可用于诊断急性阑尾炎并同时做阑尾切除术。

五、处理原则

急性阑尾炎一经诊断,若无特殊的禁忌证,应及早手术切除阑尾。对于早期单纯性阑尾炎或有严重器质性疾病、感染已局限而形成炎性包块且病情有进一步好转、诊断不明确需进一步观察且病情较轻者,应采取非手术治疗。

1.非手术治疗　主要是用抗生素控制感染并密切观察病情变化。根据病情适当控制饮食、休息及输液等全身支持疗法。一般在 24～48 小时内,炎症可逐渐消退,如治疗效果不明显或病情加重,应及时改行手术治疗。

2.手术治疗

(1)急性单纯性阑尾炎:行开腹阑尾切除术或腹腔镜下阑尾切除术。

（2）急性化脓性或坏疽性阑尾炎：行阑尾切除术。如腹腔内已有脓液，可清除脓液后关闭腹膜，留置引流管。

（3）阑尾周围脓肿：如无局限趋势，行切开引流术。不要强求做阑尾切除术，可给予抗菌药物，并加强全身支持治疗，以促进脓液吸收、脓肿消退，待伤口愈合 3 个月后，再行阑尾切除术。

六、护理评估

1. 目前身体状况

（1）症状、体征：观察腹痛的部位、性质、程度，有无转移性右下腹痛的典型特征；有无畏食、恶心、呕吐等胃肠道症状；有无乏力、头痛、心率增快、发热等全身症状。通过专科查体明确患者压痛部位、有无腹膜刺激征、右下腹包块及炎症阑尾的位置。

（2）辅助检查：注意患者白细胞计数是否增多，必要时进行腹平片、B超、CT等影像学检查以明确诊断。

2. 与疾病相关的健康史　急性阑尾炎的发生与胃肠道功能紊乱有一定关系。暴饮暴食、生活不规律、过度疲劳、饱餐后剧烈运动等均可诱发阑尾炎的发生。

3. 心理社会状况　急性阑尾炎好发于青壮年，患者既往多体健，疾病突发，疼痛又逐渐加剧，患者及家属常可产生紧张、焦虑心理，迫切希望尽早明确诊断并解除疼痛。部分患者因对疾病相关知识不了解，而将阑尾炎引起的上腹痛或脐周痛当做"胃痛"，或将胃肠道症状当做"肠胃炎"治疗，从而延误病情。

七、主要护理诊断/合作性问题

1. 疼痛　与阑尾炎症或手术创伤有关。

2. 体温过高　与阑尾炎症有关。

3. 潜在并发症　出血、切口感染、粘连性肠梗阻、腹膜感染或脓肿、粪瘘、阑尾残株炎等。

八、护理措施

1. 非手术治疗护理及术前护理

（1）心理护理：讲解手术的必要性、术前准备、术后注意事项的相关知识，减轻患者紧张、焦虑，使患者和家属积极配合治疗及护理。

（2）体位：卧床休息，取半卧位。

（3）饮食：病情轻者可进流食，重者应禁食补液，维持能量及水电解质需要，以减少肠蠕动，利于炎症局限。

（4）抗感染：应用抗菌药控制感染。忌灌肠，以免引起阑尾穿孔。

（5）解痉止痛：适当应用解痉剂以缓解症状，但禁用吗啡或哌替啶，以免掩盖病情。

（6）密切观察病情：注意患者体温、脉搏、神志、腹部体征的变化以及白细胞计数、电解质等实验室检查结果，及时发现异常，配合医生处理，必要时做好急诊腹部手术前准备。

2. 术后护理

（1）体位：按不同麻醉和手术方式，给予适当体位。血压平稳后，可采取半卧位。

（2）饮食：术后禁食水，6 小时后半流食，避免进食过多甜食及牛奶，以免腹胀；阑尾穿孔或坏疽者,应禁食水,静脉补液,待胃肠道功能恢复后给予半流食,逐渐恢复正常饮食。

(3)早期活动:鼓励患者早期下床活动,以促进肠蠕动恢复,防止肠粘连发生。轻症患者术后 6 小时即可下床活动,重症患者应在床上活动,待病情稳定后及早下地活动。

(4)密切观察病情,及时发现术后并发症并报告医生处理。

1)出血:常发生在术后 24～48 小时内。阑尾系膜的结扎线松脱,引起系膜血管出血表现为腹痛、腹胀、失血性休克;阑尾残端结扎线松脱,同时荷包缝合较紧时,出血可进入肠管内,引起下消化道出血。一旦发现出血征象,应立即输血、补液,纠正休克,必要时再次手术止血。

2)切口感染:是阑尾炎术后最常见的并发症,多因手术污染、存留异物、血肿、引流不畅等所致,感染多发生在皮下或腹肌下腹膜外间隙。表现为术后 2～3 日体温升高,切口局部红肿、胀痛或跳痛。处理原则:先行穿刺抽出脓液,或于波动处拆除缝线,排出脓液,清除异物并充分引流,定期换药至伤口愈合。

3)粘连性肠梗阻:与局部炎症重、手术损伤、切口异物、术后卧床等多种原因有关。早期手术,术后早期离床活动可适当预防此并发症。病情重者须手术治疗。

4)腹腔感染或脓肿:常发生于化脓性或坏疽性阑尾炎术后,特别是阑尾穿孔并发腹膜炎的患者。多由于阑尾残端结扎不牢、缝线脱落所致。炎性渗出物积聚于膈下、盆腔、肠间隙并形成脓肿。常发生于术后 5～7 天,表现为体温升高或下降后又升高,并有腹痛、腹胀、腹肌紧张、腹部压痛、腹部包块及直肠膀胱刺激症状等,同时伴有全身中毒症状。需按腹膜炎和腹腔脓肿相应治疗原则处理。

5)粪瘘:多因阑尾残端结扎线脱落或术中损伤所致。一般经非手术治疗可自行闭合痊愈。经久不愈者,应查明病变性质及范围,行相应手术治疗。

6)阑尾残株炎:阑尾残端保留过长超过 1cm 时,或者粪石残留,术后残株可炎症复发,表现为阑尾炎的症状。应行钡剂灌肠透视检查以明确诊断。症状严重时,须行手术切除阑尾残株。

3.健康教育

(1)经非手术治疗痊愈的患者,应合理饮食,增加饮食中纤维素含量,避免饮食不节制和餐后剧烈运动,注意劳逸结合,适当锻炼身体,增强体质,提高机体抵抗力,遵医嘱继续服药,以免疾病复发。

(2)经手术治疗的患者,出院后注意适当休息,逐渐增加活动量,3 个月内不宜参加重体力劳动,或过量活动。

(3)如果出现腹痛、腹胀、高热、伤口红肿热痛等不适,应及时就诊。

(周静)

第七章　血管外科疾病护理

第一节　急性肢体动脉栓塞的护理

一、概述

急性肢体动脉栓塞是导致周围动脉急性缺血的常见原因,是临床常见的周围血管疾病危急重症,其特点是起病急骤、进展迅速、后果严重,如不及时治疗,将危及肢体存活甚至生命。急性动脉栓塞易发生在动脉分叉部位,以肢体动脉栓塞最常见,下肢动脉栓塞多于上肢动脉。下肢动脉又以股动脉分叉处最常见,腘动脉分叉处次之。

二、病因

周围动脉急性栓塞主要来源于心脏疾病,常合并房颤。常见的有风心病、冠心病、急性心肌梗死、心肌病、充血性心衰以及心脏人工瓣膜置换术后、亚急性细菌性心内膜炎和心脏肿瘤(心房黏液瘤)等。

三、病理

(一)局部变化

栓子停留在动脉分叉部位,阻断动脉血流并完全阻断侧支循环,引起肢体严重缺血。局部代谢产物聚集,组织水肿,引起骨筋膜室综合征。

(二)全身变化

肢体严重缺血,横纹肌缺血溶解,代谢产物聚集,引起全身变化,如高钾血症、高乳酸血症、肌红蛋白血症。当患肢血供建立后,这些积聚在缺血肢体的代谢产物可突然释放入全身血液循环中,造成严重酸中毒、高钾血症和肌红蛋白尿,甚至急性肾功能衰竭。

四、诊断

(一)临床表现

临床表现为疼痛(pain)、无脉搏(pulseless－ness)、苍白(pallor)、感觉异常(paresthesia)或麻痹(paralysis)、运动障碍(paralysis)和肢体发凉(polikilothermia)。

(二)辅助检查

1.影像学检查

(1)彩色多普勒超声:彩色多普勒超声简便易行,可以了解栓塞程度、部位等。

(2)血管造影(DSA):能准确了解栓塞部位、远端动脉通畅情况以及侧支循环建立情况。还可以做局部溶栓治疗,但花费较贵且为有创检查。

2.实验室检查

(1)血常规:肢体缺血数小时后可有血红蛋白升高。

(2)血液生化:肢体缺血后血尿素氮和肌酐升高,缺血继续发展,肌肉坏死后血液中肌酸磷酸酶急剧升高、高血钾。

（3）血气分析：肢体严重缺血可有全身酸中毒的表现。

3.其他检查　确定诊断后，应做胸片、心电图、超声心动图检查，进一步查明引起动脉栓塞的原因，以便及时处理和控制病因。

五、治疗

急性肢体动脉栓塞的治疗原则是在确保生命安全的前提下尽早挽救患肢，以血管外科手术治疗为主，还可选择介入溶栓治疗，同时予抗凝、祛聚、扩血管治疗等来改善患肢血液循环，并应针对病因同步治疗。若患者肢体已坏死、合并严重的内脏功能障碍而不能耐受手术、关节远端的动脉栓塞而侧支循环能代偿，可选择保守治疗，以阻止血栓蔓延、改善患肢血液循环及降低截肢平面。

1.手术治疗　动脉切开取栓是急性动脉栓塞最有效的治疗方法。上肢经肘窝上方切开肱动脉取栓，下肢经腹股沟下方切开股动脉取栓。对腹主动脉分叉部骑跨型栓子，则同时切开双侧股动脉取栓，如效果不佳，则经腹腔切开腹主动脉取栓。

2.介入溶栓治疗　经动脉插管将尿激酶注入栓塞近端的动脉腔内。可使用微量泵每小时 2000 单位泵入（即尿激酶 5 万单位加生理盐水至 50mL 以 2mL/h 泵入），共 3d。

3.抗凝治疗　一旦诊断明确，应立即抗凝治疗，立即给予普通肝素 0.5mg/kg 静脉推注。手术后继续予低分子量肝素皮下注射，12h 1 次，共 5～7d。

4.扩血管药物　静脉注射前列地尔，每次 10μg，12h 1 次，共 5～7d。

5.抗血小板聚集药物　阿司匹林每次 100mg，每日 1 次，口服。

六、主要护理问题

1.疼痛　与患者缺血，组织坏死有关。

2.组织灌注量改变　与栓塞所致远端肢体血供不足，或取栓后出现组织缺血再灌注损伤。

3.潜在并发症　出血、骨筋膜室综合征、肌病肾病代谢综合征等。

七、护理目标

1.患者疼痛缓解。

2.肢体血供得以改善，避免截肢或降低了截肢平面。

3.未出现出血、骨筋膜室综合征、肌病肾病代谢综合征等并发症。

八、护理措施

（一）术前护理

1.患肢保暖　患肢应注意保暖，但禁止热敷，以免增加耗氧量或烫伤。

2.止痛　诊断明确可使用哌替啶肌内注射。

3.积极术前准备　一旦诊断明确，应尽快做好术前准备，嘱患者禁食禁饮，备皮，遵医嘱给予普通肝素静脉推注。备好心电监护、吸氧装置、药品等。

（二）术后护理

1.体位与活动　患肢应低于心脏水平，可抬高床头，以促进周围动脉血流循环。帮助患者主动和被动活动,如握拳或足背伸屈动作,以促进深静脉血液回流,防止静脉血栓形成。

2.饮食　注意平衡膳食,低脂饮食。

3.患肢保暖　患肢应注意保暖,但禁止热敷。

4.疼痛护理　按疼痛程度给予镇痛药。

5.伤口及患肢的观察　观察伤口有无渗血,观察患肢的血液循环状况,以了解血管的通畅度。观察患肢的感觉,皮肤的温度、颜色,动脉搏动有无恢复,患肢有无疼痛肿胀等。

6.药物的治疗及护理　遵医嘱正确使用抗凝药物,定期监测凝血功能,注意观察有无全身出血倾向,如鼻出血、牙龈出血、皮肤瘀斑等。

九、并发症的预防和处理

（一）术后出血

动脉切开取栓术后出血的主要原因有血管缝合不良、抗凝剂应用过量或用药时间过长、局部感染等。少量渗血可局部压迫止血;大量出血者,应给予输血、补液、抗休克治疗。同时减少或停止使用抗凝药物。手术前后应动态监测凝血功能,根据监测指标调整药物剂量;密切观察切口渗血情况,以及患者有无出血倾向。

（二）骨筋膜室综合征

由于取栓后缺血肢体再灌注,因血管通透性的改变组织发生肿胀,引起筋膜间隔压力升高,加重缺血,甚至导致肢体肌肉坏死。通常以胫前间隔区最先发现。患者表现为小腿前方骤然剧痛、水肿、压痛明显,皮肤呈紫红色、肢体动脉搏动减弱或消失,足和足趾不能跖曲、局部出现张力性水疱。一旦发现骨筋膜室综合征,应立即行切开减压,由于切口渗出多,换药困难,恢复较慢,肿胀减轻后可行二期缝合。同时给予抗生素、甘露醇、β—七叶皂苷等治疗。

（三）肌病肾病代谢综合征

肌病肾病代谢综合征是急性周围动脉栓塞的严重并发症。由于栓塞时间过长,组织发生变性坏死,取出栓子后,坏死组织的代谢产物进入血液循环,出现重度酸中毒、高钾血症、低血压、休克及肾功能衰竭。密切观察患者全身状况、精神状况、呼吸情况及尿量,监测电解质、肾功能、血气分析等。治疗措施应包括充分补充血容量、纠正酸碱失衡、碱化尿液、血液透析等。

十、健康教育

1.告知患者低脂饮食;参加适当的体育锻炼;戒烟。

2.急性动脉栓塞的栓子主要来源于心脏,对于有心脏疾病的患者,应严格遵医嘱服用药物,防止血栓脱落,以免再次发生动脉栓塞。

3.肢体动脉栓塞后,由于缺血所致神经组织损伤,肢体功能障碍及感觉异常,住院期间及出院后应进行康复训练,以提高生活质量。

（智慧）

第二节　下肢动脉硬化闭塞的护理

一、概述

动脉硬化闭塞症(arteriosclerosis obliterans,ASO)是由于周围动脉粥样硬化所导致动脉狭窄、闭塞引起的下肢缺血性疾病,是全身动脉硬化的局部表现。其主要临床症状为下肢缺血性疼痛、间歇性跛行、肢体坏死。ASO患者多合并有严重的心脑血管等全身性疾病,治疗效果欠佳。近年来,随着人们生活水平不断提高,平均寿命不断延长,加上饮食习惯的改变,ASO的发病率也在逐年增加。

二、病因

高血压、高血脂、吸烟、糖尿病、肥胖、脂质代谢紊乱等是动脉硬化的高危因素,体力活动较少、年龄增大、精神紧张、情绪激动等是动脉硬化的易患因子。

三、病理

动脉硬化闭塞症病理变化主要为动脉内膜呈不规则的粥样硬化斑块、钙化和纤维化。粥样斑块含有胆固醇、胆固醇脂、磷脂、三酰甘油、类胡萝卜素和噬脂细胞。本病的发展常呈进行性,粥样硬化的内膜可发生溃疡和出血,继发血栓形成,造成管腔狭窄或完全闭塞,使该动脉所供应的组织发生缺血。动脉粥样硬化主要累及体循环系统的大动脉、中动脉,外周血管以下肢动脉病变多见,髂、股、腘动脉均可受累,后期可延及其远端大的分支。糖尿病下肢动脉硬化闭塞的病变相对特殊,胫前、胫后和腓动脉受累多见。

四、诊断

(一)临床表现

本病的发病年龄大多在45岁以上,最早出现的症状为患肢发凉、麻木、间歇性跛行。随着病情的进展,患肢缺血加重,在安静状态下足趾、足部或小腿也会出现持续性的静息痛,在夜间更为剧烈,患者常抱足而坐,彻夜不眠。患肢足趾、足部或小腿肤色苍白、温度降低、感觉减退、皮肤变薄、肌肉萎缩、趾甲增厚变形、骨质稀疏。在严重缺血下产生趾、足或小腿部溃疡、坏疽。尤其合并糖尿病的患者更易产生,且易演变成湿性坏疽和继发感染。

下肢动脉硬化闭塞症临床分为三期。一期即局部缺血期,表现为肢体凉、麻、痛、和间歇性跛行;二期即营养障碍期,表现为肢体远端静息痛;三期即组织坏死期,表现为从肢体远端开始坏疽。

(二)辅助检查

1.实验室检查

(1)血脂检查:血脂增高或高密度脂蛋白下降常提示有动脉硬化性病变的可能,但血脂及高密度脂蛋白正常也不能排除其存在,故血总胆固醇、三酰甘油、β脂蛋白以及高密度脂蛋白的测定对诊断仅有参考价值。

(2)血糖、尿糖、血常规和血细胞比容测定:目的在于了解患者有无伴发糖尿病或红细胞增多症。

2.心电图检查 可了解患者有无伴发冠状动脉粥样硬化性心脏病。

3.踝/肱指数测定 可了解下肢缺血程度。

4.影像学检查 包括 DSA、彩超、CTA 和 MRA 等。血管造影是诊断下肢动脉硬化闭塞症的"金标准",能准确显示下肢动脉硬化闭塞症血管狭窄或闭塞的部位、程度、侧支循环建立情况、血流动力学变化等。

五、治疗

（一）手术治疗

严重的间歇性跛行、静息痛、缺血性坏疽以及长期不愈合的缺血性溃疡,无论是否合并糖尿病,都应争取手术,挽救肢体。对轻度的间歇性跛行患者,可根据患者的意愿及流出道的情况考虑是否行手术治疗。主要手术方式包括动脉内膜剥脱和成形术、各种血管移植和重建手术。

（二）腔内治疗

目前,腔内治疗在治疗 ASO 方面正在快速地替代外科手术治疗,现已作为治疗髂动脉狭窄、短段股腘动脉狭窄患者静息痛、缺血性溃疡、中到重度间歇性跛行的首选治疗。随着介入技术和产品的进步,尤其是下肢专用球囊和支架的应用,腔内治疗适应证正在不断扩大。具有创伤小、可重复操作、并发症及病死率低等优点。目前应用广而疗效确切的为经皮球囊扩张血管成形术(percutaneous transluminal angioplasty,PTA)及支架植入术。PTA 技术早期成功率较高,但远期通畅率较低,术后 1 年有 40%～60% 的原发病变节段处发生再狭窄,尤其对于动脉连续性病变,PTA 的效果较差。对于长度超过 10cm 的病变,行 PTA 后 1 年的再狭窄率高于 70%。PTA 的主要缺点在于扩张的动脉弹性回缩、残留狭窄和内膜斑块破裂后易形成夹层而闭塞远端血管,PTA 后植入血管内支架可以解决这些问题。

（三）外科手术治疗联合血管腔内治疗

据统计,70% 的 ASO 为多平面阻塞,对于这种多平面、广泛性动脉硬化闭塞症的治疗传统术式是应用人工血管、自体大隐静脉或联合应用来完成自腹主动脉至足背动脉的多平面转流。此种手术虽然远期通畅率较高,但手术创伤较大,尤其对合并全身严重病变的老年患者,麻醉及手术风险较大。近年来,腔内治疗联合外科手术治疗已经成为治疗多节段动脉硬化闭塞症的重要手段。

（四）自体外周血干细胞移植

血管新生技术是近年来医学研究的一个热门课题。应用重组人粒细胞集落刺激因子皮下注射,动员自体外周细胞,达到标准后,采集自体干细胞悬液。将收集的自体外周血干细胞悬液在患者的同侧小腿肌肉局部注射:分别在内侧比目鱼肌和外侧腓肠肌选取多点(50～60点)进行注射,进针深度约为 1.4cm,针间距约 2cm,每次注射 1mL,注射时避开血管。干细胞是一群较原始的细胞,具有极强的自我更新能力及多项分化潜能。自体干细胞移植后,干细胞在缺血肌肉内分化成内皮细胞,然后进行分化,参与血管新生,演变为毛细血管,再逐渐形成小的侧支血管。干细胞移植术治疗缺血性下肢血管病成为一种崭新的治疗方法。

（五）药物治疗

对于因 ASO 病变广泛、手术高风险等不宜行手术或腔内治疗的患者,药物治疗可改善下肢血供。对于已行手术或腔内治疗的患者,药物治疗可作为辅助治疗手段。例如阿司匹林 75～150mg/d,对阿司匹林不能耐受者,建议服用氯吡格雷。

六、主要护理问题

1.疼痛 与患肢缺血、组织坏死有关。
2.组织灌注量改变 与动脉狭窄或栓塞所致远端肢体血供不足有关。
3.潜在并发症 出血、感染、移植血管闭塞、远端栓塞。

七、护理目标

1.患者疼痛缓解。
2.肢体血供得以改善,避免截肢或降低了截肢平面。
3.未出现出血、感染、移植血管闭塞、远端栓塞等并发症。

八、护理措施

(一)术前护理

1.戒烟 吸烟是动脉硬化闭塞症的重要危险因素,应告知患者戒烟,减少尼古丁对血管的损伤。

2.患肢保暖 注意保暖,以促进患肢血液循环,但禁止局部热敷,以免增加组织耗氧而加重患肢的缺血程度以及烫伤。

3.合理饮食 指导患者低脂饮食,平衡膳食,防止脂质代谢紊乱。

4.控制血压、血糖 合并高血压患者,嘱其按时服用降压药,维持血压的稳定。糖尿病患者应调节饮食,控制血糖水平。

5.功能锻炼 指导患者进行步行锻炼和 Burger 运动(嘱患者平卧,患肢抬高 45°以上,维持 1～2min,然后双足于床旁下垂 2～3min,并做足部旋转、伸屈活动各 10 次,然后将患肢放平休息 2min,如此反复练习,每天数次),以疼痛的出现作为活动量的指标,以促进侧支循环的建立。

6.足部护理 选择宽松、舒适的鞋子;修剪趾甲或茧皮时,避免损伤皮肤;足部溃疡者,应用湿性愈合理论予伤口换药。

(二)术后护理

1.体位与活动 腔内治疗术后应平卧位,动脉穿刺部位应用 1 千克盐袋压迫 6～8h,或予压迫器压迫止血,每小时松压迫器一圈(共 3 圈)。穿刺侧肢体适当制动 12h,12h 后解除压迫器,24h 后可解除纱布并下床活动。

2.疼痛护理 早期轻症患者可用血管扩张剂、中医中药治疗等。对疼痛剧烈的中、晚期患者常需使用麻醉性镇痛药。若疼痛难以缓解,可用连续硬膜外阻滞方法止痛。如患者疼痛突然加剧、皮温降低、动脉搏动减弱或消失,需警惕动脉栓塞可能,及时向医生汇报病情进行处理。

3.病情观察

(1)监测血压、脉搏及血氧饱和度。

(2)观察切口渗血情况,观察腹股沟及耻骨上区是否肿胀、瘀斑。

（3）观察术后肢体肿胀情况。慢性缺血的肢体在血运重建以后，常出现肢体肿胀，主要原因是组织间液增多以及淋巴回流受阻、绷带包扎过紧。术后抬高患肢及给患者穿中等压力的弹力袜，一般肢体肿胀可在几周内消失。

（4）观察患肢远端的皮肤温度、色泽、感觉和脉搏强度以判断血管通畅度，可抬高并保暖患肢，避免肢体暴露于寒冷环境中，以免血管收缩。若术后出现肢体肿胀、剧烈疼痛、麻木、皮肤颜色发紫、皮温降低，应考虑重建部位的血管发生痉挛或继发性血栓形成、栓塞，及时报告医生，协助处理或做好再次手术的准备工作。

4.药物护理　术后常应用抗凝药物以防止血栓形成。术后予低分子量肝素皮下注射，每12h 1次，皮下注射 3d，监测国际标准化比率（INR），使 INR 达 2～3，注意有无皮肤、黏膜出血倾向。后改为阿司匹林口服，每次 75～150mg，每日 1 次，注意观察胃痛等消化道症状。

九、并发症的预防和护理

（一）出血

出血是术后早期最常见的并发症，主要原因有：止血不彻底，抗凝后未结扎的小动静脉断面出血；做血管隧道时操作粗暴，损伤皮下小血管；血管吻合技术不正确，吻合口或缝合针眼漏血；全身肝素化过度等。

（二）远端栓塞

由于血管内动脉硬化残渣、血栓、内膜碎片等脱落导致远端组织栓塞。避免的方法主要是在吻合的过程中要用肝素盐水冲洗管腔，缝合最后一针时要排气或适量放血，使管腔内的气体、动脉硬化残渣、血栓和内膜碎片等排除。术后严格执行医嘱，及时给予抗凝治疗。

（三）移植血管闭塞

主要原因早期为人工血管内血栓形成或远端动脉栓塞，后期常为吻合口内膜增生狭窄，继发血栓形成。观察有无下肢动脉急性缺血表现，如远端动脉搏动消失、皮温下降等，必要时可行多普勒超声等检查明确诊断。

（四）感染

主要原因多伴有血肿、淋巴管瘘、皮肤坏死或移植血管污染等。观察伤口局部有无红肿热痛等表现，严重者可出现畏寒、发热等全身症状，甚至出现败血症。应遵医嘱合理使用抗生素预防感染发生。同时应警惕人工血管感染。一旦发生，应立即切除感染的人工血管。

十、健康指导

下肢动脉硬化闭塞症常是全身动脉硬化的局部表现，故许多患者可合并其他重要器官的动脉硬化性病变，如冠状动脉硬化性心脏病、脑动脉硬化等，在病程中随时有发生心肌梗死、脑出血或脑血栓形成等严重并发症，预后较其他慢性动脉阻塞性疾病如血栓闭塞性脉管炎等差，如伴有糖尿病，预后也较差。出院后继续口服抗血小板聚集药物及抗凝药物，定期到专科门诊复诊，每月复查凝血功能，并严格掌握用药时间和剂量，不可随意减量或停药。避免食用影响药物代谢的食物及药物。严格戒烟。日常生活中，以膝关节不过度弯曲的活动为宜。饮食以低脂、低糖、低胆固醇为宜。积极治疗各种相关疾病，控制高血压、高血脂、血糖。注意患肢保暖，穿合适的鞋袜，保持患肢干燥并适度活动，促进动脉侧支循环的形成。

（智慧）

第三节　血栓闭塞性脉管炎的护理

一、概述

血栓闭塞性脉管炎(thromboangitis obliterans,TAO)又称 Buerger 病,是一种以中、小动脉节段性、非化脓性炎症和动脉腔内血栓形成为特征的慢性闭塞性疾病,主要侵袭四肢,尤其是下肢中小动脉和静脉,引起患肢远侧段缺血性病变。多见于青壮年男性,绝大多数有吸烟史。

二、病因

血栓闭塞性脉管炎病因不明确,可能与吸烟、寒冷、感染、外伤、激素紊乱、血管神经调节障碍、遗传以及免疫等因素有关。

三、病理

病变主要累及四肢中、小动脉和静脉,常起始于动脉,后累及静脉,由远端向近端发展,病变呈节段性,两段之间血管比较正常,早期为血管全层非化脓性炎症、血管内皮细胞和成纤维细胞增生、淋巴细胞浸润、管腔狭窄和血栓形成;后期炎症消退,血栓机化,新生毛细血管形成,动脉周围有广泛纤维组织形成,常包埋静脉和神经组织,闭塞血管远端的组织可出现缺血性改变甚至坏死,静脉受累时的病理改变与病变动脉相似。

四、诊断

(一)临床表现

临床表现与肢体缺血程度有关,肢体缺血程度取决于动脉阻塞位置、程度、范围、急缓和侧支动脉建立情况。根据肢体缺血程度,可分为三期:

1.局部缺血期　肢体末梢畏寒、发凉、麻木,寒冷季节时明显。末梢动脉搏动减弱或消失,皮肤苍白。患者走行一段距离后患肢小腿肌肉出现酸胀、疼痛,患者被迫停步,休息后缓解,但是再次行走同样的距离,可产生同样的症状,称为间歇性跛行,该行走距离称为跛行距离。

2.营养障碍期　局部缺血期表现加重,间歇性跛行更加明显,表现为跛行距离缩短,休息时间延长。长期慢性缺血可产生皮肤营养障碍,表现为皮肤变薄、皮下脂肪减少和汗毛稀疏,肌肉萎缩,趾甲生长缓慢,粗糙和畸形。严重缺血引起持续性疼痛(静息痛),抬高患肢和夜间疼痛加重,因此患者常呈抱膝体位。

3.组织坏疽期　患肢严重缺血,组织坏疽,常从足趾开始。小面积坏疽若无感染,多为干性坏疽;大面积深层坏疽和(或)伴有感染,多呈湿性坏疽。患者疼痛剧烈,常抱足或垂足于床边,夜不能寐,食欲下降,消瘦。

(二)辅助检查

1.专科检查

(1)测定跛行距离和跛行时间,了解缺血程度。

(2)检查患肢远端动脉搏动情况,若搏动减弱或不能扪及常提示血流减少。

(3)肢体抬高试验(Buerger test),嘱患者平卧,抬高患肢 45°,持续 3min,若出现麻木、疼痛、皮肤苍白为阳性。再让患者下肢下垂于床边,皮肤颜色潮红或斑片状发绀。

2.影像学检查

(1)超声多普勒检查:可显示动脉的形态、直径和流速等。

(2)踝肱指数即踝部胫前或胫后动脉收缩压与同侧肢动脉压之比,正常值 0.8～1.2,若比值<0.8,为动脉缺血性疾病,比值<0.5,提示严重缺血。

(3)动脉造影:可以明确动脉阻塞的部位、程度、范围及侧支循环建立的情况。患肢中小动脉多节段狭窄或闭塞是血栓闭塞性脉管炎的典型征象。

五、治疗

(一)非手术治疗

1.一般处理

(1)戒烟,患肢保暖。

(2)根据患者疼痛程度和三级止痛原则给予镇痛药物。

(3)对于干性坏疽创面,清洁消毒后给予包扎,预防继发感染。湿性坏疽应加强换药,控制感染。

(4)锻炼患肢,如 Buerger 运动,促使侧支循环建立。

2.药物治疗　遵医嘱给予扩血管、抗血小板聚集药物,以改善微循环。

(二)手术治疗

目的是重建动脉,改善缺血症状。

1.动脉重建术　手术方式包括旁路转流术和内膜剥脱术,动脉旁路术适用于主干动脉闭塞,但在闭塞动脉的近侧和远侧仍有通畅的动脉通道,内膜剥脱术适用于短段动脉阻塞者。

2.静脉动脉化手术　在患肢建立动—静脉瘘,通过静脉逆向灌注,向远端肢体提供动脉血。适用于动脉广泛闭塞并且无流出道者。

3.自体外周血干细胞移植　对于下肢远端动脉流出道差无法进行搭桥,或者由于年老体弱和伴发其他疾病不能耐受手术的患者。

4.截肢术　肢体远端坏死,界限明确者,需做截肢手术。

六、主要护理问题

1.疼痛　与患肢缺血、组织坏死有关。

2.组织灌注量改变　与动脉狭窄或血栓形成,远端肢体缺血有关。

3.潜在并发症　继发性血栓形成、静脉回流障碍等。

七、护理目标

1.患者疼痛缓解。

2.通过血管重建等,末梢循环改善。

3.未出现继发性血栓等并发症。

八、护理措施

（一）术前护理

1. 绝对戒烟　告知患者吸烟在该病发生、发展中的作用,告知戒烟的重要性和必要性,提高患者依从性。

2. 患肢护理　患肢应防寒保暖,穿宽松舒适的鞋袜,避免足部受压及外伤等。保持患肢清洁卫生,干性坏疽创面应每日清洁消毒,并包扎,预防继发感染。湿性坏疽应加强换药,控制感染。

3. 疼痛护理　动态进行疼痛评估,遵医嘱给予镇痛药物,评价镇痛效果,观察镇痛药物不良反应。

4. 功能锻炼　指导患者进行步行锻炼或 Burger 运动(嘱患者平卧,患肢抬高 45° 以上,维持 1~2min,然后双足于床旁下垂 2~3min,并做足部旋转、伸屈活动各 10 次,然后将患肢放平休息 2min,如此反复练习,每天数次),以疼痛的出现作为活动量的指标,以促进侧支循环的建立。

（二）术后护理

1. 体位　术后卧床休息,平置患肢,保持患肢功能位。指导患者床上做足背伸屈活动。

2. 病情观察　监测患者生命体征情况:观察患肢远端的皮肤温度、色泽、感觉和脉搏搏动情况,观察肢体有无肿胀。观察伤口有无出血,有无红、肿、热、痛及脓性分泌物情况,发现异常,应及时处理。

3. 药物护理　遵医嘱正确使用抗凝药物、抗血小板聚集药物,静脉输注中药制剂应注意有无输液反应发生,观察用药后不良反应。

九、并发症的预防和处理

（一）继发性血栓形成

动脉重建术后,若患肢出现肢体肿胀、皮肤颜色苍白或发绀、皮温降低,应高度怀疑重建部位血管痉挛或继发性血栓形成,及时告知医生,协助处理或做好二次手术准备。

（二）静脉回流障碍

多见于静脉动脉化(深组高位)术后,因进入静脉系统血流过多,静脉侧支循环尚未建立,静脉回流障碍,严重者肢体肿胀,甚至加重缺血,形成静脉性溃疡。术后应密切观察患肢远端皮肤的温度、颜色、动脉搏动和肢体肿胀情况。出现下肢肿胀者应适当抬高患肢,并结合静脉活性药物治疗。

十、健康教育

1. 戒烟　劝诫患者坚持戒烟。

2. 体位　卧床时宜取头高脚低位,使血液容易灌注到下肢。告知患者避免久站或久坐,以免影响血液循环。避免翘"二郎腿",以免腘窝部动、静脉受压和血流受阻。

3. 保护患肢　勿赤足行走,避免外伤;注意患肢保暖,避免长期在湿冷环境中工作或生活;鞋袜应舒适、宽松,勤换洗鞋袜,预防真菌感染。

4. 功能锻炼　指导患者进行患肢功能锻炼,如步行锻炼或 Burger 运动,促进侧支循环建立,改善局部症状。

5.疼痛的护理　指导患者合理使用止痛药物和缓解疼痛的方法,观察药物不良反应。

(智慧)

第四节　多发性大动脉炎患者的护理

一、概述

多发性大动脉炎(Takayasuarteritis,TA)是指主动脉及其主要分支的多发性、非特异性动脉壁炎性疾病,造成动脉管腔不同程度狭窄,继发血栓可导致闭塞性缺血症状,少数可引起动脉扩张或动脉瘤。病变多累及主动脉弓及其三大分支,其次为降主动脉、腹主动脉、肾动脉、肺动脉、冠状动脉等。本病多发于青年女性,亦可见于儿童及婴幼儿。

二、病因

病因尚不明确,可能与结核杆菌、梅毒螺旋体、链球菌、立克次体等感染引起的免疫损伤、内分泌异常、遗传等因素有关。

三、病理

病理特点为全层动脉炎性改变,中膜呈肉芽肿组织增生,内膜增厚,管腔狭窄,常伴有血栓形成,最终导致闭塞性缺血。少数受累动脉中层断裂,由于血流动力学改变,导致动脉扩张或动脉瘤。

根据主动脉受累的部位,Ueno－Lupi 将其分为 4 型,Ⅰ型(头臂动脉型):病变限于主动脉弓及 3 个分支;Ⅱ型(胸－腹主动脉型):病变累及胸、腹主动脉及主要分支,主动脉弓正常;Ⅲ型(广泛型):具有上述两种类型的特征,属多发性病变;Ⅳ型(肺动脉型):病变累及肺动脉及其分支。

四、诊断

(一)临床表现

1.全身症状与体征　早期症状多不典型,可有全身不适、易疲劳、发热、食欲不振、恶心、出汗、体质下降、肌痛、关节炎和结节红斑等症状。

2.局部症状与体征

(1)头臂动脉型:颈动脉和椎动脉狭窄和闭塞,可出现头昏、头痛、晕厥,视物有黑点,视力减退、视野缩小甚至失明等脑缺血症状。上肢缺血可出现上肢无力、皮肤发凉、酸痛、麻木,甚至肌肉萎缩,颈动脉、桡动脉和肱动脉搏动减弱或消失(无脉征),双侧上肢收缩压差＞10mmHg。

(2)胸－腹主动脉型:下肢出现无力、酸痛、皮肤发凉和间歇性跛行等。肾动脉狭窄可出现肾性高血压。

(3)广泛型:具有上述两种类型的特征。

(4)肺动脉型:出现心悸、气短,甚至心功能衰竭。

(二)辅助检查

1.实验室检查　本病无无特异性实验室指标。血沉、C—反应蛋白、抗链球菌"O"、血清抗主动脉抗体等检测有助于诊断。

2.影像学检查

(1)彩色多普勒超声检查:可探查主动脉及其主要分支狭窄或闭塞。

(2)动脉造影和数字减影血管造影(DSA):动脉造影为创伤性检查,可清晰地显示病变部位、范围,以及侧支建立情况,为手术治疗的必要依据。DSA 不需动脉插管,造影剂用量少,对肾功能损害小,适用于门诊和术后随访。

(3)CTA:可以显示受累血管病变,发现管壁强化和环状低密度影,可判断病变是否处于活动期,因而得到了广泛应用。

(4)MRI:能清晰显示动脉形态、结构,还能显示出受累血管壁增厚及周围水肿情况,以判断病变是否处于活动期。

五、治疗

(一)非手术治疗

非手术治疗适用于早期病例。

1.糖皮质激素　2011 年中华医学会风湿病学分会发布大动脉炎诊断及治疗指南,推荐活动期多发性大动脉炎患者可口服泼尼松每日 1mg/kg,维持 3～4 周后逐渐减量,每 10～15d 减总量的 5%～10%,通常以血沉和 C—反应蛋白下降并趋于正常为减量的指标,剂量减至每日 5～10mg 时,应长期维持一段时间。活动性重症患者可用大剂量甲泼尼龙冲击治疗。

2.免疫抑制剂　联合使用免疫抑制治疗,尽早控制疾病活动能改善疾病预后。常用的免疫抑制剂有环磷酰胺、甲氨蝶呤和硫唑嘌呤等。2011 年中华医学会风湿病学分会发布的大动脉炎诊断及治疗指南推荐环磷酰胺口服,起始剂量为 2mg/(kg·d),病情稳定后逐渐减量;或甲氨蝶呤每周 5～25mg 静脉注射、肌内注射或口服;或硫唑嘌呤每日口服 2mg/kg。若激素联合上述免疫抑制剂治疗无效或患者不能耐受,可选用环孢素 A、来氟米特、霉酚酸酯等。

3.扩血管、抗凝治疗　使用扩血管、抗凝药物治疗能改善因血管狭窄所致的一些临床症状。

(二)手术治疗

手术治疗适用于后期病例,手术目的主要是改善脑部和上肢的血液供应,以及肾性高血压。

1.外科手术治疗　根据病变部位和范围的不同,采取的手术方式亦不同。常见手术方式包括:动脉内膜剥脱和成形术、人工血管重建术、动脉旁路转流术等。

2.腔内治疗　目前应用广泛且效果较好的为经皮球囊扩张血管成形术(percutaneous transluminal angioplasty,PTA),对于没有连续病变的血管以及搭桥手术风险较高者可选择支架置入。

六、主要护理问题

1.组织灌注量改变　与血管狭窄、闭塞性缺血引起脑、肾、周围血管等灌注量减少有关。

2.疼痛　与脑缺血引起的头痛,手术后伤口疼痛等有关。

3. 有受伤的危险　与脑缺血发作引起晕厥、视力减退、下肢闭塞性缺血引起下肢乏力、步态不稳等有关。

4. 潜在并发症　脑缺血性损伤、脑出血、肾功能衰竭、出血等。

七、护理目标

1. 通过动脉重建,能改善因血管狭窄、闭塞性缺血引起的组织、器官灌注减少。

2. 患者疼痛缓解。

3. 患者未发生跌倒、受伤。

4. 未发生脑缺血损伤、脑水肿、出血、移植血管闭塞、远端栓塞等并发症,或并发症得到及时发现和处理。

八、护理措施

(一)术前护理

1. 饮食护理　给予低盐、低脂、高维生素、高蛋白、易消化饮食,比如稀饭、蒸蛋、鱼肉等,少量多餐。动脉瘤患者应保持排便通畅,避免用力排便。

2. 活动　疾病活动期应卧床休息,避免坠床、外伤。

3. 病情观察　密切观察患者神志、意识改变,及时发现脑缺血性损伤。定时监测生命体征,尤其血压的监测。锁骨下动脉狭窄者常出现肱动脉、桡动脉搏动减弱或消失,血压测不出,应测量健侧肢体,必要时可测量下肢血压以供参考。肾性高血压者应遵医嘱给予降压药物,避免血压过高引起脑血管意外。

4. 疼痛的护理　头痛者遵医嘱使用甘露醇和降压药,降低颅内压,维持正常血压。必要时遵医嘱服用萘普生、颅痛定镇痛。

5. 药物的护理　活动期多发性大动脉炎患者口服糖皮质激素和免疫抑制剂治疗,服药期间应注意激素引起的库欣综合征、感染、高血压、高血糖、精神症状和消化道出血等不良反应,长期使用应预防骨质疏松。在免疫抑制剂使用中应注意监测血、尿常规和肝、肾功能,以监测不良反应的发生。

6. 心理护理　由于患者对疾病相关知识缺乏,以及对疾病预后未知,多存在不同程度的焦虑。因此,应让患者了解疾病的基本情况和治疗过程,让患者心中有数,增加患者战胜疾病的信心,以积极配合治疗。

7. 术前准备　协助患者完善术前相关检查,纠正重要器官功能异常。术前常规禁食禁饮,行皮肤准备、准备手术用药等。

(二)术后护理

1. 体位　头臂型大动脉炎患者手术后应斜坡卧位,以促进颅内血液回流,避免脑水肿和颅压升高。腔内治疗术后宜低斜坡卧位或平卧24h,穿刺侧肢体应限制活动,避免穿刺血管出血。

2. 饮食　腔内治疗术后嘱患者饮水,以促进造影剂排空。饮食同手术前。

3. 病情观察　头臂型大动脉炎术后应密切观察患者神志、意识的改变,以判断有无脑缺血或脑水肿。监测生命体征,维持呼吸及血流动力学稳定。肾动脉狭窄患者术后应监测24h尿量,以了解肾脏功能。监测患侧肢体血液灌注情况,观察患侧肢体皮肤颜色、温度、感觉及动脉搏动情况。

4.伤口的护理　腔内治疗后穿刺血管应压迫止血并加压包扎。观察伤口有无红肿及脓性分泌物，有无渗血，定时更换敷料。

5.疼痛的护理　中重度疼痛者应给予止痛剂。

九、并发症的预防和处理

（一）脑缺血性损伤、脑出血

手术中阻断脑血流以及血管损伤、血栓形成、远端栓塞等均可造成脑缺血。血管重建后，脑血流量突然增加，脑血管轻度扩张，导致脑缺血一再灌注损伤、脑水肿。手术后血压过高，可导致脑出血。因此，手术后应密切观察患者神志、意识改变，遵医嘱正确应用抗凝药物，皮下注射低分子量肝素钠0.4mL，每12h一次，或口服阿司匹林75～100mg，每日一次，以预防血管栓塞。抗凝治疗期间应定期监测凝血功能，观察有无出血倾向。遵医嘱静脉快速滴注20％甘露醇125mL或250mL，每日2～4次，预防脑水肿，降低颅内压力。血压高者，继续控制血压，以预防脑出血。

（二）肾功能衰竭

肾功能衰竭是肾动脉狭窄型主要的并发症，也是患者死亡的主要原因。肾脏血流量与肾功能有着十分密切的关系。手术中阻断肾脏血流，手术后血栓形成、血管栓塞等，急性肾脏血液灌注减少均可造成直接的肾功能损害。手术中可应用甘露醇渗透性利尿剂以保护肾脏功能。腔内治疗后应嘱患者饮水，促进造影剂排泄，减少造影剂对肾脏的伤害。准确记录24h尿量，以便了解肾脏灌注情况和合理补液。

十、健康教育

1.饮食指导　进食低盐、低脂、低胆固醇饮食。尽量少食油炸食物、肥肉、动物内脏、蛋黄、猪脑、鱼子、蟹黄、动物油等，宜食用植物油。

2.药物的指导　正确服用抗凝、抗血小板药物，定期监测凝血功能，注意有无出血倾向，如牙龈出血、鼻出血、皮肤瘀斑、血便等。口服糖皮质激素和免疫抑制剂治疗期间应注意有无不良反应，如高血压、高血糖、精神症状和消化道出血等，定期监测肝、肾功能，预防骨质疏松。

3.定期随访　遵医嘱随访，了解血管通畅情况及疾病发展情况。

（智慧）

第五节　肾动脉狭窄的护理

一、概述

肾动脉狭窄是指一侧或双侧肾动脉管腔狭窄≥50％，是继发性高血压常见原因之一，严重肾动脉狭窄、肾脏血液灌注减少，可导致肾损害。

二、病因

肾动脉狭窄主要病因包括动脉粥样硬化、纤维肌性结构不良、多发性大动脉炎。

三、病理

1. 多发性大动脉炎　青年女性常见，是指主动脉及其主要分支全层动脉炎，中膜改变最为明显，中膜呈肉芽肿组织增生，外膜和内膜纤维化增厚，管腔狭窄。病变累及肾动脉，常导致肾动脉开口处狭窄，引起继发性高血压和缺血性肾病。

2. 动脉粥样硬化　老年男性常见。狭窄多在肾动脉近端开口处。动脉内膜有粥样斑块形成，导致管腔狭窄。

3. 纤维肌性结构不良　青年女性常见，病变主要为中膜纤维增生，内弹力膜破坏，平滑肌细胞被胶原所代替，因管壁变薄而呈囊状扩张。狭窄主要在肾动脉中段及远段，呈现多处狭窄和狭窄后扩张，动脉造影片可出现串珠状改变。

四、诊断

（一）临床表现

肾动脉狭窄以肾功能损害和继发性高血压为主要表现。高血压通常病史短、病情急剧，或原发性高血压突然加重，降压药物治疗效果较差。当肾动脉严重狭窄、肾脏自调机制失代偿，肾脏血液灌注减少，表现为不同程度的肾功能下降。

（二）辅助检查

1. 实验室检查　尿常规、肾功能、血清电解质、肾素－血管紧张素－醛固酮系统以及激肽释放酶－激肽－前列腺素系统等检测可了解肾功能损害程度，有助于诊断。

2. 影像学检查

（1）动脉造影：腹主动脉及选择性肾动脉造影是诊断肾动脉狭窄最重要的方法。可了解腹主动脉病变，显示肾动脉有无狭窄，狭窄的部位、范围、程度，以及侧支循环情况。

（2）CTA及MRA：CTA及MRA对肾动脉狭窄诊断的准确性及敏感性较高。

（3）超声检查：可了解肾脏形态学和血流动力学的改变，但对肾动脉狭窄病变及侧支循环的观察效果欠佳。

（4）放射性核素：肾图和肾显影可了解肾脏功能的改变。

五、治疗

（一）非手术治疗

严重心、肺、脑等重要器官功能障碍，严重氮质血症或肾功能衰竭，多发性大动脉炎活动期不能手术者可进行药物治疗，以控制高血压。常用的降压药物有肾素－血管紧张素转化酶抑制剂，如卡托普利、依那普利、培哚普利（双侧肾动脉狭窄禁用）；血管紧张素受体抑制剂，如厄贝沙坦、缬沙坦（双侧肾动脉狭窄禁用）；β受体阻滞剂如普萘洛尔；α受体阻滞剂如哌唑嗪；钙通道阻滞剂如硝苯地平、氨氯地平、非洛地平、地尔硫䓬、维拉帕米；出现水钠潴留时可应用利尿剂如氢氯噻嗪、呋塞米等辅助降压。降压药物的选择宜个体化，可联合用药以提高治疗效果。

（二）手术治疗

严重肾动脉狭窄所致缺血性肾病，肾功能进行性下降，或由肾动脉狭窄引起的高血压，药物治疗效果差，可行手术治疗。手术治疗的目的是改善肾脏血液灌注和功能，解决肾性高血压。临床常见的手术方式有肾血管重建术、经皮肾动脉成形术和支架置入等。

1.肾血管重建术 常采用主－肾动脉旁路术,即选择自体大隐静脉或人造血管与肾动脉行端－端吻合,然后将移植物与腹主动脉端－侧吻合。

2.经皮肾动脉成形术和支架置入 经皮肾动脉成形术即局部麻醉下进行股动脉穿刺,行腹主动脉及肾动脉造影,确定肾动脉狭窄的部位、程度。然后经股动脉插管,将导管的球囊置于肾动脉狭窄处进行扩张,解除狭窄。再次血管造影,了解动脉扩张情况。根据狭窄的部位和类型可进行支架置入,肾动脉造影同前,释放支架前先用球囊预扩张狭窄的肾动脉段,然后再将支架送至狭窄部位。再次行血管造影,确认支架的位置后释放支架。

经皮肾动脉成形术和支架置入因创伤小、并发症少,已成为目前治疗肾动脉狭窄的主要手段。

六、主要护理问题

1.组织灌注量改变 与血管狭窄引起肾脏灌注量减少有关。

2.疼痛 与手术后伤口疼痛等有关。

3.潜在并发症 血栓形成或栓塞、肾功能衰竭等。

七、护理目标

1.通过血管重建,能改善肾脏血液灌注,改善肾脏功能,控制高血压。

2.患者疼痛缓解。

3.未发生吻合口狭窄、血栓形成、肾功能衰竭等并发症,或并发症得到及时发现和处理。

八、护理措施

(一)术前护理

1.饮食 低盐、低脂饮食,戒烟酒。

2.控制血压 定时监测血压,警惕高血压脑病及高血压危象。高血压1级(轻度)即血压140～159/90～99mmHg,嘱休息、合理饮食。高血压2级(中度、血压160～179/100～109mmHg)、3级(重度、血压≥180/110mmHg),应遵医嘱给予降压药,观察和记录药物不良反应。肾素－血管紧张素转化酶抑制剂及血管紧张素受体抑制剂既作用于肾素－血管紧张素系统,控制高血压,也会导致出球小动脉扩张,使肾小球灌注压和肾小球滤过率下降而导致肾功能障碍,因此,用药时应记录患者尿量,监测肾脏功能。降压治疗时,应观察患者有无头痛、眩晕等,预防直立性低血压及跌倒。监测血电解质,纠正电解质代谢紊乱,如低钠、低钾、低镁血症。

3.术前准备 协助患者完善术前相关检查,纠正心、肺等重要器官功能异常。术前常规禁食禁饮,行皮肤准备、准备手术用药等。

(二)术后护理

1.体位 腔内治疗术后宜低斜坡卧位或平卧24h,穿刺侧肢体应限制活动,避免穿刺血管出血。肾血管重建术后应去枕平卧,头偏向一侧,全麻清醒后改半卧位。

2.饮食 腔内治疗术后即可进食。血管重建术后6h,患者可进食水、米汤等,逐渐从流质过渡至半流质、直至普通饮食,量由少到多。手术后亦应遵循低盐、低脂、易消化清淡饮食原则。腔内治疗术后嘱患者饮水,以促进造影剂排空。

3.病情观察 ①监测生命体征,以维持呼吸及血流动力学稳定。动脉粥样硬化患者多由于原发性高血压导致肾小动脉硬化,发展至肾动脉狭窄,手术治疗虽解除了血管狭窄,手术后高血压可依然存在。手术后应继续控制血压,遵医嘱给予降压药物,观察药物不良反应。②监测 24h 尿量,以了解肾脏功能。③监测穿刺侧肢体血液灌注情况,观察穿刺侧肢体皮肤颜色、温度、感觉及动脉搏动情况。

4.伤口的护理 腔内治疗后穿刺血管应压迫止血并加压包扎。观察伤口有无红肿及脓性分泌物,有无渗血,定时更换敷料。

5.疼痛的护理 中重度疼痛者应给予止痛剂。

九、并发症的预防和处理

(一)血栓形成或栓塞

包括介入过程中发生动脉损伤继发血栓形成、粥样斑块脱落导致动脉栓塞,腹主动脉-肾动脉旁路术吻合口狭窄闭塞或狭窄基础上血栓形成等。术后根据病情遵医嘱皮下注射低分子量肝素钠,每 12h 一次,至少连续 3d。口服氯吡格雷 75mg 或阿司匹林 100mg,每日一次。患者出现腰痛、血压升高、持续血尿、少尿等应立即汇报医生,必要时可采取溶栓或再次手术治疗。

(二)肾功能衰竭

肾功能衰竭是肾动脉狭窄患者主要的并发症。造影剂对肾脏的毒性作用;手术后支架内血栓形成或动脉栓塞,肾脏血液灌注减少,均可引起急性肾功能衰竭。可选择碘克沙醇作为造影剂,手术前后充分水化能减少动脉造影对肾脏的损害。准确记录 24h 尿量,定期监测肾脏功能。

十、健康教育

1.饮食指导 进食低盐、低脂、低胆固醇饮食。尽量少食油炸食物、肥肉、动物内脏、蛋黄、猪脑、鱼子、蟹黄、动物油等,宜食用植物油。

2.药物的指导 动脉粥样硬化患者即使肾动脉成形支架置入术成功也并不意味着动脉粥样硬化进程的终止,积极控制危险因素如高血脂、高血压、高血糖等对预防心血管并发症有重大意义。

3.定期随访 定期随访,了解动脉旁路及支架通畅情况。

(智慧)

第六节 急性肠系膜缺血性疾病的护理

一、概述

急性肠系膜缺血性疾病包括肠系膜血管闭塞性疾病和非血管闭塞性疾病。前者包括肠系膜动脉栓塞、肠系膜动脉血栓形成、肠系膜静脉血栓形成。后者主要与低血容量、低心排血量或肠系膜动脉痉挛有关,本节不作阐述。因肠动脉侧支循环非常广泛,只有当肠系膜动主干急性阻塞或阻塞范围较广泛时才产生明显症状。肠系膜缺血性疾病多发生于肠系膜上动脉和肠系膜上静脉。

二、病因

1.肠系膜上动脉栓塞　急性肠系膜上动脉栓塞的栓子主要来源于心脏,常见于风湿性心脏病、细菌性心内膜炎或房颤患者。

2.肠系膜上动脉血栓形成　肠系膜动脉血栓形成的病因主要为动脉粥样硬化,高龄、吸烟、高血压、糖尿病、高脂血症是其高危因素。动脉粥样硬化是一个渐进的过程,肠系膜上动脉狭窄、闭塞也多呈渐进性,该过程使侧支循环建立,因此肠系膜上动脉血栓形成多表现为慢性缺血。只有当粥样斑块或附壁血栓脱落可导致急性动脉栓塞。

3.肠系膜上静脉血栓形成　肠系膜上静脉血栓形成主要因素有肝硬化门静脉高压、脾切除术后、腹部手术史、血液高凝状态、长期口服避孕药、既往静脉血栓史等。

三、病理

肠系膜上动脉血栓形成者肠系膜动脉多呈动脉粥样硬化改变。肠系膜缺血性疾病初期可见肠黏膜充血、水肿,黏膜下出血,黏膜呈暗红色,肠管内积气积液,随着缺血的进一步加重,肠壁变黑、坏死。

四、诊断

(一)临床表现

肠系膜上动脉栓塞、肠系膜上动脉血栓形成及肠系膜上静脉血栓形成临床表现大致相同。

1.疼痛　疼痛为肠系膜缺血性疾病的主要表现。疼痛性质可为钝痛、绞痛、刀割样疼痛。肠系膜上动脉栓塞起病急骤,多表现为急性发作的剧烈腹痛。

肠系膜上动脉血栓形成患者起初多为餐后上腹或脐周疼痛,可从餐后数分钟开始,持续数小时。多数患者因此害怕进食,因食物摄入减少,患者明显消瘦、体重减轻。

肠系膜上静脉血栓形成患者起始多有腹部不适或疼痛,当出现肠梗阻时可有剧烈腹痛。

2.消化道症状　患者可出现腹泻、恶心、呕吐、便秘、肠胃胀气、黑粪、血便等。

3.其他症状及体征　肠系膜严重缺血性病变,肠管坏死,可出现腹膜炎体征和休克的表现。

(二)辅助检查

急性肠系膜缺血性疾病为急腹症的一种,因临床表现不典型,常需与其他急腹症相鉴别。

1.实验室检查　常规检查包括血常规、凝血常规、肝肾功能、血淀粉酶等。肠系膜动脉血栓形成患者凝血常规常可查见 D—二聚体升高,以及三酰甘油、极低密度脂蛋白升高,极高密度脂蛋白降低。肠管缺血坏死粪便潜血试验呈阳性。

2.腹部彩超　腹部彩超可排除肝、胆、胰、脾及泌尿系统疾病。

3.腹部平片　腹部 X 线平片可查见肠管积气积液。

4.血管造影　选择性肠系膜血管造影是诊断肠系膜血管阻塞性疾病的可靠手段。可以全面评估病变范围、程度和侧支循环建立情况。

5. CTA 或 MRA 诊断肠系膜血管阻塞性疾病的敏感性和准确性均较高。

五、治疗

（一）非手术治疗

1. 纠正病因 如原有心脏疾病的患者应治疗原发疾病。

2. 抗凝、溶栓治疗 确诊后，如未出现肠管坏死，可立即应用低分子量肝素抗凝治疗，急性栓塞早期可应用尿激酶进行溶栓治疗，监测凝血功能，注意观察有无出血倾向。

3. 扩血管、抗血小板治疗 应用前列地尔、奥扎格雷钠等药物扩血管、抗血小板聚集。

（二）手术治疗

急性肠系膜上动脉栓塞可行肠系膜上动脉取栓术。肠系膜上动脉血栓形成手术方式包括动脉内膜切除术、腹主动脉-内脏动脉旁路术、腔内血管成形术和支架植入。随着介入技术的发展，肠系膜上静脉血栓形成可经肠系膜上动脉间接插管溶栓，或经肝/经颈静脉门静脉、肠系膜上静脉进行直接插管溶栓、导管取栓。如发生肠坏死，应切除坏死肠管。

六、主要护理问题

1. 疼痛 与肠道血供减少或肠道缺血性坏死等有关。

2. 体液不足 与呕吐、腹泻、禁食、胃肠减压等有关。

七、护理目标

1. 患者疼痛缓解。

2. 通过补液，患者体液平衡得以维持，电解质紊乱得以纠正。

八、护理措施

（一）术前护理

1. 禁食、胃肠减压 入院后立即禁食，通过胃肠减压引流胃肠道积气积液，改善肠道血供，以减轻腹胀及腹痛。

2. 疼痛的护理 密切观察患者疼痛性质、程度、范围等因素，若由绞痛转变为持续疼痛，则提示肠坏死的可能，应引起高度重视；诊断未明确前应慎用止痛药，以免掩盖病情。向患者解释腹痛的原因，讲解手术相关知识，缓解其紧张焦虑的情绪。

3. 维持水、电解质平衡 严密观察患者血压、脉搏等生命体征，迅速建立两条及以上的静脉通路，遵医嘱进行合理补液，观察患者每小时尿量并记录出入量。

（二）术后护理

1. 术后 24h 内严密观察患者生命体征、腹部体征等情况，观察引流管是否固定妥善，引流通畅；观察并及时记录引流物的颜色、性状及量。待患者术后全麻清醒之后改为半卧位，以减少伤口疼痛，并便于充分引流。

2. 术后早期经口进食，术后 24～72h 内开始饮水，少量多次，如患者未出现不耐受的状况则由流质、半流质逐步过渡到普食，饮食以高热量、高蛋白、易消化、无渣食物为宜。

3. 术后预防性抗凝治疗，术后早期活动，协助患者勤翻身并协助患者进行肌肉收缩运动，预防血栓形成；术后 3～5d 持续预防性使用低分子肝素 5000U/d 皮下注射，后可改为口服抗凝药;在护理过程中应严密观察患者有无出血倾向,定期检测血常规、凝血常规等指标。

九、并发症的预防和处理

(一)肠瘘

肠瘘一般发生在术后1周,是由于手术时坏死的肠管切除不全或肠管血供差,导致吻合口愈合不良,形成瘘口。护士应主动讲解肠瘘相关知识,缓解家属和患者的紧张情绪,保持床单位清洁、干燥;更换敷料,观察瘘口周围组织的情况,保护瘘口周围皮肤,积极纠正营养不良状态,选择合适的营养支持方案;密切观察并准确记录患者出入量,监测血清电解质和血气分析结果,维持患者体液平衡;必要时采用持续腹腔负压冲洗充分引流,促进瘘口愈合。

(二)再栓塞

肠系膜缺血性疾病患者有发生再次栓塞的危险,后果严重。应注重观察患者腹部体征,监测凝血酶原活动度、凝血时间等实验室指标。

十、健康教育

1. 讲解肠系膜缺血性疾病预防、治疗和护理的相关健康知识,注意事项等。

2. 鼓励患者保持良好的生活习惯,戒烟戒酒,适当运动,定期体检。

3. 饮食宜遵循清淡、易消化、高蛋白、少渣的原则,避免辛辣等刺激性食物,保持排便通畅。

4. 避免劳累或者长期卧床,不易参加增加腹内压的活动。

5. 定期复诊和随访。

(智慧)

第七节　主动脉夹层的护理

一、概述

主动脉夹层(aortica dissection,AD)指血液通过主动脉内膜裂口进入动脉壁并造成动脉壁的分离。大多数主动脉夹层通过内膜撕裂口与管腔内血流相通,有时可以有一处或多处撕裂口,血液可以在主动脉真腔和假腔之间流动。

二、病因

主动脉夹层是异常中膜结构和异常血流动力学相互作用的结果。各种原因导致的血管顺应性下降、血流动力学对血管壁的应力增大,都可造成血管壁的损伤。

具体疾病因素包括:

(一)遗传性疾病

Marfan综合征患者易发生主动脉夹层,与患者动脉中膜结构先天性发育缺陷,动脉中膜纤维素样病变坏死,血管顺应性下降有关。Marfan综合征为常染色体遗传性疾病,其他遗传性疾病如Turner综合征、Noonan综合征和Ehlers—Danlos综合征均易发生主动脉夹层。

(二)先天性心血管畸形

血管形状的改变导致了血流动力学的改变,使得应力集中在某点,累积效应造成此点中膜结构的改变,最终形成主动脉夹层。如主动脉缩窄,缩窄的近端主动脉承受了异常的血流,因此主动脉夹层多出现在缩窄的近端。

(三)高血压

是主动脉夹层形成的重要因素。血压波动越大,血流对主动脉壁脉冲式冲击越大,主动脉夹层越易发生且进展越快。

(四)与年龄相关的主动脉中膜退行性变化

主要出现于高龄患者,包括中膜囊性坏死和平滑肌退行性变化。

(五)主动脉粥样硬化

粥样硬化斑块与主动脉夹层的形成尚存在争议。有人认为粥样硬化斑块破坏了主动脉壁的顺应性,导致血流动力学改变,使得斑块周围的内膜易被撕裂。

(六)其他因素

如主动脉炎性疾病、损伤等。

三、病理分型

主动脉夹层可以沿动脉逆行撕裂或顺行撕裂,也可以同时向两个方向撕裂。1965年,DeBakey 等根据夹层内膜裂口的解剖位置和累及的范围将主动脉夹层分为三型(图7-1):

Ⅰ型:累及范围自升主动脉到降主动脉甚至胸腹主动脉。

Ⅱ型:累及范围仅限于升主动脉。

Ⅲ型:累及降主动脉,如向下未累及腹主动脉者为Ⅲa型;向下累及腹主动脉者为Ⅲb型。

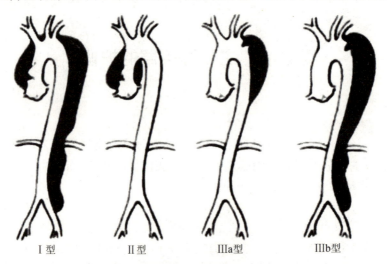

Ⅰ型　　　　Ⅱ型　　　　Ⅲa型　　　　Ⅲb型

图7-1　主动脉夹层 DeBakey 分型

1970年,Daily 等提出 Standford 分型。Standford A 型相当于 DeBakey Ⅰ型和Ⅱ型,Standford B 型相当于 DeBakeyⅢ型。Standford 分型与血管外科腔内治疗关系密切。

四、诊断

(一)临床表现

大多数急性夹层患者有突发的剧烈疼痛,有时疼痛发生在肩胛区并迅速向后背和(或)腹部扩散。疼痛可持续数小时至数天。任何无法解释的胸痛,特别当后背或腹部疼痛发生于伴有高血压病史的中年以上患者,除心肌缺血、主动脉瘤扩张或破裂、粥样斑块穿孔外,需高度怀疑夹层动脉瘤。

慢性夹层动脉瘤具有慢性疼痛、压迫主动脉附近的胸腹腔内脏器等表现。许多慢性夹层患者在破裂之前没有任何症状。最初往往是发现胸片异常或腹部触及一个搏动性肿块。由于慢性夹层往往累及主动脉分支,常见间歇性跛行、肾血管性高血压、肾功能不全或腹部绞痛。

（二）辅助检查

1. CTA 和 MRA　能准确显示真假两腔、内膜破裂口、病变范围及主动脉分支受累情况。术前可选用 CTA 或 MRA 测量和评估近端瘤颈的长度和内径、主动脉夹层最大直径和长度、主动脉扭曲度、分支动脉情况,精确定位撕裂口和判别夹层真假腔。

2. 主动脉造影　为有创检查,对评估内脏动脉受累、假腔范围、主动脉弓形状比 CTA 和 MRA 具有显著优势,多于术中行 DSA 对主动脉夹层进行全面精确的评估和测量。

3. 经食管超声心动图　Erbel 等将经食管切面超声心动图诊断主动脉夹层与经胸壁探查进行比较,发现经食管探查优于经胸壁探查,经食管探查诊断主动脉夹层的敏感性和特异性分别为 97% 和 100%。经食管彩色多普勒用于检查主动脉夹层动脉瘤,不仅能显示其形态结构,还可显示真腔与假腔及其内入口与再入口处的血流情况,对识别真假腔和提高入口与再入口的检出率有很大的帮助。

4. 经胸壁超声心动图　可定位内膜撕裂处,显示真、假腔的状态及血流情况,同时对主动脉瓣关闭不全、心包积液及主动脉弓分支血管阻塞等情况也能清晰显示。但超声心动图对腹主动脉受累情况的观察效果不佳。

五、治疗

（一）外科手术治疗

根据升主动脉撕裂口、主动脉夹层病变累及和扩展范围采用不同的手术方法行人工血管置换术。

（二）腔内治疗

腔内治疗因具有微创等优势,已成为治疗主动脉夹层的新手段。它要求血管外科、影像科、介入放射、心血管内科等多学科协作,共同完成术前评估、术中操作和术后处理。腔内治疗要求主动脉夹层有适当长度和强度的瘤颈以锚定移植物,以及隔绝的动脉段无重要的分支。慢性期主动脉夹层 Standford B 型瘤颈长度大于 1.5cm 是腔内治疗的主要适应证,临床治疗效果较好。

腔内治疗可在全麻或局麻下进行。腔内治疗前先行主动脉造影,再经股总动脉穿刺将导丝导入真腔至升主动脉,沿该导丝导入移植物,定位后释放移植物,近端固定于左锁骨下动脉开口远端正常主动脉段,远端固定于夹层裂口以远。慢性夹层可使用球囊适度扩张使移植物贴附严密。再次行主动脉造影,观察左锁骨下动脉是否通畅,移植物是否通畅、有无移位、扭曲,移植物近端或远端有无内漏。退出导丝,缝合股总动脉及切口。

（三）杂交技术

对于复杂的主动脉夹层可分期手术,将人工血管置换和腔内治疗相结合,以降低手术风险和并发症发生率。Marfan 综合征致慢性胸腹主动脉夹层动脉瘤的治疗一直是主动脉疾病中最具挑战的难题,传统的开放性手术死亡率和截瘫率高,由于该病常常合并脊柱和胸廓畸形,或者曾经做过主动脉弓部支架手术,再行开放性手术难度和危险性更是大大提高。近年随着主动脉微创腔内修复术的发展,死亡率和截瘫率得以降低,但由于 Marfan 综合征致慢性胸腹主动脉夹层动脉瘤常累及内脏动脉和肾动脉,加上夹层后真腔狭小,难以直接做微创腔内修复术。笔者所在四川大学华西医院血管外科团队于 2007 年率先在国内采用全内脏动脉和肾动脉重建后再行胸腹主动脉瘤腔内修复的方式完成了胸腹主动脉瘤杂交手术治疗,围手术期尚没有死亡和截瘫发生,为胸腹主动脉瘤治疗提供了新的治疗选择。2012 年,该团队将该技术用于治疗 Marfan 综合征致慢性胸腹主动脉夹层动脉瘤,获得良好远期随访效果。

六、主要护理问题

1. 疼痛　与主动脉夹层形成、扩展或破裂有关。
2. 潜在并发症　管主动脉夹层破裂出血、内漏、截瘫等。

七、护理目标

1. 患者疼痛缓解或得到控制。
2. 未发生主动脉夹层破裂。

八、护理措施

（一）术前护理

1. 体位与活动　绝对卧床休息。
2. 饮食　低盐低脂饮食。
3. 控制血压　主动脉夹层的形成和扩展有来自心脏收缩产生的脉冲式血流和舒张期平均动脉压对主动脉壁的影响,控制血压是预防夹层扩展或破裂的关键。降低血压,将收缩压控制在 $100\sim120$ mmHg,心率维持在 $60\sim75$ 次/min。硝普钠是最常用的降压药,通常起始剂量为 $1\sim2\mu g/(kg \cdot min)$ 静脉注射,宜使用微量泵控制注射速度,动态监测血压,根据血压变化调节用量,避免血压骤升骤降。硝普钠粉针性质不稳定,易光解,需现用现配,注射时应使用避光注射器及延长管。由于硝普钠降压时,也使左心收缩力增加,需要联合使用肾上腺 β 受体阻滞剂如普萘洛尔或艾司洛尔。利血平能同时降低血压和脉冲式血流,使用时应预防应激性溃疡发生。上述药物无效时可选用钙通道拮抗剂,如地尔硫草 0.1 mg/$(kg \cdot h)$ 或硝苯地平 $10\mu g/(kg \cdot h)$。

4. 止痛、镇静　急性主动脉夹层主要表现为疼痛,疼痛的部位与主动脉夹层的部位密切关联。当患者主诉疼痛时应高度重视,详细观察疼痛的性质,持续的时间及范围、程度。遵医嘱给予吗啡等药物止痛。镇静对于稳定血压具有重要作用。常用止痛镇静药如哌替啶和异丙嗪联合使用。

5. 心理护理　手术前向患者及家属详细交代病情,说明手术的重要性和必要性,介绍医护人员以及术前周密的手术计划和准备,在交代风险的同时积极强调患者自身的有利条件和积极因素,消除患者的紧张及焦虑情绪。

6. 其他　包括术前戒烟、呼吸功能训练等。

（二）术后护理

1. 体位与活动　行人工血管置换术者,麻醉清醒后予半卧位,术后 3d 内应绝对卧床休息。行腔内治疗者,术后 24h 应卧床休息,平卧位或低斜坡卧位,双下肢适当制动,24h 后可离床活动。

2. 饮食　视主动脉夹层类型、手术方式及胃肠功能情况逐渐添加饮食。行腔内治疗者,术后 6h 即可进食,饮食以高蛋白、高维生素、高纤维素、低盐、低脂、易消化为宜。

3. 病情观察

（1）神经系统:开胸行人工血管置换术者,术中因采取体外循环技术易致脑细胞缺血缺氧性损害,术后应监测患者神经及精神状态。

（2）呼吸系统:开胸行人工血管置换术者,术中因采取体外循环技术易致肺缺血缺氧性损伤。术后应监测呼吸功能及血氧饱和度。持续低流量吸氧,雾化吸入每天 2～3 次,指导深呼吸、有效排痰等。

（3）循环系统:开胸行人工血管置换术者,因体外循环、心脏缺血缺氧性损伤,易致急性心肌缺血、心律失常。术后应予心电监护,密切监测血压、心率、中心静脉压、尿量等。术后收缩压控制在 100～120mmHg 左右,心率维持在 60～75 次/min,防止血压过低导致重要脏器血液灌注不足。

（4）泌尿系统:开胸行人工血管置换术者,因长时间低血压、低灌注易导致急性肾功能衰竭,术后应监测肾脏功能、电解质及小时尿量。在扩容的同时,可应用小剂量的多巴胺静脉滴注。

4. 伤口的观察与护理　观察伤口有无渗血、渗液,有无脓性分泌物及脂肪液化。行腔内治疗者,腹股沟切口可用盐袋压迫 6h,观察腹股沟切口周围有无肿胀及皮下瘀斑。

5. 下肢循环的观察　行腔内治疗者应观察下肢循环情况,包括下肢皮肤颜色、温度、动脉搏动情况、有无感觉异常等。

6. 疼痛护理　评估伤口疼痛的程度、性质及持续时间,遵医嘱给予镇痛药物。

九、并发症的预防和处理

（一）内漏

内漏是指腔内治疗术后持续有血流经移植物和自体动脉壁之间的裂隙进入瘤腔的现象。内漏分为四型。

1. Ⅰ型内漏是指血液经腔内移植物近心端与自体动脉之间的裂隙流入瘤腔的现象。Ⅰ型内漏可使主动脉夹层继续扩展甚至破裂。预防Ⅰ型内漏需要术前和术中精确评估主动脉夹层各项参数,术中恰当选择并准确释放移植物。Ⅰ型内漏发生后在近端再加一段或多段移植物以彻底隔绝内漏是最有效的处理。

2. Ⅱ型内漏是指腔内治疗后血液经腔内移植物远端与自体动脉之间的裂隙反流入瘤腔的现象。若反流量小,一般可自行封闭,可随访观察;若反流量大,则需再加一段移植物将内漏隔绝封闭。

3. Ⅲ型内漏是指从肋间动脉反流入夹层假腔的现象,一般反流量小,能够自闭,可随访观察。

4. Ⅳ型内漏是指血液从腔内移植物针孔或破损处流入夹层假腔的现象。Ⅳ型内漏的处理一般再选一段较短的且口径合适的腔内移植物将原先的破损处隔绝封闭。

（二）截瘫

脊髓的血液供应一是来自椎动脉发出的脊髓动脉和脊髓后动脉,二是来自节段性动脉,如锁骨下动脉、肋间动脉、腰动脉、骶动脉等。由于阻断主动脉时间过长、手术缝扎了或移植物覆盖了节段性动脉,以及节段性动脉栓塞或急性血栓形成,可导致急性脊髓缺血,主要表现为肢体瘫痪、大小便失禁等。因此,应在保证隔绝效果的前提下选择最短的移植物,避免覆盖或结扎 3 对以上节段性动脉。

十、健康教育

1.活动　术后 1 个月内避免剧烈活动。

2.饮食　低盐低脂饮食。

3.用药指导　遵医嘱服用抗凝药物,指导高血压、高血脂及糖尿病患者正确服用降压、降脂、降糖药物。

4.定期随访　遵医嘱定期随访,包括凝血功能、胸腹部 CTA 等。

（智慧）

第八节　腹主动脉瘤的护理

一、概述

腹主动脉瘤(abdominal aortic aneurysm,AAA)是指肾动脉平面以下腹主动脉的局限性扩张,其直径大于正常腹主动脉直径的 1.5 倍。瘤体一旦形成,必将进行性增大,最后破裂,危及患者生命。腹主动脉瘤是血管外科最常见的危急重症之一,随着我国人口老龄化、饮食结构改变及检测手段的更新,腹主动脉瘤发病率呈明显上升趋势。值得注意的是,多数同时伴有其他部位的动脉瘤,如髂总动脉、髂内动脉以及股动脉等动脉瘤。

二、病因

腹主动脉瘤大多由动脉粥样硬化引起,其他原因包括创伤、感染、中层囊性坏死、先天性因素以及梅毒等。吸烟、高血压、高龄等是腹主动脉瘤的危险因素,对腹主动脉瘤的发生、发展起促进作用。

三、病理分型

（一）病理分类

腹部动脉瘤病理学分类包括真性动脉瘤、假性动脉瘤、夹层动脉瘤。真性动脉瘤是腹主动脉局部扩张膨大形成瘤壁完整的动脉瘤。有内膜撕裂为夹层动脉瘤。动脉壁破裂后,在软组织内形成搏动性血肿,血肿周围纤维包裹形成瘤壁,瘤腔通过动脉破口与动脉腔相通,即为假性动脉瘤。

（二）病理分型

Schumacher 根据腹主动脉瘤近段瘤颈长度和瘤体远端累及范围提出。Schumacher 分型

(图7—2):

Ⅰ型:近端瘤颈大于1.5cm,远端瘤颈大于1.0cm。

ⅡA型:近端瘤颈大于1.5cm,腹主动脉瘤累及主动脉分叉。

ⅡB型:近端瘤颈大于1.5cm,腹主动脉瘤远端累及髂总动脉。

ⅡC型:近端瘤颈大于1.5cm,腹主动脉瘤远端累及髂动脉分叉。

Ⅲ型:近端瘤颈小于1.5cm。

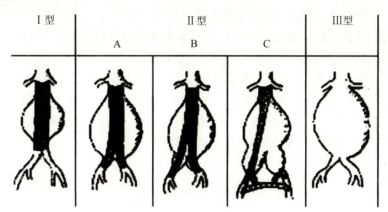

图7—2 Schumacher分型

(三)病理分级

由于腹主动脉瘤沿长轴方向扩张,而瘤体的近、远两端相对固定,因此造成瘤颈、瘤体和髂动脉扭曲成角。根据腹主动脉瘤近端瘤颈的扭曲程度分级(以无扭曲的近端瘤颈为180°):

Ⅰ级:腹主动脉瘤近端瘤颈成角范围为150°～180°。

Ⅱ级:腹主动脉瘤近端瘤颈成角范围为120°～150°。

Ⅲ级:腹主动脉瘤近端瘤颈成角小于120°。

四、诊断

(一)临床表现

1.腹部肿块 腹部肿块是最常见的症状,常常是患者的首发症状。体检时可在腹部扪及光滑、有弹性的腹部肿块,肿块多呈圆形或梭形,且具有与心律一致的搏动性。

2.腹痛 腹痛多为胀痛或跳痛,呈间歇性或持续性,有时可有腰背部放射痛。但腹主动脉瘤因感染或瘤壁夹层血肿形成而趋于破裂时,腹痛加重,多为撕裂样痛。

3.压迫症状 腹主动脉瘤增大可压迫邻近的组织器官,压迫胆总管可发生黄疸,压迫小肠发生肠梗阻,压迫输尿管发生肾绞痛及血尿,压迫膀胱发生尿频、尿流呈波动状等。

4.缺血症状 腹主动脉瘤瘤腔内附壁血栓脱落可导致下肢缺血表现,出现下肢麻木、发冷、间歇性跛行及静息痛。

5.破裂症状 腹主动脉瘤进行性增大,最终瘤体破裂出血,出现失血性休克体征,危及生命。

6.其他 由于血液经相对狭窄的腹主动脉进入扩大的瘤体时形成漩涡,因此有时可在瘤体表面闻及吹风样收缩期杂音,并可扪及收缩期震颤。

(二)辅助检查

1.多普勒彩色超声 因其经济、简便、无创,是常用的筛查手段,但其准确性很大程度上依赖于操作者的技术水平和患者自身的情况,如肥胖、肠道积气等。

2.CTA 可以精确地测得腹主动脉瘤的各项参数,如瘤体和髂动脉的形态,瘤体、瘤颈的直径和长度等,并且可以清晰地显示腹主动脉的各分支动脉,如肠系膜上动脉、副肾动脉等。

3.MRA 效果与CTA相似,但显像速度慢。

4.DSA DSA具有即时性和高分辨率的特点,多用于人工血管内支架修复术中的测量和观察。

5.腔内血管超声(IVUS) 其原理是将超声探头置于导管顶端,从股动脉切口进入腹主动脉,通过导管上的刻度得知超声探头在腹主动脉的轴向位置,而超声探头可显示此轴向位置的腹主动脉截面影像,从而得到腹主动脉的三维影像。由于IVUS是有创检查方法,多用于人工血管内支架修复术中的即时测量和观察。与DSA相比,其优势在于能清晰地显示肾动脉等瘤颈分支动脉的开口,由于能显示三维影像,因此可以观察到某些特殊情况下DSA无法看到动脉开口,如肾动脉严重扭曲。其缺点为伪影、人工血管内支架及推送系统的回声,这些现象降低了影像的质量,甚至遗漏了重要的影像细节。

五、治疗

(一)外科手术治疗

即开腹行腹主动脉瘤切除、人工血管置换术。

(二)腔内治疗

腔内治疗,即人工血管内支架修复术,因避免了传统开腹手术带来的创伤、大量出血和腹主动脉血流阻断等问题,近年来,随着人工血管内支架制造技术的进步和手术安全性的不断提高,腔内治疗已逐渐取代传统开腹手术成为腹主动脉瘤的主要治疗手段。

六、主要护理问题

1.疼痛 与动脉瘤形成、扩展或破裂有关。

2.潜在并发症 腹主动脉瘤破裂出血、内漏、截瘫、肾功能衰竭、动脉栓塞或血栓形成等。

七、护理目标

1.患者疼痛缓解或得到控制。

2.未发生动脉瘤破裂等并发症。

八、护理措施

(一)术前护理

1.体位与活动 绝对卧床休息。

2.饮食 低盐低脂饮食,食物应富含纤维素,防止便秘。

3.控制血压 控制血压是预防腹主动脉瘤破裂的关键,手术前血压宜控制在120/70mmHg以下,夹层动脉瘤宜控制在100/60mmHg以下。

4.控制疼痛 患者主诉疼痛时应高度重视,警惕瘤体破裂。详细询问疼痛的性质,持续的时间及范围、程度。遵医嘱给予哌替啶(度冷丁)、吗啡等药物止痛,避免因疼痛导致的血压升高。

5.健康教育及心理护理 术前应加强心理护理及健康教育,避免导致瘤体破裂的因素。

如告知患者勿用力排便,使用坐便器,避免蹲位入厕。食用富含纤维素的食物,多饮水,防止便秘。习惯性便秘者,可给予麻仁丸口服。预防感冒,避免剧烈咳嗽,必要时给予雾化吸入、祛痰镇咳药物。腹部避免撞击等。手术前向患者及家属详细交代病情,说明手术的重要性和必要性,介绍医护人员以及术前周密的手术计划和准备,在交代风险的同时积极强调患者自身的有利条件和积极因素,消除患者的紧张及焦虑情绪。

6. 术前准备　术前戒烟,指导呼吸功能训练。根据手术方式和麻醉方式的不同,行皮肤准备、肠道准备,准备好术中用药物等。对于腹主动脉瘤先兆破裂者不主张灌肠和安置胃管,避免围手术期不良刺激导致的瘤体破裂。

（二）术后护理

1. 体位与活动　行腹主动脉瘤切除人工血管置换术者,麻醉清醒后予半卧位,术后 3d 内应绝对卧床休息。行腔内治疗者,术后 24h 应卧床休息,平卧位或低斜坡卧位,双下肢适当制动,24h 后可离床活动。

2. 饮食　开腹手术者,术后应早期拔除胃管,适量进水,待肛门排气后进食半流质,并逐渐过渡到正常饮食。行腔内治疗者,术后 6h 即可进食。饮食以高蛋白、高维生素、高纤维素、低盐、低脂、易消化为宜。

3. 病情观察

（1）神经系统:密切监测患者神经及精神状态。

（2）呼吸系统:密切监测患者呼吸功能及血氧饱和度。持续低流量吸氧,雾化吸入每天 2～3 次,指导深呼吸、有效排痰等。

（3）循环系统:给予心电监护,密切监测血压、心率、尿量等。血压高者继续给予降压治疗,使血压控制在正常范围内。

（4）泌尿系统:动脉监测肾脏功能、电解质,记录 24h 尿量。

4. 伤口的观察与护理　观察伤口有无渗血、渗液,有无脓性分泌物及脂肪液化。行腔内治疗者,腹股沟切口可用盐袋压迫 6h,观察腹股沟切口周围有无肿胀及皮下瘀斑。

5. 下肢循环的观察　包括下肢皮肤颜色、温度、动脉搏动情况、有无感觉异常等。

6. 疼痛护理　评估疼痛的部位、程度、性质及持续时间,遵医嘱给予镇痛药物。

九、并发症的预防和处理

（一）腹腔内出血

常见于开腹行腹主动脉瘤切除人工血管置换术术后,多由于人工血管吻合口破裂出血。患者精神差或神志淡漠,四肢湿冷,血压进行性下降,心率增快,达 120 次/min 以上,尿量减少,查体腹部膨隆,腹腔内抽出不凝血,应警惕腹腔内出血的可能。立即建立至少两条静脉通路,抗休克治疗的同时积极做好术前准备,一旦明确诊断,应立即行二次手术。

（二）肾功能衰竭

腹主动脉瘤切除术术中阻断腹主动脉时间过长、肾动脉灌注减少,人工血管内支架修复术术中输送导管或人工血管内支架时导致附壁血栓脱落,栓塞肾动脉导致急性肾功能衰竭。腹主动脉瘤切除术术中应尽量缩短腹主动脉阻断时间,术中合理补液,以及应用甘露醇等渗透性利尿药保护肾脏功能。术后监测 24h 尿量、血肌酐等,若血肌酐升高伴随血钾升高,应进行血液透析治疗。

（三）介入通路动脉的损伤、血栓形成及远端动脉栓塞

常见于腔内治疗术后，当直径较粗的导管通过严重扭曲的髂动脉时，常常引起动脉壁的损伤以至出血，甚至血栓形成。输送导管或人工血管内支架时导致附壁血栓脱落，发生远端动脉栓塞。

（四）内漏

为腔内治疗术后主要的血管并发症。部分内漏可因血栓栓塞自行封闭，部分内漏若不治疗可导致瘤体逐渐增大直至破裂。一旦发现内漏，可暂行观察，待其自行封闭，也可进一步行腔内治疗。当经过适当的观察期后，内漏仍未自愈，或腔内治疗无效时，传统开腹行腹主动脉瘤切除术人工血管置换是治疗内漏最有效、最可靠的方法。

（五）移植后综合征

移植后综合征出现在人工血管内支架修复术后 7d 内，患者常感背部疼痛，但没有发热或白细胞计数升高等感染表现，可能与瘤腔内血栓形成有关。

十、健康教育

1. 活动　术后 3 个月内避免剧烈活动。

2. 饮食　低盐低脂饮食。食用富含纤维素的食物，多饮水，防止便秘。

3. 用药指导　遵医嘱服用降压药、抗血小板聚集药及抗凝药物。定期监测血压及凝血功能，根据监测结果调整药物剂量。

4. 指导自我监测　主要是并发症的监测，发现异常，及时就诊。

5. 定期随访　随访内容包括有无远期内漏、远端动脉栓塞等并发症。

（智慧）

第九节　周围动脉瘤的护理

一、概述

周围动脉瘤是指主动脉及内脏动脉以外的动脉发生局限性扩张，包括四肢动脉、颈动脉、锁骨下动脉等，其中以股动脉、腘动脉最常见。动脉瘤的类型包括真性动脉瘤、夹层动脉瘤、假性动脉瘤，见图 7—3。

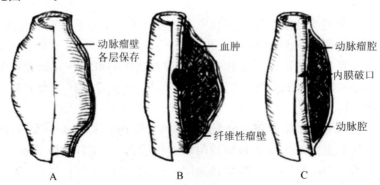

图 7—3　动脉瘤的类型

A. 真性动脉瘤；B. 假性动脉瘤；C. 夹层动脉瘤

二、病因

周围动脉瘤的病因复杂,包括损伤、感染、动脉粥样硬化、先天性动脉中层缺陷、自身免疫性疾病等。血管损伤多见于青年人,包括刀伤、长期注射吸毒所致血管损伤、挫裂伤、骨折后血管损伤、医源性血管损伤等,以假性动脉瘤为主;感染结核、细菌、梅毒螺旋体等,病原体侵袭血管壁,导致动脉瘤;动脉粥样硬化所致周围动脉瘤常为多发性,多见于老年人;其他疾病,如先天性动脉中层缺陷(如马方综合征)及动脉炎性疾病(如多发性大动脉炎、川崎病、白塞综合征等)均可导致动脉瘤样病变。

三、诊断

(一)临床表现

周围动脉瘤由于动脉瘤位置不同临床表现亦各异,但大体来讲可以总结为搏动性包块、压迫症状、瘤体远端缺血症状、瘤体破裂症状等。

1.搏动性包块　搏动性包块是动脉瘤典型的临床表现,包块搏动与心脏搏动一致,并可闻及血管杂音。

2.压迫症状　动脉瘤压迫周围器官、神经及血管引起相应临床表现。股动脉瘤和腘动脉瘤压迫周围神经和静脉,可引起下肢疼痛、麻木或水肿;颈动脉瘤压迫喉返神经、气管、食管,分别可引起声音嘶哑、呼吸困难、吞咽困难等。锁骨下动脉瘤压迫臂丛神经,引起上肢感觉异常和运动障碍。

3.瘤体远端缺血症状　瘤腔内附壁血栓脱落可导致远端动脉栓塞,动脉瘤继发血栓形成可导致瘤体远端缺血症状。颈动脉瘤患者可有头昏、头痛、一过性脑缺血发作、偏瘫等;股动脉瘤、腘动脉瘤、锁骨下动脉瘤瘤腔内附壁血栓脱落或血栓形成,患者可有下肢和上肢缺血症状,严重者可发生肢体坏死。

4.瘤体破裂症状　瘤体不断增大,最终可发生破裂、出血。颈动脉瘤破裂出血可形成巨大血肿,从而压迫气管出现急性呼吸困难。临床常见长期注射毒品所致的股动脉假性动脉瘤患者,腹股沟区域皮肤完整性受损,一旦瘤体破裂出血,出血多呈喷射状,若处理不当或处理不及时,可发生失血性休克危及生命。

5.其他症状　长期注射毒品所致的股动脉假性动脉瘤患者,常伴有全身或局部感染症状,如发热、局部疼痛、周围组织红肿等,严重者甚至出现败血症、感染性休克。

(二)辅助检查

可根据情况选择彩色多普勒血管超声、CTA、MRA、DSA 等。

四、治疗

(一)手术治疗

周围动脉瘤主要采取外科治疗,手术方式包括动脉瘤切除、血管重建、腔内治疗。根据动脉瘤位置及具体情况选择不同术式。

1.动脉瘤切除及血管重建　血管重建包括动脉裂口修补、大隐静脉或人工血管补片移植和动脉端端吻合等。缺损较大时可行人工血管或自体大隐静脉移植。

长期注射吸毒致股动脉假性动脉瘤的瘤腔内常有血凝块及脓液,若瘤体较小,可在远、近端压迫止血情况下直接切开假性动脉瘤,反复清洗,清除血凝块和脓液,寻找动脉破口,根据破口情况进行破口修补或人工血管或自体静脉移植。人工血管或自体静脉移植时,需绕过感染区域与股动脉破口近端瓣外动脉和远端股浅动脉行端侧吻合。对于注射吸毒致股动脉假性动脉瘤患者,也可先行股动脉结扎,二期行血管重建。

2.腔内治疗　采用覆膜支架植入瘤体,隔绝瘤体的同时维持动脉通路。

(二)其他治疗

1.治疗基础疾病　多发性大动脉炎、川崎病者应首先治疗基础疾病。

2.抗感染治疗　动脉瘤伴细菌感染者应早期给予足量的抗生素治疗。

3.控制血压　周围血管瘤合并高血压者,应适当控制血压,避免血压骤升骤降导致瘤体破裂。

五、主要护理问题

1.组织灌注量改变　与瘤腔内附壁血栓脱落、瘤腔内继发血栓形成导致瘤体远端血液灌注量减少有关。

2.疼痛　与瘤体局部感染,或瘤体增大过快或先兆破裂有关。

3.有受伤的危险　与瘤体压迫周围神经引起肢体感觉异常和运动障碍,以及颈动脉瘤瘤体远端缺血导致的一过性脑缺血发作有关。

4.潜在并发症　脑缺血损伤、动脉栓塞或血栓形成、吻合口破裂出血或假性动脉瘤形成等。

六、护理目标

1.通过瘤体切除、血管重建,瘤体远端血液灌注量恢复,缺血症状减轻或消失。

2.通过治疗,感染控制,瘤体得以切除,患者疼痛缓解。

3.通过手术治疗,周围神经受压得以解除,瘤体远端血供恢复,患者感觉及运动功能恢复。

4.患者未出现并发症。

七、护理措施

(一)术前护理

1.体位　股动脉瘤、腘动脉瘤患者应适当限制下肢活动,颈动脉瘤患者应避免患侧卧位及突然或过度转颈,防止瘤体破裂。

2.病情观察　颈动脉瘤术前应观察患者有无头昏、头痛、眼花等脑缺血症状,以及声音嘶哑、呼吸困难、吞咽困难等。锁骨下、股动脉、股动脉瘤应观察患者肢端循环情况,观察患者有无肢体疼痛、麻木或水肿,有无感觉异常和运动障碍等。做好患者及家属的健康教育,预防跌倒等不良事件发生。

3.瘤体破裂的处理　颈动脉瘤破裂出血可形成巨大血肿,压迫气管出现急性呼吸困难,病房应常规配置气管切开包,必要时协助医生进行气管切开。股动脉瘤、腘动脉瘤体破裂出血,应立即给予加压包扎,若出血量大,应迅速建立静脉通路,快速补液,并做好急诊手术准备。需要注意的是,抢救注射吸毒致股动脉假性动脉瘤患者时,应在抢救的同时做好自我防护,例如佩戴护目镜、戴手套、穿隔离衣,以防止血源性传播疾病的暴露。

4.术前准备

(1)常规准备:术前常规准备,例如完善术前检查、纠正基础疾病或合并症、备皮、合血、准备术中药物等。

(2)颈总动脉压迫试验:颈动脉瘤患者术前需进行颈总动脉压迫试验,即 Matas 试验,以促进大脑 Willis 环前后交通支开放,避免术中阻断颈总动脉时导致不可逆的脑组织损伤。指导患者用拇指在环状软骨平面、胸锁乳突肌前缘将颈总动脉向后、向内压迫至第 6 颈椎横突,以阻断颈总动脉血流,压迫后颞浅动脉搏动消失。开始时每天压迫 5min,每日 1～2 次,逐日延长,直至能持续压迫 30min 以上。压迫过程中出现头晕、眼花、恶心等脑缺血缺氧症状应立即停止。

(二)术后护理

1.体位 全麻清醒后改为半卧位。对于颈动脉瘤切除的患者,颈部应适当制动,避免过度转颈。股动脉瘤、腘动脉瘤切除术后应卧床休息,患侧肢体适当制动,卧床期间可做双足踝泵运动,防止下肢深静脉血栓形成。

2.饮食 周围动脉瘤切除术后患者宜进食高热量、高蛋白、高维生素、清淡易消化、低脂饮食,可进食蔬菜、水果等纤维素含量高的食物,鼓励饮水,避免便秘。对于颈动脉瘤切除的患者,手术后早期应以流质、半流质为主,逐渐过渡至软食。

3.病情观察 术后动态监测生命体征及氧饱和度,密切观察患者神志意识、肢端循环情况,观察手术切口有无渗血及皮下血肿。对于颈动脉瘤切除术后,还应观察患者有无声音嘶哑、饮水呛咳。由于手术创伤、颈部组织水肿以及术后出血压迫气管,可引起呼吸困难,因此,颈动脉瘤切除术后床旁应常规放置气管切开包,必要时可行气管切开。

八、并发症的预防和处理

(一)脑缺血损伤

颈动脉瘤切除术中因阻断颈总动脉,脑组织血液灌注减少,可导致脑细胞不可逆的损害。为了保护脑细胞,避免脑缺血损伤,术前应指导患者进行 Matas 试验,使压迫时间至少在 30min 以上。术中可根据情况选用低温麻醉,降低脑组织的新陈代谢,增加对缺氧的耐受力。术中尽量缩短阻断颈动脉血流时间,可采用转流技术,维持脑部血液灌注。术中应用甘露醇,降低颅内压等。

(二)动脉栓塞或血栓形成

术中瘤腔内附壁血栓脱落可导致远端动脉栓塞,术后血管腔内血栓形成,可出现远端缺血症状。术后遵医嘱给予抗凝、祛聚治疗,密切观察患者神志意识,肢体皮肤温度、颜色、动脉搏动情况及感觉异常,发现异常,及时告知医生,并配合处理。

(三)吻合口破裂出血或假性动脉瘤形成

由于患者凝血功能障碍、血管条件差、感染以及术中使用抗凝剂、血管吻合技术等原因,术后可能出现吻合口破裂出血或假性动脉瘤形成。术后应密切监测生命体征,有无伤口渗血及皮下血肿,如发现异常,立即通知医生,必要时做好手术前准备。

九、健康教育

1.合理饮食 指导患者进食低脂、低胆固醇饮食。

2.合理运动 指导患者合理运动,教会患者进行家庭康复训练。

3.自查与随访 告知患者定期随访,教会患者自我检查的方法,肢体出现搏动性包块应立即就诊。

4.特殊指导 注射吸毒致股动脉假性动脉瘤患者,尤其西部地区较为常见。吸毒者因长期反复静脉注射毒品导致表浅静脉硬化、闭塞,而选择动脉注射。股动脉由于位置隐蔽、血管表浅、易于定位穿刺,常成为吸毒者注射吸毒的部位。反复穿刺股动脉而不行加压包扎,或穿刺点压迫不正确、压迫止血时间短、肢体过早活动、穿刺血管局部感染等原因,均可能导致穿刺部位假性动脉瘤形成。近年来,因注射毒品所致的股动脉假性动脉瘤患者越来越多,已成为血管外科常见急症之一。

长期反复注射吸毒患者在社会道德、伦理、心理、生理诸多方面存在不同程度的问题,医务人员对待该类患者不应产生歧视心理,适时和患者进行沟通,循循诱导,消除患者抵触心理,增加患者对医护人员的信任。通过开展健康教育讲座、面对面沟通教育以及电话回访等方式,使患者认识到吸毒对身体健康的危害,了解注射吸毒与股动脉假性动脉瘤形成的关系,教会患者自我管理的方法,避免再次吸毒。

(智慧)

第八章　泌尿系统疾病护理

第一节　急性肾小球肾炎的护理

一、概述

急性肾小球肾炎(acute glomerulonephritis, AGN)简称急性肾炎,临床以急性发作的血尿、蛋白尿、水肿和高血压为主要表现,可伴有一过性肾损害。常见于 A 组 β 溶血性链球菌导致的呼吸道感染(如急性扁桃体炎、咽炎)或皮肤感染(脓疱疮)以后,也可发生于其他细菌、病毒和寄生虫前驱感染之后。

二、病因及流行病学

急性肾小球肾炎由多种原因引起,以 β 溶血性链球菌"致肾炎菌株"感染引起的变态反应最为多见。常见于上呼吸道感染、皮肤感染等链球菌感染后,链球菌的主要致病抗原刺激机体产生特异抗体,抗原抗体结合成免疫复合物,激活补体而造成肾小球免疫病理损伤。

急性肾小球肾炎好发于儿童,男性多见,儿童约占总发病率的 90%。高峰发病年龄 2~6岁,<2 岁的儿童占总发病率的 5% 以下,>40 岁的成人占总发病率的 10% 以下。老年人急性肾小球肾炎常常缺乏典型症状;易进展为急性肾衰竭;首诊确诊率低,仅为 16%;预后不良,死亡率高。

三、病理

肾脏体积可增大,病理类型为毛细血管内增生性肾小球肾炎。病变主要累及肾小球,光镜下为弥漫性肾小球病变,以内皮细胞及系膜细胞增生为主,急性期可伴有中性粒细胞及单核细胞浸润,严重时,增生和浸润的细胞可压迫毛细血管袢使管腔狭窄或闭塞。肾小管病变不明显,肾间质可有灶性炎性细胞浸润及水肿。免疫病理检查可见 C_3 及 IgG 呈颗粒状沿毛细血管壁和系膜区沉积。电镜下可见肾小球上皮细胞下有驼峰状大块电子致密物存在。

四、诊断要点

1.临床表现　本病好发于儿童,男性多见。前驱感染后常有平均 10 天左右的潜伏期,以1~3 周不等,呼吸道感染的潜伏期较皮肤感染者短。本病起病较急,病情轻重不一,轻者仅表现为镜下血尿及血清补体 C_3 异常而无明显临床症状;重者呈急性肾小球肾炎综合征的表现,可表现为急性肾衰竭。本病大多预后良好,常在数月内临床自愈。

(1)尿液改变

1)少尿:见于 50% 患者,无尿罕见。起病初期可出现尿量减少,一般 400~700ml/d,多数起病 1~2 周后尿量渐增。

2)血尿:几乎所有患者均有肾小球源性血尿,约 40% 出现肉眼血尿。尿液呈洗肉水样,一般于数天内消失,也可持续数周转为镜下血尿。镜下血尿可持续数月。

3)蛋白尿:为肾小球源性蛋白尿,多为轻、中度蛋白尿,约 1/4 患者 24 小时蛋白定量不超过 3.5g。

(2)水肿:多为晨起眼睑水肿,严重者可波及全身,可见凹陷性。

(3)高血压:60%～80%患者会出现一过性高血压,多因肾小球滤过率下降引起的水、钠潴留所致,属于轻、中度高血压,经利尿后血压可逐渐恢复正常。少数患者可因严重高血压导致高血压脑病。

(4)肾功能异常:大部分患者起病时因尿量减少、肾小球滤过率下降导致一过性的轻度氮质血症。随着病情的缓解,尿量会逐渐增加,1～2 周后,肾功能可恢复正常,只有极少数患者出现急性肾衰竭。

(5)全身症状:患者疲乏、无力、厌食、恶心、呕吐等。

(6)并发症:少数重症患者可发生急性左心衰竭、高血压脑病及急性肾衰竭。

2.辅助检查　①尿液检查。②红细胞沉降率。③血清补体及免疫球蛋白测定。④肾功能检查。⑤细菌培养基血清学试验。⑥B超检查。⑦肾活检。少尿 3～7 天以上或进行性尿量减少,肾小球滤过功能呈进行性损害,疑为急进性肾小球肾炎者;病程 1～2 个月以上,临床表现无好转趋势,考虑其他原发或者继发性肾小球疾病者,则应考虑肾活检。

五、治疗

目前尚无直接针对肾小球免疫病理过程的特异性治疗。主要为通过对症治疗、控制感染和休息,以防治急性期并发症、保护肾功能,利于其自然恢复。

1.一般治疗

(1)休息:急性期卧床休息,症状缓解后逐渐增加活动量。

(2)饮食:在水肿、少尿和高血压期要维持水、电解质的平衡,应适当控制水、盐和蛋白质的摄入。水分摄入以不显性失水加尿量计算供给,同时给予易消化的高糖、低盐、低蛋白饮食,食盐以 60mg/(kg·d)、蛋白质以 0.5g/(kg·d)为宜,保证热量摄入。尿量增多、氮质血症消除后恢复正常蛋白质供给,保证患儿生长发育需要。

2.感染灶的治疗　对仍有咽部、皮肤感染灶者应给予青霉素或其他敏感药物治疗 7～10 天。待肾炎病情稳定后,经常反复发生的慢性感染灶如扁桃体炎、龋齿等予以清除。

3.利尿剂的应用　凡经控制水、盐而仍尿少、水肿、血压高者均应给予利尿剂。噻嗪类无效时可用强有力的袢利尿剂,如呋塞米和利尿酸。

4.降压药的应用　凡经休息、限水盐、利尿而血压仍高者应给予降压药。

5.透析　对少数发生急性肾衰竭,严重心力衰竭和不能控制的高血压可予血液透析或腹膜透析治疗。

六、主要护理问题

1.体液过多　与肾小球滤过功能下降致水、钠潴留有关。

2.潜在并发症　急性肾衰竭、急性心力衰竭、高血压脑病、电解质紊乱。

3.有皮肤完整性受损的危险　与皮肤水肿有关。

4.活动无耐力　与疾病所致高血压、水肿有关。

5.知识缺乏　缺乏急性肾小球肾炎相关知识。

6.焦虑/恐惧　与疾病病情进展快有关。

七、护理目标

1.维持体液平衡,水肿消失,血压恢复正常。

2.未出现急性肾衰竭、急性心力衰竭、高血压脑病、电解质紊乱等并发症。

3.保持皮肤完整性,无破溃、受损。

4.活动能力恢复。

5.患者了解急性肾小球肾炎相关知识,了解相关预防和康复知识,自我照顾和管理能力提高。

6.患者焦虑/恐惧减轻,配合治疗和护理,树立战胜疾病的信心。

八、护理措施

1.休息与活动　急性期应卧床休息,待水肿消退、肉眼血尿消失、血压恢复正常后,下床活动并逐步增加活动量。患儿应待红细胞沉降率正常后才可上学。2年内应避免劳累及重体力劳动。

2.饮食护理

(1)保证热量供给,每日不少于126kJ/kg,可给予高糖、易于消化和吸收的食物。

(2)盐:有水肿、高血压时严格限制钠盐摄入(<3g/d),以减轻水肿和心脏负担。当病情好转、血压下降、水肿消退、尿蛋白减轻后,由低盐饮食逐渐过渡到普通饮食,防止长期低钠饮食及应用利尿剂引起水、电解质紊乱或其他并发症。

(3)水:严格记录24小时的出入水量。尿量>1000ml/d可不限水,少尿时每天入水量为不显性失水量(约500ml)加上前一日的24小时尿量。入水量包括:饮食、饮水、服药、输液等所含水的总量。

(4)钾:少尿、无尿或血钾升高时,限制含钾高的食物。注意见尿补钾,尿量增多后补充含钾高的食物。

(5)蛋白质:肾功能正常时,给予正常量的蛋白质摄入为1.0g/(kg·d),出现氮质血症时,限制蛋白质的摄入为0.5g/(kg·d),优质动物蛋白占50%以上,如牛奶、鸡蛋、鱼等,以防增加血中含氮代谢产物的潴留。病情好转,尿量增多(>1000ml/d),可增加蛋白质摄入但不超过0.8g/(kg·d),病情稳定2~3个月后,蛋白质恢复正常量。

3.皮肤护理

(1)水肿较严重的患者应着宽松、柔软的棉质衣裤、鞋袜。协助患者做好全身皮肤黏膜的清洁,指导患者注意保护好水肿的皮肤,如清洗时注意水温适当、勿过分用力;避免擦伤、撞伤、跌伤、烫伤。阴囊水肿等严重的皮肤水肿部位可用中药芒硝粉袋干敷或硫酸镁溶液敷于局部。水肿部位皮肤破溃应用无菌敷料覆盖,必要时可使用稀释成1∶5的碘伏溶液局部湿敷,以预防或治疗破溃处感染,促进创面愈合。

(2)注射时严格无菌操作,采用5~6号针头,保证药物准确及时的输入,注射完拔针后,应延长用无菌干棉球按压穿刺部位的时间,减少药液渗出。严重水肿者尽量避免肌内和皮下注射,尽力保证患者皮肤的完整性。

4.病情观察

(1)定期测量患者体重,观察体重变化和水肿的部位、分布、程度和消长情况,注意有无腹水及胸腔、心包积液的表现;观察皮肤有无红肿、破损、化脓等情况发生。

(2)监测生命体征,尤其是血压的变化,注意有无剧烈头痛、恶心、呕吐、视力模糊,甚至神志不清、抽搐等高血压脑病的表现,以及有无呼吸困难、发绀、咳嗽、咯粉红色泡沫样痰等急性左心衰竭表现。

(3)准确记录 24 小时出入量,如经治疗尿量没有恢复正常,反而进一步减少,提示严重的肾实质损害。同时密切监测追踪尿常规、肾小球滤过率、血尿素氮、血肌酐、血浆蛋白、血清电解质等变化。

5.用药护理　遵医嘱使用利尿剂、降压药及抗生素。密切观察药物的疗效、可能出现的不良反应,如利尿剂使用后可能出现的低钾、低氯等电解质紊乱,耳鸣、眩晕、听力丧失等暂时性耳毒性不良反应;降压过程中直立性低血压的预防及抗生素使用过程中过敏反应的观察与处理。

6.心理护理　患者多为儿童及青少年,血尿、血压升高、严重的水肿可能让患者恐惧不安、限制患者活动,可导致焦虑、烦躁、抑郁等负性心理。护士应充分理解患者的感受和心理压力,通过健康教育使患者及家属了解病情、疾病的临床表现、治疗、预后等,了解急性期卧床休息及恢复期限制运动的重要性。卧床期间,护士尽量多关心、巡视,及时解决患者的合理需要。

7.健康指导

(1)休息与活动:急性期注意休息,限制活动量;平时适当参加体育锻炼,增强体质。注意选择合适的运动方式与运动量,避免过度劳累。

(2)预防感染和交叉感染:及时治疗感冒、咽炎、扁桃体炎、皮肤感染,实施预防感染的措施,如及时添减衣被和清洁皮肤,避免大汗、淋雨及过度劳累;注意居住环境的通风,少去人员拥挤的公共场所。在幼儿园、小学等儿童集中的场所,特别要注意预防呼吸道感染,做好隔离工作。

(3)饮食指导:使患者了解合理饮食对疾病康复的意义,指导患者及家属制订正确的饮食计划并认真实施。建议患者戒烟、戒酒。

(4)定期随访:急性肾小球肾炎临床症状消失后,蛋白尿、血尿等仍可能存在 1~2 年,故应定期随访直至完全康复。

(郝秀英)

第二节　急进性肾小球肾炎的护理

一、概述

急进性肾小球肾炎(rapidly progressive glomerulonephritis,RPGN)简称急进性肾炎,是一组病因不同而临床表现相似的急性肾小球肾炎综合征,患者病情危重,是以由蛋白尿(肾小球性蛋白尿)、血尿(畸形红细胞尿)、水肿和高血压为特征的肾脏疾病,迅速发展为无尿或少尿性急性肾衰竭。该病预后差,因肾小囊腔内广泛新月体形成,又名新月体性肾小球肾炎。

二、病因及流行病学

产生急进性肾小球肾炎的疾病种类很多,常常是系统性免疫复合物性疾病的一部分。其病因不十分清楚,可能与感染某些药物、化学物质(碳氢化合物)、自身免疫及遗传易感性等因素有关。其基本发病机制为免疫反应。抗肾小球基膜抗体型肾炎(Ⅰ型)是由于直接沉积于基膜的Ⅳ型胶原上的外源性抗体作用于该胶原链中的抗原产生的抗原抗体反应导致了肾损伤;免疫复合物型肾炎(Ⅱ型)则是由于循环免疫复合物和(或)原位免疫复合物在毛细血管壁或系膜沉积导致的炎症损伤;非免疫复合物型肾炎(Ⅲ型)的发病则与免疫因素的参与及中性粒细胞的激活有关,即血清抗中性粒细胞胞质抗体(ANCA)呈阳性,可能与肾微血管炎导致的内皮损伤有关。

急进性肾小球肾炎每年的发病率仅在7%以下,在我国绝大多数(91.7%)为Ⅱ型。Ⅱ型以儿童多见;Ⅰ型虽较少见,但有逐渐增多趋势,常发生于青年男性和老年女性;Ⅲ型多见于成年人、特别是老年人。

三、病理

肾脏体积常较正常增大,肿胀,呈苍白色或暗灰色,可见到瘀点。病理类型为新月体肾小球肾炎,光镜下,肾小球囊内大量新月体细胞充填。可伴不同程度的肾间质细胞浸润及纤维化。免疫病理检查是分型的主要依据:

Ⅰ型 IgG 及 C_3 呈光滑线条状沿肾小球毛细血管壁,Ⅱ型 IgG 及 C_3 呈颗粒状沉积于系膜区及毛细血管壁,Ⅲ型肾小球内可仅有微量免疫积沉物。电镜下可见Ⅱ型有电子致密物在系膜区和内皮下积沉,其他两型均没有。

四、诊断要点

1.临床表现　起病急骤,主要表现为急性肾小球肾炎综合征,少尿或无尿、血尿(常为肉眼血尿且反复发作)、大量蛋白尿、红细胞管型伴或不伴水肿和高血压,病情持续发作,致使肾功能损害进展迅速,可在数周或数月发展至肾衰竭终末期。患者可有前驱呼吸道感染。

它可有三种转归:①在数周内迅速发展为尿毒症,呈急性肾衰竭表现。②肾功能损害的进行速度较慢,在几个月或1年内发展为尿毒症。③少数患者治疗后病情稳定,甚至痊愈或残留不同程度的肾功能损害。

(1)尿改变:患者尿量减少,出现少尿或无尿,可出现肉眼血尿,常见红细胞管型和蛋白尿,尿中白细胞常增多。

(2)贫血:一般有不同程度的贫血,甚至严重贫血。

(3)水肿:半数以上患者出现水肿,以颜面和双下肢水肿为主,亦可出现重度水肿。

(4)高血压:部分患者可出现高血压。Ⅰ型及Ⅲ型患者血压正常或轻度升高。

(5)肾功能损害:血肌酐、尿素氮进行性增高,内生肌酐清除率显著下降,肾小管功能障碍,最终发展至尿毒症。

(6)其他表现:患者咳嗽、呼吸困难、疲乏、无力、精神差。消化道症状常见恶心、呕吐,甚至上消化道出血。可出现肺水肿、心力衰竭和酸碱失衡、电解质紊乱。

2.辅助检查

(1)尿液检查：常为肉眼血尿，镜下可见大量红细胞、白细胞和红细胞管型。尿蛋白常呈阳性。

(2)血液检查：血常规、肾功能、电解质和免疫学检查。

(3)B超检查：双肾增大。

(4)肾活检：怀疑本病患者尽早行肾活检。肾穿刺前血肌酐(Scr)＞400μmol/L者，应透析以确保肾穿刺顺利进行。

五、治疗

本病应及早做肾活检明确病理类型，以便及早开始治疗。

1.使用大剂量肾上腺皮质激素及免疫抑制剂，以抑制炎症反应，减少抗体生成。

2.应用抗凝剂低分子质量肝素、尿激酶、华法林(warfarin)配合双嘧达莫等治疗。

3.对症治疗　如利尿、降压、抗感染等治疗。

4.透析疗法　由于本病病程为持续进展，预后甚差，非透析疗法无肯定疗效，出现终末期肾衰竭病例应采用腹膜透析或血液透析。

5.血浆置换法　以降低血中抗体或免疫复合物浓度。

6.肾移植。

7.利尿剂的使用。

(1)袢利尿剂：①呋塞米抑制袢升段NaCl主动重吸收。②布美他尼破坏髓质间质浓度梯度。③丁尿酸限制肾脏稀释功能。④托拉塞米损伤肾脏浓缩功能：a.最大利尿效果可达滤过Na^+ 20%～50%(为噻嗪类药物作用的6～8倍)；b.增加尿K^+排泄；c.扩张肾皮质血管。

(2)噻嗪类：①氯噻嗪抑制皮质远曲小管Na^+重吸收。②氢氯噻嗪于Ccr下降时作用差。③吲达帕胺限制肾脏稀释功能：a.不影响浓缩功能；b.增加尿K^+排泄；c.收缩肾血管。

(3)保钾利尿剂抗剂：①醛固酮拮抗钾：螺内酯利尿作用较弱，不单独使用。②抑制排钾：阿米洛利、氯苯蝶啶。

六、主要护理问题

1.潜在并发症　急性肾衰竭。

2.体液过多　与肾小球滤过功能下降、大剂量激素治疗导致水钠潴留有关。

3.有感染的危险　与激素、细胞毒药物的应用、血浆置换、大量蛋白尿致机体抵抗力下降有关。

4.焦虑/恐惧　与疾病进展快、预后差有关。

5.有皮肤完整性受损的危险　与皮肤水肿有关。

6.知识缺乏　缺乏急进性肾小球肾炎相关知识。

7.自理缺陷　与疾病所致贫血、水肿和心力衰竭等有关。

8.电解质紊乱　与使用利尿剂有关。

七、护理目标

1.保护残余肾功能，纠正肾血流量减少的各种因素(如低蛋白血症、脱水、低血压等)，防治急性肾衰竭。

2.维持体液平衡,水肿消失,血压恢复正常。

3.预防感染。

4.患者焦虑/恐惧减轻,配合治疗护理,树立战胜疾病的信心。

5.保持皮肤完整性,无破溃、受损。

6.患者了解急进性肾小球肾炎相关知识,了解相关预防和康复知识,自我照顾和管理能力提高。

7.生活自理能力恢复。

八、护理措施

1.病情观察

(1)密切观察病情,及时识别急性肾衰竭的发生。监测内生肌酐清除率(Ccr)、血尿素氮(BUN)、血肌酐(Scr)水平。若 Ccr 快下降,BUN、Scr 进行性升高,提示有急性肾衰竭发生,应协助医生及时处理。

(2)监测尿量的变化,注意尿量迅速减少或出现无尿的现象,此现象往往提示了急性肾衰竭。

(3)监测血电解质及 pH 的变化,特别是血钾情况,避免高血钾可能导致的心律失常,甚至心搏骤停。

(4)观察有无食欲明显减退、恶心、呕吐、呼吸困难及端坐呼吸等症状的发生,及时进行护理干预。

(5)定期测量患者体重,观察体重变化和水肿的部位、分布、程度和消长情况,注意有无腹水及胸腔、心包积液的表现;观察皮肤有无红肿、破损、化脓等情况发生。

2.用药护理

(1)按医嘱严格用药,密切观察药物(激素、免疫抑制剂、利尿剂)在使用过程中的疗效与不良反应。

(2)治疗后都需认真评估有无甲泼尼龙冲击治疗常见的不良反应发生,如继发感染和水钠潴留、精神兴奋及可逆性记忆障碍、面红、血糖升高、骨质疏松、伤口不愈合、消化道出血或穿孔、严重高血压、充血性心力衰竭等。

(3)大剂量激素冲击治疗可有效抑制机体的防御能力,必要时实施保护性隔离,预防继发感染。

(4)观察利尿剂、环磷酰胺冲击治疗的相关不良反应,如血清电解质变化情况及相应的临床症状。

3.避免正血容量下降的不利因素(低蛋白血症、脱水、低血压等)

4.避免使用损害肾脏的药物　同时积极预防感染。

5.皮肤护理

(1)水肿较严重的患者应着宽松、柔软的棉质衣裤、鞋袜。协助患者做好全身皮肤黏膜的清洁,指导患者注意保护好水肿的皮肤,如清洗时注意水温适当、勿过分用力;平时避免擦伤、撞伤、跌伤、烫伤。阴囊水肿等严重的皮肤水肿部位可用中药芒硝粉袋干敷或硫酸镁溶液敷于局部。水肿部位皮肤破溃应用无菌辅料覆盖,必要时可使用稀释成 1∶5 的碘伏溶液局部湿敷,以预防或治疗破溃处感染,促进创面愈合。

(2)注射时严格无菌操作,采用5～6号针头,保证药物准确及时的输入,注射完拔针后,应延长用无菌干棉球按压穿刺部位的时间,减少药液渗出。严重水肿者尽量避免肌内和皮下注射,尽力保证患者皮肤的完整性。

6.心理护理　由于病情重,疾病进展快,患者出现恐惧、焦虑、烦躁、抑郁等心理。护士应加强沟通、充分理解患者的感受和心理压力,并鼓励家属,共同努力疏导患者的心理压力。护士尽量多关心、巡视,及时解决患者的合理需要,让其体会到关心和温暖。护士应鼓励患者说出对患病的担忧,给其讲解疾病过程、合理饮食和治疗方案,以消除疑虑,提高治疗信心。

7.健康指导

(1)休息:患者应注意休息、避免劳累。急性期绝对卧床休息。卧床休息时间应较急性肾小球肾炎更长。

(2)积极预防和控制感染:从病因与治疗方法上对患者进行健康教育,提高患者预防感染的意识。

(3)提高治疗的依从性:告知患者与家属严格依从治疗的重要性、药物(激素及免疫抑制剂)治疗可能出现的不良反应与转归,避免患者擅自停药或改变剂量,鼓励患者配合治疗。

(4)避免加重肾损害的因素,建立随访计划,鼓励患者进行自我病情监测,以防止疾病复发及恶化。

(5)定期复查电解质(低钠、低钾等),有异常及时协助医生处理。

(郝秀英)

第三节　慢性肾小球肾炎的护理

一、概述

慢性肾小球肾炎是由多种病因引起的一组渐进性、免疫性、炎症性、原发性肾小球疾病。多具有起病缓慢或隐匿、病情迁延、病程较长,有不同程度的蛋白尿、血尿及管型尿,伴或不伴水肿、高血压和不同程度的肾功能减退等临床特点。

二、病因及流行病学

本病的病因不明。起病前多有上呼吸道感染或其他部位感染,少数慢性肾小球肾炎可能是由急性链球菌感染后肾炎演变而来,但大部分慢性肾小球肾炎并非由急性肾小球肾炎迁延而来,而由其他原发性肾小球疾病直接迁延发展而成,起病即属慢性肾小球肾炎。

慢性肾小球肾炎可发生于任何年龄,但以青、中年为主,男性多见。

三、病理

该病根据其病理类型不同,可分为如下几种类型:①系膜增生性肾小球肾炎,免疫荧光检查可分为以 IgA 沉积为主的系膜增殖性肾炎和非 IgA 系膜增殖性肾炎。②膜性肾病。③局灶节段性肾小球硬化。④系膜毛细血管性肾小球肾炎。⑤增生硬化性肾小球肾炎。

四、诊断要点

1. 临床表现　以青、中年男性发病为主。多数起病缓慢、隐匿。临床表现个体间差异较大，可以表现为较长期的无症状性尿异常。

（1）蛋白尿：出现较早，是必有表现，24 小时尿蛋白定量为 1～3g，部分患者可出现大量蛋白尿。

（2）血尿：出现较早，为轻至中度镜下血尿，偶见肉眼血尿。

（3）水肿：早期多为眼睑、面部和（或）下肢轻、中度水肿，晚期长期存在，严重者也可出现全身性水肿。

（4）高血压：多数患者存在不同程度的高血压，部分患者以高血压为首发症状。

（5）肾功能损害：呈慢性渐进性，持续数年甚至数十年，轻度受损的肾功能可因感染、血压增高、劳累、高蛋白饮食摄入、应用肾毒性药物等因素发生急剧变化，如及时控制这些诱因，肾功能可在一定程度上恢复。多数患者病情逐渐恶化进入尿毒症期。

（6）其他：慢性肾小球肾炎出现肾功能损害时常有贫血表现。长期严重的高血压者可出现心脑血管的并发症。

2. 辅助检查

（1）尿液检查；

（2）血液检查，血常规、肾功能、电解质和免疫学检查；

（3）B 超检查；

（4）肾活组织检查。

五、治疗

本病治疗以防止或延缓肾功能进行性损害为目标。

1. 饮食调整　限制食物中蛋白质和磷的摄入量，蛋白质摄入量限制在 0.6～0.8g/（kg·d），一般提供优质蛋白如蛋、奶、瘦肉等，并加用必需氨基酸疗法；有大量蛋白尿，而肾功能正常者，蛋白质摄入量可适当放宽至 0.8～1.0g/（kg·d）。同时，应注意限制磷的摄入，补充钙剂，给予低嘌呤饮食，限制脂肪摄入。

2. 降压治疗　高血压是促使肾小球硬化的重要因素，降压治疗是控制病情恶化的重要措施。理想的血压控制水平视尿蛋白的程度而定：如尿蛋白≥1g/d 者，血压应控制在 125/75mmHg 以下；如尿蛋白<1g/d 者，血压控制可放宽到 130/80mmHg 以下。主要降压措施包括低盐饮食、使用降压药，应尽可能选择对肾脏有保护作用的降压药。首选为血管紧张素转换酶抑制剂（ACEI）和血管紧张素Ⅱ受体抑制剂（ARB），该两药不仅具有降压作用，还可降低肾小球毛细血管内压，缓解肾小球高灌注、高滤过状态，减少尿蛋白，保护肾功能。常用的 ACEI 有卡托普利、贝那普利等；ARB 有缬沙坦、氯沙坦等。其他降压药，如钙通道阻滞剂、受体阻滞剂、血管扩张剂和利尿剂也可选用，但噻嗪类利尿剂对于肾功能较差者效果不明显。

3. 抗凝和抑制血小板聚集药物　长期服用血小板解聚集药可延缓肾衰竭。大剂量双嘧达莫，或小剂量阿司匹林有抗血小板聚集的作用，对系膜毛细血管性肾小球肾炎有一定降低尿蛋白作用。

4. 防治加重肾损害的其他因素　积极预防和治疗感染性疾病，对伴有高脂血症、高血糖、高尿酸血症等应给予相关处理。亦应注意维持水、电解质及酸碱平衡,预防心力衰竭等的发生。避免感染、劳累、妊娠、使用肾毒性或易诱发肾功能损伤的药物(氨基糖苷类抗生素、磺胺类及非固醇类消炎药)。

六、主要护理问题

1.体液过多　与肾小球滤过功能下降所致水、钠潴留有关。

2.焦虑　与疾病反复发作、预后不良有关。

3.营养失调(低于机体需要量)　与限制蛋白饮食,患者纳差、低蛋白血症等有关。

4.潜在并发症　慢性肾衰竭。

5.知识缺乏　缺乏慢性肾小球肾炎相关知识。

七、护理目标

1.维持体液平衡,纠正水、电解质紊乱。

2.患者无焦虑表现或焦虑减轻,能正确认识疾病,树立战胜疾病的信心。

3.维持良好的营养状态。

4.延缓肾功能减退,控制血压、合理饮食、预防感染、防止滥用药物。

5.患者了解慢性肾小球肾炎相关知识,自我照顾和管理能力提高。

八、护理措施

1.饮食护理

(1)蛋白质:优质蛋白(如牛奶、蛋、瘦肉等)应占 50% 以上,一般为 $0.5\sim0.8/(kg \cdot d)$,不宜超过 $1.0g/kg$。

(2)水、钠:血压高或水肿者限制钠盐摄入,摄入盐分一般以每天 $2\sim3g$ 为宜。过分限制食盐,患者会出现四肢无力、精神不振、厌食及电解质紊乱等症状,并会使肾血流量减少。水肿伴少尿者限制液体入量,使用有刻度的杯子饮水,每次小便采用量杯计量,按 24 小时液体出入量补充液体。

(3)控制磷的摄入,注意补充多种维生素和锌元素,增加糖类摄入,保证足够热量。

(4)评估患者营养状况及改善情况,向患者及家属解释饮食的重要性,与其共同制订食谱,改进烹调方法,以提高患者食欲。定期监测体重、上臂肌围,定期监测血红蛋白及血清白蛋白浓度,观察皮肤、口唇、指甲的色泽。

2.休息与运动　延长卧床休息时间,以增加肾血流量和尿量、减轻水肿,有利于肾功能改善。指导适当运动,如太极拳、散步。重视调节生活状态,保证身心的休息。

3.病情观察

(1)生命体征:密切观察血压变化,维持血压的相对稳定,避免血压突然升高或持续高血压加重肾功能的恶化;患者有心率增快、心律不规则及视物模糊、头昏、头痛、烦躁不安等现象时,应立即监测血压,并与医生联系。监测体温的动态变化,注意防止感染。

(2)水肿:注意监测尿量、体重变化,定期测量腹围,观察水肿消长情况,是否出现胸腔积液、腹水等。

(3)肾功能:定期监测 Ccr、Scr、BUN 及血红蛋白、血浆清蛋白水平。监测血白细胞计数和水、电解质、酸碱平衡情况。观察有无头晕、嗜睡、恶心、呕吐、食欲缺乏、尿量异常等肾衰竭的表现。定期检查尿常规。

4.用药护理

(1)利尿药:观察利尿效果,防止低钠、低钾血症及血容量减少等不良作用的发生。

(2)降压药:使长期服用降压药者充分认识降压治疗对保护肾功能的作用,嘱其勿擅自改变药物剂量或停药,以确保满意的疗效。卡托普利对肾功能不全者易引起高钾血症,应定时观察血钾变化,降压不宜过快或过低,以免影响肾灌注。

(3)激素或免疫抑制剂:慢性肾小球肾炎伴肾病综合征者常见,应观察药物可能出现的不良反应。

(4)抗血小板聚集药:观察有无出血倾向,监测出、凝血时间等。

5.心理护理

(1)护士应鼓励患者说出对患病的担忧,及早预防和发现问题并给予心理疏导,采用倾听法让患者倾诉,引导抒发情绪,缓解心理压力。针对患者的负面情绪,给予合理的建议和指导,引导患者谈一些轻松愉快的话题,激活患者的主观能动性;指导患者进行放松训练,以改善心理状况,给其讲解疾病过程、合理饮食和治疗方案,以消除疑虑,提高治疗信心,积极配合治疗。

(2)提倡家属参与健康教育。慢性肾小球肾炎病程长、迁延不愈,患者容易出现悲观情绪,家属不仅要做好患者的心理工作,也要为患者做出榜样,鼓励患者树立战胜疾病的信心,保持良好的心情。通过对患者及其家属的健康指导,使患者及家属了解疾病的基本知识,提高健康意识,增强自我保健能力,预防并发症的发生,从而增进患者的身心健康。

(3)建议患者完善自身的医疗保障体系,做好经济的储备计划。

6.避免诱因　保持室内清洁和空气新鲜、流通,加强个人卫生,注意口腔和皮肤清洁,避免受凉,做好呼吸道和泌尿道感染等预防措施。避免劳累、妊娠、血压增高、高脂血症及高尿酸血症、肾毒性药物(氨基糖苷类抗生素,磺胺类及非固醇类消炎药)的使用等加重肾损害的因素。

7.健康指导

(1)饮食指导:向患者及家属讲解限制钠盐摄入、控制饮水量的方法,注意摄入优质低蛋白、保持充足热量和摄入富含多种维生素食物的意义。指导患者根据自己的病情动态地选择食物种类和数量。

(2)告知患者注意卧床休息,主动调整生活方式,保证休息时间,保持精神愉快。

(3)告诉患者疾病相关知识,提高自我监测和保护意识,使患者有能力进行家庭自我护理。

1)指导患者进行自我监测血压的方法和注意事项,并记录血压值,了解自身肾功能、血压的稳定情况,增强治疗的信心。

2)注意防寒保暖,避免潮湿、受凉,防治呼吸道感染;注意个人卫生,预防泌尿道感染。

3)避免剧烈运动和过重的体力劳动。

4)育龄期妇女应注意避孕。

(4)用药指导:指导患者正确服用降压药。

1)降压药第一次服药时间应在清晨醒后立即服用,服药不受食物影响。服用后应每日定时监测血压。

2）当变换体位由从坐位起立、平卧位起床时，动作应尽量缓慢，由卧位变为坐位再到立位应循序渐进。尤其夜间起床小便更应注意，防止直立性低血压。

3）药物为控释和缓释等特殊制剂时，药物需整片吞服。整片服用后药物在体内的降压速度是匀速的，如果掰开来服用，就会破坏控释或缓释片的结构，从而导致此药服用后在体内降压的速度不匀速，血药浓度不够恒定，从而影响到平稳降压的效果。

4）避免应用肾毒性药物（如氨基糖苷类抗生素、磺胺类及抗真菌药等）。介绍各类药物的疗效、不良反应，需做肾活组织检查者，应做好解释和术前准备工作。

5）定期复查尿常规和肾功能，教育患者坚持定期随访，如出现水肿或水肿加重、血压增高、少尿、血尿、尿液浑浊、膀胱刺激征和感冒等情况时应及时就医。

（郝秀英）

第四节　肾病综合征的护理

一、概述

肾病综合征（nephrotic syndrome，NS）是由多种肾脏疾病引起的，临床表现为大量蛋白尿（尿蛋白定量＞3.5g/d）、低蛋白血症（血浆白蛋白＜30g/L）、水肿、局脂血症的一组综合征。

二、病因及流行病学

肾病综合征的病因分为原发性和继发性两大类。原发性肾病综合征是指原发于肾小球本身的病变，因免疫介导性炎症而导致肾损害。继发性肾病综合征是指继发于全身系统性疾病或先天遗传性疾病，如系统性红斑狼疮、糖尿病肾病、过敏性紫癜、肾淀粉样变、多发性骨髓瘤、药物、感染、先天遗传性疾病（如 Alport 综合征）等。

原发性肾病综合征儿童期多见于微小病变，青少年期主要是系膜增生性肾小球肾炎、系膜毛细血管性肾小球肾炎、局灶节段性肾小球硬化；中老年多见于膜性肾病。继发性肾病综合征儿童期常见于过敏性紫癜肾炎、乙肝相关性肾炎等；青少年期常继发于系统性红斑狼疮、过敏性紫癜、乙肝等；中老年多继发于糖尿病、肾淀粉样变、多发性骨髓瘤等。

三、病理

原发性肾病综合征肾小球病变的主要病理类型有微小病变型肾病、系膜增生性肾小球肾炎、系膜毛细血管性肾小球肾炎、膜性肾病及局灶节段性肾小球硬化。

四、诊断要点

1.临床表现

（1）大量蛋白尿和低蛋白血症：尿蛋白超过 3.5g/d、血浆白蛋白低于 30g/L 是诊断必需条件。

（2）水肿：是肾病综合征最突出的体征，与低蛋白血症导致的血浆胶体渗透压下降直接相关，为凹陷性水肿。

(3)高脂血症:血胆固醇升高最常见,三酰甘油、低密度脂蛋白及极低密度脂蛋白也增高。

2.辅助检查 ①尿液检查。②血液检查。③肾功能检查。④双肾B超。⑤肾活组织检查。

五、治疗

1.一般治疗

(1)休息:凡有严重水肿、低蛋白血症者应卧床休息至水肿消失,为了减少血栓形成,根据病情可做床上的肢体活动及定时的限制性起床活动。

(2)饮食:给予高热量、低脂、高维生素、低盐及富含可溶性纤维的饮食;肾功能正常者给予正常量的优质蛋白,肾功能减退者则给予优质低蛋白。

2.对症治疗 利尿消肿、减少尿蛋白。

3.抑制免疫与炎症反应 糖皮质激素、细胞毒药物、环孢素的应用。

六、主要护理问题

1.体液过多 与低蛋白血症致血浆胶体渗透压下降有关。

2.营养失调 低于机体需要量与大量蛋白质丢失、胃肠黏膜水肿致蛋白吸收障碍等因素有关。

3.有皮肤完整性受损的危险 与皮肤水肿、大量蛋白尿致机体营养不良、严重水肿致活动能力下降有关。

七、护理目标

1.患者水肿程度减轻或消失。

2.能正常进食,营养状况逐步改善。

3.无皮肤破损的发生。

八、护理措施

1.皮肤护理

(1)观察水肿的部位及特点,注意血压、脉搏、呼吸、心率、静脉充盈情况和皮肤弹性,有无呼吸困难和肺水肿症状,注意体重、尿量的变化。

(2)眼睑、面部水肿者,可抬高枕头15°～30°。有胸腔积液者可取半卧位休息,阴囊水肿者用托带将阴囊托起。严重水肿者,经常更换卧姿,必要时使用气垫床,预防压疮。输液时注意控制滴数,以防止发生心力衰竭、脑水肿等情况。

(3)保持皮肤清洁,用温水擦洗皮肤,被褥、衣裤应清洁、柔软、平整,防止皮肤损伤及感染。

(4)严格控制入量,准确记录24小时出入量。

(5)患者做各种穿刺前皮肤消毒要严格,进针时应推开皮下水分,拔针后给予皮肤按压,至液体不外渗为止。

2.休息与活动 全身严重水肿,合并胸腔积液、腹水,有严重呼吸困难者应绝对卧床休息,取半坐卧位,必要时给予吸氧。卧床期间注意肢体适度活动与被动运动,防止血栓形成。

病情缓解后逐渐增加活动量,减少血栓等并发症的发生。高血压患者限制活动量,老年患者改变体位时不宜过快,以防止直立性低血压。

3.饮食护理　合理饮食能改善患者的营养状况和减轻肾脏负担,蛋白质的摄入是关键。肾病综合征患者食物中各种营养成分的构成一般如下。

(1)蛋白质:提倡正常量的优质蛋白(富含必需氨基酸的动物蛋白)1.0g/(kg·d);有氮质血症的水肿患者,应同时限制蛋白质的摄入。优质蛋白如蛋类、肉类、家禽、奶及奶品类等。

(2)足够热量:低蛋白饮食者需注意提供不少于每天每公斤体重 126～147kJ(30～50kcal)的热量,以免导致负氮平衡。

(3)水、钠限制:有明显水肿、高血压或少尿者,严格限制饮水量,摄入低钠饮食(<3g/d),勿食腌制品等含钠局的食物。

(4)脂肪限制:脂肪占总供能的 30%～40%,饱和脂肪酸和不饱和脂肪酸比例 1:1,为减轻高脂血症,少进富含饱和脂肪酸的食物如动物油脂,选择富含不饱和脂肪酸的食物如植物油及鱼油等。

(5)注意补充各种维生素及微量元素(如铁、钙)。

(6)营养监测:记录进食情况,评估饮食结构是否合理、热量是否充足。

4.用药护理

(1)利尿药:用药期间记录尿量,观察治疗效果及有无脱水、低血钾、低血钠等水、电解质和酸碱平衡失调。使用大剂量呋塞米时,注意有无恶心、直立性眩晕、口干、心悸等。

(2)抗凝药:临床上常用的药物有低分子量肝素、双嘧达莫、华法林等。使用期间应监测凝血常规,观察是否有皮肤黏膜、口腔、胃肠道等的出血倾向,发现问题及时减药并给予对症处理,必要时停药。

(3)降脂药:宜睡前服用。观察有无药物过敏、胃肠道不良反应等。

(4)其他:不可使用对肾功能有毒性的抗生素,如卡拉霉素、庆大霉素、多黏菌素 B 等。

5.病情观察　观察并记录生命体征,尤其是血压的变化。记录 24 小时出入量,监测患者体重变化和水肿消长情况。监测尿量变化,如经治疗尿量没有恢复正常,反而进一步减少,甚至无尿,提示发生严重的肾实质损害。定期测量血浆白蛋白、血红蛋白等的指标反应机体营养状态。同时密切监测尿常规、Ccr、BUN、Scr、血浆蛋白、血清电解质等变化。

6.健康宣教

(1)注意休息和保暖,避免受凉、感冒,避免劳累和剧烈体育运动;适度活动,避免肢体血栓等并发症。

(2)乐观开朗,对疾病治疗与康复充满信心。

(3)密切监测肾功能变化,学会自测尿蛋白,了解其动态,此为疾病活动的可靠指标;水肿时注意限制水盐,摄入适当蛋白质。

(4)遵医嘱用药,了解和观察药物疗效和不良反应。定期门诊随访。

九、并发症及护理

1.感染　是肾病综合征复发和疗效不佳的主要原因之一。一般不主张常规使用抗生素预防感染,但一旦发生感染,应选择敏感、强效及无肾毒性的抗生素进行治疗。

(1)指导患者预防感染

1）告知患者及其家属预防感染的重要性，指导其加强营养、注意休息、保持个人卫生，指导或协助患者保持全身皮肤、口腔黏膜的清洁干燥，避免搔抓等导致的损伤。

2）避免感染源：尽量减少病区探访人次，限制上呼吸道感染者来访。寒冷季节外出时注意保暖，避免去公共场所等人多聚集的地方。防止外界环境中病原微生物的入侵。

3）保持环境清洁、舒适：定期做好病室的空气消毒，用消毒药水拖地板、湿抹桌椅等。室内保持合适温湿度，定时开门窗通风换气。

4）尽量避免肌内注射和皮下注射，积极处理会阴部及四肢的严重水肿，保证患者皮肤的完整性。

（2）观察感染征象：注意有无体温升高、皮肤感染、咳嗽、咳痰、肺部湿啰音、尿路刺激征、腹膜刺激征等。出现感染征象后，遵医嘱正确采集患者的血、尿、痰、腹水等标本及时送检。根据药敏试验结果使用有效的抗生素并观察疗效。

2. 血栓、栓塞血栓、栓塞并发症　是直接影响肾病综合征治疗效果和预后的重要原因。当血液出现高凝状态时应给予抗凝剂，并辅以血小板解聚集药。一旦出现血栓或栓塞时，及时给予溶栓，并配合应用抗凝剂。

（1）观察有无血栓形成，如深、浅静脉有无红、肿、硬、痛等；有无突发呼吸急促或困难，经一般吸氧无效；有无突发意识障碍。定期监测凝血常规。卧床患者可在床上做被动或主动运动，以增加四肢的血液流动，减少血栓的形成。

（2）有血栓症状者，遵医嘱使用抗凝治疗。有肢体血栓者，患肢抬高制动，禁止按摩以防血栓脱落。有脑血栓者，遵医嘱使用脱水剂，并观察意识情况。有肺栓塞者，保持呼吸道通畅、吸氧；严重肺栓塞者，必要时应气管插管及正压呼吸。

3. 急性肾损伤（acute kidney disease，AKI）

（1）袢利尿剂：对其仍有效者予以较大剂量冲刷阻塞的肾小管管型。

（2）血液透析：利尿无效且达到透析指针时。

（3）积极治疗原发病。

（4）碱化尿液：如口服碳酸氢钠以减少管型形成。

4. 蛋白质及脂肪代谢紊乱　严格控制饮食，限制高糖、高脂食物及水、盐的摄入，选用优质蛋白，避免进食肥肉、动物内脏等。遵医嘱使用降脂药，适量运动。

（郝秀英）

第五节　急性肾衰竭的护理

一、概述

急性肾衰竭（acute renal failure，ARF）是由各种原因使肾小球滤过率在数天或数周内迅速下降达正常值 50％ 以下，血尿素氮及血肌酐迅速上升（血肌酐每日上升 5mg/L 或 44.2μmol/L）引起电解质及酸碱平衡失调和急性尿毒症症状，或在慢性肾衰竭的基础上出现内生肌酐清除率较基础值急剧下降 15％。早期诊断、及时治疗是决定预后的关键，否则可致死。其死亡率为 49％～71％，其中 75％ 是死于感染，其次死于呼吸或心脏并发症。急性肾衰竭分为肾前性、肾实质性和肾后性三种类型。

二、病因及流行病学

1.肾前性急性肾衰竭　占急性肾衰竭的 30%～60%。肾脏本身无器质性病变,由导致有效循环血量减少、心排血量减少及肾血管收缩等肾前因素引起的肾血灌注量减少,肾小管滤过率降低,肾小管重吸收水、钠增加,引起尿量减少、钠排出减少、血尿素氮和肌酐升高。

(1)有效循环血容量不足:血管内血容量减少,出血、细胞外液的消耗(呕吐、腹泻、利尿剂、失钠性肾炎、烧伤),细胞外液容量分离(烧伤、挤压伤、腹膜炎、胰腺炎)。

(2)心排血量减少:心功能不全(心肌梗死、缺血、心肌病、高血压、瓣膜疾病、肺心病、心律失常)、心包填塞。

(3)肾血管病:肾动脉或肾静脉栓塞及动脉粥样硬化斑块形成。

(4)严重肾血管收缩:血管紧张素转化酶抑制剂、非甾体抗炎药及前列腺素抑制剂的使用;败血症,肝肾综合征,应激状态(全麻,手术)。

2.肾性急性肾衰竭　占急性肾衰竭的 20%～40%。由各种肾实质病或肾前性因素未及时去除所致。

(1)肾小管疾病:急性肾小管坏死(最常见)、肾缺血、肾中毒(药物、食物、造影剂重金属、蛇毒及中草药等),异型输血后的色素肾病等。

(2)肾小球疾病

1)原发性肾小球疾病:如急性肾小球肾炎、急进性肾小球肾炎和 IgA 肾病。

2)继发性肾小球疾病:如狼疮性肾炎、紫癜性肾炎和小血管炎或结节性多动脉炎等。

(3)肾间质疾病:肾盂肾炎、浸润性病(淋巴瘤白血病或肉瘤)、高尿酸和高钙代谢性毒物、重金属顺铂、药物过敏和自身免疫性疾病(SLE 或混合性结缔组织病)。

(4)肾血管性病

1)微血管病:如动脉粥样硬化栓塞性病(胆固醇斑块微血栓),血栓性血小板减少性紫癜、溶血性尿毒症综合征或产后急性肾衰竭(妊娠子痫和胎盘早剥)。

2)大血管病:肾动脉闭塞、严重腹主动脉病(动脉瘤)。

(5)慢性肾脏病基础上的急性肾衰竭:在诱因的作用下使原有慢性肾脏病的病情急剧恶化,肾功能急骤减退引起的急性肾衰竭。

3.肾后性急性肾衰竭　占急性肾衰竭的 1%～10%。各种原因导致肾盂和输尿管、膀胱、尿道梗阻,肾实质受压引起肾功能急剧下降。常见于尿路结石、前列腺肥大或前列腺癌、恶性肿瘤、腹膜后纤维化、骨盆肿块。

急性肾衰竭流行病学呈高龄化趋势发展,老年的急性肾衰竭发病率逐年上升,以梗阻因素为主;肾前性急性肾衰竭常因认识不足而被忽略;虽然肾小管间质病变仍是肾实质性急性肾衰竭的主要原因,其中以药物因素占首位。

三、病理

目前尚无一种学说能圆满解释急性肾衰竭的发病机制。

1.反漏及阻塞学说　各种原因导致肾小管损伤后,肾小管液反漏入间质造成肾间质水肿。坏死的肾小管上皮细胞脱落入管腔,与管腔内液中的蛋白质形成的管型阻塞了肾小管,组织水肿加剧,最终使肾小球有效滤过压降低、肾小管间质缺血,引起少尿。

2.肾小管上皮细胞代谢障碍学说　急性肾小管坏死发生过程中,肾小管上皮细胞代谢发生障碍,表现如下。

(1)ATP含量明显下降。

(2)线粒体肿胀、能量代谢失常。

(3)细胞内酸中毒,最终导致细胞骨架结构破坏和细胞坏死。

3.肾血流动力学变化　肾缺血和肾毒素的作用使血管活性物质释放引起肾血流动力学变化,导致肾血流灌注量减少,肾小球滤过率下降致急性肾衰竭发生。此外,肾缺血后肾血流再通时,细胞内钙超负荷和氧自由基的作用下可见细胞的损伤继续加重。肾小管受损使其管液中钠氢的浓度因重吸收减少而升高,通过肾素血管紧张素的作用使入球小动脉收缩、肾血流减慢、肾小球滤过率降低。

4.非少尿型急性肾小管坏死的发病机制　损伤的肾单位不同一性及肾单位的液体动力变化不同,引起非少尿型急性肾小管坏死。在同一肾单位,肾小球与肾小管受损的程度不一致,也是引起非少尿型肾小管坏死的原因之一。

四、诊断要点

在排除慢性肾衰竭后根据病史、体征,特别是患者的尿量突然减少、肾功能的急剧变化,结合临床变化、病因及其他实验室检查诊断。

五、治疗

1.少尿期治疗

(1)限制水分和电解质。

(2)维持营养供给热量。

(3)预防和治疗高血钾。

(4)纠正酸中毒。

(5)严格控制感染。

(6)停用肾毒性药物及影响肾血流量的药物。

(7)血液净化,血液透析,腹膜透析,超滤。

2.多尿期的治疗　原则是保持水、电解质平衡,增进营养,增加蛋白质的补充,增强体质,预防治疗感染,注意合并症的发生。

六、主要护理问题

1.体液过多　与肾小球滤过率降低、摄入过多有关。

2.营养失调　低于机体需要量与患者食欲缺乏、蛋白质摄入限制、原发疾病及透析的影响有关。

3.焦虑/恐惧　与患者对疾病的恐惧、担心预后有关。

4.潜在并发症　高血钾、代谢性酸中毒、急性肺水肿、出血。

5.有感染的危险　与机体抵抗力降低、外伤及侵入性操作有关。

七、护理目标

1.维持患者正常液体量、皮下水肿消退、尿量增加。

2.患者营养状况得到改善或维持。

3.患者焦虑/恐惧程度减轻,配合治疗及护理。

4.患者未发生相关并发症,或并发症发生后能得到及时治疗与处理。

5.患者在抵抗力有所提高,未发生感染并发症。

八、护理措施

1.体液过多

(1)指导患者绝对卧床休息,可减少代谢产物生成。并适当抬高患者水肿的肢体,可减轻局部水肿。

(2)准确记录24小时尿量,并观察尿的颜色,指导患者正确留取尿标本。

(3)严格控制液体入量,每天以前一天的尿量加500ml为宜。发热患者在体重不增加的情况下可适当增加液体入量。

(4)遵医嘱使用利尿剂,并观察治疗效果及不良反应。

2.饮食指导

(1)提供足够的蛋白质、热量,以减少内源性蛋白分解,促使伤口愈合,减少感染等并发症。非透析者,热量35kcal/(kg·d),蛋白质0.6g/(kg·d);不能口服者,胃肠外补液以50%葡萄糖补充热量,每日200~300g必需氨基酸;营养不良、透析者,蛋白质1.0~1.2g/(kg·d),热量50kcal/kg,胃肠外营养氨基酸1.0~1.2g/(kg·d)(EAA+NEAA)。

(2)脂肪及维生素和微量营养素的供给:脂肪占总热卡量的30%~40%,由于急性肾衰竭时,脂蛋白脂酶和肝脏三酰甘油脂酶活性降低,脂肪代谢减慢,所以,应注意高脂血症的发生。

急性肾衰竭时应注意补充水溶性维生素、维生素E、硒及叶酸、维生素B_1、维生素B_3和其他抗氧化剂,因肾衰竭体内维生素A水平较高,不需补充维生素A。同时应限制钠盐摄入,根据病情限制高钾食物的摄入。

3.心理护理

(1)介绍急性肾衰竭的病因、治疗及预后,提高患者对疾病的认识,减少顾虑。

(2)鼓励患者表达自身感受,保持积极乐观的心态,增强对疾病治疗和生活的信心,提高生活质量。

(3)指导患者家属及亲友多陪护患者,给予患者最大的心理支持。

4.病情观察及护理

(1)动态监测生命体征变化,危重患者应安置床旁心电监护,详细观察并倾听患者的表现及主诉,及早发现有无心力衰竭、呼吸衰竭、肺水肿及消化道出血的发生。

(2)遵医嘱记录每日出入量,尤其是尿量的变化,及时为医生的治疗提供有效数据。

(3)遵医嘱监测血清电解质的变化,观察有无高血钾、低血钙的征象,以便及时处理。

(4)观察利尿剂、扩血管药、抗感染药物的使用效果及不良反应。

5.健康指导

(1)预防急性肾衰竭的再发生,避免使用肾毒性药物;避免导致肾血流灌注不足的因素(脱水、失血、休克)。积极预防各类感染及食物中毒,避免工业毒物的接触。

(2)少尿期严格限制水、钠、钾的摄入,合理饮食,保证机体代谢需要。

(3)注意个人卫生、避免受凉。适当锻炼,增强体质。恢复期应尽量避免妊娠、手术、外伤等可能导致肾功能受损加重的因素。

（4）加强患者的自我监测及管理意识,要求患者每日测量尿量、定期随访。

九、并发症的处理及护理

1. 急性左心衰竭（肺水肿）

（1）临床表现:呼吸急促,烦躁不安,不能平卧,咳嗽,出冷汗,甚至咳粉红色泡沫样痰。双肺满布湿啰音,脉搏增快。

（2）处理

1）备齐急救药品及物品。

2）协助患者端坐位,双腿下垂于床沿,以减少静脉回心血量。

3）50％乙醇湿化,高流量给氧。

4）建立静脉通路,按医嘱正确使用扩管剂,利尿剂。

5）吸痰,保持呼吸道通畅。

6）严格控制输液量和速度,有条件者可监测中心静脉压。

2. 高钾血症

（1）临床表现:恶心、呕吐,手麻,心率变缓,心电图改变:QRS 波群变宽,T 波高尖,PR 间期延长。

（2）处理

1）静脉给予钙剂（10％葡萄糖酸钙 10～20ml 静脉滴注或推注）。

2）补纳（5％碳酸氢钠 200～250ml）。

3）高渗糖水加胰岛素静脉滴注。

4）严重高血钾（血钾≥6.5mmol/L）者血液透析。

3. 代谢性酸中毒

（1）临床表现:疲倦、嗜睡、恶心、呕吐、呼吸深长、心肌收缩无力、血压下降和昏迷。

（2）处理

1）用 5％碳酸氢钠 250ml 静脉滴注。

2）透析:顽固性酸中毒或二氧化碳结合力＜13mmol/L、pH＜7.25 可立即透析。

4. 贫血

（1）临床表现:面色苍白,乏力,懒言,活动后有心累、气促不适。

（2）处理:轻度的贫血（80～100g/L）可不予以处理,中、重度贫血以输血为主。

5. 出血

（1）临床表现

1）柏油样便,血便。

2）皮肤、牙龈、口鼻出血。

3）血液透析穿刺处敷料渗血。

（2）处理

1）监测记录血压、脉搏,并观察大便颜色,遵医嘱予以药物止血。

2）应急棉球、纱布指压止血,必要时油纱填塞。

3）指压肢体动脉止血,加压包扎止血。

6.感染

(1)临床表现

1)有外伤的创面,可出现局部红肿,有分泌物。

2)持续发热,咳嗽,咳痰。

(2)处理

1)对感染灶进行清疮、引流和清除。

2)及时应用抗菌药物(如二代或三代头孢、各种合成青霉素、大环内酯或氟喹诺酮类)。

十、预防

1.去除和及早治疗诱发因素,包括扩充血容量,纠正水、电解质紊乱及酸碱失衡,恢复肾脏微循环功能。

2.尽量避免使用和接触对肾脏有害的药物或毒物。

3.及时治疗前列腺增生、尿路结石等梗阻因素,防止进一步肾损害。

4.注意饮食生活习惯,加强身体锻炼,提高机体防御能力。

(郝秀英)

第六节　膀胱和尿道先天性畸形的护理

一、膀胱外翻

膀胱外翻(exstrophy of bladder)是一种较为罕见的泌尿系统性畸形,在脐下方的腹壁中可见一块粉红的黏膜,这是膀胱后壁向外翻出的内面,外翻膀胱的周缘和腹壁相连接。几乎均合并尿道上裂和耻骨联合分离,或伴有髋关节脱位。此外,还可并发腹股沟疝、隐睾、脐膨出、脊柱裂等多种畸形。新生儿发病率为1/(3～4)万。男性发病率高于女性,为(2～5)∶1。

(一)病因

膀胱外翻是胚胎期泄殖腔膜发育异常,阻碍间充质组织的移行和下腹壁的正常发育,导致膀胱外翻、尿道上裂等一系列先天性异常。病因复杂,多由于在胚胎发育期受某些因素影响所致,也可能与遗传因素有关。

(二)临床分类

1.膀胱没有闭合,敞开外翻在下腹正中线。

2.外翻膀胱的下方连接敞开在两个阴茎海绵体之间的尿道,形成完全性尿道上裂。

3.外翻膀胱的上缘(头侧)为脐尿带附着处,但它不能形成脐孔。

4.在膀胱外翻的两侧可触及圆滑的左右两耻骨端,距离可达5～7.5cm,腹直肌固定在耻骨端上,所以腹直肌亦分裂于外翻膀胱的两侧。

5.在外翻的膀胱壁上容易查到两侧输尿管的开口处但很少发生逆行肾盂感染和肾盂输尿管积水。

6.膀胱外翻的婴儿常常合并有腹股沟疝(尤其是男婴)。

7.女婴的膀胱外翻与尿道上裂的阴蒂位于尿道上裂的两侧,阴唇在腹中线上分为两侧,阴道口往前移,成年后可以经阴道生育。

8.男婴两阴茎海绵体附近近端附着于耻骨上支,阴茎海绵体向前外侧旋转,加上阴茎与尿道向腹侧上翘,阴茎头的尿道海绵体末端扁平,所以阴茎呈现短而粗。

(三)临床表现

裸露的膀胱黏膜色泽鲜红,易擦伤出血,伴有剧痛,且因慢性炎症和长期机械性刺激,可使黏膜上皮变性,甚至恶变。在后壁还可见到略高起的输尿管口有尿液间歇喷出。尿液经常浸湿周围皮肤,引起皮疹或湿疹。多数病儿在幼年因泌尿道上行性感染而死亡。

(四)治疗要点

修复膀胱及腹壁缺损,恢复膀胱或适当的贮尿器,保护肾功能,控制排尿。解除外翻治疗,消除脐外黏膜引起的痛苦。修复腹壁缺损、阴茎畸形与尿道上裂。修复男性阴茎,尽可能获得接近正常的外观和功能,恢复生育能力。

采用的手术方法有:①缝合膀胱,重建尿道括约肌,修补前腹壁缺损,但能获得控制排尿功能者不多。②切除外翻膀胱,修补前腹壁缺损,同时施行尿流改道术。

(五)护理评估

1.健康史　了解既往诱发膀胱外翻的因素,有无家族遗传史。

2.身心状况

(1)身体评估:评估患者膀胱外翻的程度、重要器官功能及营养状况、患者对手术的耐受性。

(2)心理-社会状况:评估患者是否有焦虑及生活不便;患者及家属是否了解治疗方法及护理方法。

3.辅助检查　通过腹部平片检查、尿路造影、B超检查和肾核素的扫描确诊,但值得注意的是膀胱外翻很容易误诊。

(1)腹部平片:骨盆发育异常,耻骨联合完全分开,分开的宽度约和骶骨宽度相当,使骨盆张开呈马蹄形,两股骨外旋。

(2)尿路造影:膀胱位置下降。须注意伴发畸形,做静脉尿路造影了解上尿路情况。

(3)B超检查:双肾、输尿管是否有畸形。

(4)肾核素扫描:了解肾功能、肾血流情况及进行全面检查,了解心肺功能是否正常。

(六)护理诊断/合作性问题

1.疼痛　与膀胱裸露在外易擦伤有关。

2.知识缺乏　与缺乏膀胱外翻的知识有关。

3.焦虑与恐惧　与害怕手术及术后愈合情况有关。

4.潜在并发症　有感染的危险与失血及手术后机体抵抗力下降有关。

(七)护理目标

1.患者疼痛减轻,舒适感增强。

2.患者及家属能够复述膀胱外翻的相关知识。

3.产妇焦虑及恐惧感减轻。

4.未发生并发症或并发症得到及时发现与处理。

(八)护理措施

1.术前护理

(1)入院后均检查皮肤的完整性,保持局部干燥,减少湿疹的出现。

（2）需要对外翻的膀胱黏膜进行保护，针对长期尿液浸渍皮肤所致湿疹进行对症护理。

（3）手术前做好手术宣教，与家属充分沟通护理问题，手术前晚常规清洁灌肠，灌肠后予以补液支持治疗。

（4）术前即予以局部湿润纱布保护，0.02%呋喃西林溶液冲洗膀胱黏膜，予以生理盐水冲洗，也可以用塑料薄膜覆盖，更换薄膜时用无菌生理盐水冲洗膀胱黏膜。保护膀胱外露的黏膜，减少对黏膜的刺激和损伤，为手术做好准备，有利于术后黏膜的愈合和膀胱功能的恢复。

2.术后护理

（1）导管护理：术后保持引流管道的通畅，并做好局部护理。各引流管予以明确标记，分别接引流袋并妥善固定，准确记录引流量并观察颜色、性质。术后膀胱分泌物较多，引流管较易堵塞，堵塞后容易引起感染及尿漏，所以应予以密切观察，如果尿量减少或感到肾区胀痛，必须考虑有导管堵塞的可能，及时给予适当冲洗导尿管、造瘘管、输尿管支架管。翻身时注意勿使管子打折、受压，另外引流管的长短应适宜，以利于翻身。下腹壁的关闭、腹腔内压力的增加，手术的扰动、术后镇痛带来的肠蠕动不良均有可能增加患者的腹部不适感，主要有腹胀、排便排气恢复缓慢，并致伤口张力增高，需要注意适当润肠通便，必要时术后短期内留置胃肠减压，并予胃肠减压的护理。

（2）预防压疮的护理：预防是避免压疮发生的重要因素，而压疮的预防是护理中的难点，压疮不仅给患者增加痛苦，而且加重病情甚至危及生命，因此要对压疮易患因素进行正确的评估，采取行之有效的防护措施，制定饮食计划、作好健康宣教工作是必不可少的。由于术后需长期卧床，易发生压疮，妥善安置患者体位，因日间需要牵引，保持仰卧位，所以术后使用气垫床减轻对局部表面的压迫，保持皮肤干燥。

3.康复指导　患者出院后可自行排尿，但同时可能伴有尿失禁的情况，应教会患者局部皮肤护理，保持皮肤干燥，防止湿疹的发生。观察排尿情况，有无尿线粗细的改变，及时就诊。定时随访尿常规，长期口服抗生素，预防感染，如有不适立即就诊。并给予必要的心理辅导。

（九）护理评价

1.患者疼痛缓解或消失，舒适感增强。

2.患者情绪稳定，饮食、体力恢复正常。

3.患者无感染发生，伤口一期愈合。

二、尿道上裂

尿道上裂是一种尿道背侧融合缺陷所致的先天性尿道外口畸形，男性患者表现为尿道外口位于阴茎背侧，女性患者中表现为尿道上壁瘘口，阴蒂分裂，大阴唇间距较宽。由于先天性尿道上裂常与膀胱外翻并发，胚胎学可视为膀胱外翻的一部分。尿道上裂多见于男性，男女比例约 3∶1。

（一）病因

尿道上裂在胚胎早期发生，是由生殖结节原基向泄殖腔膜迁移的过程出现异常所致，具体原因尚不明确，常合并膀胱外翻，单发的尿道上裂是此类畸形中较轻的一类。

（二）临床分类

1.男性　按尿道外口位置不同分为下列三个类型：①阴茎头型：尿道外口开口于宽而扁的阴茎头背侧，很少发生尿失禁。②阴茎型：尿道外口开口于耻骨联合至冠状沟之间，尿道口宽大呈喇叭状,尿道外口远端呈沟状至阴茎头。③阴茎耻骨型:尿道口开口于耻骨联合处,阴茎背侧有一完整的尿道沟至阴茎头,常合并膀胱外翻。

2.女性 分为轻、中、重三型。①轻型:又称阴蒂型,尿道开口宽大。②中型:又称耻骨联合下型,背侧尿道大部分裂开。③重型:又称完全型,背侧尿道全部裂开并伴有尿失禁。

(三)临床表现

1.尿道开口位置异常 男性尿道开口可位于从耻骨联合至阴茎顶部之间。女性异常的尿道开口位于阴蒂和阴唇之间,远端尿道缺如。

2.尿失禁 男性尿失禁的严重程度主要取决于背侧异位尿道口缺损程度。90%女性患者有尿失禁。尿失禁的原因包括:尿道括约肌的丧失;膀胱发育不良,容量小;尿道阻力降低。

3.外生殖器畸形 男性患者阴茎发育较差,阴茎头扁平,阴茎体短且宽,背侧包皮分裂,常伴有阴茎短缩背翘。女性因耻骨联合分离使阴阜扁平下降,大、小阴唇前联合分开,小阴唇发育差,阴蒂及包皮分裂。

4.耻骨联合分离 左右耻骨间仅有纤维组织相连,坐骨结节之间的距离增宽。

5.反流性肾病 部分患者可合并伴随畸形,出现膀胱输尿管反流。

6.泌尿系统感染 大多数患者可合并泌尿系统感染。

7.性功能障碍 男性患者由于阴茎头弯向腹壁,大多数不能性交。有的射精功能好,有的因膀胱颈部不能关闭,精液反流入膀胱。

(四)治疗要点

尿道上裂的外科治疗目的是重建尿道;控制治疗尿失禁;矫正外生殖器畸形。任何类型的男性尿道上裂均需手术,主要是矫正阴茎畸形,重建有性功能和较满意外形的阴茎,修复尿道畸形,重建尿道以及治疗尿失禁,控制排尿,保护肾功能。女性尿道上裂常因无尿失禁不要求手术治疗,手术目的在于延长后尿道,重建膀胱颈部,以达到控制排尿的目的,并矫正女性外生殖器畸形。

男性患者手术推荐在3岁以后进行,4~5岁为宜,以便有一个发育好、有适当容量和肌肉的膀胱,男孩青春期的发育有利于尿的控制。女性患者手术可在18个月至2岁期间进行,外生殖器尿道膀胱颈重建可一期完成,也可分期手术,先行外生殖器尿道成形,4~5岁再行膀胱颈成形,此时不仅膀胱容量可达50ml以上,患儿也可接受排尿训练。

(五)护理评估

1.健康史 了解既往诱尿道上裂的因素,有无家族遗传史。

2.身心状况

(1)身体评估:评估患者尿道上裂的程度、重要器官功能及营养状况,患者对手术的耐受性。

(2)心理一社会状况:评估患者是否有焦虑及生活不便;患者及家属是否了解治疗方法及护理方法。

3.辅助检查 B超可筛查双肾、输尿管是否合并有畸形。尿路造影有助于了解上尿路情况。肾核素扫描能对肾功能、肾血流情况进行全面检查。尿流动力学可了解下尿路功能情况。

(六)护理诊断/合作性问题

1.知识缺乏 与缺乏尿道上裂的知识有关。

2.焦虑与恐惧　与害怕手术及术后愈合情况有关。

3.潜在并发症　感染。

(七)护理目标

1.患者及家属能够复述膀胱外翻的相关知识。

2.患者焦虑及恐惧感减轻。

3.未发生并发症或并发症得到及时发现与处理。

(八)护理措施

1.术后处理　患者在手术之后应遵医嘱使用抗生素预防感染。对于12岁以上患者术后一周内遵医嘱给予适量镇静剂及雌激素,防止阴茎勃起。术后第3～4天更换敷料。每次更换敷料时需清除尿道口的分泌物,并沿尿道由近侧向远侧轻轻挤压,以清除尿道内的分泌物。术后7～8天拆除皮肤缝线。术后10～12天拆除固定阴茎海绵体白膜的U型缝线。如伤口愈合良好,可于术后9～12天夹闭膀胱造口管试行排尿。如创口感染愈合不良或部分裂开时则暂不排尿。经常清除尿道的分泌物,并作物理治疗,较小的瘘口常可自行愈合。如经3～4周的积极治疗,瘘孔仍不愈合,则拔除膀胱造口管,3～6个月后再修补尿道瘘。

2.术后并发症防治

(1)尿道瘘及阴茎部皮肤裂开:主要原因是皮肤张力过大、切口感染及血肿形成。术中采用减张缝合或减张切口,创面彻底止血及术后应用抗生素,可降低这种并发症的发生率。

(2)阴茎背曲矫正不全:阴茎背侧除阴茎悬韧带外,在未裂开的阴茎部尿道背侧尚有纤维索与耻骨联合相连接,术中需向后分离达阴茎根部或耻骨联合后方,切断阴茎悬韧带及彻底切除阴茎背侧纤维索,即能彻底矫正阴茎背曲。

(3)尿失禁未能控制:多因重建的膀胱颈及后尿道过粗、过短、张力不足所致。术中整复膀胱颈及后尿道时应尽量延长后尿道,并注意后尿道不宜过粗、过短。在V形切除膀胱颈和后尿道后,以F 12～14号导尿管为支架,用2－0号肠线缝合,重建的膀胱颈及后尿道粗细较为合适。

(4)排尿困难:多因手术后尿道狭窄或尿道扭曲引起。膀胱颈部如缝合过紧,呈索带样压迫后尿道,使后尿道狭窄、变形,术后出现排尿困难。前尿道成形后,连同左侧阴茎海绵体向逆时针方向旋转至阴茎腹侧皮下后,缝合两侧阴茎海绵体时,如尿道受挤压,亦可出现排尿困难。

(九)护理评价

1.患者疼痛缓解或消失,舒适感增强。

2.患者情绪稳定,饮食、体力恢复正常。

3.患者无感染发生,伤口一期愈合。

三、尿道下裂

尿道下裂是一种男性尿道开口位置异常的先天缺陷,尿道口可分布在正常尿道口至会阴部的连线上,多数患者可伴有阴茎向腹侧弯曲。尿道下裂是小儿泌尿系统中的常见畸形,国外报道发病率可高达125～250个出生男婴中有1个尿道下裂。

(一)病因

在尿道下裂中,阴茎筋膜和皮肤在孕期8～14周发育过程中未能在阴茎腹侧正常发育,尿道沟融合不全时可形成尿道下裂,同时尿道海绵体也发育不全,在尿道下裂的远端形成索状,可导致阴茎弯曲。多数的尿道下裂病例没有明确的病因,大部分学者认为有多个因素参与尿道下裂的形成。有少数病例可能是由于单基因突变引起,而文献中报道的多数病例与产妇高龄、内分泌水平、促排卵药、抗癫痫药、低体重儿、先兆子痫以及其他环境因素相关。

(二)临床分类

1.阴茎头型　尿道口位于冠状沟的腹侧,多呈裂隙状,一般仅伴有轻度阴茎弯曲,多不影响性生活及生育。

2.阴茎型　尿道口位于阴茎腹侧从冠状沟到阴囊阴茎交接处之间,伴有阴茎弯曲。

3.阴囊型　尿道口位于阴囊部,常伴有阴囊分裂,阴茎弯曲严重。

4.会阴型　尿道外口位于会阴部,阴囊分裂,发育不全,阴茎短小而弯曲,常误诊为女性。由于阴茎弯曲纠正后,尿道外口会不同程度的向会阴回缩,故近年来按阴茎下弯矫正后尿道口的退缩位置来分型的方法被很多医生接受。严重的尿道下裂患儿常有其他伴随畸形,包括隐睾、腹股沟疝、鞘膜积液、前列腺囊、阴茎阴囊转位、阴茎扭转、小阴茎、重复尿道等,少数患者可合并肛门直肠畸形。

(三)临床表现

1.异位尿道口　尿道口可出现在正常尿道口近端至会阴部尿道的任何部位。

2.阴茎下弯　即阴茎向腹侧弯曲,不能正常排尿和性生活。导致阴茎下弯的原因有阴茎腹侧发育不全及组织轴向短缩。

3.包皮的异常分布　阴茎头腹侧包皮因未能在中线融合,故呈 V 形缺损,包皮系带缺如,全部包皮转至阴茎头背侧呈帽状堆积。

4.其他　排尿时尿流溅射。

(四)治疗要点

由于尿道下裂已致尿道口位置异常,阴茎弯曲,不能正常排尿和性生活者,均需手术治疗。手术治疗是为了恢复阴茎的排尿和性交功能。

1.手术目标

(1)阴茎下弯完全矫正;

(2)尿道口位于阴茎头正位;

(3)排尿时形成向前的正常尿流;

(4)阴茎外观接近正常,成年后能进行正常的性生活。

2.手术时机　从心理发育角度考虑,有两个适宜的手术时机。

(1)6~15 个月:患儿在此年龄段尚无性别意识,也并不能意识到手术是一种创伤;从此年龄段开始治疗,在患儿入学前即可以结束治疗;阴茎短小并发症可通过药物治疗;此年龄段愈合较快。

(2)3~4 岁:目前,多依据尿道下裂的严重程度及有无合并阴茎下弯来选择手术方法。尿道下裂的修复方法很多,可分为一期修复法和分期修复法,能够一次手术修复的病例多选择一次修复法,当尿道下裂较严重或伴有畸形和阴茎下弯或一次手术无法修复的病例,可选用分期修复法。一期修复法包括:尿道延伸一期修复尿道下裂法,阴囊纵隔血管丛轴型皮瓣重建尿道法,阴茎背侧皮管重建尿道法,包皮皮瓣转移重建尿道法。分期修复法第一期手术为矫正阴茎弯曲畸形,第二期手术为尿道重建术,主要按重建尿道的材料来源分为埋藏皮条重建尿道法、局部皮瓣重建尿道法、皮片移植重建尿道法、膀胱黏膜片移植重建尿道法、口腔黏膜片移植重建尿道法。

尿道下裂手术方法很多,至今仍无一种理想的适用于各种类型尿道下裂的手术,应结合患者年龄、病变类型及自己对术式的理解和经验来选择手术方法。无论采用何种方法,手术后并发症仍有可能发生,最常见的手术并发症是尿道瘘(5%～15%)和尿道瘢痕增生狭窄,其他还有阴茎下弯复发、尿道狭窄、尿道憩室等。

(五)护理评估

1.健康史　了解既往诱发尿道下裂的因素,有无家族遗传史。

2.身心状况

(1)身体评估:观察患者的体形、身体发育、第二性征,外生殖器检查有无阴道,触摸双侧睾丸表面质地、体积。评估患者尿道下裂的程度,重要器官功能及营养状况,患者对手术的耐受性。

(2)心理－社会状况:评估患者是否有焦虑及生活不便;患者及家属是否了解治疗方法及护理方法。

3.辅助检查　尿道下裂是外生殖器畸形,根据典型临床表现和体格检查很容易确诊。确诊尿道下裂后需进一步检查有无伴发畸形,严重的尿道下裂需行进一步泌尿系统检查,如排泄膀胱尿道造影,以除外其他泌尿系统畸形。当尿道下裂合并双侧隐睾时要注意有无性别异常。检查项目包括:腹部超声、染色体检查、尿17酮类固醇测定、腹腔镜检查及性腺活检。

(六)护理诊断/合作性问题

1.知识缺乏　与缺乏尿道下裂的知识有关。

2.焦虑与恐惧　与害怕手术及术后愈合情况有关。

3.潜在并发症　感染。

(七)护理目标

1.患者及家属能够复述膀胱外翻的相关知识。

2.患者焦虑及恐惧感减轻。

3.未发生并发症或并发症得到及时发现与处理。

(八)护理措施

1.麻醉未醒前　将患儿平卧位,头偏向一侧,以防呕吐物误吸。麻醉完全清醒后可半卧位。固定好膀胱造瘘管,防止牵拉、折叠、脱落。保持创口区域清洁,局部用离背架保护并铺无菌单,保持局部敷料清洁干燥。注意观察阴茎头颜色,防止由于阴茎包扎过紧影响血运,造成阴茎坏死。观察尿量及颜色,是否有液体量不足及活动性出血。

2.伤口换药　切口敷料的使用目的是固定阴茎、减少水肿、防止血肿、保护伤口。选择硅胶泡沫最佳,也可用吸水性好的纱布。包扎方式:术后2天内,伤口易出现渗血,一般采用无菌敷料包扎,以防止伤口出血,手术后2～3天后,伤口渗血期一般已度过,可解除包扎。根据情况采用暴露或无菌敷料保护伤口。敷料更换:膀胱造瘘管口2～3天更换一次敷料,对渗血较多者,酌情增加换药次数,阴茎切口打开包扎后,表面涂抗生素药液,以利其干燥愈合。手术采用可吸收线,吸收期在14天左右,不必拆线。

3.引流管、造瘘管、支架管的护理　为防止血肿形成,部分患儿常常于阴茎两侧放置引流条,术后要妥善保护,防止脱出或逆行感染,经常检查引流条情况,注意消毒。一般术后1～2

天后无出血可拔除引流条。保护好膀胱造瘘管,保持通畅,防止脱出及逆行感染,每天用庆大霉素加生理盐水冲洗造瘘管。成形尿道内留置支架管,为防止堵塞,减少刺激,可用带侧孔的支架管插至膀胱,保留5～10天。

4.伤口疼痛及便秘的处理　一般患儿术后采用PECA(硬膜外自动镇痛),患儿多以表情和语言表达疼痛,需护士按时给药,并注意监护,以防止发生呼吸抑制。2～3天后,局部反应减轻,水肿消退,伤口疼痛明显减轻,在安静时不会感到疼痛,则不再给予PECA。患儿术后卧床可引起便秘而导致阴茎切口出血,故术前用2％肥皂水灌肠,术后给缓泻药。对青春期患儿,为防止阴茎勃起引起渗血,疼痛,应给予雌激素。

5.术后注意事项　既往尿道做尿道成形时,年龄多为3～10岁,术后须注意小儿活动,防止损伤已愈合的成形尿道。保持局部清洁,每日用1/5000高锰酸钾溶液坐浴,多饮水,以冲洗形成的新尿道。

(九)护理评价

1.患者疼痛缓解或消失,舒适感增强。

2.患者情绪稳定,饮食、体力恢复正常。

3.患者无感染发生,伤口一期愈合。

(卢春化)

第七节　肾和输尿管先天性畸形的护理

一、多囊肾

多囊肾又名Potter I综合征、Perlmann综合征、先天性肾囊肿瘤病、囊胞肾、双侧肾发育不全综合征、肾脏良性多房性囊瘤、多囊病。我国1941年朱宪彝首先报道,本病临床并不少见。多囊肾有两种类型,常染色体隐性遗传型(婴儿型)多囊肾,发病于婴儿期,临床较罕见;常染色体显性遗传型(成年型)多囊肾,常于青中年时期被发现,也可在任何年龄发病。

(一)病因

90％多囊肾患者的异常基因位于16号染色体的短臂,称为多囊肾1基因,基因产物尚不清楚。另有约10％患者的异常基因位于4号染色体的短臂,称为多囊肾2基因,其编码产物也不清楚。两组在起病、高血压出现以及进入肾功能衰竭期的年龄有所不同。

本症确切病因尚不清楚。尽管大多在成人以后才出现症状,但在胎儿期即开始形成。囊肿起源于肾小管,其液体性质随起源部位不同而不同,起源于近端小管,囊肿液内成分如Na^+、K^+、Cl^-、H^+、肌酐、尿素等与血浆内相似;起源于远端则囊液内Na^+、K^+浓度较低,Cl^-、H^+、肌酐、尿素等浓度较高。多囊肾患者的肾小球囊内上皮细胞异常增殖是多囊肾的显著特征之一,处于一种成熟不完全或重发育状态,高度提示为细胞的发育成熟调控出现障碍,使细胞处于一种未成熟状态,从而显示强增殖性。上皮细胞转运异常是多囊肾的另一显著特征,表现为细胞转运密切相关的Na^+-K^+-ATP酶的亚单位组合,分布及活性表达的改变;细胞信号传导异常以及离子转运通道的变化。细胞外基质异常增生是多囊肾第三种显著特征。

目前许多研究已证明:这些异常均有与细胞生长有关的活性因子的参与。但关键的异常环节和途径尚未明了。总之,因基因缺陷而致的细胞生长改变和间质形成异常,为本病的重要发病机制之一。

(二)临床分类

1.围产期型 围产期时已有严重的肾囊性病变,累及90％集合管,同时有少量门静脉周围纤维增殖,于围产期死亡。

2.新生儿型 累及60％集合管,伴轻度门静脉周围纤维增殖。于出生后1个月出现症状,于几个月时死于肾功能衰竭。

3.婴儿型 表现为双肾肿大,25％肾小管受累,肝、脾肿大伴中度门静脉周围纤维增殖。出生后3～6个月出现症状,于儿童期因肾功能衰竭死亡。

4.少年型 少年型在13～19岁出现症状。肾脏损害相对轻微,仅有10％以下的肾小管显示囊性变,偶尔发展成为肾功能衰竭。肝脏门静脉区严重纤维性变,一般于20岁左右因肝脏并发症、门静脉高压死亡。

(三)临床表现

1.分型 本病患者幼时肾大小形态正常或略大,随年龄增长囊肿数目及大小逐渐地增多和增大,多数病例到40～50岁时肾体积增长到相当程度才出现症状。主要表现为两侧肾肿大、肾区疼痛、血尿及高血压等。

(1)肾肿大:两侧肾病变进展不对称,大小有差异,至晚期两肾可占满整个腹腔,肾表面布有很多囊肿,使肾形不规则,凹凸不平,质地较硬。

(2)肾区疼痛:常为腰背部压迫感或钝痛,也有剧痛,有时为腹痛。疼痛可因体力活动、行走时间过长、久坐等而加剧,卧床后可减轻。肾内出血、结石移动或感染也是突发剧痛的原因。

(3)血尿:约半数患者呈镜下血尿,可有发作性肉眼血尿,此系囊肿壁血管破裂所致。出血多时血凝块通过输尿管可引起绞痛。血尿常伴有白细胞尿及蛋白尿,尿蛋白量少,一般不超过1.0g/d。肾内感染时脓尿明显,血尿加重,腰痛伴发热。

(4)高血压:为多囊肾的常见表现,在血清肌酐未增高之前,约半数出现高血压,这与囊肿压迫周围组织,激活肾素-血管紧张素-醛固酮系统有关。近10年来,Graham PC,Torre V和Chapman AB等都证实本病肾内正常组织、囊肿邻近间质及囊肿上皮细胞肾素颗粒增多,并有肾素分泌增加。这些与囊肿增长和高血压的发生密切相关。换言之,出现高血压者囊肿增长较快,可直接影响预后。

(5)肾功能不全:个别病例在青少年期即出现肾衰竭,一般40岁之前很少有肾功能减退,70岁时约半数仍保持肾功能,但高血压者发展到肾衰竭的过程大大缩短,也有个别患者80岁仍能保持肾脏功能。

(6)多囊肝:中年发现的多囊肾患者,约半数有多囊肝,60岁以后约70％有多囊肝。一般认为其发展较慢,且较多囊肾晚10年左右。其囊肿是由迷路胆管扩张而成。此外,胰腺及卵巢也可发生囊肿,结肠憩室并发率较高。

2.分期 多囊肾是一类遗传性的肾病,其发病和发展也有一定的规律,多囊肾的分期有如下规律。

(1)发生期:此病为遗传性疾病,一般出生即有囊肿,只是较小,不易查出,20岁以前一般不易发现,但家族中如有多囊肾病例,应早期检查,及早观测到囊肿的生长状况。注意保养。

(2)成长期:患者在30～40岁,囊肿将会较快的生长,医学上把这一时期称为成长期。成长期应加强观测,西医对这一时期的治疗没有任何办法,只是对症处理,如高血压等,这显得很被动。在这一时期仍应积极的治疗,治疗的目的在于通过运用有较强活血化瘀作用的中药,使囊肿不再生长或延缓囊肿的生长速度,达到延长患者寿命的作用,也可以说这是中药活血化瘀延缓囊肿生长的关键时期。

(3)肿大期:患者进入40岁以后,囊肿会有进一步的生长肿大,当囊肿超过4cm以后到囊肿溃破前,称为肿大期。随着囊肿的扩大会出现较多的临床症状,如腰痛、蛋白尿、血尿、血压升高等,这时应当密切观测,在治疗上,这一时期是中西结合治疗的关键时期。可采用中药活血化瘀排毒泄浊,通过去除危害肾功能的囊液达到保护肾功能的目的,所以,多囊肾肿大期是中西医结合治疗保护肾功能的关键时期。

(4)破溃期:如囊肿持续生长,在一些外因的作用下,会出现破溃,破溃之后就应立即住院进行治疗,积极控制感染,防止败血症和肾功能急性恶化,以利于其他对症处理。

(5)尿毒症期:针对尿毒症治疗,保护肾功能,晚期行腹膜透析术或血液透析。

(四)治疗要点

目前尚无任何方法可以阻止疾病的发展。早期发现,防止并发症的发生与发展,及时正确地治疗已出现的并发症至关重要。

1.一般治疗 一般情况下,患者检查出多囊肾后,首先要保持乐观的心态,如果尚未对患者正常生活造成影响的,平时需注意不要或少吃过咸、过辣等刺激性的食物,作息时间要规律,情绪要平稳乐观;如果对患者正常生活造成影响的,除了平时要注意以上几条,还要进行治疗,而且越早越好,否则任其发展到肾功能衰竭尿毒症,为时已晚。

2.囊肿去顶减压术 此手术减轻了囊肿对肾实质的压迫,保护了大多数剩余肾单位免遭挤压和进一步损害,使肾缺血状况有所改善,部分肾功能单位得到恢复,延缓了疾病的发展。手术成功的关键是尽早施行手术,囊肿减压必须彻底,不放弃小囊肿和深层囊肿的减压。双侧均应手术,一般双侧手术的间隔时间为半年以上。晚期病例如已有肾功能损害处于氮质血症、尿毒症期,不论是否合并有高血压,减压治疗已无意义,手术打击反可加重病情。

3.透析与移植 进入终末期肾功能衰竭时,应立即予以透析治疗,首选血液透析。多囊肾的肾移植生存率与其他原因而施术者相仿,但因同时伴发的疾病,增加了术后处理的困难,影响移植效果。

4.血尿的治疗 出现血尿时,除尽快明确原因给予治疗外,应减少活动或卧床休息。已透析或即将透析患者,如反复发生严重而无法控制的血尿,可考虑采用经导管肾动脉栓塞术。

5.感染的治疗 肾实质感染和囊肿内感染是本病主要并发症,一般以联合应用抗生素为原则。

6.合并上尿路结石治疗 根据结石部位及大小按尿路结石处理原则进行治疗。

7.高血压治疗 肾缺血和肾素－血管紧张素－醛固酮系统的激活,是发生高血压的主要原因,应依此选择降压药物。

(五)护理评估

1.健康史 了解导致多囊肾的因素,有无家族遗传史。

2.身心状况

(1)身体评估:评估患者多囊肾畸形程度,重要器官功能及营养状况,患者对手术的耐受性。

(2)心理－社会状况:评估患者是否有焦虑及生活不便;患者及家属是否了解治疗方法及护理方法。

3.辅助检查

(1)尿常规:早期无异常,中晚期时有镜下血尿,部分患者出现蛋白尿。伴结石和感染时有白细胞和脓细胞。

(2)尿渗透压测定:病变早期仅几个囊肿时,就可出现肾浓缩功能受损表现,提示该变化不完全与肾结构破坏相关,可能与肾脏对抗利尿激素反应不良有关。肾浓缩功能下降先于肾小球滤过率降低。

(3)血肌酐:随肾代偿能力的丧失呈进行性升高。肌酐清除率为较敏感的指标。

(4)KUB平片:显示肾影增大,外形不规则。

(5)IVP:显示肾盂肾盏受压变形征象,肾盂肾盏形态奇特呈蜘蛛状,肾盏扁平而宽,盏颈拉长变细,常呈弯曲状。

(6)B超:显示双肾有为数众多之暗区。

(7)CT:显示双肾增大,外形呈分叶状,有多数充满液体的薄壁囊肿。

(六)护理诊断/合作性问题

1.知识缺乏　与缺乏多囊肾的知识有关。

2.焦虑与恐惧　与害怕手术及术后愈合情况有关。

3.潜在并发症　感染。

(七)护理目标

1.患者及家属能够复述多囊肾的相关知识。

2.患者焦虑及恐惧感减轻。

3.未发生并发症或并发症得到及时发现与处理。

(八)护理措施

多囊肾由于肾脏损伤程度的不同,分为四个时期。每个时期患者的护理措施是不同的。

1.无肾功能损伤患者　当体检时发现此病,应告知疾病相关知识,使患者了解此病为遗传性疾病,如结婚后怀孕要进行产前筛选,无肾功能损伤无明显症状的要定期随访,了解肾功能进展情况,防止碰撞、挤压,不进行剧烈活动,防止血尿及尿路感染,合理饮食,生活规律,适当运动,劳逸结合,戒烟限酒,准确对待身体及生活。

2.肾功能代偿期伴有肾性高血压患者　当疾病至肾功能代偿期并伴有肾性高血压,使用降压药物同时并进行饮食上的指导,低盐、低脂、优质蛋白饮食,注意休息、防止劳累,防止感冒及尿路感染、肠道感染。定期检查肾功能、尿常规,由于囊肿的长大,肾单位逐渐减少、肾功能也随之下降,因此延缓肾功能下降是主要的目的。

3.慢性肾衰早中期　慢性肾衰时期应尽量避免使用对肾脏有毒性的药物如庆大霉素、卡那霉素、先锋6号、万古霉素以及消炎痛等。这些药物可以直接造成肾实质的损害使肾功能恶化,因大部分药物的原形从肾脏排泻,在肾功能不全时肾脏排泄功能减慢,这无形中增加了药物的剂量,所以要根据肾功能不全的程度适当减少或延长给药间隔时间。

防止高血钾,饮食上采用麦淀粉饮食、低蛋白摄入不仅可以减轻高灌注、高滤过、高压力,同时减少体内尿素氮潴溜,而麦淀粉是低蛋白高热量的食物,适用于肾衰患者。为增强体质

有条件者配合 α-酮酸以补充必需氨基酸,防止负氮平衡。

4.尿毒症晚期　由于多囊肾体积巨大对腹膜透析带来一定困难,所以目前对多囊肾尿毒症晚期患者的治疗以血液透析为主。大多数多囊肾晚期尿毒症透析期间由于应用肝素等抗凝剂故囊肿出血的风险仍较大,尿毒症患者出血率为35％、感染率为5％,仍经常发生血尿及尿路感染。常需卧床休息、抗感染、止血等治疗,及时治疗后能恢复,提高生活质量。

(九)预防

1.预防感冒　患有多囊肾疾病的肾病患者内心是非常痛苦的,因为同别的肾病不一样,多囊肾是一种终身性的遗传疾病,即便是格外注意、家人的体贴照顾再多,仍阻挡不了囊肿继续肿大的客观现实。此时,如患感冒,尤其是反复感冒就会使得多囊肾患者的肾损害加重,起到雪上加霜的恶化作用,更会加速肾功能损伤的进展。

2.控制好饮食　多囊肾患者的合理饮食对控制肾功能恶化非常重要。采用低盐饮食每天 2～3g 克食用盐为宜,少吃含钾、磷的食物,要低蛋白、低脂肪饮食,多吃富含维生素与植物粗纤维的食物,保持大便通畅。

3.预防外伤　多囊肾的囊肿不断肿大,将会导致囊肿的囊内压不断增高,迫使患者的双肾也不断增大,腹腔内压加大。此时任何一点轻微的外伤,如扭伤、碰伤、跌伤等就会加大腹腔内压,或外伤外力直接对肿大囊肿的冲击,促使具有高内压的囊肿破裂、出血,很易诱发感染。

4.控制好血压　绝大多数的多囊肾患者在肾功能受损之前就会出现高血压,我们称其多囊肾已经发病。高血压的出现会加速肾功能的损害,同时高血压也会对心、脑血管产生损伤,会有多囊肾伴有脑血管瘤破裂出血造成中风等严重并发症,故控制好血压对延缓肾功能恶化速度、防止并发症至关重要。

(十)护理评价

1.患者疼痛缓解或消失,舒适感增强。

2.患者情绪稳定,饮食、体力恢复正常。

3.患者无感染发生,伤口一期愈合。

二、重复肾盂、输尿管

重复肾盂、输尿管是最常见的畸形,重复肾盂、输尿管畸形可分为完全性和不完全性两种,前者是指重复之输尿管分别开口于膀胱或其他部位,后者是指重复之输尿管会和后共同开口于膀胱,在合并感染和结石时方有临床症状。重复部分常位于上极,一般不需特殊处理,若重复之输尿管开口于膀胱以外,称为异位输尿管开口,女性多见,临床表现取决于异位开口部位,男性异位开口多见于后尿道及精囊,女性多见于尿道、前庭和阴道,女性患者的典型症状是既有正常自行排尿,又有持续漏尿或尿失禁。

由于输尿管异位开口常与肾盂、输尿管重复畸形同时存在,静脉尿路造影显示有重复畸形时,间接提示该侧即为异位开口之输尿管,女性患者可通过仔细检查前庭、阴道或尿道发现异位开口。根据有无重复肾盂及其相应肾实质的功能决定治疗方案,若重复肾盂严重积水、感染或功能不良,做重复肾盂的切除,若无上述表现,特别是功能尚好时,作病侧输尿管与其下方正常肾盂或输尿管端侧吻合或输尿管膀胱再植术。

(一)病因

胚胎早期有两个输尿管芽进入一个后肾胚基所造成。

（二）临床表现

重复肾盂、输尿管是最常见的畸形,重复肾盂、输尿管畸形可分为完全性和不完全性两种,前者是指重复之输尿管分别开口于膀胱或部位,后者是指重复之输尿管会和后共同开口于膀胱,在合并感染和结石时方有。重复部分常位于上极,不需特殊,若重复之输尿管开口于膀胱以外,称为异位输尿管开口,女性多见,表现取决于异位开口部位,男性异位开口多见于后尿道及精囊,女性多见于尿道、前庭和阴道,女性的典型是既有自行排尿,又有持续漏尿或尿失禁。

（三）治疗要点

根据有无重复肾盂及其相应肾实质的功能决定,若重复肾盂积水、感染或功能不良,做重复肾的,若无上述表现,是功能尚好时,作病侧输尿管与其下方肾盂或输尿管端侧吻合或输尿管膀胱再植术。

（四）护理评估

1.健康史 了解导致重复肾盂、输尿管的因素,有无家族遗传史。

2.身心状况

（1）身体评估:评估患者重复肾盂、输尿管畸形程度,重要器官功能及营养状况,患者对手术的耐受性。

（2）心理－社会状况:评估患者是否有焦虑及生活不便;患者及家属是否了解治疗方法及护理方法。

3.辅助检查 输尿管异位开口常与肾盂、输尿管重复畸形同时存在,静脉尿路造影显示有重复畸形时,间接提示该侧即为异位开口之输尿管,女性可通过前庭、阴道或尿道发现异位开口。

（五）护理诊断/合作性问题

1.有皮肤完整性受损的危险 与长期漏尿有关。

2.营养失调 低于机体需要量。

3.部分生活自理缺陷（卫生、如厕、进食） 与术后留置治疗性管道有关。

4.感染的危险 与疾病或手术后泌尿系感染有关。

5.知识缺乏 缺乏疾病、手术及护理的相关知识。

（六）护理目标

1.患者皮肤无破溃、无压疮发生。

2.患者营养缺乏状态有改善。

3.患者术后留置各种引流管期间基本生活得到满足。

4.患者泌尿系统感染的危险性下降或不发生泌尿系统感染。

（七）护理措施

1.术前护理

（1）术前常规护理。

（2）一般护理:手术是目前治疗输尿管异位开口的唯一方法。搞好术前准备是手术成功的重要保证。因为异位开口的输尿管多来自重复畸形的上肾,而且肾组织多合并发育不全,反复发生泌尿系统感染,部分患者长期低热,胃纳差,精神萎靡,呈慢性病容,营养与发育状态较差,故患者手术前护理特别强调做好以下方面的准备。

1)营养支持:输尿管异位开口的患者胃纳差,由于疾病而常有代谢紊乱及营养不良,手术治疗造成的创伤或脏器切除又将带来营养和代谢的进一步变化。因此,应重视增加营养,配合给予高蛋白、高糖、高维生素的食物。同时,鼓励患者多饮水,增加尿流量,减少尿盐析出沉淀,为早期手术做好充分的准备。

2)会阴部皮肤准备:患者因长期漏尿均有会阴部皮肤潮红、湿疹。使用 1:5000 高锰酸钾溶液坐浴,每天 2 次,注意保持床铺整洁、会阴部的清洁以促使会阴皮肤恢复正常,不妨碍手术如期进行。若为反复泌尿系感染的患者,术前应控制原有的感染。

(3)心理护理:输尿管异位开口的患者由于长期尿失禁,身有异味,自尊心受挫,性格孤僻;同时由于环境陌生,手术期的临近,也会给患者带来不同程度的恐惧、忧虑。针对这些情况,可采取的护理措施如下。

1)以和蔼可亲的态度与患者建立良好的关系,给予心理支持,并且多给予鼓励,使患者感到真诚与温暖,使患者具有安全感和信任感。

2)做好患者家属的心理疏导也是重要环节,通过患者亲属良好心理支持作用,使患者得到安慰和支持,摆脱顾虑,增强战胜疾病的信心,积极配合检查和治疗。

3)让患者亲属享有知情权,耐心、详细地向其讲明患者病情,使他们对疾病有充分了解,明白手术治疗的必要性,向其简要介绍手术方法及预后,使其消除顾虑、稳定情绪。

2.术后护理

(1)正确选择术后体位,严密观察生命体征。术后主张患者卧床,头偏向一侧,防止呕吐物误吸,在全麻未清醒前,给予持续吸氧,尽快改善微循环并要保暖。测血压、呼吸、脉搏 1 次/h,平稳后可酌情延长测量时间。年龄在 7 岁以下的患儿血压难以测量,应准确监测心音,注意第一心音强度、心率快慢、心律失常情况。测体温 1 次/4h,体温正常 3 天后改 1 次/12h。术后 3～7 天可能有低热,如发热明显或持续时间长,应警惕伤口或上行性泌尿系统感染可能。

(2)引流管观察及护理:输尿管异位开口手术较为复杂和细致,术后加强各引流管的管理对保证患者手术成功是十分必要的。在护理中做到:

1)妥善固定各引流管,并定时挤压,保持引流管通畅。

2)严密观察引流液情况,术后 2～3 天,患者的重复输尿管支架,膀胱引流液呈淡红色属正常现象,以后逐渐为澄清尿液。每天准确记录各引流液的量和尿量,同时注意伤口渗液情况,有无肾功能代偿不全可能,以便及时发现,报告医生共同处理。

3)术后易发生尿路感染,及时使用抗菌药物,导管、引流管要保持无菌,定时更换引流袋,并注意保护和清洁引流口及周围皮肤,每日用碘伏液清洗尿道口,鼓励患者进食后多饮水以达净化之目的。

(3)置管期的观察及护理:术后第 7 天左右拔尿管,观察自行排尿情况,同时密切注意伤口愈合情况,若拔管后伤口愈合好,无漏尿,术侧无肾功能不全,无尿液反流,再观察 1 周,可拔除输尿管支架引流管(D−J 管),在拔支架管后 1～2 天,可行排泄性尿路造影,了解尿液排泄是否通畅。

3.健康教育

(1)向亲属做宣教工作,指导其给予患者减盐食物,力求饮水量与排尿量的平衡。

(2)为保持尿量,预防尿路感染,每日饮水 1000～1500ml。

(3)避免剧烈活动,只能从轻体力活动开始,逐渐适当增加活动量。

（八）护理评价

1.患者疼痛缓解或消失,舒适感增强。

2.患者情绪稳定,饮食、体力恢复正常。

3.患者无感染发生,伤口一期愈合。

（卢春化）

第八节　肾损伤的护理

肾脏是腹膜后器官,解剖位置隐蔽,其前后内外均有良好的保护,不易受到损伤。但肾实质脆弱,对来自背部、腰部、下胸或上腹部的暴力打击,也会发生肾损伤(renal injury)。有时肌肉强烈收缩或躯体受到强烈震动,可使已存在病变的肾脏损伤。肾损伤多见于 20~40 岁男性,儿童肾损伤的发病率也较高。

一、损伤机制

暴力超过肾实质的抗拉强度时,即可引起肾损伤。按损伤机制的不同,可分为闭合性损伤、开放性损伤和医源性损伤。

1.闭合性损伤　车祸、高处坠跌、物体直接撞击是闭合性损伤的主要原因。

(1)直接暴力打击:外伤的着力点很重要,如果直接打击腹部,肾损伤发生率为 10.0%~20.1%,腰部受到打击则为 60% 左右。致伤原因以撞击为主,其次为跌落、交通事故等。国外以交通事故居首,占 50% 以上,最高的达 80%。若肾脏本身有病变,如巨大肾积水、肾肿瘤或肾囊性疾病等,有时肾区受到轻微的创伤,也可造成严重的“自发性”肾破裂。

(2)减速伤:高速运动中突然减速或挤压可将肾脏挤向肋骨、脊椎、驾驶盘或其他物体,腹部或腰腹遭受直接打击,均可引起肾脏实质和肾蒂挫伤、撕裂伤或粉碎伤。从高处落下或突然减速所致的肾急剧移位,可使肾动脉被牵拉、血管内膜撕裂,形成血栓,儿童常发生肾盂输尿管交界处撕裂。

2.开放性损伤　开放性肾损伤多为利器、子弹或弹片等所致,可发生肾实质、集尿系统和血管等明显受破坏。

(1)现代火器伤:低速投射物穿入组织时,其作用力沿着弹道的轴线前进。在其前进过程中,直接离断、撕裂和击穿弹道上的组织,形成所谓的残伤道或原发伤道。高速投射物穿入组织不仅具有前冲力,形成原发伤道,而且还产生很大的能量和速度,并向四周扩散,迫使原发伤道的组织迅速向四周压缩与移位,由此形成一个比原发伤道或投射物直径大数倍甚至数十倍的椭圆形空腔,即瞬时空腔,空腔内压力的迅速变化可使伤道周围,甚至远离伤道的组织发生变位和震荡,形成所谓“爆炸效应”,从而使这些组织受伤。目前火器伤损伤的机制有以下几种学说:①直接损伤。②水粒子运动学说。③脉冲性瞬时空腔效应。④压力波作用。⑤远达效应。

(2)刺伤:利器所造成的肾脏开放性损伤,平时战时均可见到,可使利器刺入伤道所经过的器官组织发生直接损伤。

3.医源性损伤　在医疗操作过程中,如经皮肾穿刺、腔内泌尿外科检查或治疗时,也可能发生肾损伤。

二、病理分类

按肾损伤所致的病理改变,肾损伤可分为轻度肾损伤和重度肾损伤。

1.轻度肾损伤 包括:

(1)浅表肾实质撕裂伤;

(2)小的包膜下血肿;

(3)肾挫伤。

肾挫伤可伴有包膜下局部淤血或血肿形成。轻度肾损伤一般不产生肾脏之外的血肿,无尿外渗。大多数患者属此类损伤,常不需手术治疗。

2.重度肾损伤 包括:

(1)肾实质深度裂伤,裂伤达肾皮质、髓质结合部和集尿系统;

(2)肾血管蒂损伤,包括肾动、静脉主干或分支血管撕裂或离断;

(3)肾粉碎伤,特点是肾实质有多处裂伤,使肾实质破碎成多块。

三、临床表现

1.血尿 重度损伤可出现肉眼血尿,轻度损伤则表现为显微镜下血尿,若输尿管、肾盂断裂或肾蒂血管断裂时可无血尿。

2.休克 严重肾损伤尤其合并有其他脏器损伤时,表现为创伤性休克和出血性休克,甚至危及生命。

3.疼痛及腹部包块 疼痛由局部软组织伤或骨折所致,也可由肾包膜张力增加引起;有时还可因输尿管血块阻塞引起肾绞痛。当肾周围血肿和尿外渗形成时,局部发生肿胀而形成肿块。

4.发热 血肿及尿外渗吸收可致发热,但多为低热。若继发感染,形成肾周围脓肿或化脓性腹膜炎,可出现高热、寒战,并伴有全身中毒症状;严重者可并发感染性休克。

5.伤口流血 刀伤或穿透伤累及肾脏时,伤口可流出大量鲜血。出血量与肾损伤程度以及是否合并有其他脏器或血管的损伤有关。

6.并发症 肾损伤后并发症分为早期和远期两类。所谓早期并发症是指损伤后6周之内所发生的那些威胁患者生命,或者使损伤的肾脏丧失的情况,如继发性出血、尿外渗、肾周围脓肿、急性肾小管坏死、尿瘘等。远期并发症包括高血压、肾积水、结石、慢性肾盂肾炎、慢性肾功衰竭、动静脉瘘等。这两类并发症大都发生于严重肾损伤之后,个别例外。

高血压是远期并发症中最常见者,发病率为 $0.7\% \sim 33\%$。主要原因是由于肾缺血引起肾素-血管紧张素系统活性增加,如肾蒂周围血肿、肾周围血肿、肾被膜下血肿机化、肾实质广泛瘢痕形成、肾内假性动脉瘤等对肾实质压迫造成供血不足,导致近球细胞及颗粒斑分泌肾素增多而继发肾素性高血压。对此应长期随诊观察。

四、辅助检查

1.尿液检查 血尿为诊断肾损伤的重要依据之一。肾组织损伤可释放大量乳酸脱氢酶,尿中含量可增高。对腰腹部受伤且疑有肾损伤的患者应立即行尿常规检查,了解出血情况。

必要时导尿,留尿进行比色观察。但血尿的多少有时与损伤的程度不一定成比例。

2.CT 在肾损伤的诊断及随访中有十分重要的价值。在患者全身情况允许的情况下,应作为首选的检查。CT 显示挫伤的肾明显增大,增强后肾实质强化延迟或不强化;并可清楚显示肾裂伤部位、尿外渗和血肿范围;还可区分血肿是在肾内、肾包膜下或在肾周。

3.B超 能提示肾损伤的部位和程度,有无包膜下和肾周血肿、尿外渗,提示其他器官损伤及对侧肾的情况。须注意肾蒂血管情况,如肾动、静脉的血流等。

4.X线检查

(1)X线平片:严重的肾裂伤、肾粉碎伤或肾盂破裂时,可见肾影模糊不清、腰大肌影不清晰等,还可以发现脊柱、肋骨骨折等现象。

(2)排泄性尿路造影(excretory urography):大剂量静脉尿路造影对肾损伤的诊断至关重要,造影剂作静脉推注造影,可发现造影剂排泄减少,肾盂、肾盏裂伤时,可见造影剂向肾实质内甚至肾周外渗,肾内血肿可见肾盂、肾盏受压变形。

(3)动脉造影:适宜于排泄性尿路造影未能提供肾损伤的部位和程度,尤其是伤侧肾未显影,疑有肾蒂血管伤时,作选择性肾动脉造影可显示肾动脉和肾实质损伤情况。肾动脉造影可发现有造影剂外溢以及肾血管较大分支阻塞。若伤侧肾动脉完全梗阻,表示为外伤性血栓形成,宜紧急施行手术。有持久性血尿者,作动脉造影可以了解有无肾动静脉瘘或创伤性肾动脉瘤,同时可行选择性肾动脉分支栓塞以控制出血。

5.MRI 诊断肾损伤的作用与 CT 类似,但对血肿的显示比 CT 更具特征性。

五、治疗要点

以抢救生命,尽量保留肾为处理原则。治疗肾损伤的处理与损伤程度直接相关。轻微肾挫伤经短期休息可以康复,多数肾挫裂伤可用保守治疗,仅少数需手术治疗。

1.紧急处理 对有大出血、严重休克时应迅速输血和积极复苏处理。一旦病情稳定,应尽快行定性检查,确定肾损伤的范围和程度,并确定是否合并其他脏器损伤,作好手术探查的准备。

2.非手术治疗 适用于肾挫伤、轻型肾裂伤及无其他脏器合并损伤的患者。

(1)卧床休息:绝对卧床休息 2~4 周,待病情稳定、血尿消失后患者可离床活动。通常损伤后 4~6 周肾挫裂伤才趋于愈合,过早、过多下床活动有可能再度出血。非手术保守治疗恢复后 2~3 个月内不宜参加重体力劳动。

(2)药物治疗:①止血:根据病情选择合适的止血药,如酚磺乙胺等。②补充血容量,维持水电解质平衡:给予输液、输血等支持治疗。可选用羟甲淀粉扩容,必要时输血,以补充有效循环血量和水电解质平衡。③抗感染:应用广谱抗菌类药物预防和治疗感染。④止痛:必要时应用镇静、镇痛药。

3.手术治疗 开放性肾损伤、检查证实为肾粉碎伤或肾盂破裂、肾动脉造影示肾蒂损伤及合并腹腔脏器损伤等,应尽早行手术治疗。保守治疗期间出现下列指征时也应行手术探查:①经积极抗休克治疗后症状未见改善,怀疑有内出血。②血尿逐渐加重,血红蛋白和血细胞比容继续降低。③腰腹部肿块增大。④疑有腹腔内脏器损伤。

(1)开放性肾损伤:原则为手术探查,特别是枪伤或锐器伤。需经腹部切口进行手术清创、缝合及引流并探查腹部脏器有无损伤。

(2)闭合性肾损伤:若明确为严重肾破裂、肾粉碎、肾蒂伤和肾动脉内膜破裂、内膜剥离,需尽早手术探查。原则为尽量保留肾组织,依具体情况行肾修补术或肾部分切除术。若患肾修复困难,在检查明确对侧肾功能正常情况下可切除患肾。

1)肾粉碎:对于有生命力的肾组织,应尽可能保留,若肾脏破裂严重,原位修复难度大,可加用肠线网袋束紧或利用大网膜包裹,以达到止血和愈合的目的。如对侧肾功能良好而伤肾修复困难者,可行肾切除。

2)肾盂破裂:肾盂破裂后大量的外渗尿积聚于肾周,形成尿性囊肿。如腹膜破裂应吸尽腹腔尿液,然后缝合破裂肾盂,放置引流。如肾盂破裂严重,应同时行肾造瘘术。

3)肾蒂伤:肾蒂伤常由于出血严重、病情危急而难以救治。绝大多数患者,只有紧急切除肾脏,才能彻底止血从而挽救生命;只有少数患者在极早期施行手术,才有可能通过修复术挽救损伤肾。

4)肾动脉内膜破裂、内膜剥离:可切除受伤血管段行血管吻合术或搭桥术,但需在伤后12h内进行;若损伤已超过18h则患肾功能的损害为不可逆性,再行此类手术无明显意义。一旦确诊为肾动脉损伤性血栓形成,应尽快行手术取栓或血管置换术,以挽救肾功能。

(3)手术方式:肾损伤患者一般经腹切口施行手术。先探查并处理腹腔损伤脏器,再切开后腹膜,显露并阻断肾动脉,然后切开肾脂肪囊探查肾脏。肾周筋膜为制止肾继续出血的屏障,在未控制肾动脉出血之前不宜切开肾周筋膜,否则易发生难以控制的出血,而被迫施行不必要的肾切除。可根据肾损伤的程度施行破裂的肾实质缝合修复、肾部分切除、肾切除或选择性肾动脉栓塞术。

4.并发症的处理　肾损伤后的近期并发症有腹膜后尿性囊肿、残余血肿并发感染及肾周脓肿,可经皮穿刺或切开引流治疗。远期并发症有高血压及肾积水。恶性高血压需施行血管修复或肾切除。输尿管狭窄、肾积水需施行成形术或肾切除术。其他远期并发症还有肾萎缩、肾脂肪性变、肾盂肾炎等。由于肾段动脉损伤和假性肾动脉瘤所致迟发性出血可行选择性肾血管栓塞治疗。

六、护理评估

1.术前评估

(1)健康史和相关因素:包括患者的一般情况、受伤史、既往史等。

1)一般情况:患者的年龄、性别、婚姻、职业及运动爱好等。

2)受伤史:了解受伤的原因、时间、地点、部位、姿势、暴力性质、强度和作用部位,受伤至就诊期间的病情变化及就诊前采取的急救措施,效果如何;损伤后是否发生腹痛或腰痛,腹、腰痛的特点,程度和持续时间,有无放射痛和进行性加重。

(2)身体状况

1)局部:伤部有无皮肤裂伤,腰、腹部有无包块,有无合并腹膜炎体征。

2)全身:患者的血压、脉搏、呼吸、尿量及尿色变化情况,有无休克症状和体征。

3)辅助检查:血、尿常规变化情况,B超检查有无异常发现。

(3)心理-社会状况:患者对伤情和并发症产生的恐惧、焦虑程度,家属对伤情的认知程度和患者所需治疗费用的承受能力。

2.术后评估

(1)康复状况:伤口愈合情况,引流管是否通畅,是否合并感染。

(2)肾功能恢复情况是否满意。

(3)心理-社会状况:患者及家属的心理状况,对治疗的配合及有关康复等知识的掌握程度。

七、护理诊断/合作性问题

1.恐惧　与焦虑与外伤打击、害怕手术和担心预后不良有关。

2.组织灌流量改变　与创伤、肾裂伤引起的大出血、尿外渗或腹膜炎有关。

3.潜在并发症　感染。

八、护理目标

1.患者恐惧与焦虑减轻。

2.患者可维持有效循环血量。

3.并发症得到有效的预防或及时发现和处理。

九、护理措施

1.维持体液平衡,保证组织有效灌流量:

(1)密切观察病情:非手术治疗期间应密切观察病情变化。①密切观察生命体征变化,特别是在肾损伤的第1周非手术治疗过程。②观察血尿情况,定时检测血红蛋白及血细胞比容,了解出血情况,如果血尿液逐渐转清,局部症状逐渐改善,提示出血停止,若血、尿液突然转清,而出现腹部疼痛加重,可能是血凝块堵塞输尿管所致,而不能盲目认为出血停止。③每日检查伤侧局部情况,如触及肿块,应准确测量、标记,并记录其大小范围,以便比较其变化。④若出现少尿及无尿时及时通知医生进行处理。手术治疗的患者应密切观察:①生命体征:维持生命体征的平稳,肾脏是血管极丰富的器官,且手术止血操作较困难,所以术后有发生大出血的可能。②观察尿液的量及颜色:准确测量并记录尿量,一侧肾脏全切除术后,更要注意尿量。如尿量突然减少或尿量逐日减少,应寻找原因,及时处理。手术后12h内,尿大多带有血色,但尿色鲜红且浓时,应立即报告医生。③观察伤口状态及各种引流管、引流物。

(2)维持水电解质及血容量的平衡:建立静脉通道,遵医嘱及时输液,必要时输血,以维持有效循环血量。根据实验室检查结果,合理安排输液种类并及时输入液体和电解质,以维持水、电解质及酸碱平衡。

2.感染的预防和护理

(1)伤口及引流管的护理:保持手术切口清洁干燥,切口及引流管处敷料渗湿时应及时更换;观察引流物的量、色、性状及气味。各引流管要反复挤压保持通畅,根据引流物的量及性状决定拔管时间。

(2)加强观察:定时测量体温;若患者体温升高、切口处疼痛并伴有血白细胞计数和中性粒细胞比例升高、尿常规示有白细胞及引流管液或切口渗出物为脓性时多提示有感染,应及时通知医生处理,遵医嘱应用抗菌药物。

3.心理护理　减轻焦虑与恐惧,主动关心、帮助患者和家属了解治愈疾病的方法,解释手术治疗的必要性和重要性,解除其思想顾虑;术后给予患者及家属心理上的支持,解释术后恢复过程。

十、护理评价

1. 患者的恐惧与焦虑是否减轻,情绪是否稳定。

2. 患者的组织灌流量是否正常,生命体征是否平稳,皮肤是否温暖,毛细血管充盈是否正常。

3. 患者术后伤口及损伤肾脏愈合情况,体温及血白细胞计数是否正常,伤口有无感染。

十一、健康指导

1. 卧床　肾损伤非手术治疗患者出院后应保证伤后绝对卧床休息 2~4 周,防止损伤部位再次继发损伤,患者应适时变换体位,预防压疮的发生。

2. 康复指导　非手术治疗、病情稳定后的患者,出院后 3 个月不宜从事体力劳动或竞技运动。肾切除后的患者须注意保护健肾,防止外伤,不使用对肾功能有损害的药物,如氨基糖苷类抗菌药等。

(卢春化)

第九节　膀胱损伤的护理

膀胱损伤(injury of bladder)是指膀胱壁在受到外力的作用时发生膀胱浆膜层、肌层、黏膜层的破裂,引起膀胱腔完整性破坏、血尿外渗。

一、病因和分类

膀胱损伤主要因外力打击引起,极少数由医源性因素导致。膀胱损伤依损伤的原因而分为不同的临床类型。

1. 根据膀胱损伤是否与体表相通分类

(1)开放性损伤:膀胱损伤处与体表相通。多见于战伤,由弹片、子弹或锐器贯通所致,常合并其他脏器损伤如阴道、直肠等,可形成腹壁尿瘘、膀胱直肠瘘或膀胱阴道瘘等。

(2)闭合性损伤:膀胱损伤处不与体表相通,常由上述直接及间接暴力所致。产妇产程过长,膀胱壁被压在胎头耻骨联合之间引起缺血性坏死,可导致膀胱阴道瘘。医源性损伤多为闭合性损伤。

2. 根据膀胱损伤的程度分类

(1)挫伤:仅伤及膀胱黏膜或肌层,膀胱壁未穿破,局部有出血或形成血肿,无尿液外渗,可出现血尿。

(2)膀胱破裂:分为腹膜内型、腹膜外型和混合性膀胱破裂。

1)腹膜内型膀胱破裂:膀胱在充盈状态下受直接暴力撞击,使有腹膜覆盖的膀胱顶部破裂,尿液进入腹腔,形成尿性腹膜炎。

2)腹膜外型膀胱破裂:常因外伤性骨盆骨折刺破膀胱前壁或底部,尿液外渗进入盆腔内膀胱周围间隙。

3)混合性膀胱破裂:同时存在腹膜内型及腹膜外型膀胱破裂,多由火器利刃伤所致,常为复合型损伤。

二、临床表现

膀胱损伤依轻重不同及是否合并其他脏器损伤而有不同临床表现。膀胱壁轻度挫伤可仅有少量血尿或伴下腹部轻度疼痛,短期内可自行消失。膀胱壁全层破裂时症状明显,腹膜外型和腹膜内型各有其特殊表现。

1. 休克 多为合并损伤如骨盆骨折等引起大出血所致。患者表现为脸色苍白、皮肤湿冷和血压下降等。

2. 腹痛 腹膜外型膀胱破裂时,尿外渗及血液进入盆腔及腹膜后间隙引起下腹部疼痛,可有压痛及腹肌紧张,直肠指检有触痛及饱满感。腹膜内型膀胱破裂时,尿液流入腹腔而引起急性腹膜炎症状,并有移动性浊音。

3. 血尿和排尿困难 膀胱壁轻度挫伤者可仅有少量血尿,而膀胱壁全层破裂时由于尿外渗到膀胱周围或腹腔内,患者可有尿意,但不能排尿或仅排出少量血尿。

4. 尿瘘 开放性损伤时,因体表伤口与膀胱相通而有漏尿,若与直肠、阴道相通则经肛门、阴道漏尿。闭合性损伤,在尿外渗继发感染后可破溃而形成尿瘘。

三、辅助检查

1. 实验室检查 尿常规可见肉眼血尿,镜下红细胞满视野。

2. 影像学检查 膀胱造影可见造影剂漏至膀胱外。

3. 特殊检查 导尿试验,经导尿管注入无菌生理盐水 200ml 至膀胱,5 分钟后吸出,若引流出的液体量明显少于或多于注入量,则提示膀胱破裂。

四、治疗要点

尿流改道,避免尿液进一步外流,充分引流外渗的尿液及尽早闭合膀胱壁的缺损。

1. 非手术治疗

(1)应急处理:合并骨盆等损伤而致失血性休克时应积极抗休克治疗,如输血、输液、镇痛等,并尽早使用广谱抗菌药以预防感染。

(2)留置导尿管、持续引流尿液:膀胱轻度损伤,如挫伤或膀胱造影仅见少量尿液外渗、症状较轻的患者,尤其是腹膜外膀胱破裂时,可从尿道插入导尿管,持续引流尿液 1~2 周,保持尿管通畅。腹膜内膀胱破裂者,若经留置尿管后症状缓解不明显甚至持续加重,应转为手术治疗。

(3)合理使用抗菌药预防感染。

2. 手术治疗 对开放性损伤、经非手术治疗无效及严重膀胱破裂伴有出血、尿外渗、病情严重者,应尽早施行剖腹探查手术。若为腹膜内膀胱破裂,探查时应同时处理腹内其他脏器的损伤,分层修补腹膜与膀胱壁,并作腹膜外耻骨上膀胱造瘘,于耻骨后留置引流管。若为腹膜外破裂,手术时清除外渗尿液、修补膀胱并作耻骨上膀胱造瘘。对血肿稳定者宜慎重,以免使趋于停止的出血再度活跃。充分引流外渗尿液,使用抗菌药预防控制感染。

3. 并发症的处理 对合并骨盆骨折的患者,应予适当处理。合并结肠及直肠损伤时,应行膀胱及结肠造瘘,并彻底清创后修补膀胱及肠道损伤处,待伤口愈合后再去除膀胱造瘘管,封闭结肠造瘘。盆腔血肿应尽量避免切开,以免再次引发大出血,出血难以控制时可行选择性盆腔血管栓塞术。

五、护理评估

1.术前评估

(1)健康史和相关因素:包括患者的一般情况、受伤史和既往史等

1)一般情况:患者的年龄、性别、婚姻、职业及运动爱好等。

2)受伤史:患者受伤的原因、时间、部位、暴力性质、强度和作用部位,就诊前采取的救治措施及效果;损伤后是否发生腹痛,腹痛的特点、程度和持续时间,有无放射痛和进行性加重;有无血尿、尿痛或排尿不畅。

3)既往史:有无膀胱损伤和手术史等。

(2)身体状况

1)局部:受伤处皮肤有无破裂、出血、淤斑以及范围大小;局部有无肿胀及尿液渗漏。

2)全身:患者的血压、脉搏变化情况,有无休克的临床表现。

3)辅助检查:评估患者实验室、影像学等检查结果,以判断患者除膀胱损伤外,有无其他合并损伤。

(3)心理和社会支持状况:患者对自身伤情的了解程度,对并发症的恐惧、焦虑程度;患者和家属对所需治疗费用的承受能力。

2.术后评估　有无继发出血及感染的发生。

六、护理诊断/合作性问题

1.恐惧　与焦虑与外伤打击、害怕手术和担心预后不良有关。

2.组织灌流量改变　与膀胱破裂、骨盆骨折损伤血管出血、尿外渗或腹膜炎有关。

3.潜在并发症　感染。

4.排尿异常　与膀胱破裂不能储尿有关。

七、护理目标

1.患者恐惧与焦虑减轻。

2.患者能够维持足够的循环血量。

3.未发生感染或感染已控制。

4.患者排尿功能恢复。

八、护理措施

1.减轻焦虑和恐惧

(1)心理护理:主动关心、帮助患者了解伤情,解释目前采用的治疗方法的可行性,消除患者及家属的顾虑,以取得配合。

(2)加强入院宣教和沟通:通过认真细致的工作态度、娴熟的技术取得患者及家属的信任,与患者及时沟通,尽量满足患者的合理需求,使患者的恐惧心理减轻甚至消失。

2.维持体液平衡和有效循环血量

(1)密切观察患者生命体征:定时测量呼吸、脉搏、血压,准确记录尿量,了解患者的病情

变化。

(2)输液护理:根据患者内环境变化情况给予合理输液,必要时输血,维持有效循环血量,同时注意保持水、电解质及酸碱平衡。

3.并发症的预防与护理 观察患者体温变化;及时了解血、尿常规检查结果;保持伤口清洁、干燥,注意观察引流物的量、色、性状及气味;保持各引流管引流通畅。若发现患者体温升高、伤口疼痛、引流管内容物及伤口渗出物为脓性、血白细胞计数和中性粒细胞比例上升,常提示有继发感染,应及时通知医生并遵医嘱应用抗菌类药物。

4.排尿异常的护理 患者因膀胱破裂行手术修补后1周内不能自行排尿,需留置导尿或膀胱造瘘,对此类患者应加强导尿管或膀胱造瘘的护理。

(1)留置导尿管:定时观察,保持引流管通畅,防止逆行感染;定时清洁、消毒尿道外口;鼓励患者多饮水;每周行尿常规化验及尿培养一次。遵医嘱8～10天后拔除导尿管。

(2)膀胱造瘘管:定时观察,保持引流通畅;造瘘口周围定期换药;每周行尿常规及尿培养检验一次。拔管时间一般为10天左右,但拔管前需先夹闭此管,观察患者排尿情况良好后再拔除膀胱造瘘管,拔管后造瘘口适当堵塞纱布并覆盖。

九、护理评价

1.患者恐惧与焦虑是否减轻。

2.患者组织灌流是否正常,生命体征是否平稳,皮肤是否温暖,毛细血管充盈是否正常。

3.患者伤口及膀胱破口愈合情况,尿外渗引流及吸收情况,体温及白细胞计数是否正常,伤口有无感染。

4.患者排尿异常状态是否得以纠正,恢复正常排尿。

十、健康指导

1.膀胱造瘘或留置导尿管在拔除之前要夹闭导尿管,以使膀胱扩张到一定的容量,达到训练膀胱机能的目的后再拔除导尿管。

2.膀胱破裂合并骨盆骨折者有部分患者发生勃起功能障碍,患者在伤愈后须加强训练心理性勃起及采取辅助性治疗。

(卢春化)

第十节　尿道损伤的护理

尿道损伤(urethral tmuma)多见于男性。男性尿道以尿生殖膈为界,分为前、后两段。前尿道包括球部和阴茎体部,后尿道包括前列腺部和膜部。前尿道损伤多发生在球部,而后尿道损伤多在膜部,早期处理不当,常产生尿道狭窄、尿瘘等并发症。

一、病因和分类

1.按尿道损伤是否与体表相通分类

(1)开放性损伤:因弹片、锐器伤所致,常伴有阴茎、阴囊、会阴部贯通伤。

(2)闭合性损伤:常因外来暴力所致,多为挫伤或撕裂伤。会阴部骑跨伤时将尿道挤向耻骨联合下方,引起尿道球部损伤。骨盆骨折引起尿生殖膈移位,产生剪力,使膜部尿道撕裂或撕断。经尿道器械操作不当可引起球膜部交界处尿道损伤。

2.按尿道损伤程度分类

(1)尿道挫伤:尿道内层损伤,阴茎及筋膜完整;仅有水肿和出血,可以自愈。

(2)尿道裂伤:尿道壁部分全层断裂,引起尿道周围血肿和尿外渗,愈合后可引起瘢痕性尿道狭窄。

(3)尿道断裂:尿道完全离断,断端退缩、分离,血肿和尿外渗明显,可发生尿潴留。

二、病理生理

1.尿道球部损伤 血液及尿液渗入会阴浅筋膜包绕的会阴袋,使会阴、阴茎、阴囊和下腹壁肿胀、淤血。处理不当或不及时,可发生广泛的皮肤、皮下组织坏死、感染和脓毒症。

2.骨盆骨折致尿道膜部断裂 骨折端及盆腔血管丛的损伤可引起大出血,尿液沿前列腺尖处外渗至耻骨后间隙和膀胱周围,若同时有耻骨前列腺韧带撕裂,则前列腺向后上方移位。

三、临床表现

1.休克 骨盆骨折所致后尿道损伤,常因合并大出血可引起损伤后创伤性失血性休克。

2.疼痛 尿道球部损伤时会阴部肿胀、疼痛,排尿时加重。后尿道损伤表现为下腹部疼痛,局部肌紧张、压痛。伴骨盆骨折者,移动时疼痛加剧。

3.尿道出血 前尿道破裂时可见尿道外口流血,后尿道破裂时可无尿道口流血或仅少量血液流出。

4.排尿困难 尿道挫裂伤后因局部水肿或疼痛性括约肌痉挛,发生排尿困难。尿道断裂时,则可发生尿潴留。

5.血肿及尿外渗 尿道骑跨伤或后尿道损伤引起的尿生殖膈撕裂时,会阴、阴囊部出现血肿及尿外渗。

四、辅助检查

1.导尿试验 严格无菌下轻缓插入导尿管,若顺利进入膀胱,说明尿道连续而完整。若一次插入困难,不应勉强反复试插,以免加重局部损伤和导致感染。后尿道损伤伴骨盆骨折时,一般不宜导尿。

2.X线检查 骨盆前后位片显示骨盆骨折。必要时从尿道口注入造影剂 10～20ml 可确定损伤部位及造影剂有无外渗。

五、治疗要点

1.非手术治疗

(1)急诊处理:损伤严重伴出血休克者,需采取输血、输液等抗休克措施。骨盆骨折患者须平卧,勿随意搬动,以免加重损伤。尿潴留不宜导尿或未能立即手术者,可行耻骨上膀胱穿刺吸出膀胱内尿液。

(2)对症处理:尿道挫伤及轻度裂伤,症状较轻、尿道连续性存在而排尿不困难者,无需特殊治疗。尿道损伤排尿困难或不能排尿、插入导尿管成功者,留置尿管引流1～2周。

（3）应用抗菌药预防感染。

2.手术治疗

（1）前尿道裂伤导尿失败或尿道断裂：立即行经会阴尿道修补或断端吻合术，并留置导尿管2～3周。病情严重、会阴或阴囊形成大血肿及尿外渗者，行耻骨上方膀胱穿刺造瘘术，3个月后再修补尿道。

（2）尿外渗：在尿外渗区作多个皮肤切口，深达浅筋膜下，彻底引流外渗尿液。

（3）骨盆骨折致后尿道损伤：经抗休克治疗病情稳定后，局麻下作耻骨上高位膀胱造瘘（或穿刺造瘘）。尿道不完全撕裂者，一般在3周内愈合，恢复排尿；但须经膀胱尿道造影明确尿道无狭窄及尿外渗后，方可拔除膀胱造瘘管。若不能恢复排尿，则留置导尿造瘘3个月，二期施行解除尿道狭窄的手术。

为早期恢复尿道的连续性，避免尿道断端远离形成瘢痕性假道，对部分病情不严重、骨盆环稳定的患者，可施行尿道会师复位术，并留置导尿管3～4周；若患者排尿通畅，则可避免二期尿道吻合术。

（4）并发症处理：为预防尿道狭窄，待患者拔除导尿管后，需定期作尿道扩张术。对晚期发生的尿道狭窄，可用腔内技术经尿道切开或切除狭窄部的瘢痕组织，或于受伤3个月后手术切除尿道瘢痕组织，作尿道端端吻合术。后尿道合并直肠损伤时应立即修补，并作暂时性结肠造瘘。若并发尿道直肠瘘，应等待3～6个月后再施行修补手术。

六、护理诊断/合作性问题

1.恐惧与焦虑　与外伤打击、害怕手术和担心预后不良有关。

2.组织灌流量改变　与创伤、骨盆骨折损伤血管出血；尿外渗或腹膜炎有关。

3.排尿异常　与尿路感染、尿道损伤、尿瘘及尿道狭窄有关。

4.潜在并发症　感染。

七、护理措施

1.有效缓解患者的恐惧与焦虑

（1）心理护理：对患者进行正确的引导，热情接待、做好入院宣教。和蔼亲切的态度、周到礼貌的语言可使患者感受到关心和尊重，产生信任，减轻负性情绪的影响，可有效缓解焦虑和恐惧。

（2）形象示范：介绍病区环境及管床医生、护士；以认真细致的工作态度和精湛的医术、护理取得患者的信任，尽量满足患者的合理需求，从而化解患者的恐惧心理。

2.维持体液平衡

（1）观察生命体征：准确测量血压、脉搏、呼吸，记录尿量，掌握内环境变化状况。

（2）输液护理：根据患者内环境变化情况和医嘱给予合理输液，必要时输血，以维持体液、电解质及酸碱平衡。

3.排尿异常的护理　尿道断裂经修复后并发尿道狭窄可导致排尿困难，属临床常见，应告知患者无须过于担心，遵医嘱定期进行尿道扩张，并根据排尿困难的程度制定尿道扩张的间隔时间。由于尿道扩张有较重的疼痛，患者会产生恐惧心理，此时除向患者解释此治疗的必要性外，还应在进行尿道扩张时根据医嘱采取镇痛措施，如应用镇静、镇痛药，尿道内给予表面麻醉药物等,以减轻患者的痛苦。

4.并发症的预防及护理 观察患者的体温及伤处的变化情况,尿道断裂后血、尿外渗容易导致感染,表现为伤处肿胀、搏动性疼痛、体温升高,如发现异常表现应立即通知医生处理,协助引流伤部,并选择有效抗菌药物并合理应用。

八、健康指导

1.前后尿道损伤经手术修复后患者尿道狭窄的发生率较高,患者需要定期进行尿道扩张以避免尿道狭窄,导致排尿障碍。

2.继发性功能障碍者应训练心理勃起加辅助性治疗。

(卢春化)

第十一节 泌尿系统梗阻的护理

发生在自肾至尿道口任何部位的梗阻都将影响尿液的排出,此现象称为泌尿系统梗阻,又称尿路梗阻(obstruction of urinary tract)。尿路梗阻可致梗阻近端的尿液淤积,尿路扩张积水,梗阻如不能及时解除,可导致肾积水、患侧肾功能损害或丧失;若为双侧梗阻,可导致肾衰竭。尿路梗阻在泌尿外科很常见,且多继发或并发其他泌尿外科疾病,如尿路梗阻后尿潴留、肾积水,易于细菌繁殖而导致感染和形成结石;而感染、结石又会加重梗阻的程度,因此梗阻、感染、结石三者可互为因果关系。

一、概述

泌尿系统是由肾小管、集合管、肾盏、肾盂、输尿管、膀胱和尿道组成的一个管道系统,其主要功能是主动、单向地将肾产生的尿液排出体外。泌尿管道系统保持通畅是维持正常肾功能的必要条件。这个管道系统的任何一个部位受阻,均会引发尿路梗阻。引起尿路梗阻性病变的原因很多,既有机械性梗阻、动力性梗阻如先天畸形、结石、肿瘤、狭窄等,也有中枢或周围神经疾病造成某部分尿路功能障碍。

二、梗阻的部位和病因

泌尿系统梗阻病因在不同年龄和性别有一定差异。儿童以先天性疾病,如肾盂输尿管连接处狭窄较多见;青壮年以结石、损伤、炎性狭窄常见;妇女可能与盆腔内疾病有关;老年男性以良性前列腺增生最常见,其次为肿瘤。根据梗阻发生的部位可分为上尿路和下尿路梗阻两类,根据发生的原因一般分为机械性和动力性梗阻。

1.上尿路梗阻 梗阻部位在膀胱以上,多由结石、肿瘤所致。腹膜后的病变压迫输尿管时也可发生上尿路梗阻。

2.下尿路梗阻 梗阻部位发生在膀胱尿道,常见原因为前列腺增生、尿道狭窄等。

3.机械性梗阻 泌尿系统管道内或泌尿系统附近器官的病变均可以导致尿路机械性梗阻。

依据病因不同,可分为:

(1)先天性梗阻:由泌尿系统和生殖道先天性畸形所致,常见于小儿,如肾盂输尿管交界处狭窄、下腔静脉后输尿管、输尿管膨出症、输尿管异位开口、后尿道瓣膜症等；

（2）后天性梗阻：泌尿系统管道内肿瘤、结石、炎性狭窄、结核、外伤、腹腔或盆腔纤维化、肿瘤浸润等；还有一些医源性梗阻，如手术或器械检查损伤、肿瘤放射治疗损伤等。

4.动力性梗阻　在尿路器官的肌肉或其支配神经发生病变时，尿液不能顺利从上向下排出体外，产生尿液淤积。常见的原因为神经源性膀胱功能障碍等。

三、病理生理

尿路梗阻后，由于梗阻的部位及程度不同，各有差异，但基本病理改变是梗阻部位以上压力增高，尿路扩张积水，梗阻长时间如不解除，终将导致肾积水和肾功能衰竭。

上尿路梗阻时，初期通过增加输尿管肌肉收缩力维持正常排尿功能，后期肌肉逐渐丧失代偿能力，输尿管管壁变薄，肌肉萎缩，收缩力减弱或消失。随着梗阻程度的加重，肾也发生病理改变。肾盂内正常压力约为 $10cm\ H_2O$，尿路梗阻时其压力不断升高，并经集合管传递至肾小管、肾小球，当压力达到 $25cm\ H_2O$ 相当于肾小球滤过压时，肾小球即停止滤过，尿液形成停止。肾小球停止滤过时，肾盂内尿液可经肾小管、淋巴管、静脉和间质回流，此时肾盂内压下降，肾小管、肾小球囊内压力亦随之降低，肾小球恢复滤过功能，这种肾内"安全阀"的开放，在梗阻时起到保护肾组织的作用，使梗阻短时间内不引起肾组织严重损害。如果尿路梗阻不解除，尿液继续分泌，由于尿液分泌和回流的不平衡，回流只能起到暂时缓冲作用，结果肾积水使肾盂内压力持续增高，压迫肾小管、肾小球及其附近的血管，造成肾组织缺血缺氧，肾实质逐渐萎缩变薄，肾容积增大，致肾积水，最后全肾成为一个无功能的巨大水囊。

下尿路梗阻，如果发生在膀胱颈部，为了克服排尿阻力，膀胱逼尿肌逐渐代偿增生，纵横交叉的增生肌束形成小梁。如梗阻持续存在，膀胱长期高内压，造成肌束间薄弱部分向壁外膨出，形成小室或假性憩室；后期，膀胱失去代偿能力，肌肉萎缩变薄，容积增大，出现残余尿；膀胱过度膨胀，造成逼尿肌纤维过度牵拉及支配膀胱的神经末梢纤维受损，进一步损害了膀胱的收缩功能；随着膀胱代偿功能的丧失，输尿管口括约肌功能被破坏而逐渐失去抗反流功能，出现尿液自膀胱向输尿管反流，引起上尿路梗阻、肾积水和肾功能损害。

尿路梗阻后，由于尿液引流不畅，极易发生膀胱炎、肾盂肾炎、肾周围炎等感染，且细菌可经过肾盏穹窿部裂隙或通过高度膨胀时变得极薄的尿路上皮层进入血液，造成菌血症。另外，结石是尿路梗阻的另一常见并发症，这是因为梗阻造成尿流停滞与感染，促进了结石形成。梗阻、感染和结石常互为因果，感染和结石可引起梗阻，而梗阻又可以继发感染和结石。而梗阻时尿路失去尿液的冲刷作用，抗菌药物亦不易进入尿路，感染往往难以控制。因此，在处理感染和结石的同时，必须解决尿路梗阻的问题。

二、肾积水

尿液从肾盂排出受阻，使肾内压力升高、肾盏肾盂扩张、肾实质萎缩，造成尿液积聚在肾内称为肾积水（hydronephrosis）。成人肾积水超过 1000ml、小儿超过 24h 的正常尿量，称为巨大肾积水。

（一）临床表现

肾积水患者随梗阻的原因、部位及发展快慢出现不同症状。因先天性病变，如肾盂输尿管连接部畸形、狭窄、异位血管压迫等所致者可长期无明显症状，腹部包块可能是此类患者就诊的最初原因。因结石、肿瘤、炎症和结核引起的继发性肾积水,多以原发病因的症状和体征为主要表现,很少显示肾积水的征象。间歇性肾积水患者多由于输尿管梗阻引起患侧腰腹部疼痛、尿量减少,发作间歇期可排出大量尿液。

肾积水并发感染或肾积脓时,可出现全身中毒症状,有些患者表现为尿路感染症状。双侧肾或孤立肾患者发生完全梗阻时可表现为无尿,以至肾衰竭。

(二)辅助检查

1.实验室检查

(1)尿液检查:除尿常规检查和尿细菌培养外,需进行结核杆菌和脱落细胞的检查。

(2)血液检查:通过血常规和生化检查了解有无感染、氮质血症、酸中毒和电解质紊乱。

2.影像学检查

(1)B超检查:是判断和鉴别肾积水或肿块的首选方法。

(2)X线造影:常规剂量或大剂量的延缓、排泄性尿路造影可了解肾积水的程度和分侧肾功能。必要时行逆行肾盂造影或肾穿刺造影。

(3)CT、MRI检查:可明确和区分增大的肾是积水还是实质性肿块,亦可发现压迫泌尿系统的病变。MRI水成像检查可代替逆行性尿路造影。

(4)肾图:对肾积水诊断亦有意义。

(三)治疗要点

1.去除病因 去除病因、保留患肾是最理想的处理方法。对肾盂输尿管连接部狭窄者可作肾盂成形术,对结石者可行碎石或取石术。

2.肾造瘘术 病情危重者先做肾引流术,待感染控制、肾功能改善后,再针对病因治疗。

3.肾切除术 严重肾积水、功能丧失或肾积脓时,若对侧肾功能良好,可切除病肾。

(四)护理诊断/合作性问题

1.疼痛 与尿路梗阻有关。

2.潜在并发症 肾脓肿、肾衰竭。

(五)护理措施

1.缓解疼痛 注意患者疼痛的部位、程度、诱因等;出现疼痛时遵医嘱给予解痉止痛。

2.并发症的观察、预防和护理

(1)观察和预防感染

1)注意患者的排尿情况、腹部肿块大小和体温变化。

2)保持各引流管通畅。肾盂成形术后应保持各引流管通畅及切口清洁。若无漏尿,肾周引流物于术后3~4日拔除,肾盂输尿管支架引流管一般于术后3周拔除,证实吻合口通畅后拔除肾造瘘管。若切口处或肾周引流管内流出较多的淡黄色液体,常提示有吻合口漏的发生,应及时与医生联系,予以相应处理和护理。

3)遵医嘱用药。高热者给予物理降温,对并发感染者合理使用抗菌药。

(2)观察和预防肾衰竭:①严格限制入水量,记录24h出入量。②及时处理肾衰竭。③予以低盐、低蛋白质、高热量饮食。

三、良性前列腺增生

前列腺分为围绕尿道的腺体和外周腺体两部分。良性前列腺增生(benign prostatic hyberplasia,BPH)简称前列腺增生,俗称前列腺肥大,是男性老人常见病。实际是前列腺细胞增生导致泌尿系统梗阻而出现的一系列临床表现及病理生理改变。男性自 35 岁以后前列腺可有不同程度的增生,50 岁以后出现临床症状。

（一）病因

尚未完全明确。目前公认老龄和有功能的睾丸是发病的基础。上皮和基质的相互影响,各种生长因子的作用,随年龄增长而出现的睾酮、双氢睾酮以及雌激素水平的改变和失去平衡是前列腺增生的重要因素。

（二）病理生理

良性前列腺增生起源于围绕尿道精阜部的腺体,常以纤维细胞增生开始,继之其他组织亦增生。增生的前列腺可将外围的腺体压扁形成假包膜（外科包膜）,与增生腺体有明显界限。增大的腺体使尿道弯曲、伸长、受压成为引起排尿困难或梗阻的机械性因素,前列腺内尤其是围绕膀胱颈增生的、含丰富的 α 肾上腺素能受体的平滑肌收缩则是引起排尿困难或梗阻的功能性因素。

随着长期膀胱出口梗阻,黏膜面出现小梁、小室、憩室;逼尿肌的代偿性肥大可发生不稳定的逼尿肌收缩,致膀胱内高压甚至出现压力性尿失禁。逼尿肌失代偿,则不能排空膀胱而出现残余尿,严重时膀胱收缩无力,出现充溢性尿失禁。长期排尿困难使膀胱高度扩张或膀胱内高压,可发生尿液的膀胱输尿管反流,最终引起肾积水和肾功能损害。由于梗阻后膀胱内尿液潴留,容易继发感染和结石。

（三）临床表现

取决于梗阻的程度、病变发展的速度以及是否合并感染和结石,而不在于前列腺本身的增生程度。

1.症状

（1）尿频:是最常见的早期症状,夜间更为明显。早期因前列腺充血刺激引起,随梗阻加重残余尿量增多,膀胱有效容量减少,尿频更加明显。

（2）排尿困难:进行性排尿困难是前列腺增生最主要的症状,但发展缓慢。轻度梗阻时排尿迟缓、断续、尿后滴沥。严重梗阻时排尿费力、射程缩短、尿线细而无力,终成滴沥状。

（3）尿潴留:严重梗阻者膀胱残余尿增多,长期可导致膀胱无力,发生尿潴留或充溢性尿失禁。在前列腺增生的任何阶段,患者可因受凉、劳累、饮酒等使前列腺突然充血、水肿,发生急性尿潴留。

（4）其他:前列腺增生时因局部充血可发生无痛性血尿。若并发感染或结石,有尿急、尿痛等膀胱刺激症状。少数患者在后期可出现肾积水和肾功能不全表现。长期排尿困难者可并发疝、痔或脱肛。

2.体征　直肠指诊时可触到增大的前列腺,表面光滑、质韧、有弹性,中间沟消失或隆起。

（四）辅助检查

1.B 超检查　可测量前列腺体积、内部组织结构是否突入膀胱。经直肠超声检查更为精确,经腹壁超声可测量膀胱残余尿量。

2.尿流动力学检查　尿流率测定可初步判断梗阻的程度:若最大尿流率<15ml/s,提示排尿不畅;<10ml/s 提示梗阻严重。评估最大尿流率时,排尿量必须超过 150ml 才有诊断意义。应用尿动力仪测定压力、流率等可鉴别神经源性膀胱功能障碍、逼尿肌和尿道括约肌功

能失调以及不稳定性膀胱逼尿肌引起的排尿困难。

3.血清前列腺特异抗原（PSA）测定　前列腺体积较大、有结节或较硬时，应测定血清 PSA 以排除合并前列腺癌的可能。

（五）治疗要点

包括随访观察、药物治疗、非手术介入治疗和手术治疗。

1.非手术治疗

（1）随访观察：无明显前列腺增生症状和无残余尿者需门诊随访，定期复查，每年至少一次。如症状加重，再采用其他处理方法。

（2）药物治疗：适用于有较轻临床症状、残余尿＜50ml 的患者。包括 α 受体阻滞剂、激素、降低胆固醇药物以及植物药疗等。其中以 α－受体阻滞剂特拉唑嗪、5α 还原酶抑制剂非那雄胺最为常用，前者可降低平滑肌的张力，减少尿道阻力，改善排尿功能；后者通过降低前列腺内双氢睾酮的含量使前列腺缩小，改善排尿功能。对症状较轻的病例有良好疗效。

（3）其他疗法：用于尿道梗阻较重而又不适宜手术者。激光治疗、经尿道气囊高压扩张术、经尿道高温治疗、体外高强度聚焦超声，适用于前列腺增生体积较小者。前列腺尿道支架网适用于不能耐受手术的患者。

2.手术治疗　症状重的患者，手术治疗仍是最佳选择。手术只切除外科包膜以内的增生部分。方式有经尿道前列腺切除术（transurethral resection of prostate，TURP）、耻骨上经膀胱前列腺切除术和耻骨后前列腺切除术。

（六）护理评估

1.术前评估

（1）健康史及相关因素：了解患者吸烟、饮食、饮酒和性生活等情况；患者平时饮水习惯，是否有足够的液体摄入和尿量。注意评估患者排尿困难程度及夜尿次数，有无尿潴留情况，有无血尿及尿路刺激症状；是否有定时排尿或憋尿的习惯；有无并发疝、痔、脱肛等情况。注意有无高血压及糖尿病病史以及相关疾病的家族史。

（2）身体状况

1）局部：前列腺是否增大，表面是否光滑、质地如何、是否见有疝或痔形成或脱肛现象。

2）全身：判断有无合并感染的征象；注意重要内脏器官功能情况及营养状况，以评估患者对手术的耐受性。

3）辅助检查：根据直肠指诊、B 超和尿流动力学等检查结果判断前列腺的大小和尿路梗阻程度。

（3）心理－社会状况：前列腺增生是一种症状进行性逐渐加重的疾病。尿频，特别是夜尿次数的增多将严重影响患者的休息与睡眠；排尿困难，甚至尿潴留、血尿等症状可造成患者肉体上的痛苦及较大的精神压力；留置尿管又给患者带来很多生活的不便；患者多希望能尽快得到治疗及希望护士能给予更多的照顾，帮助其解决手术前后生理及心理的问题。因此，应了解患者及家属对拟采取的治疗方法、对手术及可能导致并发症的认知程度、家庭经济承受能力，以提供相应的心理支持。

2.术后评估　注意膀胱引流管是否通畅，膀胱冲洗液的颜色、血尿程度及持续时间；切口愈合情况；术后是否出现膀胱痉挛；水电解质平衡状况，了解有无 TUR 综合征表现。

（七）护理诊断/合作性问题

1.排尿形态异常　与膀胱出口梗阻、逼尿肌受损、留置尿管和手术刺激有关。

2.疼痛　与逼尿肌功能不稳定、导管刺激、血块堵塞冲洗管引起的膀胱痉挛有关。

3.潜在并发症　TUR综合征、尿频、尿失禁、出血。

（八）护理目标

1.患者恢复正常排尿形态。

2.患者主诉疼痛减轻或消失。

3.患者未发生并发症,若发生能够得到及时发现和处理。

（九）护理措施

1.保持尿液排出通畅

（1）观察排尿情况:注意排尿次数和特点,特别是夜尿次数。为保证患者的休息和减轻焦虑的心情,可遵医嘱给予镇静安眠药物。

（2）避免急性尿潴留的发生:鼓励患者多饮水,勤排尿。多摄入粗纤维食物,忌饮酒及辛辣食物,以防便秘。

（3）及时引流尿液:残余尿量多或有尿潴留致肾功能不全者,及时留置尿管引流尿液,改善膀胱逼尿肌和肾功能。做好留置导尿管或耻骨上膀胱造瘘的患者的护理。

（4）避免膀胱内血块形成

1）保证入量:鼓励患者术后多饮水,保证足够尿量。

2）作好膀胱冲洗护理:前列腺切除术后都有肉眼血尿,术后需用生理盐水持续冲洗膀胱3～7日。①冲洗速度,可根据尿色而定,色深则快、色浅则慢。随冲洗持续时间延长,血尿颜色逐渐变浅;若尿色深红或逐渐加深,说明有活动性出血,应及时通知医生处理。②确保冲洗及引流管道通畅,若引流不畅应及时作高压冲洗抽吸血块,以免造成膀胱充盈、痉挛而加重出血。③准确记录尿量、冲洗量和排出量,尿量＝排出量－冲洗量。

2.缓解疼痛　前列腺术后患者可因逼尿肌不稳定、导管刺激、血块堵塞冲洗管等原因引起膀胱痉挛,导致阵发性剧痛。术后留置硬脊膜外麻醉导管者,按需定时注射小剂量吗啡有良好效果;也可口服硝苯地平、丙胺太林、地西泮或用维拉帕米加入生理盐水内冲洗膀胱。

3.并发症的预防与护理

（1）TUR综合征:行TURP的患者因术中大量的冲洗液被吸收可致血容量急剧增加,出现稀释性低钠血症,患者可在几小时内出现烦躁、恶心、呕吐、抽搐、昏迷,严重者出现肺水肿、脑水肿、心力衰竭等,称为TUR综合征。应加强观察,一旦出现,遵医嘱给予利尿剂、脱水剂,减慢输液速度,对症处理。

（2）尿频、尿失禁:为减轻拔管后出现的尿失禁或尿频现象,一般在术后第2～3天嘱患者练习收缩腹肌、臀肌及肛门括约肌;也可辅以针灸或理疗等。尿失禁或尿频现象一般在术后1～2周内可缓解。

（3）出血:加强观察。指导患者在术后1周逐渐离床活动;避免增加腹内压的因素、禁止灌肠或肛管排气,以免造成前列腺窝出血。

4.其他

（1）对于拟行TURP的患者,术前协助医生探扩尿道。

（2）导管护理:术后有效固定或牵拉气囊尿管,防止患者坐起或肢体活动时气囊移位而失去压迫膀胱颈口的作用,导致出血。行开放性手术的患者,多留置引流管,不同类型的引流管留置的时间长短不一。

1)耻骨后引流管术后 3～4 日待引流量很少时拔除。

2)耻骨上前列腺切除术后 5～7 日拔除导尿管。

3)耻骨后前列腺切除术后 7～9 日拔除导尿管。

4)TURP 术后 3～5 日尿液颜色清澈即可拔除导尿管。

5)膀胱造瘘管通常在术后 10～14 日排尿通畅时拔除。

(3)饮食:术后 6h 无恶心、呕吐者,可进流食,1～2 日后无腹胀即可恢复正常饮食。鼓励患者多饮水、进食富含纤维的食物,以免便秘。

(十)护理评价

1.患者排尿形态是否恢复正常,排尿是否通畅、能否控制。

2.患者疼痛是否减轻。

3.患者是否发生并发症,若发生是否得到及时发现和处理。

(十一)健康指导

1.生活指导

(1)采用非手术治疗的患者,应避免因受凉、劳累、饮酒、便秘而引起的急性尿潴留。

(2)预防出血:术后 1～2 个月内避免剧烈活动,如跑步、骑自行车、性生活等,防止继发性出血。

2.康复指导

(1)排尿功能训练:若有溢尿现象,患者应有意识地经常锻炼肛提肌,以尽快恢复尿道括约肌功能。

(2)自我观察:TURP 患者术后有可能发生尿道狭窄。术后若尿线逐渐变细,甚至出现排尿困难,应及时到医院检查和处理。有狭窄者,定期行尿道扩张,效果较满意。附睾炎常在术后 1～4 周发生,故出院后若出现阴囊肿大、疼痛、发热等症状应及时去医院就诊。术后前列腺窝的修复需 3～6 个月,因此,术后可能仍会有排尿异常现象,应多饮水。

(3)门诊随访:定期行尿液检查、复查尿流率及残余尿量。

3.心理和性生活指导

(1)前列腺经尿道切除术后 1 个月、经膀胱切除术 2 个月后,原则上可恢复性生活。

(2)前列腺切除术后常会出现逆行射精,不影响性交。少数患者可出现阳痿,可先采民心理治疗,同时查明原因,再进行针对性治疗。

四、尿潴留

尿潴留是指尿液潴留在膀胱内不能排出,急性尿潴留(acute retention of urine)是一种常见急症,需及时处理。

(一)病因和分类

病因很多,可分为机械性和动力性两类。

1.机械性梗阻　任何导致膀胱颈部及尿路梗阻的病变,如前列腺增生、尿道损伤、尿道狭窄、膀胱尿道结石、异物和肿瘤等均可引起急性尿潴留。

2.动力性梗阻　膀胱、尿道并无器质性病变,尿潴留系排尿功能障碍所致,如中枢或周围神经系统病变、脊髓麻醉和肛管直肠手术后、应用松弛平滑肌的药物如阿托品等；也可见于高热、昏迷、低血钾或不习惯卧床排尿者。

（二）临床表现

发病突然，膀胱胀满但滴不出尿，患者十分痛苦；耻骨上可触及膨胀的膀胱，用手按压有尿意。

（三）治疗要点

解除病因，恢复排尿。病因不明或一时难以解除者，则需先作尿液引流。

1.非手术治疗

（1）病因处理：某些病因如包皮口或尿道口狭窄、尿道结石、药物或低血钾引起的尿潴留，经对因处理后可很快解除，恢复排尿。

（2）诱导、药物或导尿：对术后动力性尿潴留可采用诱导排尿的方法、针灸、穴位注射新斯的明或在病情允许下改变排尿姿势。若仍不能排尿，可予以导尿。

2.手术治疗　不能插入导尿管者，可采取耻骨上膀胱穿刺抽出尿液。对需长期引流者应行耻骨上膀胱造瘘术。

（四）护理诊断/合作性问题

1.尿潴留　与尿路梗阻有关。

2.潜在并发症　膀胱出血。

（五）护理措施

1.解除尿潴留

（1）解除原因：协助医生辨明尿潴留的原因，并解除病因。

（2）促进排尿：对于术后尿潴留患者给予诱导排尿，必要时在严格无菌操作下导尿，并做好尿管和尿道口的护理。对行耻骨上膀胱穿刺或耻骨上膀胱造瘘术者，做好膀胱造瘘管的护理并保持通畅。

2.避免膀胱出血　注意一次放尿量不可超过 1000ml，以免引起膀胱出血。

（卢春化）

第十二节　膀胱肿瘤的护理

膀胱肿瘤（tumors of the bladder）为尿路上皮性肿瘤（urothelial tumor of the urinary tract）中最常见的肿瘤。尿路上皮（urothelium）为泌尿系统被覆上皮的总称，主要为移行上皮。除男性前部尿道以外，肾盂、输尿管、膀胱、后尿道均覆有移行上皮。这些部位的肿瘤有相似的病因及病理变化，且可同时或先后在不同部位发生肿瘤。膀胱癌发病率在我国泌尿生殖系统肿瘤中占第一位，高发病年龄为 50～70 岁，男女比例为 4：1。大多数患者的肿瘤仅局限于膀胱，只有 15％～20％ 有区域淋巴结转移或远处转移。

一、病因

1.长期接触某些致癌物质　膀胱癌的主要致癌因素是芳香族的胺。已肯定的化学致癌物质有 2－萘胺、联苯胺、4－氨基双联苯、4－硝基双联苯、2－氨基－1－萘酚等。某些职业人员，如燃料、纺织、皮革、橡胶、塑料、油漆、印刷等，发生膀胱癌的危险性显著增加。

2.吸烟　吸烟是导致膀胱癌的重要因素之一,大约 1/3 膀胱癌与吸烟有关。50％的男性和 30％的女性有长期吸烟病史。吸烟量与膀胱癌的发生有密切的相关性。吸烟致癌可能与香烟中含有多种芳香胺的衍生致癌物有关。吸烟量越大、吸烟史越长,发生膀胱肿瘤的危险性也越大。

3.膀胱慢性感染　与异物长期刺激膀胱结石、膀胱憩室、膀胱白斑、埃及血吸虫病膀胱炎等会增加发生膀胱癌的危险。

4.其他　长期大量服用镇痛药非那西丁、内源性色氨酸致代谢异常等,均可能为膀胱癌的病因或诱因。宫颈癌行盆腔放疗的妇女发生膀胱移行细胞癌的概率明显增加。近年大量研究资料表明,多数膀胱癌是由于癌基因的激活和抑制基因的缺失等诱导形成,使移行上皮的基因组发生多处病变,导致细胞无限增殖,最后形成癌。

二、病理和分型

膀胱的尿路上皮是移行细胞上皮,有 3～7 层。最浅表层由大的扁平型细胞组成。膀胱原位癌是指在扁平、非乳头尿路上皮上有增厚而发育不良的细胞学改变。膀胱癌的生长方式:一种是向膀胱腔内生长,成为乳头状瘤或乳头状癌,另一种是在上皮内浸润性生长,形成原位癌、内翻性乳头状瘤或乳头状癌。

1.病理类型

(1)大体类型:可分为乳头状及浸润性两类。

(2)组织学类型:上皮细胞恶性肿瘤占绝大多数。其中以移行上皮细胞癌为主,鳞癌和腺癌较少。

2.肿瘤分级

(1)Ⅰ级:细胞分化良好,属低度恶性。

(2)Ⅱ级:细胞分化程度已有明显异形性,属中等程度恶性。

(3)Ⅲ级:细胞分化程度极差,属高度恶性。

3.转移途径

(1)局部浸润:主要向深部浸润,直至膀胱外组织。

(2)淋巴结转移:较常见。

(3)血行转移:多在晚期,主要转移至肺、肝、肾及皮肤等处。

三、临床分期

国际抗癌联盟(UICC)2002 年将膀胱癌 TNM 分期作如下规定:

T_{is}:原位癌,侵及黏膜表层。

T_a:无浸润乳头状瘤,侵及黏膜表层。

T_1:肿瘤细胞侵及黏膜固有层。

T_2:肿瘤侵及浅肌层。

T_3:肿瘤侵及膀胱壁全层。

T_4:肿瘤侵及膀胱壁全层以外组织。

N_0:无淋巴结转移。

N_1:同侧区域淋巴结转移。

N_2：多发区域淋巴结转移。

N_3：区域淋巴结转移并固定。

N_4：区域外淋巴结转移。

M_0：无转移。

M_1：局部组织浸润或有远处组织和器官转移。

四、临床表现

1. 症状

（1）血尿：85％～90％患者出现血尿。血尿可以是肉眼血尿，也可以是显微镜下血尿，既可以是间断性，也可以是持续性血尿。

（2）膀胱刺激症状：尤其是原位癌患者。

（3）转移：骨转移患者有骨痛，腹膜后转移或肾积水患者可出现腰痛。

2. 体征　多数患者无明显体征。当肿瘤增大到一定程度，可能触到肿块。发生肝或淋巴结转移时，可扪及肿大的肝或锁骨上淋巴结。

五、辅助检查

1. 实验室检查　尿常规检查可见血尿或脓尿。大量血尿或肿瘤侵犯骨髓可致贫血，血常规见血红蛋白值和血细胞比容下降。

2. 影像学检查

（1）B 超检查：在膀胱充盈情况下可以看到肿瘤的位置、大小等特点。

（2）CT、MRI 检查：除能观察到肿瘤大小、位置外，还能观察到肿瘤与膀胱壁的关系。

3. 膀胱镜检查　是诊断膀胱癌最直接、重要的方法，可以显示肿瘤的数目、大小、外观、位置等。膀胱镜观察到肿瘤后应获取组织做病理检查。

4. 尿脱落细胞学检查　对于高危人群的筛选有较大的意义，也可用于肿瘤治疗的评估。检查的准确率与取材方法、肿瘤大小、肿瘤分期关系密切。

六、治疗要点

以手术治疗为主，化疗、放疗和免疫治疗为辅的综合治疗。

1. 手术治疗

（1）经尿道膀胱肿瘤切除术（transurethral resection of bladder tumor，TURBt）：是所有膀胱肿瘤治疗的首选方法。如果肿瘤为单发、分化较好，且属非浸润型，单纯采用 TURBt 治疗即可。

（2）膀胱部分切除：适用于肿瘤比较局限、呈浸润性生长，病灶位于膀胱侧后壁、顶部等，离膀胱三角区有一定的距离。另有一些位于膀胱憩室内的肿瘤也是膀胱部分切除的适应证。

（3）根治性膀胱全切术：指切除盆腔的前半部器官。在男性，包括膀胱周围的脂肪、韧带、前列腺、精囊；在女性，有子宫、宫颈、阴道前穹隆、尿道、卵巢等器官。男性尿道复发的概率6.1％～10.6％。故对肿瘤累及前列腺或膀胱颈部的患者，应当同时切除尿道。尿流改道、肠代膀胱等手术方式的问世，既提高了治疗效果，也提高了患者的生活质量。

2. 放射治疗　在膀胱癌的治疗中毋庸置疑，但其治疗方案和效果尚难定论。

3.化学治疗　约 15％的患者在就诊时已出现局部或远处转移的迹象。浸润性肿瘤即使接受根治性膀胱切除术，也有 30％～40％的病例会出现远处转移。单个化疗药物以顺铂为代表，有效率在 30％左右。其他有效的药物包括甲氨蝶呤、长春新碱、环磷酰胺、5－氟尿嘧啶等。多联合应用。

膀胱灌注化疗：因绝大多数的膀胱肿瘤会复发，对保留膀胱的患者，术后应当经导尿管给予膀胱化疗药物灌注，以消灭残余的肿瘤细胞和降低术后复发的可能性。

七、护理评估

1.术前评估

(1)健康史及相关因素：包括有无诱发肿瘤的原因，发病时间的初步判断，有无恶病质及影响生存质量的症状等。

1)一般情况：患者的年龄、性别、婚姻和职业，患者是否长期吸烟。职业是否为长期接触联苯胺及 13 萘胺的橡胶行业，此两种物质可致膀胱癌。

2)发病特点：出现肉眼血尿的时间，排尿时是否疼痛，为间歇性还是持续性血尿，有无血块，血块形状如何；排尿形态有无改变，有无尿路刺激症状。

3)既往史：以往是否有过血尿史，有无腰、腹部和膀胱手术创伤史。

4)家族史：患者家族中有无发生泌尿系统肿瘤。

(2)身体状况：患者有无消瘦、贫血等营养不良的表现，重要脏器功能状况，有无转移的表现及恶病质。了解膀胱镜所见肿瘤位置、大小、数量、组织病理学检查结果等。

(3)心理和社会支持状况：患者及家属对病情、拟采取的手术方式、手术并发症、排尿形态改变的认知程度，心理和家庭经济承受能力。

2.术后评估　有无盆腔脓肿、尿瘘、直肠损伤、肠瘘、肠梗阻、术后感染等并发症。

八、护理诊断/合作性问题

1.恐惧与焦虑　与对癌症的恐惧、害怕手术、如厕自理缺陷有关。

2.自我形象紊乱　与膀胱全切除尿流改道、造瘘口或引流装置的存在，不能主动排尿有关。

3.潜在并发症　出血、感染。

九、护理目标

1.患者恐惧与焦虑减轻或消失。

2.患者能接受自我形象改变的现实。

3.患者未发生出血及感染。

十、护理措施

1.减轻恐惧与焦虑　对担心不能得到及时有效的诊疗而产生恐惧、焦虑的患者，护理人员要主动向其解释病情，以消除其恐惧心理。膀胱癌属中等恶性，一般出现血尿立即就诊大多数属早期，及时手术治疗效果肯定，5 年生存率非常高。

2.帮助患者接受自我形象改变的认识和护理

(1)解释尿流改道的必要性：告知患者尿流改道是膀胱癌治疗的一部分，有助治疗的彻底性，通过护理和训练，能逐步适应术后改变。

(2)输尿管皮肤造口和回肠膀胱腹壁造口的护理：保证造瘘处清洁，敷料渗湿后及时更换，保证内支撑引流管固定牢靠且引流通畅。在回肠内留置导尿管者，需经常冲洗，防止黏液堵塞。

(3)原位排尿新膀胱的护理：术后3周内保证各支撑管、引流管引流通畅，定期冲洗留置导尿管，防止黏液堵塞；拔除导尿管前训练新膀胱，待容量达300ml以上便可以拔管。告知患者一年内有不同程度的尿失禁存在，锻炼肛门括约肌功能，有利于早日恢复控尿功能。

(4)集尿袋护理：造口处伤口愈合后选择合适的集尿袋外接造瘘管、引流尿液，指导患者自行定期更换集尿袋。

3.并发症的预防与护理

(1)出血：膀胱全切手术创伤大，术后可发生出血。需密切观察血压、脉搏、引流物性状，若血压下降、脉搏加快、引流管内引出鲜血，每小时超过100ml以上且易凝固，提示有出血，应及时通知医生处理。

(2)预防感染：观察体温变化情况；加强基础护理，保持切口清洁，敷料渗湿后及时更换；保持引流管引流通畅及牢靠的固定。应用广谱抗菌类药物预防感染。如有体温升高，引流物为脓性并有切口疼痛，多提示有感染，应尽快通知医生处理。

十一、护理评价

1.患者的恐惧与焦虑是否减轻或消失。

2.患者能否接受自我形象改变的事实，主动配合治疗和护理。

3.患者是否发生出血、感染等并发症。若发生，是否得到及时发现和处理。

十二、健康指导

1.康复指导　适当锻炼，加强营养，增强体质。禁止吸烟，避免接触联苯胺类致癌物质。

2.膀胱灌注化疗指导　术后坚持膀胱灌注化疗药物，膀胱保留术后能憋尿者，即行膀胱灌注免疫抑制剂BCG(卡介苗)或抗癌药物，可预防或推迟肿瘤复发。每周灌注1次，共6次，以后根据B超、血、尿常规复查结果，如膀胱内无肿瘤复发，可将膀胱灌注药物时间改为2周1次，6次后需复查膀胱镜；若有肿瘤复发，立即再次手术治疗，无复发者可将膀胱灌注间隔时间延长至1个月，1年后若仍无肿瘤复发，可将膀胱灌注间隔时间延长至2个月，终身灌注，每2～3年复查膀胱镜。膀胱灌注药物后需将药物保留在膀胱内2h，每半小时变换体位，俯、仰、左侧、右侧卧位各半小时。

3.定期复查　主要是全身系统检查，以便及时发现转移及复发征象。

4.自我护理　尿流改道术后腹部佩带接尿器者，应学会自我护理，避免接尿器的边缘压迫造瘘口。保持清洁，定期更换尿袋。可控膀胱术后，开始每2～3h导尿1次，逐渐延长间隔时间至每3～4h1次，导尿时要注意保持清洁，定期用生理盐水及开水冲洗集尿袋，清除黏液及沉淀物。

(卢春化)

实用护理基础理论与临床应用技术

（下）

张家妍等◎主编

吉林科学技术出版社

第九章　骨科护理

第一节　骨科手术常规护理

一、护理评估

(一)概述

1.定义　评估是有计划、有目的、有系统地收集患者资料的过程。根据收集到的资料信息,对护理对象和相关事物做出推断,从而为护理活动提供基本依据。评估是整个护理程序的基础,同时也是护理程序中最为关键的步骤。如果评估不正确,将导致护理诊断和计划的错误以及预期目标失败。

2.目的

(1)为分析、判断和正确做出护理诊断或护理问题提供依据。

(2)建立患者健康状况的基本资料。

(3)为护理科研积累资料。

3.内容　护士收集资料的内容应该与护理有关,并且尽可能地不与其他专业人员重复收集相同的资料。根据人的基本需要层次论的理论观点,评估内容应包括生理、心理、社会文化等诸多方面的资料,从整体护理观点出发,全面考虑生命过程中这五大方面的资料,从而更好地确认患者的能力及限制,以帮助其达到最佳健康状况。

(二)评估方法

1.系统地观察　即通过视、触、叩、听、量等方法来取得患者的资料,观察是进行科学工作的基本方法,护士与患者的初次见面就是观察的开始,如患者的外貌、步态、精神状况、反应情况等;而患者住院期间,护理人员的评估及实施措施后效果的评估都依赖于系统的、连续的、细致的观察。因此,护士要有敏锐的观察力,善于捕捉患者的每一个细微变化,从中选择性的收集与患者健康问题有关的资料。

2.交谈　交谈是一种特别的人际沟通方式,通过与患者或其家属、朋友的交谈来获取护理诊断所需要的资料信息。交谈可分为正式交谈和非正式交谈。正式交谈是指预先通知患者,有目的、有计划地交谈。例如入院后询问病史,就是按照预先确定的项目和内容收集资料。非正式交谈是指护士在日常查房、治疗、护理过程中与患者之间的交谈,此时患者感到很自然、轻松,可能认为是一种闲聊,但是护士能从这样的交谈中收集到患者较为真实的资料。交谈时应根据患者不同的年龄、职业、文化程度等运用不同的沟通方式。

3.问诊

(1)主诉:护士首先询问患者此次来就诊的原因。骨科患者常见的就诊原因有关节肌肉疼痛、肌力改变、步态异常、关节活动障碍或功能障碍、外形改变、肿胀、感觉改变等。在询问患者的主要不适后再询问上述症状的开始及持续时间、诱发因素、缓解方法及上述不适对患者日常生活的影响。

(2)既往史:护士应询问患者既往所患的骨科疾病或可能诱发骨科疾病的诱因及其他的

健康问题,如:心血管疾病、慢性呼吸系统疾病、糖尿病等。询问患者的烟酒嗜好,同时询问患者食物、药物等过敏史,保证患者用药安全,避免发生不良反应。另外,还应询问患者近一周内的用药情况,有些药物会增加患者的术中出血风险,例如阿司匹林、波立维、降压0号等;有些药物会影响骨骼肌肉系统的功能,如长期使用可的松会引起骨质疏松和肌肉无力,排钾利尿药会引起低钾血症,导致肌肉无力和痉挛。

(3)既往生活习惯:包括营养、活动、休息、排泄和心理社会状态。

1)营养:充足的营养对保证骨骼肌肉的功能十分重要,护士应评估患者是否在饮食中摄入足够的钙、维生素D、维生素C和蛋白质。必要时使用营养评估量表进行评估。

2)活动及休息:护士应询问患者每天的正常活动及在从事这些活动时有无困难。如:关节炎会使简单的活动(穿衣、梳头、入厕及系鞋带)变得很困难。同时询问患者如何应对这些不便,以决定是否需要采用辅助器具。护士还应询问患者日常锻炼的内容即工作中需要进行的相关运动,并了解疾病对这些活动的影响。另外护士还应了解患者的睡眠情况,每晚睡眠时间,睡眠是否会被疼痛打断以及是否需要频繁更换体位。

3)排泄:骨科患者最常见的排泄问题是由于制动带来的便秘。另外一些疾病会导致大小便失禁。护士应了解患者的排泄形态及独立如厕存在的困难。对于使用辅助器具的应有记录。

4)心理社会状态:骨科疾病会影响患者的心理社会状态,由于骨科疾病可以引起疼痛,并导致自理缺陷,会使患者产生应激状态。护士应询问患者的应对机制即如何应对目前的健康问题。

(4)文化背景:患者的文化背景会影响患者对治疗的反应。同样护士的文化背景也会影响他们对患者的反应。所以护士应评估患者的信仰及价值观以便采取适合相应文化背景的护理方法。护士需要了解患者对于健康、疾病、护理、疼痛的观念及患者的饮食习惯、宗教行为、应对疼痛的方法,患者认为对其有意义的护理行为是什么,患者对时间、地域和个人空间的理解。

(5)评估疼痛:疼痛是骨科患者常见的主诉,评估疼痛时应让患者描述疼痛的类型、程度、部位、持续时间、诱发因素、减轻疼痛的方法。其中疼痛的程度可以用视觉模拟评分法评估。

(6)护理查体:在掌握视、触、叩、听、量等体检技巧的基础上,运用这些体检技巧进行体格检查,以收集与护理有关的生理资料,而与病理生理学的诊断有关的体检应当由医师去做。

(7)查阅记录:包括患者的病历、各种护理记录以及有关文献等。

(三)身体评估

操作过程中注意:要有"爱伤"观念;适宜的环境;检查者与被检查者的准备;手法准确、规范;内容全面、且重点突出;按顺序依次进行;手脑并用;动态观察。

视诊和触诊是骨科患者身体评估的常用手法。护士需要评估患者的姿势、步态、关节活动度、肌力和神经血管状况,并记录所有正常和异常的结果。

1.视诊　姿势和步态:护士视诊患者的站姿、坐姿和步态。可以让患者在室内走动,以便仔细观察姿势和步态。患者步态应是稳健、有良好的平衡性,行走时双臂自然摆动。评估姿势时还应视诊脊柱全长、双腿长度,并进一步检查有无脊柱侧弯、后凸或畸形。

2.触诊　检查者通过手的感觉感知被检查者身体有无异常的评估方法。常用部位:指腹和掌指关节的掌面,是腹部评估的重要方法。

3.叩诊　分为间接叩诊法(indirect percussion)、直接叩诊法(direct percussion)。

间接叩诊法叩诊要点:在叩诊时应注意手的姿势、叩击部位、叩击方向和力量(图9-1)。

叩击动作要灵活、短促、富有弹性。

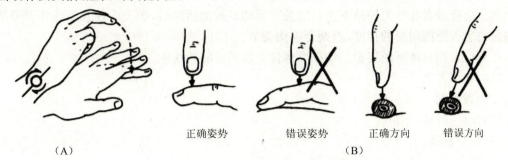

正确姿势　　　错误姿势　　　正确方向　　　错误方向

（A）　　　　　　　　　　　　　　　　　（B）

图9-1　间接叩诊法

　　直接叩诊法叩诊要点：以右手中间3指的掌面或指端直接拍击或叩击被检查的部位，借拍击或叩击所产生的反响和指下的振动感来判断病变的情况为直接叩击法。该法适用于胸、腹部病变面积广泛或胸壁较厚的患者。骨科患者常见于使用叩诊锤检查各种神经反射，如肱三头肌反射（图9-2）、膝反射（图9-3）等。

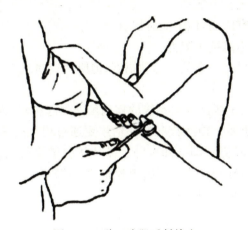

图9-2　肱三头肌反射检查

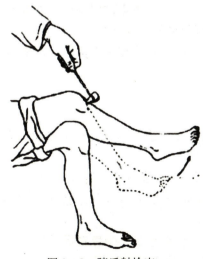

图9-3　膝反射检查

　　4.关节活动　护士在评估关节活动前先观察有无关节红肿、发热、疼痛、畸形、关节位置异常。关节的活动分为主动活动和被动活动。主动关节活动指患者自己进行的关节活动,被动关节活动指患者在外力辅助下进行的关节活动。被动活动时,护士应注意不能使关节活动范围超过患者所能耐受的程度,否则会损伤关节。

5.体位　指身体所处姿态。特征性体位是协助诊断的线索。

(四)评估方法

1.检查原则

(1)体位:卧位/坐位。

(2)充分暴露。

(3)顺序:望→触→动→量,健→患,远→近。

(4)主动→被动。

2.肌力　肌力是指肌或肌组主动收缩的力量。肌力评估可以与关节活动一同进行,在关节活动的同时给予一定的阻力,以评估肌力的大小。需评估双侧肌力。临床通常分为6级。

0级:无肌收缩,无关节活动。

1级:有轻度肌收缩,无关节活动。

2级:有肌收缩,关节有活动,但不能对抗引力。

3级:可对抗引力,但不能抗拒阻力。

4级:对抗中度阻力时,有完全关节运动幅度,但肌力较弱。

5级:肌力正常。

3.神经、血管状况　由于肌肉骨骼系统的疾病可能引起神经、血管损伤,因此评估受累肢体的神经、血管状况十分重要。神经状况的评估主要通过检查受累肢体感觉及运动情况,如果出现感觉异常或肌力下降应立即通知医师。循环状况主要通过肢体颜色、温度、动脉搏动及肿胀情况进行评估,并与健侧对比。当出现肿胀、脉搏减弱或消失、肢体发凉、颜色苍白、毛细血管灌注时间>3s应立即通知医师。

(五)分析、整理资料

将收集记录到的资料按照马斯洛的需要层次理论来整理分类,然后做出如下推论:

1.无明显健康问题的项目,应为患者提供保持和促进健康的方法。

2.发现问题的项目,包括现存的和潜在的。

3.合作性问题必须通过医疗、护理及相关人员的合作来解决。

二、术前护理

(一)入院宣教

1.患者入院后,护士要热情接待患者。责任护士要向患者作自我介绍,进入病房与患者进行交流,向患者介绍病房的环境。

2.介绍医护工作程序向新入院患者介绍主管医师、护士和日常工作程序。

3.介绍病房相关规章制度如安全防火制度、作息时间、探视制度和陪住制度等。

(二)心理护理

1.随着整体护理的深入开展,要求护士为患者提供身心两方面的护理。护士工作在临床第一线,应经常与患者进行沟通,充分理解患者。

2.手术不仅是生理性压力源,也是心理性压力源。由于大多数的患者都是第一次接受手术,因此会产生紧张、焦虑、恐惧等心理反应。

3.最常见的术前心理反应为焦虑。手术前的焦虑程度并不一定与疾病的严重性成比例。引起患者术前焦虑的常见原因有担心手术过程中出现危险,害怕疼痛,担心麻醉的安全性,害怕最后的诊断为恶性疾病,担心意识不清时受到伤害等。

4.护士要及时发现患者的情绪波动,给予适当的解释、安慰、支持和鼓励,使患者的情绪保持稳定,积极配合治疗。

5.护士要让患者了解到医务人员会通过积极地实施治疗方案和各种护理技术,使患者减轻痛苦,恢复自理生活能力。

6.护士应重视患者的情绪反应,鼓励其表达焦虑感受,及时给予疏导和支持。对于手术即将面临的各种治疗程序给予解释、说明;解释所有的护理活动及护理可能造成的不舒适。

(三)完善术前各项检查

1.入院后进行术前检查,护士应向患者讲解相关注意事项,发现异常及时报告医师。

2.若患者伴有糖尿病、冠心病、高血压或存在感染灶(如脚气感染、毛囊炎、气管炎)等疾病时,需先进行治疗,平稳后再行手术治疗。

(四)胃肠道准备

1.饮食 护士要了解患者有无食物过敏史及既往病史。对患有糖尿病的患者给予糖尿病饮食;对患有冠心病、高血压、肾病的患者注意低盐低脂饮食;肿瘤患者基础代谢率较高,给予高热量、高蛋白质、易消化饮食;若无既往病史及饮食禁忌给予普通饮食。

非肠道手术术前应常规禁食12h,禁水4h。但研究表明,术前长时间的禁食、禁饮不但非必须,而且会导致患者出现焦虑、头痛、脱水、低血容量和低血糖等反应,不利于患者对手术的耐受和术后康复。因此1999年美国麻醉协会对择期手术患者的术前禁食指南做了修改,提出术前2h之前可以饮用一些清淡的液体,6h之前可以进少量清淡饮食,8h之前可以正常进食。

2.肠道准备 手术前1d晚给予患者甘油灌肠剂灌肠。骶尾部肿瘤手术术前3d进半流食、术前2d进流食、术前1d禁食并口服洗肠液、术前日晚清洁灌肠、术日晨再清洁灌肠。

3.放置胃管 骨科手术患者常规不需要术前放置胃管,少数患者,如经口腔入路的寰枢椎手术需要术前放置胃管。

(五)术前训练

1.训练卧位大小便 术前进行卧位排便训练,减少泌尿系感染及便秘的发生。部分患者为避免出现术后卧床大小便带来的尴尬,采用禁食或少进食的方法来避免出现此种情况,这对术后患者康复极为不利。因此,卧床大小便练习应作为术前护理的一个方面,应予以重视。

2.呼吸功能锻炼 对于年老及长期卧床的患者,应在术前进行呼吸功能锻炼。呼吸功能锻炼的目的是增加肺活量,促进痰液排出,减少术后肺部并发症。有吸烟嗜好的患者,术前要求戒烟,以减少呼吸道分泌物。

(1)缩唇腹式呼吸:让患者屈膝仰卧或坐在床边,双手放在腹部两侧,用鼻深吸气后,收缩腹肌,微微张嘴,将气体缓慢呼出。每次30下,每日3次。

(2)有效咳嗽:让患者取半卧位或坐位,上身略前倾,双手手指交叉于腹部,先做深吸气,而后微微张嘴呼气的同时连咳两声,继而如常呼吸一次,再深吸气咳嗽。每次30下,每日3次。

3.特殊体位训练　术前护士应指导患者进行特殊体位练习,以适应手术体位,如颈椎前路手术患者做气管推拉练习,颈椎后路手术患者俯卧位练习等。

4.体位改变　指导患者学习床上翻身、坐起、起床的方法。取一侧卧位,上面的腿弯曲,用手握住床栏,帮助运动。

(1)如从右侧卧位转为左侧卧位,先转为仰卧位,然后左腿放平,右膝屈曲,用手握住床栏,翻身至左侧。

(2)床上坐起时先将床头摇高,可借助系于床尾的牵引带,用手拉带子或撑床,同时用足蹬床面,即可坐起。对于脊柱术后患者应注意床头摇高的角度及坐位时间,以免影响脊柱稳定性。

(3)下床活动时,先取坐位,将身体移至床边,然后再慢慢站起。脊柱手术的患者应采取侧起侧卧的方法。

(六)伴随疾病的健康教育

1.高血压　高血压是以体循环动脉压增高为主要表现的临床综合征,其中95％以上为原发性高血压。原发性高血压的诊断标准是:收缩压≥140mmHg 和(或)舒张压≥90mmHg。其健康宣教内容如下。

(1)休息劳逸结合,保证充足的睡眠。

(2)情绪保持情绪轻松、稳定。情绪激动,尤其是生气和愤怒可诱发血压的增高。

(3)饮食注意低盐、低脂饮食,每日摄盐量应低于 6g,肥胖者还需限制热量和脂类的摄入。

(4)戒烟,限制饮酒。

(5)预防便秘,养成每日排便的习惯。

(6)运动根据病情选择骑自行车、健身操、快步行走等有氧运动,避免参加举重、俯卧撑等力量型活动以及竞争性质强的活动。运动锻炼应做到持之以恒。

(7)药物遵照医嘱坚持服药,即使血压降至正常也不能擅自停药。服药的剂量应遵医嘱,不可随意增减,以防因血压不稳定而导致对重要脏器的损伤。

(8)教会患者或家属测量血压,以便在家中定期测量,还需门诊定期复查。

(9)测量血压时注意

1)测量前 30min 不要吸烟,避免饮用刺激饮料。

2)在安静状态下休息 5min 后再测量。

3)测量血压前排空膀胱。

4)"四定原则",即定体位、定时间、定部位、定血压计。

2.糖尿病　糖尿病是由多种病因引起以慢性高血糖为特征的代谢紊乱型疾病。高血糖是由于胰岛素分泌或作用的缺陷,或者两者同时存在而引起。血糖正常范围为空腹 3.9～6.1mmol/L。

(1)诊断依据

1)症状＋随机血糖≥11.1mmol/L。

2)空腹血糖≥7.0mmol/L。

3)餐后 2h 血糖≥11.1mmol/L。

(2)临床表现　"三多一少",即多尿、多饮、多食和体重减轻。有皮肤瘙痒、视物模糊等并发症。

（3）常用药物

1）口服降糖药：①磺脲类，如格列本脲、格列齐特、格列喹酮等，餐前 30min 服用最佳。不良反应：低血糖，胃肠道反应，肝脏损害。②双胍类，如二甲双胍等，餐前或餐中服用。不良反应：轻度胃肠道反应。③葡萄糖苷酶抑制药，如阿卡波糖等，与第一口饭一起服用。不良反应：胃肠道反应。

2）皮下或静脉用降糖药物：胰岛素，分为短效、中效及长效制剂。

（4）低血糖反应

1）临床表现为出汗、颤抖、心率加快、饥饿、软弱无力、面色苍白或血压轻度升高等。

2）处理：轻度低血糖患者，经口进糖果或糖水等食物即可缓解。低血糖引起昏迷患者，立即遵医嘱静脉注射葡萄糖溶液，多数患者能立即清醒，继而进食。

（5）健康教育

1）饮食：以控制总热量为原则，进食低糖、低脂，适当蛋白质、高纤维素、高维生素饮食，强调定时、定量。

2）运动：强调因人而异，循序渐进。如散步、家务劳动等，逐渐可以快走、慢跑、爬楼。对于较剧烈的运动，如爬山、游泳，一般每日坚持 30min 左右，可酌情延长至 1h。餐后 1h 运动可达到较好降糖效果，最好不要空腹运动，以免发生低血糖。

3）降糖药物的应用：严格掌握用药时间并与进食配合，了解药物不良反应，出现异常应及时就诊。

4）掌握胰岛素注射技术：胰岛素应保存在冰箱的冷藏室里，注射部位为上臂外侧、腹部、大腿外侧、臀部等。注射要定时，注射 30min 内一定要进餐，防止发生低血糖。

5）自我保护：注意保持清洁卫生，防止皮肤损伤及感染，预防感冒及其他感染。保持生活规律，情绪稳定。随身携带糖果，以备低血糖时迅速食入。

6）定期复查：定期检查血糖、尿糖、血压、血脂、肾功能及眼底情况。

（七）术前准备

1. 选择合适的支具　需要术后佩戴支具的患者术前遵医嘱为患者量身定制，术前护士协助患者试戴。颈椎疾病的患者配置合适的颈围领，腰椎疾病的患者配置合适的腰围。

2. 全身清洁　术前 1d 让患者淋浴或擦浴，更换清洁内衣。注意勿受凉、感冒。

3. 皮肤准备　术前进行皮肤准备，备皮范围应根据手术部位、手术入路不同而选择。

4. 药物过敏试验　根据患者抗生素过敏史及应用的抗生素种类，做相应的药物过敏试验。

5. 采血　根据手术出血情况，可在术前 1d 备血。

6. 术前晚用药　可在术前晚遵医嘱给适当的镇静药及镇痛药。

7. 知情同意和文件记录　护士在为患者行留置胃管和尿管等有创技术操作前，以及进行输注血制品和贵重药品前，应先检查患者及家属有无签署相关知情同意书。

（八）手术日晨的准备

1. 患者的准备

（1）测量体温、脉搏、呼吸、血压，如有感冒、发热或有其他病情变化，如女性患者月经来潮、药物反应等情况，均应与医师联系，决定是否推迟手术日期。

（2）检查手术区皮肤准备情况，更换清洁病服，取下义齿、眼镜、首饰等物品，将贵重物品交家属妥善保管,防止丢失。

(3)根据麻醉及手术方式,遵医嘱给予留置导尿。

(4)按手术需要将病例、X 线片、CT、MRI、支具、术中用药等带入手术室。

(5)女患者注意不要化妆、涂指甲油等。

2.患者接送　与手术室人员共同核对患者信息,并在患者转运交接本上签字。

3.床旁的准备　患者离开病房进入手术室后,病房护士应按手术及麻醉种类给患者准备床单位、心电监护仪、氧气装置、吸痰装置等。

三、术后护理

(一)心理护理

手术对不同的患者有不同的意义,护士应认识到这些差异,为患者及家属提供相应的心理支持。患者需要的心理支持与其年龄、文化水平、职业等社会背景及手术种类有关。术后合并并发症的患者比正常恢复的患者需要更多的心理支持,护士应给予更多的关心,耐心倾听患者的主诉,并给予患者相应的解释,讲解相关知识。

(二)一般护理

1.术后搬运　患者返回病房搬运至病床时,人力要充足,根据患者的体重一般需 2～3 人,动作一致,搬运患者时要尽量减少震动,以免引起患者不适。搬运时不要压迫手术部位,将患者平移至病床。颈椎手术的患者由医务人员保护颈椎,有胸腔闭式引流的患者搬运时夹闭胸腔引流管,注意保护各种管道不要脱落,保持脊柱处于水平位。

2.与手术室人员进行交接

(1)病情交接:核对患者信息并记录返回病房时间。交接术中患者输注液体量、出血情况、生命体征和各种引流管。管路包括负压引流管、胸腔闭式引流、导尿管和静脉输液管路等。

(2)皮肤的检查:检查皮肤有无压疮,尤其全身麻醉手术、脊柱手术及截瘫的患者。

(3)物品交接:与手术室护送人员交接物品,防止有物品遗漏在手术室,并在手术室的患者转运交接单上签字。

3.患者处理

(1)卧位

1)麻醉未清醒前取侧卧或去枕平卧位,头偏向一侧,防止舌后坠或分泌物堵塞气管。腰麻患者术后也需去枕平卧 6h,避免脑脊液从蛛网膜下腔针眼流出,导致脑脊液压力降低引起头痛。麻醉清醒,生命体征平稳后,患者一般可取侧卧位、平卧位交替。卧床期间护士要协助或指导患者 2h 翻身一次,防止发生压疮。

2)四肢手术后患者注意用支架、枕头等抬高患肢,以利于血液回流。护士要观察患肢的血液循环情况,注意皮肤的温度、颜色、肿胀情况,询问患者的感觉及活动情况。

3)脊柱手术患者观察四肢感觉、运动、肌力等,可与术前比较。护士在床旁为患者准备呼叫器,常用物品置于患者床旁易取处。及时提供便器,协助做好便后清洁卫生。协助洗漱、更衣、床上擦浴和洗头等。对石膏外固定的肢体摆放,应以舒适、有利于静脉血回流、不引起石膏断裂或压迫局部软组织为原则。

(2)引流管护理　给予妥善固定,勿使引流管脱出体外,护理躁动患者时尤需注意。引流管固定于床旁时,要留有足够长度,利于患者在床上翻身或活动。检查引流管是否通畅,观察、记录引流液的颜色、性质和量,以判断有无术后出血、感染或脑脊液漏。

(3)静脉输液的护理　根据病情及药物的性质调节输液速度。观察穿刺部位皮肤情况,有无液体外渗及穿刺点红、肿、热、痛。注意留置套管针的起止时间。遵医嘱配置输液药品,并向患者及家属交待术后输液时的注意事项。如患者感觉输液部位疼痛不适、肿胀等,及时做相应处理。

(4)生命体征的监测　遵医嘱测量体温、脉搏、呼吸、血压、血氧饱和度。给予持续吸氧,记录用氧流量及时间,观察患者有无缺氧的表现,如有异常及时汇报处理。对于大手术、危重患者、病情不稳定、既往有心脏疾患的患者,遵医嘱可给予心电监护至平稳。准确记录出入量,为医师提供准确的治疗依据。对于术中出血量大的患者,根据血压调节输液滴速,补充血容量,防止发生低血容量性休克。大量输血输液时,要观察心肺功能的情况,防止发生心力衰竭、肺水肿。

(5)活动与起床

1)鼓励患者早期床上运动。早期活动可增加肺活量,减少肺部并发症;改善全身血液循环,促进伤口愈合;减少因静脉血流缓慢并发深静脉血栓形成;有利于肠道蠕动和膀胱收缩功能的恢复,减少腹胀和尿潴留的发生。

2)部分患者可以利用床上的手拉吊环抬高身体,增加肺活量及促进循环,防止肺不张。对于合并休克、心力衰竭、严重感染、出血、极度衰弱、有特殊固定和制动要求的患者,不易早期活动。活动时应根据患者的耐受程度,逐渐增加活动量。

3)术后麻醉作用消失后,鼓励患者进行床上活动,如深呼吸、四肢自主活动、定时翻身等。足趾和踝关节活动及下肢肌肉舒缩运动,有利于促进静脉血回流。

4)下床时协助患者使用拐杖、助行器、轮椅等,使其能进行力所能及的自理活动。

(6)饮食　根据麻醉及手术方式决定开始进食的时间。术后以高蛋白、高维生素、低脂肪饮食为主,如鸡蛋、瘦肉等,多食粗纤维饮食,鼓励吃新鲜蔬菜和水果,保证大便通畅。

(7)拆线　拆除时间根据伤口部位、局部血液供应情况、患者年龄决定。头、颈部前路手术术后 5~7d 拆线;胸部、背部、腰部、四肢术后 10~14d 拆线;近关节处伤口拆线时间可适当延长至 14d,也可以采用间断拆线。目前部分手术采用可吸收缝线缝合切口,不需要拆线。

(三)健康指导

1.指导患者尽早进行功能锻炼,目的是恢复局部肢体功能,防止并发症,使手术达到预期效果。进行四肢肌肉的等长和等张收缩练习,保持肌肉和各关节的运动功能。一般术后锻炼可分为三期。

(1)初期:术后 1~2 周,护士指导患者活动,活动量由轻到重,幅度由小到大。

(2)中期:从手术伤口愈合、拆线到去除牵引或外固定,可根据病情需要,在初期锻炼的基础上及时增加运动量、强度、时间,并配合简单的器械或支架辅助锻炼。

(3)后期:加强对症锻炼,并配合理疗、按摩、针灸等,使肢体功能尽快恢复。

2.伴随疾病如高血压、糖尿病等疾病知识宣教(同术前护理常规)。

(四)出院指导

出院前护士要教会患者如何进行功能锻炼,并发放相应疾病的宣教手册。若患者有病情变化随时就诊。嘱咐患者要定期门诊复查。

(骆淑娥)

第二节　锁骨骨折的护理

锁骨位于胸廓前上方,呈横 S 形,是联系上肢与躯干的支架。骨折主要为间接暴力所致,常为跌倒时肩部着地或以手撑地而引起,大多发生在中 1/3 与外 1/3 交界处,多见于青壮年及儿童。锁骨骨折的 X 线表现如图 9-4 所示。

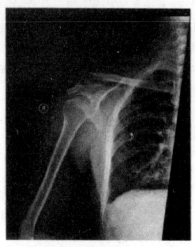

图 9-4　锁骨骨折 X 线片

一、解剖

从前面观察锁骨外形近似于直形,而从上面观察呈"S"形。锁骨有两个弯曲,外侧弯曲凹向后方,而内侧弯曲凸向前方。成人的锁骨较致密,呈蜂窝状,缺乏良好的髓腔结构。锁骨中 1/3 皮质增厚,对通过锁骨下方的血管神经起保护作用。新鲜锁骨骨折时可直接损伤神经和血管。锁骨骨折发生畸形愈合或不愈合,或有大量骨痂产生时亦可影响血管神经的功能。

锁骨的主要功能为:①连接上肢与躯干。②参与肩胛骨的活动。③锁骨是许多肌肉的附着点。④保护血管神经。⑤参与呼吸功能。⑥维持颈、肩部良好的外形。

二、临床表现

患者常有明确外伤史,局部疼痛、肿胀,锁骨上下窝变浅、消失,骨折处异常隆起、功能障碍,患肩下垂并向前内侧倾斜。患者常用健肢托住患肘,以对抗重力;头侧向患侧,下颌转向健侧,以放松胸锁乳突肌的牵拉。体检时要检查整个上肢,要特别注意有无血管、神经损伤的表现。

三、治疗

(一)处理原则

大部分锁骨骨折采取保守治疗。治疗锁骨骨折的目的是获得骨折愈合的同时,尽可能地降低死亡率,减少功能损失及残存畸形。手术治疗形式包括:髓内固定,钢板固定,外固定架固定术。锁骨骨折的合理治疗方法取决于以下因素:年龄、健康状况、骨折部位及合并损伤。

锁骨骨折术后 X 线片如图 9—5 所示。

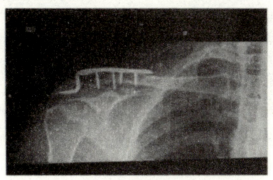

图 9—5　锁骨骨折术后 X 线片

（二）并发症

1.不愈合

（1）原因：影响因素为：①不适当的制动时间。②创伤程度。③再骨折。④骨折部位。⑤不适当的手术。

（2）处理：由于不愈合引发疼痛，肩关节力弱、功能受限，合并神经症状是手术的指征。比较一致的观点是采取切开复位内固定并植骨的方法治疗。

2.畸形愈合　因儿童有很强的塑形能力，所以儿童锁骨骨折后出现短缩或成角畸形并不会产生功能障碍；而成人骨折后塑形能力差，短缩和成角常引起外观上的畸形，但很少影响功能。

3.血管神经损伤

（1）原因：骨折早期并发血管神经损伤的可能性较低，在一些罕见情况下如锁骨分叉或锁骨弯度变直可导致血管神经的压迫症状；锁骨骨折晚期则可能由于骨痂的大量生长或明显的成角畸形造成锁骨下血管、颈动脉及臂丛神经卡压症状。

（2）处理：一旦发生此种情况，常需手术解压。

4.创伤性关节炎

（1）原因：锁骨骨折后的创伤性关节炎往往发生在锁骨外 1/3 骨折后的肩锁关节，主要是暴力在创伤的瞬间对该关节的破坏所致。还有一部分是由于骨折涉及关节面。

（2）处理：患者的症状可以在局部注射利多卡因后缓解。保守治疗的办法为服用非甾体消炎镇痛药，如果症状严重可以考虑手术治疗。

四、术前护理要点

1.体位

（1）原因：保持两肩后伸、外展，有利于维持良好的复位位置。

（2）具体措施：复位固定后，站立时保持挺胸提肩，两手叉腰，卧位时应去枕仰卧于硬板床上，两肩胛骨中间垫一窄枕。

2.术前功能锻炼

（1）原因：功能锻炼能够促进上肢的血液循环，改善受伤局部的血液供应。

（2）具体措施：术前可进行上肢手指、腕、肘关节的主动功能锻炼，并鼓励患者在病情允许时，进行适当的离床活动。

①手部锻炼：缓慢用力握拳,持续 5～10s,放松后缓慢用力伸直手指,持续 5～10s；反复练习 5～10 次为一组,每日练习 3～4 组。

②腕关节锻炼：双手对掌练习背伸动作。

③肘关节锻炼：肩关节中立位,进行肘关节屈伸运动。

④禁忌肩前屈、内收等动作。

五、术后功能锻炼

1.原因　术后的功能锻炼能够促进上肢的肿胀消退,同时有效避免肌肉的萎缩和促进骨折的愈合。

2.具体措施

(1)麻醉作用消失后,可鼓励患者进行手指屈伸练习。

(2)术后第一天,平卧位进行手部及腕、肘关节的活动,如手指、腕、肘关节伸屈运动,每日 2～3 次,每次 5～10min,因人而异,不感疲劳为宜。

(3)术后第 2～3 天,坐位或站立位进行手指、腕、肘关节伸屈运动。坐起时使用吊带保护患肢。

(4)锁骨中 1/3 骨折的患者：术后需用吊带保护 4～6 周,早期可进行肩袖等肌肉的收缩练习,3 周后可以在保护下进行一定范围的肩关节活动,较大范围的活动则需手术后 4～6 周进行。定期拍片观察愈合情况。患者出现临床和放射学愈合后,且肩关节活动范围接近正常时,可进行体育活动,获得坚固的骨性愈合则需要 4～6 个月的时间。

(5)锁骨外 1/3 骨折的患者：改良 Knowles 针固定术后,需吊带保护 4～6 周。早期进行肌肉收缩练习,3 周后进行肩关节的功能活动,固定针可在 X 线片显示有早期愈合时拔除(在 6～8 周)。

(骆淑娥)

第三节　肱骨近端骨折的护理

肱骨近端骨折可发生在任何年龄段,但最常见于老年患者,其发生与骨质疏松有关。自 1970 年 Neer 提出根据骨折块多少、错位情况进行分类以来,治疗手段开始多样化,但由于预后不佳,常残留不同程度的肩关节功能障碍,人们对其研究越来越多。

一、解剖

肱骨近端包括大结节、小结节、肱骨头、肱骨干及二头肌腱沟,其中肱骨头关节面下方至大小结节上方连线之间为解剖颈,大、小结节下方连线至胸大肌止点上方为外科颈。肱骨近端有丰富的血运供应,肱骨头血供主要来自旋肱前、后动脉。腋动脉自第一肋外缘处续于锁骨下动脉,穿过腋窝,至大圆肌和背阔肌的下缘,移行为肱动脉。在腋窝内腋动脉与腋静脉、臂丛神经相伴,肱骨颈骨折时易伤及腋动脉和腋神经。

二、临床表现

骨折后最明显的表现是疼痛、肿胀、活动受限,因肩部软组织较厚,畸形表现不明显。发生肱骨近端骨折时必须检查患肢的血管神经。肱骨外科颈骨折时远折端向内侧移位,可能伤及腋动脉。腋神经损伤最常见,注意检查肩外侧的皮肤感觉,但无特异性,感觉正常不能除外腋神经损伤。同时注意检查胸部损伤,有肩关节骨折脱位后肱骨头脱向胸腔的报道。对于严重暴力损伤,注意是否合并血气胸。肱骨近端骨折正位、穿胸位 X 线片如图 9—6 和图 9—7 所示。

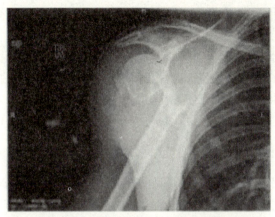

图 9—6 肱骨近端骨折正位 X 线片

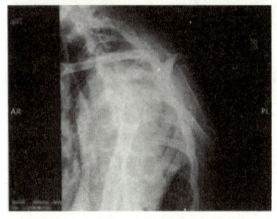

图 9—7 肱骨近端骨折穿胸位 X 线片

三、治疗方法

(一)处理原则

对于无移位或轻度移位的肱骨近端骨折可采用保守治疗。稳定性骨折使用简单的颈腕吊带制动即可。当伤后 1 周,疼痛肿胀等症状明显好转,即可开始功能锻炼。不稳定性骨折需采用标准颈腕吊带制动。因骨折端不稳定,制动时间相应延长,直到骨折稳定,但一般不超过 2~3 周,即可开始功能锻炼,但需在医生的指导下进行。而移位较大的骨折保守效果较差,则考虑手术治疗。术式包括闭合复位内固定术、切开复位内固定术及人工关节置换术。

(二)并发症

1.神经损伤

(1)原因:肱骨近端骨折及骨折脱位或严重创伤可造成臂丛神经损伤,其中腋神经损伤最为常见。腋神经在后束分支处及进入三角肌处较为固定,且走经关节囊下方与之紧密相贴,因此当肩部受到向下的牵拉、外科颈骨折或肩关节脱位时容易造成损伤。

（2）处理：肱骨近端骨折合并神经损伤者，大多数经保守治疗可恢复。在观察 2～3 个月后神经无恢复迹象的，可行手术探查。

2.血管损伤

（1）原因：交通伤或高能量损伤是造成肱骨近端骨折合并血管损伤的主要原因。对于老年患者，由于动脉硬化，血管弹性减小，很容易受到牵拉损伤，即使轻微创伤或轻微移位骨折也可造成血管损伤。在肢骨近端骨折中，最容易造成血管损伤的骨折类型为外科颈骨折。

（2）处理：肱骨近端骨折后应仔细检查肢体远端的动脉搏动及缺血情况。当确诊血管损伤后，应早期手术探查修复。有学者认为，由于侧支循环供应，虽不致造成整个肢体坏死，但因血循环供应不足，约 2/3 的患者留有上肢功能障碍。

3.不愈合　肱骨近端骨折不愈合并不多见，常与骨折粉碎程度、移位大小及治疗方法的选择有关。

4.畸形愈合

（1）原因：肱骨近端骨折畸形愈合最常见的原因是原始诊断不明确、各部位移位方向及程度判断不明确，导致错误的治疗。

（2）处理：对于肱骨近端骨折畸形愈合患者，应仔细了解其原始损伤、骨折类型及治疗经过。根据患者的年龄、功能要求程度、是否耐受手术、术后能否配合功能锻炼及是否合并不能恢复的神经损伤来决定手术方案。对于年轻、功能要求较高的患者可积极手术治疗。

5.肱骨头缺血坏死

（1）原因：肱骨头缺血坏死在临床上并不少见，除严重的创伤、复杂的手术类型、手术暴露及软组织剥离外，内固定的原则也是造成创伤后肱骨头缺血坏死的一个原因。

（2）处理：创伤后股骨头缺血坏死的主要临床表现为肩关节疼痛、活动障碍，当伴有大小结节畸形愈合及盂肱关节骨性关节炎时，症状更为突出，一般需人工关节置换来缓解疼痛、改善功能。也有文献认为，即使肱骨头缺血坏死，盂肱关节保持完整，大小结节在正常的解剖位置愈合，肩关节也可以有良好的功能。

6."冰冻肩"

（1）原因：骨折后或手术后缺少适当的肩关节功能锻炼，导致肩关节活动范围严重受限。

（2）处理：一般可在麻醉下推拿，效果不满意的患者，可手术松解，术后正确指导功能锻炼。

四、术前护理要点

1.体位

（1）原因：正确使用颈腕吊带，制动患肢，可避免骨折断端移位造成血管、神经损伤，并减轻疼痛。

（2）具体措施：前臂屈曲 90°，悬吊肢体固定于胸壁前，以起到扶托作用并注意暴露手指以便观察血运。

2.肿胀护理

（1）原因：骨折及损伤可引起组织液回流障碍，导致患肢肿胀。

（2）具体措施

①损伤早期遵医嘱肢体局部冷敷,可使局部血管收缩,以达到止血和减少渗出的效果。冷敷期间加强巡视,以免发生冻伤。

②适当给予患肢抬高,以促进静脉血液回流,减轻患肢肿胀和疼痛。

③可进行手指的屈伸活动,以及肘、腕关节主动功能锻炼,以加速血液循环,促进肿胀消退。

④遵医嘱使用消肿药物,并观察用药反应。常用药物为β一七叶皂苷钠、甘露醇。

3.术前功能锻炼

(1)原因:术前功能锻炼能有效促进患肢肿胀的消退,同时避免因活动过少引起的"冰冻肩"。

(2)具体措施:可进行手指的屈伸活动,及肘、腕关节主动功能锻炼。

①手部锻炼:缓慢用力握拳,持续5～10s,放松后缓慢用力伸直手指,持续5～10s;反复练习5～10次为一组,每日练习3～4组。

②腕关节锻炼:双手对掌练习背伸动作。

③肘关节锻炼:肩关节中立位,进行肘关节屈伸运动。

五、术后护理要点

1.体位

(1)原因:保持患肢的位置,利于静脉的回流和肿胀的消退。

(2)具体措施:患者平卧位时,将患肢用气垫抬高;患者离床活动时,患肢使用吊带悬吊,从而保护患肢,维持关节于功能位。

2.术后功能锻炼

(1)原因:术后功能锻炼能促进血液循环,有利于肿胀的消退,有效避免肩关节关节囊、韧带等软组织的粘连和促进骨折愈合。

(2)具体措施

①术后鼓励患者进行手指屈伸运动、双手对掌练习。

②取平卧位,做前臂抬举、外旋等被动锻炼。

③术侧上臂靠近胸壁,屈肘90°做外展、抬举动作,每个动作持续时间10s,每次做5～10个,每日2次,以后根据患者的耐受程度逐渐增加至每次做20个,每日2次。

④钟摆样锻炼,在手术1周后可在颈腕吊带下进行被动锻炼。对手术固定较牢固的患者,术后1～2天即可开始。主要进行钟摆样锻炼及在医生帮助下进行前屈外旋锻炼,4周后可进行肌肉等长收缩锻炼。

⑤术后4～6周:此阶段为被动功能锻炼,以增加活动范围为主,尽量减少关节囊、韧带等软组织粘连。对无移位或轻微移位骨折和经闭合复位后的稳定骨折,在1周后即可开始被动功能锻炼。早期进行钟摆样锻炼(可在颈腕吊带下)。随症状好转,进行外旋锻炼。3周后骨折进一步稳定,在医生的帮助下进行前屈锻炼。

⑥术后4～6周至3个月:此阶段为主动功能锻炼,一般在X线下出现愈合迹象后开始,逐步增加三角肌及肩袖肌力。主要在仰卧下主动前屈。注意保持屈肘位以减少上肢重力,利于前屈锻炼。后逐步在坐位或站立位下进行。可利用橡皮带增加内外旋锻炼。可鼓励患者双手抱头,进行上肢外展外旋锻炼。

⑦术后 3 个月后：主要加强活动范围和力量锻炼。上肢可倚于墙上，用力加强前屈，以伸展肩关节。3 个月后逐步开始力量锻炼。

（骆淑娥）

第四节　肱骨干骨折的护理

肱骨干骨折是较为常见的骨折，约占所有骨折的 3%。

一、解剖

肱骨干是一个长管状骨，上部较粗，自中 1/3 以下逐渐变细至下 1/3 渐成扁平状。上臂内侧有肱动脉、肱静脉、正中神经、尺神经等。桡神经自肱骨后方绕至其外侧下行，至肱骨中下 1/3 外侧髁上嵴部位。当肱骨中下 1/3 骨折时，易伤及此神经。

二、临床表现

肱骨干骨折患者常主诉上臂疼痛、肿胀及畸形，有反常活动和骨擦感。无移位的骨折患者的临床症状有时很轻。约有 18% 的肱骨干骨折合并桡神经损伤，最常见的是中段骨折或远 1/3 斜形骨折，表现为患肢垂腕、垂指、伸腕肌力下降、手的桡侧感觉迟钝或消失。肱骨干骨折正位、侧位 X 线片如图 9—8 和图 9—9 所示。

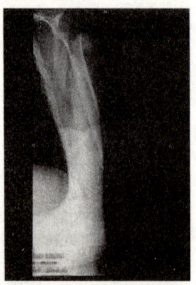

图 9—8　肱骨干骨折正位 X 线片

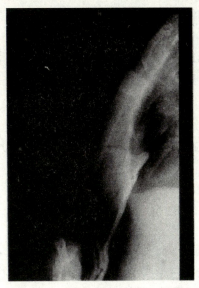

图 9-9　肱骨干骨折侧位 X 线片

三、治疗

肱骨干骨折的治疗目的是取得骨性愈合,获得良好的对线复位及恢复患者伤前的功能。有很多治疗肱骨干骨折的方法,非手术治疗或手术治疗都能获得很好的效果。因此,选择治疗方法时应考虑多种因素,包括患者的年龄、并发症、软组织情况及骨折类型。

四、保护患肢

1.原因　由于桡神经在肱骨中段的解剖位置关系,肱骨干骨折有时会造成桡神经损伤,甚至在搬运过程中引起桡神经的损伤。肱骨干中下 1/3 骨折处多由间接暴力所致,大多有成角移位,此处骨折最易导致桡神经损伤,表现为垂腕畸形。桡神经损伤大多为挫伤,一般在 3 个月内都能恢复正常。

2.具体措施

(1)为防止桡神经的进一步损伤,术前患肢应置屈肘位,可用软枕垫起,使损伤组织处于无张力状态。

(2)搬动伤肢时两手分别托住肩关节和肘关节。

(3)尽量不在患肢上使用止血带、输液,以免加重桡神经的缺血、缺氧,不利于神经功能的恢复。

五、功能锻炼

1.原因　术后的功能锻炼能够促进上肢的肿胀消退,同时有效避免肌肉的萎缩、肘关节的僵硬和促进骨折的愈合。

2.具体措施

(1)伤后患肢手、腕关节的活动即刻就应开始。

(2)肩肘关节活动随着患者疼痛减轻应尽早开始。

(3)伸屈肩、肘关节:健侧手握住患侧腕部,使患肢向前伸展,再屈肘后伸上臂。

(4)旋转肩关节：身体向前倾斜，屈肘 90°，使上臂与地面垂直，以健手握患侧腕部，做画圆圈动作。

(5)双臂上举：两手置于胸前，十指相扣，屈肘 45°，用健肢带动患肢，先使肘屈曲 120°，逐渐双上臂同时上举，再慢慢放回原处。

（骆淑娥）

第五节　肱骨髁间骨折的护理

肱骨髁间骨折是肘关节的一种严重损伤，好发于青、壮年。

一、解剖

肱骨的关节端，内侧为滑车，即内髁，为前臂屈肌腱附着部；外侧为肱骨小头，即外髁，为前臂伸肌腱附着处。肱骨髁间骨折是指肱骨远端内外髁之间的骨折。

二、临床表现

肘关节剧烈疼痛，压痛广泛，肿胀明显并伴有畸形。

肱骨髁间骨折正位、侧位 X 线片如图 9—10 和图 9—11 所示。

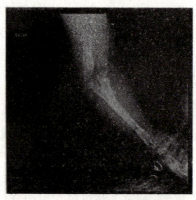

图 9—10　肱骨髁间骨折正位 X 线片

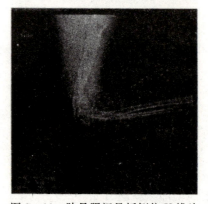

图 9—11　肱骨髁间骨折侧位 X 线片

三、治疗

手法复位及尺骨鹰嘴克氏针持续牵引，对多数骨折可获得一定的效果。青壮年的不稳定骨折，手法复位失败者及某些新鲜的开放性骨折等，可采取切开复位内固定治疗。

肱骨髁间骨折术后正位、侧位 X 线片图 9－12 和图 9－13 所示。

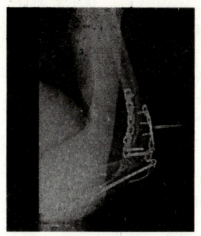

图 9－12　肱骨髁间骨折术后正位 X 线片

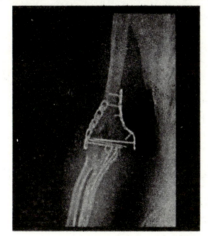

图 9－13　肱骨髁间骨折术后侧位 X 线片

四、术前护理要点

1. 患肢的观察与护理

（1）原因：患肢的观察和护理有利于早期发现有无血管、神经损伤的表现。

（2）具体措施

①观察患者患肢的肿胀程度、血液循环情况，注意观察手指末梢皮肤的颜色、温度、桡动脉搏动情况，手指的屈伸活动、感觉情况。如出现手部皮肤苍白、皮温降低、麻木，则是血管受压或损伤的征兆，应及时处理。

②协助患者患肢下垫软枕或靠垫，以抬高患肢高于心脏 20～30cm，保证患者的舒适性。

③患肢肿胀较重时，给予患肢持续冰敷，并注意避免外敷料、支具的过度卡压。

④神经损伤的观察:观察有无正中神经、桡神经、尺神经损伤症状。正中神经损伤表现为拇指对掌动作丧失,拇指、示指、中指末节屈曲功能丧失呈"裙子"状。患肢的大鱼际肌群萎缩。拇指、示指、中指及环指一半掌面及诸指末节背面感觉消失。尺神经损伤表现为患肢出现小指、环指指间关节不能伸直,以及典型的"爪形"畸形。桡神经损伤可出现垂腕、伸指及拇指外展功能丧失,手背面皮肤感觉消失。如有上述神经损伤症状应及时报告处理。

2.支具的护理和骨筋膜室综合征的预防

(1)原因:应用支具的患者应注意防止因支具边缘卡压而引起的皮肤受损及血液循环不畅。

(2)具体措施:检查支具的边缘,注意询问患者的感受,如有卡压,应及时协助解除,并通知支具室技术人员,协助调整,直至舒适。如肢体出现进行性肿胀、疼痛加剧、麻木、皮肤发紫,出现张力性水疱,手指屈伸受限时,应立即通知医生,协助医生去除一切固定,解除压迫。

告知患者颈腕吊带的作用及重要性,教会患者正确使用颈腕吊带。

3.功能锻炼

(1)原因:功能锻炼有助于肢体功能的恢复。

(2)具体措施:①术前的肌肉力量训练:握拳及手指伸直训练,握拳 10s,伸直 10s,≥300次/天,以患者能耐受为主。给予颈腕吊带抬高患肢,利于血液回流,减轻肿胀,并做肩前后、左右摆动练习。②功能锻炼须遵循循序渐进、由被动到主动、由易到难的原则。

五、术后护理要点

1.患肢的观察与护理

(1)查看患者患肢的肿胀程度、血液循环情况,注意观察手指末梢皮肤的颜色、温度、动脉搏动情况,手指的感觉、屈伸活动情况。

(2)根据患者患肢的肿胀程度:患肢肿胀较轻时,协助患者患肢下垫软枕,使患肢高于心脏 20～30cm,保证患者的舒适性;患肢肿胀较重时,遵医嘱给予患肢持续冰敷,并注意避免外敷料、支具的过度卡压。

(3)观察伤口渗血、渗液情况。发现渗血较多时,及时通知医生进行相应处理。

(4)观察伤口引流情况,伤口引流液每小时＞100ml 时及时通知医生。根据伤口引流的拔管指征,配合医生拔除引流管。

2.功能锻炼

(1)患者复位及固定后当日,护士开始指导其做握拳、伸指练习,第 2 天增加腕关节屈伸练习。患肢给予颈腕吊带胸前悬挂位,做肩前后、左右摆动练习。1 周后指导其增加肩部主动练习,包括肩屈、伸、内收、外展与耸肩,并逐渐增加其运动幅度。

(2)患者骨折固定去除后,护士则可告知其增加关节活动范围的主动练习,包括肘关节屈、伸、前臂旋前和旋后练习,2 组/天,30～50 次/组,恢复肘关节活动度的练习,防止肘关节的僵硬。锻炼过程中动作要轻柔,以患者主动锻炼为主,不引起剧烈疼痛为度。

(骆淑娥)

第六节　尺桡骨骨折的护理

尺桡骨骨折又称前臂双骨折,常见于青少年,其发生率在前臂骨折中仅次于桡骨远端骨折而居于第二位。

一、解剖

尺、桡骨在近端通过肘关节囊和环状韧带联系在一起,远端通过腕关节囊、掌背韧带以及纤维软骨关节盘相联系。前臂为双骨,在前臂的屈肌和伸肌之间,有强韧的纤维间隔将肌肉组织分隔,并多附着于骨干,肌肉外层为肢体筋膜所包绕,因而筋膜间隔与骨之间形成相对密闭的骨筋膜室,室内容纳肌肉、血管与神经。

二、临床表现

临床表现主要包括疼痛、畸形、活动受限。如为开放性骨折,可有神经和血管损伤的表现。由于前臂解剖的特殊性,如前臂肿胀且张力大,可能已经发生骨筋膜室综合征或在进展中。判定骨筋膜室综合征最有价值的是检查手指被动伸直活动,如果被动伸直手指时,出现前臂疼痛或疼痛加剧,则很可能存在骨筋膜室综合征,而桡动脉搏动存在并不能排除骨筋膜室综合征的可能性。如果患者失去感觉或不配合,需测定骨筋膜室内压力以除外骨筋膜室综合征的可能。尺桡骨骨折 X 线片如图 9—14 所示。

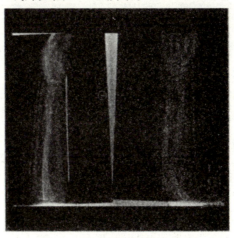

图 9—14　尺桡骨骨折 X 线片

三、治疗

手术治疗适应证包括:①开放性骨折在 8 小时以内者,或软组织损伤严重者。②多发骨折。③手法复位失败者。④对位不良的陈旧性骨折。⑤火器伤所致骨折,伤口愈合端未达到功能复位者。该部分患者手术应尽早进行,最好在伤后的 24～48 小时内,行切开复位内固定术。

尺桡骨骨折术后 X 线片如图 9—15 所示。

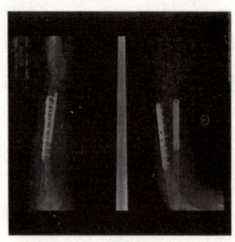

图 9—15 尺桡骨骨折术后 X 线片

四、术前护理要点

1. 患肢的护理

(1)原因：由于前臂双骨的结构和骨筋膜室分布的特点，当筋膜室内肌肉出血、肿胀或因外部因素而引起骨筋膜室容积减小时，会引起骨筋膜室综合征，因而应注意观察患肢的血运、感觉、活动等，并给予相应的护理措施。

(2)具体措施

①评估患者患肢的肿胀程度、血液循环情况。注意观察手指末梢皮肤的颜色、温度、桡动脉搏动情况，手指的屈伸活动、感觉情况。

②区分正常和异常的患肢血液循环情况：正常为手指温暖、颜色红润或接近正常。按压甲床，血管充盈度良好，感觉正常，手指能屈伸活动。

③根据患者患肢的肿胀程度采取相应的措施。患肢肿胀较轻时，协助患者将患肢抬高，高于心脏 20～30cm，利于静脉回流，减轻肿胀。指导患者保持前臂中立位，避免做旋前、旋后的动作以防止骨间隙挛缩，患肢出现张力性水疱、肿胀较重时，给予前臂悬吊抬高，使前臂垂直于床面；如患肢出现进行性肿胀，按压甲床，血管充盈度差，肤色发绀，出现"5P"征，疼痛加剧或麻木，手指活动受限，被动牵拉痛剧烈，则应警惕骨筋膜室综合征的发生，应立即通知医生，协助医生去除一切外固定，遵医嘱应用甘露醇等脱水药物，并协助做好切开减张的准备。

2. 功能锻炼

(1)原因：功能锻炼能够促进静脉血液回流，既能防止肢体肿胀，又能促进肢体消肿，减少关节僵硬和肌肉萎缩的发生。

(2)具体措施

①向患者说明功能锻炼的意义、方法和原则。

②指导患者拇指贴紧掌心，用力握拳，持续 3～5s，然后放松，再用力伸直手指，再持续 3～5s，然后放松，每天锻炼 3～4 次，每次 15～20min。

③指导患者在保护好患肢的情况下，进行肩关节的适当活动。

五、术后护理要点

1. 患肢的护理

（1）原因：患肢的观察和护理有利于早期发现骨筋膜室综合征的征兆，同时及时发现有无渗血过多，或血管、神经损伤的征象。

（2）具体措施

①查看患者患肢的肿胀程度、血液循环情况，注意观察手指末梢皮肤的颜色、温度、桡动脉搏动情况，手指的屈伸活动、感觉情况。

②根据患者患肢的肿胀程度，患肢肿胀较轻时，协助患者患肢下垫软枕，使患肢高于心脏 20～30cm，利于静脉回流；指导患者保持前臂中立位，避免做旋前、旋后的动作。患肢肿胀较重时，给予前臂悬吊抬高，前臂垂直于床面，如肢体出现进行性肿胀、疼痛加剧、麻木、皮肤发紫，出现张力性水疱，手指屈伸受限，被动屈伸时疼痛加剧，应立即通知医生，协助医生去除一切固定，解除敷料，遵医嘱应用甘露醇等脱水药物，并协助做好切开减张的准备。

③观察伤口渗血、渗液情况，发现渗血较多时，及时通知医生，进行相应处理。

④观察伤口引流情况，伤口引流液每小时＞100ml 时及时通知医生。根据伤口引流的拔管指征，配合医生拔除引流管。

2. 功能锻炼

（1）原因：功能锻炼能够促进静脉血液回流，既能防止肢体肿胀，又能促进肢体消肿，减少关节僵硬和肌肉萎缩的发生，并在术后促进骨折的愈合。

（2）具体措施

①向患者说明功能锻炼的意义、方法和原则。

②指导患者拇指贴紧掌心，用力握拳，持续 10s，然后放松，再用力伸直手指，再持续 5～10s，然后放松，每天锻炼 3～4 次，每次 15～20min。

③指导患者在保护好患肢的情况下，进行肩关节、肘关节、腕关节的适当活动。

（骆淑娥）

第七节　桡骨远端骨折的护理

桡骨远端骨折是骨科临床常见的骨折类型，损伤机制复杂，骨折类型多样，多见于老年人，占全身骨折的 1/6。

一、解剖

桡骨远端骨折是指距桡骨远端关节面约 2.5cm 的松质骨骨折，是上肢中最常见的骨折，占前臂骨折的 75%。桡骨干至桡骨远端逐渐变宽，呈四边形，骨皮质逐渐变薄，为松质骨所取代。

二、临床表现

根据骨折情况不同，可有不同的临床表现，主要有以下几种表现：

1. 伤后腕部疼痛，通常手和前臂明显肿胀和淤血，骨折移位明显者可见典型的"餐叉状"

畸形。

2.除骨折局部肿胀、疼痛、屈伸活动受限外,骨折远端向掌侧移位,典型病例呈"工兵铲"样畸形。

3.伤后腕关节肿胀、疼痛、活动受限。

桡骨远端骨折正位、侧位 X 线片如图 9—16 和图 9—17 所示。

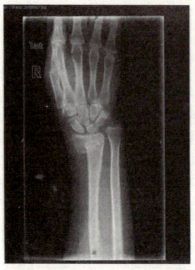

图 9—16　桡骨远端骨折正位 X 线片

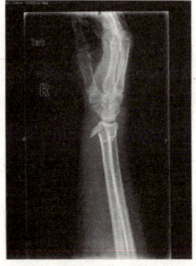

图 9—17　桡骨远端骨折侧位 X 线片

三、治疗

手术适应证包括:①严重粉碎骨折,移位明显,桡骨远端关节面破坏。②不稳定骨折:手法复位失败,或复位成功,外固定不能维持复位以及嵌插骨折,导致尺、桡骨远端关节面显著不平衡者。

对于无移位或轻微移位的桡骨远端骨折可采用前臂桡背侧石膏托或夹板固定。患肢固定于中立位或轻度屈曲尺偏位,固定 4 周。

四、术前护理要点

1.患肢的护理

(1)原因:桡骨远端骨折患者术前多以前臂石膏托作为临时外固定,因而,通过对患者血运、感觉、活动的观秦可反映出是否有石膏相关并发症的发生。

(2)具体措施

①查看患者患肢的肿胀程度、血液循环情况,注意观察手指末梢皮肤的颜色、温度、桡动脉搏动情况,手指的屈伸活动、感觉情况。

②根据患者患肢的肿胀程度,患肢肿胀较轻时,协助患者患肢下垫软枕,使患肢高于心脏20~30cm,利于静脉回流;指导患者保持前臂中立位,避免做旋前、旋后的动作。患肢肿胀较重时,给予前臂悬吊抬高,前臂垂直于床面。

③指导患者下地行走时正确佩戴颈腕吊带,或者在行走时,将受伤部位高举高于心脏。

2.功能锻炼

(1)原因:桡骨远端骨折患者术前多有前臂石膏托作为临时外固定,有效的功能锻炼能够防止石膏并发症的发生,同时能促进肢体消肿,减少关节僵硬和肌肉萎缩的发生,有效避免肩手综合征的发生。

(2)具体措施

①向患者说明功能锻炼的意义、方法和原则。

②指导患者拇指贴紧掌心,用力握拳,持续 5~10s;然后放松,再用力分开五指,伸直手指,再持续 5~10s,然后放松。每天锻炼 3~4 次,每次 15~20min。

③指导患者在保护好患肢的情况下,进行肩关节的适当活动。

4.石膏的护理

(1)原因:应用石膏的患者,在保证石膏外固定作用的同时,避免石膏并发症的发生。

(2)具体措施:检查石膏边缘是否修理整齐、光滑,避免卡压、摩擦,并询问患者有无石膏压迫、卡压感。如肢体出现进行性肿胀、疼痛加剧、麻木、皮肤发紫,出现张力性水疱,手指屈伸受限时,应立即通知医生,协助医生去除一切固定,解除压迫。

五、术后护理要点

1.患肢的护理

(1)原因:术后对患者患肢血运、感觉、活动、渗血、引流的观察能够早期发现患者有无血管、神经损伤的症状。

(2)具体措施

①查看患者患肢的肿胀程度、血液循环情况,注意观察手指末梢皮肤及甲床的颜色、温度、桡动脉搏动情况,手指的屈伸活动、感觉情况。

②根据患者患肢的肿胀程度:患肢肿胀较轻时,协助患者患肢下垫软枕,使患肢高于心脏20~30cm,利于静脉回流,指导患者保持前臂中立位,避免做旋前、旋后的动作;患肢肿胀较重时,给予前臂悬吊抬高,前臂垂直于床面。

③观察伤口渗血、渗液情况,发现渗血较多时,及时通知医生。

④观察伤口引流情况,伤口引流液每小时>100ml 时及时通知医生。根据伤口引流的拔

管指征,配合医生拔除引流管。

2.功能锻炼

(1)原因:功能锻炼促进静脉血液回流,既能防止肢体肿胀,又能促进肢体消肿,减少关节僵硬和肌肉萎缩的发生。

(2)具体措施

①向患者说明功能锻炼的意义、方法和原则。

②指导患者拇指贴紧掌心,用力握拳,持续5~10s,然后放松,再用力分开五指,伸直手指,再持续5~10s,然后放松。每天锻炼3~4次,每次15~20min。

③指导患者练习前臂旋前、旋后及背伸和掌屈。

(骆淑娥)

第八节　骨盆骨折的护理

一、解剖

骨盆是一个骨性环,它是由髂骨、耻骨、坐骨组成的髋骨连同骶尾骨构成的闭合骨环。骨环后方是骶髂关节,骨环前方是耻骨联合。骨盆作为躯干与下肢之间的桥梁,躯干的重量经骨盆传递至下肢,发挥着负重功能。它还具有支撑脊柱的作用。骨盆有两个承重弓:在直立位时,重力线经纸髂关节、髂骨体至两侧髋关节,为骶股弓,坐位时,重力线经骶髂关节、髂骨体、坐骨支至两侧坐骨结节,为骶坐弓。另有两个连接副弓:一个副弓经耻骨上支与耻骨联合至双侧髋关节,以连接股弓和另一个副弓;另一个副弓经坐骨升支与耻骨联合至双侧坐骨结节连接骶坐弓。骨盆骨折时,往往先折断副弓;主弓断弓时,副弓往往已先期折断。

二、临床表现

骨盆骨折的临床表现需从三方面来观察与检查,即骨盆骨折本身、骨盆骨折的并发伤与同时发生的腹腔脏器伤,后者无疑更为重要。

1.骨盆骨折本身的表现

(1)稳定性骨折多表现为局部疼痛和皮下淤血。

(2)不稳定性骨折由于骨盆失去稳定性,除疼痛外,翻身困难,甚至不能翻身。

2.合并损伤及并发症的表现

(1)可表现为轻至重度的失血性休克。

(2)直肠肛管损伤及女性生殖道损伤:伤后早期并无症状,如直肠损伤撕破腹膜,可引起腹内感染,否则仅引起盆腔感染。

(3)尿道及膀胱损伤:尿道损伤后排尿困难,尿道口可有血流出。膀胱在充盈状态下破裂,尿液可流入腹腔,呈现腹膜刺激征的症状。膀胱在空虚状态下破裂,尿液可渗出至会阴部。

(4)神经损伤:骨盆骨折可能损伤的神经包括马尾神经、坐骨神经、闭孔神经、股神经、股外皮神经,不同神经支配不同的皮肤感觉区与肌肉,有不同的表现。

(5)大血管损伤:骨盆骨折可伤及髂外动脉或股动脉。损伤局部血肿及远端的足背动脉搏动减弱或消失是重要体征。

3.腹部脏器损伤的表现　包括实质脏器和空腔脏器的损伤。实质脏器的损伤表现为腹内出血,可有移动性浊音的表现。空腔脏器破裂,主要是腹膜刺激征等表现。

骨盆骨折入口位、出口位和正位 X 线片如图 9—18~9—20 所示。

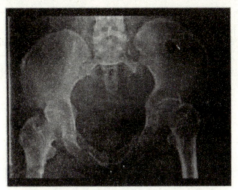

图 9—18　骨盆骨折入口位 X 线片

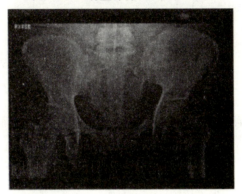

图 9—19　骨盆骨折出口位 X 线片

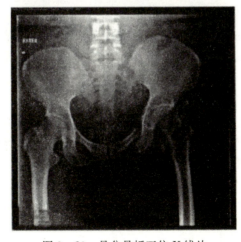

图 9—20　骨盆骨折正位 X 线片

三、治疗

骨盆骨折治疗的原则是救治危及生命的出血性休克及内脏损伤,同时固定骨盆骨折本身。北京积水潭医院王满宜教授通过分析国外各个版本的骨盆骨折的急救流程,总结出适合我国目前骨盆骨折的急救流程,如图 9—21 所示。

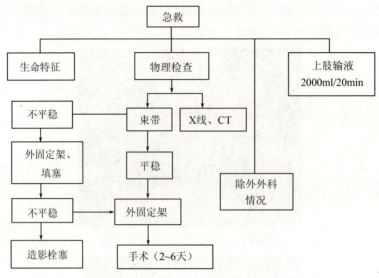

图 9—21　骨盆骨折的急救流程图

四、术前护理要点

1. 失血性休克的护理

(1)原因:骨盆为松质骨,血流丰富,加之盆壁静脉丛多且无静脉瓣,严重骨盆骨折常有大量出血(1000ml 以上),患者表现为不同程度的休克症状。

(2)具体措施

①护士应及时配合医生迅速准备好一切急救物品。将患者安置于抢救室,平卧硬板床,清理呼吸道,保持气道通畅,并即刻给予心电监护、吸氧并注意保暖。尽量减少搬动,如患者身体状况允许,采用休克体位,同时注意观察患者的意识变化。

②立即建立 2 条以上的静脉通路,选择上肢粗直的静脉进行置管,并注意确保有效的静脉通路。迅速进行扩容,维持有效循环。但同时注意中心静脉压的监测,防止急性肺水肿和心力衰竭的发生。

③留置尿管并注意观察尿液的颜色、量和性质。

④根据病情做血、尿常规及血型、电解质、肝功能、肾功能、血糖及血气分析等实验室检查。观察有无心动过缓、心律不齐、恶心、呕吐等高血钾症状及呼吸深大、昏迷等酸中毒表现。根据医嘱补充血容量及电解质,维持水电解质酸碱平衡。补液时应遵循"先盐后糖、先晶后胶、见尿补钾"制补液原则。

2. 腹部内脏损伤的护理

(1)原因:骨盆骨折绝大多数为高能量损伤,同时,骨盆本身的变形、移位和剪切力作用均可引起腹部内脏的损伤。

(2)具体措施

①密切观察患者腹部情况,有无压痛、腹胀、腹肌紧张、反跳痛、肠鸣音减弱等。

②对可疑病例,及时进行腹腔穿刺,若抽出不凝血性液体,则提示肝、脾或肠系膜血管破

裂可能;若抽出混浊液体,则提示胃肠道损伤可能。如有内脏空腔脏器的损伤,告知患者禁食水,并准确记录 24h 出入量。

③若抽出尿液,则提示膀胱损伤。即使腹腔穿刺结果为阴性,亦不能排除有腹腔内脏损伤的可能。应密切观察病情变化,必要时可重复进行。行腹部 B 超或其他影像学检查,有助于判断有无腹腔实质性或空腔脏器的损伤。若病情加重,如给抗休克治疗无法纠正休克症状或出现进行性腹胀,应及时请普外科会诊后行剖腹探查及脏器修补术。

3.患肢的观察与护理 患者取平卧位,后踝下垫棉垫,使足跟悬空。查看患者患肢的肿胀程度、血液循环情况。注意观察足趾末梢皮肤的颜色、温度、足背动脉搏动情况,足趾的屈伸活动、感觉情况,有无神经损伤症状,如足下垂等。

有效避免并发症的发生同创伤骨科患者长期卧床并发症的预防。

五、术后护理要点

1.低血容量性休克的预防与护理

(1)原因:骨盆为松质骨,盆腔静脉丛丰富,出血量大。

(2)具体措施:术后遵医嘱给予心电监护,每小时监测一次血压、脉搏、呼吸、氧饱和度。保证引流的通畅性,正确记录引流量。随时巡视患者,患者出现烦躁、出汗、脉搏细速、尿量减少等血容量不足的症状,或引流液每小时＞100ml 时,及时汇报医生,并配合处理。

2.患肢的观察与护理

(1)原因:患肢足趾的感觉和血运能够反映患肢血管和神经有无受损。

(2)具体措施

①患者取平卧位,后踝下垫棉垫,使足跟悬空。查看患者患肢的肿胀程度、血液循环情况。注意观察足趾末梢皮肤的颜色、温度、足背动脉搏动情况,足趾的屈伸活动、感觉情况,有无神经损伤症状,如足下垂等。

②注意检查患者伤口外敷料,检查有无渗血,保证引流的通畅性,正确记录引流量和性质。当渗血过多或引流液每小时＞100ml 时,及时汇报医生,并配合处理。

3.腹膜后血肿的护理

(1)原因:由于骨盆为海绵状松质骨,其周围有丰富的血管丛及大血管,骨折后广泛出血、量多,血液沿腹膜后疏松结缔组织间隙扩散蔓延至膈下形成腹膜后血肿,其突出的表现是内出血征象,腹痛及腹膜刺激征。

(2)具体措施

①护士应严密观察患者的腹部体征,包括腹部压痛、肌紧张、反跳痛的程度和范围,是否局限,有无移动性浊音等,并注意倾听患者的主诉。

②患者确诊后早期均严格禁食,禁食期间经静脉输注营养物质,恢复饮食前做好健康教育。血肿刺激腹腔神经丛易引起腹胀,腹胀明显者应予胃肠减压,保持胃管的通畅及通过减压装置行有效的负压吸引,及时观察并记录引流液的颜色、性质、量,加强口腔护理。腹痛腹胀消失,予温热流质易消化饮食并逐渐过渡到正常饮食。

③由于血肿的吸收热,可使体温升高,为预防继发感染,可加用抗生素并输入足量的液体,同时加强基础护理,预防呼吸道及泌尿道感染、压疮、下肢深静脉血栓形成等并发症的发生。

4.功能锻炼

(1)原因:功能锻炼能够防止肌肉萎缩和关节僵硬,并促进骨折的愈合。

(2)具体措施

①术后麻醉恢复后,即指导患者进行踝关节的跖屈和背伸运动。

②术后第1天指导患者进行股四头肌力量的练习,防止肌肉萎缩。

③术后2~3天应用持续被动运动活动器(CPM)进行功能锻炼,每日2次,每次30min。

④指导患者进行膝关节、髋关节的被动伸屈活动,动作应轻、稳,幅度由小到大,循序渐进。

⑤卧床时可利用床上吊环做引体、抬臀运动(术后腹带固定,位置在耻骨联合上方)。

⑥术后7天起,遵医嘱指导患者主动活动膝关节,进行屈髋和抬臀练习,抬臀时可手拉牵引床吊环。术后2~4周,遵医嘱指导患者床上坐起,继续进行髋、膝关节屈伸练习。术后6~8周,可嘱患者扶拐下床行走,患肢部分负重。注意用拐方法的指导,防止患者摔伤。

(骆淑娥)

第九节　髋臼骨折的护理

髋臼骨折是暴力作用于股骨头和髋臼之间而产生的结果,如车祸、坠落伤、挤压伤等所致。主要发生在青壮年中,为高能量损伤。髋臼骨折是全身最大负重关节的损伤,所以治疗上也应和其他关节内骨折的处理原则一样,尽可能达到解剖复位、牢固固定及早期功能锻炼。

一、解剖

髋骨是由髂骨、坐骨和耻骨3块骨组成,这3块骨在14岁以前由Y形软骨相连,16~18岁以后Y形软骨愈合,3块骨合为一体,成为髋骨。髋臼包含在髋骨之中,为一半球形深窝,占球面的$170°~175°$。正常站立情况下,髋臼向前、向下、向外倾斜。髋臼并非整个覆以关节软骨,其关节面呈半月状,因其后部和顶部承受应力最大,所以此处的关节软骨也相应宽而厚。从外观上看,髋臼好似位于一个弓形之中,这个弓形包括两个臂,前方称为前柱,后方称为后柱。髋臼周围有广泛的肌肉附着,它们提供着丰富的血液供应。另外,在髋骨的内外均有大量的血管分支围绕着髋臼走行。

二、临床表现

髋臼骨折是高能量损伤,常合并多发损伤。

1.创伤性休克　髋臼骨折常合并全身多发损伤,如颅脑外伤、胸腹腔脏器损伤以及肢体的骨折等,均会造成创伤性休克。

2.髋关节后脱位　大多数后脱位都伴有典型的体征,即屈髋、内旋、短缩。对于伴有髋关节后脱位的患者,首先要闭合复位,复位后,患者平卧,患肢外展外旋位,如不稳定,可穿"丁"字鞋或暂时皮牵引。

3.中心性脱位　中心性脱位不像后脱位那样有典型的体征,不过通常伴有患肢轻度外旋,短缩并不明显。比较显著的体征是大粗隆处皮肤凹陷,髂前上棘较对侧向外、向下移位。

4.后腹膜血肿　髋臼骨折或骨盆骨折后,由于腹膜后组织松弛,所以骨折端及其周围组织的出血便向这些松弛的组织内扩散,从而形成后腹膜血肿,严重时会导致出血综合征。后腹膜血肿继续发展会导致麻痹性肠梗阻或亚急性肠梗阻,此时要采取胃肠减压以及其他外科措施来治疗。

5.合并损伤

(1)股骨头损伤。

(2)坐骨神经损伤。

(3)血管损伤:最容易受伤的血管是臀上动脉。臀上动脉几乎是外展肌的唯一血供来源。所以,臀上动脉损伤或结扎会造成臀外展肌萎缩。

(4)关节内骨块嵌卡。

(5)髋部皮肤软组织损伤:当暴力直接作用于大粗隆处或骨盆后方时,可能会造成局部皮肤擦伤或剥脱,进一步引起皮下血肿和积液形成。

(6)尿道损伤:髋臼前方的骨折会造成膀胱和尿道损伤。如果是膀胱或尿道破裂,则应急诊手术。常见的是尿道挫伤,经保守治疗便可恢复。

(7)骨盆其他部位损伤:如骶髂关节脱位、骶骨骨折和耻骨联合分离等。

(8)全身其他部位骨折。

髋臼骨折正位、闭孔斜位和髂骨斜位 X 线片如图 9—22～9—24 所示。

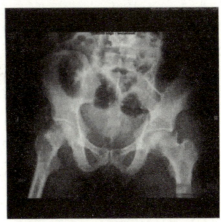

图 9—22　髋臼骨折正位 X 线片

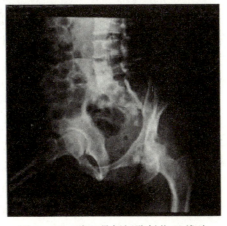

图 9—23　髋臼骨折闭孔斜位 X 线片

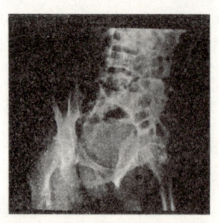

图 9—24　髋臼骨折髂骨斜位 X 线片

三、治疗

（一）处理原则

1.非手术治疗　非手术治疗的方法:患者取平卧位,最好置于屈髋屈膝位,以使患者感到舒适。通常采用股骨髁上或胫骨结节骨牵引,牵引重量不可太大,可根据患者体重进行选择以使股骨头和髋臼不发生分离为宜。持续牵引 5～7 天后,每天可小心被动活动髋关节数次。牵引时间为 6～8 周,去牵引后,不负重练习关节功能;8～12 周后开始逐渐负重行走。

2.手术治疗　手术适应证:任何有移位的髋臼骨折在伤后 3 周内均可手术治疗,但需除外以下条件:①有明确的手术禁忌证。②有明确的髂骨骨质疏松症。③低位的前柱骨折或低位的横断骨折。④粉碎的双柱骨折经闭合处理而恢复髋臼完整性者。

（二）并发症

1.早期并发症

（1）感染

1）原因:髋臼骨折通常合并有多发损伤,如腹部及盆腔脏器、同侧肢体损伤等。如果有肠道、尿道的破裂,或同侧下肢的开放性骨折等,均会增加伤口感染的机会。另外,手术区域软组织的损伤、术中淋巴组织的损伤、伤口血肿形成等也是容易造成感染的因素。

2）预防:①对于发热、白细胞增高的患者,在其体温和实验室检查恢复正常前不能手术。②术前对皮肤软组织损伤要及时处理。③术后充分引流,必要时放置多个引流,以防止伤口内血肿形成。④术前 1～2 天预防性使用抗生素,术后如有必要可延长使用时间。

3）处理:一旦伤口发生感染,应立即拆除缝线或切开而进行引流,使用有效的抗生素,待局部炎症得到控制,手术彻底扩创,术后行灌洗治疗;如果感染严重,骨折端相对稳定时,则需去除内固定;如果波及关节内,还要做关节囊切除、关节内扩创术。

（2）神经损伤:如坐骨神经、股神经、股外侧皮神经和臀上神经。

（3）血栓栓塞:髋臼骨折后,容易发生深静脉血栓形成以及肺栓塞。为防止血栓形成,术后遵医嘱应用预防血栓药物,出院后继续使用预防血栓药物,一般用到术后 3～4 周,患者可拄拐行走为止。

2.晚期并发症

（1）不愈合或假关节形成。

(2)骨坏死。

(3)创伤后骨性关节炎。

(4)异位骨化形成:异位骨化的病因仍不清楚。如果要手术切除异位骨化,有两个因素必须考虑:其一,异位骨化严重影响髋关节的活动,其二,异位骨化已经成熟。一般认为伤后15~18个月才可考虑手术切除异位骨化。

四、术前护理要点

1.测量生命体征

(1)原因:髋臼骨折多为高能量损伤,损伤大、出血多。

(2)具体措施:患者入病房后即刻测量生命体征,给予多参数心电监护并持续低流量吸氧。尤其注意血压和意识状态的变化,防止低血容量性休克的发生。

2.合并损伤的护理

(1)原因:髋臼骨折多为高能量损伤,患者遭受暴力大,易伴发其他部位的合并损伤。

(2)具体措施

①合并股骨头脱位:主要表现为髋部肿胀、疼痛、大腿内旋或外旋畸形。为了减轻疼痛和股骨头对髋臼的挤压,行闭合复位后予患肢皮牵引制动,重量6~8kg。牵引时保持患肢外展15°~20°,中立位,维持有效牵引,不可随意增减牵引的重量。日常定时检查牵引带的松紧、位置,受压皮肤有无红肿、水泡。骨突处垫以棉垫,定时查看受压部位的皮肤情况,防止压疮的发生。观察肢端皮温、颜色和足背伸活动,防止牵引带下滑压迫膝部、踝部,影响患肢血液循环。

②颅脑外伤:复杂型髋臼骨折多数由高能量创伤引起,患者入院时常合并有其他部位骨折和脏器损伤。合并颅脑外伤时,严密监测患者的生命体征、意识、瞳孔变化,以及有无头痛、呕吐症状,观察鼻腔和耳道有无流血、流液,保持局部清洁,禁忌填塞,防止颅内感染。

③尿道损伤:髋臼骨折时,软组织的严重牵拉容易使尿道撕裂或骨折片挫伤尿道。主要表现为尿道口流血、排尿困难、会阴部肿胀。当确诊尿道损伤后,迅速给予留置导尿,以解决排尿困难,减轻局部肿胀,利于尿道修复。操作时避免动作粗暴,以免加重尿道损伤。观察尿液的颜色、性质、量,保持引流通畅,每日进行会阴护理2次,定期更换尿袋。嘱患者多饮水,每日尿量维持在2000ml以上,并保持会阴部清洁,预防泌尿道感染。

3.功能锻炼

(1)原因:术前的功能锻炼能够预防肌肉萎缩和关节僵硬。

(2)具体措施

①根据病情,鼓励患者取平卧位,做上肢抬举、扩胸运动。

②术前的下肢肌肉力量训练:踝关节的背伸、跖屈练习,股四头肌的等长收缩,每日2次,每次10~15min。

五、术后护理要点

1.监测生命体征

(1)原因:髋臼骨折手术创伤大、出血多。

(2)具体措施:患者术后给予多参数心电监护并持续低流量吸氧。遵医嘱行心电监护的患者每小时监测生命体征。

2.引流管护理

(1)原因:髋臼骨折手术创伤大、出血多。

(2)具体措施:注意观察引流管是否通畅,记录引流液的颜色、量和性质,术后1h内引流量超过200ml且呈鲜红色,提示伤口有活动性出血。术后24h出血量超过800ml,需及时报告医生,并配合医生进行处理。

3.坐骨神经损伤

(1)原因:髋臼骨折合并坐骨神经损伤术前、术后均可存在,术前损伤的原因多为脱位的骨折块挫伤,术后主要指医源性损伤。

(2)具体措施:术后注意观察患肢有无麻木及足背伸活动障碍,给予穿"丁字鞋"固定,患肢摆放中立位,防止外旋造成腓总神经受压迫。膝部给予垫软枕,使膝关节屈曲>60°,避免对损伤神经的过度牵拉。早期指导患者做足背伸、跖屈锻炼。口服或肌内注射甲钴胺营养神经。

4.功能锻炼

(1)原因:功能锻炼能够促进患者局部组织消肿,防止肌肉萎缩、关节僵硬,促进骨折愈合,为下地行走打下基础。

(2)具体措施

①恢复肌力训练:术后第1天即可开始股四头肌、臀中肌、臀大肌的等长收缩锻炼,肌肉收缩坚持10s、休息10s为1个动作,最初以每30s完成1个动作为宜。当患者能坐起时,双小腿悬垂于床边,用力屈髋将大腿抬离床面,练习髂腰肌肌力,每次10s,然后休息10s,为1个动作。10个动作为1组,5~6组/天。

②关节活动度练习:在术后第2天即指导患者进行CPM锻炼,起始角度从30°开始,2次/天,每次1h。次日关节活动度可增加5°~10°。在拔除引流管之前即进行CPM锻炼,有利于挤压、引流局部积液,降低感染发生率。术后第3天,患者仰卧位进行屈膝、屈髋练习,3次/天,每次15min。逐渐过渡到双手环抱大腿锻炼。同时还要进行髋关节内收、外展,内旋、外旋锻炼。

③术后1周,在患肢不负重的情况下,鼓励患者站立位主动锻炼髋关节的屈曲、外展及后伸(对于扩展的髂骨股骨入路,术后4周内禁止患髋主动外展和被动内收)。

④手术后2~4周,可在医生指导下开始离床扶双拐免负重行走。

⑤术后4~12周内,根据情况,可逐渐部分负重,从最小量(5kg)开始。

⑥一般在手术13周以后,X线示骨折基本愈合时可完全负重。

具体情况应在经治医生指导下进行。

(骆淑娥)

第十节　股骨粗隆间骨折的护理

一、解剖

股骨粗隆间骨折也称转子间骨折,指股骨颈基底到小粗隆下平面区域内的骨折,为关节囊外骨折。最常见于 65 岁以上的老年人,女性多于男性。

二、临床表现

患者伤后髋部疼痛,不能站立后行走。下肢短缩及外旋畸形明显。检查时可见局部肿胀及瘀斑,局部压痛明显。叩击足跟部常引起患处剧烈疼痛。

股骨粗隆间骨折正位、侧位 X 线片如图 9—25 和图 9—26 所示。

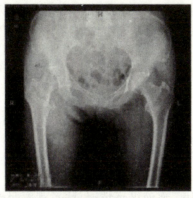

图 9—25　股骨粗隆间骨折正位 X 线片

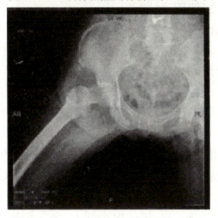

图 9—26　股骨粗隆间骨折侧位 X 线片

三、治疗

稳定的粗隆间骨折可采用牵引治疗。由于老年患者可因长期卧床引起较多的并发症,甚至导致死亡。因此,许多学者建议即使骨折稳定也采用内固定。

1. 稳定的 Evan Ⅰ 型骨折,或 Boyd Ⅰ 型骨折,可考虑较简单的经皮三枚螺纹钉内固定术。

2. 不稳定的 Evan Ⅰ 型骨折,或者 Boyd Ⅲ、Ⅳ 骨折,则考虑更加坚强的内固定,如 DHS、Ender 钉、Gamma 钉等。

四、术前护理要点

1. 患肢的观察与护理　观察患者患肢的肿胀程度、血液循环情况,注意观察足趾末梢皮肤的颜色、温度、足背动脉搏动情况,足趾的屈伸活动、感觉情况。

2. 皮肤的护理　由于股骨粗隆间骨折常常是高龄老年人,体质较差,皮肤条件较差,因为惧怕疼痛而采取被迫体位,容易造成骨突处皮肤的压迫。应保持床单位的干净整洁,保持患者皮肤的清洁、干燥。体型较瘦者,骶尾部贴皮肤保护膜,以防压疮的出现。足跟处用棉垫垫起悬空。为患者准备牵引床及气垫床,保证气垫床工作的正常。

3.功能锻炼

(1)鼓励患者在床上进行适当的活动,向患者解释功能锻炼的目的、意义和方法,指导患者进行功能锻炼:上肢的主动运动;指导患者进行踝关节背伸和跖屈练习。

(2)教会患者做引体向上活动,嘱其双手抓住牵引床上固定的环形拉手,健肢蹬床,运用腰部力量用力把臀部抬起,然后维持 30s 左右再放松平躺,休息 30s 后重复动作 1 次,坚持每天 3 组。

(3)鼓励患者进行吹气球训练,防止肺部感染。

五、术后护理要点

1.患肢的观察与护理

(1)原因:患肢足趾的感觉和血运能够反映患肢血管和神经有无受损。

(2)具体措施

①查看患者患肢的肿胀程度、血液循环情况,注意观察足趾末梢皮肤的颜色、温度、足背动脉搏动情况,足趾的感觉、屈伸活动情况。

②观察伤口渗血、渗液情况,发现渗血较多时,及时通知医生。

③观察伤口引流情况,保持引流管的通畅,如伤口引流每小时＞100ml 时应及时通知医生。根据伤口引流的拔管指征,配合医生拔除引流管。

2.功能锻炼

(1)原因:功能锻炼能够促进局部组织消肿,防止肌肉萎缩,促进骨折愈合。

(2)具体措施

①术后麻醉恢复后,即指导患者进行踝关节的跖屈和背伸活动。

②术后每日指导患者进行股四头肌力量的练习,防止肌肉萎缩。

③无特殊情况,术后第 2 天可协助患者坐起,鼓励患者独立完成病情允许的自理活动,如床上洗漱、饮水、进食等,动作应轻、稳,幅度由小到大,循序渐进。

④在主管医生的允许下,教会患者拄双拐免负重下地活动。

(骆淑娥)

第十一节　股骨颈骨折的护理

一、解剖

股骨由股骨头、股骨颈、大转子(大粗隆)、小转子(小粗隆)、股骨体及股骨内、外髁组成。

二、临床表现

患者主诉髋部疼痛,不能站立和行走。多有轻度屈髋、屈膝及外旋畸形。

股骨颈骨折正位、侧位 X 线片如图 9—27 和图 9—28 所示。

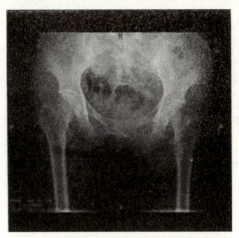

图9-27　股骨颈骨折正位X线片

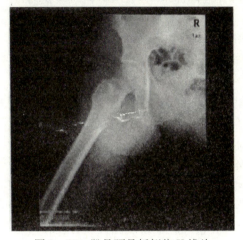

图9-28　股骨颈骨折侧位X线片

三、治疗

早期治疗利于骨折的恢复。根据骨折程度和患者情况,可行闭合或切开复位或人工关节置换术(包括人工股骨头置换术、全髋关节置换术)。

四、术前护理要点

1. 患肢的观察与护理　观察患者患肢的肿胀程度、血液循环情况,注意观察足趾末梢皮肤的颜色、温度、足背动脉搏动情况,足趾的屈伸活动、感觉情况。

2. 功能锻炼

(1)鼓励患者在床上进行适当的活动,向患者解释功能锻炼的目的、意义和方法,指导患者进行功能锻炼:上肢的主动运动;指导患者进行踝关节背伸和跖屈练习。

(2)教会患者做引体向上活动,嘱其双手抓住牵引床上固定的环形拉手,健肢蹬床,运用腰部力量用力把臀部抬起,然后维持30s左右再放松平躺,休息30s后重复动作1次,坚持每天3组。

五、术后护理要点

1.患肢的观察与护理

(1)原因:患肢足趾的感觉和血运能够反映患肢血管和神经有无受损。

(2)具体措施

①查看患者患肢的肿胀程度、血液循环情况,注意观察足趾末梢皮肤的颜色、温度、足背动脉搏动情况,足趾的感觉、屈伸活动情况。

②观察伤口渗血、渗液情况,发现渗血较多时,及时通知医生厂进行相应处理。

③观察伤口引流情况,保持引流管的通畅,如伤口引流每小时>100ml时应及时通知医生。根据伤口引流的拔管指征,配合医生拔除引流管。

2.功能锻炼

(1)原因:功能锻炼能够促进局部组织消肿,防止肌肉萎缩,促进骨折愈合。

(2)具体措施

1)对于行空心钉内固定者

①麻醉恢复后即可指导患者进行股四头肌的等长收缩和踝关节的背伸跖屈练习,练习中遵照循序渐进的原则。

②术后第1天用手协助患肢移动至床边坐起,利用健侧下肢协助患肢进行膝关节屈伸练习。也可在床上可用手抱住患肢大腿,在床上行膝关节屈伸练习。

③禁止在床上主动平移患肢,或做直腿抬高动作。

④术后2~3天可扶拐下地后,患肢不负重、不悬空行走。3个月可部分负重。

2)对于人工股骨头置换及全髋关节置换者

①术后患肢置外展中立位,禁止内收及屈髋超过90°。

②术后第1天可半卧位,并指导患者行股四头肌等长收缩及踝泵活动。

③术后可协助患音侧卧,但两腿间夹软枕,以防内收、内旋。移动患肢时,需平托髋部及肢体。

④术后2~3天指导患者利用助行器下地行走,开始即可部分负重,视具体情况逐步增加负重行走。

⑤如何上下床。

从病床移动到地面:

a.指导患者运用上肢和健侧下肢的力量移至患侧床边,移动过程中注意保持两腿分开及屈髋不超过90°。

b.健侧足部先着地,患侧肢体外展屈髋<45°,由他人协助抬起上身,使患侧腿离床并使足部着地,再扶住助行器站起。

从地面移动到病床:

c.将床摇平后,指导患者健侧足部着地,患侧下肢向前伸,患侧下肢贴住床沿,一只手扶床,另一只手扶住助行器,缓慢地坐于床沿,之后在床上运用健侧肢体和上肢的力量缓慢挪动身体,直至平躺。在此过程中,始终将两腿分开。

3.出院指导　一般性出院指导详见第一篇相关章节。行全髋关节置换患者的注意事项包括:

（1）不能做的动作有：不能坐矮凳、坐软沙发、双腿交叉，不宜坐在床头，伸手到床尾拉被子，不能身体偏向一侧取东西或接电话。

（2）分阶段进行功能锻炼

阶段1：出院后至术后8周

功能锻炼的方法：

①指导患者继续在床上进行髋膝关节屈伸练习、髋关节内收外旋练习，注意屈髋角度逐渐增加，但应<90°，保持术侧髋关节外展位。

②指导下床的方法，即患者先移至健侧床边，健腿先离床并使足部着地，患者外展屈髋<45°，由他人协助抬起上身，使患腿离床并使足部着地，再扶住助行器站起。

③上床时按相反顺序进行，即患肢先上床。

④日常活动时如需上下楼梯应注意，上楼时健侧肢体先上，下楼时患侧肢体先下。

阶段2：术后8周至3个月

重点训练髋关节伸展、直腿抬高和单腿平衡练习。每日10～15次，每次1～2min，直至术肢能单腿站立。术后持续使用双拐6周，然后改用单拐4周。嘱患者活动量不能过大，坚持锻炼，方法正确，保持术侧髋关节外展位、屈髋<90°。

阶段3：术后3个月后

如无疼痛、跛行，可弃拐，但外出或长距离行走时除外，可从事日常的家务劳动。嘱患者做到"三不"（不过度负重、不做盘腿动作、不坐矮凳子），"四避免"（避免重体力活动和奔跑等髋关节大范围剧烈活动的项目；避免在髋关节内收、内旋位时从坐位上站起，避免双膝并拢、双足分开的情况下，身体向术侧倾斜取物、接电话等；避免在不平整或光滑的路面上行走）。

（田怡）

第十二节　股骨干骨折的护理

一、解剖

股骨是一个长管状结构，近端起于髋关节，远端止于膝关节，它是人体最长和最坚强的骨。股骨干骨折后受到多个肌肉力量的作用而使大腿产生畸形。

二、临床表现

股骨干骨折临床容易诊断，可表现为大腿疼痛、畸形、肿胀和短缩。多数骨折由于高能量损伤所致而常合并其他损伤。股骨干骨折正位、侧位X线片如图9—29和图9—30所示。

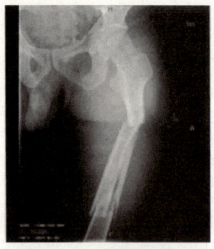

图 9—29　股骨干骨折正位 X 线片

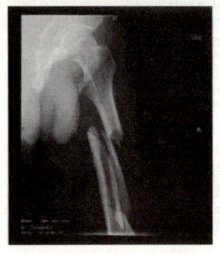

图 9—30　股骨干骨折侧位 X 线片

三、治疗

1. 非手术治疗　牵引是治疗股骨干骨折历史最悠久的方法,可分为皮牵引和骨牵引。皮牵引只在下肢损伤的急救和转运时应用,骨牵引在 1970 年以前是股骨干骨折最常见的治疗方法,现在则只作为骨折早期固定的临时方法。

2. 手术治疗　行切开复位内固定术。

四、牵引护理

1. 原因　牵引作为手术前的过渡性治疗,能够促进移位骨折端的复位和保持患肢处于功能位,同时能有效缓解疼痛。

2. 具体措施　观察牵引轴线、牵引滑轮、牵引重量是否正确。如发现滑轮偏移、轴线不对,应随时调整。牵引重量不可随意加减。股骨干骨折初期牵引重量一般为 6~8kg。骨折重叠纠正手法整复后,牵引重量可用 3~4kg 维持。

五、术后护理要点

1. 功能锻炼

（1）原因：功能锻炼可促进静脉回流，减轻水肿，防止肌肉萎缩和关节僵硬。

（2）具体措施

①练习股四头肌的等长收缩：伤后 1～2 周，指导患者练习患肢股四头肌的等长收缩，每天多次，每次 5～20min。

②膝、髋关节功能锻炼：伤后 1～2 周，指导患者进行膝关节伸直练习。去除牵引或外固定架后，遵医嘱进行膝关节的屈伸锻炼和髋关节的活动。范围由小到大，幅度和力量逐渐加大，以不引起骨折端剧烈疼痛为原则。

③行走训练：开始需扶助行器或双拐，使患肢在不负重情况下练习行走，需有人陪伴，防止摔倒，患肢逐渐负重。

2. 出院指导

（1）继续加强功能锻炼，股骨干骨折患者需较长时间扶拐锻炼，扶拐是下床活动的必要条件，且扶拐方法不正确与发生继发性畸形、再损伤或引起臂丛神经损伤等有密切关系。因此应指导患者正确使用双拐，教会患者膝关节功能锻炼方法。

（2）股骨中段以上骨折，下床活动时始终应注意保持患肢的外展体位，以免因负重和内收肌的作用而发生继发性向外成角突起畸形。

（3）功能锻炼用力应适度，活动范围应由小到大、循序渐进，切不可操之过急，每次应以不感到疲劳为度，以免给骨折愈合带来不良影响。

（4）2～3 个月后拍片复查。若骨折已骨性愈合，可酌情使用单拐而后弃拐行走。

（田怡）

第十三节　胫骨平台骨折的护理

胫骨平台骨折是指胫骨上端与股骨下端接触面发生的骨折。可由间接暴力或直接暴力引起。

一、解剖

胫骨上端与股骨下端形成膝关节。与股骨下端接触的面为胫骨平台，有两个微凹面，并有内侧或外侧半月板增强凹面，与股骨髁的相对面形成运动轨迹，并增加膝关节的稳定性。胫骨平台是膝的重要负荷结构，一旦发生骨折，使内、外平台受力不均，将产生骨关节炎改变。由于胫骨平台内侧分别有内、外侧副韧带，平台中央有胫骨粗隆，其上有交叉韧带附着，当胫骨平台骨折时，常发生韧带及半月板的损伤。

二、临床表现

伤后膝关节肿胀，功能活动障碍。胫骨平台骨折正位、侧位 X 线片如图 9－31 和图 9－32 所示。

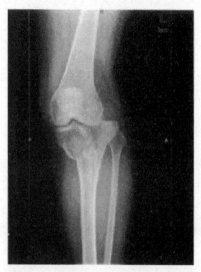

图 9－31　胫骨平台骨折正位 X 线片

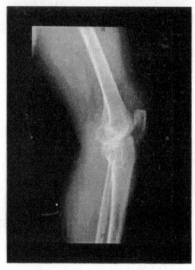

图 9－32　胫骨平台骨折侧位 X 线片

三、治疗

1.非手术治疗　适应证：①无移位的或不全的平台骨折。②严重的内科疾病。③某些枪伤患者。④某些老年骨质疏松患者的不稳定外侧平台骨折。⑤感染患者。⑥严重污染的开放性骨折。

2.手术治疗　适应证：①开放性胫骨平台骨折。②胫骨平台骨折合并骨筋膜室综合征。③合并急性血管损伤。④可导致关节不稳定的外侧平台骨折。

四、术前护理要点

1.患肢的观察与护理

(1)原因：患肢的血运、肿胀情况，感觉、活动情况能够反映出患肢的血液供应及神经的功能状态。观察患肢有利于早期发现血管、神经损伤情况。

（2）具体措施

①观察患者患肢的肿胀程度、血液循环情况；观察足趾末梢皮肤的颜色、温度、足背动脉搏动情况；观察足趾的屈伸活动、感觉情况。

②协助患者患肢下垫气垫，以抬高患肢高于心脏 20～30cm，同时辅以棉垫，保证患者的舒适性。严禁肢体外旋，以免压迫腓骨小头发生腓总神经损伤。

③患肢肿胀较重时，给予患肢持续冰敷，并注意避免外敷料、支具的过度卡压。

2.支具的护理

（1）原因：支具佩戴得当能起到保护患肢、有效复位和外固定的作用；如佩戴不当会引起局部皮肤的压迫，甚至坏死。

（2）具体措施：检查支具的边缘以及患者的足跟、内外踝处有无卡压现象。注意询问患者的感受，如有卡压，应及时协助解除，并通知支具室技术人员协助调整，直至舒适。

3.功能锻炼

（1）原因：功能锻炼可促进静脉血回流，减轻水肿，防止肌肉萎缩和关节僵直。

（2）具体措施：鼓励患者在床上进行适当的活动，向患者解释功能锻炼的目的、意义和方法，指导患者进行功能锻炼：上肢的主动运动；指导患者进行踝关节背伸和跖屈练习。

（3）功能锻炼须遵循循序渐进、由被动到主动、由易到难、身体能够承受为限的原则。

五、术后护理要点

1.患肢的观察与护理

（1）原因：患肢的血运、肿胀情况，感觉、活动情况能够反映出患肢的血液供应及神经的功能状态。

（2）具体措施

①观察患肢的肿胀程度、血液循环情况，注意足趾末梢皮肤的颜色、温度、足背动脉搏动情况，及足趾的感觉、屈伸活动情况。

②根据患肢的肿胀程度，给予相应的护理措施。患肢肿胀较轻时，协助患者患肢下垫气垫，抬高患肢高于心脏 20～30cm，同时辅以棉垫，保证患者的舒适性。患肢肿胀较重时，遵医嘱给予患肢持续冰敷，并注意避免外敷料、支具的过度卡压。

③观察伤口渗血、渗液情况，发现渗血较多时，及时通知医生并协助处理。

④观察伤口引流情况，保持引流管的通畅，如伤口引流量大于 100ml/h，须通知医生。根据伤口引流的拔管指征，配合医生拔除引流管。

2.功能锻炼

（1）原因：功能锻炼可促进静脉血回流，减轻水肿，防止肌肉萎缩和关节僵硬。

（2）具体措施

①术后 6h 麻醉作用消失后，即指导患者进行踝关节的跖屈和背伸运动。

②术后每日指导患者进行股四头肌力量的练习，防止肌肉萎缩。

③术后第 2 天拔出引流管后，可以在髌骨固定带保护下下地行走，但行走时应扶双拐，患肢不负重。

④术后第 3 天，患肢疼痛已明显减轻，在骨折稳定的情况下开始进行 CPM 的练习。从屈膝 30°开始，每天增加 5°，一般屈膝不超过 90°，做"直腿抬高"锻炼，每组 10～30 次，每天 2 组，

但骨折不稳定或内固定物不稳定的患者暂不宜行屈膝锻炼与"直腿抬高"锻炼。

⑤行走时扶拐,患肢可部分负重。

(田怡)

第十四节　髌骨骨折的护理

一、解剖

髌骨为人体最大的籽骨,呈扁平三角形,位于膝关节之前,参与膝关节的构成。它的功能主要是:保护与稳定膝关节,传递股四头肌的力量,是股四头肌伸膝作用的主要支点。

二、临床表现

患膝肿胀、疼痛、伸膝受限,常有皮下瘀斑以及膝部皮肤擦伤。髌骨骨折正位、侧位 X 线片如图 9－33 和图 9－34 所示。

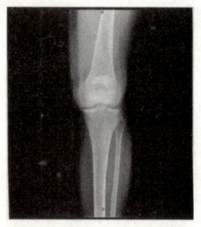

图 9－33　髌骨骨折正位 X 线片

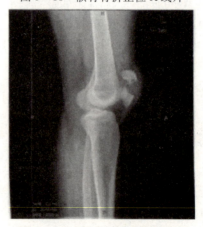

图 9－34　髌骨骨折侧位 X 线片

三、治疗

1.非手术治疗　对于无移位或移位在 0.5cm 以内的髌骨骨折可采用保守治疗。早期冷敷,加压包扎,减少局部出血。保持膝关节伸直位,用石膏托或支具固定。

2.手术治疗　对于移位大于 0.5cm 的髌骨骨折,建议行手术治疗。髌骨骨折的内固定方法有多种,可分为两类:一类行内固定后仍需一定时间的外固定;另一类内固定比较坚强,不需外固定。

四、肿胀的护理

1.原因　髌骨骨折常伴有髌前软组织损伤,肢体肿胀严重,影响手术的进行。

2.具体措施

(1)伤后 24~48h 内给予局部冰敷,同时注意患肢皮肤保护。

(2)适当抬高患肢。

五、术后护理要点

1.根据骨折及治疗情况将患肢抬高、平放或膝下垫软枕。

2.保持患肢中立位,严禁外旋。

3.术后功能锻炼

(1)原因:功能锻炼能够促进静脉回流,消退肿胀、预防深静脉血栓形成。

(2)具体措施

①踝泵练习:患者活动足踝,应用力、缓慢、尽可能大范围地活动足踝。

②伤后早期疼痛稍减轻后,即应开始练习股四头肌等长收缩,每小时不少于 100 次,以防止股四头肌粘连、萎缩、伸膝无力,为下地行走打好基础。如无禁忌,应随时左右推动髌骨,防止髌骨与关节面粘连。

③膝部软组织修复愈合后开始练习抬腿,下地进行步行训练。张力带钢丝内固定术者,由于采用了坚强的内固定方法,一般 5~7 天可以扶双拐下地步行。采用钢丝或丝线环扎固定者,如髌骨是粉碎性骨折者,固定作用没有前一种牢固,须推迟下地步行的时间。

(田怡)

第十五节　胫腓骨骨折的护理

胫腓骨骨折是长管状骨中最常发生的骨折,且以开放性多和并发症多而为大家所重视。约占全身骨折发生率的 13.7%。

一、解剖

在横切面上,小腿由胫骨、腓骨,胫腓骨骨间膜,小腿深筋膜组成。小腿前外侧肌间隔分为四个筋膜间室,即胫前筋膜间室、外侧筋膜间室、胫后浅筋膜间室和胫后深筋膜间室。其中胫前筋膜间室最为重要,室内有胫骨前肌、踇长伸肌、趾长伸肌、第三腓骨肌、胫前动静脉及腓神经等。该间室为一四面分别为肌肉和筋膜所包围的近乎密闭的锥形腔室。前为小腿深筋膜,后为骨间膜及腓骨前面,内为胫骨嵴及其外侧面,外为小腿前肌间隔,顶为胫腓关节,下为小腿横韧带。当小腿外伤时,形成的血肿、肌肉挫裂伤后肿胀,使间室内压力增高,但其周围组织不能相应扩大。当压力达到一定程度时,可造成血液循环和神经功能障碍,严重者甚至发生缺血性坏死。

二、临床表现

患肢疼痛、肿胀、畸形和功能障碍为主要症状。胫腓骨骨折正位、侧位 X 线片如图 9—35 和图 9—36 所示。

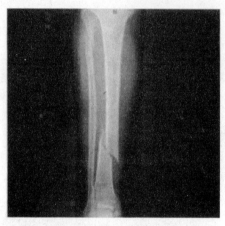

图 9—35　胫腓骨骨折正位 X 线片

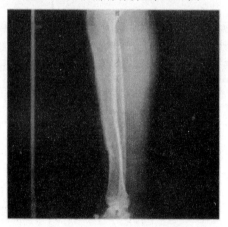

图 9—36　胫腓骨骨折侧位 X 线片

三、治疗

胫腓骨骨折治疗的目的是恢复小腿的承重功能。治疗方法应根据骨折类型和软组织损伤程度选择外固定或开放复位内固定。

四、术前护理要点

1. 患肢的观察与护理

(1)原因:患肢的血运、肿胀情况、感觉、活动情况能够反映出患肢的血液供应及神经的功能状态。观察患肢有利于早期发现血管、神经损伤情况。

（2）具体措施

①观察患者患肢的肿胀程度、血液循环情况，注意观察足趾末梢皮肤的颜色、温度、足背动脉搏动情况，足趾的屈伸活动、感觉情况。

②协助患者患肢下垫气垫，以抬高患肢高于心脏20～30cm，同时辅以棉垫，保证患者的舒适性。

③患肢肿胀较重时，给予患肢持续冰敷，并注意避免外敷料、支具的过度卡压。

2. 支具的护理和骨筋膜室综合征的预防

（1）原因：支具在协助患肢复位的同时，有可能压迫骨隆突处（如内、外踝、足跟等）的风险，同时由于小腿解剖的特殊性（胫腓骨和四个骨筋膜室），增加了发生骨筋膜室综合征的风险。

（2）具体措施：检查支具的边缘以及患者的足跟、内外踝处有无卡压现象。注意询问患者的感受，如有卡压，应及时协助解除，并通知支具室技术人员协助调整，直至舒适。如肢体出现进行性肿胀、疼痛加剧、麻木、皮肤发紫、足趾牵拉痛时，应立即通知医生，协助医生去除一切固定，解除压迫。

3. 功能锻炼

（1）原因：有效的功能锻炼能够促进患肢肿胀消退、减少肌肉萎缩的程度、防止关节粘连僵硬，并促使骨折愈合过程的正常发展。

（2）具体措施

①鼓励患者在床上进行适当的活动，向患者解释功能锻炼的目的、意义和方法，指导患者进行功能锻炼：上肢的主动运动；踝关节的背伸和跖屈练习。

②功能锻炼须遵循循序渐进、由被动到主动、由易到难，身体能够承受为限。

五、术后护理要点

1. 患肢的观察与护理

（1）原因：患肢的血运、肿胀情况、感觉、活动情况能够反映出患肢的血液供应及神经的功能状态。

（2）具体措施

①查看患者患肢的肿胀程度、血液循环情况，注意观察足趾末梢皮肤的颜色、温度、足背动脉搏动情况，足趾的感觉、屈伸活动情况。

②根据患者患肢的肿胀程度，患肢肿胀较轻时，协助患者患肢下垫气垫，以抬高患肢高于心脏20～30cm，同时辅以棉垫，保证患者的舒适性。患肢肿胀较重时，遵医嘱给予患肢持续冰敷，并注意避免外敷料、支具的过度卡压。

③观察伤口渗血、渗液情况，发现渗血较多时，及时通知医生。

④观察伤口引流情况，保持引流的通畅如伤口引流量每小时＞100ml时及时通知医生。根据伤口引流的拔管指征，配合医生拔除引流管。

2. 功能锻炼

（1）原因：有效的功能锻炼能够促进肿胀的消退、减少肌肉萎缩的程度、防止关节粘连僵硬，并促使骨折愈合过程的正常发展。

（2）具体措施

①术后 6h 麻醉作用消失后，即指导患者进行踝关节的姷屈和背伸运动。

②术后每日指导患者进行股四头肌力量的练习，防止肌肉萎缩。

③指导患者进行膝关节、髋关节的被动伸屈活动，动作应轻、稳，幅度由小到大，循序渐进。

④告知患者不可忽略健侧肢体的功能锻炼。

（田怡）

第十六节　踝关节骨折的护理

踝关节是人体负重最大的关节，站立行走时全身重量均落在该关节上。日常生活中的行走和跳跃等动作，主要依靠踝关节的背伸、跖屈运动。踝关节骨折是一种常见创伤，发病率居各个关节内骨折的首位。其致伤原因一部分源于直接暴力，而更常见的原因则来自于扭转等间接暴力。

一、解剖

踝关节是一个复合关节，由胫、腓骨下端的关节面与距骨滑车构成，并有韧带和关节囊的连接和支持。人体在站立、行走、下蹲等动作中，踝关节的稳定性与灵活性十分重要。踝关节的稳定性主要由以下三个结构维持：①内侧结构（包括内踝、距骨内侧面和三角韧带）。②外侧结构（包括腓骨远端、距骨外侧面和外侧韧带复合体）。③下胫腓联合（包括下胫腓联合韧带和骨间膜）。

二、临床表现

局部肿胀、压痛和功能障碍是踝关节骨折的主要临床表现。患者踝部肿胀明显、皮下淤血，可有内翻或外翻畸形，局部有压痛，严重者可出现开放性骨折脱位。

三、治疗

（一）处理原则

踝关节骨折脱位治疗的目标是将骨折脱位解剖复位，并维持至骨折愈合，最终使踝关节恢复良好的功能。治疗手段分为保守治疗和手术治疗。对于闭合的踝关节骨折脱位，手术的时机有两个：一是在伤后发生明显的肿胀之前急诊手术；二是在肿胀的高峰期后，一般为 1 周后。如果决定延期手术，应对骨折脱位进行初步的闭合复位，石膏或支具固定，并注意抬高患肢以利于消肿。

踝关节骨折术后正位、侧位 X 线片如图 9—37 和图 9—38 所示。

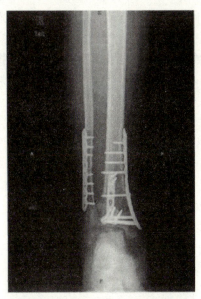

图 9－37　踝关节骨折术后正位 X 线片

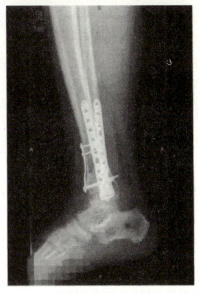

图 9－38　踝关节骨折术后侧位 X 线片

（二）并发症

1. 骨折不愈合

（1）原因：最常见者为内踝骨折，其原因有复位不良、断端分离以及骨折断端间软组织嵌入。

（2）处理：一般至少伤后半年以上在 X 线片仍可见到清晰的骨折线、骨折断端硬化、吸收等征象，方可诊断不愈合。明确诊断为骨折不愈合则应行切开复位内固定及植骨术。

2. 骨折畸形愈合

（1）原因：踝关节骨折畸形愈合多由复位不良引起。

（2）处理：可通过腓骨截骨延长术和胫骨远端截骨术进行纠正。

3. 踝关节创伤性关节炎

（1）原因：踝关节创伤性关节炎的发生与原始损伤的严重程度、距骨复位不良以及骨折对位不良等因素有关,踝关节软骨与距骨关节软骨的损伤也可继发创伤性关节炎。

(2)处理:对于年轻人应考虑实施踝关节融合术,如果骨关节病波及踝及距下关节者,建议行胫跟融合术。迄今为止,踝关节人工关节置换术未被广泛推广使用。

四、术前护理要点

1.肿胀护理

(1)原因:骨折及损伤可引起组织液回流障碍,导致患肢肿胀。

(2)具体措施

①密切观察患者的肢体情况,认真听取患者主诉,评估肢体肿胀程度、疼痛、肤色、温度情况等,警惕骨筋膜室综合征的发生。

②指导患者进行足趾和膝关节的主动功能锻炼,促进肿胀消退。

③给予患肢局部冰敷,可使用化学冰袋或 Aircast 冰敷,每次 30min,2 次/日。

④在患肢后踝下方垫棉垫,抬高足部,从而减轻足跟部受压。

⑤遵医嘱使用消肿药物,并观察用药反应。常用药物为 β—七叶皂苷钠、甘露醇。

2.皮肤护理

(1)原因:骨折后软组织严重损伤,血液回流障碍,造成局部肿胀,加上液化坏死组织产生的液体在表皮、真皮之间薄弱处聚集,容易产生张力性水疱。

(2)具体措施:张力性水疱的护理:水疱发生初期,可给予松解外固定,解除束缚,抬高患肢,加强足的背伸及股四头肌的舒缩活动,肿胀减轻后水疱可自行吸收;水疱直径>2cm 时,应抬高患肢,严格无菌技术操作下,用无菌注射器在每个水疱最底部抽出液体,然后用无菌棉棒轻轻按压,让疱壁贴于皮肤,避免疱壁大面积的破坏,遵医嘱使用外用药物治疗,防止感染。皮肤严重坏死者应按时清创换药,外用抗生素湿敷患处可促进愈合。

3.术前功能锻炼

(1)原因:踝关节为负重和行走所需的重要关节,术前的功能锻炼能够有效促进患肢消肿、防止关节内粘连形成。

(2)具体措施

①下肢肌肉等长收缩练习,每天 3～4 次,每次 10～15min。

②足趾及膝关节主动屈伸练习,每日 2 次,每次 10～15min。

五、术后功能锻炼

1.原因　踝关节为负重和行走所需的重要关节,术前的功能锻炼能够有效促进患肢消肿、防止关节内粘连形成。下肢肌肉力量的训练能够为下地行走做好准备。

2.具体措施　进行踝泵运动和下肢肌肉力量训练,并进行足趾、膝关节的主动屈伸锻炼。

(1)术后 1～3 周:术后置踝关节于跖屈<10°,接近垂直位。术后 3～7 天进行足趾的主动屈伸活动,既能促进消肿,又能为以后的锻炼做准备。一般在术后 7 天,创伤炎症开始消退,局部疼痛缓解。这时可在足趾主动活动的基础上,做踝关节被动屈伸活动。同时鼓励患者做髋及膝关节的功能活动。

(2)术后 4～6 周:此期骨折已基本稳定,骨折处已有纤维组织粘连原始骨痂形成。踝关节从以被动活动为主,逐渐过渡到以主动活动为主、被动活动为辅。鼓励患者做踝关节主动屈伸活动,同时辅以外力来增加踝关节活动范围。每日 3 次,每次 10～15min。

(3)术后 6～12 周:此期骨折已处于临床愈合期,患者可在医生指导下扶双拐做患肢部分负重功能活动,并逐渐增加负重量。至术后 12 周,X 线显示骨折愈合,可遵医嘱离拐完全负重行走。

(4)正确使用拐杖:告知患者使用拐杖的方法、注意事项及拐杖的保养方法。

协助患者选择合适的拐杖并调节高度;指导患者正确的挂拐行走步态,注意在练习时保护患者安全;及早发现患者错误的站立和行走姿势,及时予以纠正。

下地前先进行上肢肌力锻炼,并逐渐依靠上肢肌肉力量在床上靠起直至能端坐。逐渐能直立站稳而无头晕、目眩、血压下降等因体位改变而出现的症状为止,才可逐步练习。当下肢肌肉收缩有力,踝关节背伸时,患者抬高足不发颤时,即可让患者开始离床扶双拐练习行走。

(田怡)

第十七节　跟骨骨折的护理

跟骨骨折是一种很常见的骨折,约占全身骨折的 2%,占跗骨骨折的 60%,而跟骨关节内骨折约占跟骨骨折的 75%。跟骨骨折经常作为多发骨折的一部分,常常合并脊柱及下肢近端的骨折。

一、解剖

跟骨是最大的一块跗骨,作为足纵弓的后侧部分,固定而有弹性地支撑体重,为小腿肌肉提供一个很强的杠杆支点。跟骨远端支撑距骨传来的身体负荷。除跟骨结节外,跟骨的外侧壁骨皮质很薄,它的外表很像一个不规则的长方体,共有 6 个面和 4 个关节面。

二、临床表现

跟骨骨折后,足跟可极度肿胀,踝后沟变浅,后足部肿胀压痛。

三、治疗

1. 关节外骨折　多数可以给予保守治疗,包括棉垫包扎、石膏固定、患肢制动及抬高。对于明显移位的跟骨结节骨折,应予手术切开复位螺丝钉内固定术。

2. 关节内骨折　治疗较为复杂,预后亦不稳定。对于明显移位的关节内骨折,应予撬拔复位或切开复位内固定。陈旧跟骨骨折多伴有疼痛,对其治疗应查明原因,根据具体情况对症处理或手术治疗,严重的距下关节炎可以给予关节融合术。

跟骨骨折术后侧位、轴位 X 线片如图 9—39 和图 9—40 所示。

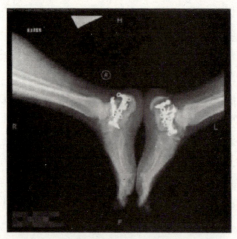

图 9—39 跟骨骨折术后侧位 X 线片

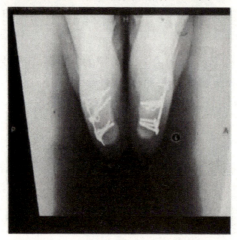

图 9—40 跟骨骨折术后轴位 X 线片

四、术前护理要点

1. 患肢的观察与护理

（1）原因：患肢的血运、肿胀情况、感觉、活动情况能够反映出患肢的血液供应情况、神经的功能状态。

（2）具体措施

①观察患者患肢的肿胀程度、血液循环情况，注意观察足趾末梢皮肤的颜色、温度、足背动脉搏动情况，足趾的屈伸活动、感觉情况。

②协助患者患肢下垫气垫，以抬高患肢高于心脏 20～30cm，同时辅以棉垫，保证患者的舒适性。

2. 功能锻炼

（1）原因：功能锻炼能够促进患肢消肿，并促进骨折愈合。

（2）具体措施

①鼓励患者在床上进行适当的活动，向患者解释功能锻炼的目的、意义和方法，指导患者进行功能锻炼：上肢的主动运动；踝关节背伸和跖屈练习。

②功能锻炼须遵循循序渐进、由被动到主动、由易到难,身体能够承受为限。

五、术后护理要点

1.患肢、伤口的观察与护理

(1)原因:患肢的血运、肿胀情况、感觉、活动情况能够反映出患肢的血液供应情况、神经的功能状态。跟骨手术切口附近无肌肉保护,周围仅有皮肤及较薄的皮下组织和腱性结构,伸展性较差,外伤后肿胀影响皮肤血运,切开复位后常有一定张力,切口愈合难度大,感染机会较大。

(2)具体措施

①观察患者患肢的肿胀程度、血液循环情况,注意观察足趾末梢皮肤的颜色、温度、足背动脉搏动情况,足趾的屈伸活动、感觉情况。

②协助患者患肢下垫气垫,以抬高患肢高于心脏 20～30cm,同时辅以棉垫,保证患者的舒适性。

③注意观察伤口有无红、肿、热、痛等感染的征象,积极配合医生进行伤口换药,有效预防感染的发生。

2.引流管的观察与护理

(1)原因:保证引流的通畅。

(2)具体措施:随时注意观察引流管是否打折、受压,以免影响引流。妥善固定,避免移位、脱出。引流瓶位置不能高于患者插管口的平面。挪动患者时,应先夹住引流管,以防逆流感染。做好引流液颜色、性状及量的记录,并及时报告主管医生。

3.功能锻炼

(1)原因:功能锻炼能促进静脉回流,消除患肢肿胀并促进骨折愈合。

(2)具体措施:复位固定后,即可做膝关节及足趾屈曲活动。术后第 1 天坐于床边,术后第 2 天开始扶拐患肢免负重行走。待复查时根据骨折愈合情况开始患肢部分负重活动,练习行走,逐步过渡到完全负重行走。功能锻炼要循序渐进。通过积极正确的功能锻炼可以促进血液循环,防止关节僵硬、肌肉萎缩、骨质疏松,可以促进骨折愈合。

(田怡)

第十八节　寰枢椎疾病的护理

一、概述

寰椎(第 1 颈椎)、枢椎(第 2 颈椎)位于脊柱的最上端。一方面其部位深在,解剖结构及毗邻关系复杂,周围由诸多重要神经和血管组成,故该部位损伤,手术治疗难度高、风险大,疗效也往往欠佳;另一方面,手术又是大多数寰枢椎疾病的主要治疗手段,这无疑向脊柱外科提出了挑战。近年来,随着科学技术的进步,国内外频繁的技术交流,使这一领域取得了较大的发展。

二、病因

可分为先天性、外伤性和病理性三大类。先天性常见的病因为齿突畸形,包括齿突缺如、齿突发育不全和齿突分离;外伤性常见的病因齿突骨折、横韧带损伤;病理因素常见于感染性炎症、类风湿关节炎;另外,结核、肿瘤等直接破坏骨性和韧带结构也可引起寰枢椎脱位与不稳。

三、分类

1. 按病因分类　可分为外伤性、先天畸形性和病理性脱位。
2. 按脱位方向分类　可分为前脱位、后脱位和旋转脱位。
3. 按时间分类　可分为新鲜脱位和陈旧性脱位。
4. 按能否复位分类　可分为易复性、难复性和不可复性。

四、临床表现

1. 先天畸形性　多表现为无明显诱因缓慢发病,缓慢加重,症状多为四肢麻木、无力,步态不稳,头痛头晕,少数患者饮水呛咳,吞咽困难。
2. 外伤性　有明确的外伤史。部分患者伤后即出现寰枢椎脱位,另一部分则逐渐出现脱位,表现有以下方面。
(1)颈部活动受限。
(2)颈髓受压表现:根据脊髓损伤的轻重可出现不同的四肢感觉、运动障碍。
3. 自发性　大多发生于儿童,表现为持续颈部疼痛、活动受限,缓慢加重,常为单侧旋转性脱位。

五、治疗原则

解除脊髓压迫,恢复解剖序列,稳定脊柱节段,防止继发损伤。
治疗方法的选择取决于寰枢椎脱位与不稳的类型、原因及并发神经损伤的情况。
1. 非手术治疗　头颅牵引、外固定治疗和功能锻炼。
适应证:
(1)自发性寰枢椎脱位。
(2)可疑横韧带断裂及横韧带附着点撕脱损伤。
(3)类风湿关节炎引起的寰枢椎脱位与不稳,病程为慢性进行性病变,累及范围广,可先行非手术治疗。
2. 手术治疗
(1)前路齿突内固定。
(2)寰枢关节内固定术。
(3)经口咽松解后路寰枢关节内固定植骨融合术。
(4)后路枕颈融合术。
适应证:
(1)不可复性寰枢椎脱位。

（2）Ⅱ型和不稳定的Ⅲ型齿突骨折。

（3）需手术治疗的可复性寰枢椎脱位与不稳。

（4）齿突骨折及先天畸形所致的寰枢椎脱位，寰枢椎结核引起的脱位与不稳。

（5）非手术治疗效果欠佳的寰枢关节不稳。

六、护理及康复

1. 护理评估

（1）详细询问患者的生活方式、饮食习惯、营养状况及对疾病的认知程度。

（2）评估四肢活动情况，呼吸及咳嗽情况。

（3）心理社会状况。

（4）语言及沟通能力。

（5）对疼痛的耐受情况。

2. 术前护理

（1）心理护理：寰枢椎疾病无论在治疗上还是护理上都很复杂，风险极大，极易危及生命。患者术前心情都很紧张、焦虑，对手术期望值非常高，但又由于对手术不了解而产生惧怕感，越接近手术日，心理负担越重。根据该疾病及患者的心理特点，应采取以下措施：①建立良好的护患关系，积极主动地从生活上关心患者，取得其信任，讲解相关疾病知识，减轻心理负担。②医护人员对患者的病历进行了周密细致地讨论，并将其信息告知患者及家属，增加安全感。③利用家庭社会支持系统的帮助，积极抵御患者的不良情绪，减轻患者的心理压力，以平静、乐观、积极、健康的心态配合手术和治疗，树立战胜疾病的信心。

（2）呼吸功能训练：经口咽入路可以直接到达颅脊交界腹侧中线部位，能够对延髓及上颈髓的腹侧病变进行充分减压，经口咽常规入路可以显露枕骨大孔下缘至 C_2 下缘的范围，最大可以暴露至 C_3。由于寰枢关节脱位压迫脊髓易引起术前呼吸功能不全。术前应指导患者进行呼吸功能训练。

呼吸功能训练方法：①吹气球练习。鼓励患者一次性将气球吹得尽可能的大，放松 5～10s，然后重复上述动作。每次 10～15min，每日 3 次。②缩唇腹式呼吸练习。让患者屈膝仰卧或坐在床边，双手放在腹两侧，用鼻深吸气后，收缩腹肌，而后微微张嘴，将气体缓缓呼出。每次 30 下，每日 3 次。③有效咳嗽练习。有效咳嗽能防止异物进入下呼吸道和清除呼吸道的异物和过多的分泌物。当咳嗽减弱，可能出现肺不张、肺炎、换气功能障碍、支气管扩张。有效咳嗽方法：先深吸气，然后连续小声咳嗽，将痰液咳至支气管口，最后用力咳嗽，将痰排出。

（3）口腔准备：经口咽入路手术术野小而深，且与口咽相通的鼻窦无法彻底消毒，因此术野难免不被污染。术前口咽鼻部的清洁消毒处理尤为重要，是预防手术感染的重要环节。若术中损伤硬脊膜，会出现脑脊液漏而不易修补；而一旦蛛网膜下腔与口腔相通，则很容易继发感染，危及生命，因此术前口腔准备非常重要。①注意观察患者有无牙石、龋齿、牙龈脓肿等引起口腔继发感染的危险因素，凡有口腔及咽喉部感染灶者列为手术禁忌，应积极治疗，待治愈后方能手术。最迟于术前 3～5d 彻底解决上述问题，以保持口腔清洁，减少口腔内感染的机会。②术前给予 0.02%醋酸氯己定（洗必泰）漱口液漱口，每天 500ml，每日 3 餐后及睡前嘱患者口腔含漱，每次含漱时间不少于 2min。

3.术后护理

（1）一般护理

①生命体征的观察：由于寰枢椎位于颅脊交界处，若术后出血、水肿、容易损伤延髓，引起呼吸功能障碍，若术中硬脊膜破损，会出现脑脊液漏，导致颅内感染而危及生命。因此，术后72h内需密切观察患者的生命体征，特别是呼吸频率、节律及SaO_2。术毕还要及时了解术中失血情况，对失血较多者要注意血压、脉搏的变化，并根据病情调节输血、输液速度。术后体温应<38.5℃，3d后体温突然>38.5℃或更高时应及时通知医生做血常规及血培养等检查。

②伤口及引流管的护理：术后24h内要特别注意伤口局部的渗血、渗液情况，做好伤口及引流管护理。方法：避免伤口受压，保持清洁，以减轻疼痛和感染。各引流管固定的位置要正确、牢固、不可扭曲，慎防引流管脱落。密切观察引流液的颜色、性质、引流量，仰卧位时防止引流管打折，保证有效负压，24h引流量<50ml时拔除引流管。经口咽入路手术的切口位于咽后壁，若口腔有异味，及时通知医生检查伤口。术后第1天可在护士协助下带引流管下床活动。

③饮食护理：后路手术患者，术后6h即可进食，可根据患者的情况逐渐进食流食一半流食一普食。经口咽松解手术的患者术中插胃管，术后留置胃管，第6天拔除胃管。术后4～6h即可鼻饲饮食，自第1天开始注入匀浆膳，每次150～200ml，每日3次，同时适量注入果汁或温开水，根据患者情况逐渐增加。拔除胃管后，根据患者的情况进食流食一半流食一普食。营养液需放入冰箱内保存，用时加温。鼻饲时，误吸是较严重的并发症，严格掌握输注营养液的量、速度、温度，鼻饲前评估胃管是否在胃内，鼻饲时及鼻饲后60min内给予患者采取半坐位或床头摇高30°以上，可有效防止胃内容物反流。

（2）口腔护理：经口咽松解手术患者切口位于口腔，术后口腔护理非常重要，可以减少并发症的发生。方法：0.9％的生理盐水40ml＋庆大霉素16万单位口腔喷雾，每小时1次，6d停止。口腔护理每日2次至胃管拔除。

（3）牵引护理：寰枢关节邻近延髓，寰枢椎脱位与不稳后，容易移位而压迫呼吸中枢，具有很高危险性，因此应及时颅骨牵引制动，预防出现并发症而使病情进一步恶化。

①牵引前宣教：牵引前应向患者及家属说明牵引的必要性，介绍牵引的具体做法及相关注意事项，从而减缓甚至消除患者的顾虑，能够心态平和、态度积极地配合治疗。

②维持有效牵引：护理人员应注意观察牵引部位、重量正确与否，确保持续正确地牵引，不要随意改变牵引的重量；另外还要防止患者头部的左、右摆动而伤及脊髓。

（4）Halo－Vest架护理：Halo－Vest架固定较牢固，既能有效地控制颈椎的屈曲，又能防止其伸展和旋转。

①适应证：寰枕关节不稳定损伤；不稳定寰椎骨折；HangMan骨折（Ⅱ型）；枢椎椎体骨折有移位，牵引后可行Halo－Vest架固定；齿状突Ⅲ型骨折。

②护理：Halo－Vest架可限制患者胸阔扩展，引起胸闷、呼吸困难等症状。护理人员应定时巡视病房，严密观察患者的呼吸情况；掌握颅钉穿刺深度，保持Hab－Vest架的正常位置；协助患者翻身和起床时，不拉拽Halo－Vest架，以免颅钉松动、滑脱；背心边缘处垫衬垫，使患者感到舒适，防止发生压疮。

（5）脑脊液漏护理：脑脊液漏和颅内感染是威胁患者生命的最主要的潜在并发症。经口咽入路手术术野非常深在和狭小，修复硬膜的难度相当高。故术后应严密观察患者的神志变化,注意伤口引流情况及口腔内分泌物性质,如患者咳痰样动作频繁,口腔内水样液体流出较多,考虑有脑脊液漏的发生,可采取半卧位,及时行腰穿以持续引流脑脊液,给予抗感染治疗并密切观察体温及血象变化,一般1周后可愈合。

(6)呼吸道管理:妥善的呼吸道管理,对于颅脊交界区手术的成败有至关重要的作用,特别是气管切开的患者极易引起肺部并发症,故需加强呼吸道护理。

①掌握正确的吸痰方法:吸痰时注意观察患者的血压、呼吸、SaO_2 等,观察有无喘憋、呼吸困难、发绀等情况,如有异常立即停止操作,给予吸氧或接呼吸机辅助呼吸。

②体位引流:正确的体位引流,有利于使支气管内痰液流入气管咳出,从而减轻或避免肺部感染的发生,术后在病情允许的情况下最好采取半坐卧位。

③叩击背部协助咳痰:在协助患者更换体位的同时叩击背部。叩击方法:手心弓起成"勺"状,利用手腕运动叩击,叩击时顺序应遵循由下向上,由外向内的原则。

④充分湿化气道:气管切开患者的呼吸道丧失水分每日达 200ml 以上,大量咳痰易引起脱水,使痰液浓缩黏稠不易咳出,应补充水分,每日摄入水量在 1500ml 以上。若呼吸道阻力增加、痰液黏稠不易咳出,可增加雾化次数。在气管套管外接人工鼻,以防止呼吸道水分丢失。

⑤翻身:生命体征平稳后,每2小时协助患者翻身并叩背1次,叩背时需面对患者,随时观察面色、呼吸等情况。

⑥保持呼吸道通畅,鼓励患者进行有效咳嗽、咳痰、做深呼吸及扩胸运动,适时吸痰,严格执行无菌操作。

⑦有效的呼吸功能训练。指导患者进行呼吸功能训练,提高自主呼吸能力,锻炼呼吸肌功能。

4.康复指导　因患者术后卧床时间较长,应指导患者尽可能的活动,如深呼吸,上肢及下肢运动,以促进血液循环,减少并发症的发生。瘫痪患者应进行肢体各关节被动活动和肌肉按摩,以免关节僵直及肌肉萎缩。

(1)上肢功能锻炼:全身麻醉术后 6h 开始做握力及精细动作练习。目的增强手的力量及手指的灵活性。每组 15~20 次,每日 2~4 组。

(2)下肢功能锻炼:全身麻醉术后 6h 开始做踝泵练习。目的促进双下肢血液循环防止深静脉血栓形成。每小时 3~5min。

(3)术后第1天做肩关节的锻炼,防止术后合并肩周炎。每组 15~20 次,每日 2~4 组。

(4)术后第1天做股四头肌练习,增加股四头肌肉的力量。每组 15~20 次,每日 2~4 组。

(5)寰枢椎术后可正常工作及生活。

(6)复查:一般要求术后 4 个月、1 年门诊复查。

(田怡)

第十九节　颈椎疾病的护理

颈椎病是指颈椎间盘退变及其继发性改变累及周围组织结构(脊髓、神经根、交感神经、椎动脉等),并产生相应的临床表现。

一、解剖

颈段脊柱由 7 个颈椎、6 个椎间盘(第 1、2 颈椎间无椎间盘)和所属韧带构成,上连颅骨,下接第一胸椎。除第 1、2 颈椎外,其余 5 个颈椎的形态大致相同。这 5 个颈椎的椎体小,呈横椭圆形。从侧方观察,颈椎排列呈前凸弧形。虽然颈椎在椎骨中体积最小,但它的活动度和频率最大,而且解剖结构、生理功能复杂,所以容易引起劳损和外伤,导致颈椎病。

二、病因

颈椎是脊柱中体积最小、但灵活性最大、活动频率最高的节段。因此,自出生后,随着人体的发育、生长与成熟,由于不断地承受各种负荷、劳损、甚至外伤而逐渐出现退行性改变。尤其是颈椎间盘,不仅退变过程开始较早,且是诱发或促进颈椎其他部位组织退变的重要因素。如果伴有发育性颈椎椎管狭窄,则更易发生脊髓型颈椎病。现就其致病因素分述如下。

1. 颈椎退变

(1)颈椎间盘变性:由髓核、纤维环和椎体上下软骨板三者构成的椎间盘为一个完整的解剖单位,使上下两节椎体紧密连接,并保证颈椎生理功能。如其一旦出现变性,由于其形态的改变而失去正常功能,以至最终影响或破坏了颈椎骨性结构的内在平衡,并直接涉及椎骨外在的力学结构。

(2)韧带-椎间盘间隙的出现与血肿形成:由于椎间盘的变性,不仅造成变性与失水使硬化的髓核突向前纵韧带和(或)后纵韧带的下方,造成局部压力增高而有可能引起韧带连同骨膜与椎骨间的分离,而且椎间盘变性的本身尚可造成椎体间关节的松动和异常活动,从而进一步加剧了韧带-椎间盘间隙的形成。

(3)椎体边缘骨赘形成:随着韧带下间隙的血肿形成,纤维母细胞即开始增生活跃,并逐渐长入血肿内,渐而以肉芽组织取代血肿。随着血肿的机化、老化和钙盐沉积,最后形成突向椎管或突向椎体前缘的骨赘(或称骨刺)。此骨赘可因局部反复外伤,周围韧带持续牵拉和其他因素,通过出血、机化、骨化或钙化而不断增大,质地变硬。

骨赘的形成可见于任何椎节,但以遭受外力作用较大的颈$_{4\sim5}$和颈$_{5\sim6}$最为多见。

(4)颈椎其他部位的退变:颈椎的退变并不局限于椎间盘以及相邻近的椎体边缘和钩椎关节,还包括以下 4 个方面。①小关节:多在椎间盘变性后造成椎体间关节失稳和异常活动后出现变性。②黄韧带:其早期表现为韧带松弛,渐而增生、肥厚,并向椎管内突入。后期则可能出现钙化或骨化。③前纵韧带与后纵韧带:前纵韧带与后纵韧带退变主要表现为韧带本身的纤维增生与硬化,后期则形成钙化或骨化,并与病变椎节相一致。④项韧带:又称为颈棘上韧带,其退变情况与前纵韧带和后纵韧带相似,往往以局部的硬化与钙化而对颈椎起到制动作用。

2. 慢性劳损 慢性劳损是指超过正常生理活动范围最大限度或局部所能耐受时的各种超限活动。因其有别于明显的外伤或生活、工作中的意外,因此易被忽视。此种劳损主要包括以下方面。

(1)不良睡眠体位:人的一生有 1/4~1/3 的时间是在床上度过的。因此,不良的睡眠体位,必然造成椎旁肌肉、韧带及关节的平衡失调。所以,不少病例的早期症状是在起床后出现的。

（2）工作姿势不当：大量统计材料表明，某些工作量不大、强度不高、但处于坐位，尤其是低头工作者的颈椎病发病率特别高，包括家务劳动者、刺绣女工、办公室人员、打字抄写者、电脑工作者、仪表流水线上的装配工等。

（3）不适当的体育锻炼：体育锻炼有助于健康，但超过颈部耐量的活动或运动，均可加重颈椎的负荷，尤其在缺乏正确指导的情况下，如一旦失手造成外伤则后果更为严重。

3. 颈部外伤　各种全身性外伤对颈椎局部均有影响，但与颈椎病的发生与发展更有直接关系的是头颈部外伤。外伤的种类主要有以下方面。

（1）交通意外。

（2）运动性损伤：大多数是由于高速或过大负荷对颈椎所造成的损伤。

（3）生活与工作中的意外：在公共场所或居住条件拥挤情况下，头颈部容易被碰撞或过度前屈、后伸及侧屈所损伤。

（4）其他意外损伤：包括医源性或某些特定情况下的意外伤害。前者主要是指不恰当的推拿、牵引及其他手法操作，后者为各种自然灾害所造成的各种意外伤害。

4. 咽喉与颈部炎症　大量临床病例表明，当咽喉及颈部有急性或慢性感染时，极易诱发颈椎病的症状出现，甚至使病情加重。在儿童中绝大多数自发性颈椎脱位与咽喉部、颈部的炎症有关。

5. 发育性颈椎管狭窄　近年来已明确颈椎管的内径大小与脊髓型颈椎病的发病有直接关系，尤其是矢状径，不仅对颈椎病的发生与发展有意义，而且与颈椎病的诊断、治疗和预后判定等均有十分密切的关系。

6. 颈椎先天性畸形　在对正常人进行健康检查或研究性摄片时，常可发现各种异常表现，其中骨骼明显畸形约占 5%。但在颈椎病患者中，局部的畸形数为正常人的 1 倍以上。现就临床上较为多见、且与发病有关的畸形阐述如下：

（1）先天性椎体融合，多为双节单发，三节者罕见，双节双发者亦少见。

（2）C_1 发育不全或伴颅底凹陷症，此种情况较为少见，但在临床上易引起上颈椎不稳或影响椎动脉血供而出现较为严重的后果。

（3）棘突畸形，此种畸形虽不少见，但如对 X 线片不注意观察，则不易发现。

（4）颈肋与第 7 颈椎横突肥大，此两者与颈椎病的发生与发展并无直接关系，但在诊断上必须注意鉴别。

7. 其他因素　颈椎周围韧带钙化或骨化：多在后天出现，它与先天因素有无关系尚无结论。属于异位骨化，临床上多见。

三、临床表现

颈椎病的临床表现多种多样，由于颈椎间盘变性突出、椎体后缘骨质增生或钩椎关节增生、关节突关节增生或黄韧带肥厚等，导致颈椎椎管、椎间孔或横突孔变形狭窄和颈椎不稳定，使脊髓、神经根、椎动脉以及交感神经受到刺激或压迫而表现一系列相关的临床症状。临床常见以下类型。

1. 神经根型颈椎病　此型发病率最高，占 60%～70%。神经根受到刺激或压迫后可以出现神经根型颈椎病，其典型的临床症状主要表现为：颈枕部或颈肩部疼痛或麻木，呈持续性或阵发性并向上肢及手指放射传导，可以伴有针刺样或过电样串麻感，当颈部活动或咳嗽、打喷嚏或用力稍大时疼痛及串麻感可加重;同时也可以有上肢肌肉萎缩、发沉、酸痛无力、动作不灵活等现象,在夜间颈肩部及上肢可能痛得更厉害,甚至翻来覆去睡不着。

2. 脊髓型颈椎病　由于颈脊髓受到刺激、压迫,使脊髓血液供应不足,从而导致脊髓的功能障碍,可以出现脊髓型颈椎病。发病率为 12%～30%。其典型的临床症状表现为:进行性的四肢麻木、无力、僵硬、活动不灵活、行走踩棉花感、甚至四肢瘫痪,胸部或腹部的束带感觉,大小便困难或失禁等。

3. 交感型颈椎病　由于颈部交感神经受到刺激或压迫,可以出现交感型颈椎病。其典型的临床症状表现为:头痛或者偏头痛、头晕,可伴有恶心、呕吐、视物不清、视力下降、瞳孔扩大或者缩小、眼睛后部胀痛、心动过速、心律失常、心前区疼痛、血压升高、头颈部和四肢出汗异常以及耳鸣、听力下降、发音障碍等,也可为眼花、流泪、鼻塞、心动过缓、血压下降、胃肠胀气等复杂的表现。

4. 椎动脉型颈椎病　由于颈部椎动脉受到刺激或压迫,可以出现椎动脉型颈椎病,其典型的临床症状表现为:发作性眩晕、突发性弱视或者失明、复视等,但在短期内可以恢复,可以出现猝倒等表现。而这些症状大多在头部突然旋转时或者屈伸时发生。

5. 食管压迫型颈椎病　早期主要为吞咽硬质食物时有困难感及进食后胸骨后的异常感(烧灼、刺痛等),渐而影响软食与流质饮食。后者十分少见。

四、相关检查

1. 体格检查　四肢病理反射(髌阵挛、踝阵挛、巴宾斯基征、查多克征、霍夫曼征),上述阳性反射,是脊髓受到病变侵害的表现,应引起高度重视。

2. 影像学检查

(1)X 线片:可以见到各种相应的颈椎退变的表现。

(2)CT:适用于检查各种原因引起的椎管狭窄、椎管内占位性病变;适用于检查脊柱外伤后有无脊柱的骨折、骨折的程度,有无椎管完整性的破坏;适用于检查脊柱的韧带钙化、骨化、脊柱的增生、退变等表现。

(3)MRI:显示椎间盘病变的类型;有无椎间盘突出以及突出的程度;能显示有无骨刺、颈椎后纵韧带骨化、黄韧带钙化以及这些变化是否对脊髓及神经根造成压迫、压迫的程度;可以显示脊髓的形态,脊髓有无受压变形、脊髓内部结构有无变化;还可以显示颈椎手术后脊髓、神经根减压的情况,手术后是否有瘢痕、血肿等新的压迫因素存在的情况。

五、治疗原则

1. 非手术治疗　是对颈椎病行之有效的治疗手段,它不仅可使颈椎病患者病情减轻或明显好转,亦可治愈,尤其是本病早期阶段。

(1)休息和制动:是各种治疗措施的基础。颈椎病治疗期间减少伏案工作,卧床休息,佩戴颈围领制动。

(2)物理疗法:电疗、光疗、超声等。

(3)颈椎牵引:适用于大多数颈椎病患者,对早期病例更为有效。牵引重量逐渐增加,卧位 2～5kg,坐位 6～7.5kg。

(4)推拿按摩疗法:是较为有效的治疗措施。但应严格掌握适应证,结合影像学,并对病情作全面的分析与判断。

(5)药物治疗:镇痛药、肌松药、神经营养药等。

2.手术治疗

(1)适应证

①颈椎病发展至出现明显的脊髓、神经根、椎动脉损害,经非手术治疗无效。

②原有颈椎病的患者,在外伤或其他原因的作用下症状突然加重者。

③伴有急性颈椎间盘突出症经非手术治疗无效者。

(2)禁忌证

①肝脏、心脏等重要脏器患有严重疾病,不能耐受者。

②颈椎病已发展至晚期,或已瘫痪卧床数年,四肢关节僵硬,肌肉有明显萎缩者,手术对改善生活质量已没有帮助者。

③颈部皮肤有感染、破溃等疾患者。

(3)常见手术术式

①颈前路人工间盘置换术。

②颈前路间盘切除＋植骨融合内固定术。

③颈前路椎体次全切＋植骨融合内固定术。

④颈后路 $C_3 \sim C_7$ 单开门椎管扩大成形术。

⑤颈椎前后路联合手术。

六、护理及康复

(一)护理评估

1.术前评估

(1)健康史:①一般资料,包括性别、年龄、职业、生活自理能力等。②既往史,包括有无颈肩部损伤史、既往的治疗方法及疗效、是否伴有高血压、糖尿病等。

(2)身体状况:①症状。评估疼痛的时间、部位、性质及程度,有无放射痛,是否伴有肢体感觉、肌力异常,有无大小便失禁及生命体征的改变等。②体征。颈肩部是否有局部压痛,肢体活动情况及病理征等。

(3)心理一社会状况:观察患者的情绪变化,了解其对疾病的认知程度及对手术的了解程度,有无紧张、恐惧心理。

2.术后评估

(1)手术情况:麻醉方式、手术名称、术中情况、引流管的数量及位置。

(2)术后情况:生命体征(尤其颈椎前路术后患者注意呼吸情况)、伤口及引流情况、排尿情况、四肢运动及感觉情况。

(二)护理措施

1.术前护理

(1)体位的训练:①气管推拉练习,适用于颈椎前路手术患者。方法:保持上身直立,颈部中立位,以右手拇指将气管连同喉结一起推向左侧并超过中线,持续 5~10s,然后放松。再用左手重复同样动作。每日训练 3~4 次,每次 20~30min。直到自己已经可以耐受气管的推拉而没有明显疼痛和憋气感。②俯卧位训练,适用于颈椎后路手术患者。方法:患者俯卧位收下颌,胸下垫枕头 20~30cm,头部顶硬物,以 3h 为宜。一般在术前 1~2d 即开始练习。

(2)选配合适围领。

(3)颈椎前后路手术区域皮肤的准备,参考备皮技术。

2.术后护理

(1)监测生命体征:颈椎前路患者术后特别注意呼吸情况。呼吸困难是前路手术最危急的并发症,多发生在术后 3d 内。常见原因:①伤口内血肿压迫气管。②喉头水肿压迫气管。③术中损伤脊髓等。一旦患者出现呼吸困难、口唇发绀等缺氧表现,应立即通知医生,同时做好气管切开及再次手术的准备。

(2)体位护理:①患者的搬运。患者返回病房后,由三到四人将患者平移至床上,搬运过程中用围领固定头颈部,由专人保护,搬运时使头、颈、躯干于同一水平。同时应防止各种引流管、输液管脱落、移位。②安置适当体位,平卧时垫薄枕,侧卧时头部垫枕与肩高一致。翻身时应保持头、颈、躯干于同一水平,做轴线翻身。③下床活动。除颈椎前后路联合手术患者,术后第 1 日可以在护士协助下,带引流管下床活动。可先坐起或将床头摇高坐起,若无头晕等不适,可下地活动。下肢无力者,需在医护人员的搀扶下逐渐活动。注意患者起卧时要采取侧起侧卧,防止暴力牵拉双臂,以免引起脊髓再次损伤。下床后活动量以不疲劳为度,循序渐进。

(3)饮食护理:全身麻醉术后患者完全清醒,无恶心、呕吐等麻醉反应,即可逐渐饮水,直至流食、半流食或普食。术后第 1 天开始进食高热量、高蛋白质、高维生素、粗纤维素食物。增强患者体质,增强组织修复能力,促进患者康复。有伴随疾病的患者,应按医嘱给予相应特殊饮食,保证营养的摄入。

(4)伤口引流的观察与护理:保持伤口负压引流管通畅。搬动患者或翻身时,要注意保护引流管、引流球,防止外部受压、扭曲、打折,经常检查引流管、引流球有无漏气,引流管有无脱出。同时要观察引流液的性质、颜色、量并准确记录,从而判断有无出血、感染及其他并发症。

(5)病情观察:术后要观察患者的四肢感觉、运动情况及神经损伤情况。迟发性三角肌麻痹即双上肢上举困难提示 C_5 神经根损害。颈椎前路术后需观察声音有无嘶哑、饮水有无呛咳。若术后即刻出现声音嘶哑提示术中有喉返神经损伤,饮水呛咳提示有喉上神经损伤;迟发出现声音嘶哑、饮水呛咳考虑组织水肿引起。

(6)并发症的护理:①压疮。对四肢活动障碍、老年、消瘦患者尤应注意预防压疮,包括改善全身情况、定时翻身等。②肺部感染。鼓励患者行深呼吸练习,必要时使用超声雾化治疗,使痰液及时咳出。③泌尿系统感染。对带有尿管的患者嘱患者多饮水,每日做尿道口擦洗,防止泌尿系感染。

3.康复指导

(1)肢体功能锻炼

①抓卧练习:握手掌大小的弹性球,用力握紧稍停顿后放松,重复练习。每小时 5min,没有条件也可用水瓶、手指卷等代替。

②上肢力量练习:手握重物或拉皮筋,从对侧肋骨下方的位置,由屈手指、屈腕、屈肘的姿势经面前向同侧斜向外 45°的方向运动,过程中手、腕、肘、肩逐渐展开至伸直,然后原路返回。每组 20 次,每日 2~3 组。握重物的力量以 20 次左右可感到疲劳为宜。

③踝泵练习:踝关节最大角度的反复屈伸运动,每小时至少练习 5min,麻醉消失后即可

进行。

④项背肌力量练习(等长抗阻练习)：术后 2 周开始做项背肌锻炼。取坐位或站立位，上身直立，头略后仰，双手交叉放在枕后，用力向后仰头，同时双手用力抵住枕部，使头不能后仰，即头和双手对抗。每次用力 10~15s，间隔 5s，每组 10~20 次，每日 2~3 组。持之以恒，坚持长期练习。

⑤直腿抬高练习：平躺在床上，膝关节尽量伸直，抬至足跟距床面 15~20cm 处，坚持至力竭后休息，间隔 5s，每组 10 次，每条腿各做一组，每日 2~3 组，麻醉消退后即可进行。

⑥立位平衡练习：保护下站立，在可控制身体平衡范围内左右交替移动重心，争取达到单腿完全负重站立。每次 5~10min，每日 2 次。当这个姿势练习自如后，可尝试闭眼平衡练习，姿势要求不变。

⑦行走：拔除负压引流后即可尝试下地行走，佩戴好围领。起立前先垂腿坐于床边，感觉无头晕现象即可下地活动，然后尝试行走，每次 10min，每日 3~5 次。

⑧静蹲：上身紧靠墙壁，双腿分立与肩同宽，足尖指向正前方，前膝关节屈曲 60°~70°，保持小角度半蹲姿势，重心作用于双足足跟，尽量坚持每次 2~3min，间隔 5s，每组 10 次，每日 1~2 组。术后 1 周后开始练习。

⑨颈椎活动度练习：颈椎前后路术后患者(人工间盘置换术患者应早期活动)去除颈托后用手将头向前缓慢屈至最大角度，稍作停顿，而后缓慢抬起，向后伸至最大角度，稍作停顿，然后缓慢回到中立位，每组 3~5 次，每日 1~2 组。然后用手将头向左缓慢屈至最大角度，稍作停顿，而后缓慢向右屈至最大角度，稍作停顿，然后缓慢回到中立位，每组 3~5 次，每日 1~2 组。

(2)出院后的活动指导

①锻炼和休息具体实施时间及实施方法根据自身实际情况，劳逸结合。无论采取何种卧姿，避免身体出现"拧麻花"的姿势。

②脊髓神经功能的恢复需要较长的时间，上肢和下肢串麻、串痛等神经症状可能需要数月至 1 年的时间才能恢复。与患者及家属进行沟通，做好长期进行康复锻炼的准备，做好术后心理护理。

③术前症状的影响及术后卧床会引起躯干周围肌肉力量下降，脊柱稳定性不足，在整个康复过程中躯干周围力量练习应着重对待。

④由于术前病变影响及术后较长时间制动修养，四肢肌肉也会有相当程度的萎缩，力量及稳定性从而下降，为保证患者术后尽早进行功能锻炼，应坚持四肢力量练习，防止由于下肢力量不足所致其他损伤出现。

⑤老年患者练习时应密切关注既往慢性病史，如果练习过程中出现头晕、乏力、恶心、血压升高、心悸、冷汗等症状，则即刻终止练习，待身体状况稳定后再重新开始练习。

⑥预防颈椎病的方法：颈椎病的预防应始于青少年，一旦发生颈椎损伤及时治疗。日常生活中应避免头部过度活动及突然发力的动作，如突然猛转头等。无论针对术后患者还是健康者，此动作都会对颈椎的稳定造成较大的影响。日常生活中应注意劳逸结合，纠正不良的姿势，尽量避免连续超过 30min 的低头或伏案工作，每低头或伏案工作 30min 应抬起头稍作休息。睡姿和用枕要合理，使颈椎保持正常的生理曲度。睡眠及外出时要防止颈部受冷风直接侵袭。勿用颈部扛抬重物，直接压力更容易发生颈椎骨质增生。

(田怡)

第二十节　胸椎疾病的护理

一、病因及分类

1.胸椎间盘突出症　此病的自然发病原因和机制尚不明确,主要致病学说有 3 种。

(1)退行性改变:胸椎间盘突出常发生在退变较大的胸腰段。

(2)创伤:创伤在胸椎间盘突出症中的作用仍存在争议,有报道 50％的胸椎间盘突出症与创伤密切相关,创伤因素有旋转、扭曲或搬重物时受到的损伤。

(3)休门病诱发:有学者认为休门病可以加重胸椎间盘的退变而发生胸椎间盘突出症。

2.胸椎管狭窄症

(1)慢性退行性的病变:临床统计研究表明,黄韧带骨化老年人多发,下胸段居多,同时常伴有其他的病理改变,如后纵韧带骨化、小关节肥大、椎体增生等;同时发现,部分脊柱退行性改变的病例中胸椎黄韧带骨化、后纵韧带骨化发生率较高。

(2)积累性劳损:由于下胸段活动度较大,黄韧带在附着点受到较大的反复应力而致积累性损伤,反复的损伤、修复最终导致黄韧带的骨化。

(3)代谢异常:目前研究最多的是氟与黄韧带骨化之间的关系。低磷血症也被认为与黄韧带骨化有关,但机制尚不明确。

(4)其他:炎症、家族性因素等也被认为是本病的发病机制之一。

二、临床表现

1.胸椎间盘突出症　临床表现多样,没有确定的症候群。

(1)最常见的症状为胸背痛,局部轴向痛、力量弱、感觉丧失。80％发病年龄在 40～70 岁,疼痛特点为可持续性、间歇性、钝性或放射性。

(2)常见的发病顺序为胸背痛→感觉障碍→无力→最后出现大小便功能障碍。如开始病变表现为单侧症状,则病程发展缓慢,有稳定期,有时还有间歇性缓解;相反,如果开始病变表现为双侧症状,则病程发展较快。感觉障碍,麻木,也可表现为感觉异常或迟钝。

(3)部分患者出现胸腰痛,其范围可在中央、单侧或双侧,决定于突出的部位,还有一些患者正常情况下无胸背痛表现,咳嗽或打喷嚏会加重其疼痛。

2.胸椎管狭窄症　表现为脊髓受压的一系列上运动神经元受损的临床表现,隐匿起病,逐渐加重,早期仅感觉行走一段距离后,下肢无力、发僵、发沉、不灵活等症状,一般没有明显的下肢疼痛、麻木症状,休息片刻后又可继续行走。随病情进展,出现踩棉花感、下肢活动僵硬、行走困难,躯干及下肢麻木与束带感,大小便困难,尿潴留或失禁,性功能障碍等症状,严重的可出现瘫痪。有一部分患者压迫位于胸腰段,表现为下运动神经元受损的临床表现,如广泛的下肢肌肉萎缩、下肢无力、感觉丧失等。

三、相关检查

1.脊柱 X 线平片

(1)X 线平片可显示椎间盘钙化,对椎间盘突出症的诊断多无帮助。

（2）能发现不到 50％的胸椎黄韧带骨化（OLF）或后纵韧带骨化（OPLL）病变，若发现有强直性脊柱炎、氟骨症，则有胸椎黄韧带骨化的可能；若发现有下颈椎连续性后纵韧带骨化，则有胸椎黄韧带骨化或胸椎后纵韧带骨化的可能。

（3）X 线片提示有骨质疏松、相邻椎体边缘骨质破坏、关节间隙变窄、椎旁脓肿等。

2.脊髓造影　脊髓造影可以帮助定位和诊断。MRI 的出现使胸椎间盘突出症的诊断和治疗发生了飞跃。脊髓造影现在已经被 MRI 代替。

3.CT 扫描

（1）CT、脊髓造影 CT 对诊断胸椎间盘突出症很有帮助。脊髓造影 CT（CTM）可准确地显示脊髓压迫的情况，但缺点在于需要多节段地进行横断扫描且为有创性检查。

（2）CT 检查可清晰显示骨性椎管及骨化韧带的结构，为手术治疗提供有效信息，多用于病变局部检查。

（3）CT 扫描具有良好的骨质分辨能力，是帮助定位的首选工具。

4.MRI 检查

（1）MRI 对软组织的分辨能力优于 CT 和脊髓造影 CT。MRI 的缺点是难于区分软、硬性间盘突出。还可能过高估计脊髓受压程度。

（2）可清楚显示整个胸椎病变及部位、压迫程度、脊髓损害情况，是确诊胸椎管狭窄症最为有效的辅助检查方法。

（3）MRI 检查能显示病椎的破坏程度以及与周围组织的关系。MRI 能确定神经受压迫的范围。

四、治疗原则

（一）非手术治疗

适用于无长束体征和严重神经损害的患者。

1.休息　视病情而选择绝对卧床休息、一般休息或限制活动量等。前者主要用于急性期患者，或者是病情突然加剧者。

2.胸部制动　因胸廓的作用，胸椎本身活动度甚微，但为安全起见，对于脊柱稳定性受到影响的病例可用胸背支架固定。

3.对症处理　包括口服镇痛药、非甾体类抗炎药物、活血化瘀类药物，外敷镇痛消炎药膏及理疗等治疗措施。

4.牵引、推拿复位　要特别慎重，不能在病情不明的情况下采用牵引和推拿复位等操作，否则有可能加重症状。

（二）手术治疗

1.胸椎间盘突出症手术指征　进行性的脊髓压迫；下肢无力或麻痹；根性痛经非手术治疗无效。

后外侧入路对于侧方的病变特别是并发椎管狭窄的处理是较为理想的方法。经胸入路对于中央型的突出是可以获得良好的效果，若上胸椎的病变经胸入路手术困难，可以通过肋横突切除入路手术。总之，手术治疗应根据疾病的具体情况采用相应的手术方法。

2.胸椎管狭窄症手术治疗　适用于非手术治疗无效、神经压迫较重者。

（1）胸椎间盘突出的手术方法：经侧前方椎间盘切除，植骨固定术。

(2)胸椎黄韧带骨化(OLF)手术方法:胸椎管后壁切除减压术。

(3)胸椎后纵韧带骨化(OPLL)手术方法:单纯前路切除 OPLL 减压术,单纯后路切除 OPLL 减压术,后路椎板切除术,颈胸扩大椎板成形术,"涵洞塌陷法"360°脊髓环形减压术。

五、护理及康复

(一)护理评估

1. 疾病相关的健康史评估

(1)与疾病发生相关因素评估:如糖尿病,高血压,心脏病等伴随疾病的治疗及进展的评估。

(2)与疾病进展相关因素评估:如疾病进展严重,导致肢体活动能力差时皮肤、营养、血管等评估。

2. 神经体格检查评估　神经功能评估,如果患者术前神经或肌肉检查有损害时,必须通过相关查体和了解患者术前的神经功能。如果患者有精神方面的症状,一定要及时通知医师,同时加强对患者的保护性安全措施。

3. 辅助检查评估

(1)心功能评估:包括心电图和超声心动图等检查。

(2)肺功能:若肺功能异常及时与医生沟通,术前加强肺功能训练,如吹气球、深呼吸等,并进行相关知识健康宣教。

4. 心理社会状况　评估患者的情绪、性格、配合程度、心理承受能力、经济状况和家庭状况,以便加强心理护理。

(二)术前护理要点

1. 心理护理　因手术难度大,风险高,术后极易出现并发症,所以患者及其家属容易出现紧张、恐惧。护士应当积极稳定患者及家属的情绪,耐心、细致地做好解释工作,安慰患者,并告知治疗方案和进展,及时解答家属的疑问。

2. 健康教育　术前禁服阿司匹林类抗凝药物,女性患者应询问末次月经的时间,以做好术前的配合工作。夜间采用低枕、仰卧位,卧硬板床,以减除椎间盘负重压力。简要地讲解手术的方式和部位,详细讲述术前准备及护理流程。若患者有吸烟嗜好,护士应对其进行健康宣教,劝其戒烟。同时指导患者进行深呼吸及有效咳嗽排痰练习。

3. 有效咳嗽排痰的方法及注意事项

(1)咳嗽时应缓缓吸气,上身前倾,一次吸气,收缩腹肌,连续咳三声,停止咳嗽,缩唇将余气尽量呼尽,然后准备再次咳嗽。屈前臂,两手掌置于锁骨下,上臂和前臂同时叩击前胸及侧胸壁,振动气道内分泌物,以增加咳嗽排痰效率。

(2)喘憋加重、呼吸费力、不能平卧,应采取半坐卧位并给予吸氧,正确调节吸氧流量。在喘憋症状缓解时,进行呼吸运动的训练,如缩唇腹式呼吸。训练时护士先做示范,然后让患者回示,直到患者完全掌握。

(3)鼓励患者有效咳嗽、咳痰,如痰多黏稠不能排出,可叩背及使用雾化吸入辅助排痰。叩背时手呈现背隆掌空的杯状,指前部和大小鱼际肌与患者皮肤接触,腕关节均匀用力,自下而上,由外向内,同时嘱患者深呼吸,用力咳嗽;如年老、危重患者,叩背时用力不宜过猛,要观察患者的面色、呼吸、心率等。有研究认为胸背叩击,可改善黏膜纤毛间的相互作用及气液相间的相互作用,从而改善纤毛活动,增进黏液传输,促进排痰。

（三）术后观察要点

1. 生命体征的监测　术后平卧、侧卧交替,每 2h 翻身一次,予以心电监护及氧气吸入,密切观察体温、脉搏、呼吸、血压及血氧饱和度的变化,直至平稳。

2. 伤口及引流的护理　观察伤口有无渗血、渗液情况,保持伤口敷料的干燥,如渗血过多或敷料污染时,及时更换以防伤口感染。密切观察引流液的颜色、量、性质并做好记录。

患者术后于伤口处放置负压引流球。回病房后应妥善给予固定,防止脱出或受压。保持引流通畅,避免引流管打折扭曲。注意引流管与引流球衔接处是否打折。

3. 神经系统症状的观察　术中牵拉可造成脊髓、神经根水肿,导致双下肢麻木、疼痛、活动障碍及大小便功能障碍等一系列神经系统症状。术后观察患者双下肢感觉和运动情况,要与术前相比较,观察排尿、排便情况,大小便障碍的出现常常先于其他神经损伤的症状。

4. 疼痛观察与护理　遵医嘱给予相应镇痛药物,应用联合镇痛模式,也可以采用 PCA 泵持续镇痛。用药前、后应给予患者疼痛评分,以观察患者用药后疗效。

5. 呼吸功能的评估和护理　长时间的麻醉以及随后的肺膨胀不全、胸廓形状的改变和可能的医源性血胸或气胸都能造术后肺功能损害。术后观察患者胸廓的大小、形状和呼吸的情况。在巡视病房时,加强对其口唇、黏膜和甲床的观察,并认真询问其有无憋气、胸闷或胸痛等症状,同时注意相关的征象(如呼吸急促、心率加快、血氧饱和度降低等)。

6. 腹部情况的评估和护理　术后肠鸣音恢复后逐渐开始进食,早期应禁食奶类、豆类等产气食物,减少腹胀的发生。

7. 特殊用具的护理

(1)胸椎患者术后伤口引流管拔除后,经拍 X 线片,植骨融合或内固定牢靠,可佩戴支具下床活动,特殊情况请参照医嘱。

(2)支具应特别定制,以便符合患者身材,使用时不宜过松或过紧,以免影响呼吸。支具内穿一件棉质内衣,女性注意不要压迫乳房。坐位时,两侧腋下及会阴部要垫棉花。

(3)佩戴支具 2～3 个月。

（四）并发症的护理

1. 感染

(1)伤口感染:保持伤口敷料清洁干燥,预防感染。

(2)肺部感染:每 2 小时协助患者翻身 1 次,同时拍背并且鼓励患者正确排痰。注意患者的主诉,必要时可通知医生给予雾化吸入稀释痰液,预防肺部感染。

(3)泌尿系感染:胸椎手术一般采用全身麻醉,术前均留置尿管。术后定时开放尿管,以训练膀胱括约肌的收缩功能;保留尿管期间,嘱患者多饮水,每天不少于 2000ml;每日进行尿道口护理 1 次,并根据病情尽早拔除尿管,预防泌尿系感染。

2. 脑脊液漏的护理　术后注意观察引流液的颜色、性质和量,若引流液的颜色变浅,并进行性增多,则高度怀疑为脑脊液漏。若已确诊为脑脊液漏,可遵医嘱酌情减低伤口引流的负压,准确记录引流量。同时给予患者头低足高位,并俯卧位与侧卧位交替;敷料外给予沙袋加压包扎。注意患者电解质变化,如有异常,及时通知医师,遵医嘱用药。若患者主诉头痛症状加重时,可遵医嘱给予生理盐水 500～1000ml 快速静脉滴注,以增加组织的灌流,减轻因脑脊液压力降低而引起的头痛,也可指导患者增加含钠食物的摄入。

3.压疮　由于患者长时间卧床,护士应注意其受压部位的皮肤情况,并定时为患者轴线翻身。

4.下肢深静脉血栓　鼓励患者尽早踝关节屈伸练习,在病情允许的情况下尽早下床活动,可以促进下肢静脉血液回流,是预防深静脉血栓发生的有效措施。

(五)康复指导

1.功能锻炼　术后肢体功能的恢复是患者提高生活自理能力的关键。术后卧床期间保持脊柱稳定的同时活动双下肢,肢体按摩,尽早进行主动、被动功能锻炼,以增强肌肉力量,预防肌肉萎缩和下肢静脉血栓的形成,为离床活动做好准备。

(1)术后麻醉清醒即可做踝泵练习,当疼痛减轻时指导患者床上进行四肢屈伸运动,扩胸运动,肩关节、腕关节活动,双下肢直腿抬高锻炼,以增强四肢肌力及关节的灵活性。每次20～30下,每日3～4次,循序渐进,以不疲劳为标准。

(2)术后2周指导患者进行"五点支撑"练习,即患者取仰卧位,利用枕后、双手、双足协同用力,使臀部离开床面,此训练的目的是加强腰背肌的力量。

(3)术后根据不同手术方式遵医嘱可协助患者取半卧位,若患者无头晕、恶心等不适,可协助患者床上坐起。

2.饮食护理　均衡饮食,增加营养,提高抵抗力。

3.活动休息　夜间采用低枕,仰卧位,在硬板床上休息,以减除椎间盘负重压力。恢复期禁止举重物和弯腰,防止复发加重症状。康复锻炼要遵循循序渐进的原则,切记不可过猛过量。

4.注意事项

(1)上下床时应注意侧起侧卧,床上翻身时注意轴线翻身,出门乘车须平躺,谨防颠簸、刹车等活动对脊柱造成损伤。

(2)2～3个月内,起床活动应该佩戴支具,避免腰部扭转和过屈活动,借以稳定脊柱。

(3)在支具保护下,下地做轻微的活动。保持良好的坐姿体位,坐具高矮适宜,不宜过高或过低。站立与行走时,脊柱保持直立,向前挺胸,避免驼背及腹部前凸等姿势。

(4)让患者了解发病原因,注意预防感冒、感染等疾病,注意防止手术伤口感染。

(5)术后定期到门诊复查,发现体温增高,伤口有不适时及时就诊。

(田怡)

第二十一节　腰椎疾病的护理

一、腰椎间盘突出症

(一)定义

腰椎间盘突出症是临床上引起腰腿痛最常见的原因之一,是因椎间盘的变性,纤维环部分或全部破裂,髓核突出刺激或压迫神经根、马尾神经所引起的一种综合征。目前的统计资料表明,腰椎间盘突出症患者占门诊腰腿痛患者的15%左右,占住院腰腿痛患者的40%左右,美国每年约有200万人患此症,我国80%的成年人均有不同程度、不同原因的腰腿痛,这其中20%左右被诊断为腰椎间盘突出症。

（二）病因

腰椎间盘突出症常常是在椎间盘退变的基础上产生的，外伤则是其发病的重要原因之一。随着年龄的增长，椎间盘则出现不同程度的退行性改变。发生于青年时期，表现为椎间盘内出现裂隙，此后，由于纤维环和髓核内含水量逐渐减少，髓核张力下降，椎间盘高度降低，导致椎间隙狭窄。由于外伤或生活中反复的轻微损伤，变性的髓核可由纤维环的裂隙或薄弱处突出。除退变和外伤因素外，遗传因素与腰椎间盘突出相关，在小于 20 岁的青少年患者中约 32％有家族史。吸烟、肥胖均是腰椎间盘突出症的易发因素。$L_{1,2}$ 和 $L_{2,3}$ 间盘突出的发生率很低，部分与休门病有关。

（三）分类

根据腰椎间盘突出的程度及病理，将椎间盘突出分为 5 种病理类型。

1. 膨出　纤维环完整，髓核因压力而向椎管内呈均匀隆起。由于纤维环完整，因此隆起的表面光滑。此种类型在临床上较为常见，在正常人群中亦较为常见，许多患者并无明显症状或只有轻度腰痛，而且其腰痛的原因并非均由椎间盘膨出引起。

2. 突出　纤维环内层破裂，但最外层尚完整。髓核通过破裂的通道突向椎管，形成局限性的突起。此类型常因压迫神经根而产生临床症状。

3. 脱出　纤维环完全破裂，髓核组织通过破口突入椎管，部分在椎管内，部分尚在纤维环内。此类型不仅可引起神经根损害，而且常出现硬膜囊压迫而导致马尾神经损害。

4. 游离间盘　髓核组织从纤维环破口完全脱入椎管，在椎管内形成游离的组织。此类型可引起马尾神经损害，但有时也会因为脱入椎管后，对神经根的压迫反而减轻，临床症状随之有所缓解。

5. Schmorl 结节　当上下软骨板发育异常或后天损伤后，髓核可突入椎体内，在影像学上呈结节样改变。由于此类型对椎管内的神经无压迫，因此常无神经根症状。

（四）临床表现

腰椎间盘突出症多见于 20～50 岁青壮年，约占患者总数的 80％，男性明显多于女性。95％腰椎间盘突出发生在 $L_{4～5}$、$L_5～S_1$ 椎间隙，可出现以下临床表现。

1. 腰腿痛　多数患者有外伤、着凉或过度劳累史。起病时，常先表现为不同程度的腰部疼痛，轻者仅为钝痛和酸痛，重者卧床不起，翻身困难。

2. 腰椎姿势异常　腰痛引起的反射性肌肉痉挛，可使腰椎生理前凸变小，完全消失，甚至变为后凸。此后患者为减轻突出物对神经根的压迫，90％以上可出现不同程度脊柱侧凸，多数凸向患侧，少数凸向健侧。

3. 腰椎活动受限　因疼痛引起的反射性肌肉痉挛所致。脊柱后伸或向患侧弯时，活动受限更为明显；重者卧床不起，翻身困难，甚至昼夜跪伏在床上。

4. 压痛及放射痛　80％以上患者，在纤维环破裂的椎间隙椎旁有明显的压痛点，而且疼痛会向患侧下肢放射，甚至可放射到足跟和足趾。

5. 直腿抬高试验及加强试验阳性　这是诊断本病的重要检查方法。

6. 下肢皮肤感觉、肌力及反射改变　突出物压迫腰部神经根，可造成受累神经支配区的皮肤感觉、肌力及反射异常。椎间盘突出的椎间隙不同则压迫不同神经根，因此造成神经功能障碍的症状也不尽相同。

7. 马尾神经损害　当腰椎间盘向后正中突出或髓核膨出时，可对硬膜囊内的马尾神经严重压迫,患者可出现鞍区麻木,大小便功能障碍,严重者可出现尿潴留。

（五）治疗方法

1.非手术治疗

（1）卧床休息:绝对卧床3～4周。卧床休息可以有效地减少椎间盘的压力,从而减轻神经根所受到的挤压。同时,卧床还可以消除腰椎椎旁肌的紧张,以及由于下床活动所带来的神经根动态挤压和刺激,有利于神经根炎症的消退。

（2）药物治疗:针对腰椎间盘突出症的药物治疗应包括神经营养、止痛、消炎以及活血化瘀等药物。由于患者的疼痛症状与神经的炎症反应关系密切,因此治疗建议采用非甾体类消炎止痛药,这样不仅可以止痛,同时可以有效控制神经的无菌性炎症。对于疼痛症状重、神经损害较轻的患者除上述药物外,还可以静脉应用脱水药及激素治疗3～5d,可有效缓解神经根的炎性水肿,减轻炎症反应,消除疼痛。但对于高龄体弱者,若应用脱水药物治疗时间较长,应注意肾脏功能和水电解质平衡。

（3）推拿和按摩:在中医疗法中,推拿按摩是治疗腰椎间盘突出症的重要手段。但此方法存在一定风险。建议先行 CT 或 MRI 检查以明确椎间盘突出程度及神经受压情况。

（4）牵引:牵引的主要作用是减轻椎间盘的压力,从而使突出的椎间盘部分回纳。此外,牵引也可以减轻腰部肌肉的痉挛。

（5）硬膜外或神经根封闭:神经受到椎间盘压迫后,会在其周围产生炎症反应,从而引发腰痛和放射痛。局部注射治疗可以抑制炎症反应,阻碍疼痛刺激的传导,减轻神经根的炎性水肿。

2.手术治疗　适应证如下:

（1）病史超过3个月,经严格保守治疗无效。

（2）保守治疗有效,但仍反复发作且症状重。

（3）病史时间较长,对生活或工作产生严重影响。

急诊手术治疗指征:神经损害严重,出现足下垂或马尾神经损害。

二、腰椎管狭窄症

（一）定义

腰椎中央管、神经根管、侧隐窝或椎间孔由于骨性或纤维性结构异常增生,导致不同范围管腔内径狭窄,从而造成神经血管结构受压引发的相应临床症状。

（二）病因及分类

1.发育性椎管狭窄

（1）先天性小椎。

（2）软骨发育不全症。

（3）先天性椎弓峡部不连及滑脱。

（4）先天性脊柱裂。

2.其他骨病和创伤。

3.退变性椎管狭窄。

4.医源性椎管狭窄。

（三）临床表现

多见于50岁以上的人群,发病率为1.7％～8％,起病缓慢,常先有慢性腰痛史,有的可达

10余年以上。中央型椎管狭窄与侧隐窝及神经根管狭窄的临床表现不尽相同。

1.中央型椎管狭窄继腰痛之后可逐渐出现双下肢酸胀、麻木、疼痛及无力,以致出现跛行,典型症状为间歇性跛行。症状的轻重常与体位有关,脊柱后伸而腰椎前凸增加时症状即随之加重,反之则减轻。

2.侧隐窝狭窄所压迫的是已从硬膜囊穿出的神经根,故其症状与一侧腰椎间盘突出症类似,但其根性坐骨神经痛往往比椎间盘突出症更为严重。表现为相应神经根分布区感觉异常,肌力下降、腱反射下降。

3.马尾神经受压的患者,会出现会阴区麻木,异常感觉和针刺样感觉。部分患者可出现排尿、排便障碍及性功能障碍。

(四)治疗方法

1.非手术治疗　通常退变性腰椎管狭窄症在确诊后首选非手术治疗,非手术治疗虽然不能在解剖层面上改变椎管空间和神经的关系,但是可以消除或减轻神经根、马尾神经、硬膜及硬膜以外组织的炎性反应和水肿,从而减轻或改善症状。目前常用的非手术治疗方法包括物理治疗(休息、推拿按摩和针灸等等)、药物治疗和侵入性非手术治疗(硬膜外激素注射治疗)。

2.手术治疗　总体原则:以最小的创伤,在达到充分有效的神经组织减压的同时,维持脊柱的稳定性。

手术适应证主要有:非手术治疗不能控制且不能耐受的严重下肢疼痛伴或不伴腰痛;持续的下肢症状、进行性间歇性跛行经过2~3个月非手术治疗无明显效果;严重神经压迫和进行性神经功能丧失;马尾神经综合征者应考虑手术治疗,同时症状、体征和影像学检查应相一致。

三、腰椎滑脱

(一)定义

腰椎滑脱指因腰椎椎体间骨性连接异常而发生的上位椎体于下位椎体表面部分或全部的滑移。双侧椎弓崩裂发生患椎向前滑移,则称为真性滑脱。若无峡部裂而是椎间盘退行性或关节突骨关节病使关节突间关系改变失稳所致的滑脱为假性滑脱。

(二)临床表现

腰痛是腰椎滑脱最常见的临床表现,可伴根性痛。轻度滑脱腰椎活动稍有限制,步态基本正常。随着滑脱程度的加重,椎旁肌痉挛,腰部开始活动受限,腰部可出现阶梯样改变。在重滑脱,体检可见腰椎前凸增加,躯干缩短,前腹出现皱褶,髋外旋,心形臀部和特有的蹒跚步态。若骶神经出现移位或在骶骨顶处受压,患者可出现大小便功能障碍,但较少见。儿童脊柱滑脱与成人不同,在患者生长期,必须注意进一步滑脱。

(三)病因及分类

1.发育性

(1)高度发育不良。

(2)低度发育不良。

2.获得性

(1)创伤性:急性骨折和应力骨折。

(2)手术后:直接手术和间接手术。

(3)病理性：局部病变、全身性疾病等。

（四）腰椎滑脱分度

Meyerding 法是目前最常用的腰椎滑脱分度方法。将下位椎体上缘前后径分为 4 等份，由滑脱椎体后缘引出直线，与下位椎上缘交角处，测量前移程度。前移在 1/4 以下者为Ⅰ度，前移 1/4～2/4 者为Ⅱ度。超过 2/4 到不超过 3/4 为Ⅲ度，超过 3/4 为Ⅳ度，与下位椎完全错开者为全滑脱。

（五）治疗方法

1.非手术治疗　对于轻度腰椎滑脱并表现出急性或慢性腰痛的患者，首先应进行非手术治疗，包括卧床休息、药物治疗和物理治疗。适当的物理疗法可消除肌肉的痉挛与疲劳。对于急性期的患者，也可短时间佩戴围腰或支具保护腰部。对儿童、青少年单纯椎弓崩裂者、急性峡部骨折，若能早期诊断，通过制动大部分可自行愈合。

2.手术治疗适应证如下：

(1)无或有症状，滑脱＞50％，处于生长发育期的青少年。

(2)持续或反复发作的腰痛、腿痛或间歇性跛行，经正规保守治疗至少 3 个月无效，影响工作和日常生活。

(3)进行性加重的神经功能损害。

(4)大小便功能障碍。

（六）护理及康复

1.术前护理

(1)术前评估

①腰腿痛：疼痛的性质、持续时间及程度；休息后是否有缓解；疼痛加重有无诱因（腹压增高、外伤、寒冷）；腰部疼痛与下肢放射性痛是否同时存在。突出前期大多只有腰部不适或疼痛，但无放射性下肢痛。

②腰椎姿势异常：脊柱侧凸，多数凸向患侧，少数凸向健侧。

③腰椎活动受限：活动受限的程度。

④下肢麻木及感觉异常：麻木的部位及程度。椎间盘突出物压迫或刺激椎旁交感神经纤维，可反射性引起下肢血管壁收缩而出现下肢发凉、足背动脉搏动减弱等现象。

⑤下肢肌力改变：是否有肌肉萎缩或足下垂，是否有行走不稳。

⑥间歇性跛行：评估步行的距离。

⑦会阴麻痹及大小便障碍症状。

(2)护理措施

①术前给予常规准备。

②疼痛护理。腿痛重于腰痛，随病情的发展，症状呈进行性加重，发作期逐渐延长，发作间隔逐渐缩短，甚至可无明显缓解期。根据患者疼痛评分遵医嘱给予联合镇痛。

2.术后护理

(1)体位护理

①患者搬运：患者返回病房后，由三人将患者平移至床上，保持躯干于同一水平。同时防止各种管路脱落。

②安置适当体位：平卧或侧卧交替。肥胖及后凸畸形患者减少平卧时间，以免引流管受

压造成引流不畅。翻身时应保持躯干于同一水平,作轴线翻身。

③下床活动:拔除引流后,佩戴围腰,遵医嘱下床活动。起卧时要采取侧起侧卧,下床后活动量以不疲劳为度,循序渐进。佩戴围腰时间一般为 2～3 个月,长期佩戴会使腰背肌发生失用性萎缩及关节强直。

(2)病情观察

①生命体征的观察:术后监测生命体征至平稳。观察患者呼吸频率,口唇及甲床有无发绀。

②伤口及引流的护理:保持伤口敷料干燥,观察有无渗出;保持引流管通畅,不扭曲、不打折,妥善固定;密切观察引流液的颜色、性质和量,如引流液为淡血性液或清亮的液体,并伴有头痛、恶心等症状,可考虑为脑脊液漏,应及时通知医师。

③脊髓神经功能的观察:观察术后双下肢的感觉、运动情况。观察双下肢有无疼痛、麻木及感觉异常;双下肢有无自主活动或肌力改变,与术前对比观察,如较术前症状有所加重,提示神经根水肿或硬膜外血肿的可能,应及时通知医生。

④腹胀:腰椎手术会影响胃肠道功能,且长时间卧床均会导致肠蠕动减慢,导致患者腹胀。可指导患者做腹式呼吸,腹部按摩,加强床上功能锻炼等方法促进肠道蠕动,并禁食产气多的食物,如豆类、奶类和甜食。必要时遵医嘱给予灌肠、肛管排气或口服促进肠蠕动药物。

(3)饮食护理:术后肠功能恢复即可开始逐渐进食,进易消化的食物,如米粥、面条等,若无腹胀等不适,可逐渐增加高蛋白质、粗纤维素食物。忌食生、冷、豆类、奶类、甜食及不易消化的食品,以免引起腹胀。

(4)并发症的护理

①下肢深静脉血栓:术后返回病房即可开始进行踝泵练习,每小时练习 5min,对于长期卧床患者,指导患者在床上进行屈伸腿练习,以预防下肢深静脉血栓形成。用软枕垫于踝关节处使下肢抬高,促进下肢静脉血回流。

②伤口感染:术后密切观察体温变化,保持伤口敷料的干燥清洁,如有渗血或渗液及时换药,防止引流管位置过高逆流引起感染,倾倒引流液时注意严格无菌操作。

③压疮:术后每 2 小时协助患者翻身 1 次,翻身时注意不要将引流管压于身下,衣裤要大小合适松紧适宜。患者如出汗过多要及时更换干燥衣物。对于有压疮风险的患者应给予相应预防压疮措施。

④脑脊液漏:脑脊液位于椎管内,由软脊膜、硬脊膜包裹,术中由于剥离,粘连组织,导致硬脊膜、软脊膜破裂,致使脑脊液渗出。观察负压引流的颜色、量和性质。若出现脑脊液漏,及时通知医师给予相应处理。

⑤硬膜外血肿:患者术后返回病房观察患者双下肢运动、肌力和感觉功能,对比与术前症状是否加重,并做好记录。术后早期密切观察神经系统变化,如有新的进行性加重的症状应考虑是否有硬膜外血肿。

3.康复指导

(1)踝泵练习:术后返回病房,可指导患者进行踝关节主动屈伸练习,即踝泵练习。每小时练习 5min,可有效预防下肢深静脉血栓的发生。

(2)直腿抬高:术后第 1 天在护士协助下进行,尽量伸直膝关节,将大腿抬起至尽量大的角度,每组 5～10 次,每日 2～3 组。目的是防止术后神经根粘连。

(3)直抬腿:膝关节尽量伸直,抬至足跟距离床面 15～20cm 处,坚持 10s 后休息,间隔 15s,每组 10 次,每日 3～4 组,麻醉消退后即可进行。目的是训练股四头肌力量。

(4)腰背肌练习:"五点支撑":患者取仰卧位,双腿分开与肩同宽,屈腿撑于床上,双肘屈曲于体侧,在头、双肘、双足 5 个支撑点共同的协助下,尽量将腹部抬高,力争使肩、骨盆、膝关节三点能够练成一条直线,在最高处停留 15～20s,每组 10～15 次,每日 2～3 组。术后第 2 周开始,如果早期尝试时手术伤口周围疼痛,则酌情推迟或减少练习次数,待疼痛感减轻后再逐渐增加锻炼强度。

(5)腰背肌练习:"燕飞":患者俯卧位,双臂展开,尽力将头部与四肢抬离床面,抬向高处,在最高处停留 15～20s,每组 10～15 次,每日 2～3 组。术后第 2 周开始锻炼。

(6)静蹲:上身紧靠墙壁,双腿分立并与肩同宽,足尖指向正前方,前膝关节屈曲至 60°～70°,保持小角度半蹲姿势,重心作用于双足足跟,尽量坚持 2～3min,间隔 5s,每组 10 次,每日 1～2 组。术后 1 个月后开始练习。

4.注意事项

(1)康复锻炼应循序渐进,严禁暴力动作,猛推猛拉。

(2)术后 1 个月内以卧床休息、床上练习为主;下床活动应在围腰或支具的保护下侧身起卧。

(3)老年患者康复锻炼时应该时刻关注既往慢性病史,如果练习过程中出现头晕、乏力、恶心、血压升高、心悸或冷汗等症状,即刻中止练习。

(4)不正确的用力方法是导致腰椎损伤的重要原因。生活中如果需要搬运重物,正确的姿势应该是躯干直立,屈膝下蹲,双手抓牢物品后,由下肢发力将重物提起。搬至目的地后,仍保持躯干直立,屈膝下蹲,将重物放稳后方可起身。

四、腰椎人工椎间盘置换术(artificial disc replacement,ADR)

随着人工椎间盘研究与应用的不断进展,现在已经有数种不同材料和设计的椎间盘假体用于临床。ADR 可恢复椎间高度、应力传导和分布,维持椎间关节的有效运动;恢复病变椎间盘的运动和负载功能;分担载荷,维持节段稳定和节段运动,有效防止邻近节段退变。

(一)适应证与禁忌证

1.适应证 人工椎间盘置换术的适应证尚存争论。目前,一般认为人工椎间盘的适应证:腰椎间盘源性腰痛;腰椎融合术后相邻节段不稳定;腰椎间盘切除术后腰背痛综合征。

2.绝对禁忌证 局部或全身性感染或肿瘤;骨质疏松;肥胖(体质指数>40kg/m²);病变以上节段胸腰椎后凸;滑椎(Ⅰ度以上);功能受损的后方结构不能为假体分担负荷。

(二)并发症

1.腹膜后血肿。

2.伤口浅层感染、椎间隙感染。

3.假体发生迁移和向前移位。

4.髂血管的损害及栓塞。

(三)观察与护理

1.ADR 手术是累及髂动脉的手术,术中长时间的压迫髂动、静脉会促使髂动脉的血栓形成,因此术后观察足背动脉搏动情况,并观察下肢血运、肿胀及疼痛情况。

2.人工间盘对人体来说是一种异物,假体的存在会增加感染概率。术后观察患者体温变化;敷料是否干燥;引流液的颜色、量和性质的变化。如有异常及时通知医生给予处理。

3.饮食护理　术后禁食水 1～2d,在胃肠功能恢复后开始进食易消化食物。听诊肠鸣音是否正常,叩诊腹部有无胀气,及时消除患者腹胀不适。

4.术后麻醉清醒后即开始踝泵练习和股四头肌练习,既可预防肌肉萎缩,还可增加下肢血液循环。

5.术后 6 周去除围腰并恢复正常活动,3 个月后复查,观察假体是否移位或下沉,3 个月内禁止腰部过度屈伸活动,避免重体力劳动。

(骆淑娥)

第二十二节　脊柱畸形的护理

脊柱畸形最基本的分类为脊柱侧凸、前凸和后凸畸形。

一、脊柱侧凸畸形

(一)病因及分类

脊柱侧凸可分为非结构性侧凸和结构性侧凸。

1.非结构性　姿势性脊柱侧凸、癔症性脊柱侧凸、神经根刺激,一侧骶棘肌痉挛所致的侧凸、炎症所致侧凸、下肢不等长所致侧凸等。

2.结构性(器质性)　特发性脊柱侧凸、先天性脊柱侧凸、神经肌肉性侧凸、后天获得性侧凸(强直性脊柱炎,脊柱骨折和结核等)等。

(二)临床表现

1.脊柱侧凸畸形。

2.腰背疼痛。

3.有神经、脊髓压迫的相应症状与体征。

(三)相关检查

1.X线　X线检查是诊断脊柱畸形最基本的检查方法,可以评价脊柱整体形态,畸形的严重程度以及骨骼的成熟程度。

2.CT　能够更加精确地显示脊柱骨性结构的先天异常。

3.MRI　在脊柱侧凸的检查中,MRI 能够清楚的显示椎管内的异常。

4.脊柱侧凸角度测量

(1)Cobb 法:分别沿上端椎的上终板和下端椎的下终板做切线,再分别做此两线的垂线,两垂线的纵向交叉角即为侧凸角度。

(2)Ferguson 法:由上端椎和下端椎的中心点到顶椎的中心点各做一条连线并延长,两线交叉于顶椎的中心,其纵向交叉角即为脊柱侧凸角度。

(四)治疗原则

1.非手术治疗　一般采用外力矫正畸形。

(1)对于小于 20°的侧凸,如果骨骼发育尚未成熟,且在月经初潮之前,应该每 4～6 个月复查一次。

(2)对于侧凸超过 20°或 25°,或者两次复查比较侧凸进展超过 5°,则应该行支具治疗。

2.手术治疗　手术适应证:

(1)手术时机应选择在脊柱生长已大部分完成,而脊柱畸形还未发展到严重程度。

(2)非手术治疗后侧凸仍继续发展者。

(3)侧凸超过 50°,支具治疗不能控制。

(4)影响心肺功能者。

(5)由于侧凸引起难以控制的疼痛。

二、脊柱后凸畸形

(一)病因及分类

1.先天性脊柱后凸　畸形源于胚胎期椎体生成过程中出现的问题。前柱部分或全部生成或分节障碍可导致畸形的发生。多见于女孩,随着年龄的增长及脊柱的发育,后凸程度逐渐增加。

2.发育性脊柱后凸　出生时椎体发育正常,畸形多发生在青少年期,男性多发。胸椎和胸腰段多见,少见于腰椎。

3.感染性后凸　这是脊柱后凸畸形常见的原因,结核感染较多。由于多节段脊柱前部结构的破坏而后部结构相对完整导致后凸畸形。

4.外伤性脊柱后凸　脊柱损伤导致椎体单纯压缩骨折到完全骨折脱位可引起后凸畸形。

5.医源性后凸　由于治疗不当,椎体缺如,无内固定措施,多见于广泛椎板切除术后。

6.炎症性脊柱后凸　类风湿关节炎和强直性脊柱炎可导致脊柱后凸畸形。

7.退行性后凸　发生于颈椎和腰椎,当多个节段发生间盘退变,椎间隙高度狭窄时,最终发展成为脊柱后凸畸形。

8.伴随于综合征的脊柱后凸　发育不良直接影响脊柱导致脊柱后凸,患者从小就表现出畸形,随着年龄的增长逐渐加重。

(二)临床表现

1.脊柱后凸隆起,身材矮小。

2.胸背部疼痛。

3.有神经、脊髓压迫的相应症状与体征。

(三)相关检查

1.X 线检查查脊柱正侧位像、左右屈曲像、侧位屈伸位像。

2.CT 检查。

3.MRI 检查。

(四)治疗原则

治疗的目的在于预防或矫正畸形,稳定脊柱,减轻或消除神经压迫症状。

1.非手术治疗　支具在预防畸形中作用甚微,对矫正畸形无作用,但支具可通过稳定脊柱而缓解疼痛。

2.手术治疗

(1)手术时机选择:手术时机应选择在脊柱生长已大部分完成,而脊柱畸形还未发展到严重程度。

(2)手术方式：①后路节段切除，前缘垫高，植骨融合内固定术。②前路松解手术＋单节段脊柱截骨矫形，植骨融合内固定术。③多节段脊柱截骨矫形植骨融合内固定术。④分期前后路松解，撑开和植骨内固定融合术。

(五)护理及康复

1.护理评估

(1)与疾病相关的健康史的评估

①与疾病发生相关因素评估：对于脊柱畸形患者，入院后详细询问患者的全身情况，明确畸形的类型，了解脊柱的平衡状态、起病年龄、进展速度，了解患者有无内脏压迫症状。客观评估患者对手术的耐受力。

②与疾病发展相关因素评估：评估患者做过哪些检查和治疗，治疗的时间、方法和治疗效果。评估患者的营养状况，如果营养状况差，术前应给予纠正。术前根据脊柱畸形的程度，检查患者的心肺功能。

(2)神经体格检查评估：应观察背部、两侧肩胛是否对称，胸廓与骨盆的关系，观察有无畸形。术前测量患者身高，与术后对比。检查四肢感觉、运动、肌力、肌张力和反射是否存在异常。

(3)辅助检查评估

①心功能评估：有心脏病史的患者术前应请心内科医生会诊，做心脏负荷试验、超声心动图及多普勒等检查。对术前服药治疗的患者，要指导患者正确服药并观察用药反应及效果。

②肺功能评估：低肺活量在神经肌肉源性脊柱侧凸患者中较常见。对有胸椎畸形、神经肌肉疾病、有肺疾患或吸烟史的患者，应做肺功能检查，肺活量≤正常值的35%，提示术后可能发生肺部并发症。患者术前应戒烟，指导进行呼吸功能训练，以增加肺活量，利于术后呼吸功能的恢复，防止肺部感染。

(4)心理社会状况：脊柱畸形患者由于身体畸形，产生自卑心理，缺乏自信心；他们迫切希望得到治疗，但对手术存在恐惧心理；手术后效果的不确定性，造成患者巨大的心理压力；对术后外观畸形的改善期望值很高。

2.术前护理要点

(1)心理护理：护士应根据患者及其家属的心理需求，做好心理护理，要让患者了解疾病发展的严重后果，治疗目的首先是防止畸形的加重，改善心肺功能，防止并发症的发生，尽可能恢复其生理曲线。并介绍手术前后的康复锻炼方法，及配合治疗的重要意义，消除患者及家属焦虑和恐惧心理，增强手术的信心，达到积极主动配合治疗的目的。

(2)呼吸功能训练：脊柱畸形患者多伴有严重的胸廓畸形和肺功能不同程度的降低，术前要加强呼吸功能训练，以减少术后肺部并发症，同时可增强患者对手术的耐受性和手术安全性。呼吸功能训练方法有如下方面。

①吹气球练习：患者取坐位或站立位，指导患者先吸一口气，然后一次性将气球吹得尽可能最大，重复上述动作。每次10～15min，每日3次。根据具体情况逐渐增加次数和时间。

②深呼吸练习：嘱患者尽最大可能的深吸气并屏气，然后慢慢呼出。每次15～20min，每日3次。

③呼吸功能训练器练习：根据患者的性别、年龄、身高，将呼吸功能训练器调至相应的刻度，嘱患者用口咬住连接管深吸气，达到自己的最高值，并保持5～10s，放松后重复以上动作。

每次 10～15min，每日 2～3 次，观察患者练习的效果，增加肺的储备功能。

④有效咳嗽练习：先深吸一口气，连续小声咳嗽，然后暴发性的一次咳嗽，将气道内分泌物咳出。

（3）加强营养：消化道受压的患者，易产生消化不良，食欲缺乏等，导致消瘦、营养不良或贫血。因此向患者讲解增加营养的必要性和重要性，术前鼓励患者进食，荤素搭配。

（4）训练床上排便：脊柱畸形患者术后卧床时间较长，尤其是分期手术的患者术后须卧床4～5 周，因此患者入院后开始在床上练习排大小便。

3. 术后观察要点

（1）生命体征观察：患者术前胸廓畸形，导致心脏发育畸形，畸形矫正后心脏位置的改变可引起心律失常，心搏骤停。因此术后密切观察患者生命体征并给予心电监护，监测血压，心率、心电图及血氧饱和度。鼓励患者深呼吸，指导有效咳嗽排痰，保持呼吸道通畅。

（2）脊髓神经功能的观察：由于畸形矫正对脊髓的牵拉，可能导致脊髓水肿，供血障碍，表现为术后患者四肢感觉、运动障碍，大小便功能障碍甚至瘫痪。术后要严密观察患者四肢感觉、运动、肌力及大小便的功能情况，与术前做比较。若出现感觉异常或肌力减弱，应立即通知医师。

（3）伤口及负压引流的护理：脊柱畸形矫正手术难度大，手术节段多，术中易损伤硬脊膜，因此术后应观察，伤口出血情况及是否有脑脊液。观察伤口敷料是否干燥，伤口周围有无肿胀；观察引流是否通畅，有无打折、堵塞；观察引流液的颜色、量和性质；对于引流液较多的患者，观察是否有贫血情况；如引流液为淡血性液，且进行性增加，应高度怀疑脑脊液漏可能，应立即通知医师。

（4）疼痛的护理：脊柱畸形矫形手术涉及多个节段，加之矫形后的体位不适，均加重患者术后疼痛。术后评估患者疼痛性质、强度和程度，采用联合镇痛模式镇痛，协助患者保持舒适体位。

（5）胃肠道护理：由于手术牵拉或对畸形的过度矫正，患者术后可因肠麻痹出现恶心、呕吐等胃肠道反应。待胃肠功能恢复后再逐渐进食，以免引起腹胀。少吃奶类、豆类、含糖高的产气食物，多食粗纤维素食物。腹胀患者给予腹部按摩，严重者给予肛管排气，胃肠减压或遵医嘱给予药物治疗。

（6）并发症的护理

①预防肺部感染：伤口疼痛往往使患者的主动有效咳嗽减少，不敢做深呼吸动作，因此术后应鼓励患者做深呼吸，进行有效咳嗽，给予定时翻身、拍背，拍背应从下到上，由外向内。可遵医嘱给予雾化吸入，稀释痰液，以促进痰液排出及减轻气管水肿。必要时吸痰，及时清理呼吸道分泌物，以保证呼吸道的通畅。

②预防血栓形成：术后血液高凝状态，患者被动体位，长时间卧床等因素都易引起下肢深静脉血栓。因此术后应密切观察双下肢的末梢血液循环情况，如双下肢足背动脉搏动、皮温、皮色，肿胀等情况。鼓励患者尽早进行功能锻炼，观察患者是否有呼吸困难、胸痛、咯血等症状，一旦发生立即通知医生。

③压疮：脊柱畸形患者多数消瘦，术后长期卧床易压迫骨突部位形成压疮。术后给予定时翻身，给予骨突部位减压贴保护。每班观察患者皮肤情况。

（7）特殊用具的护理

①头盆环牵引的护理：头盆环牵引为重要的辅助治疗方法，在进行侧前方入路骨与软组

织松解术后行头盆环牵引,目的是使椎骨间的韧带、小关节松动,防止一次性内固定矫正对脊髓的损伤。达到矫正效果后再行脊柱内固定手术。向患者讲解牵引的目的、注意事项。牵引时患者的躯干由 8 个固定点框在其中,卧位时由于地心引力作用会使各点的压力发生改变,加上脊柱严重畸形,在护理中既要使患者保持有效牵引,又要保持骨突部位不被受压。头环钉为直接旋入固定,每日用 75％乙醇消毒。盆环钉为切开皮肤后旋入,用纱布包扎,每 2～3 天更换 1 次敷料,预防感染。牵引过程中注意观察患者的神经功能,观察四肢感觉、运动及肌力情况,如有异常及时通知医生。

②颅骨牵引的护理:牵引前进行头部备皮,更换牵引床,抬高床尾,向患者讲解牵引的注意事项。颅骨牵引时,必须保持持续有效牵引,保持牵引在同一水平线上,牵引的重量逐渐增加。观察患者是否有血管、神经损害症状,如出现恶心、呕吐、肢体麻木、感觉异常时应及时通知医生。

③支具佩戴的护理:使用前向患者讲解支具的功能,协助患者选择合适的支具,并教会患者佩戴方法。佩戴方法:在卧床时将支具穿戴好,再侧身起床,起床后调整好支具的位置及舒适度,支具着力部位用棉垫垫上,防止压疮。戴上支具后如出现疼痛、麻木等不适时,查找原因,必要时更换支具。

4.康复指导

(1)功能锻炼:向患者讲解功能锻炼的重要性,使患者能够主动配合坚持锻炼。术后指导患者行上肢主动、被动功能锻炼,下肢的主动运动,股四头肌的等长收缩、踝泵、屈膝屈髋和直腿抬高练习。术后 1 周进行腰背部的功能锻炼"三点支撑"练习,腰部抬离床面即可,动作不要过大,以免影响脊柱的稳定性。术后 1 周可在床上取半坐位,抬高床头 45％术后拔除引流管后确定内固定牢固,即可遵医嘱在支具保护下下床活动,下床活动时应侧起侧卧。应逐渐增加活动量。

(2)饮食指导:因部分患者术前有食欲缺乏、恶心等症状,术后畸形矫正后,会有不同程度的恢复,加之手术出血较多,术后鼓励患者多食用高热量、高蛋白、高维生素、粗纤维饮食。适量增加猪肝、大枣等补血食品。

(3)休息活动:术后早期患者以休息为主,适当起床活动,严禁做弯腰负重运动,可逐渐恢复自理生活,术后 3 个月复查确认骨愈合及脊柱稳定后,遵医嘱开始进行脊柱活动度练习,如前屈、后仰、左右转动。

(4)自我形象的重塑:协助患者重新建立自我形象,纠正由于长期畸形而导致的不正确姿势。正确姿势是站立时挺胸抬头,坐位时上身直立,背部平靠椅背,臀部尽量坐满整个椅面,不要坐低矮的沙发,卧位时睡硬板床。

(骆淑娥)

第二十三节　脊柱肿瘤的护理

脊柱肿瘤按肿瘤来源可分为原发性脊柱肿瘤和转移性脊柱肿瘤。脊柱转移性肿瘤远较原发性脊柱肿瘤常见,其发病率是原发性肿瘤的 35～40 倍,多见于胸腰椎,其次为颈椎。

一、分类

脊柱肿瘤的外科分期(WBB分期,图9-41):

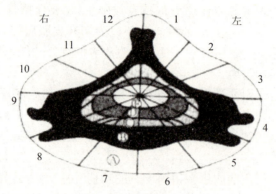

图9-41 WBB分期

1.脊椎横断面上按顺时针方向分12个扇形区域,其中4~9区为前部结构;1~3区和10~12区为后部结构。

2.组织层次从椎旁到椎管共分为A~E 5个。A为骨外软组织;B为骨性结构浅层;C为骨性结构深层;D为椎管内硬膜外部分;E为椎管内硬膜内部分。

3.肿瘤涉及的纵向范围。

二、临床表现

由于脊柱肿瘤早期缺乏特征性的临床表现,难以在早期发现,易出现误诊、漏诊。大部分患者就诊时往往已处于中晚期,给治疗带来一定的困难,并影响治疗效果。

1.疼痛 是脊柱肿瘤患者常见、主要的症状。背部疼痛往往是脊柱肿瘤的最初症状。脊柱肿瘤患者中约70%以上存在不同程度的颈、胸、腰背部疼痛。随着病情的发展疼痛呈进行性加重,其加重速度根据病变的性质和侵犯部位的不同而有所差异。若突发剧痛,要警惕发生病理性骨折的可能。夜间痛几乎是所有骨肿瘤的特征性表现,同样也是脊柱肿瘤患者常见表现。其原因:

(1)夜间通常采取卧位,静脉压力相对较高,对肿瘤周围的末梢神经形成刺激。

(2)夜间患者的注意力相对较集中,对疼痛变得较为敏感。

2.神经功能障碍 主要是由肿瘤组织压迫或侵及脊髓或神经根所引起。表现为神经支配区域的疼痛、感觉与运动功能障碍及自主神经功能紊乱。

3.局部肿块 因脊柱部位深在,常难以触及肿块。临床上能自体表触及到的脊柱肿瘤包块多发生在骶尾部和颈胸交接处等位置表浅,覆盖组织欠发达的部位。

4.脊柱畸形 可由于肿瘤造成的局部神经根刺激出现姿势性脊柱侧弯,也可由于椎体病理性骨折而出现结构性脊柱侧弯或后凸。

三、相关检查

1.X线检查 作为筛选脊柱骨性肿瘤的常规检查方法,显示的是病变区域的整体图像,对肿瘤的全貌轮廓显示清晰,能反映肿瘤发生的部位、整体形态、范围、生长方式、生长特点及其与周围软组织的关系。可初步鉴别骨和软组织肿瘤的良恶性,观察肿瘤发展情况,有无复发与转移,以及对治疗的反应。

2.CT扫描 可直接显示X线平片无法显示的器官和病变,是诊断骨肿瘤的重要手段。

3.MRI检查 是脊柱肿瘤一种重要的诊断手段。其分辨率高、有助于早期发现骨髓病变。能充分显示肿瘤的大小、侵犯范围,尤其对于软组织肿瘤或来自骨肿瘤的软组织肿块。

4.全身骨扫描 目前已成为临床在诊断脊柱肿瘤和随访治疗效果中一种有力的手段。可以发现较小、较深的病变,了解孤立或多发性骨病灶的部位和范围,是早期发现脊柱肿瘤的一种重要手段。

5.PET-CT PET-CT把PET所获得的功能性信息与CT所获得的解剖学信息进行巧妙融合,实现优势互补,从而为临床提供丰富、准确的诊断依据。

6.病理检查 在脊柱肿瘤的治疗和诊断中有重要的意义。在作出一个正确的骨肿瘤诊断时,应严格掌握临床、影像和病理三结合的原则。术前进行病理检查既有助于明确病变的类型、原发肿瘤或转移肿瘤,同时也能为制定化疗、放疗、手术方案及评估预后提供依据。以往术前病理常常由切开活检获得,目前临床工作中常用CT或B超引导下经皮穿刺取活检进行病理检查,CT多用于骨性病变,B超常用于软组织病变。CT引导下经皮穿刺活检技术价值:可做出定性诊断;确认手术指征;确定病变范围。

四、治疗原则

强调综合治疗,包括手术、化疗、放疗、激素治疗及免疫治疗,以减少术后复发和转移。

(一)非手术治疗

1.化疗、放疗(常规外放疗、调强放疗、内放疗)、激素治疗和免疫治疗。

2.对症支持治疗 尤其对于恶性肿瘤应注意到支持治疗的重要性,具体包括维持水电解质平衡、止痛和抗恶病质等治疗。

3.粒子植入技术 一种内放疗。

(1)适应证:适用于局部肿瘤,无远位转移,肿瘤最大径应≤7cm,生长缓慢,分化较好。对放疗敏感的转移性脊柱肿瘤和以局部复发为主的原发性恶性肿瘤。

(2)治疗方法:术前靶区的确定,目前采用CT定位,可将肿瘤靶区体积进行三维重建,在各层面上勾画出肿瘤边缘距参考点的空间坐标。插植技术:根据不同部位的病变确定患者体位,CT扫描确定病变范围,并于体表进行标记。局麻下操作,间隔1cm对病变区进行布针。其间CT监视对进针深度、进针角度及穿刺针分布情况进行调整,直到满意为止。待全部粒子植入完成后拔针,并对病变区域再次CT扫描,用于术后粒子分布的检验。

(3)粒子植入的优点:延长生命,缓解疼痛,保持生活质量。操作上采用CT引导穿刺技术植入粒子,简单易行,定位精确,对患者创伤小。与外照射相比具有放射作用时间长、放射源集中、并发症少、可以一次植入等优点。

(4)粒子植入放射防护护理:①距离防护。要增加接触距离,减少受照量。人体离放射源越远,受照射的距离越少。②时间防护。要缩短接触时间,减少受照量,人体受照射的剂量随着接触放射源时间的延长而增加。③屏蔽防护。要穿戴防护装置,减少受照量。

(二)手术治疗

1.手术目的

(1)尽可能去除病灶。

(2)维持即时的或永久的脊柱稳定性。

(3)恢复或保留神经功能,防止脊髓压迫。

(4)缓解疼痛。

(5)最大程度地保留和改善患者的生存质量,延长生存期。

2.适应证　全身情况可耐受手术,生存期>3～6个月的患者,满足以下一项条件,可以考虑手术治疗。

(1)孤立的原发脊柱肿瘤或转移性病灶,或者单一的复发病灶。

(2)出现神经压迫症状、体征,并能够与影像学检查结果相对应。

(3)病理性骨折,脊柱稳定性破坏。

(4)放、化疗抵抗或无效的原发或转移瘤。

五、护理及康复

(一)术前护理

1.心理护理　心理护理是护理人员根据心理学的理论在护理过程中通过人际交往,以行为来影响和改变患者的心理状态和行为,促进康复的方法和手段。多年来脊柱肿瘤一直是骨科手术的相对禁区,正因为如此,出于对手术风险的考虑,术前患者及家属常会产生恐惧的心理反应。根据该疾病及患者的心理特点,积极主动地从生活上关心患者,取得其信任,建立良好的护患关系。充分理解患者恐惧、悲观、抑郁等心理反应,及时发现患者的情绪波动,给予适当的解释、安慰、支持和鼓励,使患者的情绪保持稳定,积极配合治疗,避免发生意外。利用家庭社会支持系统的帮助,积极抵御患者的不良情绪,减轻患者的心理负担。病情的告知:作为一种高风险、高难度的手术,发生意外的可能性相对较大。

2.营养状况评估　转移性肿瘤或症状明显的中晚期肿瘤患者均存在程度不等的营养不良。其原因主要为肿瘤患者的能量代谢加快,消耗增加。由于疼痛或原发疾病等因素而摄入能量减少,出现摄入量少但消耗量增加的负氮平衡状态。术前告知患者及家属营养的重要性,指导进食高热量、高蛋白和高维生素饮食,摄入足够水分,多食瓜果、蔬菜。对食欲差、消瘦、贫血者,适当采用肠外营养支持及输血给予纠正,使患者的营养状况得到改善后再行手术。

3.疼痛护理　对于中晚期肿瘤患者而言,疼痛是影响其生活质量的主要因素之一,患者常有剧烈持久的疼痛,因此镇痛护理从患者入院即可开始。护理人员除观察疼痛的部位、性质、持续时间外,还应尽力为患者创造安静舒适的环境,帮助患者采取舒适体位,教会患者一些转移注意力的方法。镇痛措施应积极,采用超前联合镇痛方案。

4.体位护理　部分脊柱肿瘤患者病变损伤椎体较为严重,指导患者卧床,减少或避免下地活动,以缓解椎间隙的压力,减少发生脊柱骨折甚至截瘫的危险。为避免体位对手术治疗的影响,术前应进行特殊体位的适应性训练。

5.口腔准备　经劈开下颌骨进行高位颈椎肿瘤切除患者,很容易继发口腔内感染。因此术前7～10d开始给予0.02%氯己定(洗必泰)漱口液200ml,每日3餐后及睡前嘱患者进行口腔含漱,同时注意观察患者有无牙石、龋齿、牙龈脓肿等引起口腔继发感染的危险因素,以保持口腔清洁,减少口腔内感染的机会。

(二)术后护理

1. 了解术中情况　患者回病房后,评估手术方式、麻醉方式、术中病情变化、出血量、用药和补液情况,引流管放置位置等信息,有助于护士对患者进行预见性护理。

2. 生命体征监测　由于脊柱肿瘤切除手术的范围较常规脊柱手术明显扩大,特别是上颈椎肿瘤,手术难度增强,风险系数增加,出血量多,易发生血容量不足,而低血容量往往会影响脊髓功能的恢复,因此术后对于生命体征监测非常重要。术后常规心电监测,特别注意血压、血氧饱和度的变化。观察麻醉恢复情况,以防麻醉平面上升出现呼吸抑制。观察患者脊髓功能恢复情况,包括肢体运动、感觉,并与术前进行比较。根据血压调节输液速度,预防低血容量性休克。由于术中给患者输注了大量的库存血,术后要观察有无输血反应,注意有无电解质紊乱。

3. 伤口及引流管护理　观察伤口有无渗出、敷料脱落及感染征象。保持引流管通畅,检查引流管的位置,防止引流管阻塞、扭曲、折叠和脱落等。严密观察和记录引流颜色、性质和量。若引流量进行性增多、引流液颜色变淡,应怀疑有脑脊液漏,通知医师给予相应处理。

4. 饮食护理　术后6h鼓励患者进食、进水,如无不适可由半流食逐渐过度到普食。应鼓励患者尽早进食,少量多餐。若术后禁食时间长,会严重影响机体代谢状态,不利于术后康复,必要时术后给予患者安全、有效的肠外营养支持是非常重要的。

5. 卧位护理　术后麻醉清醒后协助患者仰卧、侧卧交替,每1～2h翻身一次。同时鼓励患者进行肢体主动或被动功能锻炼,预防深静脉血栓及废用综合征的发生。若有坚强内固定,待拔除引流后遵医嘱鼓励患者起床活动,应遵循循序渐进的原则。起床活动时颈椎患者必须佩戴颈围领,胸腰椎患者佩戴围腰或支具,保持脊柱中立位,避免过伸过屈,以防内固定松动。

6. 并发症观察与护理

(1)应激性溃疡:手术的创伤可导致应激性溃疡。术前护理人员应了解患者有无溃疡病史。术后应严密观察胃肠道反应,注意呕吐物、大便的颜色和量。同时去除病因,纠正血容量不足和低氧血症。避免使用对胃肠黏膜有损伤的药物,适当应用胃黏膜保护剂。一旦出现消化道出血,应尽早进行胃肠减压,同时应用止血药,硫糖铝、奥美拉唑为首选药。

(2)颈深部血肿:常见于颈前路手术患者,表现为颈部加粗,同时伴有呼吸加快、发音改变、口唇发绀、鼻翼扇动等呼吸困难症状。应立即给予吸氧,同时汇报医生,病情允许可去手术室行清创探查术,若病情危急可在病房拆除缝线,放出积血,待呼吸情况改善后再进行处理。

(3)脑脊液漏:由于术中损伤硬脊膜,如处理不当则会引起低颅压性头痛、发热或伤口愈合障碍,严重者可引起脑脊髓膜炎,甚至危及患者的生命。术后密切观察引流液的颜色、性质和量,如有异常及时通知医生。护理人员应了解术中有无硬脊膜损伤及缝合情况,做到心中有数,进行针对性护理;术中已发生硬脊膜损伤或怀疑脑脊液漏,术后给予半压或常压引流;保持大便通畅,降低腹压,必要时给予缓泻剂防止便秘,促进脑脊液漏的愈合;脑脊液漏患者可取侧卧位或俯卧位,伤口处可用厚纱布加压包扎,腰部手术患者可采用沙袋加压。

(4)伤口感染:表现为体温升高,伤口部位红肿、疼痛和活动受限。应保持敷料清洁干燥,及时换药,换药时严格执行无菌操作;注意观察体温的变化,若有体温升高,及时通知医师。

(5)压疮护理:脊柱转移瘤患者术前常伴不同程度的神经功能损害、病理性骨折或截瘫,致感觉、运动、反射及大小便功能不同程度的丧失。入院时按压疮危险因素评估表进行评估,根据评估结果有针对性地实施预防护理措施。

(6)泌尿系统感染:常为术后留置尿管引起,在拔除尿管后能逐渐好转。在留置尿管期间应鼓励患者多饮水,多排尿,每日入量在病情允许情况下达到 1500～2000ml。

(三)CT 引导下穿刺活检术的护理

1.心理护理 大多数的患者缺乏对椎体活检术的了解。易产生恐惧心理和出现紧张情绪。因此,既要向患者详细介绍椎体活检术对疾病诊断和治疗的必要性和安全性,又要向家属讲明术中、术后可能出现的并发症,耐心细致地做好解释工作,以取得患者良好的合作,必要时可让家属陪伴其身旁,予以心理支持。

2.术前准备

(1)患者术前需要进行心电图、胸片和血液生化检查。

(2)进行穿刺部位皮肤准备。

(3)患者的骨扫描检查应在穿刺之前完成。操作时先行常规 CT 扫描,根据预扫的图像,选择病变明显且操作相对安全的平面为穿刺平面。

(4)除儿童采用静脉麻醉外,均在局麻下操作。

3.术后护理 穿刺结束返回病房,平卧 3～4h;观察穿刺部位有无渗血和渗液;密切观察生命体征至平稳,主要观察患者呼吸情况、血压和血氧饱和度;观察患者脊髓神经功能,如四肢感觉、运动情况。

4.并发症的护理 行椎体穿刺活检术后常见并发症为神经系统并发症、血胸、气胸和大出血。术后观察患者脊髓神经功能,呼吸频率,口唇颜色,有无胸痛和胸闷主诉,有症状及时通知医生进行相应处理。

(四)动脉导管球囊栓塞术的护理

1.目的 防止术中出血。

2.术前准备 会阴部皮肤备皮,禁食、水 12h。

3.术后护理 术后平卧 24h,患肢制动 12h,腹股沟处加压包扎,沙袋压迫 6h,观察和记录穿刺处渗血情况和相应肢体远端血液循环情况,如足背动脉搏动、皮温、皮色等,应与健侧对比观察。患者主诉下肢麻木、疼痛时,要考虑是否包扎过紧或沙袋压迫过重,及时给予处理。

(骆淑娥)

第二十四节　脊柱创伤的护理

一、概述

在严重的车祸伤、高处坠落伤或者重物砸伤脊柱时,外来的巨大暴力可能导致脊柱骨折或者脱位,使脊柱失去了对脊髓的保护作用,甚至脊柱骨折脱位后还常常冲击压迫脊髓,使其成为脊髓损伤的重要原因。随着我国现代社会的发展,交通事故和工伤事故增多,脊柱脊髓损伤发生率有上升趋势;脊柱最常见的损伤部位是颈椎,常见于第 4～7 节颈椎;其次是胸椎和腰椎的交界部位,常见于第 10 节胸椎至第 2 节腰椎,该段脊柱称为胸腰段;如果脊柱骨折程度较轻,可能脊髓并未受到损伤;严重的脊柱骨折甚至脱位后,绝大多数情况下会导致相应部位的脊髓损伤。

二、病因及分类

最常见的原因为交通伤,占 45％,损伤多见于颈段。其次为摔伤,约占 20％,损伤可发生于各节段,取决于损伤时的具体情况。此外,运动损伤和暴力打击等均可造成脊髓损伤。

1.根据受伤时暴力作用的方向分　屈曲型、伸直型、屈曲旋转型和垂直压缩型。

2.根据骨折后的稳定性分　稳定型和不稳定型。

3.Armstrong－Denis 分类　是目前国内外通用的分类。共分为:压缩骨折、爆裂骨折、后柱断裂、骨折脱位、旋转损伤、压缩骨折合并后柱断裂、爆裂骨折合并后柱断裂。

4.按部位分类　可分为颈椎、胸椎、腰椎骨折或脱位。按椎骨解剖部位又可分为椎体、椎弓、椎板、横突、棘突骨折等。

5.外伤性无骨折脱位型脊髓损伤　多发生于儿童和中老年患者,特点是影像学检查无骨折脱位。

三、发病机制

1.脊髓休克　脊髓损伤早期多伴有脊髓休克。表现损伤平面以下感觉、运动、括约肌功能完全丧失。单纯脊髓休克可在数周内自行恢复。球海绵体反射的出现或深腱反射的出现是脊髓休克终止的标志。

2.脊髓挫裂伤　可以是轻度出血和水肿,也可以是脊髓完全挫伤或断裂。后期可出现囊性变或萎缩。

3.脊髓受压　由于突入椎管的移位椎体、碎骨块、椎间盘等组织直接压迫脊髓,导致出血、水肿、缺血变性等改变。

上述病理所致的脊髓损伤临床表现,根据损伤程度可以是完全瘫痪,也可以是不完全瘫痪。

四、临床表现

1.脊柱骨折

(1)有严重外伤史,如高空落下、重物打击头颈或肩背部、塌方事故、交通事故等。

(2)患者感觉受伤局部疼痛,颈部活动障碍,腰背部肌肉痉挛,不能翻身起立。骨折局部可扪及局限性后凸畸形。

(3)由于腹膜后血肿对自主神经刺激,肠蠕动减慢,常出现腹胀、腹痛等症状,有时需与腹腔脏器损伤相鉴别。

2.合并脊髓和神经根损伤　脊髓损伤后,在损伤平面以下的运动、感觉、反射及括约肌和自主神经功能受到损害。

(1)感觉障碍:损伤平面以下的痛觉、温度觉、触觉及本体觉减弱或消失。参照脊神经皮节分布可判断脊髓损伤平面(表 9－1)。

表9-1　脊髓感觉水平皮肤标志

颈髓	胸髓	腰髓	骶髓
C_5 肩部前外侧	T_4 乳头线	L_2 大腿内侧	S_1 足外侧
C_6 拇指	T_6 剑突	L_3 膝内侧	S_2 大腿后侧
C_7 中指	T_{10} 脐	L_4 踝内侧	$S_{3、4、5}$ 肛周
C_8 小指	T_{12} 耻骨上缘	L_5 足背	

（3）括约肌功能障碍：脊髓休克期表现为尿潴留，系膀胱逼尿肌麻痹形成无张力性膀胱所致。休克期过后，若脊髓损伤在骶髓平面以上，可形成自动反射膀胱，残余尿少于 100ml，但不能随意排尿。若脊髓损伤平面在圆锥部骶髓或骶神经根损伤，则出现尿失禁，膀胱的排空需通过增加腹压（用手挤压腹部）或用导尿管来排空尿液。大便也同样出现便秘和失禁。

（4）不完全性脊髓损伤：损伤平面远侧脊髓运动或感觉仍有部分保存时称之为不完全性脊髓损伤。临床上有以下几型。

①脊髓前部损伤：表现为损伤平面以下的自主运动和痛觉消失。由于脊髓后柱无损伤，患者的触觉、位置觉、振动觉、运动觉和深压觉完好。

②脊髓中央性损伤：在颈髓损伤时多见。表现上肢运动丧失，但下肢运动功能存在或上肢运动功能丧失明显比下肢严重。损伤平面的腱反射消失而损伤平面以下的腱反射亢进。

（2）运动障碍：脊髓休克期，脊髓损伤节段以下表现为软瘫，反射消失。休克期过后若是脊髓横断伤则出现上运动神经元性瘫痪，肌张力增高，腱反射亢进，出现髌阵挛和踝阵挛及病理反射。脊髓运动水平肌肉标志（表9-2）。

表9-2　脊髓运动水平肌肉标志

颈髓	肌力减退	腰髓	肌力减退
$C_{3\sim4}$	膈肌	L_2	髂腰肌
C_5	肱二头肌	L_3	股四头肌
C_6	伸腕肌	L_4	胫骨前肌
C_7	肱三头肌	L_5	背伸肌
C_8	手固有肌	S_1	腓肠肌
T_1	小指外展肌		

③脊髓半侧损伤综合征（Brown—Seqimrd's Symdrome）：表现损伤平面以下的对侧痛温觉消失，同侧的运动功能、位置觉、运动觉和两点辨觉丧失。

④脊髓后部损伤：表现损伤平面以下的深感觉、深压觉、位置觉丧失，而痛温觉和运动功能完全正常。多见于椎板骨折患者。

五、相关检查

1.X线检查　常规摄脊柱正侧位、必要时拍斜位片。

2.CT检查　判定移位骨折块侵犯椎管程度和发现突入椎管的骨块或椎间盘。

3.MRI检查　对判定脊髓损伤状况极有价值。MRI可显示脊髓损伤早期的水肿、出血，并可显示脊髓损伤的各种病理变化，脊髓受压、脊髓横断、脊髓不完全性损伤、脊髓萎缩或囊性变等。

4.体感诱发电位(SEP) 是测定躯体感觉系统(以脊髓后索为主)的传导功能的检测法。对判定脊髓损伤程度有一定帮助。现在已有运动诱导电位(MEP)。

5.颈静脉加压试验和脊髓造影 颈静脉加压试验,对判定脊髓受伤和受压有一定参考意义。脊髓造影对陈旧性外伤性椎管狭窄诊断有意义。

六、治疗原则

(一)非手术治疗

1.急救和搬运

(1)脊柱脊髓伤有时合并严重的颅脑损伤、胸部或腹部脏器损伤、四肢血管伤,危及伤员生命安全时应首先抢救。

(2)凡疑有脊柱骨折者,搬运时都应使患者脊柱处于沿躯体长轴的中立位。搬动患者前,最重要的事就是固定患者受伤的颈椎或胸腰椎。用硬板搬运,颈椎用支具固定,移动患者要用? 板或设法使躯干各部位保持在同一平面,避免扭曲和头尾端牵拉。

(3)对颈椎损伤的患者,若无支具,要有专人扶托下颌和枕骨,沿纵轴略加牵引力,使颈部保持中立位,患者置木板上后用沙袋或折好的衣物放在头颈的两侧,防止头部转动,并保持呼吸道通畅。

2.单纯脊柱骨折的治疗

(1)胸腰段骨折轻度椎体压缩骨折:可平卧硬板床,腰部垫高。数日后即可背伸肌锻炼。经功能疗法可使压缩椎体自行复位,恢复原状。3~4周后即可在支具保护下下床活动。

(2)胸腰段重度压缩骨折:椎体压缩超过1/3应予以闭合复位。可用两桌法过伸复位。用两张高度相差30cm左右的桌子,桌上各放一软枕,伤员俯卧,头部置于高桌上,两手把住桌边,两大腿放于低桌上,要使胸骨柄和耻骨联合部悬空,利用悬垂的体重逐渐复位。复位后在此位置上石膏背心固定,固定时间3个月。

(3)胸腰段不稳定型脊柱骨折:椎体压缩超过1/3以上,畸形角大于20°,或伴有脱位可考虑开放复位内固定。

(4)颈椎骨折或脱位:压缩移位轻者,用枕颌带牵引复位,复位后用头胸石膏固定。压缩移位重者,可持续颅骨牵引复位。摄X线片复查,复位后用头胸石膏或头胸支架固定,牵引复位失败者需切开复位内固定。

3.脊髓损伤的药物治疗 当脊柱损伤患者复苏满意后,主要的治疗任务是防止已受损的脊髓进一步损伤,并保护正常的脊髓组织。要做到这一点,恢复脊柱序列和稳定脊柱是关键的环节。在治疗方法上,药物治疗是降低脊髓损害程度最为快捷的方法。

(1)皮质类固醇:甲基泼尼松龙(methyl-prednisolone,MP)是唯一被FDA批准的治疗脊髓损伤的药物。在脊髓损伤早期(伤后8h内)给予大剂量MP,首次冲击量每千克体重30mg静脉滴注,15min完毕,45min之后以5.4mg/(kg·h)持续滴注23h,能明显改善脊髓损伤患者的运动、感觉功能。完全脊髓损伤与严重不全脊髓损伤是MP治疗的对象,但应注意,大剂量冲击治疗可能产生肺部及胃肠道并发症,高龄者易引起呼吸系统并发症及感染。也可应用地塞米松,20mg每天1次,持续应用5d停药,以免长期大剂量使用激素出现并发症。

(2)神经节苷脂:神经节苷脂(Ganglioside)是广泛存在于哺乳动物细胞膜上含糖酯的唾液酸,在中枢神经系统外层细胞膜有较高的浓度,尤其在突触区含量特别高。实验证据表明它们能促进神经外生和突触传递介导的轴索再生和发芽,减少损伤后神经溃变,促进神经发育和塑形。

(3)神经营养药:甲钴胺是一种辅酶型 B_{12},具有一个活性甲基,结合在中心的钴原子上,容易吸收,使血清维生素 B_{12} 浓度升高,并进一步转移进入神经组织的细胞器内,其主要药理作用是增强神经细胞内核酸和蛋白质的合成;促进髓鞘主要成分卵磷脂的合成,有利于受损神经纤维修复。

(4)脱水药:减轻脊髓水肿。常用的药物为甘露醇,应注意每次剂量不超过 50g,每天不超过 200g,主张以每千克体重 0.25g 每 6h1 次静脉输液。20%甘露醇静脉输注速度以每分钟 10ml 为宜,有心功能不全、冠心病、肾功能不全的患者,滴速过快可能会导致致命疾病的发生。用甘露醇期间应监测血压并定期复查电解质,以防止术后入量不足及电解质紊乱。如患者出现精神萎靡不振、乏力、腱反射减弱或消失、腹胀、抽搐等上述症状,提示为低钾等电解质紊乱,应予以及时纠正。甘露醇药液外渗,引起局部组织红肿严重时可坏死。如穿刺部位有红、肿、热、痛时,应及时局部热敷。甘露醇应用过量、给药时间过长,可引起甘露醇渗透性肾病,合并肾衰竭;给药速度过快可引起一时性头痛、眩晕、胸痛、视物模糊;速度过慢、浓度低则不能迅速提高血浆渗透压,使组织产生脱水。

(二)手术治疗

1.颈椎前路手术 是目前治疗下颈椎骨折脱位的最常用术式,可用于大部分骨折类型。包括前路椎间盘切除、植骨融合内固定术和椎体次全切除植骨融合内固定术。

2.颈椎后路手术 主要用于后方结构损伤,包括小关节脱位、后方双侧骨性结构损伤。包括椎板切除术、椎板成形术、侧块螺钉钢板内固定及椎弓根内固定术。

3.胸腰段骨折前路手术 对胸腰段椎体爆裂性或粉碎性骨折,多行前路减压、植骨融合、钢板螺钉内固定术。对陈旧性骨折可行侧前方减压术。

4.胸腰段骨折后路手术 后路手术包括椎板切除减压、用椎弓根螺钉钢板或钢棒复位内固定,必要时行植骨融合术。

5.经皮椎体成形术 多适用于胸腰段压缩骨折,具有稳定骨折、减轻疼痛及恢复椎体高度、矫正脊柱畸形等优点。患者可以获得早下床、创伤小、出血少、恢复快等利于康复的治疗。

七、护理及康复

(一)术前护理

1.卧床休息 绝对卧床休息,限制活动,防止脊髓再度损伤。翻身时注意保持身体纵轴的一致性,使颈胸腰呈一条直线,严禁躯干扭曲、旋转。搬动颈椎损伤患者时,保护好颈部,使用围领等防护具。对伴有截瘫的患者,注意保持肢体处于功能位置。

2.心理护理 脊柱骨折的患者,多因工作不慎、意外事故所致,亦有轻生而跳楼致伤者。多数患者入院后常因是否遗留残疾而表现情绪紧张而悲观。所以护理工作中,除积极解除患者创伤的痛苦外,还要加强心理护理。从生活上关心体贴患者,耐心细致地回答患者提出的有关病情的问题。加强对患者的心理疏导,给予心理支持,建立良好的护患关系,尤其对合并完全或不完全截瘫的患者,更要激发他们战胜疾病的信心和勇气,使之能不懈地、主动地坚持康复训练。

（二）术后护理

1. 搬运与体位　搬运时保持患者脊柱平直,避免不必要的震动和旋转。每 2 小时翻身一次,保持轴性翻身。术后拔除伤口引流管,在佩戴支具的情况下,遵医嘱下床活动。经皮椎体成形术后患者,术后第一天佩戴围腰后即可下床活动。起床时应注意侧起侧卧。

2. 饮食护理　由于手术及术后长期卧床等原因,术后患者肠蠕动减弱,大量进食易引起腹胀。术后宜食用清淡饮食,少吃甜食和产气食物,行腹部按摩,必要时禁食、胃肠减压、肛管排气,辅助静脉营养。待胃肠功能逐渐恢复,给予高蛋白、高热量及高纤维素饮食,以增强机体抵抗力。

3. 病情观察

（1）脊髓神经功能的观察：术后观察患者四肢感觉及运动情况。检查患者四肢感觉、活动及肌力情况,并与术前进行对比,如发现肢体麻木、运动或感觉障碍平面上升,提示有可能发生脊髓水肿、伤口血肿或骨水泥渗漏,应及时报告医师。肛门张力和膀胱功能是神经功能的重要体征,大小便障碍常在其他神经损害前出现。

（2）呼吸系统的观察：脊髓损伤患者呼吸功能障碍的严重程度与损伤节段和严重程度有关。C_3 节段以上脊髓完全性损伤患者所有的呼吸肌完全瘫痪。$C_3 \sim C_5$ 脊髓损伤患者因损伤到膈神经,导致主要的呼吸肌功能障碍,机体不能维持足够的肺活量和呼吸强度,患者咳嗽无力,不能有效地清除肺部分泌物。C_5 节段以下的脊髓损伤影响到肋间肌和腹部肌肉的运动,呼吸肌力量减弱是引起呼吸困难的主要原因。脊柱损伤后精神紧张、气管反射迟钝、胃肠蠕动减弱、患者仰卧进食等原因易引起误吸。应密切观察呼吸频率、幅度、血氧饱和度变化。

（3）伤口引流的观察：严密观察引流是否通畅,以及引流液的颜色、性状和量。如引流液为淡血性液或清亮液,引流量逐渐增多,并伴有头痛、恶心等症状,疑为脑脊液漏,应立即通知医生给予相应处理。

4. 气管切开的护理　注意调整套管系带的松紧,松紧度以带子与颈部间可放入一指为宜。适当支撑与呼吸机相连接的管道,以免重力作用于管道,引起气管受压而造成气管黏膜坏死。导管套囊适当充气,每班次用测压表测量气囊压力,以防漏气或因压力过高而影响气管黏膜血供。伤口周围的敷料每日更换 1～2 次,分泌物增多时应随时更换,保持敷料清洁干燥。使用金属带套囊导管,其内套管每日取出消毒一次。拔除气管导管后,及时清除窦道内分泌物,经常更换敷料,使窦道逐渐愈合。

5. 并发症的护理

（1）泌尿系统感染：截瘫患者由于膀胱麻痹而不能自行排尿,患者排尿功能失去大脑及低级中枢控制,使排尿功能紊乱或丧失,表现为尿潴留,故多采用留置导尿管。妥善固定尿管,高度不能超过耻骨联合水平,防止发生逆行感染。伤后早期尿管保持开放状态,目的是使膀胱保持空虚状态,避免膀胱肌肉在无张力状态下牵拉和疲劳。伤后 2 周改为定时开放导尿管,目的是训练膀胱收缩功能,使膀胱养成节律性充盈和排空的习惯,还可以促进反射性收缩。在病情允许的情况下鼓励患者多饮水,每日 1500～2000ml,以保证足够的尿液持续自然地冲洗尿道。

（2）肺炎和肺不张：脊髓损伤后,由于呼吸肌力量不足,呼吸费力,呼吸道阻力相应增加,呼吸道的分泌物不易排出,易导致坠积性肺炎。应在早期适当止痛的基础上鼓励患者定时进行深呼吸及有效咳嗽的训练,促进肺膨胀和痰液的排出。定时翻身,轻叩胸背部,以利于痰液的排出。每日雾化吸入,湿化呼吸道,稀释痰液,便于排出。要注意保暖,避免因受凉而诱发上呼吸道感染。高位颈椎损伤伴呼吸困难者,早期行气管切开使用呼吸机辅助呼吸是减少呼吸道梗阻和防止肺部感染的重要措施。

(3)预防压疮:每1~2小时翻身1次,注意保持伤部的稳定,翻身角度以小于30°为宜,采用轴线翻身法。

(4)防止瘫痪肢体的关节挛缩畸形:保持关节于功能位。适宜的关节活动度训练,对关节进行被动活动,每天必须把全部关节活动一遍,每个关节重复活动5~10次,每天进行3~4遍。活动以被动为主,主动及助动为辅;辅助支具预防足下垂及腕下垂畸形。如用护足架或在足底放一竖枕托起,或用弹性吊带保持踝关节90°,可预防足下垂;用托板保持腕关节在背屈功能位,可防止腕下垂。

(5)体温异常的护理:脊髓损伤时体温调节中枢丧失正常的调节能力,患者产生异常体温,高于40℃以上或低于35℃以下。将患者置于有空调的病室,保持室内适宜的温度,高热给予物理降温如乙醇擦浴、头置冰袋等,必要时药物降温。患者出汗时及时擦干汗液,保持皮肤清洁,注意保暖,防止受凉。低温注意保暖,调高室温,必要时使用热水袋、电热毯,要严格控制温度,防止烫伤。

(6)肺栓塞:经皮椎体成形术术后骨水泥微粒通过椎体静脉窦后形成栓子进入肺循环形成肺栓塞,与骨水泥灌注时过稀过快等因素有关,一旦发生,后果严重。如果发生不明原因的血氧饱和度降低,并出现胸闷、憋气、呼吸困难等情况时应考虑肺栓塞的可能。应立即给予患者仰卧位,吸氧,心电监测,保持呼吸道通畅,避免搬动患者,立即通知医生,准备好抢救用品。

(三)康复指导

对无截瘫患者术后第1天,即指导患者进行直腿抬高锻炼,每日2~3次,每次30min;练习股四头肌等长收缩,踝关节的背伸和跖屈,足趾的伸屈等活动。截瘫患者穿矫正鞋以保持关节功能位预防足下垂,每日为患者做双下肢被动运动,每日2~3次,每次30min。指导并鼓励患者做腰背部肌肉功能锻炼,以增强腰肌力量和脊柱稳定性。按不同病情,术后2~4周开始进行"五点支撑"腰背肌锻炼,每日3~4次,每次10~20下,根据情况逐渐增多,幅度逐渐加大,坚持6~12个月。

(骆淑娥)

第十章　妇产科疾病护理

第一节　自然流产的护理

凡妊娠不足 28 周、胎儿体重不足 1000g 而终止者,称为流产(abortion)。发生于妊娠 12 周以前者称早期流产,发生在妊娠 12 周至不足 28 周者称晚期流产。流产分为自然流产和人工流产,本节主要阐述自然流产。自然流产发生率约占全部妊娠的 15%,其中早期流产占 80% 以上。

流产是妊娠物逐渐从子宫壁剥离并排出体外的过程。流产时胚胎多数已死亡,继之底蜕膜出血,造成绒毛与蜕膜层剥离,已剥离的胚胎组织如同异物,引起子宫收缩而被排出。妊娠早期,胎盘绒毛发育尚不成熟,与子宫蜕膜联系尚不牢固,因此在妊娠 8 周前发生的流产,妊娠产物多数可以完全从子宫壁剥离而排出,出血不多。妊娠 8~12 周,胎盘虽未完全形成,但胎盘绒毛发育繁盛,与蜕膜层联系牢固,若此时发生流产,妊娠产物往往不易完全从子宫壁剥离,常有部分组织残留于宫内,影响子宫收缩,出血较多。妊娠 12 周后,胎盘已完全形成,流产过程与足月分娩相似,往往先有腹痛,继之排出胎儿及胎盘,出血较少。若胎儿在宫腔内死亡过久,被血块包绕,形成血样胎块可导致出血不止。

一、护理评估

(一)临床表现

停经、腹痛及阴道出血是流产的主要临床症状。在流产发展的各个阶段,其症状发生的时间、程度不同,相应的处理原则亦不同。

一般自然流产的发展过程如下:

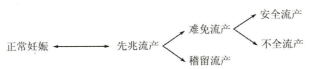

1. 先兆流产(threatened abortion)　表现为停经后出现少量阴道流血,流血量较月经量少,有时伴有轻微下腹痛、腰痛、腰坠。妇科检查:宫颈口未开,胎膜未破,妊娠产物未排出。子宫大小与停经周数相符。尿妊娠试验阳性。经休息及治疗后,若流血停止或腹痛消失,妊娠可继续进行;若流血增多或腹痛加剧,则可能发展为难免流产。

2. 难免流产(inevitable abortion)　由先兆流产发展而来,指流产已不可避免。表现为阴道流血量增多,阵发性腹痛加重。妇科检查:宫颈口已扩张,晚期难免流产还可有羊水流出或见胚胎组织或胎囊堵于宫颈内口,子宫大小与停经周数相符或略小。

3. 不全流产(incomplete abortion)　由难免流产发展而来,妊娠产物部分排出体外,尚有部分残留于宫腔内,影响子宫收缩,致使阴道出血持续不止,严重时可引起出血性休克。妇科检查:宫颈口已扩张,不断有血液自宫颈口流出,有时尚可见胎盘组织堵塞于宫颈口或部分妊娠产物排出于阴道内。一般子宫小于停经周数。尿妊娠试验阴性。

4. 完全流产(complete abortion)　妊娠产物已完全排出,阴道出血逐渐停止,腹痛随之消失。妇科检查:宫颈口已关闭,子宫接近正常大小。尿妊娠试验阴性。

5. 稽留流产(missed abortion)　也称过期流产,指胚胎或胎儿已死亡滞留在宫腔内尚未自然排出者。胚胎或胎儿死亡后,子宫不再增大反而缩小,早孕反应消失;若已至妊娠中期,孕妇不感腹部增大,胎动消失。妇科检查:宫颈口未开,子宫较停经周数小,质地不软。未闻及胎心。

6. 复发性流产(recurrent spontaneous abortion,RSA)　指与同一性伴侣连续发生 3 次或 3 次以上的自然流产,发生率约占妊娠总数的 1‰~5‰。每次流产多发生于同一妊娠月份,其临床经过与一般流产相同。早期流产的原因常为黄体功能不足、甲状腺功能低下、染色体异常等。晚期流产最常见的原因为宫颈内口松弛、子宫畸形、子宫肌瘤等。

7. 流产合并感染(septic abortion)　流产过程中,若阴道流血时间过长、有组织残留于宫腔内等,均可能引起宫腔内感染。严重感染可扩展到盆腔、腹腔乃至全身,并发盆腔炎、腹膜炎、败血症及感染性休克等,称流产合并感染。

(二)辅助检查

1. 妇科检查　了解宫颈口是否扩张,羊膜囊是否膨出,有无妊娠产物堵塞于宫颈口内,子宫大小与停经周数是否相符,有无压痛等。检查双侧附件有无肿块、增厚及压痛等。

2. 实验室检查

(1)绒毛膜促性腺激素(HCG)测定:多采用放射免疫方法进行 HCG 定量测定,如 HCG 低于正常值或<625IU/L 时,提示有流产的可能。HCG 测定也有助于判断预后。

(2)其他激素测定:主要有胎盘生乳素(HPL)、雌二醇(E_2)和孕二醇等,如测定的结果低于正常值,提示有流产倾向。

3. B 超检查　显示有无胎囊、胎动、胎心等,诊断并鉴别流产类型,指导正确处理。

(三)与疾病相关的健康史

1. 遗传基因缺陷　染色体异常是自然流产最常见的原因,尤其是早期流产染色体异常者占 50%~60%。染色体异常的胚胎多数发生流产,极少数可继续发育。一旦出生后也会发生某些功能异常或合并畸形。

2. 全身性疾病史　妊娠期急性高热可引起子宫收缩而发生流产,细菌毒素或病毒通过胎盘进入胎儿血循环,导致胎儿死亡而发生流产。孕妇患严重贫血或心力衰竭可致胎儿缺氧,也可能引起流产。此外,慢性肾炎或高血压的孕妇,其胎盘可发生梗死而致流产。

3. 生殖器官疾病史　子宫发育不良、子宫畸形、子宫肌瘤等可影响胎儿的生长发育而导致流产。宫颈重度裂伤、宫颈内口松弛者易因胎膜早破而引起晚期流产。

4. 内分泌功能失调　黄体功能不全、甲状腺功能低下的孕妇,均可能引起胚胎发育不良而致流产。

5. 其他　母儿双方免疫不适应、母儿血型不合等可引起流产。妊娠期手术、外伤、精神创伤等,以及劳动过度、性交等诱因,均可刺激子宫收缩而引起流产。此外,过多接触有害化学物质和物理因素,可直接或间接对胚胎或胎儿造成损害,引起流产。

(四)心理社会状况

流产孕妇的心理状况常以焦虑和恐惧为特征。孕妇面对阴道流血往往会不知所措,过分紧张,甚至将其过度严重化。同时胎儿的健康也直接影响孕妇的情绪反应,孕妇可能会表现为伤心、郁闷、烦躁不安等。此外,孕妇家属的紧张和焦虑也会影响孕妇的心理状况。

(五)治疗原则

1.先兆流产的治疗原则是卧床休息,禁止性生活,减少刺激;必要时给予对胎儿危害小的镇静剂,如苯巴比妥;对黄体功能不足的孕妇,每日肌注黄体酮 $10\sim20mg$,以利于保胎。注意及时进行 B 超检查,了解胚胎发育情况,避免盲目保胎。

2.难免流产一旦确诊,应尽早使胚胎及胎盘组织完全排出,以防止出血和感染。

3.不全流产一经确诊,应立即行吸宫术或钳刮术以清除宫腔内残留组织,并预防感染。

4.对于完全流产,B 超检查证实宫腔内无残留物,如无感染征象,一般不需特殊处理。

5.稽留流产的治疗原则是及时促使胎儿和胎盘排出。由于胎儿死亡,胎盘释放凝血活酶进入母血循环,孕妇易发生凝血功能障碍,导致弥散性血管内凝血(DIC)。因此,术前应先做凝血功能检查。如有凝血功能异常,应使用肝素、纤维蛋白原及输注新鲜血等,待凝血功能恢复后再行刮宫。

6.复发性流产以预防为主,男女双方在孕前均应进行详细检查及遗传咨询,以确定是否可以妊娠,并根据病因予以纠正和治疗。

7.流产合并感染的治疗原则为在控制感染的同时尽早清除宫腔内残留物。

二、主要护理诊断/合作性问题

1.有感染的危险　与阴道出血时间过长、宫腔内有残留组织等因素有关。

2.焦虑　与担心胎儿健康等因素有关。

3.潜在并发症　出血性休克。

三、护理措施

护士在全面评估孕妇身心状况的基础上,综合病史及诊断检查,明确流产类型和基本处理原则,认真执行医嘱,积极配合医生诊治,并为之提供相应的护理措施。

(一)先兆流产孕妇的护理

先兆流产孕妇需卧床休息,禁止性生活,禁用肥皂水灌肠,避免不必要的阴道检查,以减少各种刺激。指导孕妇合理饮食,加强营养,增强抵抗力。护士除了为其提供生活护理外,应遵医嘱给予孕妇对胎儿无害的适量镇静剂、黄体酮等保胎治疗。随时评估孕妇的病情变化,如是否腹痛加重、阴道流血量增多等,一旦病情进展,应告知医生及时处理。

此外,由于孕妇的情绪状态也会影响其保胎效果,因此护士还应注意观察孕妇的情绪反应,加强心理护理,从而稳定孕妇情绪,增强保胎信心。护士需向孕妇及家属讲明以上保胎措施的必要性,以取得孕妇及家属的理解和配合。

(二)妊娠不能再继续者的护理

护士应积极采取措施,及时做好终止妊娠的准备,协助医生完成手术过程,使妊娠产物完全排出,同时开放静脉,做好输液、输血准备。并严密监测孕妇的体温、血压及脉搏,观察其面色、腹痛、阴道流血情况,及时发现休克征象。有凝血功能障碍者应予以纠正,然后再行引产或手术。

患者由于失去胎儿,往往会出现伤心、悲哀等情绪反应。护士应给予同情和理解,帮助患者及家属接受现实,顺利度过悲伤期。

（三）预防感染

护士应监测患者的体温、血象及阴道流血情况，注意观察分泌物的性质、颜色、气味等，及时发现感染征象。严格执行无菌操作规程，加强会阴部护理。指导孕妇使用消毒会阴垫，保持会阴部清洁，维持良好的卫生习惯。当护士发现感染征象后应及时报告医生，并按医嘱进行抗感染处理。此外，护士还应嘱患者流产后1个月返院复查，确定无禁忌证后，方可开始性生活。

（四）健康教育

护士应与孕妇及家属共同讨论此次流产的原因，并向他们讲解流产的相关知识，帮助他们为再次妊娠做好准备。无论妊娠是否继续，应嘱患者卧床休息，避免过度劳累和提举重物；早期妊娠、出血期间和清宫术后1个月内，禁止性生活，应注意个人卫生。有复发性流产史的孕妇在下一次妊娠确诊后应卧床休息，加强营养，禁止性生活，补充维生素 E、C 等，治疗期必须超过以往发生流产的妊娠月份。病因明确者，应积极接受对因治疗：如黄体功能不足者，按医嘱正确使用黄体酮治疗以预防流产，子宫畸形者需在妊娠前先行矫治手术，例如宫颈内口松弛者应在未妊娠前做宫颈内口松弛修补术，如已妊娠，则可在妊娠14～16周时行宫颈内口环扎术。

（李影）

第二节　异位妊娠的护理

正常妊娠时，受精卵着床于子宫体腔内膜。受精卵在子宫体腔外着床发育时，称为异位妊娠（ectopic pregnancy），习称宫外孕（extrauterine pregnancy）。异位妊娠和宫外孕的含义稍有不同。宫外孕仅指子宫以外的妊娠，宫颈妊娠及子宫残角妊娠不属于宫外孕，但属于异位妊娠。异位妊娠按其发生的部位不同，可分为输卵管妊娠、卵巢妊娠、腹腔妊娠、宫颈妊娠及子宫残角妊娠等，其中输卵管妊娠最为常见，占异位妊娠的 95% 左右。本节主要阐述输卵管妊娠。

输卵管妊娠是妇产科常见的急腹症之一，当输卵管妊娠流产或破裂时，可引起腹腔内严重出血，如不及时诊断、处理，可危及生命。输卵管妊娠因其发生部位不同又可分为间质部、峡部、壶腹部和伞部妊娠（图 10—1）。以壶腹部妊娠多见，其次为峡部，伞部和间质部妊娠少见。

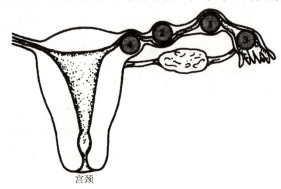

图 10—1　输卵管妊娠的发生部位

1.壶腹部妊娠；2.峡部妊娠；3.伞部妊娠；4.间质部妊娠

一、病理

输卵管妊娠时,由于输卵管管腔狭窄,管壁薄且缺乏黏膜下组织,其肌层远不如子宫肌壁厚与坚韧,妊娠后不能形成完好的蜕膜,受精卵植入后,不能适应孕卵的生长发育,因此当输卵管妊娠发展到一定程度,可出现以下结果:

1.输卵管妊娠流产(tubal abortion)　多见于输卵管壶腹部妊娠,发病多在妊娠 8~12 周。由于输卵管妊娠时管壁形成的蜕膜不完整,发育中的囊胚常向管腔突出,最终突破包膜而出血,囊胚可与管壁分离(图 10—2)。若整个囊胚剥离落入管腔并经输卵管逆蠕动排入腹腔,即形成输卵管完全流产,出血一般不多。若囊胚剥离不完整,有一部分仍残留于管腔,则为输卵管不完全流产。此时,管壁肌层收缩力差,血管开放,持续反复出血,量较多,血液凝聚在子宫直肠陷凹,形成盆腔积血。如有大量血液流入腹腔,则出现腹腔刺激症状,同时引起休克。

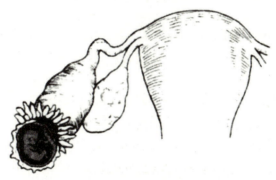

图 10—2　输卵管妊娠流产

2.输卵管妊娠破裂(rupture of tubal pregnancy)　多见于输卵管峡部妊娠,发病多在妊娠 6 周左右。当囊胚生长时绒毛侵蚀输卵管壁肌层及浆膜,直至穿破管壁全层,形成输卵管妊娠破裂(图 10—3)。由于输卵管肌层血管丰富,输卵管妊娠破裂所致的出血远较输卵管妊娠流产严重,短期内即可发生大量腹腔内出血使孕妇发生休克,亦可反复出血,形成盆腔及腹腔血肿。由于输卵管间质部肌层较厚,破裂常发生于妊娠 12~16 周,一旦发生后果十分严重,往往短期内出现低血容量性休克甚至死亡。

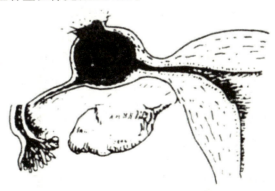

图 10—3　输卵管妊娠破裂

3.陈旧性宫外孕　有时发生输卵管妊娠流产或破裂后未及时治疗,或内出血已逐渐停止、病情稳定,时间过久,胚胎死亡或被吸收。但长期反复内出血形成的盆腔血肿可机化变硬,并与周围组织粘连形成包块,临床上称为陈旧性宫外孕。

4.继发性腹腔妊娠 发生输卵管妊娠流产或破裂后,胚胎被排入腹腔,大部分死亡,不会再生长发育。但偶尔也有存活者,若存活胚胎的绒毛组织仍附着于原位或排至腹腔后重新种植而获得营养,可继续生长发育形成继发性腹腔妊娠,若破裂口在阔韧带内,可发展为阔韧带妊娠。

输卵管妊娠者和正常妊娠一样,滋养细胞产生的 HCG 维持黄体生长,使甾体激素分泌增加,因此月经停止来潮。子宫肌纤维增生肥大,子宫增大变软。子宫内膜出现蜕膜反应。蜕膜的存在与孕卵的生存密切相关,若胚胎死亡,滋养细胞活力消失,蜕膜自宫壁剥离而发生阴道流血。有时蜕膜可完整剥离,随阴道流血排出三角形蜕膜管型,有时则呈碎片排出。排出的组织见不到绒毛,组织学检查无滋养细胞。

二、护理评估

(一)临床表现

输卵管妊娠的临床表现与受精卵着床部位、有无流产或破裂以及出血量多少等有关。

1.症状

(1)停经:多数患者停经6~8周以后出现不规则阴道流血,但部分患者因月经仅过期几天,误将不规则的阴道流血视为月经,可能无停经主诉。

(2)腹痛:是输卵管妊娠患者就诊的主要症状。输卵管妊娠未发生流产或破裂前,常表现为一侧下腹隐痛或酸胀感。输卵管妊娠流产或破裂时,患者突感一侧下腹撕裂样疼痛,常伴恶心、呕吐。随后,血液由局部、下腹流向全腹,疼痛亦遍及全腹,血液刺激膈肌时可引起肩胛部放射痛及胸痛;当血液积聚于直肠子宫陷凹处,可出现肛门坠胀感。

(3)阴道流血:胚胎死亡后,常有不规则阴道流血,色暗红或深褐,量少呈点滴状,一般不超过月经量。少数患者阴道流血量较多,类似月经。阴道流血可伴有蜕膜管型或蜕膜碎片排出,系子宫蜕膜剥离所致。阴道流血一般在病灶去除后方能停止。

(4)晕厥与休克:急性大量内出血及剧烈腹痛可引起患者晕厥或休克,其程度与内出血的量和速度成正比,但与阴道流血量不成比例。

(5)腹部包块:当输卵管妊娠流产或破裂后所形成的血肿时间过久,可因血液凝固,逐渐机化变硬并与周围器官(子宫、输卵管、卵巢、肠管等)发生粘连而形成包块。

2.体征

(1)一般情况:根据患者内出血情况,患者可呈贫血貌。大量出血者,可出现面色苍白、脉搏细速、血压下降等休克体征。

(2)腹部检查:输卵管妊娠流产或破裂者,下腹部有明显压痛和反跳痛,尤以患侧为甚,轻度腹肌紧张,出血多时,叩诊有移动性浊音,如出血时间较长,形成血凝块,在下腹可触及软性肿块。

(3)盆腔检查:输卵管妊娠未发生流产或破裂者,除子宫略大较软外,仔细检查可能触及胀大的输卵管并轻度压痛。输卵管妊娠流产或破裂者,阴道后穹隆饱满,有触痛。将宫颈轻轻上抬或左右摇动时引起剧烈疼痛,称为宫颈抬举痛或摇摆痛,是输卵管妊娠的主要体征之一。子宫稍大而软,腹腔内出血多时检查子宫呈漂浮感。

(二)辅助检查

1.阴道后穹隆穿刺 是一种简单可靠的诊断方法,适用于疑有腹腔内出血的患者。由于腹腔内血液易积聚于子宫直肠陷凹,即使血量不多,也能经阴道后穹隆穿刺抽出。用长针自阴道后穹隆刺入直肠子宫陷凹,抽出暗红色不凝血为阳性,说明有腹腔内出血。无内出血、内出血量少、血肿位置较高或子宫直肠陷凹有粘连时,可能抽不出血液,故穿刺阴性不能排除输卵管妊娠。如有移动性浊音,可做腹腔穿刺。

2.妊娠试验　异位妊娠时患者体内 HCG 水平较正常妊娠时低。采用放射免疫法动态监测血 β－HCG 的变化,对诊断异位妊娠以及疗效评价具有重要意义。此方法灵敏度高,异位妊娠的阳性率一般可达 80%～90%,但 β－HCG 阴性者仍不能完全排除异位妊娠。

3.B超检查　有助于异位妊娠的诊断。B超可见宫腔内无妊娠产物,宫旁可见轮廓不清的液性或实性包块,如包块内见有胚囊或胎心搏动则可确诊。阴道B超检查较腹部B超检查准确性高。

4.腹腔镜检查　适用于输卵管妊娠尚未流产或破裂的早期患者和诊断有困难的患者。腹腔内大量出血或伴有休克者,禁做腹腔镜检查。早期异位妊娠患者,可见一侧输卵管肿大,表面紫蓝色,腹腔内无出血或有少量出血。

(三)与疾病相关的健康史

1.输卵管炎症史　输卵管炎症是引起输卵管妊娠的主要原因。慢性炎症可使输卵管管腔黏膜粘连,管腔变窄;或纤毛功能受损,输卵管与周围组织粘连,输卵管扭曲,受精卵运行受阻而发生异位妊娠。

2.输卵管手术史　有输卵管手术史或绝育史者,输卵管妊娠的发生率为 10%～20%,主要是输卵管瘘或再通所致;因不孕接受输卵管粘连分离术或输卵管成型术者,再孕时,输卵管妊娠的可能性也有所增加。

3.输卵管发育不良或功能异常　输卵管过长、肌层发育差、黏膜纤毛缺乏等,均可影响受精卵正常运行。

4.其他　内分泌失调、神经精神功能紊乱、输卵管周围肿瘤以及子宫内膜异位症、宫内节育器避孕失败等都可增加受精卵着床于输卵管的可能性。

(四)心理社会状况

由于输卵管妊娠流产或破裂后,腹腔内急性大量出血及剧烈腹痛,以及妊娠终止的现实使孕妇出现较为激烈的情绪反应,可表现为哭泣、自责、无助、抑郁和恐惧等。孕妇家属会因难以接受妊娠终止而出现过激的情绪反应,会因为担心患者安全而焦虑和恐惧。

护士要全面了解孕妇及家属的文化程度、家庭经济、家庭功能以及社会支持情况,对此次妊娠失败的看法以及疾病相关知识掌握情况,了解其心理承受能力,采取针对性的支持措施减轻不良情绪,增强治疗信心。

(五)治疗原则

异位妊娠的治疗原则应结合病情,予以药物治疗或手术治疗,其中以手术治疗为主。

1.药物治疗　主要是化学药物治疗,适用于早期输卵管妊娠,输卵管妊娠未发生破裂、无明显内出血,要求保留生育能力的年轻患者。全身用药常用甲氨蝶呤(MTX)。在治疗中若有严重内出血征象,或疑输卵管间质部妊娠或胚胎继续生长时仍应及时进行手术治疗。

2.手术治疗　在积极纠正大出血、休克的同时,迅速进行手术抢救。根据情况行患侧输卵管切除术或保留患侧输卵管及其功能的保守性手术。近年来,腹腔镜技术成为异位妊娠诊断和治疗的新手段。

三、主要护理诊断/合作性问题

1.组织灌注不足　与腹腔内大出血有关。

2.疼痛　与输卵管妊娠流产或破裂有关。

3.恐惧　与担心生命安危有关。

4.预感性悲哀　与妊娠失败有关。

四、护理措施

（一）接受手术治疗患者的护理

1.严密监测,积极抢救　对有严重内出血患者,护士应在严密监测患者生命体征的同时,配合医生积极纠正休克症状,做好术前准备。护士应立即建立静脉通道,迅速补充血容量、交叉配血,做好输血准备,按急诊手术要求迅速做好术前准备。术前准备与术后护理的有关内容请参见腹部手术患者的一般护理。

2.加强心理护理　护士应简洁明了向患者及家属讲明手术的必要性,以亲切的态度和切实的行动赢得患者及家属的信任,保持周围环境安静、有序,减少和消除患者的紧张、恐惧心理,协助患者接受手术治疗方案。术后,护士应帮助患者及家属以正常的心态接受此次妊娠失败的现实,向其讲述异位妊娠的有关知识,提高认识,做好自我保健。

（二）接受非手术治疗患者的护理

1.密切观察病情　护士需密切观察患者的一般情况、生命体征,重视患者主诉,腹痛是否加重。护士应让患者知晓病情加重的指征,如腹痛加剧、肛门坠胀感加重等。并告知患者以上症状加重时应及时告诉医护人员,以便及时处理。

2.用药护理　异位妊娠常用甲氨蝶呤(MTX)等化学药物治疗。用药期间,应密切监护患者的B超检查结果和β－HCG水平,注意观察疗效和药物副作用。甲氨蝶呤不良反应较小,常表现为消化道反应、轻度骨髓抑制等,有时可出现轻微肝功能异常,如症状严重,应及时对症处理。

3.指导患者卧床休息,减少活动,避免腹部压力增大(如便秘、用力咳嗽或突然变换体位等),从而减少异位妊娠破裂的机会。患者卧床期间,护士应加强巡视,提供相应生活护理。

4.护士需协助正确留取血标本,以监测治疗效果。

5.护士应指导患者摄取足够的营养物质,尤其是富含铁蛋白的食物,如动物肝脏、鱼肉、豆类、绿叶蔬菜以及黑木耳等,以促进血红蛋白的增加,增强患者抵抗力。

（三）出院指导

护士应指导患者术后注意休息,加强营养,纠正贫血,提高机体抵抗力。保持良好的卫生习惯,注意外阴清洁。发生盆腔炎后须及时彻底治疗,以免延误病情。由于输卵管妊娠者中有10%的再发生率和50%～60%的不孕率。因此,护士需告诫患者,下次妊娠时要及时就医,且不宜轻易终止妊娠。

（李影）

第三节 早产的护理

早产(preterm delivery)是指妊娠满 28 周至不满 37 足周之间分娩者。此时娩出的新生儿称早产儿(preterm neonates),出生体重多小于 2500g,各器官发育不成熟,出生孕周越小,体重越轻,其预后越差。据统计,围生儿死亡中与早产有关者占 75%,因此预防早产是降低围生儿死亡率的重要环节之一。

早产按其发生的原因可分为 3 类:自发性早产、未足月胎膜早破早产和治疗性早产(指由于母体或胎儿的健康原因不允许继续妊娠,在未足 37 周时采取引产或剖宫产终止妊娠者)。其中以自发性早产最常见,约占 45%。

一、护理评估

(一)临床表现

早产的临床表现主要是子宫收缩,最初为不规则宫缩,并常伴有少许阴道流血或血性分泌物,以后可发展为规则宫缩,宫颈管先逐渐消退,宫口后扩张,与足月临产相似。胎膜早破的发生率较足月临产者高。

早产可以分为先兆早产和早产临产两个阶段。先兆早产指有规则或不规则宫缩,伴宫颈管进行性缩短,但宫口尚未扩张。当出现规律宫缩(20min≥4 次,或 60min≥8 次),伴以宫颈管消退≥80%以及进行性宫口扩张 1cm 以上时,可诊断为早产临产。

(二)辅助检查

1.阴道超声检查 用于预测早产发生的可能性。经阴道 B 超测量宫颈的长度,如宫颈长度<25mm,或宫颈内口漏斗形成伴有宫颈缩短,提示早产可能性大。

2.阴道穹分泌物胎儿纤维连接蛋白(fetal fibronectin,fFN)检测 妊娠 24 周后,宫颈、阴道分泌物中 fFN>50ng/mL 为阳性,提示胎膜与蜕膜分离,早产风险增加。如果 fFN 检测阴性,则孕妇在未来 1~2 周内有 95% 的概率不会发生早产。

3.血、尿常规检查 排除感染与贫血情况。

(三)与疾病相关的健康史

1.异常孕产史 既往有流产、早产史,本次妊娠期有阴道流血史者发生早产的可能性大。

2.妊娠并发症或合并症 孕妇合并子宫畸形、子宫肌瘤,泌尿道、下生殖道感染或绒毛膜羊膜炎,以及妊娠并发症(如前置胎盘、胎盘早剥、羊水过多、多胎等)时易诱发早产。

3.其他 孕期高强度劳动、吸烟、药物滥用或依赖、营养不良、精神过度紧张等也是早产的高危因素。

(四)心理社会状况

早产已不可避免时,孕妇常会不自觉地把一些相关的事情与早产联系起来而产生自责感;由于怀孕结果的不可预知,恐惧、焦虑、猜疑也是早产孕妇常见的情绪反应。护理人员应鼓励孕妇表达内心的感受,及时了解孕妇的心理状态,并通过孕妇与家属之间的互动评估家庭支持情况,了解整个家庭对早产的接受程度。

(五)治疗原则

若胎儿存活,无胎儿窘迫、胎膜未破,通过休息和药物治疗控制宫缩,并积极治疗并发症和合并症,尽量维持妊娠至 34 周,密切监测胎儿情况,若胎膜已破,早产已不可避免时,则应尽可能地预防新生儿合并症以提高早产儿的存活率。

二、主要护理诊断/合作性问题

1. 有新生儿受伤的危险　与早产儿发育不成熟有关。
2. 焦虑　与担心早产儿预后有关。
3. 自尊紊乱　与认为自己对早产的发生负有责任而又无力阻止早产有关。

三、护理措施

1. 预防早产　孕妇良好的身心状况可减少早产的发生,突然的精神创伤亦可诱发早产,因此应做好孕期保健工作,指导孕妇加强营养,保持平静的心情。避免诱发宫缩的活动,如抬举重物、性生活等。高危孕妇必须多卧床休息,以左侧卧位为宜,以减少宫缩并增加子宫血循环量,改善胎儿供氧,禁止性生活,慎做肛查和阴道检查等。定期产检,积极治疗泌尿、生殖道感染和妊娠期合并症,宫颈内口松弛者应于孕 14～16 周或更早些时间做宫颈内口环扎术,以防止早产的发生。

2. 药物治疗的护理　先兆早产的主要治疗为抑制宫缩,与此同时,还要积极治疗合并症和并发症。护理人员应明确具体药物的作用和用法,并能识别药物的副作用,以避免毒性作用的发生;同时,应对患者做相应的健康教育。常用抑制宫缩的药物有 3 类:

(1)β肾上腺素受体激动剂:其作用为降低子宫肌肉对刺激物的应激性,使子宫肌肉松弛,抑制子宫收缩。常用药物有:利托君(ritodrine)、沙丁胺醇(salbutamol)等,其中利托君为国内首选、有效药物。此类药物的副作用为心跳加快、血压下降、血糖增高、恶心、出汗、头痛等,严重时可出现肺水肿、心力衰竭,危及孕妇生命。因此,用药期间应密切观察孕妇的心率、血压、宫缩变化,并限制输液量(每日不超过 2000mL),以免发生肺水肿。

(2)硫酸镁:镁离子直接作用于肌细胞,拮抗钙离子对子宫收缩的作用,使平滑肌松弛,抑制子宫收缩。一般采用 25％硫酸镁 20mL 加于 5％葡萄糖液 100～250mL 中,在 30～60min 内缓慢静脉滴注,然后以 1～2g/h 的剂量维持。

(3)前列腺素合成酶抑制剂:前列腺素有刺激子宫收缩和软化宫颈的作用,其抑制剂则有减少前列腺素合成的作用,从而抑制宫缩。常用药物有吲哚美辛及阿司匹林等。但此类药物可通过胎盘抑制胎儿前列腺素的合成与释放,使胎儿体内前列腺素减少,而前列腺素有维持胎儿动脉导管开放的作用,缺乏时导管可能过早关闭而导致胎儿血循环障碍,因此临床已较少用,必要时仅能在孕 34 周前短期(不超过 1 周)选用。

3. 预防新生儿合并症的发生　对于妊娠＜34 周,1 周内有可能分娩的孕妇,应在分娩前按医嘱给孕妇糖皮质激素如地塞米松、倍他米松等,可促胎肺成熟,是避免发生新生儿呼吸窘迫综合征的有效步骤。

4. 控制感染　感染是早产的重要原因之一,应对未足月胎膜早破、先兆早产和早产临产孕妇做阴道分泌物细菌学检查,必要时做羊水感染相关指标检查。根据药敏试验选用对胎儿安全的抗生素治疗,对未足月胎膜早破者,预防性应用抗生素。

5. 为分娩做准备　如早产已不可避免,应尽早决定合理的分娩方式。同时,充分做好早产儿保暖和复苏的准备,临产后慎用镇静剂,避免发生新生儿呼吸抑制的情况;产程中给予孕妇吸氧；新生儿出生后，立即结扎脐带，防止过多母血进入胎儿循环造成循环系统负荷过重的状况。

6.心理护理 安排时间与孕妇进行开放式的讨论，让孕妇了解早产的发生并非她的过错，有时甚至是无缘由的。也要避免为减轻孕妇的负疚感而给予过于乐观的保证。由于早产是出乎意料的，孕妇及家属多无精神准备，孕妇产程中的孤独感、无助感尤为明显。因此，丈夫、家人和护士的陪伴、支持较足月分娩更显重要，并能帮助孕妇重建自尊，以良好的心态承担早产儿母亲的角色。

（李影）

第四节 妊娠期高血压疾病的护理

妊娠期高血压疾病（hypertensive disorder complicating pregnancy）是妊娠与血压升高并存的一组疾病，发病率约 $5\%\sim12\%$。本病以妊娠 20 周以后出现高血压、蛋白尿、水肿为特征，并伴有全身多脏器的损害，严重时可出现抽搐、昏迷、心力衰竭、肾衰竭和弥散性血管内凝血，甚至发生母婴死亡。多数病例在分娩后血压、蛋白尿等症状随即消失。该组疾病严重影响母婴健康，也是孕产妇及围生儿死亡的重要原因之一。

全身小动脉痉挛是本病的基本病变。由于小动脉痉挛，造成管腔狭窄，周围阻力增大，内皮细胞损伤，通透性增加，体液和蛋白质渗漏，表现为血压上升、蛋白尿、水肿和血液浓缩等。全身各组织器官因缺血、缺氧而受到不同程度损害，严重时脑、心、肝、肾及胎盘等的病理生理变化可导致抽搐、昏迷、脑水肿、脑出血，心力衰竭、肾衰竭，肺水肿，肝细胞坏死及被膜下出血，胎盘绒毛退行性变、出血和梗死，胎盘早期剥离以及凝血功能障碍而导致 DIC 等。主要病理生理变化简示如下：

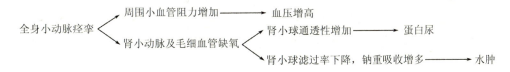

一、护理评估

（一）临床表现

1.症状 高血压、蛋白尿、水肿是妊娠期高血压疾病的三大临床表现，严重时还可出现头痛、视物模糊、腹部不适等自觉症状。

（1）高血压：初测血压有升高者，需休息 1h 后再测，方能正确反映血压情况。同时不要忽略测得血压与其基础血压的比较。

（2）蛋白尿：应留取中段尿进行尿蛋白检查。凡 24h 尿蛋白定量≥300mg 或随机尿蛋白定性≥（＋）定义为蛋白尿。由于蛋白尿的出现及量的多少反映了肾小管痉挛的程度以及肾小管细胞缺氧及其功能受损的程度，护士应给予高度重视。

（3）水肿：妊娠后期的水肿可能是由于下腔静脉受增大子宫压迫使血液回流受阻、营养不良性低蛋白血症以及贫血等引起。因此，妊娠期高血压疾病的水肿无特异性，水肿不作为妊娠期高血压疾病的诊断标准及分类依据。但是需要注意的是，体重异常增加是许多妊娠期高血压疾病患者的首发症状,因此如果孕妇体重突然每周增加≥0.9kg,或每月≥2.7kg是子痫前期的信号,要加以重视。

(4)自觉症状:孕妇出现头痛、眼花、胸闷、恶心、呕吐等自觉症状时提示病情的进一步发展,即进入先兆子痫阶段,护士应高度重视。抽搐与昏迷是最严重的表现,护士应特别注意发作状态、频率、持续时间、间隔时间,神志情况以及有无唇舌咬伤、摔伤甚至骨折、窒息或吸入性肺炎等。

2.临床分类 根据高血压出现和持续的时间以及病情严重程度的不同可以分为以下几种类型:

(1)妊娠期高血压:BP≥140/90mmHg,于妊娠期首次出现,并于产后12周内恢复正常,尿蛋白(-),少数患者伴有上腹不适或血小板减少,产后方可确诊。

(2)子痫前期

1)轻度:妊娠20周后出现BP≥140/90mmHg,尿蛋白≥0.3g/24h,或随机尿蛋白(+);可伴有上腹不适、头痛、视物模糊等症状。

2)重度:BP≥160/110mmHg;尿蛋白≥2.0g/24h或随机尿蛋白(++),血肌酐>106μmol/L,血小板<100×10⁹/L;出现微血管病性溶血(血LDH升高);血清ALT或AST升高,出现持续性头痛或其他脑神经或视觉障碍,持续性上腹不适等严重的自觉症状。

(3)子痫:在子痫前期基础上出现抽搐,或伴昏迷。子痫多发生于妊娠晚期或临产前,称产前子痫,少数发生于分娩过程中,称产时子痫;个别发生在产后24h内直至10d内,称产后子痫。

子痫典型发作过程先表现为眼球固定,瞳孔放大,瞬即头扭向一侧,牙关紧闭,继而口角及面部肌肉颤动,数秒后全身及四肢肌肉强直(背侧强于腹侧),双手紧握,双臂伸直,发生强烈的抽动。抽搐时呼吸暂停,面色青紫。持续1min左右,抽搐强度减弱,全身肌肉松弛,随即深长吸气,发出鼾声而恢复呼吸。抽搐临发作前及抽搐期间,患者神志丧失。病情转轻时,抽搐次数减少,抽搐后很快苏醒,但有时抽搐频繁且持续时间较长,患者可陷入深昏迷状态。在抽搐过程中易发生唇舌咬伤、摔伤甚至骨折等多种创伤,昏迷时呕吐可造成窒息或吸入性肺炎。

(4)慢性高血压并发子痫前期:高血压孕妇妊娠20周以前无蛋白尿,若孕20周后出现蛋白尿≥0.3g/24h;或妊娠20周后突然出现尿蛋白增加、血压进一步升高或血小板减少(<100×10⁹/L)。

(5)妊娠合并慢性高血压:孕前或妊娠20周以前BP≥140/90mmHg,妊娠期无明显加重;或妊娠20周后首次诊断高血压并持续到产后12周以后。

(二)辅助检查

1.尿常规检查 据蛋白定量确定病情严重程度,根据镜检出现管型判断肾功能受损情况。

2.血液检查

(1)测定血红蛋白、红细胞压积、血浆黏度、全血黏度以了解血液浓缩程度;重症患者应测定血小板计数、凝血时间,必要时测定凝血酶原时间、纤维蛋白原和鱼精蛋白副凝试验(3P试验)等,以了解有无凝血功能异常。

(2)测定血电解质及二氧化碳结合力,以及时了解有无电解质紊乱及酸中毒。

（3）肝、肾功能测定：如进行谷丙转氨酶、血尿素氮、肌酐及尿酸等测定。

3.眼底检查　重度妊娠期高血压疾病患者，眼底小动脉痉挛，动静脉比例可由正常的2∶3变为1∶2，甚至1∶4，或出现视网膜水肿、渗出、出血，甚至视网膜剥离，一时性失明。

4.其他检查　如心电图、超声心动图、胎盘功能、胎儿成熟度检查等，可视病情而定。

（三）与疾病相关的健康史

1.年龄　年轻孕产妇（年龄≤20岁）或高龄孕产妇（年龄≥40岁）妊娠期高血压疾病的发病率有所升高。

2.既往慢性病史　有慢性高血压，慢性肾炎、糖尿病等病史的孕妇发病风险增高。

3.孕产史　多胎妊娠、首次怀孕、妊娠间隔时间≥10年的孕妇发生妊娠期高血压疾病的危险性有所增加。

4.家族史　家族中有高血压史，尤其是孕妇之母或姐妹有重度子痫前期病史者，其发病风险明显增高。

5.其他　营养不良（如贫血、低蛋白血症者）、体形矮胖、子宫张力过高（如羊水过多、多胎妊娠、糖尿病巨大儿等）、精神过分紧张或受刺激等都是妊娠期高血压疾病的高危因素。

（四）心理社会状况

妊娠期高血压疾病孕妇的心理状态与病情的严重程度密切相关。轻度妊娠期高血压疾病孕妇由于身体上未感明显不适，心理上往往易忽略，不予重视。随着病情的发展，当血压明显升高，出现自觉症状时，孕妇紧张、焦虑、恐惧的心理也会随之加重。此外，孕妇的心理状态还与孕妇对疾病的认识以及其支持系统的认知与帮助有关。

（五）治疗原则

妊娠期高血压疾病治疗的基本原则为镇静、解痉、降压，合理扩容及利尿，适时终止妊娠，积极防止发生子痫及并发症。根据病情程度不同，处理原则略有不同。

1.妊娠期高血压　加强孕期监测，定期门诊随访。保证休息，合理饮食，间断吸氧，密切监护母儿状况，经过一般处理病情基本可以得到控制，若血压升高，可予以降压治疗。

2.子痫前期　应住院治疗，以防止子痫及并发症的发生。除一般处理外，还要进行解痉、降压、镇静等治疗，密切监测母儿情况，必要时终止妊娠。

（1）常用的治疗药物：①解痉：以硫酸镁为首选药物。硫酸镁有预防和控制子痫发作的作用，适用于子痫前期和子痫患者。②镇静：适用于用硫酸镁有禁忌或疗效不明显时，但分娩时应慎用，以免药物通过胎盘导致对胎儿的抑制作用。常用药物有地西泮和冬眠合剂。③降压：仅适用于血压过高，特别是舒张压高的患者，舒张压≥110mmHg或平均动脉压≥140mmHg者。常用药物有卡托普利、肼屈嗪等。④扩容：扩容应在解痉的基础上进行，扩容治疗时，应严密观察脉搏、呼吸、血压及尿量，防止肺水肿和心力衰竭的发生。常用的扩容剂有：人血白蛋白、全血、平衡液和低分子右旋糖酐等。⑤利尿：仅用于全身性水肿、急性心力衰竭、肺水肿、脑水肿者。用药过程中应严密监测患者的水和电解质平衡情况以及药物的毒副反应。常用的药物有呋塞米、甘露醇等。

（2）适时终止妊娠：是治疗妊娠期高血压疾病的有效措施。

终止妊娠的指征：①妊娠期高血压、轻度子痫前期的孕妇可期待至37周以后。②重度子痫前期孕妇：妊娠<26周经治疗病情不稳定者建议终止妊娠，妊娠26～28周根据母胎情况及当地母儿诊治能力决定是否期待治疗；妊娠28～34周，经积极治疗24～48h仍无明显好转

者,用地塞米松促胎肺成熟后终止妊娠;妊娠≥34周者,胎儿成熟后可考虑终止妊娠。③子痫控制 2h 后可考虑终止妊娠。

终止妊娠的方式:应根据母儿的具体情况而决定,对于母儿状况良好、宫颈条件成熟者可行阴道试产;对于宫颈条件不成熟、短时间内不能经阴道分娩者,可考虑放宽剖宫产指征。

3.子痫　控制抽搐,纠正缺氧和酸中毒,控制血压,适时终止妊娠。

二、护理措施

1.一般护理

(1)保证休息:轻度妊娠期高血压疾病孕妇可在家休息,但需注意适当减轻工作,创造安静、清洁环境,以保证充分的睡眠(8~10h/d)。在休息和睡眠时以左侧卧位为宜,

在必要时也可换成右侧卧位,但要避免平卧位,其目的是解除妊娠子宫对下腔静脉的压迫,改善子宫胎盘的循环。此外,护士及家属应帮助孕妇合理安排工作和生活,避免其劳累。

(2)调整饮食:指导孕妇合理饮食,摄入足够的蛋白质、维生素及富含铁、钙和锌等微量元素的食品,减少过量脂肪和盐的摄入。食盐不必严格限制,因为长期低盐饮食可引起低钠血症,易发生产后血液循环衰竭,而且低盐饮食也会影响食欲,减少蛋白质的摄入,对儿均不利。但全身水肿的孕妇应限制食盐。

(3)加强产前保健:积极开展围孕期及围生期保健工作,加强健康教育,使孕妇及家属了解妊娠期高血压疾病的危害,自觉进行产前检查,适当增加产前检查次数,必要时及时住院治疗。同时向孕妇及家属讲解妊娠期高血压疾病相关知识,便于病情发展时,孕妇能及时汇报,并督促孕妇每天数胎动,监测体重,及时发现异常,从而提高孕妇的自我保健意并取得家属的支持和理解。

(4)心理护理:孕妇精神放松、心情愉快也有助于抑制妊娠期高血压疾病的发展。护理人员可以向孕妇提供有关疾病的信息,解释治疗及护理计划,耐心倾听患者的主诉,了解其心理反应,教会患者自我放松的方法,减轻其焦虑、紧张情绪,积极配合治疗护理。

2.严密观察病情

(1)子痫前期孕妇需住院治疗,每天监测血压尤其是舒张压的变化,每日记录液体出入量,定期做尿常规及 24h 尿蛋白定量和定性检查,每日或隔日测体重。

(2)重视自觉症状:随时观察患者有无头晕、头痛、眼花、恶心、呕吐等自觉症状,一旦出现表示病情进展,应及时处理以防子痫的发生。床旁备好开口器、压舌板等物品,以便发生子痫时及时抢救,防止意外损伤。

(3)定期做眼底及其他相关检查,注意并发症的发生。

(4)加强胎儿监护:观察胎动、胎心了解胎儿宫内情况。遵医嘱间断吸氧,以改善全身主要脏器与胎盘的氧供。

3.用药护理　硫酸镁是预防和控制子痫发作的首选药。镁离子能抑制运动神经末梢对乙酰胆碱的释放,阻断神经和肌肉间的传导,使骨骼肌松弛,从而预防和控制子痫发作,且对宫缩和胎儿均无不良影响。护士应明确硫酸镁的用药方法、毒性反应以及注意事项。

(1)用药方法:静脉给药结合肌内注射。①控制子痫:静脉用药:负荷剂量硫酸镁 2.5~5g,溶于 10%葡萄糖 20mL 静推(15~20min),或者 5%葡萄糖 100mL 快速静滴,继而 1~2g/h 静滴维持。或者夜间睡前停用静脉给药,改为肌内注射,用法:25%硫酸镁 20mL+2%利多

卡因 2mL 深部臀肌内注射。24h 硫酸镁总量 25～30g,疗程 24～48h。②预防子痫发作:负荷和维持剂量同控制子痫处理。用药时间长短依病情而定,一般每日静滴 6～12h,24h 总量不超过 25g。用药期间每日注意评估病情变化,决定是否继续用药。

(2)毒性反应:硫酸镁的治疗浓度和中毒浓度相近,因此在进行硫酸镁治疗时应严密观察其毒性作用,并认真控制硫酸镁的入量。通常主张硫酸镁的滴注速度以 1g/h 为宜,不超过 2g/h。硫酸镁过量会使呼吸及心肌收缩功能受到抑制,危及生命。中毒现象首先表现为膝腱反射消失,随着血镁浓度的增加可出现全身肌张力减退及呼吸抑制,严重者心跳可突然停止。

(3)注意事项:护士应注意询问患者入院前是否使用过硫酸镁,用药前和用药过程中除评估孕妇的血压外,还应评估以下指标:①膝腱反射必须存在。②呼吸不少于 16 次/min。③尿量每 24h 不少于 400mL,或每小时不少于 17mL。尿少提示排泄功能受抑制,镁离子易蓄积体内而发生中毒。出现毒性作用时应立即停用硫酸镁并静脉缓慢推注(5～10h)10%葡萄糖酸钙 10mL,以便及时予以解毒。此外,应尽可能将硫酸镁静脉给药安排在白天完成,为保证硫酸镁的匀速、准确输注,建议使用输液泵。

4.子痫患者的护理　子痫为妊娠期高血压疾病最严重的阶段,直接关系到母儿安危,因此对子痫患者的护理极为重要。

(1)协助医生控制抽搐:患者一旦发生抽搐,应尽快控制。硫酸镁为首选药物,必要时可加用强有力的镇静药物。

(2)专人护理,防止受伤:在子痫发生后,首先应保持患者的呼吸道通畅,并立即给氧,用开口器或于上、下磨牙间放置一缠好纱布的压舌板,用舌钳固定舌头以防咬伤唇舌或舌后坠的发生。使患者取头低侧卧位,以防黏液吸入呼吸道或舌头阻塞呼吸道,也可避免发生低血压综合征。必要时,用吸引器吸出喉部黏液或呕吐物,以免窒息。在患者昏迷或未完全清醒时,禁止给予一切饮食和口服药,防止误入呼吸道而致吸入性肺炎。

(3)减少刺激,以免诱发抽搐:患者应安置于单人暗室,保持绝对安静,以避免声、光刺激;一切治疗活动和护理操作尽量轻柔且相对集中,避免刺激患者诱发抽搐。

(4)严密监护:密切注意血压、脉搏、呼吸、体温及尿量(留置尿管),记出入量。及时进行必要的血、尿化验和特殊检查,及早发现脑出血、肺水肿、急性肾衰竭等并发症。

(5)为终止妊娠做好准备:子痫发作者往往在发作后自然临产,应严密观察及时发现产兆,并做好母子抢救准备。如经治疗病情得以控制仍未临产者,应在孕妇清醒后 24～48h 内引产,或子痫患者经药物控制后 2h,需考虑终止妊娠。护士应做好终止妊娠的准备。

5.产时及产后护理

(1)产时护理:妊娠期高血压疾病患者的分娩方式应根据母儿的情形而定。若决定经阴道分娩,在第一产程中,应密切监测患者的血压、脉搏、尿量、胎心及子宫收缩情况以及有无自觉症状,血压升高时应及时与医师联系。在第二产程中,应尽量缩短产程,避免产妇用力,初产妇可行会阴侧切并用产钳或胎吸助产。在第三产程中,须预防产后出血,在胎儿娩出前肩后立即静脉推注缩宫素(禁用麦角新碱),及时娩出胎盘并按摩宫底,观察血压变化,重视患者的主诉。病情较重者于分娩开始即需开放静脉。胎儿娩出后测血压,病情稳定者,方可送回病房。

(2)产后护理:重症患者产后应继续硫酸镁治疗 1～2d,产后 24h 至 5d 内仍有发生子痫的可能,故不可放松治疗及护理措施。妊娠期高血压疾病患者在产褥期仍需继续监测血压,产后 48h 内应至少每 4h 观察一次血压。即使产前未发生抽搐，产后 48h 亦有发生的可能，故产后 48h 内仍应继续硫酸镁的治疗和护理。使用大量硫酸镁的孕妇，产后易发生子宫收缩乏力，恶露较常人多，因此应严密观察子宫复旧情况，严防产后出血。

（李影）

第五节　产后出血的护理

产后出血（postpartum hemorrhage）是指胎儿娩出后 24h 内出血量超过 500mL，剖宫产超过 1000mL 者。引起产后出血的主要因素有子宫收缩乏力、胎盘因素、软产道裂伤和凝血功能障碍，以上因素可单一存在，也可相互影响，互为因果。产后出血的发生率约为分娩总数的 2%～3%，但由于临床精确收集和测量分娩时出血量难度较大，往往出现估计的失血量较实际出血量偏少，而临床实际发病率更高，其中 80% 以上的产后出血发生在产后 2h 内。产后出血为分娩期的严重并发症，是导致我国孕产妇死亡的首位原因。短时间内大量失血可迅速发生失血性休克，危及产妇生命，休克时间过长可引起腺垂体缺血坏死，继发严重的垂体功能减退—希恩综合征（Sheehan syndrome）。因此，护理人员应特别重视产妇出血量的评估，做好产后出血患者的防治与护理，以降低产后出血的发生率及孕产妇的死亡率。

一、护理评估

（一）临床表现

产后出血的主要临床表现为阴道流血过多及因失血引起休克等相应的症状和体征。

1. 症状　主要表现为大量的血液从阴道流出，流血过多或流血时间长的产妇可出现头晕、面色苍白、出冷汗、寒战、口渴、心慌等休克症状，随失血加重，产妇可出现呼吸急促、烦躁不安或意识淡漠，甚至昏迷。

（1）子宫收缩乏力：产程延长、胎盘剥离延缓；阵发性阴道流血，血色暗红，伴有血凝块。按摩子宫或应用宫缩剂后，出血量减少。

（2）胎盘因素：胎盘剥离后滞留，或胎盘部分粘连或植入者，胎盘娩出前阴道出血量较多，色暗红；胎盘、胎膜残留引起的出血常发生在胎盘娩出 2h 后。

（3）软产道裂伤：胎儿娩出后即发生阴道出血，持续不断，血色鲜红能自凝。

（4）凝血功能障碍：表现为持续不断的阴道出血，血液不凝，不易止血，同时全身多部位出血。

2. 体征　失血量大、速度快，产妇可出现脉搏细弱、血压下降、呼吸浅快、皮肤苍白、头晕出冷汗等失血性休克征象。不同原因的产后出血，体征各异：

（1）子宫收缩乏力：腹部检查发现宫底较高可至脐上或平脐、子宫松软、轮廓不清，按压宫底有大量血液或血块自阴道流出，按摩子宫，宫缩增强，出血减少，按摩停止后出血量又增多。

（2）胎盘因素：检查胎盘有胎盘小叶的缺失，胎膜不完整，胎盘周边有血管断裂者，考虑副胎盘残留。

（3）软产道裂伤：胎儿娩出后子宫收缩好，但仍有鲜红色血液从阴道流出。

（4）凝血功能障碍：可出现身体瘀斑，穿刺部位不易止血以及身体其他部位的出血体征。

（二）辅助检查

1. 血常规检查 了解产妇的血红蛋白含量。

2. 凝血功能检查 了解产妇血小板计数、出凝血时间、凝血酶原时间及纤维蛋白原等。

3. 失血量评估 常用的方法有：①称重法：称量胎儿娩出后接血敷料湿重与接血前敷料干重，算出其相差数值，按血液比重 1.05g/mL 换算成毫升数。②容积法：用产后接血容器收集血液后，用量杯测量失血量。③面积法：按血湿敷料面积 10cm×10cm 为 10mL 出血大致估算。

（三）与疾病相关的健康史

1. 慢性疾病史 出血性疾病、重症肝炎。

2. 婚育史 有过多次人工流产史、产后出血史。

3. 妊娠期并发症 妊娠期高血压疾病、前置胎盘、胎盘早剥、多胎妊娠、羊水过多、巨大儿易引起产后出血。

4. 其他 阴道助产操作不规范、药物的使用不当等。

（四）心理社会状况

发生产后出血时，产妇会异常恐慌、不安，担心生命安全，把希望完全寄托于医护人员，家属更是惊恐、不知所措，希望医护人员尽快救治。

（五）治疗原则

处理原则：针对原因迅速止血，补充血容量，纠正失血性休克，防治感染，必要时手术。

1. 子宫收缩乏力 应加强宫缩迅速止血。导尿排空膀胱后，可采用以下方法：

（1）按摩子宫：①腹壁按摩子宫法：胎盘娩出后，助产者将一手置于产妇耻骨联合上按压下腹中部，将子宫上推，另一手置于宫底部，拇指在子宫前壁，其余四指在子宫后壁，均匀而有节律地按摩，直至宫缩恢复正常（图 10-4），在按摩过程中应压迫宫底将子宫腔内积血压出，以免影响子宫收缩。若效果不佳，可选用腹部-阴道双手按摩子宫法。②腹部-阴道双手按摩子宫法：一手戴无菌手套后伸入阴道握拳置于阴道前穹隆，挤压子宫前壁，另一手经腹部置于子宫后壁，两手相对紧压并有节律地按摩子宫，直至宫缩恢复正常（图 10-5）。

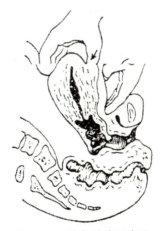

图 10-4 腹部按摩子宫法

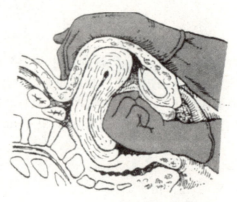

图 10-5 腹部-阴道双手按摩子宫法

(2)应用宫缩剂:①缩宫素 10U 加于 0.9%氯化钠注射液 500mL 中静脉滴注,必要时也可直接注射于宫体。②麦角新碱 0.2～0.4mg 肌内注射或加入 25%葡萄糖液 20mL 中静脉缓慢推注或静脉快滴,心脏病、妊娠期高血压疾病及高血压患者慎用。③前列腺素类药物:米索前列醇 200ng 舌下含服,卡前列甲酯栓 1mg 置于后穹隆,地诺前列酮 0.5～1mg 直接宫体注射。

(3)无菌纱条宫腔填塞法:助手在腹部固定子宫,术者用卵圆钳将无菌特制纱条从宫底部逐层向外填塞于宫腔,不留空隙,局部压迫止血(图 10-6)。24h 后取出纱条,取出前应肌内注射缩宫素,并给抗生素预防感染。

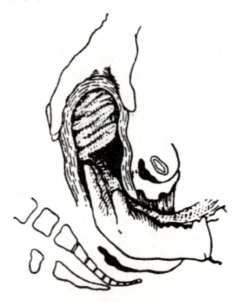

图 10-6 无菌纱条宫腔填塞法

(4)手术:经上述处理无效,持续出血不止者,为抢救生命可行盆腔血管结扎,或在产妇生命体征稳定时行髂内动脉或子宫动脉栓塞。对于出血难以控制,经积极抢救无效、危及产妇生命时,可行子宫次全切除术或子宫全切除术。

2.胎盘因素　若胎盘已剥离但尚未娩出者,应帮助产妇排空膀胱,并牵拉脐带,按压宫底协助胎盘娩出;若为子宫狭窄环造成胎盘嵌顿者,可在静脉麻醉下,待狭窄环松解后取出胎盘;胎盘部分剥离者,可徒手剥离胎盘后取出;若为胎盘植入者,切忌强行剥离,以手术切除为宜;胎盘胎膜残留者,需行钳刮术或刮宫术。

3.软产道裂伤 应仔细检查,彻底止血,按解剖层次逐层缝合裂伤。宫颈裂伤<1cm且无活动性出血者不需要缝合;裂伤>1cm有活动性出血者应缝合,缝合应从裂伤顶端开始,不留死腔,做连续或间断缝合。软产道血肿应切开血肿、清除积血,彻底止血缝合,必要时可以放置橡皮引流。

4.凝血功能障碍 做好各项检查,尽快输注全血,补充血小板、凝血因子、纤维蛋白原等,若并发 DIC 应按 DIC 处理。

5.失血性休克 迅速开放静脉,积极输液、输血补充血容量。

二、主要护理诊断/合作性问题

1.组织灌注量不足 与大量阴道流血有关。

2.有感染的危险 与失血后机体抵抗力降低有关。

3.恐惧 与出血导致对生命的威胁有关。

4.预感性悲哀 与大量出血危及生命有关。

5.潜在并发症 失血性休克。

三、护理措施

(一)预防产后出血

1.妊娠期 加强孕期保健,定期进行产前检查。患有凝血功能障碍疾病的妇女应治疗后再妊娠,不宜妊娠者应及早终止妊娠,具有产后出血高危因素的孕妇,如患有妊娠期高血压疾病、前置胎盘、多胎妊娠、羊水过多者应增加产前检查次数,提前入院待产。

2.分娩期 第一产程,密切观察产程进展,防止产程延长造成产妇过度疲劳,保证休息,补给营养。第二产程,指导产妇正确使用腹压,保护好会阴,胎头、胎肩娩出要慢,胎肩娩出后立即给予缩宫素。第三产程正确协助胎盘娩出并测量出血量。胎盘未剥离前,不可过早牵拉脐带或挤压子宫,胎盘剥离征象出现后及时协助娩出胎盘,并仔细检查胎盘、胎膜的完整性及软产道有无裂伤。

3.产褥期 产后 2h 内密切观察产妇生命体征、宫缩情况、阴道出血及会阴伤口情况,督促产妇及时排空膀胱,以免影响宫缩;指导产妇与新生儿早接触,早吸吮以刺激子宫收缩,减少阴道出血量,对于失血过多而尚未有休克征象者及早补充血容量;对于可能发生产后出血的高危产妇,做好输血和急救的准备。

(二)发生产后出血的急救护理

1.密切观察产妇病情变化,监测生命体征和神志变化,观察皮肤黏膜、口唇、甲床的色泽,皮肤的温度、尿量,及时发现休克早期的征象,注意产妇子宫复旧的情况、膀胱充盈程度、阴道出血量以及产妇的心理反应等。

2.积极寻找原因,配合医生进行有效止血,做好会阴护理,观察有无感染迹象,遵医嘱使用抗生素防治感染。

3.配合执行各项抗休克治疗医嘱,保持静脉通路通畅,遵医嘱输液、输血,以维持有效的循环血容量。

（三）心理护理

产后出血发生时，产妇及家属多会感到恐惧、紧张、手足无措、担心生命安危，医护人员在做抢救工作时应有条不紊，切忌慌乱，并及时告知产妇及家属治疗方案以减轻其焦虑和不安全感。出血控制后，产妇抵抗力低下，体质虚弱，医护人员应多关心产妇，鼓励产妇说出内心的感受，给予其积极的心理引导，及时提供生活护理和帮助。

（四）健康教育

1. 指导产妇进食营养丰富易消化的饮食，多吃富含蛋白质、铁、维生素的食物，如瘦肉、鸡蛋、奶类、绿叶蔬菜、新鲜水果等。

2. 出院时指导产妇应劳逸结合，循序渐进，逐渐增加活动量，以促进身体恢复，继续观察阴道流血情况，恶露量，性状、气味，体温等，若出现阴道流血多，恶露异味，腹痛，发热等应及时就诊。告知产妇产后复查的目的及时间。

3. 指导产妇出院后每日清洗会阴部，产褥期禁止性生活、盆浴、游泳、阴道冲洗等。

（李影）

第六节　羊水栓塞的护理

羊水栓塞（amniotic fluid embolism）是指在分娩过程中羊水进入母体血液循环引起急性肺栓塞、过敏性休克、弥散性血管内凝血（DIC）、肾衰竭或猝死等一系列病理生理变化的综合征。羊水栓塞是分娩期极其严重的并发症，发生于足月分娩者，产妇死率达可高达 80% 以上，发生于妊娠早、中期的流产、引产者，一般病情较轻，死亡少见。子宫收缩过强、子宫存在血管开放、宫腔压力过高等可导致羊水栓塞的发生。高龄初产妇和多产妇、前置胎盘、胎盘早剥、急产、子宫破裂、剖宫产、分娩过程中宫颈裂伤、钳刮术、羊膜腔穿刺等均可诱发羊水栓塞的发生。

一、护理评估

（一）临床表现

羊水栓塞起病急骤，病情多凶险，可发生于破膜后的任何时间，多发生于胎儿娩出前后的短时间内。典型的临床经过可分为 3 个阶段。

1. 呼吸循环衰竭和休克　在分娩过程中，尤其是刚破膜不久，产妇突发寒战、气急、呛咳、烦躁不安、恶心、呕吐，继而出现呼吸困难、抽搐、发绀、昏迷、脉搏细数、血压下降等心肺功能衰竭和休克表现。病情严重者，产妇大声惊叫或打哈欠后血压骤降，迅速进入昏迷状态，甚至数分钟内死亡。

2. DIC 引起的出血　度过呼吸循环衰竭和休克期后，进入凝血功能障碍阶段，患者表现为全身皮肤黏膜出血、阴道大量流血不止、呕血、便血、血尿及消化道大出血。产妇可死于失血性休克。

3. 肾衰竭　后期存活的患者出现少尿、无尿和尿毒症表现。

（二）辅助检查

1. 血涂片　采集下腔静脉血 5mL，放置沉淀为 3 层，取上层进行涂片，若镜检有鳞状上皮细胞、脂肪球、黏液等羊水有形成分可确诊为羊水栓塞。

2. 床旁胸部 X 线检查 双肺弥散点片状浸润影,沿肺门周围分布,伴有轻度肺不张和右心扩大。

3. 心功能检查 行心脏彩色多普勒超声检查或床旁心电图检查,提示右心房、右心室增大,心排出量减少,ST 段下降。

4. 与 DIC 有关的实验室检查 血小板减少、凝血酶原时间及部分凝血活酶时间延长;血浆纤维蛋白原降低、血浆鱼精蛋白副凝时间结果阳性,多种凝血因子水平低下。

(三)与疾病相关的健康史

1. 年龄 >35 岁的初产妇宫颈比较坚硬,不易扩张,如宫缩过强,可致宫颈或子宫裂伤,较易发生羊水栓塞。

2. 生育史 有急产史的产妇或多产妇宫颈或子宫壁有病理性薄弱处,较易发生子宫或宫颈损伤,发病机会增加。

(四)心理社会状况

羊水栓塞起病急骤,产妇短期内就出现严重栓塞症状,甚至没有先兆症状,有的产妇突然惊叫或打哈欠后即昏迷。家属及产妇对此毫无心理准备,感到焦急、无助、恐惧,同时请求医护人员抢救产妇生命。若母儿最终结局不良,家属感到悲伤、愤怒,甚至出现过激行为。

(五)治疗原则

羊水栓塞病情凶险,一旦出现临床表现,应立即组织抢救。治疗原则为:抗过敏,纠正呼吸衰竭和改善低氧血症;抗休克,防治 DIC 和肾衰竭,预防感染,积极产科处理。

1. 给氧 出现呼吸困难、发绀等表现时,应保持呼吸道通畅,立即面罩给氧,必要时行气管插管正压给氧、症状严重者行气管切开。

2. 解除肺动脉高压 应用解痉药物,缓解肺动脉高压,改善肺部血流灌注,预防右心衰竭所引起的呼吸衰竭。①罂粟碱:为解除肺动脉高压的首选药物。罂粟碱 30～90mg 加于 50% 葡萄糖溶液 20～40mL 中缓慢静脉推注,可直接松弛血管平滑肌,也可与阿托品合用,扩张肺小动脉效果更佳。②阿托品:心率慢时,可给予阿托品 1mg 加入 5% 葡萄糖 10mL 中缓慢静脉推注,每 15～30min 推注一次,直至产妇面色潮红,症状缓解为止。③氨茶碱:250mg 加于 25% 葡萄糖注射液 20mL 中缓慢推注。④酚妥拉明:5～10mg 加于 10% 葡萄糖注射液 100mL 中,以每分钟 0.3mg 的速度静脉滴注。

3. 抗过敏 在改善缺氧的同时,尽快给予大剂量糖皮质激素抗过敏。首选氢化可的松,200mg 静脉缓慢推注,随后以 300～800mg 加入 5% 葡萄糖溶液 500mL 中静脉滴注。也可选用地塞米松 20mg 加于 25% 葡萄糖液中静脉推注后,再加 20mg 于 5%～10% 葡萄糖溶液中静脉滴注。

4. 抗休克

(1)补充血容量:常用右旋糖酐(低分子右旋糖酐)500mL 静脉滴注扩容,并补充新鲜血和血浆。

(2)升压药物:多巴胺 10～20mg 加于 5%～10% 葡萄糖液 250mL 中静脉滴注,以 20 滴/min 开始,注意根据血压情况调整滴速。

(3)纠正酸中毒:抢救过程中应做动脉血气及血清电解质测定,若出现酸中毒,可用 5% 碳酸氢钠 250mL 静脉滴注,并及时纠正电解质紊乱。

(4)纠正心力衰竭:毛花苷丙 0.2～0.4mg 加入 10% 葡萄糖注射液 20mL 中静脉缓慢推

注,必要时 4～6h 后可重复应用,同时配合辅酶 A、三磷酸腺苷等营养心肌药物纠正心力衰竭。

5.防治 DIC 羊水栓塞初期,血液处于高凝状态,可用肝素钠 25～50mg 加入 0.9％氯化钠注射液 100mL 中,静脉滴注 1h,4～6h 以后再将肝素钠 25mg 加入 5％葡萄糖 200mL 中缓慢静脉滴注。24h 肝素钠总量应控制在 200mg 以内,肝素过量有出血倾向时,可用鱼精蛋白对抗。当羊水栓塞由高凝状态向纤溶亢进发展时,在肝素化基础上使用抗纤溶药物,如氨基己酸(4～6g)、氨甲苯酸(0.1～0.3g)、氨甲环酸(0.5～1.0g)加入 0.9％氯化钠注射液或 5％葡萄糖注射液 100mL 中静脉滴注。

6.防治肾衰竭 注意观察患者尿量,若血容量补足后仍然少尿,应给予 20％甘露醇 250mL 快速滴注,约 10mL/min,以扩张肾小球前小动脉。若仍少尿,可给予呋塞米 20～40mg 静脉注射。

7.产科处理 羊水栓塞发生后,应立即抢救产妇生命,若羊水栓塞发生于第一产程,应立即考虑进行剖宫产手术终止妊娠;若羊水栓塞发生于第二产程,可适时行阴道助娩。产后出血者,在纠正患者凝血功能的同时,视病情发展及严重程度,必要时可实施子宫切除术。

二、主要护理诊断/合作性问题

1.气体交换受损 与肺栓塞的发生有关。
2.组织灌注不足 与 DIC 引起的出血过多有关。
3.恐惧 与死亡逼近感及担心胎儿安危有关。
4.有胎儿窘迫的危险 与母体循环衰竭、DIC 等有关。
5.潜在并发症 心力衰竭、休克、DIC、肾衰竭。

三、护理措施

1.羊水栓塞的预防

(1)加强产前检查,注意诱发因素,及时处理前置胎盘、胎盘早剥、子宫破裂等妊娠期及分娩期并发症。

(2)分娩过程中需人工破膜时,须严格掌握破膜时间,应在宫缩间歇期进行,避免在宫缩期实施,且人工破膜破口要小,使羊水缓慢流出。

(3)严密观察产程进展,遵医嘱正确使用缩宫素,宫缩过强、急产等情况时,要正确处理并严密观察。

(4)剖宫产时快速吸尽羊水,掛刮术时应先刺破胎膜,羊水流尽后再钳夹胎儿及胎盘组织。

2.配合医生进行羊水栓塞的抢救

(1)给氧:置患者于半卧位,吸氧,必要时协助医生进行气管插管正压给氧或气管切开,以保证氧气的有效供给,改善低氧血症。

(2)遵医嘱用药:按医嘱给予地塞米松或氢化可的松静脉推注或滴注以抗过敏;给予罂粟碱、阿托品、氨茶碱或酚妥拉明等药物以缓解肺动脉高压,改善肺及冠状动脉血流灌注;给予多巴胺升高血压;毛花苷 C、辅酶 A、三磷酸腺苷等纠正心力衰竭,遵医嘱给予肝素钠、氨基己酸、氨甲苯酸、氨甲环酸等药物进行 DIC 防治;遵医嘱选用肾毒性小的广谱抗生素预防感染。

3.观察病情变化 注意观察孕妇心率、呼吸、血压、意识状态、尿量；皮肤黏膜有无出血点或瘀斑，针眼、切口渗血情况，血液是否可凝固；有无呕血、便血、血尿及阴道流血过多等，有异常情况及时告知医生。

4.积极进行产科处理 羊水栓塞发生于第一产程要做剖宫产者或产后大量出血需行子宫切除术者，护理人员要及时做好术前准备；若羊水栓塞发生于第二产程，可根据情况配合医生实施阴道助娩术。

5.心理护理 羊水栓塞起病急骤，病情凶险，患者会出现焦虑，恐惧等表现，护理人员应鼓励并安慰产妇。允许家属适当陪伴患者，告知其疾病和治疗信息，向家属介绍患者病情的严重性，以取得配合。对于突然到来的不良结局，产妇及家属容易表现出否认与激动，护理人员应对产妇及家属的各种情绪反应表示接受，并及时解答疑问，给予情感支持，帮助其适应并度过哀伤时期。

6.健康教育 告知孕妇产前检查的重要性，对于高龄初产妇及经产妇，有胎膜早破、前置胎盘等羊水栓塞可能的诱发因素者更应注意；告知产妇产褥期保健知识，对于胎儿存活者，讲解并示范新生儿护理知识。出院前告知产妇复查的时间及目的，嘱咐及时复查。

（李影）

第七节 子宫颈炎症的护理

子宫颈炎（cervicitis）是妇科常见疾病之一。正常情况下，子宫颈具有多种防御功能，包括黏膜免疫、体液免疫及细胞免疫，是阻止下生殖道的病原体进入上生殖道的重要防线。但由于子宫颈易受到分娩、宫腔操作及性生活等的损伤，而且宫颈管黏膜上皮为柱状上皮，抗病能力差，极易发生感染。临床多见的子宫颈炎是急性子宫颈管黏膜炎，若急性子宫颈炎未经及时诊治或病原体持续存在，可导致慢性子宫颈炎症。

一、急性子宫颈炎

急性子宫颈炎（acutecervicitis）习称急性宫颈炎，指子宫颈发生急性炎症，包括局部充血、水肿，上皮变性、坏死，黏膜、黏膜下组织、腺体周围见大量中性粒细胞浸润，腺腔中可有脓性分泌物。

引起急性宫颈炎的病因很多，主要见于阴道急性炎症未能得到很好控制，不洁性生活，宫颈损伤等，也可见于感染性流产，产褥期感染和阴道异物并发感染等。病原体主要有支原体感染、淋病奈瑟菌、沙眼衣原体、细菌性感染等。

（一）临床表现

大部分患者无症状。有症状者主要为阴道脓性分泌物增多，有臭味，由于阴道分泌物的刺激引起外阴瘙痒及灼热感，性生活后有出血现象，合并泌尿系统感染时伴尿急、尿频、尿痛。妇科检查见宫颈充血、水肿，有脓性分泌物从宫颈管流出，宫颈触痛，触之易出血。

（二）辅助检查

1.白细胞检查 子宫颈管分泌物或阴道分泌物中白细胞增多，后者需排除引起白细胞增多的阴道炎症。

2.病原体检测 做衣原体及淋病奈瑟菌的检测，以及有无细菌性阴道病及滴虫阴道炎的检测。

(三)与疾病相关的健康史

1.诱发因素 评估有无感染性流产、产褥期感染、宫颈损伤或阴道炎症,有无不洁性生活等诱发因素。

2.疾病史 评估以前有无宫颈疾病史,采取过何种治疗。了解生育史。

(四)心理社会状况

了解患者情绪及心理状况,有无焦急、恐惧现象,家庭支持情况如何。

(五)治疗原则

治疗原则是抗生素对症治疗。

1.全身治疗 针对不同病原体感染用不同的抗生素治疗。选择药物做到有针对性、足量、有效。如衣原体感染可用多西环素、阿奇霉素、氧氟沙星等;单纯急性淋病奈瑟菌宫颈炎,可用头孢曲松钠、头孢克肟等。

2.性伴侣治疗 若子宫颈炎患者的病原体为沙眼衣原体及淋病奈瑟菌,对其性伴侣进行相应检查及治疗。

(六)主要护理诊断/合作性问题

1.焦虑 与担心治疗效果不佳有关。

2.舒适的改变 与分泌物增多有关。

3.知识缺乏 缺乏此病预防和治疗相关知识。

(七)护理措施

1.一般护理 观察阴道分泌的量、性状、气味,外阴部瘙痒或灼热变化情况,患者的情绪、睡眠状况有无改善,特别注意观察抗生素药物反应及效果。

2.对症护理 遵医嘱接受规范治疗,必要时请性伴侣配合相应检查和治疗。

3.健康教育

(1)指导患者保持外阴清洁卫生,勤换内裤,注意月经期卫生保健。杜绝不洁性生活。

(2)加强心理护理,正确认识疾病的转归。

二、慢性子宫颈炎

慢性子宫颈炎(chronic cervicitis)习称慢性宫颈炎,指子宫颈间质内有大量淋巴细胞、浆细胞等慢性炎细胞浸润,伴有子宫颈腺上皮及间质的增生和鳞状上皮化生。慢性子宫颈炎可由急性宫颈炎症未经治愈转为慢性,也可以为病原体持续感染所致。绝大部分患者并没有明显的发病过程,而且患病后也没有明显不适症状,或仅表现为阴道分泌物增多,在妇科检查时才发现患病。

正常情况下,子宫颈阴道部被复层鳞状上皮所覆盖,抵抗力较强,宫颈管黏膜为一层柱状上皮,对炎症的抵抗力弱。鳞状上皮与柱状上皮交界于宫颈外口。当分娩、流产或分娩损伤宫颈后,病原体可以自柱状上皮覆盖处侵入宫颈组织。由于宫颈管黏膜皱襞多,病原体浸入后潜伏期长,不易清除,迁延日久,导致子宫颈的慢性炎症。常见的病原体有葡萄球菌、链球菌、大肠埃希菌和厌氧菌,其次是淋病双球菌、结核杆菌,原虫中有滴虫和阿米巴。特殊情况下为化学物质和放射线所引起。不良卫生习惯、局部抗感染能力弱、宫颈损伤等是其诱发因素。

（一）临床表现

慢性子宫颈炎的主要临床表现是阴道分泌物增多，呈乳白色黏液状，或淡黄色脓性，有时出现血性分泌物，当炎症沿宫骶韧带扩散到盆腔时，有腰骶部酸痛及下腹部坠痛。妇科检查：宫颈呈糜烂样改变，或肥大、充血，有时质较硬，也可表现宫颈息肉及宫颈腺囊肿等。

1. 子宫颈糜烂样改变　是指子宫颈外口处的宫颈阴道部外观呈细颗粒状的红色区，这些红色区为柱状上皮覆盖，由于柱状上皮菲薄，其下间质透出而呈红色。过去将此情况称为"子宫颈糜烂"，并认为是慢性子宫颈炎最常见的病理类型之一。目前认为"子宫颈糜烂"并不是病理学上的上皮溃疡、缺失所致的真性糜烂，也与慢性子宫颈炎症的定义即间质中出现慢性炎细胞浸润并不一致。因此，宫颈糜烂样改变只是一个临床征象，可为生理性改变，也可为病理性改变。青春期、妊娠期或口服避孕药的女性，由于雌激素水平增高，子宫颈管柱状上皮外移，肉眼观子宫颈呈糜烂样改变，并非病理性宫颈糜烂。除慢性子宫颈炎外，子宫颈的生理性柱状上皮异位、子宫颈上皮内瘤变、早期子宫颈癌均可呈现子宫颈糜烂样改变，应注意鉴别。

2. 子宫颈肥大（cervical hypertrophy）　是由于慢性炎症的长期刺激，子宫颈组织充血、水肿，腺体及间质增生，使子宫颈呈不同程度的体积增大，子宫颈硬度增加，但表面多光滑。

3. 子宫颈息肉（cervical polyp）　由于慢性炎症长期刺激使子宫颈管局部黏膜增生，增生的黏膜逐渐向子宫颈外口突出而形成息肉，息肉一般为单个或多个再现，大小不等，外观呈舌形、质软而脆，触之易出血，蒂细长。炎症不能有效控制时，切除息肉后仍可复发，但恶变率较低。

4. 子宫颈腺囊肿（Naboth cyst）　子宫颈转化区内鳞状上皮取代柱状上皮过程中，新生的鳞状上皮覆盖子宫颈腺体管口处或伸入腺管内，将腺管口阻塞，或腺管周围的结缔组织增生压迫腺管，使腺管变窄或阻塞，腺体分泌物引流受阻、潴留形成囊肿。妇科检查时可见子宫颈表面呈现一个或数个半透明状囊泡，内含无色黏液，若伴感染，则囊泡呈白色或淡黄色。

5. 子宫颈黏膜炎（endocervicitis）　病变局限于子宫颈管黏膜和黏膜下组织，子宫颈阴道部外观光滑，仅见子宫颈外口有脓性分泌物，有时宫颈管黏膜增生向外口突出，可见宫颈口充血。由于子宫颈管黏膜皱襞较多，感染后容易形成持续性子宫颈黏膜炎，表现为子宫颈管黏液及脓性分泌物，反复发作。

（二）辅助检查

1. 细胞学检查　子宫颈刮片进行细胞学检查，排除癌变的可能。

2. 组织学检查　子宫颈异常增生组织切除后进行病理组织学检查。

（三）与疾病相关的健康史

1. 诱发因素　评估有无不良卫生习惯、宫颈损伤，有无局部感染灶存在等诱发因素。

2. 疾病史　评估有无急性子宫颈炎症病史，有无生殖器官其他炎症史，治疗情况如何。了解婚育史、阴道分娩史、妇科手术史等。

（四）心理社会状况

评估患者有无焦虑、紧张情绪，家属心理支持情况，有无其他压力等造成的心理社会状况。

（五）治疗原则

1. 治疗原则是消除病因，对症支持治疗。

2. 局部治疗　慢性子宫颈炎以局部治疗为主，不同病变采用不同的治疗方法。糜烂样改变无症状的生理性柱状上皮异位无需治疗,伴有分泌物增多、乳头状增生或接触性出血时,给予物理治疗。如微波、电熨、激光、冷冻及红外线等方法,治疗后宫颈可恢复光滑外观。治疗前须做子宫颈涂片检查,排除子宫颈上皮内瘤样病变及宫颈恶性病变。

3.药物治疗 适用于炎症浸润较浅和糜烂样改变较轻的患者。治疗前取宫颈管分泌物做培养及药敏试验,同时查找淋病奈瑟菌及沙眼衣原体,根据检测结果采用相应的抗感染药。

4.手术治疗 有宫颈息肉者应行息肉摘除术。将切除的息肉及时送病理组织学检查。

(六)主要护理诊断/合作性问题

1.焦虑 与害怕癌变有关。

2.舒适的改变 与分泌物增多有关。

3.知识缺乏 缺乏此病预防和治疗相关知识。

(七)护理措施

1.一般护理 观察阴道分泌物颜色、气味和量有无改变,外阴瘙痒状况改善情况,用药治疗后的反应情况,心理压力状况等,并做好记录。

2.症状护理

(1)物理治疗后分泌物增多,甚至多量水样排液,术后1~2周脱痂时可有少量出血,指导患者保持镇静,异常情况及时向医生反映。

(2)物理治疗时间一般选在月经干净3~7d内进行,治疗前3d禁止性生活。治疗后有暂时性阴道分泌物增多现象,在宫颈创面痂皮脱落前,阴道有大量黄水流出,1~2周脱痂时可有少量血水或少许流血,为正常过程,出血量较多需急诊处理,并定期随访。

3.健康教育

(1)指导患者在物理治疗前做宫颈刮片细胞学检查,月经干净后3~7d内进行,物理治疗后保持外阴清洁,每日清洗外阴,禁止性生活和盆浴2个月。

(2)注意休息,避免辛辣、冷凉刺激。

(3)指导患者定期做妇科检查,避免分娩时或器械损伤子宫颈,做好避孕,尽量减少行人工流产手术,产后发现宫颈裂伤应及时缝合。

三、常见的性传播疾病

性传播疾病(sexually transmitted diseases,STD)俗称为性病,是指通过性接触、类似性行为间接接触传播的一组传染性疾病,病变可在泌尿生殖器官,也可侵犯到泌尿生殖器官所属的淋巴结,甚至可以通过血液循环侵犯到全身重要组织和器官。常见的性传播疾病有淋病、尖锐湿疣、梅毒、艾滋病等。性传播疾病对人类危害极大,已成为世界性严重的社会和公共卫生问题,是当今危害人群健康的重要疾病之一。

引起女性生殖道性传播疾病的病原体主要有淋球菌、沙眼衣原体、溶脲支原体和人型支原体、阴道毛滴虫、白假丝酵母菌、人类乳头瘤病毒(human papilloma virus,HPV)等。性生活是主要的传播途径,占95%以上,其次是非性接触传播,如生殖道分泌物污染的衣服、用具、物品、被褥、便器,血液及医源性传播等。医源性传播(iatrogenic infection)是指在医疗、预防工作中,由于未能严格执行规章制度和操作规程,而人为地造成某些传染病的传播。如医疗器械消毒不严,药品或生物制剂被污染,患者在输血时感染艾滋病、丙型肝炎等。

临床特征因病原体不同临床表现也有所不同。

1.淋病(gonorrhea) 是最常见的女性性传播疾病,由淋病奈瑟菌(简称淋球菌)感染引起的化脓性传染性疾病。潜伏期 3~7d,但 60%~80%女性感染后无症状,易被忽视或引起他人感染。感染初期病变局限于下生殖道及泌尿道,随着病情发展逐渐累及上生殖道。表现为阴道脓性分泌物增多,伴泌尿道感染症状。妇科检查子宫颈红肿、触痛,重者有糜烂现象。上生殖器感染患者表现为寒战、高热、恶心、呕吐、下腹部疼痛等。

治疗原则是及时、足量、规则应用抗生素,性伴侣同时治疗。护理重点是加强性隔离和心理支持护理。治疗期间禁止性生活,患者用过的生活用品要严格消毒,防止交叉感染。保护患者隐私,解除患者不必要的心理负担,鼓励坚持治疗,注意个人卫生保健。

2.尖锐湿疣(condyloma acuminate,CA) 是由人类乳头瘤病毒感染所致的性传播疾病。多见于 20~40 岁女性,性生活过早、免疫力低下、多个性伴侣、吸烟及高性激素水平等为发病的高危因素,主要为性接触传播,好发于潮湿温暖的黏膜和皮肤交界处,皮损初期为细小淡红色丘疹,逐渐增大并增多,形似菜花样,由于病变多发生于阴唇后联合、小阴唇内侧、阴道前庭尿道口、阴道黏膜等处,性生活时易摩擦引起疼痛,或出血。

治疗原则是去除外生疣体,改善症状和体征。护理重点是指导患者正确用药,激光或冷冻治疗后保持局部创面干燥,防止继发感染,促进皮损早期愈合。保护患者隐私,做好心理疏导,坚持正规治疗。做好个人卫生保健,防止再感染。

(李影)

第八节 盆腔炎性疾病的护理

盆腔炎性疾病(pelvic inflammatory disease,PID)是指女性内生殖器及其周围组织的炎症,包括子宫内膜炎(endometritis)、输卵管炎(salpingitis)、输卵管卵巢脓肿(tubo—ovarian abscess,TOA)、盆腔腹膜炎(peritonitis)。炎症可局限于一个部位,也可同时累及多个部位,最常见的是输卵管炎、输卵管卵巢炎。盆腔炎多发生在性活跃期、有月经的妇女,初潮前、绝经后或未婚者很少发生。盆腔炎症疾病若未能得到及时、彻底治疗,可导致不孕、输卵管妊娠、慢性盆腔痛,炎症反复发作,从而影响女性生殖健康,给家属和社会带来一定的负担。

盆腔炎性疾病的常见病原体为葡萄球菌、链球菌、大肠埃希菌、厌氧菌及性传播病原体,如淋球菌、支原体、衣原体等。病原体经淋巴、血液循环或由邻近组织直接蔓延至盆腔而引起发病,也可因盆腔炎性疾病再次急性发作等发病。常见分娩后或流产后感染导致急性子宫内膜炎及子宫肌炎,急性输卵管炎、输卵管积脓、输卵管卵巢脓肿,急性盆腔结缔组织炎、盆腔腹膜炎,严重者可引起败血症及脓毒血症。如不及时控制,可出现感染性休克甚至死亡。另外,宫腔内手术操作、经期卫生不良等也可引起盆腔炎性疾病。

一、盆腔炎性疾病

(一)临床表现

盆腔炎性疾病典型的临床表现是发热,下腹疼痛,有明显的压痛、反跳痛和腹肌紧张。阴道分泌物量多,呈脓性。伴乏力,腰痛,月经失调。病情严重时伴寒战、高热、头痛、厌食。如有腹膜炎则出现恶心、呕吐、腹胀等消化系统症状;如有脓肿形成,可刺激膀胱出现尿频、尿急、尿痛等膀胱刺激症状,同时刺激直肠出现里急后重、肛门坠胀、腹泻和排便困难等直肠刺激症状。

妇科检查时,阴道、宫颈充血,有大量脓性分泌物,宫颈举痛明显。子宫压痛,活动受限,输卵管炎时可触及子宫一侧或两侧索条状增粗,压痛明显。结缔组织炎时,子宫一侧或两侧片状增厚,宫骶韧带增粗,触痛明显。盆腔脓肿形成时,可触及边界不清的囊性肿物,压痛。后穹隆穿刺抽出脓液。

(二)辅助检查

1.悬滴法　取宫颈黏液脓性分泌物,或阴道分泌物涂片检查。

2.B超　查看盆腔器官有无炎性改变。

3.腹腔镜　查看输卵管表面有无充血,输卵管壁有无水肿,输卵管伞端或浆膜面有无脓性渗出物。

(三)与疾病相关的健康史

1.诱发因素　评估年龄、个人卫生习惯、个人性生活情况,近期有无生殖系统感染等。

2.疾病史　重点评估有无生殖系统疾病史,邻近器官的炎症,疾病发展情况及诊疗经过,腹痛、腰痛的时间及程度。

(四)心理社会状况

评估患者的精神状况,疾病对工作、生活有无影响,家庭支持情况,有无其他社会性压力。

(五)治疗原则

治疗原则:采用支持疗法、药物治疗、中药治疗和手术治疗等措施控制炎症、消除病灶。在阴道分泌物的细菌培养和药物敏感试验基础上选择合适的抗生素。急性期应及时彻底治疗,不应以症状暂时缓解作为治愈标准,同时进行对症支持治疗,减少并发症的发生。形成盆腔脓肿时及时手术治疗。

(六)主要护理诊断/合作性问题

1.焦虑　与疾病引发的不适及相关知识缺乏有关。

2.疼痛　与炎症引起的下腹部疼痛有关。

3.自我形象紊乱　与疾病的迁延不愈及疼痛刺激有关。

(七)护理措施

1.一般护理　观察患者的生命体征,有无寒战、高热及腹痛情况,观察药物反应及治疗效果,做好记录。

2.症状护理　遵医嘱合理应用抗生素,高热者行物理降温,注意纠正电解质紊乱和酸碱平衡失调。如需手术者做好术前准备、术中配合、术后护理。对盆腔炎性疾病出现症状 60d 内接触过的性伴侣进行检查和治疗。

3.健康教育

(1)指导患者在急性期卧床休息,半卧位有利于盆腔积液积聚于直肠子宫陷窝而使炎症局限。给予高蛋白质、高热量、高维生素饮食。

(2)指导患者注意个人卫生,特别是做好月经期保健,治疗期间避免无保护性性生活。

(3)积极锻炼身体,增强体质,及时彻底治疗盆腔炎性疾病,防止转为盆腔炎性疾病后遗症。

(4)做好心理支持,减轻患者的心理压力。

二、盆腔炎性疾病后遗症

盆腔炎性疾病后遗症(sequelae of PID)若盆腔炎性疾病未得到及时正确的诊断或治疗,可能会发生盆腔炎性疾病后遗症,既往称慢性盆腔炎。

致病菌如链球菌、大肠埃希菌、厌氧菌淋病奈瑟菌、沙眼衣原体及葡萄球菌等,通过生殖道感染。长期炎性刺激破坏组织、广泛粘连、增生及瘢痕形成,导致:①输卵管阻塞、输卵管增粗。②输卵管卵巢粘连形成输卵管卵巢肿块。③若输卵管伞端闭锁、浆液性渗出物聚集形成输卵管积水或输卵管积脓,脓液吸收,被浆液性渗出物代替形成输卵管积水或输卵管卵巢囊肿。④盆腔结缔组织表现为主韧带、骶韧带增生、变厚,若病变广泛,可使子宫固定。

(一)临床表现

盆腔炎性疾病后遗症全身症状一般不明显,有时可有低热,易疲劳。病程时间较长,部分患者可有神经衰弱症状。其主要临床表现为月经紊乱、阴道分泌物增多、腰骶部疼痛及不孕等,慢性炎症形成的瘢痕粘连以及盆腔充血,可引起下腹部坠胀、疼痛及腰骶部酸痛,常在劳累、性生活、月经前后加剧。由于盆腔炎性疾病后遗症造成的输卵管组织结构的破坏,局部防御功能减退,出现再次感染,导致盆腔炎性疾病反复发作,约25%有盆腔炎性疾病者可再次发作。输卵管粘连阻塞导致不孕,发生率为20%~30%,导致异位妊娠发生率是正常女性的8~10倍,约20%急性盆腔炎发作后遗留慢性盆腔痛,发作后4~8周出现症状。

妇科检查子宫后倾、后屈,活动受限或粘连固定。输卵管炎症时子宫一侧或两侧输卵管触及呈条索状的增粗,伴有压痛;输卵管积水或输卵管卵巢囊肿,盆腔一侧或两侧可触及囊性肿物,活动受限;盆腔结缔组织炎时,子宫一侧或两侧有片状增厚、压痛,宫骶韧带增粗、变硬,有触痛。

(二)辅助检查

1.实验室检查　可行血常规、C反应蛋白、红细胞沉降率等检查。

2.悬滴法　取宫颈管分泌物及后穹隆穿刺液涂片检查,查找病原体。

3.B超　可了解有无子宫增大,有无输卵管、卵巢肿块和粘连。

4.腹腔镜　取感染部位的分泌物做培养或药敏试验。

(三)与疾病相关的健康史

1.诱发因素　评估年龄,起病的诱因,腹痛、腰痛的时间、程度,月经期卫生习惯等。

2.疾病史　了解孕产史、宫内手术史,急性盆腔炎发作史,治疗方法,使用的药物及效果等。

(四)心理社会状况

评估患者的心理反应,有无手术治疗恐惧或无助不安,家属的支持情况,个人心理有无压力表现。

(五)治疗原则

治疗原则是以抗生素治疗感染为主,辅以支持疗法、中药、理疗等。

1.抗生素治疗　以经验性、广谱、及时和个体化为原则。选择细菌培养和药敏试验敏感性抗生素,要求达到足量,注意毒性反应。

2.支持治疗　加强营养和心理治疗,以提高抗病能力。输入电解质或酸碱平衡液,维持液体平衡,必要时输血,发热时给予降温处理。

3.局部理疗 因温热的良性刺激可促进盆腔局部血液循环,改善组织的营养状态,提高新陈代谢,以利炎症的吸收和消退,常用的物理治疗有短波、超短波、离子透入(可加入各种药物如青霉素、链霉素等)、蜡疗等。

4.手术治疗 有肿块如输卵管积水或输卵管卵巢囊肿可行手术治疗,存在小的感染灶,反复引起炎症发作者宜手术治疗。手术以彻底治愈为原则,避免遗留病灶再有复发的机会,行单侧附件切除术或子宫全切除术加双侧附件切除术。对年轻女性应尽量保留卵巢功能。

(六)主要护理诊断/合作性问题

1.体温过高 与炎症反应有关。

2.疼痛 炎症引起的下腹疼痛、肛门坠胀有关。

3.焦虑 与病程长、治疗效果不明显有关。

(七)护理措施

1.一般护理 观察患者生命体征及病情变化,观察腹痛程度、部位、性质,是否伴有恶心、呕吐、腹胀等,做好记录。

2.症状护理 遵医嘱坚持治疗,抗生素不宜长期使用,停用地塞米松时应逐渐减量。高热患者饮食宜清淡,鼓励多喝水。腹痛、腰痛时遵医嘱使用镇静剂以缓解症状。

3.健康教育

(1)盆腔炎性疾病后遗症病程长,甚者反复发作,难免有些心理压力,要关心和体贴患者,解释相关疾病知识,解除思想顾虑,增强战胜疾病的信心。同时,多与患者家属沟通,取得家人的理解与支持,减轻患者的心理压力。

(2)指导患者养成良好的卫生习惯,选择宽松棉制品内裤,并勤换、勤洗、勤消毒。月经期禁止性生活,做好四期及妇科手术后的卫生保健。

(3)适量运动,加强营养,增强抗病能力。

(4)指导患者积极配合治疗,去除感染病灶。

三、结核性盆腔炎

结核性盆腔炎(genital tuberculosis)又称生殖器结核,是由结核分枝杆菌引起的女性生殖器炎症。多见于20~40岁及绝经后老年女性,近年来结核性盆腔炎发病率有上升趋势。

结核性盆腔炎常继发于肺结核、肠结核、腹膜结核等,潜伏期长达1~10年之久,病原体主要经血液循环传播,由于输卵管黏膜有利于结核菌的潜伏感染,故结核杆菌首先侵犯输卵管,然后依次扩散至子宫内膜、卵巢,侵犯子宫颈、阴道,引起生殖器官的结核。如结核杆菌感染肺部后,大约1年内可感染内生殖器。

结核性盆腔炎依据病情轻重、病程长短,器官受累及临床症状有所差异。

1.输卵管结核 占女性生殖器结核的90%~100%,几乎所有的生殖器结核均累及输卵管,双侧居多,但双侧病变程度可能不同。由于输卵管黏膜破坏与粘连,输卵管管腔阻塞,黏膜纤毛破坏,输卵管蠕动受限,阻碍受精卵运输、着床与发育,导致不孕。

2.子宫内膜结核 常因输卵管结核蔓延而致,占生殖器结核的50%~80%。病变常累及子宫内膜,使子宫腔粘连变形、缩小,出现月经失调。早期因子宫内膜充血及溃疡,出现月经量过多,晚期因子宫内膜不同程度被破坏出现月经量稀少或闭经。

3.卵巢结核 占生殖器结核的20%~30%。主要由输卵管结核蔓延而来,因卵巢有白膜包围,很少能侵犯到卵巢深层,仅表现为卵巢周围炎。

4. 子宫颈结核　是由子宫内膜结核蔓延而来或经淋巴及血液循环传播,很少见,占生殖器结核的 10%～20%。子宫颈表现为乳头状增生或溃疡,外观易与子宫颈癌混淆。

5. 盆腔腹膜结核　盆腔腹膜结核多合并输卵管结核。病变特点有渗出型和粘连型,渗出物为浆液性草黄色澄清液体,积聚于盆腔,有时因粘连形成多个包裹性囊肿,腹膜增厚,与邻近脏器紧密粘连,出现下腹部坠痛。如果结核分枝杆菌处于活动期,患者常有发热、盗汗、乏力、食欲减退、体重下降等全身症状。

结核性盆腔炎的治疗原则是抗结核药物的应用及对症支持治疗。

结核性盆腔炎的护理重点是抗结核药物不良反应观察和心理支持护理。目前用于临床的抗结核药主要分为杀菌剂和抑菌剂两大类,也叫第一线药物和第二线药物。杀菌剂,有异烟肼、利福平、吡嗪酰胺、乙胺丁醇等,抑菌剂,有对氨基水杨酸、氨硫脲、卷曲霉素、乙硫异烟胺等。①异烟肼:主要不良反应为周围神经炎、肝功能损害,偶尔可有癫痫发作,服药期间应定期查肝功能,若有四肢远端麻木或烧灼感等神经症状出现,应加服维生素 B_6 每日 30～60mg 以改善症状。②利福平:主要不良反应是厌食、恶心、呕吐及腹泻等消化道症状。应避免空腹用药,加强预防。③吡嗪酰胺:主要不良反应是肝损害,药物剂量不可过大,疗程在 3 个月以内为好,老年人用药更应谨慎。④乙胺丁醇:主要不良反应较少,偶见球后视神经炎,一般于大剂量用药时发生,应定期检查视力、色觉、视野及眼底,若有异常,及时对症处理。⑤对氨基水杨酸:最常见的不良反应是厌食、恶心、呕吐、胃烧灼感、腹上区疼痛、腹胀及腹泻等胃肠道症状,应于饭后服药,必要时与氢氧化铝或碳酸氢钠同服,以减轻对胃肠黏膜的刺激。

虽然结核性盆腔炎药物治疗效果良好,但治疗后妊娠成功率很低,患者会因长期治疗和不孕产生很大的心理压力,做好心理疏导,争取家庭和社会的支持。

（李影）

第九节　功能失调性子宫出血的护理

功能失调性子宫出血(dysfunctional uterine bleeding,DUB)简称功血,为妇科常见病。它是由于调节生殖的神经内分泌机制失调引起的异常子宫出血,而全身及内外生殖器官无器质性病变存在。功血可分为无排卵性和排卵性两类。

无排卵性功血主要发生于青春期和绝经过渡期妇女,占 70%～80%,育龄期妇女少见。各期的发病机制不同。青春期,下丘脑－垂体－卵巢轴间的反馈调节尚未成熟,对雌激素的正反馈作用存在缺陷,垂体分泌 FSH 呈持续低水平,LH 无排卵期陡直高峰形成,因此虽有成批的卵泡生长,却无排卵,卵泡发育到一定程度即发生退变闭锁。绝经过渡期,由于卵巢功能衰退,卵泡逐渐耗竭,剩余卵泡对垂体促性腺激素反应降低,虽有促性腺激素水平升高,但卵泡发育受阻而无排卵。育龄女性因为应激等因素干扰,也会发生无排卵。但育龄女性的月经失调以排卵性功血多见,占 20%～30%,患者虽有排卵,但黄体功能异常。

一、护理评估

(一)临床表现

1. 无排卵性功血　由于失去正常月经的周期性和出血自限性,最常见的症状是子宫不规则出血。特点是月经周期紊乱，经期长短不一，出血量时多时少，甚至大量出血。有时先有数周或数月停经，然后发生阴道不规则流血，血量较多，持续2～3周或更长时间，不易自止；有时则一开始即为阴道不规则点滴流血。出血多或时间长者常伴贫血，急性大量出血可导致休克。出血期间一般无下腹痛或其他不适。妇科检查子宫稍软，正常大小，盆腔检查及全身检查无器质性病变。无排卵性功血的子宫内膜受单一雌激素刺激、无孕激素拮抗，其子宫内膜病理改变可分为3类。①子宫内膜增生症（endometrial hyperplasia）：包括单纯型增生、复杂型增生和不典型增生（即癌前病变）。不论为单纯型或复杂型增生，只要腺上皮细胞出现不典型增生改变，都应归类于癌前病变，此类改变已不属于功血的范畴。②增生期子宫内膜：子宫内膜所见与正常月经周期中的增生期内膜无区别，只是在月经周期后半期甚至月经期，仍表现为增生期形态。③萎缩型子宫内膜：较少见。

2.排卵性功血　患者有周期性的排卵，因此临床上有可辨认的周期。类型为：①月经过多：表现为月经周期规则，经期正常，但经量＞80mL。②黄体功能不足：表现为月经周期缩短，月经频发，有时月经周期虽在正常范围内，但卵泡期延长，黄体期缩短，以致患者不易受孕或易于在孕早期流产。③子宫内膜不规则脱落：月经间隔时间正常，但经期延长，长达9～10d，出血量多。④围排卵期出血：出血于排卵前后发生，多持续1～3d，量少，时有时无，与排卵前后雌激素水平波动有关。

（二）辅助检查

1.诊断性刮宫　简称诊刮，止血的同时明确子宫内膜病理诊断。年龄＞35岁、药物治疗无效或存在子宫内膜癌高危因素的异常子宫出血者，均应行诊刮。为确定卵巢是否排卵或黄体功能，应在经前期或月经来潮6h内刮宫，不规则流血者可随时进行刮宫。黄体功能不足者，刮宫内膜提示分泌反应不良；子宫内膜不规则脱落者，在月经第5～6d进行诊断性刮宫，内膜切片检查仍能见到呈分泌反应的内膜，且与出血期及增生期内膜并存。诊刮时应注意宫腔大小、形态，宫壁是否平滑，刮出物的性质和量。

2.宫腔镜检查　于宫腔镜直视下选择病变区进行活检，较盲取内膜的诊断价值高，尤其可提高早期宫腔病变如子宫内膜息肉、黏膜下肌瘤、子宫内膜癌的诊断率。

3.基础体温测定　不仅可以判断有无排卵，还可监测黄体功能。若基础体温呈单相型，提示无排卵（图10－7）。排卵性功血基础体温双相，其中黄体功能不足者，排卵后体温上升缓慢，上升幅度偏低，升高时间仅维持9～10d即下降（图10－8）；子宫内膜不规则脱落者，基础体温升高后下降缓慢（图10－9）。

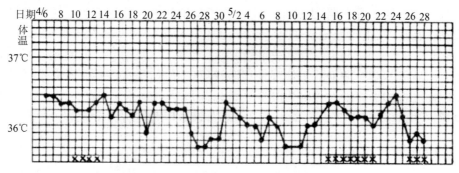

图10－7　基础体温单相型（无排卵性功血）

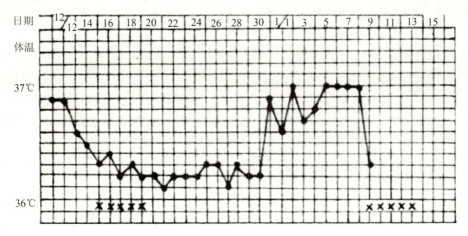

图 10-8　基础体温双相型(黄体功能不足)

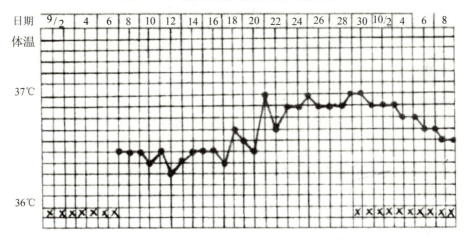

图 10-9　基础体温双相型(子宫内膜不规则脱落)

4.盆腔超声检查　了解子宫内膜厚度及回声,明确有无宫腔占位性病变及其他生殖道器质性病变。

5.激素测定　适时测定血清孕酮水平,可以确定有无排卵及黄体功能,但常因出血不规律,难以确定测定时间。为排除其他内分泌疾病,可测血睾酮、催乳素水平及甲状腺功能。

6.全血细胞计数及凝血功能检查　明确有无贫血及凝血功能障碍性疾病。

7.尿妊娠试验或血 HCG 测定　有性生活者,除外妊娠及相关疾病。

(三)与疾病相关的健康史

详细询问患者的年龄、月经史、婚育史及避孕措施,全身有无慢性病史如肝病、血液病以及甲状腺、肾上腺或垂体疾病等,有无精神紧张、情绪打击等影响正常月经的因素。流血前有无停经史及以往治疗经过,所用激素名称、剂量、效果和诊刮病理结果。区分异常子宫出血的几种类型:①月经过多:周期规则,但经量过多>80mL 或经期延长>7d。②月经频发:周期规则,但短于 21d。③子宫不规则出血:周期不规则,经期长而经量不太多。④子宫不规则过多出血:周期不规则,血量过多。

(四)社会心理状况

异常出血、月经紊乱等都会造成患者的思想压力。年轻患者因害羞或其他顾虑,不及时就诊,随病程延长并发感染或止血效果不佳,大量出血易产生恐惧和焦虑,影响身心健康和工作学习。围绝经者疑有肿瘤而焦虑不安、恐惧。

(五)治疗原则

无排卵性功血和排卵性月经失调患者在出血阶段,均应迅速止血,纠正贫血和预防感染,止血后尽可能明确病因,根据病因进行治疗,选择合适的治疗方案,预防复发及远期并发症。青春期及育龄期无排卵性功血以调整月经周期、促排卵为主;绝经过渡期功血以调整月经周期、减少经量,防止内膜病变为原则;排卵性月经失调以调节黄体功能为主。

二、主要护理诊断/合作性问题

1.疲乏　与子宫异常出血导致的继发性贫血有关。

2.舒适的改变　与不规则子宫出血导致的工作学习不便有关,与性激素治疗的副反应有关。

3.知识缺乏　缺乏正确服用性激素的知识。

4.有感染的危险　与子宫不规则出血、出血量多导致严重贫血,机体抵抗力下降有关。

三、护理措施

(一)一般护理

1.补充营养　患者体质往往较差,应加强营养,改善全身情况,可补充铁剂、维生素 C 和蛋白质。向患者推荐含铁较多的食物如猪肝、蛋黄、胡萝卜、葡萄干等。按照患者的饮食习惯,为患者制订适合于个人的饮食计划,保证患者获得足够的营养。

2.病情观察　观察并记录患者的生命体征、出入量,嘱患者保留出血期间使用的会阴垫及内裤,以便更准确地估计出血量。出血量较多者,督促其卧床休息,避免过多疲劳和剧烈运动。贫血严重者,遵医嘱做好配血、输血、止血措施,执行治疗方案维持患者正常血容量。

3.预防感染　严密观察与感染有关的征象,如体温、脉搏、子宫体压痛等,检测白细胞计数和分类,同时做好会阴部护理,保持局部清洁。如有感染的征象,及时与医师联系并遵医嘱进行抗生素治疗。

4.心理护理

(1)认真倾听患者的陈述,详细解答患者提出的问题。

(2)根据患者不同年龄的心理特点,进行对因护理,护理人员应耐心解释病情,提供有关疾病信息,解除思想顾虑,摆脱焦虑。也可交替使用放松技术,如看电视、看书等分散患者的注意力。

(3)使患者家属了解疾病特点,取得理解与支持。

(二)症状护理

1.药物治疗　首选性激素。

(1)止血:对大量出血患者,要求在性激素治疗 6h 内见效,24~48h 内出血基本停止,若96h 以上仍不止血,应考虑有器质性病变存在。

1)雌、孕激素联合用药:性激素联合用药的止血效果优于单一药物,短效口服避孕药 1 片,每 6h 一次,血止 3d 后逐渐减量至每日 1 片,共 21d 停药。

2)单纯雌激素:应用大剂量雌激素可迅速提高血内雌激素浓度,促使子宫内膜生长,短期内修复创面而止血。适用于急性大量出血时。目前多选用结合雌激素或戊酸雌二醇,血止后逐渐减量直至维持量。血红蛋白增加至 90g/L 以上后均必须加用孕激素,使子宫内膜转化,可用甲羟孕酮 10mg 口服,每日 1 次,共 10d 停药。雌、孕激素的同时撤退,有利于子宫内膜同步脱落,一般在停药后 3～7d 发生撤药性出血。

3)孕激素:又称"药物性刮宫"。适用于体内已有一定水平雌激素、血红蛋白达 80g/L、生命体征稳定的患者。可选用对内膜作用效价高的炔诺酮(妇康片)5mg 口服,每 8h 一次,出血量明显减少后减量直至维持量,持续用到血止后 21d 停药,停药后 3～7d 发生撤药性出血。此法不适用于青春期功血患者。

4)其他止血药:安络血和止血敏可减少微血管通透性,氨基己酸、氨甲苯酸、氨甲环酸等可抑制纤维蛋白溶酶,有减少出血量的辅助作用,但不能赖以止血。

(2)调整月经周期:使用性激素止血后,必须调整月经周期。其目的为一方面暂时抑制患者本身的下丘脑-垂体-卵巢轴,使能恢复正常月经的分泌调节,另一方面直接作用于生殖器官,使子宫内膜发生周期性变化,并按预期时间脱落,所伴出血量不致太多。一般连续用药 3 个周期。在此过程中务必积极纠正贫血,加强营养,以改善体质。常用的调整月经周期方法有:

1)雌、孕激素序贯疗法:即人工周期,为模拟自然月经周期中卵巢的内分泌变化,将雌、孕激素序贯应用,使子宫内膜发生相应变化,引起周期性脱落。适用于青春期功血或生育期功血内源性雌激素水平较低者。常用结合雌激素或戊酸雌二醇,于出血第 5d 起口服,每晚 1 片,连服 21d,至服药第 11d,加用孕激素,两药同时用完,停药后 3～7d 出血。于出血第 5d 重复用药,一般连续使用 3 个周期为一疗程。若正常月经仍未建立,应重复上述序贯疗法。

2)雌、孕激素合并应用:适用于育龄期功血内源性雌激素水平较高者。可用短效口服避孕药,于出血第 5d 起,每晚 1 片,连服 21d,撤药后出现出血,血量较少,连用 3 个周期为一疗程,尤其适用于有避孕需求的患者。

3)孕激素后半周期疗法:适用有内源性雌激素的功血患者。于月经周期后半期服用甲羟孕酮或地屈孕酮 10mg,每日 1 次,连服 10d 以调节周期。共 3 个周期为一疗程。

(3)促排卵:无排卵性功血患者经上述调整周期药物治疗几个疗程后,通过雌、孕激素对中枢的反馈调节,部分患者可恢复自发排卵。青春期一般不提倡使用促排卵药物,有生育要求的无排卵不孕患者,可针对病因促排卵。

(4)调节黄体功能:对黄体功能异常患者,建议先进行 1～2 个周期的观察,明确出血类型,排除器质性病变后再进行干预。①放置左炔诺孕酮宫内缓释系统(曼月乐):有效期 5 年,是目前治疗月经过多的最佳方法。②绒促性素:于基础体温上升后开始,隔日肌内注射 HCG 2000～3000U,共 5 次,可使血浆孕酮明显上升,延长黄体期。适用于黄体功能不足者。③黄体酮:自排卵后开始每日肌内注射黄体酮 10mg,共 10～14d,用以补充黄体分泌孕酮的不足。并能使黄体及时萎缩,内膜按时完整脱落,用药后可使月经周期正常,经期正常,出血量减少。

(5)使用性激素的注意事项

1)严格遵照医嘱按时按量正确服用性激素,保持药物在血中的稳定水平,不得随意停服和漏服药物。

2)药物减量必须按医嘱规定在血止后才能开始,每 3d 减量一次,每次减量不得超过原剂量的 1/3,直至维持量。

3)维持量服用时间,通常按停药后发生撤退性出血的时间,与患者上次行经时间相应考虑。

4)性激素治疗期间会出现恶心、呕吐等胃肠道不适,剂量过大时可引起乳房胀痛、水肿、色素沉着等不良反应,出现异常应及时就医。

5)患者在治疗期间如出现不规则阴道流血应及时就诊。

2.手术患者护理　手术止血首选刮宫术。绝经过渡期患者激素治疗前宜常规刮宫,刮宫既能明确诊断,又能迅速止血,最好于宫腔镜下行分段诊断性刮宫,以排除子宫内膜细微器质性病变。对于药物治疗无效的顽固性功血,可通过宫腔镜下电凝或激光行子宫内膜去除术。因功血而行子宫切除术,约占子宫切除术的20%。对需要手术的患者,配合医生做好围手术期的相关护理。

（三）健康教育

1.指导患者加强月经期保健。出血期间注意勤换月经垫,保持外阴清洁,禁止坐浴或盆浴,禁止性生活,预防感染。加强营养,注意休息,劳逸结合。

2.指导患者正确用药。告知患者雌、孕激素治疗的不良反应,出现异常应及时就医。

3.指导患者学会自我监测,记录基础体温和阴道流血量。若治疗期间出现不规则流血及时就诊。

4.鼓励家属积极参与治疗,特别是针对绝经过渡期和需要手术治疗的妇女,在情感上理解与同情,生活上帮助与照顾。

（李影）

第十节　痛经的护理

痛经(dysmenorrhea)为妇科最常见的症状之一,是指在行经前后或月经期出现下腹疼痛、坠胀,伴腰酸或其他不适,程度较重以致影响生活和工作质量者,称为痛经。约50%妇女患有痛经,其中10%痛经严重。痛经分为原发性和继发性两类,前者是指生殖器官无器质性病变的痛经。后者系指由于盆腔器质性疾病如子宫内膜异位症、盆腔炎或宫颈狭窄等所引起的痛经。本节仅叙述原发性痛经的有关问题。

原发性痛经的发生与月经时子宫内膜前列腺素(PG)含量增高有关。已被证实痛经患者子宫内膜和月经血中前列腺素含量较正常妇女明显升高,且内膜中PG浓度越高,痛经也越严重。高水平前列腺素诱发子宫平滑肌过强收缩,产生分娩样下腹痉挛性绞痛,增多的前列腺素进入血液循环,还可引起心血管和消化道等症状,具有痛经特征。此外,原发性痛经的发生还受精神、神经因素影响,疼痛的主观感受也与个体痛阈有关。无排卵性子宫内膜因无孕酮刺激,所含PG浓度甚低,一般不发生痛经。

一、护理评估

（一）临床表现

原发性痛经在青春期多见,多在初潮后1～2年内发病。于月经来潮前数小时即感疼痛,经时疼痛逐步或迅速加剧,持续数小时至2～3d不等。疼痛呈痉挛性,通常位于下腹部耻骨上,可放射至腰骶部和大腿内侧。有时痛经伴发恶心、呕吐、腹泻、头晕、乏力等症状,严重时面色发白、出冷汗,可发生晕厥而急诊就医。一般妇科检查无异常发现。有时可见子宫发育不良、子宫过度前倾、后屈以及子宫内膜呈管状脱落的膜样痛经等情况。

（二）相关检查

妇科检查无阳性体征。为排除盆腔病变,可做超声检查、腹腔镜检查、子宫输卵管造影、宫腔镜检查,用于排除子宫内膜异位,子宫肌瘤,盆腔粘连、感染、充血等疾病。腹腔镜检查是最有价值的辅助诊断方法。

（三）与疾病相关的健康史

了解患者的年龄、月经史与婚育史,询问与痛经诱发相关的因素,疼痛与月经的关系,疼痛发生的时间、部位、性质及程度,是否服用止痛剂缓解疼痛,用药量及持续时间,疼痛时伴随的症状及自觉最能缓解疼痛的方法和体位。

（四）心理社会状况

一般妇女对痛经不适都能耐受。有的人疼痛阈值低,对疼痛较为敏感,反应强烈。痛经给患者带来很大的精神心理压力,常在月经来临前几天即开始感到害怕,恐惧月经来潮,导致失眠、食欲减退,注意力不集中。伴随痛经还可产生其他的身体不适。往往使人有意或无意怨恨自己是女性,认为来月经是"倒霉""痛苦",甚至出现神经质的性格。

（五）治疗原则

缓解疼痛及其伴随症状。

二、主要护理诊断/合作性问题

1.疼痛 与月经期子宫收缩,子宫肌组织缺血缺氧,刺激疼痛神经元有关。
2.恐惧 与长时期痛经造成的精神紧张有关。
3.睡眠型态紊乱 与痛经有关。
4.知识缺乏 缺乏有关痛经的知识及应对措施。

三、护理措施

（一）一般护理

指导患者卧床休息,注意保暖,腹部局部热敷和进食热的饮料如热汤或热茶,有助于缓解疼痛。疼痛不能忍受时可辅以药物治疗。重视精神心理治疗,阐明月经时轻度不适是生理反应。消除紧张和顾虑可缓解疼痛。

（二）症状护理

1.药物治疗

（1）前列腺素合成酶抑制剂:通过抑制前列腺素合成酶的活性,减少前列腺素的产生,防止过强子宫收缩,从而减轻或消除痛经,有效率达80%。月经来潮即开始服药效果佳,如吲哚美辛、布洛芬、氟芬那酸口服,连服2~3d,疗效迅速而完全。

（2）口服避孕药:通过抑制排卵减少月经血中前列腺素含量。适用于要求避孕的痛经妇女,疗效达90%以上。

（3）放置左炔诺孕酮宫内缓释系统:避孕,减少经量的同时,可以有效地控制痛经,是有避孕需求的育龄女性最佳的选择,可以避免口服止痛药物或避孕药的不良反应。

2.中医针灸理疗 根据需要采用针灸理疗的方式,也可有效减轻疼痛。

3.应用生物反馈法　增加患者的自我控制感,使身体放松,以解除痛经。

(三)健康教育

1.加强月经期保健　注意经期清洁卫生,经期禁止性生活,防止受凉和过度劳累,避免剧烈体育运动,注意合理休息和充足睡眠,加强营养。

2.重视精神心理护理　关心并理解患者的不适和恐惧的心理,阐明月经期可能有一些生理反应如小腹坠胀和轻度腰酸,不影响日常生活、学习和工作。讲解有关痛经的生理知识,疼痛不能忍受时提供非麻醉性镇痛治疗。

(李影)

第十一章　口腔护理

第一节　牙体硬组织疾病的护理

一、龋病

龋病(dental caries)是指牙齿硬组织在外界多种因素的影响下发生慢性进行性破坏的一种疾病。它是口腔科的常见病及多发病,对人类口腔危害很大。龋病再向纵深发展,则可引起牙髓炎、根尖周炎、牙槽脓肿等,影响全身健康。因此,早期检查、早期发现、早期治疗在预防和保健方面均有着重要意义。

(一)病因与发病机制

目前被普遍接受的龋病病因学说是四联因素论。四联因素论把龋病发生归结为细菌、食物、宿主、时间共同作用的结果。

(二)临床表现

龋病好发于牙齿的窝沟,其次是牙齿的邻接面,其病变是由牙釉质或牙骨质表面开始,由浅入深逐渐累及牙本质,呈连续破坏过程。临床上根据龋损的进展程度分为浅龋、中龋及深龋。

1.浅龋　龋损只限于牙齿的表层即牙釉质或牙骨质。初期在牙表面可有脱钙而失去固有色泽,呈白垩色点或斑,继之成黄褐色或黑色。患者无自觉症状。探诊有粗糙感或有浅层龋洞形成。

2.中龋　龋损已进展到牙本质浅层,形成龋洞,洞内除了病变的牙本质外,还有食物残渣、细菌等。患者对冷、热、酸、甜等刺激为敏感,尤其对冷的刺激更为明显。但外界刺激去除后,症状即可消失。

3.深龋　龋蚀已进展到牙本质深层,形成较深的龋洞,由于深龋病变接近牙髓,所以对温度变化及化学刺激敏感,食物嵌入洞内压迫发生疼痛,探查龋洞时酸痛明显,说明龋蚀已接近牙髓组织,但无自发性痛。

(三)诊断/辅助检查

龋病大多经探针仔细检查即可确诊,必要时可借助X线等辅助检查手段。

1.X线检查　可借助X线摄片检查有无邻面龋或颈部龋,了解龋洞的深度。

2.透照检查　用光导纤维装置进行透照检查,能直接看到龋损部位及病变深度和范围。

3.牙髓活力测验　了解深龋的牙髓状况,以确定治疗方案。

(四)处理原则

终止病变的进展,恢复牙齿的外形和生理功能,保持牙髓的正常活力。

(五)护理评估

1.健康史　了解患者的全身健康状况、口腔卫生及饮食习惯,尤其是对小孩应询问有无睡前吃甜食的嗜好。如有疼痛,了解是自发痛还是激发痛,疼痛是否与冷、热刺激有关。

2.身体评估　龋病的临床特征是牙体硬组织色、形、质的改变。了解龋病破坏的牙面位置以及病变发展程度。临床上根据龋损的进展程度分为浅龋、中龋及深龋。

3.心理、社会评估　龋病初期患者无自觉症状,常常不会知道自己已患有龋病。当牙齿出现龋洞、食物嵌塞引起疼痛时患者才来院就医。患者普遍对钻牙存在恐惧心理,这也是不愿到医院就医的原因之一。

(六)主要护理诊断/问题

1.疼痛　与食物等刺激有关。

2.组织完整性受损　由龋坏造成牙体硬组织缺损所致。

3.潜在并发症　牙髓炎、根尖周炎等,与龋病治疗不及时、病变进行性发展、患者抵抗力下降有关。

4.知识缺乏　与患者对龋病的预防及早期治疗的重要性认识不足、卫生宣教不够有关。

(七)护理目标

1.患者疼痛减轻或消失。

2.患者龋损牙体组织恢复完整性。

3.患者无并发症发生。

4.患者能描述龋病的防治和保健知识。

(八)护理措施

牙齿硬组织是高度钙化的组织,一旦遭到破坏后无自身修复功能,需依靠人工方法进行修复。对龋齿的治疗一般采用充填术恢复缺损。所谓充填术一般包括两个步骤:第一步是牙体手术,即洞形制备,医生需先用牙钻将牙齿上的病变组织去除并将洞按要求制成一定形状,其性质与一般外科手术相似。第二步是充填,就是选用适当充填材料填入洞内,恢复牙齿的形态和功能。在进行充填术的过程中,护士进行如下配合。

1.术前准备

(1)器械及用物:检查盘、黏固粉充填器、双头挖器、银汞充填器、各型车针、成形片及成形片夹、咬𬌗纸、橡皮轮、纱团、小棉球。

(2)药品:25%麝香草酚酊、50%酚甘油、75%乙醇、樟脑酚合剂、丁香油。

(3)修复、垫底材料:银汞合金、复合树脂、玻璃离子体黏固粉、磷酸锌黏固粉、氧化锌丁香油黏固粉、氢氧化钙黏固粉。

2.术中配合

(1)安排患者就位:根据治疗的需要调节椅位及光源,做好患者的解释工作,消除对钻牙的恐惧心理。

(2)制备洞型:医生制备洞型时,协助牵拉口角,用吸唾器及时吸净冷却液,保持术野清晰。如使用电动牙钻机无冷却装置时,用水𬌗对准钻头缓慢滴水,防止因产热刺激牙髓而引起疼痛。

(3)隔湿、消毒:充填时如洞壁有唾液或冲洗液均可影响充填材料的性能,甚至使充填失败,故在消毒前协助医生用棉条隔湿,准备窝洞消毒的小棉球,消毒药物根据龋洞情况及医嘱选用。

(4)调拌垫底及充填材料:浅龋不需垫底;中龋用磷酸锌黏固粉或玻璃离子黏固粉单层垫底;深龋则需用氧化锌丁香油黏固粉及磷酸锌黏固粉双层垫底。遵医嘱调拌所需垫底材料,再选用永久性充填材料充填。后牙多采用银汞合金,前牙可选用复合树脂或玻璃离子黏固体。

(5)充填完成后,清理用物,将所用车针、器械及手机消毒后备用。

3.术后指导 协助医生完成充填术后,告知患者注意事项。银汞合金充填的牙齿 24h 内不能咀嚼硬食物,以免充填物脱落。深龋充填后如有疼痛应及时到医院复诊。

(九)护理评价

1.掌握龋病治疗的方法。

2.了解龋齿充填术的目的,主动配合治疗和护理,修复缺失的牙体形态。

3.患者从心理上对治疗和护理满意。

(十)健康教育

向患者宣传预防龋病的有关知识,增强人们的健康意识。

1.保持口腔卫生 龋病的发生与口腔卫生状况密切相关,因此应养成饭后漱口、早晚刷牙的习惯。尤其是睡前刷牙更为重要,可减少菌斑及食物残渣的滞留时间。

2.正确的刷牙方法 是防龋的一项重要措施。应使用保健牙刷采用上下竖刷法,即刷牙时将刷毛与牙龈呈45°角,上牙从上往下刷,下牙从下往上刷,咬殆面来回刷,才能达到清除软垢及菌斑、按摩牙龈的目的。拉锯式的横刷法会导致牙龈萎缩及楔状缺损。

3.定期进行口腔检查 根据需要及客观条件而定时限,一般 2～12 岁者半年检查一次,12 岁以上则一年检查一次,以便早期发现龋病并及时治疗。

4.采取特殊的防护措施 如饮水、饮食中加含氟的药物防龋、使用含氟牙膏以及点隙窝沟封闭防龋等,提高牙齿的抗龋能力。

5.增强营养,限制蔗糖的摄入频率 实验表明,龋病的发生率随进甜食频率的增多而增长,因此要教育儿童和青少年养成少吃零食、建立合理饮食的习惯,尤其在临睡前不能进食甜食。可使用蔗糖代用品,如木糖醇、甘露醇等,可以防止和降低龋病的发生。

二、楔状缺损

楔状缺损(wedge－shaped defect)是指牙齿的牙颈部硬组织在某些因素的长期作用下逐渐丧失,形成由两个光滑斜面组成的楔形缺损。

(一)病因与发病机制

1.不恰当的刷牙方法 唇(颊)侧牙面的横刷法是导致楔状缺损发生的最主要因素。

2.牙颈部的结构 牙颈部釉牙骨质交界处是整个牙齿中釉质和牙骨质覆盖量最少或无覆盖的部位,为牙体结构的薄弱环节牙龈在该处易发生炎症和萎缩致根面暴露,故该部位耐磨损能力最低。

3.酸的作用 龈沟内的酸性环境可使牙颈部组织脱矿,受磨擦后易缺损。唾液腺的酸性分泌、喜吃酸食、唾液 pH 值的变化、胃病返酸等均与缺损的发生有关。离体牙实验用酸和横刷牙可以形成牙颈部的楔形缺损。

4.应力疲劳 在咀嚼运动的过程中,牙齿承受的咬殆力的大小和方向随着时间周期性地发生改变,相应部位的牙体硬组织接受大小不同的压应力和拉应力交替作用。虽然每一次交变的应力值并不大,但长时间反复发生在应力集中的部位则可以出现微小损伤,即应力疲劳。牙颈部是牙体三种硬组织的交汇处,根据材料力学原理提示不同结构的物质交汇处是牙齿接受咬殆力时应力集中的部位。随着时间的推移,牙颈部硬组织内应力疲劳性微小损伤不断积累发生疲劳微裂,这种内部变化极大地降低了牙颈部硬组织抗机械磨损和化学腐蚀的能力。因此,牙颈部的应力疲劳被认为是楔状缺损发病的内在因素。应力疲劳损伤的积累作用解释了楔状缺损好发于中老年人、承受咬𬌗力大的牙位和牙齿应力集中部位的临床现象。

(二)临床表现

1.典型楔状缺损,由两个平面相交而成,少数的缺损则呈卵圆形。缺损边缘整齐,表面峰硬而光滑,一般均为牙组织本色。

2.好发于上下颌尖牙、前磨牙和第一磨牙,尤其是第一前磨牙,位于牙弓弧度最突出处,一般有牙龈退缩。

3.缺损程度由浅到深可出现不同的并发症:最早发生的是牙本质过敏症;随着缺损深度增加,可出现相应的牙髓疾病和根尖周疾病;缺损过多可导致牙冠折断。

4.随年龄增长,楔状缺损有增加的趋势,年龄愈大,楔状缺损愈严重。

(三)诊断/辅助检查

根据病史与口腔局部检查,容易作出诊断。

(四)处理原则

1.消除病因 调除患牙的咬𬌗干扰,纠正偏侧咀嚼习惯,均衡全口咬𬌗力负担;使用正确的刷牙方法;纠正口腔内的酸性环境,改变饮食习惯,治疗胃病,用弱碱性含漱液漱口,如2%小苏打溶液。

2.牙齿修复 颈部缺损应尽早黏结修复以改善该处的应力集中状况;用与牙本质粘接性能好的树脂材料修复缺损;研制适用于牙颈部缺损修复的,生物相容性和力学相容性好的修复材料,提高楔状缺损修复体的质量和寿命。

3.并发症治疗 患牙出现并发症,及时进行相应的治疗。

(五)护理评估

1.健康史 了解患者的刷牙方法,是否采用拉锯式的横刷法。

2.身体状况 楔状缺损由浅凹形逐渐加深而形成楔形缺损。楔形的两个斜面光滑、边缘整齐,为牙齿本色,好发于前牙、尖牙及前磨牙。牙颈部楔形缺损多发生在颊、唇侧,少见于舌侧。

3.心理、社会评估 楔状缺损初期患者无自觉症状,常常不会知道自己已患病。当牙齿出现牙体缺损、食物刺激引起疼痛时患者才来院就医。患者普遍对钻牙存在恐惧心理,这也是不愿到医院就医的原因之一。

(六)主要护理诊断/问题

1.组织完整性受损 由楔状缺损造成牙体硬组织缺损所致。

2.潜在并发症 牙髓炎、根尖周炎、牙齿折断,与由牙体组织颈部严重缺损所致。

3.知识缺乏 与患者缺乏正确的刷牙方法和早期修复缺损等知识有关。

(七)护理目标

1.患者缺损处得以修复,阻止病损继续发展。

2.患者掌握正确的刷牙方法,认识到横刷牙对牙齿造成的危害及后果。

(八)护理措施

1.指导患者正确的刷牙方法,避免横刷。刷牙时不要过分用力,并选用质地较软的牙刷和和磨料较细的牙膏,以减轻对牙齿的磨损。

2.组织缺损少且无牙本质过敏症者不需特别处理。

3.有牙本质过敏症者,应用脱敏疗法。

4.缺损较大者可用充填法,用玻璃离子体粘固粉或复合树脂充填;洞深或有敏感症状者,充填前应先垫底。

5.有牙髓感染或根尖周病时,协助医生进行牙髓病或根管治疗。

6.若缺损已导致牙齿横折,根据病情和条件,进行根管治疗术后可作覆盖义齿或拔除。

(九)护理评价

1.掌握楔状缺损充填修复的方法。

2.了解治疗的目的,主动配合治疗和护理,恢复牙体形态。

3.患者从心理上对治疗和护理满意。

(十)健康教育

1.纠正错误的刷牙方式。

2.选择软毛牙刷及颗粒细的牙膏。

(杨守华)

第二节　牙髓病和根尖周组织病的护理

一、牙髓炎

牙髓炎(pulpitis)是指因感染、理化因素等刺激造成牙髓不可逆的炎症反应。

(一)病因与发病机制

牙髓炎多由细菌感染引起,感染主要来自深龋。龋洞内的细菌及毒素可通过牙本质小管侵入牙髓组织或经龋洞直接进入牙髓而引起牙髓炎。其次是牙周组织疾病引起的逆行感染。另外,外伤、化学药物及物理因素如温度、电流刺激亦可引起牙髓炎。由于牙髓组织处于四壁坚硬的髓腔中,当有炎症病变时,血管扩张、充血、渗出物积聚,使髓腔压力增大,压迫牙髓神经,常引起剧烈疼痛,又因根尖孔狭小,不利于引流,容易导致牙髓坏死。

(二)临床表现

牙髓炎按其临床经过分为急性牙髓炎和慢性牙髓炎。

1.急性牙髓炎　主要特征是自发性、阵发性剧烈疼痛。发病急,剧烈疼痛,夜间加重。当牙髓化脓时对热刺激极为敏感,而遇冷刺激则能缓解疼痛,临床上常见患者口含冷水止痛。疼痛不能定位,呈放射性痛,故患者不能准确指出患牙。检查时常见患牙有深的龋洞、探痛明显。由于患者不能正确指出患牙部位,对可疑牙需借助温度实验或电活力测验来确定患牙部位。

2.慢性牙髓炎　临床上最为常见,一般无剧烈自发痛病史。患者可自述有长期的冷、热刺激痛病史,常觉患牙咬殆不适或轻度叩痛,有时可出现阵发性隐痛或钝痛。夜间呈间歇发作,时常反复。长期温度刺激或食物嵌入龋洞中可产生较剧烈的疼痛,患者常可定位患牙,患牙有咬殆不适,检查可见穿髓孔或牙髓息肉。

(三)诊断/辅助检查

用电活力测试牙髓活力、温度试验及叩诊可帮助确定患牙;X线牙片有助于龋齿的检查。

（四）处理原则

1. 止痛　用药物或开髓减压的方法缓解患者的疼痛。

2. 保存正常的牙髓组织或保留患牙　保存牙髓的方法有盖髓术、活髓切断术；保存牙体的方法有牙髓塑化治疗、根管治疗等。

（五）护理评估

1. 健康史　了解患者的全身健康状况，如有无心脏病、糖尿病等。了解患者曾感染过的传染性疾病，如乙肝或结核等，治疗时要注意防护。了解患者口内是否有未经彻底治疗的龋齿及牙周病，询问疼痛的性质、发作方式和持续时间。

2. 身体评估　参考临床表现。

3. 社会及心理因素　牙髓炎多由深龋引起，疼痛症状不明显时，不为患者所重视。当急性牙髓炎发作、出现难以忍受的疼痛时，患者始才认识到其严重性。患者难以入睡，十分痛苦，心情烦躁。就诊时迫切要求医生立即为其解除痛苦，求治心切，但又怕钻牙。

（六）主要护理诊断/问题

1. 疼痛　由牙髓感染引起。

2. 焦虑　与疼痛反复发作有关。

3. 睡眠型态紊乱　与疼痛干扰睡眠、患者无法获得充足休息有关。

4. 知识缺乏　与患者不重视牙病，卫生宣传不够，对牙病早期治疗的重要性认识不足有关。

（七）护理目标

1. 患者疼痛缓解至消失，能正常入睡。

2. 患者能描述牙病早期治疗的重要性，社区人群了解有关口腔保健知识。

（八）护理措施

1. 应急处理的护理　急性牙髓炎主要症状是难以忍受的疼痛，故应首先止痛。

（1）开髓：止痛最有效的方法是开髓减压。在局麻下，用牙钻或探针将髓腔穿通，使髓腔内的炎性渗出物得以引流，以减小压力、缓解疼痛。开髓前，应对患者进行心理安慰，消除恐惧心理，以取得患者的合作。开髓后可见脓血流出，护士抽吸温盐水协助冲洗髓腔，开放引流。

（2）药物止痛：可用丁香油或樟脑酚棉球置于龋洞内暂时止痛，同时口服止痛药。

（3）医生用牙钻去腐质。

2. 保存牙髓　牙髓炎疼痛缓解后，应行根本治疗。对于年轻恒牙或炎症只波及冠髓或部分冠髓的牙，常采用盖髓术和冠髓切断术，保存生活的根髓。以冠髓切断术为例说明操作步骤及护理配合：

（1）术前护士准备好各种无菌器械及局麻药剂、暂封剂，整个手术过程在局麻下进行。

（2）协助医生用橡皮条或棉条隔湿，备 2% 碘酊和 75% 酒精小棉球消毒牙面及窝洞，严格无菌操作。

（3）医生用牙钻去腐质，制备洞型，揭开髓室顶；用锐利挖器切除冠髓，护士协助用生理盐水冲洗髓腔，备 0.1% 肾上腺素棉球止血。

（4）遵医嘱调制盖髓剂（如氢氧化钙糊剂）覆盖牙髓断面，调拌用具（玻璃板及调拌刀）必须严格消毒、无菌操作。盖髓完成后，调制氧化锌丁香油黏固粉暂封窝洞。术中避免温度刺激及加压。预约患者 2～4 周后复诊;无自觉症状后可做永久性充填。

3.保存牙体　对于牙髓炎晚期(不可复性牙髓炎)、无条件保存活髓的牙齿,可选择保存牙体的治疗。治疗方法有干髓治疗、牙髓塑化治疗和根管治疗等。

(九)护理评价

1.疼痛得到缓解或消除。

2.通过保牙或保髓的各阶段治疗,达到预期的效果。

(十)健康教育

利用患者的就诊机会,向患者讲解牙髓炎的发病原因、治疗方法和目的,以及早期治疗的重要性。让患者了解牙髓炎如能在早期得到及时、正确的治疗,活髓可能得到保存。如牙髓死亡,牙体将失去代谢而变性,使其变得脆而易折,极易导致牙齿缺失。

二、根尖周组织病

根尖周组织病是指牙齿根尖部及其周围组织,包括牙骨质、牙周膜和牙槽骨发生病变的总称。临床上分为急性根尖周炎和慢性根尖周炎,而以慢性根尖周炎多见。

(一)病因与发病机制

急性根尖周炎多为感染的牙髓通过根尖孔和副根尖孔刺激根尖周组织而引起的急性感染。创伤或牙髓治疗药物渗出根尖孔刺激根尖也能引起根尖周组织炎症。化学刺激牙髓治疗时如使用砷剂失活用量过大、封药时间过长,药物渗出根尖孔也能引起化学性根尖周炎。

慢性根尖周炎主要来自感染的牙髓,通过根尖孔刺激根尖周组织引起慢性病理改变,也可由急性根尖周炎或牙槽脓肿转化而致。

(二)临床表现

急性根尖周炎大多数均为慢性根尖周炎急性发作所致,按其发展过程可分为浆液期与化脓期。炎症初期,患者自觉患牙根部不适、发胀、轻度钝痛,检查时有叩痛。当形成化脓性根尖周炎时出现自发性、剧烈、持续的跳痛,牙齿有明显伸长感,咀嚼时疼痛加重,患者能指出患牙,颌下区域性淋巴结可有时大。若病情继续发展,脓肿达骨膜及黏膜下时,颌面部相应区域肿胀,可扪及波动感。患牙更觉浮起,疼痛更加剧烈,患者感到极端痛苦,可伴有体温升高、身体乏力等全身症状。脓肿破溃或切开引流后,急性炎症可缓解,转为慢性根尖周炎。

慢性根尖周炎多无明显自觉症状,常有反复肿胀、疼痛的病史。口腔检查可发现患牙龋坏变色、牙髓坏死、无探痛但有轻微叩痛,根尖区牙龈可有瘘管。根据其病变性质不同,可分为三种形式:根尖肉芽肿、根尖囊肿、慢性根尖脓肿。

(三)诊断/辅助检查

慢性根尖周炎由于牙髓坏死,牙髓活力测试无反应,X 线片显示根尖区有稀疏阴影或圆形透射区。

(四)处理原则

1.急性根尖周炎　应首先开髓引流、缓解疼痛,然后进行根管治疗或牙髓塑化治疗。

2.慢性根尖周炎　主要采用牙髓塑化治疗或根管治疗。病变严重、保守治疗无效者则应拔除患牙。

(五)护理评估

1.健康史　了解患者是否患过牙髓炎,有无反复肿痛史及牙髓治疗史。

2.身体评估　参考临床表现。

3.社会及心理因素　急性根尖周炎患者患牙出现剧烈疼痛,使患者焦虑不安。如急性期治疗不彻底即可转为慢性,而慢性根尖周炎患者自觉症状不明显,又常被患者忽视。当患牙出现脓肿及窦道时,才促使患者就诊。由于患者对治疗过程缺乏了解,总希望一次治疗便能解决问题,缺乏治疗耐心。如果患者未坚持治疗,则长期受本病的困扰。

(六)主要护理诊断/问题

1.急性疼痛(牙痛、颌面部疼痛)　与根尖周炎急性发作、牙槽脓肿未引流或引流不畅有关。

2.体温升高　与根尖周组织急性感染有关。

3.口腔黏膜改变　由慢性根尖周炎引起瘘管所致。

4.恐惧　与患者知识缺乏或对疾病的病因及治疗知识认识不足有关。

(七)护理目标

1.患者疼痛缓解至消失,体温恢复正常。

2.患者面部肿胀消失。

3.患者口腔黏膜恢复正常,瘘管封闭。

4.患者能简述治疗过程及目的,配合医生完成治疗计划。

(八)护理措施

按照急性根尖周炎的处理原则,即首先缓解疼痛,然后进行根管治疗或牙髓塑化治疗。护士配合医生完成如下操作。

1.开髓减压　是控制急性根尖周炎的首要措施。医生打开髓腔,拔除根髓,疏通根管,使根尖周渗出物通过根尖孔向根管引流,达到止痛、防止炎症扩散的目的。护士备齐所需用物,在医生拔除根髓后,护士抽吸3%过氧化氢溶液及生理盐水,供医生冲洗髓腔,吸净冲洗液,吹干髓腔及吸干根管,备消毒酚棉球及短松棉捻供医生置入根管内及根管口,防止食物掉入,窝洞不封闭,以利引流。

2.脓肿切开　对急性根尖周炎骨膜下及黏膜下脓肿,除根管引流外,同时切开排脓才能有效控制炎症。切开脓肿前,护士协助医生对术区进行清洁、消毒、隔湿准备。黏膜下脓肿若表浅,可用2%丁卡因表面麻醉或氢乙烷冷冻麻醉,骨膜下脓肿多用阻滞麻醉。按医嘱准备麻醉药物,若用氢乙烷喷射麻醉,嘱患者闭合双眼,以免药物溅入眼内。切口位置应在脓肿下方,切口方向与血管、神经一致,避免损伤。深部脓肿,术后放置橡皮引流条,嘱患者定期换药至伤口清洁、无渗出物。

3.根管治疗的护理　根管治疗适用于晚期牙髓炎、牙髓坏死及各类型根尖周炎。其治疗原理是用机械和化学处理的方法消除髓腔内、特别是根管内的感染源,经过根管制备、冲洗、消毒、充填密封,达到治疗和预防根尖周病的目的。

(1)器械准备　除充填术使用的器械外,另备根管扩挫针、光滑髓针、拔髓针、根管充填器、根充材料、消毒棉捻或纸捻等。

(2)操作步骤及护理　应在麻醉或失活下拔除根髓,用生理盐水冲洗根管,消毒、吹干后即可进行根管充填。对感染根管,除去牙髓后用2%氯亚明液和3%过氧化氢液交替冲洗,再用生理盐水冲净余液,用根管扩挫针反复扩挫管壁,冲洗拭干后,将蘸有消毒药液的棉捻置于根管内,用氧化锌丁香油糊剂暂封窝洞。待自觉症状消失、复诊检查时,根管内取出的棉捻无分泌物,不臭,无叩痛,即可进行根管充填。根管充填:是根管治疗的最后一个步骤,整个过程应在无菌操作下进行。根管充填常用的充填材料有氧化锌丁香油糊剂、碘仿糊剂及 CCQ 糊剂。其方法是:先将根管充填材料调成糊状送入根管内,再将消毒后的牙胶尖插入根管,直达根尖孔,以填满根管为度,用加热后的充填器,去除多余牙胶,最后做永久充填。在以上的各项治疗过程中,护士按其操作步骤及时、准确地为医生提供所需器械及用物,遵医嘱调制各类充填材料,与医生进行密切配合。

4.塑化治疗的护理　塑化治疗常用于多根牙。

(1)治疗原理　将未聚合的液态塑化液注入根管内,使其与管内残存的牙髓组织及感染物质共同聚合,固定成为无害物质留于根管中,并严密封闭根管,使根尖周组织的慢性炎症逐渐消除,组织得以恢复。

(2)治疗配合　进行塑化治疗前准备好所需器械(同根管治疗)及塑化剂(常用酚醛树脂液)。协助医生进行消毒、隔湿、窝洞冲洗,保持术野清晰。遵医嘱配制塑化剂。往髓腔送塑化剂时,注意防止液体外溢,避免烧伤口腔黏膜;增强患者的防病意识。告知患者通过以上治疗后,牙龈炎将会很快消失,口臭症状也将随之消失,恢复患者进行社会交往的信心。

5.全身治疗　按医嘱服用抗生素、镇痛剂、维生素等药物,嘱患者注意适当休息,高热患者多饮水,进食流质及半流质食物,注意口腔卫生。

(九)护理评价

1.急性根尖周炎患者疼痛得到缓解或消失。

2.慢性根尖周炎患者口腔内的瘘道已封闭。通过根管治疗或牙髓塑化治疗达到预期效果。

3.患者能够认识到早期治疗的重要性。

(十)健康教育

让患者了解根尖周炎的发病原因、治疗过程及可能出现的问题。向患者讲明开髓减压及脓肿切开均是应急处理,当急性炎症消退后,必须继续采取根除病源的治疗方法,如根管治疗或牙髓塑化治疗,才能达到根治目的。如根管治疗失败,则可能拔除患牙。

(杨守华)

第三节　牙周病的护理

牙周病是指牙周组织,即牙龈、牙周膜、牙槽骨及牙骨等牙体支持组织发生的慢性、非特异性、感染性疾病。临床上以牙龈炎、牙周炎最为常见。

一、牙龈炎

牙龈炎(gingivitis)是发生于牙龈组织的炎症性病变,临床上以慢性龈缘炎和增生性龈炎最为常见。

(一)病因与发病机制

牙菌斑是引起牙龈炎的始动因子,口腔不洁、牙垢和牙石堆积、食物嵌塞、不良修复体等均可促进菌斑的积聚,从而引起牙龈炎症。某些全身因素如内分泌紊乱、维生素 C 缺乏、营养障碍与系统性疾病也可引起或加重牙龈炎。此外,有用口呼吸习惯的患者可因上前牙区的唇侧长期暴露在空气中而致该区发生牙龈肥大,妊娠期性激素水平的改变也可使原有的慢性牙龈炎加重和改变特性。

(二)临床表现

牙龈炎一般无明显自觉症状,偶有牙龈发痒、发胀等不适感。多数患者常因牙龈受到机械刺激,如刷牙、咀嚼、说话、吸吮等引起出血或口臭、口腔异味而来就诊。

口腔检查可见牙龈充血、红肿,呈暗红色,点彩消失,表面光滑发亮,质地松软,缺乏弹性,龈沟深度可达 3mm 以上,形成假性牙周袋,但上皮附着仍位于釉牙骨质界处,这是区别牙龈炎与牙周炎的重要标志。牙颈部可见牙石与牙垢沉积,探诊易出血。

(三)诊断/辅助检查

观察牙龈的色泽、质地以及有无出血表现。正常牙龈呈粉红色,质地柔韧致密,表面存在点状色彩。如果牙龈呈暗红色,质地柔软肿胀,表面色彩消失,进食、刷牙、触碰时容易出血,此时即可作出牙龈炎的诊断。

口腔检查可见有牙石附着于牙颈部。探诊时牙龈易出血。

(四)处理原则

在去除病因的基础上,进行药物治疗。

1.去除病因　通过洁治术清除菌斑及牙结石,消除造成菌斑滞留的因素。

2.药物治疗　用 1%过氧化氢液、0.12%～0.2%氯己定(洗必泰)交替冲洗龈沟后涂碘制剂。

(五)护理评估

1.健康史　了解患者全身健康状况。妇女妊娠期、糖尿病患者及全身抵抗力下降时可使牙龈炎症状加重。

2.身体评估　牙龈充血、红肿,呈暗红色,点彩消失,表面光滑发亮,质地松软,缺乏弹性,龈沟深度可达 3mm 以上,形成假性牙周袋,但上皮附着仍位于釉牙骨质界处。

3.心理、社会评估　牙龈炎一般无自觉症状,容易被患者忽视而得不到及时治疗,当出现牙龈出血、口臭影响人际交往时才引起患者重视。

(六)主要护理诊断/问题

1.口腔黏膜改变　与炎症引起牙龈乳头充血、红肿、点彩消失有关。

2.牙齿异常　与口腔卫生不良导致牙结石过多有关。

3.知识缺乏　与缺乏牙齿保健知识有关。

(七)护理目标

1.通过药物治疗,使患者牙龈组织恢复正常,出血、口臭症状消失。

2.患者能简述牙龈炎的预防及配合医生完成洁牙治疗。

3.患者能够掌握正确的刷牙方法和正确使用牙线、牙签等工具,保持良好的口腔卫生。

(八)护理措施

1.口内有不良修复体者,协助医生取下,消除食物嵌塞。

2.配合医生为患者进行局部药物治疗。病情严重者,指导患者遵医嘱服用抗生素及维生素。

3.龈上洁治术和龈下刮治术是去除牙结石和菌斑的基本手段。其方法是使用器械或超声波洁牙机除去龈上、龈下牙石,消除结石和菌斑对牙龈的刺激,以利于炎症和肿胀消退。以上两种手术的操作步骤及护理配合如下：

（1）术前准备

1）向患者说明手术的目的及操作方法，取得患者合作。

2）根据患者情况，必要时作血液检查，如出凝血时间、血常规、血小板计数等。如有血液疾病，血小板减少性紫癜等疾病或局部急性炎症，均不宜进行手术。

3）准备好消毒的洁治器械或超声波洁牙机。龈上洁治器包括镰形洁治器、锄形洁治器；龈下刮治器包括锄形刮治器、匙形刮治器、根面锉。另备磨光用具，包括电机、低速手机、橡皮磨光杯、磨光粉或脱敏糊剂。

（2）术中配合

1）调节椅位，治疗上颌牙时，使患者𬌗平面与地面呈 45°；治疗下颌时，使患者𬌗平面与地面平行，便于医生操作。

2）嘱患者用 3% 过氧化氢液或 0.1% 氯己定溶液含漱 1min，用 1% 碘酊消毒手术区。

3）根据洁治术的牙位及医生使用器械的习惯，摆放好所需的洁治器。

4）术中协助牵拉唇、颊及口角，保证手术区视野清晰，及时吸净冲洗液。若出血较多用肾上腺素棉球止血。

5）牙石去净后，备橡皮杯蘸磨光粉或脱敏糊剂打磨牙面，龈下刮治则用根面锉磨光根面。

6）备纱团及小棉球拭干手术区，用镊子夹持碘甘油置于龈沟内。全口洁治应分区进行，以免遗漏。

（九）护理评价

1.牙龈组织恢复正常。

2.口腔卫生状况得到改善。

3.患者掌握了正确的刷牙方法及牙线、牙签的正确使用。

（十）健康教育

1.让患者了解牙龈炎是可以预防的，关键是坚持每天彻底地清洁牙菌斑。患了牙龈炎要及时治疗，如发展到牙周炎将会对口腔健康带来严重的危害。

2.向患者介绍合理的刷牙和漱口方法及其他保持口腔卫生的措施，如牙线及牙签的正确使用，宣传早、晚及饭后刷牙的重要性，养成良好的口腔卫生习惯。

二、牙周炎

牙周炎（periodontitis）是指发生在牙周支持组织的慢性破坏性疾病，表现为牙龈、牙周膜、牙骨质及牙槽骨均有改变。除有牙龈炎的症状外，牙周袋的形成是其主要临床特点。牙周炎与龋病一样，是破坏咀嚼器官的主要口腔疾病之一，患病率高，是世界性的常见病，随着年龄的增长，罹患率也增高。一旦患了牙周炎，现有的治疗手段可以使牙周的炎症消退、疾病停止发展，但已被破坏的牙周支持组织则不能完全恢复到原有水平，其危害远大于牙龈炎。

（一）病因与发病机制

牙周炎是一种多因素疾病，其病因与牙龈炎大致相同。

1.菌斑　是指粘附于牙齿表面的微生物群，不能通过漱口、水冲洗等方法去除。凡是能加重菌斑滞留的因素，如牙石、食物嵌塞、不良修复体、牙排列拥挤、解剖形态异常等，均可成为牙周炎的局部促进因素。

2.牙石　是沉积在牙面上的矿化的菌斑。牙石又根据其沉积部位和性质分为龈上牙石和龈下牙石两种。牙石对牙周组织的危害,主要是它构成了菌斑附着和细菌滋生的良好环境。牙石本身妨碍了口腔卫生的维护,从而更加速了菌斑的形成,对牙龈组织形成刺激。

3.咬𬌗创伤　在咬𬌗时,若咬𬌗力过大或方向异常,超越了牙周组织所能承受的牙合力,致使牙周组织发生损伤的咬𬌗,称为咬𬌗创伤。创伤性咬𬌗包括咬𬌗时的早接触、𬌗干扰、夜间磨牙等。

4.其他　包括食物嵌塞、不良修复物、用口呼吸等因素,也促进了牙周组织的炎症过程。

(二)临床表现

1.牙龈红肿出血　出血牙周炎大多由牙龈炎发展而来,牙龈形态、颜色的改变较牙龈炎更广泛、更严重。检查可见牙龈组织水肿,颜色暗红,点彩消失。在刷牙、咀嚼、说话时出现牙龈出血。

2.牙周袋形成　由于炎症刺激,牙周膜纤维破坏,牙槽骨逐渐吸收,牙龈与牙根面分离,使龈沟破坏、加深到3mm以上,形成病理性牙周袋。

3.牙周袋溢脓及牙周脓肿　由于牙周袋内细菌感染,出现慢性化脓性炎症。轻压牙周袋外壁,有脓液溢出,并伴有口臭。当机体抵抗下降或牙周袋内的炎性渗出液排流不畅时可出现急性炎症,形成牙周脓肿。表现为近龈缘处局部呈卵圆形突起,红肿疼痛,严重病例可出现全身不适、体温升高,常伴有区域性淋巴结肿大等症状。

4.牙齿松动　由于牙周膜破坏、牙槽骨吸收、牙齿支持功能丧失,从而出现牙齿松动、咀嚼功能下降或丧失。

(三)诊断/辅助检查

X线片显示牙槽骨呈水平式吸收,牙周膜间隙增宽,硬骨板模糊,骨小梁疏松等。

(四)处理原则

对牙周炎的治疗需采取循序渐进的综合治疗方法,即控制菌斑、清除牙结石、祛除牙周袋及药物治疗。通过治疗可使炎症消退,病情得到控制,但需要患者坚持定期复查,才能使疗效得到长期稳定的保持。

(五)护理评估

1.健康史　了解患者全身健康状况。妇女妊娠期、糖尿病患者及全身抵抗力下降时可使牙周炎症状加重。

2.身体评估　参考临床表现。

3.心理、社会评估　牙周炎是一种慢性疾病。病变早期,程度较轻,仅有牙龈红肿和刷牙、进食时出血,牙齿尚不松动,常常不会引起患者的重视。当疾病进一步发展,出现牙周脓肿、牙齿松动、咀嚼无力或疼痛时,患者才来就诊,此时松动牙常需拔除。牙齿缺失后,严重影响咀嚼功能及面容,患者表现出焦虑情绪。由于口臭较明显,常影响患者的社会交往,使其产生自卑心理。

(六)主要护理诊断/问题

1.口腔黏膜改变　与炎症造成牙龈充血、水肿、色泽改变有关。

2.急性疼痛　与牙周脓肿有关。

3.知识缺乏　与缺乏口腔卫生知识、对疾病早期治疗的重要性认识不足有关。

（七）护理目标

1.患者能够配合完成治疗,使炎症消退、病变停止发展、口腔黏膜恢复正常。

2.患者能养成良好的口腔卫生习惯,坚持早晚刷牙、饭后漱口。

3.患者能定期复查,持之以恒地进行菌斑控制,预防复发。

（八）护理措施

1.协助医生进行洁治术或取出口腔内不良修复体或消除食物嵌塞等局部刺激因素。

2.遵医嘱指导用药,如服用抗生素、用氯己定抗菌类漱口剂等;协助医生进行局部治疗用药,牙龈炎者用3％过氧化氢溶液与生理盐水交替冲洗龈沟,涂布碘甘油;牙周炎者用3％过氧化氢溶液冲洗牙周袋,袋内涂以碘甘油或碘酚等药,涂擦时应避免烧灼邻近黏膜组织。

3.做好洁治术及牙周手术的护理:

（1）术前做好相应的器械、物品准备。

（2）术前嘱患者用0.1％氯己定溶液含漱5min,牙周手术时还需用75％乙醇消毒局部皮肤,铺无菌巾。

（3）术中协助工作,洁治术牵拉口角,牙周手术牵拉口唇,止血。吸去冲洗液,保持术野清晰。

（4）牙周手术后,嘱患者注意保护创口,24h内不要漱口。刷牙,应进软食,按医嘱服抗生素以防止感染,术后1周拆线,术后6周勿探测牙周袋。

4.指导患者合理饮食营养,增加维生素A、维生素C的摄入,严禁烟酒。

（九）护理评价

1.牙周炎症消退,病变得到控制。

2.患者能持之以恒地保持良好口腔卫生,坚持良好的自我菌斑控制。

3.定期复查和进行预防性洁治。

（十）健康教育

教育患者定期接受医生的检查和指导,防止疾病的发生和发展。做好口腔卫生保健,指导饭后及睡前漱口、正确的刷牙方法、牙线和牙签的正确使用。尤其是在牙周治疗后更应经常保持口腔卫生,除早晚刷牙外,午饭后应增加一次,每次不得少于三分钟。经常进行牙龈按摩,定期接受医生的检查和指导,才能巩固疗效,阻止疾病发展。指导患者加强营养,增加维生素A、C的摄入,提高机体的修复能力,以利于牙周组织的愈合。

（杨守华）

第四节　口腔黏膜疾病的护理

口腔黏膜病是发生在口腔黏膜和软组织上的疾病。有的是局部发生的独立病变,有的是全身疾病在口腔黏膜的表现。常见疾病有复发性口疮、疱疹性口炎或白色念珠菌病。

一、复发性口疮

复发性口疮,又称复发性阿弗他溃疡,是一种最常见的反复发作的口腔黏膜溃疡性损害。多发生于青壮年,发病相关因素有免疫、遗传、消化系统疾病、内分泌系统疾病,以及心理、生活工作、社会环境等。

（一）病因与发病机制

复发性口疮的病因与发病机制复杂,存在明显的个体差异。目前较公认与下列因素有关:

1.免疫因素　细胞免疫的异常起主要作用。在复发性口疮前驱期,病损区即开始有大量活化的 T 淋巴细胞浸润,同时患者外周血中的 T 淋巴细胞也出现明显的变化。有研究显示,T 细胞抑制、功能下降,提示 T 淋巴细胞在复发性口疮的发病中起重要作用。

2.遗传因素　复发性口疮患者常常有家族遗传倾向,部分患者中有遗传史。流行病学调查显示,复发性口疮是一种多基因遗传病,多基因遗传病受遗传和环境两类因子制约。复发性口疮遗传度为 75%。

3.环境精神因素

心理社会压力都可诱发口疮,包括心理环境、生活环境和社会环境等。精神紧张、社会或家庭的急剧变动、工作压力、睡眠不佳等均可成为复发性口疮发病的诱因。

4.系统性疾病因素

（1）消化系统疾病及功能紊乱

复发性口疮与消化道疾病如溃疡性结肠炎、回肠炎和其他小肠疾病、慢性胃炎、胃及十二指肠溃疡等有密切关系。复发性口疮可发生在胃肠疾病的过程中,也可在消化道症状发生之前出现,有人报告口疮的复发、缓解与消化道疾病的加剧、减轻密切相关。也有人认为复发性口疮与消化道溃疡没有必然的联系。

（2）营养因素

有报道复发性口疮患者有铁、锌、硒、叶酸和维生素等缺乏,给予补锌、铁、叶酸及维生素等治疗可取得一定疗效。

（3）微循环障碍

复发性口疮患者的甲皱、舌尖等部位微循环检查以及血液流变学检测提示,患者毛细血管静脉端曲张、丛数减少、管袢形态异常,全血和血浆黏度增高,血流速度减慢,血液流量减低,毛细血管静脉端管径扩张,表现有微循环障碍。

此外,轻微的创伤,如粗糙食物、刷牙、咬伤及口腔治疗时的损伤等都可促使口疮复发。

（二）临床表现

本病多发于青壮年,幼年期很少发病。临床特点常为自然发病、病程迁延、反复发作,有遗传倾向等。具体表现在口腔黏膜未角化或角化程度低的部位,如唇、颊、舌尖、舌缘、前庭沟等处。开始时口腔黏膜充血、水肿,有烧热感,随即出现单个或多个粟粒大小的红点或疱疹,很快破溃成圆形或椭圆形溃疡,直径 2~4mm,中央稍凹,表面覆以灰黄色假膜,周围红晕,有自发的烧灼痛。遇刺激而疼痛加剧,影响患者说话与进食。经 7~10d 溃疡面假膜消失,出现新生上皮,溃疡底变平,疼痛减轻,愈合后不留瘢痕。一般无明显全身症状。若溃疡数目不超过 5 个,则称为轻型口疮。若溃疡数目极多,并累及口腔各部位,则称为口炎型口疮。有的患者其溃疡可逐渐扩大至直径 1~2cm,并向深层发展,累及黏液腺,形成中央凹陷、边缘不规则而隆起的"弹坑状"损害,病程长,可持续数月之久,愈后有瘢痕,这种溃疡称为腺周口疮。如复发性口疮同时或先后交替出现眼（结膜炎、角膜炎、虹膜睫状体炎和前房积脓等）、外生殖器（溃疡）及皮肤（结节性红斑、毛囊炎、疖肿等）等的病变,则称为白塞综合征。

（三）诊断/辅助检查

根据临床体征、复发性及自限性的发病规律,不必做活检即可诊断。

(四)处理原则

1.全身治疗 常使用糖皮质激素;对免疫功能减退者,可选用转移因子;必要时补充维生素、微量元素等。

2.局部治疗 主要是保护创面、缓解疼痛、促进愈合,常用口腔溃疡药膜贴敷,一日数次;也可用金霉素甘油糊剂涂布;中药养阴生肌散、锡类散、西瓜霜等撒于患处。单个溃疡可用10%硝酸银或50%三氯醋酸等烧灼。

(五)护理评估

1.健康史 了解患者近期有无上呼吸道感染、消化道不适、过度疲劳等诱因。

2.身体评估

(1)轻型(小型)口疮:多见于青少年,好发于唇、舌缘、颊、舌尖、前庭沟等处,而牙龈、硬腭则少见。初期仅有黏膜充血不适,出现单个或多个粟粒大小的红点,随之破溃形成圆形或椭圆形溃疡,直径约2.0～3.0mm,溃疡中央稍凹,上面覆盖一层灰黄色假膜,四周黏膜充血形成红晕,疼痛明显,遇刺激疼痛加剧,影响患者说话与进食。约7～10d溃疡自愈,愈合后不留瘢痕。经过一段间歇期又在口腔另一部位复发。

(2)重型(大型)口疮:又称复发坏死性黏膜腺周围炎或腺周口疮。发作时溃疡较大,直径可达10～20mm,深可及黏膜下层甚至肌层,边缘不规则且隆起,中央凹陷,疼痛剧烈,口腔黏膜各部均可发生,尤其多发于口腔后部、颊、软腭、扁桃体周围、咽旁等处,病程可长达数月,愈后留有明显瘢痕。

(3)疱疹样溃疡:又称阿弗他口炎。溃疡小而多,散在分布在黏膜任何部位,直径小于2mm,可达数十个之多。邻近溃疡可融合成片,黏膜充血,疼痛较重,可伴有头痛、低热、全身不适,局部淋巴结肿大。有自限性,不留瘢痕。

3.心理、社会评估 复发性口疮因溃疡呈现此起彼伏、新旧交替的反复发作,虽然没有明显的全身症状和体征,但患者感到十分痛苦。溃疡发作期间,因咀嚼使疼痛加剧,患者常惧怕进食,迫切要求治疗。

(六)主要护理诊断/问题

1.疼痛 与口腔黏膜病损、进食刺激有关。

2.口腔黏膜改变 与黏膜充血、水肿、破溃有关。

3.焦虑 与溃疡反复发作、进食疼痛有关。

(七)护理目标

1.患者疼痛消失,口腔黏膜恢复正常。

2.患者焦虑消除。

(八)护理措施

1.止痛 常用0.5%达克罗宁液或1%丁卡因溶液涂布溃疡面,可暂时缓解疼痛,利于患者进食。食物宜清淡,不可过热,以减轻对溃疡的刺激。

2.防腐消炎 孤立溃疡用10%硝酸银或50%三氯醋酊等烧灼,烧灼时护士协助隔离唾液,压舌,切勿伤及周围正常黏膜。中药散剂局部敷撒,常用养阴生肌散、锡类散、冰硼散等。口腔溃疡药膜(由抗生素、激素、止痛药等组成)贴敷,一日数次。也可用1%～2%龙胆紫或2.5%金霉素甘油糊剂涂布。对溃疡面大、经久不愈的腺周口疮可局部应用糖皮质激素。

3.全身治疗 对于严重患者,可使用糖皮质激素。对免疫功能减退者,可选用转移因子。

适当补充维生素 C 和复合维生素 B。

（九）护理评价

1. 掌握复发性口疮的治疗方法。

2. 了解治疗的目的，主动配合治疗和护理，瘘管痊愈。

3. 患者从心理上对治疗和护理满意。

（十）健康教育

向患者介绍疾病的病程及治疗目的，让其了解本病有自限性，即使不经治疗，7～10d 溃疡也会自愈，不必过度焦虑。让患者了解失眠、疲劳、精神紧张等全身因素均与口腔溃疡的发生有关。嘱患者进行自我调节，去除诱因，防止复发。

二、口腔单纯性疱疹

单纯疱疹病毒对人体的感染甚为常见。疱疹可在咽喉、角膜、生殖器以及口腔周围颜面、皮肤等处发生。在口腔黏膜处称为疱疹性口炎；单独发生在口周皮肤者称唇疱疹。

（一）病因与发病机制

本病由 1 型单纯疱疹病毒所引起。病毒常潜伏于正常人体细胞内，当月经期、上呼、吸道感染、消化不良等导致机体抵抗力下降或存在局部因素刺激时，病毒可活跃繁殖，导致疱疹复发。传染途径为飞沫、唾液和接触疱疹液传染。胎儿还可经产道传染。

（二）临床表现

1. 原发性单纯疱疹　本病多见于 6 岁以下的儿童，以 6 个月～2 岁最易发生，且全身反应较重。初起时常发烧，患儿躁动、流涎、啼哭、拒食。2～4d 后体温逐渐下降，随后口腔黏膜充血、水肿，出现多数针尖大小透明水疱，散在或成簇分布于唇、颊、舌、腭等处黏膜上，咽颊部也可发生。水疱很快破溃，形成表浅小溃疡，也可融合形成较大溃疡，其上覆盖黄白色假膜。3～5d 病情缓解，7～10d 溃疡可自行愈合，不留瘢痕。

2. 复发性单纯疱疹　常见于成年人，好发于唇红黏膜与皮肤交界处，也称复发性唇疱疹。开始时局部有灼热感，发痒，继之发生多数小水疱，直径常成簇。最初疱内为澄清液体，然后疱液逐渐变浑浊，最后破溃结痂。病程 1～2 周，痂皮脱落，局部留下色素沉着。疱若继发感染可成脓疱。本病易复发。

（三）诊断/辅助检查

1. 原发性单纯疱疹　急性发作，1～2d 发热史，婴幼儿多见，牙龈红肿明显，口腔黏膜成簇的小水疱或融合成糜烂面。

2. 复发性单纯疱疹　成人多见，无全身症状，有诱因，口角唇缘处的黏膜皮肤交界处好发，成簇的水疱或橘色痂皮或血痂。

3. 实验室检查

（1）取疱疹的基底物直接涂片，可发现上皮细胞气球样变形及核内包涵体的多核巨细胞。

（2）病毒分离培养阳性。

（3）血常规和血清学检查白细胞升高，以淋巴细胞升高明显。

（四）处理原则

1. 全身支持治疗　包括给予足够水分与电解质，补充维生素，充足的营养，必要时可选用抗生素预防与治疗继发感染。有发烧者对症治疗。

2.抗病毒治疗 可选用吗啉胍、病毒唑、聚肌胞,亦可口服或肌内注射板蓝根。

3.为便于进食,局部可用1‰～2‰普鲁卡因溶液含漱或0.5‰达克罗宁、1‰丁卡因涂敷创面,可暂时止痛,也可用锡类散、养阴生肌散、西瓜霜粉剂局部敷撒。氦氖激光照射有止痒、镇痛、收敛、缩短疗程的作用。

(五)护理评估

1.健康史 了解患者近期有无上呼吸道感染、消化不良等导致机体抵抗力下降的诱因,是否接触过患该类疾病的患者。

2.身体评估 参考临床表现。

3.心理、社会评估 疱疹性口炎患儿常表现为躁动不安、哭闹拒食,家属也表现出十分烦躁及焦虑,求治心切。唇疱疹虽然全身反应较轻,但口腔局部多有不适,因有反复发作的特点,患者及家属十分苦恼。

(六)主要护理诊断/问题

1.疼痛 由疱疹破溃形成溃疡引起。

2.体温升高 由病毒感染引起。

3.口腔黏膜改变 与黏膜充血、水肿、溃烂有关。

(七)护理目标

1.患者疼痛缓解至消失,体温恢复正常。

2.患者口腔黏膜溃疡愈合,不发生继发感染。

(八)护理措施

本病尚无特殊疗法,主要是保持口腔清洁、对症和支持治疗。严禁使用皮质类固醇药物。

1.让患者充分休息,给予高热量、易消化的流质或软食。餐后清洁口腔,保持口腔卫生,可使用0.1‰～0.2‰洗必泰溶液、复方硼酸溶液漱液去除局部刺激。进行必要的隔离,避免与他人接触。

2.用药指导 为便于进食,饭前可用1‰～2‰普鲁卡因溶液含漱或0.5‰达克罗宁、1‰丁卡因涂敷创面,可暂时止痛。饭后用2‰金霉素甘油糊剂局部涂布,两小时一次,起防腐消炎作用。也可用锡类散、养阴生肌散、西瓜霜粉剂局部敷撒。氦氖激光照射,有止痒镇痛、收敛、缩短疗程的作用。

3.全身治疗 遵医嘱应用抗炎、抗病毒药物,同时给予大量的维生素C和复合维生素B,进食困难者静脉输液,保证饮入量,维持体液平衡。

(九)护理评价

1.疼痛得到缓解。

2.口腔黏膜能够恢复。

(十)健康教育

对患者及患儿家属进行心理安慰,让其了解疾病的发病原因及注意事项,按医嘱用药,缩短疗程,促进组织愈合。

三、口腔念珠菌病

口腔念珠菌病(oral candidiasis)是真菌—念珠菌属感染引起的口腔黏膜疾病,又称雪口病或鹅口疮。多发于婴幼儿和体弱儿童。

（一）病因与发病机制

病原菌为白色念珠菌,此菌常存在于正常人的口腔、肠道、阴道、皮肤等处。一般情况下不致病。当口腔不洁、全身大量长期应用广谱抗生素及免疫抑制剂等导致机体菌群失调时可引起发病,婴幼儿多是通过分娩、哺乳被传染。

（二）临床表现

口腔念珠菌病在口腔的主要表现为:念珠菌口炎,也可表现为念珠菌唇炎与口角炎。念珠菌口炎一般分为以下四种类型:

1.急性假膜型(雪口病)　急性假膜型念珠菌口炎可发生于任何年龄的人,但以新生婴儿最多见,发生率为4%,又称新生儿鹅口疮或雪口病。病程为急性或亚急性。病损可发生于口腔黏膜的任何部位。新生儿鹅口疮多在生后2～8d内发生,好发部位为颊、舌、软腭及唇。损害区黏膜充血,有散在的色白如雪的柔软小斑点,如帽针头大小,不久即相互融合为白色或蓝白色丝绒状斑片,并可继续扩大蔓延至扁桃体、咽部、牙龈。早期黏膜充血较明显,故呈鲜红色与雪白的对比。而陈旧的病损黏膜充血减退,白色斑片呈淡黄色。斑片附着不十分紧密,稍用力可擦掉,暴露红的黏膜糜烂面及轻度出血。患儿烦躁不安、啼哭、哺乳困难,有时有轻度发热,全身反应一般较轻;但少数病例可能蔓延到食管和支气管,引起念珠菌性食管炎或肺念珠菌病。少数患者还可并发幼儿泛发性皮肤念珠菌病、慢性黏膜皮肤念珠菌病。

2.急性萎缩型(红斑型)　急性萎缩型念珠菌性口炎多见于成年人,常由于长期应用广谱抗生素所致,且大多数患者原患有消耗性疾病,如白血病、营养不良、内分泌紊乱、肿瘤化疗后等。某些皮肤病如系统性红斑狼疮、银屑病、天疱疮等,在大量应用青霉素、链霉素的过程中,也可发生念珠菌性口炎,因此本型又被称为抗生素口炎。应当注意的是,这种成人急性念珠菌性口炎以舌黏膜多见,两颊、上腭、口角、唇等部位亦可发生。可有假膜,并伴有口角炎,但主要表现为黏膜充血、糜烂及舌背乳头呈团块萎缩,周围舌苔增厚。患者常首先有味觉异常或味觉丧失、口腔干燥、黏膜灼痛。

3.慢性肥厚型(增殖型)　慢性肥厚型念珠菌口炎又称念珠菌白斑,可见于颊黏膜、舌背及腭部。由于菌丝深入到黏膜或皮肤的内部,引起角化不全、棘层肥厚、上皮增生、微脓肿形成以及固有层乳头的炎细胞浸润,而表层的假膜与上皮层附着紧密,不易剥脱。组织学检查可见到轻度到中度的上皮不典型增生,有人认为念珠菌白斑病有高于4%的恶变率,特别是高龄患者应提高警惕,争取早期活检以明确诊断。

本型的颊黏膜病损常对称地位于口角内侧三角区,呈结节状或颗粒状增生,或为固着紧密的白色角化斑块,类似一般黏膜白斑。腭部病损可由牙托性口炎发展而来,黏膜呈乳头状或结节状增生;舌背病损可表现为丝状乳头增殖。肥厚型念珠菌口炎可作为慢性黏膜皮肤念珠菌病症状的一个组成部分,也可见于免疫不全综合征和内分泌功能低下的患者。

4.慢性萎缩型(红斑型)　慢性萎缩型念珠菌口炎又称牙托性口炎,多发生于戴义齿的患者。损害部位常在上颌义齿侧面接触之腭、龈黏膜,多见于女性患者。临床表现为义齿承托区黏膜广泛发红,形成鲜红色弥散红斑。在红斑表面可有颗粒增生。舌背乳头可萎缩,舌质红。

（三）诊断/辅助检查

除了根据病史和临床特征进行诊断外,实验室检查也有重要意义。

1.直接涂片　取口腔黏膜区假膜、脱落上皮等标本,置于载玻片上滴入10%KOH,微加热以溶解角质。光镜观察,可见折光性强的芽生孢子和假菌丝。

2.革兰染色　用棉签或竹片刮去病损组织后趁湿润时固定,常规革兰染色呈阳性。

3.PAS染色　标本干燥后用PAS染色,芽孢呈红色,假菌丝较蓝,便于观察。涂片法只能发现真菌而不能确定菌种,其阳性率也较低。

4.必要时,可行分离培养、活检、免疫、生化和基因检查。

(四)处理原则

口腔念珠菌病以局部治疗为主,但严重的病例及慢性念珠菌感染常需辅以全身治疗才能奏效。

(五)护理评估

1.健康史　询问患者出生时的情况,是否有其他先天性疾病及家族病史,是否有反复感染病史。

2.身体评估　病变区黏膜充血,有散在微突的软白小点,不久融合成白色凝乳状斑片,斑片相互融合成大的白色凝乳状斑块,斑块略凸起、不易拭去。患儿常啼哭不安、拒食等。

3.心理、社会评估　鹅口疮患儿常常烦躁不安、啼哭、哺乳困难,有时有轻度发热,患者家属也表现出十分烦躁及焦虑,求治心切。

(六)主要护理诊断/问题

1.口腔黏膜改变　与口腔黏膜充血、水肿、溃疡有关。

2.吞咽障碍　与口腔黏膜病损、口腔疼痛有关。

3.疼痛　口腔疼痛,与口腔黏膜病损、进食刺激有关。

(七)护理目标

1.患者疼痛消失,口腔黏膜恢复正常。

2.患者焦虑程度减轻。

(八)护理措施

1.加强婴幼儿看护,嘱患者注意休息。给流质、半流质或软食,食物应富含营养,易消化,不可过热。禁刺激性食物。饭前可用1%～2%普鲁卡因溶液含漱或用0.5%达克罗宁液、1%丁卡因液涂布溃疡面,暂时缓解疼痛,以利于患者进食。

2.协助医生,做好局部治疗及用药的配合工作,如对复发性口疮、口腔念珠菌病的患者进行口腔局部撒涂散剂、涂药及含漱剂清洗口腔等,化学烧灼溃疡时应协助隔离唾液、压舌,以防伤及周围正常黏膜。

3.遵医嘱正确指导患者按时用药,说明给药途径及方法,并观察药效及有无毒副作用。

4.加强口腔护理,嘱患者用3%硼酸溶液、0.1%～0.2%葡萄糖酸氯己定溶液等含漱。口腔念珠菌病者哺乳前用2%～4%碳酸氢钠溶液洗涤婴幼儿口腔及母亲乳头,嘱不能用布擦口腔黏膜白斑。

5.注意观察患儿的体温、脉搏、呼吸、精神等变化。

(九)健康教育

介绍口腔念珠菌病的发病原因、病程、防治及注意事项。教育在哺乳期要经常洗涤婴幼儿口腔及母亲乳头,喂奶后,新妈妈可以给宝宝喂些温开水以清洁宝宝口腔,注意宝宝口腔卫生,哺乳用具要经常清洗消毒,使霉菌不易生长和繁殖。但不要用棉棒或纱布用力去擦宝宝稚嫩的口腔黏膜。

四、口腔白斑

口腔白斑(oral leukoplakia,OLK)是指发生在口腔黏膜上的角化性白色斑块,为一种慢性浅层病损,因组织学上有角化不良或不典型增生等改变,被认为是一种口腔黏膜的癌前病变。

(一)病因与发病机制

病因尚不清楚,多数学者认为局部因素如吸烟、饮酒、辛辣或过热食物、错位牙、残冠、不良修复体以及龋洞的锐缘等长期刺激可能是诱发白斑的因素。全身因素如维生素 A 和复合维生素 B 的缺乏、内分泌紊乱、真菌感染等因素能影响上皮角化,也与白斑的发生有关。

(二)临床表现

白斑好发于中年以上患者,男性多于女性。可发生于口腔黏膜任何部位,以颊黏膜、口角区、舌背及舌边缘为最好发区,其余依次为唇、腭、口底、牙龈等部位。

损害表现为一处或多处的白色或乳白色斑块状病损,稍高于黏膜,界限清楚,不能被擦掉。初起色浅,表面光滑,后逐渐扩大、变厚、变粗糙,触之较硬,有粗涩感。斑块表面形成皱褶,称皱纸状白斑。表面出现大小不等多个乳头突起,易出现皲裂或溃疡,称疣状白斑。在发红的黏膜上出现粟粒大小、形状不规则的散在的白色或乳白颗粒,易发生糜烂或溃疡,疼痛明显,称为颗粒状白斑。

(三)诊断/辅助检查

根据临床表现,依靠组织病理确诊。组织病理检查可确定单纯增生或异常增生。

(四)处理原则

去除刺激因素,进行药物治疗。

(五)护理评估

1.健康史　了解患者全身健康状况,有无吸烟、酗酒等嗜好。了解患者的口腔卫生情况,有无错位牙、残冠、不良修复体以及龋洞的锐缘等刺激因素。

2.身体评估　参考临床表现。

3.心理、社会评估　当患者了解到该病为口腔黏膜癌前病变时,常产生恐惧、焦虑情绪。

(六)主要护理诊断/问题

1.恐惧　与惧怕癌变有关。

2.口腔黏膜改变　与病损造成口腔黏膜变厚、皲裂、溃疡有关。

3.知识缺乏　与对疾病发生的相关因素认识不足有关。

(七)护理目标

1.患者能维持稳定的心态,积极配合治疗。

2.患者病损组织恢复正常,疼痛消失。

3.患者了解疼痛发生的原因,积极祛除诱发因素。

(八)护理措施

1.加强口腔护理,消除一切局部刺激因素。如清除牙结石、拔除残根、摘除不良修复体、磨除龋洞锐缘等。

2.让患者了解烟酒及辛辣食物尤其是吸烟,是该病的诱因之一,要求其积极戒烟、禁酒,少吃烫辣食物,改正不良的饮食习惯。

3.用药指导 让患者遵医嘱用药,局部用 $0.1\%\sim0.3\%$ 维 A 酸软膏或鱼肝油涂擦。口服维生素 A、维生素 E、维 A 酸 $1\sim2$ 个月。

4.白斑治疗过程中如有增生、硬结、溃疡等改变,应及早手术切除或冷冻治疗。

5.嘱患者按医嘱定期复查。对已治愈的白斑患者需追踪观察,一般半年或一年复查一次,以便对复发早发现、早治疗。

(九)护理评价

1.掌握白斑治疗的方法。

2.主动配合治疗和护理,口腔黏膜恢复正常。

3.患者从心理上对治疗和护理满意。

(十)健康教育

给予患者积极的心理支持,使其保持乐观精神,正确对待疾病,树立信心,积极配合治疗。避免劳累、精神紧张因素,加强锻炼,增强体质。合理饮食,多食含维生素丰富的新鲜蔬菜和水果。积极治疗有关的局部及全身疾病,以去除诱因、减少发病。保持口腔卫生,坚持食后漱口、早晚刷牙。

(杨守华)

第五节 颌面部感染的护理

口腔颌面部炎症是一种常见病。可由口腔内潜在的细菌或口腔外部的细菌侵入引起,前者多为牙源性或与损伤等感染有关。

一、智齿冠周炎

冠周炎是下颌第三磨牙(俗称智齿)萌出不全时,牙冠周围软组织发生的炎症,又称智齿冠周炎。

(一)病因与发病机制

下颌第三磨牙是牙列中最后萌出的牙,因萌出位置不足,可导致程度不同的阻生。

阻生智牙及智牙萌出过程中,牙冠可部分或全部为龈瓣覆盖,龈瓣与牙冠之间形成较深的盲袋,这成为食物残渣、渗出物及细菌贮存的天然场所;加之冠部牙龈常因咀嚼食物而损伤,形成溃疡。当全身抵抗力下降、局部细菌毒力增强时常诱发冠周炎的急性发作,因此智齿冠周炎主要发生在 $18\sim25$ 岁智牙萌出期的青年人和伴有萌出不全阻生智牙的患者。

(二)临床表现

常表现为急性炎症过程。初期全身无明显反应,仅感磨牙后区不适,偶有轻微疼痛。炎症加重时局部跳痛并可反射至耳颞区,炎症波及咀嚼肌则开口受限。炎症继续发展,全身症状逐渐明显,可出现发热、畏寒、头痛等症状。口腔检查见多数为下颌智齿萌出不全,冠周软组织红肿、糜烂、触痛。探针可探及阻生牙并可见龈瓣下溢出脓性分泌物。重者可形成脓肿或感染向邻近组织扩散,患侧颌下淋巴结肿大、触痛。

(三)诊断/辅助检查

根据病史、临床表现、口腔检查和 X 线检查,诊断多无困难。用探针检查可触及未萌出或阻生的智牙牙冠存在。X 线摄片可以了解第三磨牙的生长方向、位置、牙根的形态及牙周情况;在慢性冠周炎的 X 线片上,有时可发现牙周骨质阴影(病理性骨袋)的存在。

(四)处理原则

急性期主要以抗感染、镇痛、切开引流以及增强机体免疫力为主;慢性期应以去除病因为主,及时消除盲袋,及早拔除阻生牙,以防止反复急性发作或引起并发症。

(五)护理评估

1.健康史 了解患者的全身健康状况和口腔卫生情况。

2.身体评估

(1)急性期:智齿冠周炎常以急性炎症形式出现。急性智齿冠周炎的初期,一般全身无明显反应,患者自觉患侧磨牙后区肿痛不适,当进食咀嚼、吞咽、开口活动时疼痛加重。如病情继续发展,局部可呈自发性跳痛或沿耳颞神经分布区产生放射性痛。若炎症侵及咀嚼肌时,可引起肌的反射性痉挛而出现不同程度的张口受限,甚至出现"牙关紧闭"。由于口腔不洁、出现口臭、舌苔变厚、患牙龈袋处有咸味分泌物溢出。全身症状可有不同程度的畏寒、发热、头痛、全身不适、食欲减退及大便秘结,白细胞总数稍有增高,中性粒细胞比例上升。

(2)慢性期:慢性冠周炎在临床上多无明显症状,仅局部有轻度压痛、不适。

3.心理、社会评估 发病之初症状轻微,多被患者忽略,当感染迅速扩展、出现严重症状后才急于就诊。阻生牙需拔除时患者惧怕手术疼痛而产生恐惧心理。

(六)主要护理诊断/问题

1.疼痛 口腔颌面部疼痛,与冠周炎症有关。

2.语言沟通障碍 与疼痛、张口受限、不愿交往有关。

3.潜在并发症 颌面部间隙感染,与患者机体免疫力低下、细菌毒力强、未及时就诊有关。

4.知识缺乏 与对疾病早期预防及治疗知识缺乏了解有关。

(七)护理目标

1.患者疼痛减轻至消失。

2.患者顺利康复,不发生并发症。

3.患者能叙述预防冠周炎发生的有关知识。

(八)护理措施

1.保持口腔清洁 用高渗温盐水或含漱剂漱口,每日数次。

2.局部冲洗 协助医生对冠周炎盲袋用 3%过氧化氢溶液和生理盐水冲洗,擦干患部,将碘酚或碘甘油送入盲袋内,每日一次,疗效良好。

3.全身支持治疗 根据局部炎症及全身反应程度和有无其他并发症,选择抗菌药物及全身治疗。

4.切开引流 如龈瓣附近形成脓肿,应及时切开并放置引流条。

5.冠周龈瓣切除术 当急性炎症消退时,对有足够萌出位置且牙位正常的智牙,可在局麻下切除智牙冠周龈瓣,以消除盲袋。

6.下颌智齿拔除术 下颌智齿牙位不正,无足够萌出位置,相对的上颌第三磨牙位置不正或已拔除者以及为避免冠周炎复发,均应尽早拔除。伴有颊瘘者,在拔牙的同时应切除瘘道、刮尽肉芽,缝合面部皮肤瘘口。

7.嘱患者注意休息,进食流质食物,不吃刺激性食物,治疗期戒烟、戒酒。

（九）护理评价

1. 掌握智齿冠周炎的治疗方法。

2. 了解手术的目的，主动配合治疗和护理，炎症消除。

3. 患者从心理上对治疗和护理满意。

（十）健康教育

宣传冠周炎的发病原因及早期治疗的重要性，对病灶牙遵医嘱拔除，防止复发。

二、面部疖、痈

面部皮肤是人体毛囊及皮脂腺、汗腺最丰富的部位之一，又是人体暴露部分，接触外界尘土、污物、细菌机会多，易致细菌感染。单一毛囊及其附件的急性化脓性炎症称为疖，其病变局限于皮肤浅层组织。相邻多数毛囊及其附件同时发生急性化脓性炎症称为痈，其病变波及皮肤深层毛囊间组织时，可顺筋膜浅面扩散至皮下脂肪层，造成较大范围的炎性浸润或组织坏死。

（一）病因与发病机制

颜面部疖痈的病原菌主要是金黄色葡萄球菌。正常的毛囊及其附件常有细菌存在，但只有在局部因素影响或全身抵抗力下降时，细菌才开始活跃，引起炎症。皮肤不洁或剃须等原因引起皮肤损伤均可成为局部诱因；全身衰竭、患消耗性疾病或糖尿病的患者也易发生疖。

痈：当多数毛囊、皮脂腺及其周围组织发生急性炎症与坏死时，可形成迅速增大的紫红色炎性浸润块；其后皮肤上出现多数黄白色脓头，破溃后溢出脓血样分泌物；继而脓头周围组织坏死，坏死组织溶解、排出后，可形成多数蜂窝状腔洞。感染可波及皮下筋膜层和肌组织，引起皮下组织坏死，使整个痈的病变区组织呈酱紫色浸润块；痈周围和深部的组织成弥散性水肿。

（二）临床表现

1. 疖　初期为皮肤上出现红肿热痛的小硬结，呈锥形隆起，有触痛；2～3d 内硬结顶部出现黄白色脓头，周围为红色硬盘，患者自觉局部瘙痒、烧灼感及跳痛；以后脓头破溃，排除少许脓液后疼痛减轻；或其顶端形成一个脓栓，与周围组织分离而脱落，炎症逐渐消退，创口自行愈合。病程中除引流区淋巴结可伴有轻度肿痛外，一般无明显全身症状。疖若处理不当，如随意搔抓或挤压排脓、热敷、药物烧灼腐蚀以及不恰当的切开等，都可使炎症扩散。反复发生的慢性疖肿称为疖病，全身皮肤均可累及，迁延不愈，多因糖尿病、肾病、肿瘤等消耗性疾病造成免疫功能下降引起。

2. 痈　面部痈好发于唇部，上唇多于下唇，男性多于女性。感染的范围和组织坏死的深度均较疖严重并伴有剧烈的疼痛。发病初期，局部可形成迅速增大的紫红色炎性浸润块，质地坚硬，界限不清；其后皮肤上出现多数黄白色脓头，破溃后溢出脓血样分泌物；继之脓头周围组织亦有坏死，坏死组织溶解、排出后，可形成多数蜂窝状腔洞。感染可波及皮下筋膜层及肌肉组织，使整个痈的病变区组织呈酱紫色浸润块；痈周围和深部的组织则呈弥散性水肿。唇痈患者因唇部极度肿胀、疼痛、张口受限而导致进食、言语困难。局部区域淋巴结肿大、压痛。全身中毒症状明显，如畏寒、高热、头痛、食欲减退。除面部外，颈部、背部、腰部、臀部及大腿等处皮肤也多见。唇痈较疖更易伴发颅内海绵窦血栓性静脉炎。

（三）诊断/辅助检查

主要依靠临床表现进行诊断，血细胞化验有白细胞升高、中性粒细胞升高。可从脓头取脓做细菌培养及药敏实验以指导抗生素的使用。

（四）处理原则

面部疖痈的治疗应局部和全身治疗相结合。在炎症早期，无显著全身症状时，以局部治疗为主，同时选择必要的药物治疗。

1.疖初起时可用2%碘酊涂擦局部，每日一次，并保持局部清洁。痈的局部治疗宜用高渗盐水或含抗生素的盐水纱布局部持续湿敷，可促进早期痈的局限、软化和穿破。在急性炎症得到控制、局部肿胀局限，并已形成明显的皮下脓肿而又久不溃破时，才可考虑在脓肿表面中心、皮肤变薄的区域作保守性切开引出脓液，切忌分离脓腔。已溃破或切开引流后，局部仍应以高渗盐水纱布持续湿敷。湿敷一般应持续到脓液消失、创面趋于平复为止。过早停止湿敷可因脓道阻塞而使病情反复加重。

2.面部疖伴有局部蜂窝织炎和面痈患者给予全身抗菌药物治疗，最好从脓头处取脓作细菌培养及药敏试验，以便正确选用抗生素。如致病菌一时未能确定，可暂时选用对金黄色葡萄球菌敏感的药物，如青霉素、新型青霉素、头孢菌素类及红霉素等，或两种抗菌药物联合应用。

3.重症患者加强全身支持疗法，包括：卧床休息，加强营养，输液或小量输血，补充电解质溶液，纠正酸中毒。如出现中毒性休克或并发症，及时采取相应的针对性措施。

（五）护理评估

1.健康史　仔细询问病史，了解患者是否患消耗性疾病、全身衰竭或糖尿病，有无皮肤不洁或剃须等导致皮肤损伤的情况。了解诊治过程，询问患者有无搔抓、挤压、挑刺、热敷等局部不正当的处理措施。

2.身体评估　参考临床表现。

3.心理、社会评估　面部疖痈多发生于年轻患者，常认为影响到自己的面容，妨碍其社会交往，因而表现出焦虑、烦躁。个别患者为使其尽快消除，擅自采用不正确的处理方法，如挤压、烧灼等，这样往往会导致炎症扩散，甚至产生严重并发症。而有的患者则因对面部疖痈重视不够，以致延误治疗，导致严重后果。

（六）主要护理诊断/问题

1.潜在并发症　海绵窦血栓性静脉炎、败血症、面部蜂窝织炎等。

2.体温过高　与感染导致全身中毒反应有关。

3.知识缺乏　缺乏对面部疖痈正确处理方法的有关知识。

（七）护理目标

1.无并发症发生。

2.体温恢复正常。

3.能自述面部疖痈的正确处理方法，防止并发症的发生。

（八）护理措施

1.密切观察患者生命体征的变化及药物疗效，警惕并发症的发生。如患者出现患侧眼睑水肿、眼球突出、眼压增高、运动受限、视力减退、畏光流泪以及结膜下水肿或瘀血，全身高热、头痛，甚至神志昏迷，应警惕的是感染沿无瓣膜的面前静脉逆行引起的海绵窦血栓性静脉炎。如同时发生脑膜炎、脑脓肿，则出现剧烈头痛、恶心、呕吐、颈项强直、血压升高、呼吸深缓、惊厥、昏迷等脑膜激惹、颅内高压和颅内占位性等病变的体征。若患者出现全身高热（常在39℃

以上）、烦躁、谵妄或神志淡漠、反应迟钝、嗜睡或昏迷，皮肤有出血点或小脓点，白细胞总数及中性粒细胞比例明显增高，可能为败血症或脓毒血症。如出现血压下降、脉搏细速，可能为中毒性休克。发现以上异常情况，应及时汇报医生，积极配合给予对症治疗和护理措施。

2.提供舒适、安静的休息环境，嘱患者卧床休息。唇痈患者应限制唇部活动，如说话及咀嚼等。进食可用管饲或鼻饲流质，增加液体摄入。按医嘱及时使用抗生素。体温过高者给予物理降温或根据医嘱使用解热镇痛药。

（九）护理评价

1.患者感染的症状减轻或消除，无并发症发生。

2.患者的体温恢复正常。

3.患者能了解面部疖痈的正确处理方法，防止并发症。

（十）健康教育

教育患者保持皮肤清洁，尤其是面部等易受污染、易受摩擦等区域；提高免疫力，糖尿病患者控制血糖，全身免疫低下、消耗性疾病患者加强营养。

向患者介绍颜面部的生理特点，让患者知道疖痈处理不当可能导致的严重后果。告诉患者当面部发生疖痈时，切忌搔抓、挤压、挑刺、热敷或用苯酚（石炭酸）、硝酸银烧灼等，一定及时到医院请医生处理，防止感染扩散。

三、颌面部蜂窝织炎

颌面部蜂窝织炎，是颜面、颌周及口咽区软组织化脓性炎症的总称。在正常的颌面部解剖结构中，存在着潜在的彼此相连的筋膜间隙，各间隙内充满着脂肪或疏松结缔组织。根据解剖结构和临床感染常表现的部位，将其分为不同名称的间隙，如眶下间隙、咬肌间隙、咽口间隙、口底间隙、翼下颌间隙、颊间隙等。当感染发生时，结缔组织溶解，炎症产物充满筋膜间隙，故此类炎症又称间隙感染。炎症可以局限于一个间隙内，亦可波及相邻的几个间隙，形成弥散性蜂窝织炎或脓肿，甚至可沿神经、血管扩散，引起海绵窦血栓性静脉炎、脑脓肿、败血症等严重并发症。

（一）病因与发病机制

颌面部蜂窝织炎均为继发感染，最常见为牙源性感染，如下颌第三磨牙冠周炎、根尖周炎等；其次是腺源性感染，多见于幼儿；外伤及血源性感染少见。病原菌以葡萄球菌和链球菌为主。多为混合感染，厌氧菌所致较少。

（二）临床表现

颌面部蜂窝织炎常表现为急性炎症过程，根据感染的性质、途径、部位不同而表现不同的症状及体征。一般局部表现为红、肿、热、痛、功能障碍。重者高热、寒战。因感染部位不同，可有其他特殊表现，如咀嚼肌受累，可出现张口受限、进食困难。炎症侵及喉头、咽旁、口底，可引起局部水肿，使咽腔缩小或压迫气管，造成不同程度的呼吸和吞咽困难，严重者烦躁不安，呼吸短促、口唇青紫、发绀，甚至出现"三凹"征（即呼吸时锁骨上窝、胸骨上窝及肋间隙明显凹陷），此时有发生窒息的危险。如眶下间隙感染，出现眶下区剧痛、下睑水肿、睑裂变窄、鼻唇沟消失。腐败坏死性感染，局部红、热不明显，但有广泛性水肿，全身中毒症状严重或出现严重并发症。浅层间隙感染炎症局限时可扪及波动感；深层间隙感染则局部有凹陷性水肿及压痛点。穿刺抽脓检查，腐败坏死性感染脓稀薄、污黑且常有恶臭；化脓性感染脓液呈黄或粉红色。

（三）诊断/辅助检查

1.波动试验　在炎症局限、形成脓肿后,波动感是浅部脓肿的重要特征。如为深部脓肿,波动感不明显,但压痛点比较清楚,按压区的表面皮肤常出现不能很快恢复的凹陷性水肿。

2.实验室检查　可见白细胞计数明显升高或出现中毒颗粒、核左移。

3.脓液涂片及细菌培养检查　可查见细菌种类。腐败坏死性感染脓液稀薄、污黑且有恶臭;化脓性感染脓液呈黄色或粉红色。

（四）处理原则

颌面部蜂窝织炎的治疗原则是提高全身抵抗力和消炎治疗。脓肿形成则切开引流。包括局部治疗和全身治疗两个方面。

（五）护理评估

1.健康史　仔细询问病史,了解患者是否存在未经彻底治疗的牙病史。

2.身体评估　参考临床表现。

3.心理、社会评估　蜂窝织炎所致局部及全身症状严重,患者对疾病的预后十分担忧,感到紧张及焦虑,常常表现出烦躁不安、失眠、沉默或多语,此时特别需要亲人的安慰和细心的照顾。

（六）主要护理诊断/问题

1.疼痛　与感染引起局部肿胀、组织受压有关。

2.体温升高　与急性炎症引起全身中毒症状有关。

3.焦虑　与症状严重而致全身不适及担心预后不佳有关。

4.潜在并发症　海绵窦血栓静脉炎、脑脓肿、败血症等,与颌面部特殊解剖结构及感染未得到及时控制有关。

（七）护理目标

1.患者原有症状减轻,体温恢复正常。

2.患者能表述焦虑原因,积极配合治疗。

3.患者不发生并发症。

（八）护理措施

1.心理护理　耐心向患者解释病情及治疗计划,减轻紧张情绪,鼓励患者说出心理感受,消除焦虑感。

2.注意休息　为患者提供安静、舒适的休息环境。急性期感染严重者应卧床休息,注意静养,尽量少说话,减少活动,避免不良刺激。

3.病情观察　注意生命体征的变化,严密观察局部及全身症状。脓肿形成时协助医生切开引流。肿胀严重引起呼吸困难者必要时行气管切开术。

4.治疗护理　遵医嘱给予止痛剂、镇静剂,应用抗生素治疗原发病灶。对于病情严重者给予全身支持疗法,输血输液,维持电解质平衡。因患者服用抗生素量较大,要注意观察用药后的反应。

5.饮食护理　给予高营养、易消化的流质饮食,张口受限者采用吸管进食。

6.口腔护理　病情轻者,嘱其用温盐水或漱口液漱口。重者进行口腔护理,用3%过氧化氢液清洗。

7.去除病因 感染控制后,嘱患者及时治疗病灶牙,对不能保留的患牙及早拔除。

(九)护理评价

1.患者的症状减轻或消除,体温恢复正常。

2.不发生并发症。

3.患者能主动表述内心的感受,采取积极、有效的应对方式。

(十)健康教育

宣传教育颌面部蜂窝织炎的发病原因及早期治疗的重要性,提高机体抵抗力。

及时治疗冠周炎、尖周炎等牙源性感染对预防颌面部蜂窝织炎的发生有积极意义。如已形成,在急性期应予彻底治疗,以免转为慢性。

四、颌骨骨髓炎

颌骨骨髓炎是因细菌感染以及物理或化学因素使颌骨产生的炎性病变。它并不只是限于骨髓腔内的炎症,而包括骨膜、骨皮质、骨髓及其中的血管、神经等整个骨组织发生的炎症过程。根据颌骨骨髓炎的病理特点及致病因素不同,可分为化脓性颌骨骨髓炎与特异性颌骨骨髓炎,另外还有物理性(放射线)及化学性因素引起的颌骨骨髓坏死而继发感染的骨髓炎。临床上以牙源性感染引起的化脓性颌骨骨髓炎最为多见,近年来由于颌面部肿瘤放射治疗的广泛应用,放射性骨髓炎有增多趋势。本节重点介绍化脓性颌骨骨髓炎。

(一)病因与发病机制

颌骨骨髓炎以化脓性感染为多见,病原菌主要为金黄色葡萄球菌及其他化脓菌,常见混合性细菌感染。以牙源性感染最多见,常由急性根尖周炎或第三磨牙冠周炎发展而来,外伤后继发骨髓炎或急性血源性感染所致者较少见。化脓性颌骨骨髓炎一般均由急性转为慢性,最后形成死骨。

(二)临床表现

化脓性颌骨骨髓炎一般均由急性转为慢性,最后形成死骨。炎症可以是小范围的,也可以扩大而波及一侧下颌骨,甚至整个下颌骨均受累。炎症如从骨髓向四周发展,破坏颌骨,称为中央性颌骨骨髓炎;由骨膜下脓肿损害骨皮质,称为边缘性颌骨骨髓炎,如病情未得到及时控制,少数亦可发展至破坏整块颌骨。

1.中央性颌骨骨髓炎 按临床发展过程分为急性期与慢性期。

(1)急性期:由于细菌的毒性、全身状态、炎症发展的严重程度与病变范围不同,其临床表现也有明显差异。感染初期炎症局限于牙槽骨或颌骨体部的骨髓腔内,因炎症被致密骨板包围,不易向外扩散,患者感病变区牙剧烈疼痛,并沿三叉神经分布区放射。受累区牙松动,有伸长感,不能咀嚼。如果炎症未得到及时控制,可见受累区牙龈明显丰满、充血,有脓液从松动牙的龈袋溢出。如脓液穿破骨壁得到引流,炎症可逐渐减轻,否则骨髓腔内的炎症发展扩散,可形成弥漫性骨髓炎。下颌中央性颌骨骨髓炎可沿下牙槽神经管扩散,波及下牙槽神经时下唇麻木,咀嚼肌受累则张口受限,重者伴发多间隙感染。

(2)慢性期:常为急性期的延续。急性期如未得到及时、合理、彻底的治疗即进入慢性期。此时患者全身及局部症状缓解,口内或颌面部皮肤形成多数瘘孔并长期流脓,有时混杂有小块死骨。如有大块死骨形成可发生病理性骨折,出现咬殆错乱及面部畸形。死骨不清除,病变可持续数月至数年,一旦瘘管阻塞,炎症又可急性发作。

2.边缘性颌骨骨髓炎　多见于青年人,好发于下颌支,其感染来源与中央性一样,多为牙源性感染,其中又以下颌智齿冠周炎最为多见。边缘性颌骨骨髓炎也有急性和慢性之分,病变也可以是局限型或弥散型。急性期临床特点与颌周间隙感染相似。如未得到及时的治疗,病变继续发展而转入慢性期。慢性期出现骨膜溶解,骨皮质脱钙、疏松并有小块死骨形成。腮腺嚼肌区炎性浸润出现硬块,轻微压痛,凹陷性水肿和张口受限,患者进食困难。全身症状较轻,可有长期排脓的瘘孔,探诊骨面粗糙。瘘孔阻塞时,炎症可急性发作。炎症发展至骨髓腔时,感染可在骨髓腔内扩散,并发中央性颌骨骨髓炎,且有大块死骨形成。

(三)诊断/辅助检查

1.有无积脓波动感,可疑时可作穿刺证实。

2.脓液作细菌培养和抗生素敏感度测定。

3.有无瘘管,用探针等器械探查有无死骨及死骨分离。

4.X线摄片,慢性期可查明骨质破坏情况,有无死骨形成或在低毒性感染时见骨皮质增生型。

(四)处理原则

急性颌骨骨髓炎的全身治疗与颌周蜂窝织炎相同,主要为增强机体抵抗力、药物控制感染(灭滴灵、螺旋霉素)。局部治疗重点在于及时切开引流、拔除病源牙。

慢性颌骨骨髓炎时应努力改善患者机体状况,保持引流通畅,及时拔除病源牙,彻底清除病灶,刮治或摘除死骨。

(五)护理评估

1.健康史　仔细询问病史,了解患者是否存在未经彻底治疗的牙病史。

2.身体评估　化脓性颌骨骨髓炎分为中央性颌骨骨髓炎和边缘性颌骨骨髓炎。

中央性颌骨骨髓炎先累及髓腔,再向外扩展,累及密质骨骨膜,多在急性化脓性根尖周炎的基础上发生,多发生于下颌。急性期可出现体温升高、食欲减退、便秘等全身症状,白细胞计数明显升高。患者自觉病变区疼痛剧烈,并放散到头面部。患处牙龈红肿、压痛,病源牙及邻近牙出现松动,并有脓液溢出。随炎症发展,可波及相邻的组织间隙,如上颌者至眶下、眶周及颊部,下颌者至咬肌间隙、翼下颌间隙等。发生于下颌骨者可有不同程度的张口受限,常出现下唇麻木。上颌骨中央性骨髓炎罕见,很少形成广泛的骨质破坏。当炎症波及整个上颌骨体时,常伴有化脓性上颌窦炎,鼻腔与口腔龈袋可有脓液溢出。颌骨骨髓炎常在发病2周后转入慢性期,体温渐至正常,疼痛减轻、消失。口腔内及颌面部皮肤形成多数瘘孔,长期排脓,有时可排出小死骨片。瘘孔有大量炎性肉芽组织增生,触之易出血。当有大块死骨或多数死骨形成时,下颌可发生病理性骨折,出现咬殆错乱与面部畸形。从口腔黏膜瘘孔排出的脓液不断进入消化道,可引起明显的胃肠道症状。骨髓炎慢性期如不及时有效治疗,可迁延很久而不愈,致使机体出现慢性消耗与中毒症状。

边缘性骨髓炎多发生在下颌骨,多由于下颌智齿冠周炎波及咬肌间隙而继发。急性期的临床特点与咬肌间隙、翼下颌间隙感染的表现相似,局部红肿热痛、张口困难,可伴全身发热。炎症初期如得到正确而积极的治疗,能使间隙感染与急性边缘性骨髓炎同时治愈。当炎症转入慢性期,腮腺咬肌区皮肤可呈弥漫性肿胀,微压痛,局部组织坚硬、无波动感,多伴有不同程度的张口受限。全身症状一般不严重,病程可延续较长而不缓解,或缓解后再反复急性发作。

3.心理、社会评估　急性颌骨骨髓炎一般都来势迅猛,病情严重。一旦患了此病,患者及家属均感紧张,手足无措,对疾病的预后十分担忧。慢性颌骨骨髓炎因病程迁延,时好时坏,患者对治疗缺乏信心。如果发生病理性颌骨骨折,患者出现咬殆错乱和面部畸形,将导致患者自我形象紊乱,产生自卑心理,严重影响其正常生活及社会交往。

（六）主要护理诊断/问题

1.疼痛　牙痛,与炎症被致密骨板包围、不易向外扩散有关。

2.体温升高　与急性感染有关。

3.焦虑　与病程长、经久不愈、担心预后不佳有关。

4.营养失调　与感染造成机体消耗增加及摄入不足有关。

（七）护理目标

1.患者原有症状缓解或消失,不适感降低。

2.患者焦虑情绪减轻,能积极配合治疗。

3.患者摄入量能满足机体基本需要。

（八）护理措施

1.全身护理　为患者提供安静、舒适的环境,保证患者有足够的休息及睡眠。急性炎症期,尤其是有全身中毒症状如寒战、脉快、头痛等症状的患者,要注意观察体温、脉搏、血压等病情变化,有高热、休克者给予氧气吸入、激素治疗和人工冬眠,有昏迷者应专人护理。

2.物理降温　体温高于39.5℃者需要给予物理降温,用冰敷或用酒精擦浴,如用药物降温时大量出汗,要注意是否出现虚脱,同时应及时擦洗及更换清洁干燥的衣裤,以免受凉。

3.治疗护理　根据临床反应,细菌培养及药物敏感试验结果,遵医嘱使用足量的抗生素,控制感染。进行引流的患者密切观察引流量及脓液性质。需进行手术治疗者,按照手术常规进行护理。

4.饮食护理　进食营养丰富的流质或软食,对张口受限的患者给予管喂进食,保证营养供给。高热失水者静脉补液,维持水、电解质平衡。

5.口腔护理　对因病理性骨折或摘除死骨术后用钢丝或夹板固定颌骨的患者,做好口腔护理。可采用加压冲洗法,即用吊筒盛温生理盐水或1∶5000呋喃西林溶液,将冲洗头放入口内,边冲洗边用吸引器吸出冲洗液,以达到彻底清洁口腔的目的。

6.物理疗法　急性炎症初期,用超短波治疗能缓解疼痛、消除肿胀。为加速创口愈合,改善局部血运及张口度,术后患者可配合理疗及热敷。

7.心理护理　与患者及家属进行积极的交流与沟通,鼓励患者说出心理感受。对焦虑的患者进行疏导,介绍认识患同种疾病的恢复期患者,利用现身说法增强患者的信心,使其恢复自信,积极配合治疗。

8.出院指导　结扎丝及夹板去除后,告诉患者逐渐练习张闭口运动,直至功能恢复。练习时要有耐心和毅力。勿吃坚硬食物,保证营养摄入,以利身体恢复。

（九）护理评价

1.患者原有症状缓解或消失,不适感降低。

2.患者焦虑情绪减轻,能积极配合治疗。

3.患者摄入量能满足机体基本需要。

（十）健康教育

及早治疗口腔内龋齿、根尖周炎、牙周炎、智牙冠周炎等牙源性感染,预防炎症急性发作或感染扩散。尤其是糖尿病、服用免疫抑制药物、婴幼儿、老人等机体抵抗力低下的群体，更应注意及早在无症状时去除隐患病灶。出现早期症状应及时进行有效、彻底的治疗，预防疾病加重，以免造成严重的并发症或遗留组织器官缺陷。

（杨守华）

第六节　口腔颌面部损伤的护理

口腔颌面部是人体的暴露部分，易受损伤。由于该部位的解剖生理特点一是呼吸道和消化道开口所在，又是人体重要感官集中的区域，该部位的损伤不仅可以引起机体组织器官不同程度的反应和功能障碍，而且常造成面型的缺陷甚至毁损，产生严重的心理创伤。因此，口腔颌面部损伤的正确救治和护理十分重要。

一、口腔颌面部损伤的特点与急救

人体遭受损伤后，受伤部位出现肿胀、疼痛、出血、功能障碍和相应的全身反应，这是损伤的共同特点。口腔颌面部由于解剖生理特点及功能的要求，损伤后还有其特殊性。同时，急救措施也有其特点。

（一）口腔颌面部损伤的特点

1. 易并发颅脑损伤　颜面骨骼与颅骨毗邻，尤其是上颌骨与颅底紧密连接，上颌骨或面中 1/3 部损伤时常同时并发颅脑损伤，包括脑震荡、脑挫伤、颅内血肿和颅底骨折。诊治患者时务必充分注意。

2. 易发生窒息　口腔颌面部在呼吸道上端，外伤后可因软组织移位、水肿、舌后坠、血凝块和分泌物的堵塞而影响呼吸或发生窒息。

3. 口腔颌面部血循环丰富在损伤时的利弊　由于颌面部血运丰富、血管吻合支多，加之静脉瓣缺乏，所以伤后易引起大量出血。而且颌面部皮下组织疏松、筋膜间隙多，伤后易形成组织内血肿，易继发感染或纤维化而形成瘢痕。但因血运丰富，组织的愈合能力和抗感染能力均较强，利于创口愈合。

4. 发生感染　口腔颌面部腔窦多，如口腔、鼻腔、上颌窦等，在这些腔窦内存在大量的病原菌。外伤后，创口易与腔窦相通，由于异物的污染与存留，则易发生感染。

5. 易致功能障碍和颜面部畸形　颌面骨折或颞下颌关节损伤均可影响咀嚼功能。而且口腔颌面部也是呼吸道及消化道的入口，对呼吸、咀嚼、吞咽、语言及表情等方面有重要生理功能。损伤后引起的组织移位、缺损或面神经损伤，都可造成颜面畸形和功能障碍，给患者生活和精神上带来极大痛苦。

（二）口腔颌面部损伤的急救

口腔颌面部损伤的患者可能出现危及生命的并发症，如窒息、出血、休克及颅脑损伤等，应及时抢救。

1. 窒息的急救　外伤性窒息的原因大致分两种：一为阻塞性窒息，一为吸入性窒息。阻塞性窒息可因异物、血凝块、移位的组织瓣以及下颌骨颏部双侧骨折及粉碎性骨折造成舌后坠或上颌骨骨折、软腭下坠，阻塞咽腔而发生窒息；也可因鼻腔及口咽组织肿胀，导致呼吸道阻塞而引起窒息。吸入性窒息多因患者昏迷，分泌物、血液、呕吐物等被吸入气管而引起窒息。

窒息的前驱症状有烦躁不安、出汗、面色苍白、口唇发绀、鼻翼扇动,严重时出现"三凹"体征,晚期出现脉弱、脉快、血压下降、瞳孔散大,最后出现完全窒息。急救措施如下:

(1)解除阻塞:用手指或止血钳伸入口腔咽喉部,将异物取出或移动组织瓣。用口吸橡皮管或用吸引器吸出分泌物、血液、血凝块等。如有舌后坠时,先托双侧下颌角向前上方,立即用穿好粗丝线的大弯针在舌背正中线距舌尖 1.5～2cm 处贯穿舌体,将缝线固定于外衣扣上或用胶布固定于颏部。无缝合针线时,可用大别针如上法操作,上颌骨水平骨折,软腭向下后坠落压于舌背时,在清除异物后,用压舌板或筷子、铅笔横放于上颌双尖牙颌面下,将上颌骨及骨折块托起,用绷带固定于头上。

(2)改变患者体位:先解开颈部衣扣。患者神志清楚时,使其面部向下;神志不清时,使其俯卧,前额垫高,让分泌物自然流出;也可采用仰卧位,头偏向健侧。

(3)放入通气管:对神志不清的患者,除以上处理外,可再放入通气管。对下颌体前部粉碎性骨折或双侧骨折的患者,需运送时,即使神志清醒,亦应放通气管。

(4)药物应用:需要时可注射尼可刹米、山梗菜碱或苯甲酸钠咖啡因以兴奋呼吸中枢。

(5)环甲膜穿刺或气管切开:以上方法都不能使呼吸道维持畅通时,应迅速用粗针头由环状软骨和甲状软骨之间的环甲膜刺入气管,或将环甲膜切开,以暂时解除窒息,随后尽早行气管切开术。

2.出血的急救　口腔颌面部损伤后出血较多。如伤及较大血管,处理不及时可导致死亡。对口腔颌面部出血的急救,首先应判断出血部位、性质(动脉、静脉或毛细血管出血),并估计失血量。如患者表现为面色苍白、无力、眩晕、出汗、口渴、呼吸浅速、脉搏快弱以及血压下降,估计失血量已超过 800mL,除立即止血处理外,如有条件,同时给予静脉输液或输血。临时止血法如下:

(1)压迫止血:对一般性出血,将移位的组织瓣复位后,包扎稍加压力即可止血。开放性或洞穿性创口或口底出血,可用纱布填塞,外面再用绷带加压止血。临时指压颌面表浅动脉于骨骼上,也能收到暂时止血的目的。如颞部、头顶、前额部出血,可压迫耳屏前,下颌髁状突上方凹陷处的颞浅动脉。颜面出血,可压迫下颌角前切迹处之颌外动脉。头颈部大出血,紧急时可在胸锁乳突肌中份前缘以手指触到搏动后,向后压迫于第六颈椎横突上,压迫时间不超过 3～5min,注意因压迫易导致心律失常,甚至心搏骤停。

(2)结扎止血:对较大的出血点,可用血管钳夹住做结扎止血或连同止血钳包扎后转送。

(3)药物止血:如局部应用云南白药、明胶海绵及止血粉等。全身性止血药物亦可应用,如维生素 K、止血敏、安络血、仙鹤草素等。

3.休克的急救　口腔颌面部严重的复合伤,可因出血或创伤导致休克,要注意休克早期和休克期的全身变化。休克的处理原则为安静、镇痛、止血、输液,可用药物协助恢复和维持血压。对失血性休克,可快速输血。

4.合并颅脑损伤的急救　颌面部损伤,尤其上颌骨严重骨折的患者,常伴有不同程度的颅脑损伤,应加以注意。凡有颅脑损伤的患者,应卧床休息,减少搬动,暂停不急需的检查或手术。如鼻或外耳道有脑脊液外流时,禁止做耳、鼻内填塞与冲洗,以免引起颅内感染。如有颅内压增高现象,应控制入水量,并静脉推注或滴注 20%甘露醇 200mL 或静脉注射 50%葡萄糖液 40～60mL,每日 3～4 次,以减轻脑水肿、降低颅内压。地塞米松对控制脑水肿亦有良效。对烦躁不安的患者,可肌内注射苯巴比妥钠,但不可过多用药,以免影响对患者的观察。一般禁用吗啡,以免抑制呼吸,影响瞳孔变化及引起呕吐,增加颅内压。如病情恶化,颅内有血肿形成,应及时请有关专科医生会诊处理。

5. 预防与控制感染 口腔颌面部损伤的创面常被细菌和尘土等污染,甚至异物嵌入组织内,因此感染对患者的危害性有时比原发损伤更为严重。故预防和控制感染也是急救治疗中的重要问题。在有条件时,应尽早进行清创缝合术,如没有条件,应早期包扎创口,防止外界细菌继续侵入。为了预防破伤风,伤后应及时注射破伤风抗毒素,及早使用广谱抗生素。

6. 包扎和运送

(1)包扎:包扎是急救过程中不可缺少的治疗措施,起到压迫止血,暂时固定骨折,保护并缩小创面,减少污染或唾液外流等作用。常用的包扎方法有:

1)四尾带包扎法:将绷带撕(剪)成四尾形,颏部衬以棉垫,将左、右后两尾结在头顶前,左、右前两尾结在枕骨结下,然后再将二尾末端结扎于头顶部,起包扎和制动作用。

2)"十字"绷带包扎法:用绷带先围绕额枕部缠绕 2～3 圈后,自一侧反折由耳前区向下绕过颏部至对侧,再由耳前区向上越过顶部呈环形包绕,如此反复数次,末端用胶布固定。或在围绕额枕部 2～3 圈后将绷带穿越绕头绷带而不用反折方法亦可达到同样效果。

(2)运送:运送伤员时应保持呼吸道通畅。昏迷伤员可采用俯卧位,颈部垫高,使鼻腔悬空,有利于唾液外流和防止舌后坠。一般伤员可采取侧卧位或头侧向位,避免血凝块及分泌物堆积在口咽部。运送途中,应随时观察伤情变化,防止窒息或休克发生。搬动疑有颈椎损伤的患者,应 2～4 人同时搬运,由一人稳定头部并加以牵引,其他人则以协调的力量将伤员平直滚抬到担架上,颈下应放置小枕,头部两侧用小枕固定,防止头部摆动。

二、口腔颌面部损伤的护理

(一)病因与发病机制

口腔颌面部位于人体显露部位,不论平时或战时均易遭受损伤。平时多因工伤、交通事故和生活中的意外所致,战时则以火器伤为主。临床上口腔颌面部损伤较常见。

(二)临床表现

口腔颌面部损伤的类型很多,由于损伤原因和程度不同,症状与体征亦各有不同,轻者不留后患,重者可丧失生命。临床上以软组织损伤、牙和牙槽骨损伤以及颌骨骨折最为常见。

1. 口腔软组织损伤 口腔颌面部软组织损伤分为闭合性损伤与开放性损伤。前者常见有挫伤和血肿,表现为疼痛、肿胀、皮肤变色与皮下瘀血等。后者常见有棒伤、割伤、刺伤、撕裂伤、咬伤、火器伤等。损伤部位有不同程度的肿胀、伤口出血、疼痛,甚至有咀嚼功能障碍等。

2. 牙及牙槽骨损伤 多发生在前牙区,常因碰撞、打击、跌倒或咀嚼硬物而引起。轻则牙体松动,重则发生牙脱位、牙折断以至伴发牙槽骨骨折。主要表现为一个或多个牙齿松动或脱位、牙折。有牙槽骨骨折时可见附近的软组织及牙龈撕裂、出血与局部肿胀。牙错位造成咬𬌗关系紊乱。

3. 颌骨骨折 包括上颌骨骨折、下颌骨骨折及上下颌骨联合骨折等。由于下颌骨位于面部最突出的部分,因而下颌骨骨折远较上颌骨骨折常见。下颌骨骨折、骨折线易发生在解剖结构较薄弱的部位。如颏孔、下颌角、髁状突等部位。由于下颌骨周围有强大的开口肌、闭口肌肉附着,因此骨折时,一般均有错位、咬殆关系紊乱等。其主要表现为局部疼痛、肿胀、出血和局部压痛、骨折片移位,有咬殆紊乱以及相应的症状。

（三）诊断/辅助检查

通过详细询问病史并结合临床表现和解剖特点,不难作出正确诊断。

X线片可判断骨折部位及骨折片移位程度等。

（四）处理原则

1.口腔颌面部软组织损伤　在早期清创处理中,应尽量保留组织,一般仅将破碎的创缘略加修整,去除坏死组织。新鲜而整齐的切割伤,可不切除组织。眼睑、耳、唇、舌等处的撕裂伤,即使大部分游离,仍应保留;有时甚至完全断离的组织,在数小时内缝合回原处,也可能存活。

2.牙及牙槽骨损伤

（1）局麻下将骨折片及牙齿复位。

（2）可选择单颌牙弓夹板结扎固定。

（3）抗感染。

3.颌骨骨折

（1）对颌骨骨折的患者首先要检查其是否合并颅脑及重要脏器或肢体严重损伤,如全身情况不佳,应首先抢救患者的生命,待生命体征平稳后再处理颌骨骨折。

（2）在处理颌骨骨折时,首先要对骨折创口进行清创处理,当颌骨骨折伴有软组织损伤时,清创后应先缝合口内创口,再作骨折复位和固定,最后缝合外部创口。如有软组织缺损、不能严密缝合时,应采用皮片或皮瓣消灭创面。尽早地复位固定骨折段,可以避免其发生错位愈合。在进行骨折段复位固定时,应以恢复患者原有的殆关系为治愈标准。如伤后时间过长,骨折端可发生纤维错位愈合而难以复位,需借助弹性牵引的力量使之逐渐复位;如骨折端已发生骨性错位愈合,则只有通过手术来复位。复位后必须先用适当的方法进行可靠的固定,以免颌骨骨折再重新移位。下颌骨骨折一般应固定4周左右,关节部骨折可固定2～3周,上颌骨骨折可固定3周左右。在颌骨骨折治疗过程中常利用牙进行骨折段的固定,故尚存的牙齿应尽量保存,骨折线上的牙除为病牙或松动、裸露过多的牙应拔除外,一般也应尽量保留,儿童患者的恒牙胚已暴露并有感染可能者,也应去除。

（3）在进行骨折处理的同时,全身应使用抗生素以防治感染。骨折早期可内服、外敷中草药以消肿、止痛、活血化瘀,促进血肿消散及骨折愈合。常用的活血化瘀方剂有和营止痛汤或桃仁承气汤、复元活血汤等。常用中成药有三七片、跌打丸等。

（五）护理评估

1.健康史　了解患者的全身健康状况和口腔卫生情况。

2.身体评估　参考临床表现。

3.心理、社会评估　颌面部损伤多因工伤、暴力或交通事故所致,常给患者及家属带来重大打击,患者出现不同程度的恐惧与焦虑情绪。

（六）主要护理诊断/问题

1.疼痛　与外伤、皮肤黏膜破损、骨折有关。

2.组织完整性受损　与外伤有关。

3.口腔黏膜改变　与损伤、下颌制动,致口腔护理障碍有关。

4.吞咽困难　与疼痛、咬殆错乱、咀嚼功能障碍、下颌制动有关。

5.恐惧、焦虑　与突发的伤害及手术有关。

6.潜在并发症　出血、感染、窒息等,与下列因素有关:①伤口渗血、手术创伤。②伤口暴露、污染。③局部肿胀严重,口内有血块未及时清除等。

7.营养失调　与咀嚼或吞咽困难有关。

（七）护理目标

1.患者疼痛减轻或消失。

2.患者恢复正常的咬殆关系和咀嚼功能。

3.患者接受现实,恐惧、悲观情绪减轻。

4.避免并发症发生,患者顺利康复出院。

（八）护理措施

口腔颌面部损伤的患者,一般发病急,病情变化快,常因窒息、出血、休克及合并颅脑损伤等而使病情加重。因此,在口腔颌面部损伤患者的急救和治疗工作中,护理工作非常重要。

1.心理护理　口腔颌面部损伤后,轻者仅在皮肤遗留瘢痕,重者可造成面部畸形。患者由于难以接受而情绪激动或郁闷,尤其是一些年轻女性患者,心理上更容易产生悲观、失望、焦虑等不良情绪。因此,护理人员应根据患者不同的心理问题加以疏导,鼓励患者说出使其不安及担忧的感觉和想法,以减轻压力,给予耐心解释及安慰,使其主动配合治疗。

2.基础护理　创造良好的治疗环境,保持病房清洁安静,注意个人卫生,尤其是鼻咽口腔的卫生,预防感染。

3.一般护理

（1）观察生命体征:测量体温、脉搏、呼吸、血压,观察神志及瞳孔的变化。

（2）遵医嘱做皮试:如青霉素、链霉素、普鲁卡因、破伤风抗毒素等皮肤试验,及时注射破伤风抗毒素。

（3）根据伤情准备急救用品:如氧气筒、吸引器、气管切开包、急救药品、输液架等。

（4）按医嘱要求及时输血、输液,全身应用抗生素。保持患者呼吸道通畅,及时清除口、鼻腔分泌物,呕吐物、异物及血凝块以预防窒息,必要时行气管插管或气管切开术,缺氧患者及时给氧。

（5）患者体位:经急救处理后,患者一般取仰卧头偏向一侧体位,以利口内液体自行流出。出血不多及合并颅脑损伤的患者可采取半卧位,以利血液回流,减轻局部组织水肿。

（6）局部观察:口内有夹板或颌间栓丝固定的患者,应定期检查,发现钢丝松动或刺伤黏膜及时根据病情调整。

4.口腔护理　颌间固定的患者进食困难,因无法咀嚼而失去口腔自洁作用,食物残渣易积聚于夹板、连结丝和牙间隙内,因此对这类患者保持口腔卫生十分重要,在每次进食后,都应用冲洗器、棉签或小牙刷进行口腔的清洗工作。

5.饮食护理　口腔颌面部损伤患者,正常摄食都很困难。合理饮食对患者减少体内消耗、促进创伤恢复非常重要。

（1）进食的性质和种类:根据医嘱,可给予流质、半流质、软食或普食。根据病情需要,可用高蛋白及高热量、维生素丰富的饮食。特殊患者应由医生特殊制定,如腮腺或颌下腺损伤在治疗期不食酸性饮食;而腮腺导管损伤后,经导管吻合或导管再造术治疗期间,应让患者多食酸性饮食,以促使导管畅通。

(2)进食方法:根据伤情轻重、开口度和咀嚼及吞咽情况,并结合患者意愿,可采用以下几种进食方法:

1)管喂法:可用滴管或注射器喂流质饮食。

2)匙喂法:可用汤匙喂食或自食流质、半流质饮食。

3)吸管法:用细塑料管可吸流质饮食,用粗塑料管或胶管可自吸流质或半流质饮食,还可吸部分软质饮食。

4)壶喂法:可喂食流质或半流质食物。

5)鼻饲法:可喂流质饮食。

6)吊筒喂食法:将吊筒挂在输液翠上,用橡皮管的一端接在吊筒上,另一端放入患者口内舌背上,食物借重力流入,或另接一橡皮球加压,使食物流入口内。这种方法可由患者用手控制流量,避免发呛。此法可进食流质或半流质饮食。

6.健康指导 对颌骨骨折患者,应使其掌握开口训练的时机与方法。对口腔颌面部损伤、全身状况良好者,鼓励患者早期下床活动和及时进行功能训练,以改善局部和全身的血液循环,促进患者早期痊愈并减少并发症的发生。

(九)护理评价

1.患者疼痛减轻或消失。

2.患者恢复正常的咬殆关系和咀嚼功能。

3.患者恐惧、悲观情绪减轻或消失,能积极配合治疗。

4.无并发症发生,患者顺利康复出院。

5.患者摄入量能满足机体基本需要。

(十)健康教育

1.伴有骨折的患者,勿施重力于骨折处,鼻骨骨折患者如出现鼻腔出血,应及时来医院就诊。

2.行单颌或颌间固定的患者,1个月后门诊复查。

3.加强营养,经常锻炼,增强机体抵抗力。

4.增强安全意识,防止再次受伤。

(杨守华)

第七节 口腔颌面部肿瘤的护理

一、舌癌

舌癌是最常见的口腔癌,男性多于女性。好发于舌中 1/3 侧缘,多数为鳞癌。腺癌少见,多位于舌根。

(一)病因与发病机制

1.机体衰老 年龄超过 40 岁后,舌上皮层逐渐萎缩,对外界有害刺激的抵抗力减弱,易患癌瘤。

2.营养不良 维生素 A 及维生素 B 族缺乏易患癌瘤。

3.口腔卫生不良。

4.慢性感染　舌体部炎症或溃疡长期不愈有癌变倾向。另外,舌黏膜其他良性疾病恶变,如舌黏膜白斑、红斑突起,有溃烂或硬结,则有恶变的可能。

5.机械刺激　口腔内的残冠残根、锐利的牙尖、不良义齿修复体,特别是金属义齿长期刺激舌黏膜产生溃疡,最后导致癌变。

6.化学因素　烟草中芳香烃类物质有致癌作用,尤其吸雪茄或使用烟斗吸烟者易患癌,长期饮烈性酒者发生口腔癌的机会多15倍,烟酒刺激是舌癌的致病因素之一。

（二）临床表现

1.舌癌多好发于舌中1/3侧缘以及此部位的舌腹面。

2.早期无任何症状,偶尔有轻微刺激性疼痛,常不被人重视。

3.病情发展,舌尖、舌背及舌根等处常为溃疡或浸润块,有明显自发疼痛及触痛。

4.肿瘤广泛扩散时常波及舌肌,致舌运动受限。有时说活、进食及吞咽均发生困难。

5.晚期舌癌可蔓延至口底及下颌骨,使全舌固定;向后发展可以侵犯腭舌弓及扁桃体,如有继发感染或舌根部癌肿常发生剧烈疼痛,疼痛可反射至耳颞部及整个同侧的头面部。因舌体具有丰富的淋巴管和血液循环,加上舌的机械运动频繁,故舌癌早期便有淋巴结转移,远处可转移到肺部。

6.表面污秽,呈菜花状突出,唾液外溢,有严重口臭。

（三）诊断/辅助检查

1.活组织检查　对舌部可疑病灶作刮片、咬取或切取活组织检查,以明确肿瘤病理性质。宜钳取肿瘤边缘包括部分健康组织,则阳性率较高。

2.淋巴结活检　本病淋巴结转移发生较早,尤以颈部、颌下及二腹肌下淋巴结为多。对颈淋巴结肿大者,必要时可作淋巴结活检。

3.X线检查　了解舌癌有无颌骨浸润及侵犯范围,有无肺转移。

4.CT和MRI　判断舌癌病损累及的部位、范围及性质。

（四）处理原则

1.早期采取外科手术切除或放射治疗都有良好效果。

2.中期易转移,采取手术切除或放射治疗。术后观察,发现有肿大淋巴结应及早手术。

3.晚期采取综合治疗。必须强调手术切除的完整性和彻底性,否则全部治疗将变得毫无价值。

（五）护理评估

1.健康史　了解患者有无过度饮酒嗜好以及营养代谢障碍等。

2.身体评估　参考临床表现。

3.心理、社会评估　当患者一旦被诊断为舌癌后,多数表现为恐惧、不安和悲观,对治疗预后十分担忧,同时也给患者家庭带来沉重的心理和经济压力。晚期患者会因不堪忍受疼痛而对治疗丧失信心。

（六）主要护理诊断/问题

1.焦虑、恐惧　与被诊断为舌癌和缺乏治疗和预后的知识有关。

2.疼痛　与癌肿侵犯和手术创伤有关。

3.术后有窒息的危险　与术后易发生舌后坠而出现呼吸道阻塞有关。

4.营养失调 营养摄入低于机体需要量,与术后张口受限、咀嚼及吞咽困难有关。

5.潜在并发症 与术后可能发生局部创口血性分泌物增加、感染、皮下积液、移植皮瓣坏死有关。

6.语言沟通障碍 与舌切除及气管切开有关。

7.知识缺乏 与缺乏出院后自我护理知识有关。

(七)护理目标

1.保持呼吸道通畅,观察呼吸、血压、脉搏的变化。

2.注意伤口渗血情况,保持负压引流管畅通。

3.做好口腔护理,保持口腔清洁。

4.去除不良刺激,治疗舌部慢性疾病。

5.消除患者的恐惧。

6.使患者不发生窒息及口腔伤口感染。

7.做好患者的饮食,满足身体需要量。

(八)护理措施

1.心理护理 针对患者对疾病和手术的焦虑恐惧心理,鼓励患者树立信心和勇气,以最佳的心理状态接受治疗。告知患者术后可能出现的并发症,使其有充分的心理准备。

2.术前护理

(1)保持患者口腔清洁。

(2)做好药物皮肤过敏试验。

(3)做好患者的体征变化记录。

(4)做好术前备皮及输血准备。

(5)协助做好术前常规护理。

3.术后护理

(1)去枕平卧位、头偏向健侧、颈部制动,防止牵拉胸大肌血管蒂。术后24h后可予半坐卧位、拍背、勤翻身,防止坠积性肺炎和褥疮的发生,保持室温22℃～25℃。

(2)严密观察患者生命体征的变化,尤其是呼吸,保持呼吸道通畅。患者因切除一侧舌体及下颌骨,易引起舌后坠,发生呼吸道阻塞,应及时清除口腔分泌物,防止呕吐物或血液吸入气管,引起呼吸障碍或窒息,做好气管套护理,超声雾化吸入治疗、拍背有利于痰液的咳出,指导患者有效咳痰。

(3)注意伤口渗血情况,保持负压引流管道通畅。行舌颌颈联合根治术、装有负压引流者,密切观察引流量,保证引流管通畅。

(4)术后观察皮瓣存活情况,可用皮温计测量温度。如术后72h发现皮瓣苍白、皮温低于2℃～3℃为动脉供血不足;若皮瓣暗红、皮温低于3℃～5℃,多为静脉回流障碍。应报告医生,予低分子右旋糖酐500mL静滴或复方丹参液静滴,以扩张血管、改善皮瓣供血。

(5)给予高热量、高营养的饮食。

(6)做好口腔护理:术后因张口受限、咀嚼困难,有时伴有伤口出血,以致漱口不便,故必须定时进行口腔护理。先用1%～1.5%过氧化氢液清除口内分泌物及血痂,再用生理盐水冲净。也可根据病情用洗必泰或复方硼砂液漱口,每日3～4次,以减轻口臭,防止伤口感染。

(7)遵医嘱用药,防止感染及并发症。

（九）护理评价

1.患者的恐惧感减轻或消失。

2.去除不良刺激,治疗舌部慢性疾病。

3.患者不发生窒息及口腔伤口感染等并发症。

4.做好口腔护理,保持口腔清洁。

5.患者的饮食,满足身体需要量。

（十）健康教育

1.活动　可继续日常生活,避免压迫、撞击术区,睡觉时可适当抬高头部。

2.饮食　出院内一个月内避免进食辛辣、硬的食物。进食高蛋白、高营养、高维生素饮食。

3.伤口的处理　用柔软的牙刷刷牙、餐后漱口、保持切口干燥。

4.出院带药　了解药物的用法、作用及处理方法。

5.复诊情况　如发生呼吸困难、伤口裂开或感染、肿胀或发热等症状可随时复诊。

二、牙龈癌

牙龈癌在口腔鳞癌构成比中居第二或第三位。下牙龈癌较上牙龈癌多见。男性多于女性。

（一）病因与发病机制

牙龈癌的发生可能与口腔卫生不良、不良牙体或义齿修复有一定关系;临床上有时亦见伴癌前病损存在;饮食习惯亦与牙龈癌发生有一定关系。

（二）临床表现

牙龈癌多为高分化的鳞状细胞癌,生长缓慢,以溃疡型多见。早期无明显症状,患者多以牙龈疼痛、出血、牙松动等症状就诊。好发于后牙区,前牙区发生者较少见。牙龈癌可发生于唇颊侧牙龈黏膜,亦可发生于舌、腭侧牙龈黏膜。牙龈癌早期仅向牙槽突浸润,随后可侵及颌骨。上牙龈癌可侵入上颌窦及腭部,下牙龈癌可侵及口底及颊部。下牙龈癌比上牙龈癌淋巴转移早,同时也较多见。下牙龈癌如向后发展到磨牙后区及咽部时,可引起张口困难。下牙龈癌可转移至患侧下颌下及颏下淋巴结,再转移到颈深上淋巴结;上牙龈癌则转移到患侧下颌下及颈深淋巴结。远处转移少见。

（三）诊断/辅助检查

1.活组织检查　牙龈癌患者一般可通过此检查明确诊断。

2.X线检查　主要用以了解牙龈癌破坏的部位及其侵犯范围。

（四）处理原则

以外科手术为主。早期下牙龈癌仅波及牙槽突时,应将原发灶及下颌骨作方块切除,以保持颌骨的连续性及功能。如癌瘤范围较广、侵入颌骨时,则应将原发灶及下颌骨部分或一侧切除;切除后用钛板或克氏钢针固定切除断骨的两端或用斜面导板固定,以免下颌骨偏位而发生咬𬌗紊乱,将来再植骨。有条件时,也可行一期植骨整复术。由于下颌牙龈癌淋巴结转移率较高,一般应同期进行选择性颈淋巴清扫术。上牙龈癌应作上颌骨次全切除。如已波及上颌窦内,可考虑将一侧上颌骨全切除,切除后的缺损可用赝复体整复。上牙龈癌一般不同期行选择性颈淋巴清扫术,应加强术后随访观察,待有临床转移征象时,再行颈淋巴清扫术；如已有淋巴结转移，也可以行同期原发灶及转移淋巴结根治性切除术。

（五）护理评估

1.健康史　了解患者发病前的健康状况，口腔卫生习惯，有无不良牙体或义齿修复；有无癌前病损存在；饮食习惯，是否嗜好烟酒，是否长期喜食辛辣刺激性食物。

2.身体评估　牙龈癌生长缓慢，早期无明显症状，以溃疡型多见。患者早期多以牙龈疼痛、出血、牙松动等症状就诊。上牙龈癌可侵入上颌窦及腭部；下牙龈癌如向后发展到磨牙后区及咽部时，可引起张口困难。下牙龈癌可转移至患侧下颌下及颏下淋巴结，再转移到颈深上淋巴结；上牙龈癌则转移到患侧下颌下及颈深淋巴结。

临床检查一般可通过视诊、触诊来检查。视诊可以了解牙龈癌的形态、生长部位、体积大小以及有无功能障碍。触诊可以了解牙龈癌的边界、质地、活动度大小及与邻近组织的关系。对淋巴结的触诊检查尤为重要，以便判断淋巴结有无转移。全身检查包括患者的精神和营养状态，有无远处转移、恶病质及其他器质性疾病。

3.心理、社会评估　牙龈癌患者心理表现与舌癌相似。由于手术将对患者的面容及生理功能造成破坏，常会给患者带来极大的痛苦。如上颌骨切除可使患者面部塌陷，双侧不对称；下颌骨切除后使颌骨偏斜或畸形，患者的语言功能、咀嚼功能和吞咽功能均会骤然降低或基本丧失，这将极大地影响患者的生活质量及在家庭和社会中的地位和交往，对患者产生严重的心理和精神创伤，患者常常悲观厌世，甚至自杀。

（六）主要护理诊断/问题

1.焦虑　与被诊断为癌症和缺乏治疗和预后的知识有关。

2.有窒息的危险　与手术后全麻未醒、分泌物误吸，舌后坠有关。

3.潜在并发症　伤口出血。

4.自我形象紊乱　与颌骨切除后导致面部组织缺损有关。

5.营养失调　与手术创伤致张口受限、咀嚼困难有关。

（七）护理目标

1.认识焦虑的原因并能采取有效的方法应对。

2.手术前后保持呼吸道通畅，无窒息发生。

3.切口愈合好，无出血和感染发生。

4.正视颌面部结构和功能的改变，并表现出适应的行为。

5.进食基本能满足身体需要。

（八）护理措施

1.心理护理　针对患者对疾病和手术的焦虑、恐惧心理，鼓励患者树立信心和勇气，以最佳的心理状态接受治疗。告知患者术后可能出现的并发症，使其有充分的心理准备。

患者术区疼痛，无法用语言表达，情绪会有所改变，要及时巡视，询问患者有无不适，耐心解释患者提出的问题，必要时书写，指导患者摆脱心理困境，给予必要的康复知识，建立良好的心态，以调动患者自身强大的生命力。指导患者定期复查，强调复查的意义，以便及早实施下一步放疗和化疗，提高患者生命质量，延长生命。

2.术前护理

（1）保持患者口腔清洁。

（2）做好药物皮肤过敏试验。

(3)做好患者的体征变化记录。

(4)做好术前备皮及输血准备。

(5)协助做好术前常规护理。

3.术后护理

(1)保持呼吸道通畅:及时清除口腔内分泌物,防止呕吐物或血液吸入气管引起呼吸障碍或窒息。

(2)使患者保持适当的卧位并做好病情观察。密切观察患者的神志、意识、瞳孔、生命体征,引流液的颜色、量、性状等。

(3)防止伤口出血:注意观察患者的血压、心率变化;伤口加压包扎;仔细观察口内创口有无渗血或出血,如敷料上有渗血时,需用笔在浸湿的敷料边缘做记号以勾画出当时的范围,并记录日期、时间、量、颜色、性质等,以利观察评估。

(4)防止伤口感染:注意观察体温变化;换药或吸痰时注意无菌操作;负压引流管保持通畅有效,防止死腔形成;做好口腔护理,增加营养摄入,提高机体抵抗力;遵医嘱全身使用抗生素。

(5)口腔护理:术后因张口受限、咀嚼困难,伴有伤口渗血,以致漱口不便,故必须定时进行口腔护理。先用1%～1.5%过氧化氢液清除口内分泌物及血痂,再用生理盐水冲净,也可根据病情用氯己定液漱口,每日3～4次,以减轻口臭、防止伤口感染。若口内有皮瓣移植者勿用过氧化氢溶液,以免影响皮瓣成活。

(6)防止营养摄入不足:给予高热量、高营养的饮食,如混合奶、要素饮食等进行管喂。当伤口愈合良好时就可开始口饲,将流质灌入30mL注射器,接上约20cm的塑料接管,将接管沿口角放置于咽腔,缓慢注入流质,切勿过速,并注意饮食的温度。

(7)语言沟通障碍的护理:评估患者读写能力,术前教会患者简单的手语;术后可用写字板、笔、纸进行交流,对于不能读写的患者也可用图片交流;主动关心患者,满足其需要。舌癌患者若术后伤口愈合良好,应鼓励早期行语言训练及舌体动度训练。

(8)上颌骨切除口内植皮者,应注意观察包扎的碘仿纱布有无脱落;一般于术后一周拆除上唇、皮肤的缝线,10～12d拆除口内植皮处的缝线。下颌骨切除后有颌间结扎者维持4～6周后换用斜面导板并维持半年以上。上颌骨切除者,待创口初步愈合应及早进行张口训练,及时进行义颌修复。

(9)眶内容物摘除或作单眼包扎的患者,应了解其精神状态及年龄,以决定其安全需要;将患者经常使用的物品放在患者伸手能拿到的地方;保持周围无障碍物;加强生活护理,随时关心患者的需要。

(10)作下颌骨同期植骨的患者按以下护理进行:

1)术后进食鼻饲流质饮食,待伤口完全愈合后改为口腔进食。

2)部分患者需作颌间结扎固定,应注意结扎丝有无松动并及时调整。

3)采用肋骨、肋软骨移植者,应观察有无皮下气肿及胸闷、气急等气胸的征象;取骨处用腹带加压包扎;患者咳嗽时用手护住伤口。

4)采用髂骨移植的患者,供骨区用沙袋压迫3～4d,防止出血;患者需卧床休息7～10d;鼓励患者咳嗽,防止肺部并发症的发生。

5)采用腓骨游离组织瓣移植患者的护理:全麻清醒后取半卧位,下肢抬高,膝屈曲,足居中立位。密切观察供骨肢体远端足背皮肤的湿度、温度、足背动脉搏动、足趾血液循环状况、小腿的移动功能、脚趾运动功能及小腿、足背的感觉功能。协助患者进行功能锻炼：卧床期间，鼓励患者适当活动脚趾及伸展下肢；一周后练习拄杖、持轻物，10～12d 后练习行走；当患者进行功能锻炼时，护理人员或家属应在旁协助并给予鼓励，以增加患者的信心。

（九）护理评价

1. 认识引起焦虑的原因，进行自我控制。

2. 呼吸道通畅。

3. 患者伤口愈合良好，无出血和感染发生。

4. 正视颌面部结构和功能的改变，并表现出积极的适应行为。

5. 进食满足机体需要，无营养不良发生。

（十）健康教育

1. 减少外来刺激因素，积极治疗癌前病变，提高机体抗病能力对于预防牙龈癌的发生具有积极的指导意义。一旦发生癌变，应早期治疗，以免延误病情。

2. 引导患者正确对待面部外观的改变，鼓励患者保持积极向上的心理状态。

3. 介绍有关术后恢复的知识，及早进行义颌修复，以恢复正常的语言及进食功能；下颌骨植骨后，若恢复正常，6 个月后可作牙列修复；供腓骨区恢复顺利并配合理疗，年轻人在术后 2 周、老年人在术后 3 周可负重，但要循序渐进；坚持膝、踝关节的功能锻炼。

三、多形性腺瘤

多形性腺瘤又名混合瘤，是一种含有腮腺组织、黏液和软骨样组织的肿瘤，故称"混合瘤"，是最常见的唾液腺肿瘤，来源于上皮组织。好发生于腮腺、下颌下腺或腭腺，其他小涎腺少见。

（一）病因与发病机制

多形性腺瘤的组织起源可能来自闰管细胞或闰管潜能细胞（一种未分化细胞），其中的黏液组织和软骨组织可能是上皮组织变性的产物或化生的肌上皮细胞分泌的结缔组织黏液进一步转变为软骨样基质。肿瘤外层是一层很薄的包膜，是由腮腺组织受压后变形所形成，并非真性包膜。

（二）临床表现

多形性腺瘤好发于 30～50 岁患者，无性别差异。肿瘤生长缓慢、一般无自觉症状，偶有疼痛、溃疡。肿瘤大小不等，边界清楚，形态不规则，表面呈结节状、但早期常为表面光滑的圆球形肿物。肿瘤质地中等偏硬，也可部分区域有囊性感。肿瘤与周围粘连，可活动。

腮腺多形性腺瘤多位于耳垂下及耳屏前（浅叶），亦可位于咽旁（深叶）。深叶肿瘤向咽旁及软腭突出，可妨碍咀嚼、吞咽或呼吸；深叶肿瘤向外侧生长时，基底动度差，张口时肿瘤可向内陷。位于硬腭部的肿瘤由于硬腭组织结构致密，常不能移动。颌下腺肿瘤亦可向口底及咽旁生长，表面皮肤正常。

腮腺及颌下腺多形性腺瘤长期不治疗可长成巨大肿瘤，造成面部畸形。如无恶变，一般不出现面瘫症状。

若肿瘤生长迅速，并出现疼痛、粘连甚至破溃或面瘫症状，应考虑恶变可能。

（三）诊断/辅助检查

1. 光镜检查　病变组织学结构具备多形性特点，即由肌上皮片块、导管样结构、鳞状上皮样结构以及黏液样结构、软骨样结构和少量细胞间质构成。

2.CT 扫描　位于腮腺深部的肿瘤作腮腺造影后 CT 及动态增强 CT 扫描可明确肿瘤的位置。

(四)处理原则

手术切除。

术前一般不宜作活检。肿瘤的包膜常不完整,有时瘤细胞可侵入包膜或包膜外组织,若切除不彻底将复发。故手术时不宜采用剜除肿瘤的方法而应将肿瘤连同其周围的腮腺组织一并切除。术中要注意保护面神经。如有恶变,应按恶性肿瘤的治疗原则处理。

(五)护理评估

1.健康史　因腮腺多形性腺瘤病史较长,应注意病史询问。

2.身体评估

(1)多见于青壮年,无明显性别差异。

(2)最好发于腮腺,其次为腭部小涎腺及颌下腺,其他部位如唇、舌、腭黏膜等口腔黏膜涎腺较少见。舌下腺多形性腺瘤罕见。

(3)临床多以缓慢、无痛性生长的结节性包块为主要表现,肿物大多能活动、光滑。

(4)恶变时可迅速增大,疼痛,肿块固定,或伴有面瘫、表面皮肤破溃等症状。

3.心理、社会评估　患者担心手术对面容及面神经功能造成影响,也担心术后易复发而再度手术,从而感到紧张、焦虑、痛苦。

(六)主要护理诊断/问题

1.焦虑　与担心术后易复发有关。

2.有窒息的危险。

3.潜在并发症　面神经麻痹。

4.有感染的危险。

(七)护理目标

1.患者心理负担消除。

2.患者不发生窒息和伤口感染及并发症。

(八)护理措施

1.心理护理　针对患者对疾病和手术的焦虑、恐惧心理,鼓励患者树立信心和勇气,以最佳的心理状态接受治疗。告知患者术后可能出现的并发症,使其有充分的心理准备。

2.术前常规护理

(1)保持患者口腔清洁。

(2)做好药物皮肤过敏试验。

(3)做好患者的体征变化记录。

(4)做好术前备皮及输血准备。

3.术后护理

(1)做好口腔颌面外科术后常规护理。遵医嘱使用抗生素、止血等药物。

(2)注意伤口渗血情况及呼吸情况,如有渗血应加压包扎,但防止加压过紧。观察包扎有无松动、脱落,以防止积液或发生涎瘘。

(3)术后如有面神经麻痹,出现口角歪斜,可局部进行理疗或进行药物治疗。

（九）护理评价

1.患者能够认识引起焦虑的原因,进行自我控制。

2.呼吸道通畅。

3.患者伤口愈合良好,无出血和感染发生。

4.患者正视颌面部结构和功能的改变,并表现出积极的适应行为。

5.进食满足机体需要,无营养不良发生。

（十）健康教育

多形性腺瘤系良性肿瘤。肿瘤有包膜,但其厚薄不一,有时包膜内有瘤细胞侵入或形成卫星瘤结,因此单纯切除者复发率高。复发多为种植性,形成多中心性瘤结节。此瘤可发生癌变。

（杨守华）

第十二章　肿瘤护理

第一节　鼻咽癌的护理

鼻咽癌(carcinoma of nasopharynx,NPC)是原发于鼻咽黏膜上皮的恶性肿瘤,其恶性程度较高。鼻咽癌发病率占头颈部恶性肿瘤的首位,为我国常见的恶性肿瘤之一。广东、广西、湖南、福建、江西等省为世界鼻咽癌高发区。发病年龄多为中年人,男女比例为(2~3):1。

一、病因

鼻咽癌的发病机制可能与多种因素有关,其中 EB 病毒(又称人类疱疹病毒)和饮食习惯是鼻咽癌的重要诱因。常见因素如下。

1.EB 病毒感染　EB 病毒即人类疱疹病毒。大量研究发现病毒与鼻咽癌的发生有密切关系。根据这种情况,在常规体格检查时发现有鼻咽部异常、疑有鼻咽癌者,须检测 EB 病毒的抗原(VCA-IgA),滴度高者,强烈提示有进一步检查的必要。但 EB 病毒广泛存在于世界各地人群,而鼻咽癌的发生有明显的地域性,说明 EB 病毒感染并非是鼻咽癌致病的唯一因素。

2.环境与饮食　鼻咽癌可能与多种化学致癌物质有关,如亚硝胺类(咸鱼、腌制食物)及微量元素镍等。此外,维生素缺乏、性激素失调等均可以改变黏膜对致癌物的敏感性。

3.遗传因素　遗传因素也是重要的发病原因。鼻咽癌的发生具有明显的种族易感性和家族聚集性。鼻咽癌主要发生于黄种人,亚洲南太平洋地区国家多见。生活在低发地区的海外华侨及其后裔仍保持高发倾向。这同时也提示鼻咽癌是发生在 DNA 水平的一种恶性肿瘤。

二、病理

(一)病理分型

鼻咽癌常发生在鼻咽部咽隐窝和顶前壁,病灶可呈结节型、菜花型、溃疡型、黏膜下浸润型等多种形态。

按组织学类型分为:鳞状细胞癌、腺癌、泡状核细胞癌、未分化癌。95%以上鼻咽癌属低分化癌和未分化癌,恶性程度高,生长快,易出现浸润性生长及早期转移。

(二)浸润与转移

1.淋巴转移　是鼻咽癌最主要的转移途径。

2.直接扩散　鼻咽癌易向鼻咽腔各方扩展,在临床上引起相应的症状。

3.血行转移　鼻咽癌血行转移多见,死亡者中半数或以上有远处转移。以骨转移尤其扁骨转移最多见;其次是肝和肺转移,常同时有多处转移。

三、临床表现

(一)鼻部症状

由于原发肿瘤突破表面黏膜而出现血涕,回吸时鼻分泌物常带有血丝或血块,以晨起后多见,是早期症状之一。晚期癌肿溃烂时,可有脓样涕或引起不易制止的大量出血,甚至有生命危险。初期多无鼻塞,当癌肿堵塞后鼻孔时,则可引起单侧或双侧鼻塞。

（二）耳部症状

鼻咽侧壁癌肿或鼻咽其他部位癌肿堵塞或压迫咽鼓管时,常出现卡他性中耳炎,引起耳鸣、耳闭塞及听力下降,或伴有鼓室积液。自觉有耳部症状者约占17％。

（三）脑神经症状

癌肿可循咽隐窝上方的颅底破裂孔侵入颅内,久之颅底骨质破坏,病变扩大。常先侵犯第Ⅴ及Ⅵ脑神经,继而累及第Ⅳ、第Ⅲ及第Ⅱ脑神经。第Ⅴ脑神经受损后,患者觉有一侧剧烈头痛、面部麻木、下颌向患侧偏斜、咀嚼困难、角膜和下颌反射消失。侵及第Ⅵ脑神经者,患侧眼外直肌发生瘫痪,眼球呈内斜视位,则有复视症状。其他脑神经如被侵犯,则可有视力丧失、眼球固定等表现。肿瘤可直接侵犯咽旁间隙或由转移的淋巴结压迫,造成第Ⅸ、Ⅹ、Ⅻ脑神经受损,出现软腭瘫痪、反呛、声音嘶哑、伸舌偏斜等症状。

（四）颈淋巴结转移

常为最早发现的体征。颈部肿块为此病首发症状者约占60％。若原发癌位于鼻咽一侧,通常先转移到同侧颈淋巴结,后可侵及对侧。肿大淋巴结常出现在耳后和下颌角后方的颈内静脉上群深淋巴结,以后病变逐渐向下蔓延,累及颈深中、下群淋巴结及锁骨上淋巴结。颈部肿块增长迅速,大者可如拳,多无疼痛,如肿瘤已浸润颈部软组织,或肿大严重者,则可发生颈部疼痛。检查时颈部肿块多较坚硬,表面呈小结节性,与周围粘连时不易推动。可互相融合成巨大肿块。

四、辅助检查

1. 鼻镜检查　包括前鼻孔镜检查、间接鼻咽镜检查、纤维鼻咽镜检查。
2. 颈部触诊　颈部可触及质硬、活动度较差或固定、无痛性肿块。通常应常规进行活检。可先进行穿刺,将穿刺取出物做细胞学或病理学检查。若由于穿刺组织较少而不能明确诊断,可进行手术,将肿瘤大体切除,进行病理检查。
3. EB病毒血清学检测　EB病毒血清学检测可作为鼻咽癌诊断的辅助指标。
4. 影像学及B超检查　鼻咽CT、磁共振成像（MRI）和B超检查,有利于了解肿瘤侵犯的范围,有无转移。

五、处理原则

鼻咽癌的治疗方法包括放疗、外科手术治疗、化疗、免疫治疗和中医药治疗等。

（一）放疗

鼻咽癌多为低分化鳞癌,对放射线高度敏感,且原发病灶和颈淋巴结引流区可以包括在照射野内,各期鼻咽癌放疗的5年生存率为50％左右。鼻咽癌的放疗可分为根治性放疗和姑息性放疗。

1. 根治性放疗的适应证
（1）全身状况较好,无恶病质者。
（2）颅底无明显骨质破坏者。
（3）CT或MRI片示鼻咽旁无或仅有轻、中度浸润者。

(4)颈淋巴结最大直径<8cn,活动,尚未达锁骨上窝者。

(5)无远处器官转移者。

2.姑息性放疗的适应证

(1)功能状态评分标准(KPS 评分)60 分以上。

(2)头痛剧烈,鼻咽有中量以上出血者。

(3)有单个远处转移者或颈淋巴结转移>10cm。

经姑息放疗后如一般情况有改善,症状消失,远处转移灶能控制者,可改为根治性放疗。

鼻咽癌应用放疗使肿瘤细胞得到杀灭,但正常组织或器官也不可避免受到照射而产生放射反应。放射反应与剂量大小、照射范围、照射疗程数、正常组织或器官的耐受程度有密切关系。

(二)手术治疗

1.病理类型为高分化鳞癌或腺癌以及其他对放疗不敏感的癌瘤,病灶局限在顶后壁或前壁,全身无手术禁忌证者可考虑对原发病灶的切除。

2.对放疗后鼻咽或颈部有残留或复发病灶,如局限在鼻咽顶后壁或前壁,无颅底骨破坏,一般情况好,近期做过放疗不宜再继续者,可考虑切除病灶。

3.颈部有残留或复发时,如范围局限可考虑做颈部淋巴结清除手术。

鼻咽癌放疗后颈淋巴结有残留时手术宜早。在放疗后 3~6 个月内及时处理,预后较好。

(三)化疗

鼻咽癌确诊时约 75% 的患者已属于中、晚期,病期愈晚,远处转移机会愈多,预后亦愈差。化学抗癌药物治疗鼻咽癌有一定的近期疗效,大剂量 DDP 及 5－Fu 可取得 90% 的缓解率。但应用化疗后还需要结合放疗,可能使肿瘤缩小或消灭微小病灶,提高治疗效果。主要方法如下。

1.联合化疗方案

(1)CF 方案:环磷酰胺＋氟尿嘧啶。

(2)PF 方案:顺铂＋氟尿嘧啶。

(3)PFA 方案:顺铂＋氟尿嘧啶＋多柔比星。

(4)CBF 方案:环磷酰胺＋博来霉素＋氟尿嘧啶。

2.放疗联合化疗 治疗效果较好,5 年生存率较高。

六、护理

(一)放疗的护理

1.心理护理 评估患者对疾病和健康的认识、精神及情绪状态、人格类型、感知和辨认能力、对压力的反应、对自己目前状况的态度和自我形象概念等。解除患者的精神压力,消除紧张、焦虑和恐惧。请治疗效果较好的患者介绍治疗经验,向患者解释有关肿瘤治疗的常识,增强患者战胜疾病的信心。

2.照射野皮肤护理 放疗后可出现皮肤和皮下组织放射反应,照射区内皮肤一般可出现红斑、色素沉着、毛发脱落和干性脱皮。如照射速度快,且皮肤有水肿时仍继续照射,则可形成水疱,融合成大片湿性脱皮,并出现渗液、糜烂成湿性皮炎。面颈部常有皮肤及皮下组织萎缩、皮肤变薄、毛细血管扩张、色素减退等。放疗期间,应评估患者皮肤的颜色、弹性、完整性、有无出血点和瘀斑。要保持局部皮肤清洁干燥,因水分电离可加重皮肤损伤。

3. 注意口腔卫生,防止继发感染

(1)保持口腔清洁,勤漱口,多喝水。注意口腔卫生,使用软毛牙刷,并用生理盐水或复方硼砂含漱液(朵贝尔氏液)漱口,最好是三餐后、临睡前刷牙漱口。口腔黏膜分泌物增多时要增加漱口次数,同时多饮水,预防唾液腺分泌减少引起的口干,根据口腔 pH 合理选用漱口液,每次含漱至少 1 分钟。溃疡局部可喷金因肽,促进黏膜恢复,并做张口运动,使口腔黏膜皱襞处充分进行气体交换,破坏厌氧菌的生长环境,防止口腔继发感染。放疗前必须洁牙并治疗牙疾,常规拔除深度龋齿和残根,除去金属齿冠等,伤口愈合后方可放疗。以免放疗后局部抵抗力降低,如拔牙,会引起广泛骨坏死。

(2)宜进清淡、易消化的温凉半流质或流质饮食,避免食物刺激,加重口腔黏膜损伤。

(3)遵医嘱加强雾化吸入、抗感染及营养支持治疗。

4. 鼻咽腔护理　放疗期间,每日鼻腔冲洗 2 次,清除鼻咽腔分泌物及脱落的坏死细胞,保持鼻咽腔清洁湿润,预防和减少局部感染的发生。患者可取坐姿,应用生理盐水进行冲洗;鼻腔干燥者可用复方薄荷油自行滴鼻(2～3 次/日),或使用石蜡油湿润鼻腔;鼻塞可滴呋麻或 1‰ 麻黄素液;炎症严重者可用抗生素冲洗。对放疗后鼻腔出血量较少者可在鼻窦部置冰袋或应用麻黄碱纱条填塞鼻腔;出血量较多患者应立即将患者平卧,头偏向一侧,压迫颈外动脉止血,通知医生,备好抢救药品及物品,配合医生处理。嘱患者勿用力咳嗽、打喷嚏、捏鼻、抠鼻或擤鼻涕,减少对鼻咽部的刺激。

5. 饮食指导　放疗过程中可出现食欲减退、恶心、呕吐、味觉异常,唾液分泌明显减少,患者口干,进干食困难。因此,应评估患者放疗期间味觉和嗅觉的变化,给予恰当指导,目的是改善患者的营养状况,减轻肿瘤本身消耗和治疗中消耗,以保证患者能顺利完成放疗计划。

(1)鼓励进食:放疗后饮食无味或异味及出现口腔黏膜反应时,要鼓励患者进食,做到少量多餐。口腔反应严重时应以半流食或软烂食物为宜,如面条、蛋羹、肉汤、鱼汤、肉粥等。饮食口味要清淡甘润,不宜生冷,以免生寒伤胃,可口含话梅、罗汉果、橄榄、青果等,以刺激唾液分泌,减轻干燥症状。鼓励患者少量多次饮水,以增加排尿量,促进放疗后产生的毒素排出体外。

(2)吞咽困难不能进食者,加强营养支持治疗。

6. 咽痛护理　照射过程中常有咽喉疼痛。严重的病例应暂停照射,适当休息,待反应消退后再治疗。可在放疗过程中加强雾化吸入,给予抗感染及营养支持治疗,必要时应用镇痛剂。

7. 加强功能锻炼　咀嚼肌、颞颌关节受到照射可引起不同程度的张口困难。

8. 预防感染　防止放疗期间感染,影响疗效。

(二)围手术期护理

1. 术前护理

(1)常规准备:遵医嘱禁食、禁饮;教会预防咳嗽和打喷嚏的方法。

(2)备皮范围:术前一日按手术要求准备手术区皮肤、剪鼻毛,做好个人卫生处置;颈部清扫患者,剃去术侧颈上 5～6cm 的头发。

(3)完善术前相关检查,放疗后患者,注意白细胞及血小板计数的变化。

2.术后护理

(1)病情观察:观察切口敷料的渗血、渗液情况,如渗出严重及时通知医生,积极处理。

(2)饮食指导:术后第一日起给予半流质饮食,以后酌情改为普食。鼓励患者多进食高蛋白质、高营养、高维生素的低脂饮食,促进切口愈合。注意勿进食过热,防止切口出血。

(3)体位和活动:术后常规给予平卧位,头偏向一侧。清醒后,无特殊情况可采取半卧位,以减轻切口张力,减少出血。以后可根据患者病情鼓励下床活动,防止便秘和肺部感染。

(4)负压引流的护理:颈部淋巴结清扫患者,术后注意观察引流液的颜色、性质和量,如有异常及时通知医生。

(三)化疗的护理

化疗期间指导患者进食营养丰富的清淡饮食,在使用顺铂期间应大量饮水,保持尿量在每日 2000~3000ml 以上,利于稀释代谢产物并使之迅速排出,以减轻肾毒性等毒副作用;大剂量氟尿嘧啶可引起严重腹泻,化疗过程中注意观察患者排便次数,如出现腹泻每日超过 4~5 次者,应立即通知医生及时处理。

(何春艳)

第二节　口咽癌的护理

口咽是整个气道中上方的通道,它是鼻咽、喉咽、口腔在解剖与功能方面保持顺畅的延续。这些结构具有多种功能,包括言语、吞咽、免疫抑制与呼吸功能。口咽部恶性肿瘤约占全身恶性肿瘤的 1.3%,占头颈部恶性肿瘤的 4.2%。根据不同疾病采取不同的治疗方式。预防与早期诊断对于口咽癌预后和功能保留至关重要。

一、病因

目前,口咽癌的发病机制尚不明确,口咽癌的发生可能与多种因素相关,主要致病因素如下。

1.吸烟　烟草中的致癌因素主要是化学物质苯并芘。吸烟者不仅容易患口腔癌,而且在治愈后继续吸烟,发生第二原发癌的机会也会大大增加。

2.乙醇(酒精)　乙醇本身并没有致癌性,但乙醇可以作为致癌物质的溶剂,促使致癌物质进入口腔、口咽黏膜,损害肝脏,从而影响肝的化学解毒和生物转化作用。大量饮酒者常出现细胞免疫的高度抑制。同时有吸烟和饮酒嗜好的人群,口腔癌的发生率是不吸烟饮酒者的15.5 倍。

3.炎症刺激与机械损伤　口腔卫生不良常使颊黏膜与牙龈、舌部产生慢性炎症,而不合适的义齿、残根、锐利的牙嵴等常与舌部、颊黏膜发生摩擦,这样长期的炎症刺激与机械性损伤共同作用,成了促癌的因素。

4.其他因素　有学者报道,人类乳头状病毒的一些类型与口咽癌的发生有关系。此外,遗传、机体易感性、营养代谢障碍、种族及放疗等也与口咽癌的发生有关。鼻咽癌放疗后,舌癌的发病率可大大增加。放射性癌均在放疗区内,可发生于口腔、咽腔任何部位,潜伏期较长,为 5~32 年,平均为 13 年。

二、病理

(一)鳞状细胞癌

所有的口咽肿瘤中,90％以上为鳞状细胞癌。分为:

1. 角化型鳞状细胞癌。

2. 非角化型鳞状细胞癌。

3. 基底细胞样鳞癌。

4. 疣状细胞癌。

5. 梭形细胞癌。

6. 淋巴上皮源性肿瘤。

(二)小涎腺肿瘤

口咽的小涎腺肿瘤包括腺样囊性癌、黏液表皮癌和腺癌。在这些病理类型中,肿瘤的位置、大小、分期、肿瘤边缘、骨侵犯、神经侵犯是判断预后的因素。

(三)肉瘤与其他少见肿瘤

横纹肌肉瘤是儿科常见的快速增长的间叶源性肿瘤,它是头颈部最常见的肉瘤。分为4类:胚胎性横纹肌肉瘤、腺泡性横纹肌肉瘤、多形性横纹肌肉瘤和葡萄状横纹肌肉瘤。其他肉瘤包括两类,一类是自发性的,另一类是放射诱发的。放射诱发肉瘤易转移,最常见转移部位是肺,淋巴转移并不常见,肉瘤对放疗不敏感。

三、临床表现

口咽癌根据发病部位的不同,可以分为舌癌、扁桃体癌、软腭癌、颊黏膜癌。不同位置的口咽癌存在不同的特征,但临床表现相似。

1. 异物感 口咽癌初期仅为咽部异物感,粗硬的食物通过时,略有不适或疼痛。

2. 溃疡 口咽部鳞癌易发生溃疡,多为质硬、边缘隆起不规则、基底呈凹凸不平的浸润肿块,溃疡面波及整个肿瘤区。

3. 疼痛 口咽癌早起无疼痛或者仅为轻微疼痛,当肿瘤溃疡时出现较明显的疼痛,但是疼痛程度不如炎症剧烈。常表现为牙痛、耳痛、咽痛等三叉神经支配区疼痛。牙痛可因牙龈癌引起,也可因颊黏膜癌、硬腭肿瘤、口底癌或舌癌侵犯牙龈或舌神经所致。耳痛、咽痛可因侵犯咽侧壁而引起。此外口咽癌还可以沿神经扩散,引起颌面部麻木与疼痛。

4. 斑块 斑块多以白斑与红斑多见,少见黑斑。白斑癌变较少,但当白斑由均质型变为不均质型、表面出现不平整、颗粒状或溃疡,或斑块变厚出现硬结时,考虑癌变。若出现鲜红色、天鹅绒样斑块,边界清楚,周围固定,即使表面光滑,不高出黏膜面,也可能为早期癌变。若红斑基底上夹杂白色斑点或边缘不规则,表面稍高呈桑葚状或颗粒肉芽状,往往为早期浸润癌。若黑斑色泽加深,增厚,出现结节或溃疡,应考虑恶变。

5. 其他

(1)病灶出血或张口困难。

(2)发音异常或呼吸困难。

(3)淋巴结转移。

四、辅助检查

(一)体格检查

口咽的指诊是非常重要的。它可以评估肿瘤与下颌骨的潜在的固定关系,也是评估舌根病变黏膜下侵犯最好的方法。指诊检查后的再次检查常常可以发现指诊按压后出血的非正常黏膜。

(二)影像学检查

影像学检查 CT 和 MRI 等来判别肿瘤性质,并了解肿瘤局部转移情况。

(三)原发肿瘤活检

早期活检可判断肿瘤性质。

五、处理原则

(一)手术治疗

手术切除是治疗口咽癌的主要治疗方法,切除病灶的同时,在不影响疗效的情况下尽可能保留和恢复患者的咀嚼、吞咽和语言功能。原发灶复发和颈部淋巴结转移是影响预后的重要因素。由于带蒂皮瓣和血管吻合术的普及使得口咽癌的治疗得到了更大的进展。颈淋巴结清扫是颈淋巴结转移的主要治疗方法。

(二)放疗

早期口咽癌,放疗和手术治疗的效果相似。但因手术损伤大、功能影响明显,因此国内外对早期口咽癌均主张首选放疗。局部晚期口咽癌的治疗以手术和放疗的综合治疗为主。

(三)化疗

口咽癌所用药物主要为顺铂(DDP)、5-Fu 等。联合化疗方案主要是含 DDP 和不含 DDP 的两大类。含 DDP 的联合化疗方案疗效优于单一用药,亦优于许多不含 DDP 的联合化疗方案。以 DDP 为基础的联合化疗方案在晚期癌的治疗中目前认为是最为有效的。常用的化疗方案包括:①MVP 方案:顺铂+长春新碱+甲氨蝶呤。②PMDY 方案:顺铂+平阳霉素+甲氨蝶呤。

六、护理

(一)术前护理

1.心理护理

(1)建立良好的护患关系,用亲切礼貌的语言,多与术前患者沟通,细心地向患者讲解一些简单的疾病知识,使患者对护士产生一种依赖与信任。

(2)术后语言沟通障碍方面,护理人员应告知患者随着疾病恢复,不会对日常生活交流造成影响。术后患者面部及口腔形态的改变,使多数患者产生焦虑,护理人员应鼓励患者积极面对。

(3)家属的支持对患者的心理有很大影响,家人的关心与爱护,可使患者内心情感得到满足,很大程度地降低心理负面情绪。

2.体位练习 因术后强迫体位,故应在术前做好床上排便训练,指导患者深呼吸及有效咳嗽的方法。游离皮瓣患者协助练习保持头部制动、健侧下肢的小范围移动,训练去枕平卧,双肩垫高 10cm,头尽量后伸保持 5~10 分钟,根据患者年龄及身体状况每日练习 3~4 次。

3.清洁口腔 术前 3 日,每日 2 次使用抗炎清洁作用的 0.08% 甲硝唑盐水进行漱口,减轻口腔污染,防止口腔炎、舌炎,有利于术后切口愈合,预防局部感染。

4.戒烟 要求患者戒烟,为患者建立无烟环境,防止患者被动吸烟。烟草中的尼古丁可导致微血管内皮增生性改变和血管弹性下降,出现缺血性改变和血流变慢,使小动脉收缩痉挛和小血栓形成,而致皮瓣移植术后患者血管危象的发生。因此应对吸烟患者及周围吸烟人群讲明利害,劝其戒烟,对立即戒烟有困难者应劝其减少吸烟量,逐渐戒烟。

5.皮肤准备 术前沐浴,保证术区和供皮区皮肤清洁,同时观察供区是否有皮肤破损、静脉曲张、皮肤感染、皮疹等疾病。供皮区的健康状况及血管完好是确保移植成功的前提,故应严格保护好供皮区的皮肤及血管,严禁供皮区进行皮试、穿刺等损伤性处置。需要皮瓣移植部位,术前备皮,保证皮肤完整性。

6.语言训练 术后患者口腔内组织、下颌骨的切除以及行预防性气管切开,可导致一段时间内无法语言沟通,应在术前评估患者文化程度,指导患者简单的哑语手势,还可以备字卡、图表、写字板等,以便术后交流,使患者的需要得以满足。

(二)术后护理

1.体位

(1)常规卧位:全麻术后当日,患者取去枕平卧位,6~8 小时后可适当抬高床头。术后第一日起,患者采取半卧位,防止胃内容物反流,导致吸入性肺炎。减少术区出血,有利于咳嗽排痰,保持呼吸道通畅,改善患者通气功能,提高组织供氧情况。在患者活动翻身的过程中,要保持头颈与躯干为轴线,以防止牵拉切口,致气管套管脱出,或者对气管壁产生刺激而引起患者呛咳。

(2)特殊卧位:头颈部游离组织瓣常与颈外动脉、甲状腺动脉、颈外静脉、面静脉相吻合,头部的扭动、牵拉可导致颈部血管受压和吻合口张力增加,影响组织瓣的血运,因此移动患者时,必须保持头、颈、肩在同一水平。要求术后平卧 2~3 日,仰卧,头部制动,去枕后抬高 10°~15°,呈低坡卧位。低坡卧位不但使患者感到舒适,且能促进头面部及移植皮瓣静脉回流,减轻水肿。头颈部制动保持正中位或稍偏向患侧,使血管吻合口处于最小张力,这种强迫体位保持 3~5 日后采用低半卧位,抬高床头 30°,绝对卧床 7 日,颌面部不可受压迫及冷刺激,供区肢体抬高 30°制动。股前外侧肌皮瓣游离移植者腿部抬高 15°制动,观察指(趾)末梢血运、皮温、皮色变化。按摩四肢肌肉及受压部位,减轻患者长时间处于强迫体位造成的疲劳不适,预防褥疮。因卧床时间长,易发生下肢深静脉血栓,所以尽量应用经外周中心静脉置管(PICC)输液,避免下肢静脉留置针,并多做下肢的被动运动。

2.气道管理

(1)正确吸痰,保持呼吸道通畅:术后 1~2 日内,痰液较多,而且多为血性痰液,容易附着在套管的内壁上,甚至阻塞套管,应按照正确的吸痰方法,随时吸痰。选择大小合适的吸痰管(直径不超过气管套管的 1/2),吸痰时应动作轻柔,吸痰时间<15 秒,并严格掌握吸痰注意事项。为减少刺激,应在患者吸气时插入,吸痰前可在气管内滴湿化液或定时做雾化吸入,稀释痰液,利于吸出。吸痰过程中要密切观察患者有无缺氧症状,一旦出现,立即停止吸痰给予氧气吸入。全麻当日一部分患者咳痰反射不明显或痰液干燥,即使有血性痰液淤积在气道内,也不能主动咳嗽。因此,在术后当日应采取主动吸痰,清除套管内的血性痰液,防止形成血痂

阻塞呼吸道。微血管吻合患者术后室内温度要求偏高,加速气道内水分蒸发,因此要加强气道湿化,防止痰痂形成,可遵医嘱适当使用氨溴索及激素类药物气管内滴药,或雾化吸入。

(2)气囊套管的护理:为防止患者术后发生误吸,为一部分患者选用气囊套管,气囊处于充盈状态时,可以有效防止口腔、鼻腔分泌物误吸入呼吸道内。为防止气囊长期压迫气管壁,造成气管壁黏膜的破损甚至坏死,气囊应定时充放气。气囊充放气在术后 6 小时后开始,放气之前,应先吸净呼吸道、口腔及鼻腔内的分泌物,每 3～4 小时放气一次,每次放气时间为 20～30 分钟,放气后立即吸痰或嘱患者自行咳嗽,防止误吸。放气结束后,同样吸净口鼻及呼吸道内分泌物,再充气。气囊的充气毫升数量并没有明确的规定,一般在充气后,用手轻捏气囊,感觉"比鼻尖软,比口唇硬"即可。

3.加强饮食营养的摄入　术后当日,应为禁食、禁水状态,但因术中的陈旧性血液沿食管流入胃内,患者易产生胃部不适症状,术后当日要接通胃肠减压。术后第一日起,患者在恢复初期以鼻饲饮食为主,主要为营养粉及匀浆膳,并且按照"浓度由低到高,容量由少到多,速度由慢到快"的原则。鼻饲流质饮食应以清淡为主,但也要确保饮食中的营养均衡,富含充分的维生素和蛋白质,温度控制在 38～40℃,每次鼻饲量不超过 200ml,间隔时间不小于 2 小时,每日鼻饲在 6 次以上,少量多餐。在鼻饲前应该协助患者翻身、叩背、咳痰,痰液清理干净后方可开始鼻饲,在鼻饲后 1～2 小时内,减少吸痰次数,适当抬高床头,以避免咳嗽和呕吐。待患者胃肠功能稳定,术后恢复良好,可适当为患者增加营养的摄入,如骨汤、蔬菜汁、果汁等。每日 3 次给予口腔护理,并指导患者病情允许的情况下自行打理,漱口水含漱。

4.血管危象　血管危象是指术后因动、静脉栓塞或血管痉挛致使动、静脉通路受阻而出现血液循环障碍,也就是游离皮瓣与受区吻合血管的痉挛或血栓形成,使移植皮瓣坏死导致手术失败。血管危象发生的时间多在术后 72 小时之内,尤以 24 小时内高发,因这个时间段是血管损伤后,其内有形成分的聚集高峰阶段。24 小时后这种现象开始逐渐减退。血管危象根据病理学可分为血管栓塞(血栓)和血管痉挛。因血管壁粗糙,血流缓慢,血液处于高凝状态,故血栓好发于术后 24 小时内。引起血栓的因素为微血栓形成或血管吻合口不佳,应用解痉药物无效,必须早期手术探查,排除栓子,重新吻合才有救治的可能。而血管痉挛好发于术中或术后 48 小时后,常因疼痛、血容量不足或温度过低而引起,这类病变采用保守治疗,应用解痉药物有效,这是血栓与血管痉挛的明显差别。早期发现、尽快处理、手术探查是抢救血管危象唯一有效的方法。从生理学上,血管危象分为动脉危象和静脉危象。

(1)动脉危象:是指动脉血栓形成,多发生在术后 24～72 小时之内,病情变化较快。发生原因:①低温引起动脉血管的痉挛。②术中血管吻合不佳或血管清创不彻底造成动脉的血栓形成。③血管蒂受压、血肿压迫。④局部感染。

(2)静脉危象:是指伴行的静脉回流受阻或栓塞,其病情变化相对动脉危象来讲,过程要慢。发生原因:①术中血管吻合质量不佳或血管损伤致术后静脉回流不良。②静脉血管壁平滑肌少,较少发生血管痉挛,故静脉危象多是血管蒂扭曲受压,静脉栓塞而致。③血管外因素:如血肿、组织水肿的压迫,由于静脉壁相对动脉壁薄而软,容易扭曲变形,也更容易受外力因素发生堵塞,而头颈部的绝对制动、术后局部肿胀压迫及静脉血回流速度较慢等因素均促使静脉血栓形成,导致静脉血管危象发生率远高于动脉,所以防止术后继发性静脉血栓形成是保证移植皮瓣成活的重要条件。

(3)血管危象的临床表现及观察方法

①皮瓣颜色:皮瓣的颜色是判断血运最易观察、最可靠的指标。观察时应避免干扰因素,如光线、消毒剂的影响,应将烤灯关掉,在自然光线下观察,如光线不佳,也可用光线柔和的手电筒照射,以更好更直观地判断,如患者术后张口困难,可用开口器协助张口。皮瓣的正常颜色应为术后略发白并很快转为淡红或粉红色。若质地平滑柔软,弹性良好,与周围组织颜色一致,没有瘀斑,表面有正常的皮肤皱褶,毛细血管反应正常,表示血运良好;若皮瓣颜色苍白、萎缩,毛细血管反应迟缓,则提示血供不足。静脉淤血时,皮瓣的颜色由红色转为暗红色并逐渐变紫色甚至暗紫色、紫黑色,皮瓣张力增加,水肿明显,皮纹不明显甚至消失,局部肿胀甚至出现水疱。毛细血管充盈在早期加快,随病情发展逐渐减慢甚至消失,说明动脉伴行的静脉回流受阻或发生血栓。正常组织皮瓣的颜色应与周围组织保持一致,而口腔内移植组织皮瓣在早期由于唾液的浸润,颜色会略发白,属正常现象,应做出正确的鉴别判断。

②毛细血管反应检测方法:毛细血管的反应通过血管的充盈试验来检测,方法是:用消毒的小指指腹或无菌棉签压迫皮瓣1秒,1秒钟后放松来判断局部血供情况。如果皮瓣变白区域在1～3秒内颜色恢复为血供良好;如超过3秒甚至5秒以上,则提示微循环有静脉回流受阻的可能;当动脉血供不足时,皮瓣颜色长时间白色甚至灰白色,肿胀不明显,皮纹增加,弹性减退,毛细血管充盈试验时间延长或消失。

③皮瓣温度(皮温)的观察:皮温是反映血液循环最敏感的指标。由于修补的皮瓣与创面断缘组织间的血液循环建立是一个渐进的过程,在此期间,断端的血管需要再生与再通,故皮瓣区温度应稍低于近处皮温约1℃为正常范围,应定时定位置用皮温计来测量温度,如发现皮温下降明显或皮瓣区温度低于邻近组织皮温2～3℃,是动脉供血不足的先兆,如果相差3～5℃,表示有严重的血液循环障碍。

④针刺皮瓣出血试验:用无菌1ml注射器针头于组织皮瓣中心刺入0.5cm,轻微捻后拔出,仔细观察出血情况,如果有鲜红色血液渗出,说明动脉回流正常;如无血渗出或渗血减少,渗出特别缓慢,说明血液循环差,提示有动脉危象;如果渗出为暗红色、紫黑色血液,说明有静脉充血,提示有静脉危象的发生。

因术后72小时内是危象的高发时间段,而7～8日后则较少患者发生,所以上述内容应术后24小时之内每15分钟观察一次颜色及血管充盈情况,术后1～3日每小时观察一次,4～5日每2小时观察一次并详细记录。行针刺出血试验时,应由护士配合医生进行,注意深度和力量。针刺部位要准确,防止损伤皮瓣组织及血管吻合口。

5.心理护理　术后气管切开影响患者的语言、呼吸功能,使患者的身心受到巨大的创伤,常出现焦虑、抑郁情绪,从而影响术后康复进程。加强与患者的沟通,利用表情、手势等非语言的方式,与患者交流,鼓励患者表达出自己的情绪,在了解患者心理状态的同时,减轻患者对疾病的恐惧与悲伤。术后家人的情绪好坏会直接影响患者的心理及康复,家人应该克制自身的不良情绪,多关心、爱护患者,使其能早日回归社会,恢复正常生活。鼓励患者寻找一个健康的生活兴趣。

6.保温护理　移植皮瓣对外界环境的刺激非常敏感,特别是寒冷的刺激可使皮瓣的血管痉挛导致坏死。要求病房安静、通风、恒温,温度控制在25～27℃,严禁室温过低致血管痉挛。相对湿度保持在55%～65%,同时用红外线烤灯局部照射术区保温,与术区距离30～40cm,每隔1小时照射20～30分钟,烤灯局部保温应用7～10日,照射过程注意眼睛与颜面部的遮挡保护,并注意患者反应,防止烫伤。

7.语言沟通障碍 术后气管切开患者不能发音,存在很严重的沟通障碍问题,常常伴有焦急烦躁的情绪。通过术前指导患者及家属,掌握简单的手语手势,术后为患者准备写字板、纸、笔等方式来让患者表达需求。

8.疼痛 口咽癌术后患者往往感觉到强烈的不舒适感,根据医嘱预防性应用止痛泵等镇痛治疗,充分镇静、镇痛,使患者保持无痛状态,预防血管痉挛,避免吻合口血栓形成。护理人员应密切观察患者情绪变化,正确应用镇痛泵,评价镇痛效果。

9.引流管的护理 保证引流管的固定通畅,定时挤压引流管,观察引流液的颜色、性质、量。微血管吻合术后患者为防止血管栓塞,不给予止血药,因此引流量会相对较多,应注意观察,防止引流不畅,导致局部血肿压迫,影响皮瓣血运。负压要适当,保持在 20kPa 左右,负压过大,可直接影响静脉回流;压力过小,可因积血、积液间接压迫静脉,导致回流障碍,两者都将影响皮瓣成活。若引流量增多明显,呈鲜红色或有血凝块,提示可能出血,要及时通知医生。

(何春艳)

第三节　甲状腺癌的护理

甲状腺癌是头颈部较常见的恶性肿瘤,占全身恶性肿瘤的 1%～2%,女性多于男性,是男性的 2～4 倍,以 40 岁左右的中年人居多,随着生活环境及生活习惯的不断变化,肿瘤好发人群逐渐年轻化。由于地理环境不同,各地甲状腺癌的比例也不尽相同,甲状腺癌的预后效果较好。

一、病因

到目前为止,甲状腺癌的病因尚不明确。在临床实践中认为甲状腺癌的发病可能与下列因素有关。

1.内分泌因素 患者身体因素导致的激素水平异常,分泌甲状腺素缺乏导致。

2.与放射线照射有关 放射线对人体尤其是儿童、青少年有明显的致癌作用。头颈部放射对甲状腺有重要的致癌作用,尤其是小儿。

3.遗传因素 甲状腺髓样癌患者有家族史的倾向,可能与染色体遗传有关。

4.碘异常 高碘或缺碘均可使甲状腺形态结构发生改变导致癌变。

5.与良性甲状腺肿物有关 如甲状腺腺瘤和结节性甲状腺肿有发生癌变的可能。

二、病理

甲状腺癌组织类型有多种。组织学高分化的,早期发生浸润和转移;而一些低分化的,因长时间局限于甲状腺内,较少发生浸润和转移。根据不同的组织类型可分为以下几种。

1.乳头状腺癌 乳头状腺癌是最多见的类型,占成人 60% 和儿童全部。多发生在 40 岁左右的中年人,肿瘤的大小不一,多为单发,质硬,大部分没有包膜,边界不清,一般分化良好,癌组织较脆,色暗红,老年患者多呈苍白色。因其恶性程度低,患者可带瘤生存多年而无症状。主要转移途径是经淋巴结转移。

2.滤泡状腺癌 滤泡状腺癌约占 20%,居第二位。多见于中年以上的女性,一般病程较长,生长缓慢,属中度恶性。瘤体呈圆形、椭圆形或分叶结节状,多为单发,质软,具有弹性,有完整的包膜,切面呈红褐色,可有纤维化、钙化、坏死等退行性病变。一般瘤体边界欠清,早期少有症状,部分滤泡状癌可分泌甲状腺素,因而可出现甲状腺功能亢进的症状。有侵犯血管的倾向,33%可经血运转移到肝、肺、骨及中枢神经系统;颈淋巴结侵犯占10%,预后效果不及乳头状癌。

3.未分化癌　未分化癌较少见,占5%~6%。常见于70岁左右老年人,以男性多见,常有多年甲状腺肿大病史,质地硬,无包膜,边界不清,固定,局部可有压痛。其恶性程度高,生长迅速,常广泛侵及邻近组织,从而引起声音嘶哑、呼吸或吞咽困难、疼痛等压迫症状,确诊时已有转移。预后效果很差,多易发生血行播散转移到肺、淋巴结等。

4.髓样癌　甲状腺髓样癌较少见,占2%~5%,各年龄都有可能发生。肿瘤多为单发,具有家族遗传性,质地较硬,呈圆形或椭圆形,多无包膜,但边界清楚,可有轻度压痛感,切面灰白或淡红色,间质可有淀粉样物质。肿瘤侵及周围组织时,可引起声音嘶哑及其他压迫症状。一般属中度恶性,多数肿瘤生长缓慢,病程较长,可长达10余年。又称滤泡旁细胞癌,主要以淋巴转移为主。

三、临床表现

1.颈部肿物　典型的临床表现为进行性增大的无痛性甲状腺肿块,多数患者无自觉症状。早期发现甲状腺内有坚硬结节,可随吞咽上下活动。

2.压迫症状　大的肿瘤可有压迫症状,压迫气管可出现呼吸困难;压迫食管可引起吞咽困难;压迫喉返神经可出现声音嘶哑。

3.颈淋巴结肿大　颈部肿块增大可侵及颈部淋巴结,少数患者可以颈部淋巴结肿大为首发症状。

四、辅助检查

(一)体格检查

可发现甲状腺肿块或结节,质硬或吞咽时上下移动度差而固定。

(二)影像学检查

X线检查局部是否有钙化,可有砂粒样钙化,多见于乳头状癌。B超和MRI可判断病变范围及淋巴结转移灶。

(三)生化检查

血清生化检查有助于甲状腺癌的诊断及术后随访。T_3、T_4、TSH及甲状腺抗体TG的检测可鉴别结节的性质。TG如持续增高提示有转移复发的可能。TSH可以作为调节甲状腺片剂量的一个依据,临床疑为髓样癌的患者要测定血清降钙素的水平,若在正常最高值$0.2\mu g/L$(200Pg/ml)以上则有诊断价值,可进一步做钙剂激发试验;静脉注入氯化钙14mg/kg,4小时左右测血清钙素,最高值可达$1.0\mu g/L$(1000Pg/ml),这时髓样癌的诊断基本可以确定。

(四)病理检查

对于B超发现的可疑恶变的甲状腺结节,可采用针吸涂片细胞学检查来明确诊断。

五、处理原则

手术切除是各型甲状腺癌的基本治疗方式,并辅助应用核素、甲状腺激素和放疗等治疗。

（一）手术治疗

一般多行患侧腺体连同峡部全切除、对侧腺体大部分切除，并根据病情及病理类型决定是否行颈部淋巴结清扫或放射性碘治疗等。

（二）内分泌治疗

甲状腺癌行次全或全切除者应终身服用甲状腺素片，以预防甲状腺功能减退和抑制促甲状腺激素（TSH）。

（三）放射性核素^{131}I治疗

主要适用于：

1. 分化性甲状腺癌全甲状腺切除术后残留甲状腺组织的灭活，可以消灭残留的微小的甲状腺癌细胞，降低局部复发率。

2. 在甲状腺癌原发肿瘤手术无法彻底切除或已出现远处转移而无法切除时。

六、护理

（一）围手术期护理

1. 术前护理

（1）指导患者术前戒烟：为了减少患者术后痰液的产生，避免术后咳痰诱发出血，指导患者入院后戒烟，并教会患者有效咳嗽的方法。

（2）体位指导：为了使患者适应术中体位的要求。指导患者术前练习仰卧，颈后垫软枕，抬高15°～20°，尽量使颈部呈仰伸位。每日练习2次，根据患者的年龄、病情及耐受能力每次练习10～30分钟。

（3）饮食指导：术前饮食摄取的原则是给予足够热量以便于患者术后更快恢复体力，应摄入足够的谷类食物以保持碳水化合物的摄取。给予高蛋白质、高维生素、高热量饮食，甲状腺功能亢进患者在此基础上，还要保证足够的液体摄入，禁止饮用浓咖啡、浓茶等对中枢神经系统有兴奋作用的饮料。

（4）甲状腺功能亢进的观察与指导：观察患者的睡眠、饮食、体重、出汗情况，监测生命体征的变化，正确监测基础代谢率，及时与医生沟通，结合实验室检查结果判断是否有甲状腺功能亢进的发生。对甲状腺功能亢进患者，应遵医嘱给予口服碘剂，指导服药方法、注意事项，防止损伤口腔黏膜。为了避免接触黏膜可将碘剂滴在馒头或是面包上包裹吞服。碘可调节甲状腺功能，使增生的甲状腺退化，减少甲状腺素的合成，抑制甲状腺素的释放，减少腺体血流量，使腺体缩小变硬，以减少术中出血及术后甲状腺危象的发生。

2. 术后护理

（1）术后体位：①常规全麻术后体位。②待麻醉清醒，病情平稳后，可给予半卧位，便于颈部术后呼吸及引流。减轻头面部肿胀及切口张力，增加患者的舒适度。③头颈部手术患者无需长期卧床，可充分利用活动无障碍的有利条件，在保护切口的前提下，督促患者缓慢变换体位，并适当离床活动，以减少并发症的发生。④缩小头颈部的活动范围，以减少出血情况的发生。

（2）病情的观察：①监测生命体征的变化，给予低流量吸氧。②注意观察呼吸音，神志的变化。③减轻疼痛，促进患者舒适。④观察患者的发音、吞咽、呛咳情况。

（3）引流管的护理：保持引流管固定通畅，观察引流液的颜色、性质及量。如无液体引出，应观察患者呼吸、神志。必要时与医生沟通,观察切口周围皮下是否有皮下淤血情况。

(4)呼吸道护理:全麻气管插管可引起喉黏膜水肿及痰液阻塞,可造成患者呼吸困难,应密切观察患者情况,遵医嘱对症给予雾化吸入、氧气吸入。同时甲状腺癌术后患者床头应备气管切开包及负压吸引装置,因为术后气管软化和塌陷、声带麻痹、固定、切口出血等多种原因可引起呼吸困难甚至窒息,须立即配合医生床旁抢救,行气管切开术或清创手术。

(5)术后饮食指导:①全麻清醒 6 小时后患者无恶心、呕吐等不适症状时可饮少量温开水,若没有呛咳、误咽等不适,可进便于吞咽的温凉流质饮食,再逐步过渡到半流食及普通饮食。②吞咽疼痛时应指导患者颈部略前倾,低头进食,小口缓慢吞咽。必要时用手轻压颈部切口,减轻食物通过咽部时的疼痛感。③饮食不宜过热,以免使手术部位血管扩张,血流加速,加重渗血。④指导患者少食多餐,进高蛋白质、低脂肪、低糖、高维生素、高钙、低磷饮食。⑤低糖、低盐饮食可减轻术后患者咳痰费力症状。

3. 术后并发症的观察与护理

(1)呼吸困难与窒息

1)出血:术后比较早的出血可在 1~2 小时内发生,如果积血未经负压吸出可淤积在颈深筋膜的封闭间隙内,则 100ml 以内的出血量即可直接压迫气管导致突然出现进行性加重的呼吸困难,甚至窒息。所以甲状腺癌术后出血的危险性并不是由于血容量减少带来的危险,而是严重的呼吸困难和窒息。处理:应密切观察切口敷料有无渗出,观察引流液颜色、量,如发现引流液颜色鲜红呈新鲜血,每小时>100ml,甚至短时间内血量迅速增加,可判定有出血。也有部分患者表现为引流量很少,甚至无液体引出,应观察询问患者,如有明显的颈部紧压感,可通知医生,打开敷料查看切口周围是否有肿胀、皮肤张力升高,如有则表示切口内有出血,应立即通知医生,拆开缝线清创止血。

较晚的出血可在术后 24 小时甚至 48 小时出现,呈缓慢渐进性出血,临床表现为引流量增多,已拔管者可呈颈胸前大面积皮下瘀斑,并无明显不适感,有轻度颈部紧压感,烦躁,吸气性呼吸困难。处理:对此类后期出血患者,即使没有严重呼吸梗阻也应该再次行清创术,否则血肿继发感染或机化影响功能可产生不良后果。

2)喉头水肿:甲状腺切除及颈部淋巴结清扫术后,患者可出现不同程度的组织水肿或由全麻气管插管引起的声门水肿,多于术后 24~48 小时发生。患者出现较典型的喉鸣音及严重的呼吸困难。

处理:此时应安抚患者紧张情绪,同时立即通知医生。迅速给予激素类药物治疗并行床头气管切开术。

3)气管壁塌陷:长期生长的较大肿瘤与气管粘连压迫气管壁使之软化或萎缩。肿物切除后,软化的气管壁失去支撑发生塌陷导致窒息发生,或肿瘤长期生长压迫使双侧喉返神经损伤引起声带麻痹,致吸气性呼吸困难甚至声门闭合而窒息。

处理:密切观察患者呼吸、神志,倾听患者主诉,发现异常及时报告,协助医生行气管切开术,忌长时间高流量吸氧,拖延病情,贻误抢救时间。

4)术后患者痰液黏稠,阻塞气道,出现哮鸣音甚至窒息。主要是因患者高龄、吸烟、术后活动力差、咳痰无力、摄取的食物水分不足引起的。

处理:术前指导患者有效咳痰方法,术后增加水量的摄入,必要时吸痰,可有效缓解呼吸困难,喉头水肿。

(2)喉返神经损伤:喉返神经损伤可引起呼吸困难、声音嘶哑。患者手术完毕待麻醉清醒后护理人员应即刻观察患者发音情况,可诱导患者简短发音,注意声音音调的改变。一侧喉返神经损伤会引起短期声嘶,可由对侧声带向患侧过渡内收代偿,大约 6 个月发音会有所好转。双侧喉返神经损伤可能导致双侧声带麻痹、失音,甚至声门紧闭而窒息。

处理:窒息时需立即行气管切开术。如发生声哑、声嘶甚至失音应立即通知医生以确定病因,立即采取相应的治疗措施。术后因水肿、血肿压迫喉返神经引起的症状往往在术后 1～2 日内逐渐加重,可经雾化吸入激素类药物、静脉滴注营养神经类药物、清除血肿等治疗逐渐恢复。

(3)喉上神经损伤

1)喉上神经内支损伤后喉黏膜感觉丧失、吞咽反射障碍。进食尤其是饮水时出现吞咽呛咳、误咽。随时间延长,对侧黏膜神经代偿建立可使症状得到改善。

处理:护士应指导患者正确的姿势进食,低头小口缓慢吞咽,少食多餐,或用吸管缓慢吸饮,也可暂停流食改为糊状食物减轻反应。

2)喉上神经外支损伤后可出现声带松弛、声音低沉、说话费力且容易疲劳等症状。

处理:遵医嘱适当运用促进神经恢复药物结合雾化吸入等治疗可逐渐恢复。

(4)甲状腺功能低下所致低钙抽搐:若术中甲状旁腺受损可致术后低功能,血清甲状腺激素浓度下降可导致低血钙、高血磷。当血钙浓度降至 2.0mol/L 以下时患者可有低钙表现:神经、肌肉应激性显著升高,轻者有面部、口唇部或手足部的针刺、麻木或强直感;严重者面肌和手足有疼痛感,指间关节伸直,拇指内收呈"鹰爪状"。如不及时处理,持续性严重的痉挛甚至可以发生喉、支气管和膈肌的痉挛,引起呼气性呼吸困难、喉鸣甚至窒息。

处理:应注意观察术后患者的临床症状及自身感受,复查血钙值。一旦出现缺钙症状,轻者可口服钙剂;如症状明显,应立即给予缓慢静脉泵入钙剂,速度不宜过快,同时观察患者心率,如发生心率增快,患者自诉有发热感时,应放慢速度,防止心搏骤停。同时要防止药物外渗,因为葡萄糖酸钙外渗可发生局部组织坏死。此类患者饮食可选高钙食物,同时应限制牛肉、乳酪、蛋黄、瘦肉、鱼虾等含磷高的食物,防止血磷升高加速骨钙沉积引起血钙降低。手术刺激、血供不足引起的暂时性甲状旁腺功能低下,对症处置后症状可在 1～2 周内逐渐好转。如发生持久性甲状旁腺功能减退,则在长期补钙的同时加服维生素 D,以促进钙在肠道内的吸收。

(5)胸导管漏、淋巴漏:临床发生率低,在胸骨后甲状腺癌或甲状腺癌左颈联合根治术的患者中偶发。多在术后 2～3 日内发生,少数严重者在术后当日即可发生。可见颈部引流液为粉色或乳白色乳糜液,小的淋巴管损伤可引出清亮透明的黄色淋巴液。

处理:此时应给予恒定的负压吸引排出引流液,但避免负压过大,局部应加压包扎,以促进淋巴管闭合。并且密切观察引流液的量、颜色、性状。如渗出液较少,多数可自行愈合。如为胸导管漏液量较多,甚至每日＞500ml 应行伤口探查胸导管缝扎术,一般 7～10 日可愈合,同时指导患者进低脂饮食,补充适量的蛋白质及维生素。

(6)甲状腺危象:甲状腺危象是大量甲状腺素突然释放入血,作用于相应的器官,脏器对这种激素浓度骤升缺乏正常代偿而导致的心率增快、体温升高等全身代谢增高的表现。多发生于术后 12～36 小时以内,体温＞39℃,脉率可为 120～160 次/分。脉压＞6.7kPa(50mmHg),收缩压比术前可升高 4kPa(30mmHg)以上,患者可有烦躁不安、大汗、谵妄,甚至昏迷,常伴有呕吐、腹泻。也有少数患者为淡漠型甲状腺危象:表现为神志淡漠,软弱无力,体温降低,心率减慢,脉压减小,甚至昏迷死亡。

4.预防及处理

(1)术前做好病情观察,认真评估患者睡眠、饮食、体重及出汗情况,确切了解患者是否有甲状腺功能亢进症状,根据医嘱准确测量基础代谢率,指导患者正确服用碘剂,严格遵医嘱掌握剂量的变化。

(2)术后要密切观察患者的生命体征、神志变化,了解出入液量,营造安静舒适的病房环境。一旦出现症状立即通知医生,配合医生进行抢救,遵医嘱用大剂量碘剂、糖皮质激素类药物;迅速给予降温、镇静治疗;静脉输注大量葡萄糖溶液,保持水、电解质及酸碱平衡;给予氧气吸入以减轻组织缺氧。心衰及肺水肿的患者应对症给予洋地黄制剂和利尿药物。

(二)内分泌治疗的护理

告知患者服药的重要性,术后服用甲状腺素不但是替代治疗而且有积极的防止复发作用。甲状腺素片一般在早餐前30分钟服用,服药期间要注意观察用药后反应。个别患者刚开始服药时会出现心悸、失眠、多汗等情况。此时应在医生指导下减少剂量或停药数天,待上述症状消失后重新开始服药。甲状腺素片是一种胰岛素拮抗剂,可减少胰岛素和口服降糖药的效果。因此,对于糖尿病患者服甲状腺素药时,特别在刚开始时要定期测血糖,调整降糖药的剂量。

(三)放疗的护理

由于^{131}I发射出的射线穿透力较强,能影响周围环境和人群,因此患者必须在辐射防护病房接受隔离治疗。放疗前,患者应低碘饮食达2周。因为碘摄入过多会减弱甲状腺的碘摄取功能从而导致放射性碘治疗的效果不佳。

空腹一次性口服^{131}I口服液,服药后禁食2小时,服完后进入辐射防护病房直至出院,一般隔离5~7日。人体内^{131}I剂量<30mCi可出院,但不能到公共场所活动,避免与孕妇及婴幼儿接触,当体内剂量<8.5mCi时,可以在公共场所或医院内自由活动。女性患者1年内、男性患者半年内需避孕。出院后低碘饮食,可少量摄食海产品;服^{131}I后3~6个月进行随访,以评价治疗效果,确定下一步治疗方案。

(四)出院指导

1.患者出院时应指导其2年内定期复查,第1、3、6、12个月及时来院复查,有任何颈部肿物、呼吸困难等症状随时就诊。遵医嘱口服甲状腺素片,严格按照医生要求调整药物剂量,定期验血,复检甲状腺功能。

2.注意劳逸结合,心情愉快,适当活动,增强体质,合理饮食,禁烟、酒。

(吴建妮)

第四节 喉癌的护理

发生在喉部上皮细胞的恶性肿瘤称为喉癌。喉癌是头颈部常见的恶性肿瘤,我国华北和东北地区的发病率远高于江南各省,城市高于乡村,重工业城市高于轻工业城市。喉癌男性较女性多见,为(7~10):1,以40~60岁最多。

一、病因

到目前为止,尚未明确病因,但可能与下列因素有关。

1.吸烟、饮酒 研究表明,烟草中有致癌物质。烟草的烟雾可使纤毛运动停止或迟缓,引起黏膜水肿和出血,使上皮增生、变厚,鳞状化生长,成为致癌的基础。长期饮酒也可导致喉癌发病率上升。

2.空气污染 在工业生产中,空气被工业废气的灰尘污染,长期大量吸入,有致癌可能。

3.癌前病变 喉部角化症和喉部良性肿瘤,如乳头状瘤反复发作可发生癌变。

4.性激素 临床资料表明,喉癌的发生率男性明显高于女性,由此推测,性激素对喉癌的发生、发展可能有一定的影响。

5.遗传因素 吸烟致癌与体内芳香烃羟化酶的诱导有关。此种酶可使烟雾中的芳香胺等成分转化为致癌物,而芳香烃羟化酶的诱导力受遗传因素控制,故喉癌致病和遗传有关。

6.放射性物质 据文献报道,放疗后可能引起环状软骨癌和咽喉癌。

二、病理

喉部恶性肿瘤包括喉癌和喉肉瘤,喉癌可分为鳞状上皮细胞癌和腺癌。喉腺癌与肉瘤较少见,绝大部分为鳞状细胞癌。

根据肿瘤所在的部位分三个类型:声门上型、声门型、声门下型。声门上型分化较差,发展较快;声门型的鳞状细胞癌多分化较好,呈高分化到中等分化;声门下型呈中等到低分化,一般情况下,肿瘤越小,分化越好。有些肿瘤浸润较浅,仅位于基底膜下,成为表浅浸润或微小浸润。偶可见到肿瘤弥漫,而仍然呈表浅特性。

三、临床表现

喉癌常见的症状为:声嘶、呼吸困难、喘鸣、疼痛、吞咽困难、咳嗽等。其他症状包括咯血、体重减轻、口臭、颈部水肿、颈部淋巴结肿大和颈部肿块。

四、辅助检查

1.影像学检查 喉部 X 线检查常用于喉部肿瘤的诊断,检查方法有透视、平片、体层片、喉造影和 CT、MRI 扫描等。

2.喉镜 直接喉镜、间接喉镜和纤维喉镜。

3.活组织病理检查 必要时取活检。活检是确诊喉癌的主要依据,对于临床症状可疑而活检阴性者需反复进行活检。

五、处理原则

肿瘤治疗的首要目标是彻底地控制肿瘤,提高生存率,如果在现有技术条件下无法提高生存率,则以改善生存质量为主要治疗目的。在完成首要目标的前提下要尽量保留喉的语言功能、言语质量和正常的吞咽功能,应尽量避免气管造口。近年来,由于外科手术水平的提高和不断改进,以及部分喉切除术的推广,除了很早期的病变宜首选单纯放疗之外,对于其他病期的病变,可首选手术治疗。

（一）手术治疗

喉癌手术分原发灶切除和颈部清扫术两部分。

1. 原发灶切除

（1）声门上型喉癌的手术治疗：包括声门上水平部分喉切除术和声门上垂直部分喉切除术。

（2）声门型喉癌的手术治疗：包括部分喉切除术、全喉切除术和激光治疗。

2. 颈淋巴结清扫术　对于临床上已经有颈淋巴结转移的病理，目前主张进行颈淋巴结清扫术，包括根治性颈淋巴结清扫术和择区性颈淋巴结清扫术。一般认为，淋巴结直径＞3cm，或有包膜侵犯的颈部转移癌，应行根治性颈淋巴结清扫术；而对于转移淋巴结直径＜3cm，无包膜侵犯的颈部转移性癌，可行择区性颈淋巴结清扫术。

（二）放疗

放疗是当前喉癌治疗的重要手段之一。它能较好地保存喉的功能，但长期疗效不及手术切除。喉癌放疗包括根治性放疗、术前及术后放疗，同时运用部分或全喉切除。

1. 放疗适应证

（1）早期喉癌可首选根治性放疗。

（2）低分化或未分化癌应首选放疗。

（3）晚期喉癌可做计划性术前放疗或姑息减症治疗。

2. 术后放疗指征

（1）手术切缘不净、残存或安全缘不够。

（2）局部晚期病变。

（3）广泛的淋巴结转移（≥2 个）或淋巴结包膜受侵、转移淋巴结直径＞3cm。

（4）软骨受侵。

（5）周围神经受侵。

（6）颈部软组织受侵。

术后放疗一般在术后 3～4 周开始，最迟不应超过 6 周；对于高危患者，术后放疗时间应限制在 4 周内，否则局控率明显下降。

（三）化疗

1. 单纯化疗　单纯化疗用于喉癌的治疗，其效果并不理想。多数仅用于不能手术切除的晚期癌或复发癌的姑息治疗。常用的药物有：平阳霉素、顺铂类药物、紫杉醇、氟尿嘧啶等。

2. 诱导化疗　诱导化疗是近年来临床试验的一种综合治疗方法，即在手术或放疗前先进行化疗。常用药物有顺铂、氟尿嘧啶、紫杉醇、多西他赛等。诱导化疗适合中、晚期的患者。

3. 同步放、化疗　利用部分化疗药物具有放疗增敏和细胞毒性作用，争取使部分患者原发灶得到控制，避免手术，从而保全器官的功能。常用的化疗药物有紫杉醇、顺铂等。

（四）生物治疗

近年来，随着分子生物学、细胞生物学、肿瘤免疫学及遗传工程的发展，使肿瘤生物治疗成为肿瘤治疗的第四种方式。生物治疗主要包括：生物反应调节和基因治疗。尤其是近年有报道显示针对表皮生长因子受体（EGFR）的单克隆抗体的分子靶向治疗能提高喉癌患者的生存率。

六、护理

（一）围手术期的护理

1. 术前护理

（1）一般护理：①保证患者有足够的睡眠。②练习床上活动及床上大、小便。③练习简单的手语，或准备好纸笔、写字板、图画或字母表等，让患者利用这些工具，表达自己的意思，方便术后沟通。

（2）皮肤准备：①术前一日根据手术的范围按医嘱进行皮肤准备，观察皮肤情况，如皮肤有损伤或感染等，应及时报告医生考虑是否推迟手术。②做好全身清洁，如洗头、剪指（趾）甲、更衣等。

（3）口腔及呼吸道准备：①有饮酒、吸烟习惯者指导戒烟、酒。②治疗牙疾。③加强口腔卫生，术前 3 天给漱口液漱口。④训练深呼吸及有效咳痰。

（4）胃肠道准备

1）目的：预防手术麻醉时可能引起呕吐而导致窒息或吸入性肺炎；减轻腹胀等术后不适。

2）方法：术前饮食无特殊要求，尽量摄取足够的营养，以提高患者身体的营养状态。对不能经口进食或经口摄入不足导致的营养不良患者，可给予肠内、外营养支持，改善患者的营养状况，提高对手术的耐受力。手术前禁食 12 小时，禁水 4 小时。根据情况遵医嘱给予肠道准备。

（5）心血管系统准备

1）控制血压，合理用药。

2）急性心肌梗死患者 6 个月内不行择期手术，6 个月以上，只要没有心绞痛发作，在监护条件下可施行手术。

3）心力衰竭患者在心力衰竭控制 3～4 周后再施行手术。

（6）心理护理：讲解手术治疗的重要性及术后注意事项；采用病友间的"现身说法"有时比医护人员的话更有说服力，可解除或减轻患者对手术的恐惧、焦虑等不良心理。

2. 术后护理

（1）术后常规护理

1）生命体征的观察：密切观察生命体征，记录出入水量。注意观察患者有无发热、呼吸困难症状。

2）伤口的观察：注意伤口有无渗血、渗液，保持伤口敷料清洁干燥，如有渗出应及时更换敷料。

3）引流管的护理：术后留置的各种不同引流管，应妥善固定，保持通畅。每日更换引流盒，观察并记录引流液颜色、性质和量。

4）术后鼓励患者有效咳嗽、排痰：保持呼吸道通畅，以免肺部感染。

5）加强基础护理：防止术后并发症。

6）术后鼓励患者适当活动：术后活动方法可以分为早期床上活动和早期离床活动两种。①床上活动主要是为患者翻身、叩背、按摩背部或进行上下肢活动。为术后输液或带有多种导管的患者翻身时，应先妥善固定好导管，以免脱落，翻身后检查各导管是否固定通畅。②术后早期离床活动可以促进身体各功能的恢复；增加肺的通气量，有利于气管分泌物的排出，减少肺部并发症;促进血液循环,防止静脉血栓形成;有利于患者排尿,防止尿潴留。

7)手术后患者常睡眠质量欠佳,通过床上擦浴可促进血液循环,使患者清洁舒适。

8)保持口腔清洁卫生,预防并发症的发生:生活自理能力差的患者给予口腔护理;在病情允许的情况下,鼓励患者自行刷牙,也可用漱口水保持口腔清洁。

9)注意营养补充。

(2)术后专科护理:呼吸道护理,主要为气管切开护理。

1)环境要求:病室空气新鲜,定时通风,保持室温 22~24℃,相对湿度 60% 左右。

2)仪表要求:工作人员在护理患者时要严格无菌操作,洗手,戴口罩,戴手套。

3)正确吸痰,防止感染:吸净口腔和气管套管内的分泌物是保持呼吸道通畅的重要环节。

4)保持内套管通畅:①取出内套管的方法:左手按住外套管,右手转开管上开关后取出,以防止气管套管全部拔出。②内套管消毒处理:每日晨晚 2 次,浸泡内套管容器应每人单独使用,每次应用流水洗净管壁内、外的痰痂,并用含氯消毒液浸泡,再以生理盐水冲洗干净。

5)保持颈部皮肤伤口的清洁与干燥:更换气管套管系带时,要注意松紧度,一般以伸入一手指而患者无不适为宜。过松可使气管套管脱出;过紧则使套管远端与气管紧密接触,易引起咳嗽,此外,系带一定要打死结,防止脱出。

6)配合雾化吸入,稀释痰液,利于咳出。

7)术后取半坐卧位,密切观察气管外套管有无脱出或堵塞情况,如有异常,及时处理。

8)气管切开患者禁忌用镇静止咳剂,防止抑制咳嗽反射。

9)做好基础护理,保持口腔卫生,床单位保持清洁,储痰器及时倾倒和清洗干净。

10)使用带气囊的气管导管时,要随时注意气囊压力,防止漏气。遵医嘱按时给予气囊放气、充气,防止局部气管壁长期受压。

11)视病情决定拔管时间。拔管前先尝试堵塞气管套管,如未出现呼吸困难,24 小时后拔除套管。

(3)气管切开并发症的护理

1)伤口出血:术后伤口出血,多因术中止血不彻底所致。术后应经常巡视患者,密切观察生命体征变化、分泌物的性状,如有大量血性痰液咳出,提示伤口出血,应马上吸净痰液,保持气道通畅,防止窒息,同时通知医生处理。

2)套管脱出:多为系带过松所致,也可因为切口位置过低或套管不合适引起。检查系带松紧是否适宜,并取合适的体位。

3)皮下气肿:观察颈部有无皮下气肿,皮肤按压时是否有"捻发音",如发生皮下气肿,应记录其范围,必要时通知医生及时处理,并观察发胀或消退情况。

(4)饮食护理:喉癌患者胃肠功能正常,术后营养补充首选胃肠内营养。正常情况下术后 10~14 日根据切口愈合情况可遵医嘱指导患者练习经口进食;根据术式及切除部位的不同,部分喉切除患者练习进餐,应首先进食黏稠样少渣软食,如稠米糊、香蕉、软面包等,避免呛咳,适应后再逐步向流质饮食过渡。全喉切除患者先练习经口饮水,无呛咳后过渡到半流食、普食。进食时应注意吞咽方法和头部的位置,注意力集中,小口慢咽,不要过急过快;呛咳严重时,应暂停进食,及时清理呼吸道,防止误吸导致肺部并发症的发生。经过训练,如果没有误咽、呛咳,不影响正常进食时,方可拔管。如出现咽瘘,应至瘘口愈合后,方可拔除胃管。留置鼻饲管期间,要注意以下几方面。

1)鼻饲管保持固定通畅:按常规进行操作,注意鼻饲管留置刻度,每次鼻饲前回抽胃液,确认鼻饲管位置,鼻饲后给予适量温开水冲洗鼻饲管,防止堵塞,因为一旦重置鼻饲管,容易损伤吻合口黏膜,影响患者康复。

2)观察胃肠道反应:喉癌患者术后第 1 日开始给予鼻饲,第 1 次量宜少,避免因空腹时间过长、应急状态等导致患者产生不适。并密切观察鼻饲后患者有无腹痛、腹泻等胃肠道反应,及时报告营养师调整配方。

3)呃逆的处理:部分患者在留置鼻饲管期间出现呃逆,可针刺合谷穴,一般可停止;否则应检查鼻饲管的深浅,过深可刺激膈神经,引起痉挛,导致顽固性呃逆,将鼻饲管拔出 2cm 左右,呃逆即可停止,或遵医嘱使用解痉药物。

(5)准备好纸、笔或小黑板:方便与患者沟通。

(6)向患者介绍佩戴套管的技巧和知识。

(7)促进舒适:缓解疼痛,指导患者转移对疼痛的注意力。寻找并解除产生不舒适的原因。

(8)心理护理:喉癌患者普遍担心术后能否保留语言功能,进食是否会引起呛咳等。医护人员应针对患者的这些问题进行耐心的解释和说明,也可联系已康复及掌握发音技术的患者加以沟通,以消除患者的焦虑心理。

(二)放疗的护理

1.了解患者的心理状态,向患者讲解放疗一般知识及相关注意事项,减轻患者焦虑,树立战胜疾病信心。

2.喉癌术后戴有套管的放疗患者　放疗中为避免金属套管影响疗效及可能产生次级射线对局部造成损伤,部分喉切除术后佩戴金属气管套管的患者应更换塑料套管,全喉切除术后的患者可每次放疗时取下套管。

3.喉癌放疗 3 周后会出现不同程度的喉、咽部水肿,表现为声音嘶哑、咽喉部疼痛、恶心、黏膜炎等,上述症状可随放疗的继续逐渐加重并趋于平稳,可遵医嘱给予雾化吸入和激素治疗,在放疗结束后水肿可逐渐恢复。

4.保持口腔卫生,为预防口腔黏膜反应,应每日选用漱口水含漱,防止合并感染。

5.保护照射野皮肤,避免各种物理(如阳光、粗糙衣领)或化学(如照射野内的皮肤胶布、膏药、碘酒等)刺激,禁用含金属成分做基质的粉剂或软膏。

(三)化疗的护理

1.心理护理　向患者讲解化疗药物的相关注意事项,减轻患者焦虑情绪,增强治疗信心,积极配合治疗。

2.加强观察,预防过敏反应　因在应用紫杉醇药物过程中一部分患者会发生过敏反应,严重者可危及生命。故在用药前需遵医嘱口服地塞米松片等抗过敏药物,并在药物输注过程中,严密观察患者的生命体征及自觉症状。一旦发生过敏反应,应立即通知医生,配合医生进行抢救。

(四)健康指导

1.指导患者正确的颈部活动方法,防止套管脱出。

2.出院前教会患者本人及家属清洗气管套管的方法及家庭护理的注意事项。套管外垫应保持清洁,随脏即换,清洗晒干后备用。防止灰尘、纸屑吸入气管内。套管如为塑料制品,不能用热水浸泡清洗,以免变形。

3.室内温湿度适宜。套管外口用湿纱布覆盖保持呼吸道湿润。

4.禁止吸烟。减少出入公共场所,防止交叉感染。外出时防止冷空气、灰尘经气管套管直接进入肺内引起不适感。天气寒冷时减少外出,预防感冒,禁止淋浴、游泳等,适当锻炼身体,增加身体抵抗力。

5.预防便秘,保持大便通畅。多食粗纤维食品,如有便秘可按摩腹部,促进肠蠕动,必要时适当应用药物。

6.保持口腔清洁,预防感染。喉癌手术后或放疗后,喉部的自洁功能减弱,易发生局部感染。餐前餐后漱口,保持口腔和喉部清洁,可有效减少局部感染。

7.放疗后2～3年内不要拔牙。如必须拔牙,应加用抗生素,预防诱发颌骨骨髓炎。

8.功能锻炼　颈淋巴结清除术后,要练习颈部向左右扭转、倾斜、前屈和后仰活动,随时注意两肩平衡,做肩关节上提运动,练习术侧向前、向后左右摇摆和旋转活动,防止肩下垂。

9.心理护理　全喉切除术后患者,身带残疾回归社会,心理压力大。医护人员应引导患者面对现实,正视未来,调整心态,尽量保持平和的心理。

10.定期复查　术后2～3个月进行复查。如出现声音嘶哑或包块等其他症状,及时到医院检查。

11.全喉切除患者,为了保持呼吸道通畅,不要穿高领及圆领棉、毛衫等衣服。注意术后未满1年者,不得随意取出套管,防止瘘口狭窄。

(吴建妮)

第五节　宫颈癌的护理

宫颈癌(cervical cancer)是妇女常见的恶性肿瘤,发病率仅次于乳腺癌,位居第二,在女性生殖道恶性肿瘤中占首位。患者年龄分布呈双峰状态,即35～39岁和60～64岁,平均年龄为52.2岁。近年来,随着宫颈癌病因学的进展,癌前病变和早期癌筛查技术的成熟以及妇女筛查意识的提高,癌前病变和早期癌得到及时治疗,晚期癌的比例明显减少,但仍是严重威胁女性健康与生命的"元凶"。在我国,宫颈癌患病率居妇科恶性肿瘤之首。据统计,20世纪80年代,全国每年有13万余妇女患宫颈癌,因此宫颈癌的防治及护理任务仍十分繁重。尽管如此,如能进行规范化的治疗及护理,宫颈癌的治疗效果是令人鼓舞的,且宫颈癌预防已纳入国家医改重大专项和"十一五"国家重大支撑计划,将对我国宫颈癌预防起到积极的推动作用。

一、病因

发病因素目前尚未完全明了。多种迹象表明,宫颈癌的发病可能是多种因素综合引起的,至于各种因素间有无协同或对抗作用,尚待进一步研究。国内外大量临床和流行病学资料表明,性活跃、初次性生活<16岁、早婚、早育、多产、宫颈慢性炎症以及有性乱史者宫颈癌的发病率明显增高。凡有阴茎癌、前列腺癌或前妻患宫颈癌者均为高危男性,与高危男性有性接触的妇女易患宫颈癌。高危型人乳头瘤病毒(HPV)感染是宫颈癌的主要危险因素,90%

以上的宫颈癌患者伴有高危型 HPV 感染,且吸烟可增加感染 HPV 效应。此外,宫颈癌发病率还与经济状况、种族和地理因素等有关。近年来还发现,通过性交而传播的某些病毒,如单纯疱疹病毒Ⅱ型、人巨细胞病毒(HCMV)等也与宫颈癌的发病有关。

二、病理

宫颈上皮是由宫颈阴道部的鳞状上皮和宫颈管柱状上皮共同组成,两者交接部位在子宫颈外口,称为原始鳞一柱交接部或鳞柱交界。但此交接部并非固定不变,大量雌激素可使其外移。这种随着体内雌激素水平变化而移位的鳞一柱交接部和生理性鳞一柱交接部之间所形成的区域称为移行带区。

(一)病理类型

1.子宫颈上皮内瘤变(CIN) 上皮细胞有核的异常。根据上皮是否有层次,胞质有无分化及细胞核分裂象的情况可分为 3 级。

CIN1:异型细胞占宫颈鳞状上皮层内下 1/3。

CIN2:异型细胞占宫颈鳞状上皮层内下 2/3。

CIN3:异型细胞占宫颈鳞状上皮层内 2/3 至全层。其中异型细胞占据宫颈鳞状上皮层内全层者,又称原位癌。

2.宫颈原位癌累及腺体 癌变局限于上皮内,尚未穿透基底膜,病变可累及腺体,但无间质浸润。上皮全层极性消失、细胞显著异型,核大、深染,染色质分布不均,有核分裂象。

3.宫颈浸润癌 癌细胞进一步增殖,破坏上皮细胞基底膜,并侵入间质。

(1)大体分型:根据肿瘤的生长方式和大体形态可有以下 4 型。

1)外生型:此型最常见,又称菜花型。癌组织向外生长,最初呈息肉样或乳头状隆起,继而发展为向阴道内突出的菜花样赘生物,质脆易出血。

2)内生型:又称浸润型。癌组织向宫颈深部组织浸润,宫颈肥大、质硬,表面光滑或仅有表浅溃疡,整个宫颈段膨大如桶状。

3)溃疡型:不论外生型或内生型病变进一步发展,癌组织坏死脱落,可形成凹陷性溃疡,严重者宫颈被空洞所代替,形如火山口。

4)颈管型:癌灶发生在子宫颈外口内,隐蔽于宫颈管,侵入宫颈及子宫下段供血层,并转移到盆壁的淋巴结。不同于内生型,该型是由特殊的浸润性生长扩散到宫颈管。

(2)病理分型:根据细胞形态可分为 3 型,即大细胞角化型、大细胞非角化型、小细胞型。

(3)根据细胞的来源主要分为 3 大类型:鳞状细胞癌、腺癌、混合癌。

(4)根据组织分化程度分为高、中、低及未分化癌。

(二)临床分期

宫颈癌的分期仍然是临床分期,一旦确定,不得更改,即便是日后的复发,依然如此。宫颈癌的分期依据是临床检查,因此,每个患者均应进行仔细的临床检查。本节所述为 2009 年国际妇产科联盟(FIGO)最新修订的国际临床分期法,详见表 12—1。

表 12-1　2009 年 FIGO 最新修订的国际临床分期(宫颈癌)

分期	肿瘤范围
Ⅰ期	肿瘤仅局限于宫颈(不考虑肿瘤向宫体侵犯)
Ⅰa	仅能由显微镜诊断为浸润癌,任何大体所见病灶,甚至表浅浸润都属于Ⅰb期。浸润限制于可测定的间质内。浸润范围:最大垂直深度 5.0mm,最大水平宽度≤7.0mm。垂直浸润深度应从表皮或腺体的基底层不超过 5.0mm,脉管(静脉或淋巴管)累及不改变分期
Ⅰa1	测定的间质浸润深度≤3.0mm,宽度≤7.0mm
Ⅰa2	测定的间质浸润 3.0mm<深度≤5.0mm,宽度≤7.0mm
Ⅰb	临床可见肿瘤限于子宫颈或临床前肿瘤大小超出Ⅰa范围
Ⅰb1	临床前肿瘤大小超出Ⅰa范围或临床可见肿瘤最大径≤4.0cm
Ⅰb2	临床可见肿瘤最大径>4.0cm
Ⅱ期	宫颈癌侵犯超出子宫,但未累及骨盆壁或阴道下 1/3
Ⅱa	阴道受侵,但无明显宫旁侵犯
Ⅱa1	临床可见肿瘤最大径≤4.0cm
Ⅱa2	临床可见肿瘤最大径>4.0cm
Ⅱb	明显宫旁侵犯,但未达盆壁
Ⅲ期	肿瘤侵犯达盆壁或肿瘤侵及阴道下 1/3,和(或)肾积水或无功能肾
Ⅲa	肿瘤侵及阴道下 1/3,但未达盆壁
Ⅲb	盆壁受侵,和(或)肾积水或无功能肾
Ⅳ期	肿瘤扩散的范围已超出真骨盆或经活检证实膀胱或直肠黏膜受侵,这些黏膜泡状水肿不属于Ⅳ期
Ⅳa	肿瘤累及邻近器官
Ⅳb	肿瘤转移到远处脏器

(三)浸润与转移

以直接扩散和淋巴转移为主,血行转移极少见。

1.直接扩散　癌组织局部浸润,向邻近器官及组织扩散,向下累及阴道壁及穹窿,极少向上由宫颈管累及宫腔,癌灶向两侧可扩散至主韧带及子宫颈旁、阴道旁组织,甚至延伸至骨盆壁;癌灶压迫或侵及输尿管时,可引起输尿管阻塞或肾积水;晚期癌灶向前、后蔓延,可侵犯膀胱或直肠,形成膀胱阴道瘘或直肠阴道瘘。

2.淋巴转移　癌组织局部浸润后,侵入淋巴管,形成癌栓,随淋巴液引流进入局部淋巴结,并在淋巴管内扩散。淋巴转移的发生率与临床分期直接相关。最初受累的淋巴结有宫旁、宫颈旁或输尿管旁、闭孔、髂内、髂外淋巴结;继而累及髂前、髂总、腹主动脉旁淋巴结和腹股沟深、浅淋巴结。晚期还可出现左锁骨上淋巴结转移。

3.血行转移　极少见,多发生在晚期。癌组织破坏小血管后,可经体循环转移到肺、肾或脊柱等。

三、临床表现

(一)症状

早期患者无症状,与慢性宫颈炎患者无明显区别。有时可见于宫颈光滑的患者,尤其是老年妇女宫颈已经萎缩。病灶位于宫颈管内,宫颈阴道部的外观可以正常,容易被漏诊或误诊,随病情发展,可出现以下表现。

1.接触性出血或阴道不规则流血 早期多为接触性出血,表现为性生活后或妇科检查后少量出血。以后可有月经间期或绝经后少量断续不规则出血,晚期为不规则阴道流血。出血量根据病灶大小、侵及间质内血管情况而不同,早期出血量少,晚期则出血量较多,一旦侵蚀较大血管可能引起致命性大出血。年轻患者也可表现为经期延长,周期缩短,经量增多等;老年患者常为绝经后不规则阴道流血。

2.阴道排液、有异味 多发生在阴道流血之后,出现白色或血性阴道排液,稀薄如水样或米泔样,有腥臭味。晚期患者因癌组织坏死继发感染时,则出现大量米汤样或脓性恶臭白带。

3.晚期症状 根据癌灶累及范围出现不同的继发性症状。如尿频、尿急、血尿;排便习惯改变,便血或排便困难等。当病变累及盆腔、腰骶神经、闭孔神经、坐骨神经时,患者出现严重持续性腰骶部疼痛、会阴部疼痛或坐骨神经痛。当盆腔病变广泛时,患者因静脉和淋巴回流受阻,导致下肢肿痛、肾盂积水、输尿管阻塞。癌症末期患者表现为贫血、恶病质等全身衰竭症状。

（二）体征

早期无明显体征,宫颈上皮内瘤样病变、原位癌、镜下早期浸润癌和极早期宫颈浸润癌患者可无明显病灶,宫颈光滑或仅为慢性宫颈炎表现。随着宫颈浸润癌的生长发展,根据类型不同,宫颈局部表现也不同。

1.外生型癌可见宫颈表面有呈息肉状或乳头状突起的赘生物向外生长,继而向阴道突起,形成菜花状赘生物;合并感染时,表面有灰白色渗出物,质脆极易出血。

2.内生型则表现为宫颈肥大、质硬、宫颈管膨大如桶状,宫颈表面光滑或有表浅溃疡。晚期癌组织坏死脱落,宫颈表面形成凹陷性溃疡或空洞,并有坏死组织覆盖,伴恶臭。阴道壁受累时,可见赘生物生长或阴道壁变硬。宫旁组织受累时,双合诊、三合诊检查可扪及宫颈旁组织增厚、结节状、质硬,或形成"冰冻骨盆"状。

四、辅助检查

1.妇科检查

（1）视诊:①外阴检查:有无癌瘤侵犯及湿疣等病毒感染病灶。②窥器检查:阴道穹深浅,有无肿瘤浸润及浸润范围;宫颈及其赘生物大小、部位、类型、子宫颈口位置等。

（2）双合诊:①阴道壁、宫颈及宫颈管:诊查其质地,以及癌灶的部位、大小、浸润的范围和深度,有无接触性出血等。②子宫体:诊查其位置、大小、活动度、质地等。③两侧附件及宫旁结缔组织:诊查有无增厚、肿块、结节、癌灶浸润、组织的质地及弹性等。

（3）三合诊:可检查盆腔后半部及盆壁情况,如宫颈的粗细和硬度,宫旁组织及宫骶韧带等的弹性,有无增厚、结节形成,癌灶浸润是否已达盆壁,盆腔淋巴结有无肿大以及直肠有无浸润等。

2.HPV检测 HPV是一种DNA病毒,人类是HPV唯一的宿主。HPV进入机体皮肤黏膜后,主要潜伏于表皮内基底细胞间,一旦时机成熟它就会致病。目前科学家已证明了经性生活传染的HPV是引起宫颈癌的主要病因,高危型HPV检测捕获早期宫颈癌是近几年开展起来的一种快速、有效的检测方法,可一次检测所有引致宫颈癌的13个高危型HPV病毒,使宫颈癌检出率达99%以上。这种方法简便易行、无创伤、无痛苦,定期接受高危型HPV

病毒检测,可以及早发现有无 HPV 病毒感染,及早治疗。

3.宫颈细胞病理学

(1)普通细胞学检查。

(2)液基细胞学检查。

(3)有下列情况之一者需做阴道镜:①非典型鳞状上皮细胞(ASC)。②无明确诊断意义的非典型鳞状上皮细胞(ASC－US)。③不除外高度鳞状上皮内病变的非典型鳞状上皮细胞(ASC－H)。④低度鳞状上皮内病变(LSIL)。⑤高度鳞状上皮内病变(HSIL)。⑥非典型腺细胞。

4.肉眼醋酸碘试验 可协助诊断。

5.阴道镜检查

(1)醋白上皮:涂醋酸后,移行带区域出现的逐渐增厚的白色上皮,界限清晰,消退时间延长。

(2)血管形态:异常血管形态呈点状及异型表现。

(3)毛细血管间距:正常上皮血管间距近,当病变加重时间距增宽。

(4)上皮表面:正常上皮为粉红色,平滑;柱状上皮呈葡萄样结构,病变上皮隆起,呈发白、黄色或暗红色。

(5)病变界限:炎症呈弥漫性充血,癌变早期为局灶性,边界清楚。

6.子宫颈活体组织检查及子宫颈管内膜刮取术 是确诊宫颈癌和宫颈癌前期病变的最可靠依据。宫颈有明显病灶时,可直接在癌灶部位取材。宫颈无明显可疑癌变区时,选择宫颈鳞－柱状交接部 3、6、9、12 点处取 4 处活体组织送检,或在碘试验、阴道镜下取材做病理检查,所取组织应包括间质及邻近正常组织。宫颈刮片细胞学检查为Ⅲ级或Ⅲ级以上,宫颈光滑或宫颈活检为阴性时,需用小刮匙搔刮宫颈管,将刮出物送病理检查。

7.宫颈锥形切除术 阴道脱落细胞学检查多次找到癌细胞,但阴道镜下定位活检及宫颈管刮取术活检为阴性者,或当活检诊断为原位癌但临床不能排除浸润癌时,可将宫颈阴道部及宫颈管做圆锥形或圆柱形切除,即宫颈锥形切除术,以明确诊断。

8.其他辅助检查 胸部 X 线检查、静脉肾盂造影、肾图、骨扫描、膀胱镜、B 超、CT 及 MRI 检查等。

五、处理原则

根据患者的临床分期、年龄、生育要求和全身状况,以及医院设备、医疗技术水平等综合分析后确定处理方案。常用治疗方法有手术、放疗、化疗及综合治疗等。

(一)手术治疗

适用于早期病例(Ⅰa～Ⅱa期)且无严重内外科合并症、无手术禁忌证的患者,根据病情选择不同术式。

1.Ⅰa1 期 选用全子宫切除术。

2.Ⅰa2 期 选用改良根治性子宫切除术及盆腔淋巴结清扫术。

3.Ⅰb～Ⅱa 期 选用根治性子宫切除术及盆腔淋巴结清扫术。髂总淋巴结有癌转移者,做腹主动脉旁淋巴结清扫术。年轻患者正常卵巢可保留。

4.对要求保留生育功能的年轻患者Ⅰa1 期 可行宫颈锥形切除术。Ⅰa2～Ⅰb1 期、肿瘤直径<2cm者可行根治性宫颈锥形切除术及盆腔淋巴结清扫术。

（二）放疗

适用于各期宫颈癌，包括腔内治疗和体外照射，是宫颈鳞状细胞癌的主要治疗手段，能达到根治的目的。目前早期病例主张以腔内照射为主，体外照射为辅；晚期患者以体外照射为主，腔内照射为辅。放射治疗的优点是危险少、疗效高；缺点是个别患者对放疗不敏感，并能引起放射性膀胱炎、放射性直肠炎等并发症。

（三）化疗

适用于晚期及复发患者的综合治疗或姑息治疗。近年也用术前静脉或动脉灌注化疗，以缩小肿瘤病灶为手术创造条件，并控制亚临床转移，称为新辅助化疗。用以治疗局部巨大肿瘤。单一用药有效率较低，一般多采用联合化疗。常用的单一有效药物有顺铂、卡铂、环磷酰胺、氟尿嘧啶、博来霉素、丝裂霉素、紫杉醇、长春新碱、吉西他滨（健择）等，其中以顺铂效果较好。

推荐化疗方案：一般按鳞癌或腺癌选择不同方案。

1.鳞癌　PVB方案：顺铂＋长春新碱＋博来霉素，每3周重复。TC方案：紫杉醇＋卡铂，每3周重复。

2.腺癌　TC方案：紫杉醇＋卡铂，每3周重复。FAP方案：氟尿嘧啶（5－Fu）＋多柔比星＋顺铂，每4周重复。

（四）同步放化疗

循证医学证据表明，铂类单药或以铂为基础的联合化疗能增加肿瘤细胞对放疗的敏感性。

（五）手术及放射综合疗法

适用于宫颈大块病灶的术前放疗，待癌灶缩小后再行手术；手术治疗后病理检查发现有高危因素，证实淋巴结或宫旁组织有转移或切除残端有癌细胞残留者，放疗可作为术后的补充治疗。

六、护理

（一）围手术期护理

1.术前护理

（1）一般护理：早期患者一般无自觉症状，随病程进展出现典型的临床表现，可有点滴样出血，或因性交、阴道灌洗、妇科检查而引起接触性出血，出血量增多或出血时间延长可致贫血。注意观察患者阴道流血的量及有无贫血症状，给予相应的护理指导，避免因贫血导致乏力、昏厥而引发跌倒、坠床等；阴道排液呈恶臭味，指导患者做好会阴护理；当恶性肿瘤穿透邻近器官壁时可形成瘘管，如出现直肠阴道瘘的患者应注意保护阴道及外口的黏膜及皮肤，因长期便液刺激阴道黏膜可导致剧烈疼痛，必要时给予止痛治疗；晚期患者出现消瘦、发热等全身衰竭状况，注意加强营养补充。

（2）心理护理：早期宫颈癌患者在普查中发现宫颈刮片报告异常时，会感到震惊，常表现为发呆，或出现一些令人费解的自发性行为。几乎所有的患者都会产生恐惧感，当确定诊断后，与其他恶性肿瘤患者一样会经历否认、愤怒、妥协、忧郁、接受期的心理反应阶段。给予恰当的心理疏导，鼓励患者发泄不良情绪，避免发生轻生等不良行为。

(3)协助患者接受各种诊疗方案：评估患者目前的身心状况及接受诊疗方案的反应，利用挂图、实物、宣传资料等向患者及家属介绍有关宫颈癌的医学常识；介绍各种诊疗过程、可能出现的不适及有效的应对措施。为患者提供安全、隐蔽的环境，鼓励患者提问。对确诊为CINⅠ级者，可按炎症处理，每3～6个月随访刮片检查结果，必要时再次活检；确认为CINⅡ级者，应选用电熨、冷冻等宫颈炎的物理疗法，术后每3～6个月随访一次；诊断为CINⅢ级者，多主张子宫全切除术。对有生育要求的年轻患者，可行宫颈锥形切除术，术后定期随访。与护理对象共同讨论问题，解除其疑虑，缓解其不安情绪，使患者能以积极态度接受诊疗过程。

(4)阴道大出血护理：若发生溃破大出血时，应立即通知医生并配合抢救。用长纱条填塞阴道压迫止血。严密观察阴道出血情况及生命体征。填塞的纱条必须于24～48小时内取出，若出血未止可再用无菌纱条重新填塞。取出时必须做好输液、输血及抢救的准备工作，按医嘱用抗生素预防感染，同时观察有无感染及休克。

(5)术前准备：让患者了解各项操作的目的、时间、可能的感受、配合的方法等，以取得其合作。①遵医嘱于术前三天开始阴道冲洗，并观察有无出血。②术前一日做好相关术前准备并指导患者进流质饮食，可口服泻药或术前晚清洁灌肠。③指导患者保证良好睡眠，必要时遵医嘱使用镇静剂。④术前8小时禁食，4～6小时禁饮。⑤术日晨测量生命体征，行阴道消毒、填塞纱布等处理（采用腹腔镜微创手术的患者可不填塞纱布）。⑥术前备皮，腹部手术备皮范围上至剑突下，两侧至腋中线，下至阴阜和大腿上1/3处。⑦注意脐部清洁，先用棉签蘸取石蜡油湿润脐孔，再用干棉签将脐孔内污垢擦净，并用清水清洗干净、擦干。

2.术后护理

(1)患者全麻清醒返回病房后，去枕平卧，头偏向一侧。

(2)床旁交接患者，测量生命体征，检查腹部切口有无渗血、阴道有无流血、各引流管道是否通畅。切口束缚带，切口有少量渗出时可用沙袋间断压迫48小时。

(3)术后严密监测患者生命体征变化及疼痛情况，遵医嘱及时使用止痛药物，减少患者因疼痛导致的血压升高、心率加快。因腹腔镜微创手术须向腹腔内注入医用气体，术后的患者可因气体残留出现腹部胀痛。

(4)遵医嘱给予氧气吸入，以纠正全麻引起的低氧血症。

(5)保持引流管固定通畅，防止打折、扭曲、受压，避免脱管，注意引流液颜色、性质、量。

(6)根据患者自身情况，无禁忌证者可使用抗血栓压力泵预防下肢深静脉血栓。

(7)术后4小时给予垫枕，6小时后协助患者床上翻身活动，术后1～2日指导患者下床活动，促进血液循环与肠蠕动。

(8)术后第1日可鼓励患者进食少量温水，刺激肠道蠕动。逐渐从流食、半流食过渡到普食。评估患者对摄入足够营养的认知水平、目前的营养状况及饮食习惯。注意纠正患者不良的饮食习惯，兼顾患者的喜好，必要时与营养师联系，以多样化食谱满足患者需要，维持营养平衡。

(9)未绝经的患者切除卵巢后，短时间内即可出现更年期综合征的症状，应多给予患者相关知识的讲解，避免患者产生焦虑，症状严重者可适当配合使用药物治疗。

(10)根据患者病情给予患者阶段性康复指导。

(11)做好会阴护理，预防尿路感染。子宫广泛性切除及盆腔淋巴结清扫术后的患者导尿管一般于术后7～14日拔除,并协助患者进行膀胱功能训练,以促进膀胱功能的恢复;拔除尿管当日应进行残余尿测量,方法如下:晨起将导尿管拔除,嘱患者多饮水,多练习排尿,若拔除尿管后排尿不畅或不能自主排尿应及时处理,必要时重新留置尿管,如患者排尿正常6～8小时后可进行残余尿测量,即待患者排净尿液后需重新置入尿管,引出膀胱内残余的尿量,若<100ml即为合格。

(12)指导患者保持个人卫生,协助患者勤洗澡、更衣,保持床单清洁,注意室内空气流通,促进舒适。指导患者每日清洁会阴部,预防泌尿系统感染。

3. 术后并发症的护理　主要介绍泌尿系统并发症的护理。

泌尿系统并发症护理如下。

1)尿潴留:是指宫颈癌术后2周残余尿>100ml者。术后尿潴留者,可继续保留导尿管1周,同时加强护理,每日清洁、擦洗外阴和尿道口,每周2次尿常规检查,必要时使用抗生素治疗。

2)尿失禁:可嘱患者坐浴,指导患者做提肛训练、腹肌锻炼(腹式呼吸)等,以锻炼盆底肌肉收缩,恢复尿道括约肌功能。

3)肾盂肾炎:临床症状有发热、寒战、肾区叩击痛明显,尿常规检查找到大量白细胞,应及时应用足量抗生素控制感染,同时注意尿路通畅,尽可能去除保留的导尿管,增加水分摄入和营养等。

4)肾功能受损(输尿管梗阻):如发现输尿管某部狭窄明显,狭窄上段输尿管扩张和肾盂积水严重,需考虑抗感染治疗或在输尿管镜下放置输尿管支架管等手术治疗;如插管失败,可以考虑超声介入下行肾盂穿刺造瘘。并注意妥善固定肾造瘘引出的支架管,防止脱出打折,保持穿刺处清洁干燥,预防逆行感染。

5)输尿管瘘和(或)膀胱瘘:发生率为3%以下,一般临床发现输尿管瘘多在术后3～10日,偶有发生于术后30日以上。如瘘口不大,一般可自行愈合,可留置导尿或经输尿管镜放置输尿管支架管;如瘘口较大、不能自愈者,可先做患侧肾盂造瘘,3个月后做输尿管吻合、输尿管膀胱置入术或回肠代膀胱等手术。

6)盆腔淋巴囊肿:淋巴囊肿指淋巴液和渗液汇集于局部形成假性囊肿,一般多发生于术后2～7日。囊肿较小且无症状者可不处理;囊肿较大并贴近髂外区,可采用硫酸镁湿热敷,应用抗生素,必要时协助医生在无菌操作下进行穿刺置管引流;个别淋巴囊肿合并感染者,应行手术治疗。

(二)放疗的护理

1. 放疗的禁忌证　各期浸润癌及某些不适于手术的原位癌均可采用放疗,但当出现以下情况之一者,不适合做放疗。

(1)骨髓抑制,白细胞总数<$3×10^9$/L,血小板<$70×10^9$/L。

(2)急性或亚急性盆腔炎症未获得控制。

(3)肿瘤广泛转移、恶病质、尿毒症。

(4)急性肝炎、精神病发作期、严重心脑血管疾病未获控制。

2. 护理措施

(1)告知患者放疗前需排空大、小便,避免膀胱及直肠的损伤。

(2)穿棉质内衣裤,避免皮肤不良刺激,并保持放射野标记清楚,护士在护理操作时避免在放射区域皮肤进行注射。告知患者可预防性地在照射皮肤处涂抹保护性软膏(如医用修复膜等),预防放射性皮肤损伤。

(3)告知患者按时阴道冲洗,预防感染,定期复查血象,血象过低时应停止放疗,对症处置,注意保护隔离,减少出入公共场所。

(4)饮食富含营养,易消化。

(5)如出现皮肤反应、阴道流血、腹泻、尿路刺激等症状时及时告知医护人员处理,必要时暂停放疗。

(6)近期并发症护理:发生在治疗中或治疗后3个月内,一般不严重。

1)全身反应:主要表现为头痛、眩晕、乏力、食欲不振、恶心、呕吐以及血象变化等。应注意嘱患者放疗后多休息,防止跌倒。饮食上以易消化的食物为主。

2)直肠反应:表现为里急后重、排便疼痛、黏液便、腹泻、便血等。必要时暂停放疗,给予对症治疗,待症状好转后,再恢复照射。期间要嘱患者避免进食辛辣刺激性食物,排便后做好肛周皮肤的清洁护理。

3)膀胱反应:表现为尿急、尿频、尿痛、血尿,排尿困难等。经抗感染、止血及对症治疗,症状很快消退,必要时暂停放疗。注意加强患者的基础护理,保持会阴部清洁,依据患者个人情况适当增加饮水量,促进排尿,必要时行留置导尿。

(三)化疗护理

1.顺铂在使用时要保证患者足够的入液量,并遵医嘱正确使用利尿剂,保证化疗期间尿量应该达到每日2500ml左右,以减少肾脏毒性。

2.博来霉素或平阳霉素应用后会出现发热,故在用药前予以非类固醇类抗炎药。化疗间隔期间,尤其是在进行博来霉素注射前需要询问患者活动后有无憋气的现象,出现症状应及时到医院检查肺功能。使用博来霉素时,尽量不要给患者吸氧,因为会加重肺纤维化。

3.长春新碱可以引起严重的末梢神经炎,注意观察患者有无末梢神经反应。

4.使用紫杉醇药物应监测生命体征,化疗第1小时每15分钟测血压、量脉搏1次,此后每半小时测量1次至用药结束2个小时。遵照紫杉醇说明书用前一定要进行正确的预处理:

(1)应用紫杉醇前12小时及6小时,分别口服地塞米松20mg。

(2)应用紫杉醇前30分钟,苯海拉明50mg肌内注射。

(3)应用紫杉醇前30分钟,西咪替丁300mg静脉滴注。由于紫杉醇较昂贵,一定先给实验量,如果无异常表现,再配余量的紫杉醇。

5.如果在应用紫杉醇时出现轻微的输液反应,通常需要减慢输液速度,仔细观察,多数患者可以继续用药,甚至可以将余下的药物稀释,在24小时内用完。如果出现明显的过敏反应,应该立即停药,并且相应进行紧急处理,如吸氧、抗过敏药物等。

6.紫杉醇用药后常有脱发现象,应减少脱发带给患者的不良视觉刺激,可使用假发、头巾等美化外在形象,并给予患者心理上的疏导,使其能积极配合治疗。

7.化疗的用药顺序为先用紫杉醇,再用卡铂。

8.卡铂可溶于等渗液体,如5%葡萄糖溶液、5%糖盐水、格林液等均可以应用。如果化疗期间患者有反应,先不要将化疗完全停掉,可以在严密监测下试着将化疗速度减慢,如果情况好转,可以继续使用。

9.卡铂的过敏反应少见,但通常表现较严重,需要积极处理。一旦患者出现胸闷、憋气、面色潮红、瘙痒等反应时,应立即按照过敏反应的流程进行抢救。

（四）健康指导

1. 出院指导　告知随访的重要性,核实通信信息。一般出院后 1 个月行首次随访,以后每 2～3 个月复查 1 次;出院后第 2 年,每 3～6 个月复查 1 次;出院后第 3～5 年,每半年复查 1 次;第 6 年开始,每年复查 1 次,如出现症状应及时就诊。护士应注意帮助患者调整心态,重新评价自我能力,根据患者具体状况提供有关生活方式的指导,包括根据机体康复情况逐渐增加活动量和强度,适当参加社会交往活动,或恢复日常工作。性生活的恢复需依术后复查结果而定,护士应认真听取患者对性生活问题的看法和疑虑,提供针对性帮助。

2. 提供预防保健知识　一般认为,子宫颈癌在发生浸润前几乎可以全部治愈,因此应全面评估患者,力争做到早期发现、早期诊断、早期治疗,提高患者 5 年存活率。大力宣传与宫颈癌发病有关的高危因素,积极治疗宫颈炎,及时诊疗宫颈上皮内瘤变(CIN),以防止宫颈癌的发生。30 岁以上妇女到妇科门诊就医时,应常规接受宫颈刮片检查,一般妇女每 1～2 年普查 1 次,有异常者应进一步处理。已婚妇女,尤其是绝经前后有月经异常或有接触性出血者,应及时就医,警惕生殖道肿瘤的可能。

（马琳）

第十三章　重症护理

第一节　休克的急救护理

休克是一组复杂的、危及生命的临床综合征,是机体在各种有害因素侵袭下引起的以有效循环血量骤减,导致组织灌注不足,细胞代谢紊乱、功能受损,微循环障碍为特点的病理过程。意识障碍、皮肤苍白、湿冷、血压下降、脉压减小、脉搏细数、发绀及少尿等是休克典型的临床表现。有效循环血量明显下降和组织器官低灌注是休克的血流动力学特征。休克的本质是组织缺氧造成毛细血管交换功能障碍和细胞受损,其最终结果是多器官功能障碍综合征(MODS)。因此,休克本身不是一个独立的疾病,而是多种原因的一个共同的病理生理过程。

一、休克概述

(一)病因与分类

引起休克的病因很多,分类方法也不一,比较常用的分类方法是:

1. 按休克的病因分类

(1)低血容量性休克:由于血容量不足引起的休克称低血容量性休克,包括失血性休克和创伤性休克。常见于失血(外伤引起的出血、消化性溃疡出血、食管曲张静脉破裂出血、妇产科疾病所引起的出血)、失水(呕吐、腹泻、大量排尿)、失血浆(烧伤、腹膜炎、创伤、炎症)、创伤(撕裂伤、挤压伤、爆炸伤、冲击波伤引起内脏、肌肉和中枢神经系统损伤)等。失血后是否发生休克不仅取决于失血的量,还取决于失血的速度。休克往往是在快速、大量(超过总血量的10%~20%)失血而又得不到及时补充的情况下发生的。

(2)感染性休克:严重感染特别是革兰阴性细菌感染常可引起感染性休克。在革兰阴性细菌引起的休克中,细菌的内毒素起着重要的作用,故亦称内毒素性休克或中毒性休克。感染性休克常伴有脓毒症,故又称脓毒性休克。革兰阳性细菌、真菌、病毒、立克次体、衣原体、原虫等感染也可引起。

(3)心源性休克:大面积急性心肌梗死、急性心肌炎、心脏压塞、严重心律失常等常可导致心源性休克。

(4)过敏性休克:给某些有过敏体质的人注射某些药物(如青霉素)、血清制剂或疫苗时可引起过敏性休克,常表现为血压骤降、喉头水肿、支气管痉挛、呼吸极度困难甚至死亡。

(5)神经源性休克:剧烈疼痛、脑脊髓损伤、麻醉等意外刺激,引起反射性周围血管扩张,有效血容量相对减少,称为神经源性休克。

2. 按休克的血流动力学分类　人们对休克的理解和治疗是从去除病因开始。所以,早期对休克的分类是以病因的不同为基础来分类的(如上所述)。随着血流动力学理论的发展和血流动力学监测可以被应用于临床实践,对休克的理解走向了更深的层次。同时,由于对病因的治疗日趋成熟和临床支持手段的增多,循环功能支持成为休克治疗的主要方面。在这种情况下,1975 年 Weil 等人根据血流动力学特点提出了对休克分类的新方法,即将休克分为低血容量性、心源性、阻塞性和分布性(表 13-1)。

表 13－1　休克的分类

休克类型	有关特征
Ⅰ.低血容量性	
A.外源性	出血引起的全血丢失，烧伤、炎症引起的血浆丧失，腹泻、脱水引起的电解质丧失
B.内源性	炎症、创伤、过敏、嗜铬细胞瘤、蜇刺毒素作用引起的血浆外渗
Ⅱ.心源性	心肌梗死、急性二尖瓣关闭不全、室间隔破裂、心力衰竭、心律失常
Ⅲ.阻塞性(按解剖部位分)	
A.腔静脉	压迫
B.心包	堵塞
C.心腔	环状瓣膜血栓形成、心房黏液瘤
D.肺循环	堵塞
E.主动脉	夹层动脉瘤
Ⅳ血流分布性	
A.高或正常阻力(静脉容量增加，心排血量正常或降低)	杆菌性休克(G⁻肠道杆菌)、巴比妥类药物中毒、神经节阻滞(容量负荷后)、颈脊髓横断
B.低阻力(血管扩张、体循环动静脉短路伴正常或高心排血量)	炎症(G⁺菌肺炎)、腹膜炎、反应性充血

低动力型休克亦称低排高阻型休克，其血流动力学特点是心脏排血量低，外周血管阻力高。由于皮肤血管收缩，血流量减少，使皮肤温度降低，故又称"冷休克"。此型休克在临床上最为常见。低血容量性、心源性、创伤性和大多数感染性休克均属本类。

高动力型休克亦称高排低阻型休克，其血流动力学特点是总外周血管阻力低，心脏排血量高。由于皮肤血管扩张，血流量增多，使皮肤温度升高，故又称"暖休克"。部分感染性休克属本类。

(二)发病机制

1.休克早期　休克早期，机体产生儿茶酚胺(CA)、血管紧张素、升压素、血栓烷A_2(TXA_2)等体液因子，导致末梢小动脉、微动脉、毛细血管前括约肌及微静脉持续痉挛，使毛细血管阻力增大，大量真毛细血管关闭，故微循环灌注量急剧减少。

2.休克中期　由于小血管持续痉挛，组织明显缺氧，经无氧代谢后产生大量乳酸，致使毛细血管前括约肌开放，大量血液流入毛细血管网，造成微循环淤血，血管通透性增加，大量血浆外渗，白细胞在微血管上黏附，微血栓形成，使回心血量减少。白三烯(LT)、纤维蛋白(Fn)、肿瘤坏死因子(TNF)、白介素(IL)、氧自由基(ODFR)等体液因子均可造成细胞损害，此亦为各种原因休克的共同规律，称之为"最后共同通路"。

3.休克晚期　至休克晚期，在毛细血管淤血的基础上细胞缺氧进一步加剧，细胞因持续缺氧后胞膜受损，释放溶酶体，致使细胞坏死自溶。血管内皮损伤后胶原纤维暴露，血小板聚集，激活凝血系统，促使大量微血栓形成。因凝血因子过量消耗，最终导致出血。胰、肝、肠缺血后分别可产生心肌抑制因子(MDF)、血管抑制物质(VDM)及肠因子等有害物质，进而引起重要器官损害及功能衰竭。

（三）细胞代谢的变化及功能、结构的损害

1.休克时细胞的代谢变化　主要是糖酵解增强和脂肪代谢障碍。

（1）糖酵解增强：休克时由于组织的低灌流和细胞供氧减少，使有氧氧化受阻，无氧酵解过程加强，从而使乳酸产生增多，导致酸中毒。但严重酸中毒又可抑制糖酵解限速酶，如磷酸果糖激酶等的活性，使糖酵解从增强转入抑制。

（2）脂肪代谢障碍：休克时由于组织细胞的缺血、缺氧和酸中毒，使脂肪酰CoA合成酶和肉毒碱脂肪酰转移酶的活性降低，因而脂肪酸的活化和转移发生障碍。

2.休克时细胞的损害　主要是生物膜（包括细胞膜、线粒体膜和溶酶体膜等）发生损害。

（1）细胞膜的损害：最早的改变是细胞膜通透性增高，从而使细胞膜Na^+-K^+ATP酶活性增高，ATP消耗增加，细胞的许多代谢过程发生紊乱。因细胞膜的完整性在维持细胞的生命活动中起着重要作用，故当膜完整性破坏时，即是细胞不可逆性损伤的开始。

（2）线粒体损害：休克时线粒体最早出现的损害是其呼吸功能和ATP合成受抑制，线粒体ATP酶活性降低，此后发生超微结构的改变。线粒体是维持细胞生命活动的"能源供应站"。当线粒体损害时，由于氧化磷酸化障碍，产能减少乃至终止，必然导致细胞损害和死亡。

（3）溶酶体损害：溶酶体含有多种水解酶，如组织蛋白酶、多肽酶、磷酸酶等，但在未释放之前都处于无活性状态。一旦释放出来后，即转为活性状态，则可溶解和消化细胞内、外的各种大分子物质，尤其是蛋白类物质。

休克时生物膜的损害是细胞发生损害的开始，而细胞的损害又是各脏器衰竭的共同基础。

3.器官功能的改变

（1）脑：休克时缺氧和酸中毒能使脑微循环狭窄或阻塞，动脉血灌流减少。在微循环凝血期，脑循环内可以有血栓形成和出血。大脑皮质对缺氧极为敏感，当缺氧逐渐加重，将由兴奋转为抑制（表情淡漠），甚至发生惊厥和昏迷。皮质下中枢因严重缺氧也可发生抑制，呼吸中枢和心血管运动中枢兴奋性降低。

（2）心：休克的早期可出现心的代偿性增强，此后心脏的活动即逐渐被抑制，甚至可出现心力衰竭。

（3）肾：肾功能的改变在休克早期发生的是功能性的急性肾衰竭，因为它还不伴有肾小管的坏死。其主要临床表现为少尿（400mL/d）或无尿（100mL/d）。当休克持续时间较长时，可引起急性肾小管坏死，发生器质性的肾衰竭；此时即使肾血流量随着休克的好转而恢复，患者的尿量也难以在短期内恢复正常。肾功能的改变，将导致严重的内环境紊乱，包括高钾血症、氮质血症和酸中毒等。这样就会使休克进一步恶化，故许多休克患者，尤其是老年患者常死于急性肾衰竭。

（4）肺：在休克早期，由于呼吸中枢兴奋，呼吸加深加快，通气过度，从而导致低碳酸血症和呼吸性碱中毒。继之，由于交感—儿茶酚胺系统兴奋和其他血管活性物质的作用，可使肺血管阻力升高。如果肺低灌流状态持续较久，则可引起肺淤血、水肿、出血、局限性肺不张、微循环血栓形成和栓塞以及肺泡内透明膜形成等重要病理改变，此即所谓休克肺的病理学基础。休克肺是休克死亡的重要原因之一。

（5）肝：休克时常有肝功能障碍，肝功能障碍又可加重休克。休克时低血压和有效循环血量减少可导致肝细胞缺血、缺氧,肝血窦及中央静脉内微血栓形成,肝小叶中央部分肝细胞坏死。肝脏灌流障碍使网状内皮细胞受损,肝脏的解毒及代谢能力减弱,易发生内毒素血症,加重代谢紊乱及酸中毒。

(6)胃肠道:休克早期就有胃肠功能的改变。开始时是因微小管痉挛而发生缺血,继而可转变为淤血,肠壁因而发生水肿甚至坏死。此外,胃肠的缺血缺氧,还可使消化液分泌抑制,胃肠运动减弱。有时可由于胃肠肽和黏蛋白对胃肠黏膜的保护作用减弱使胃肠黏膜糜烂或形成应激性溃疡。

(四)临床表现

1.低血压 成人肱动脉血压降至90mmHg以下或比基础血压低60mmHg,即为低血压,患者脉压常小于20mmHg。但休克早期可无低血压,因此,无低血压者不能排除休克存在。

2.心动过速 为休克常见非特异性表现,如同时伴有直立位时血压下降,有助于明确此时休克是心动过速的原因。

3.交感神经兴奋 表现为精神紧张或烦躁、焦虑、大汗、过度通气等。

4.外周循环低灌注 表现为肢端湿冷(网状青斑)、外周脉搏难以触及或细弱等外周低灌注体征。

5.意识改变 休克患者意识可正常,但如脑灌注压显著下降,则可出现神志淡漠、嗜睡、昏迷等。

6.不同类型休克有其自身特点(表13-2)。

表13-2 各型休克的临床特点

休克类型	临床特点
心源性休克	低血压(收缩压常<90mmHg),伴有外周血管阻力增加的临床征象(如脉搏细弱、皮肤湿冷)、器官灌注不足(如尿量减少、意识改变)等表现
低血容量性休克	有低血压、伴有外周血管阻力增加的临床征象、器官灌注不足、CVP降低、血管内补液后动静脉压很快改善
感染性休克	有休克的一般表现,同时具有系统性炎症反应、局部炎症反应及相应的体征,血培养或分泌物培养有诊断意义
过敏性休克	梗阻、咳嗽、支气管痉挛、喉头水肿,严重者可出现意识障碍、瞳孔散大、抽搐、猝死
神经源性休克	类似于低血容量性休克,同时伴有神经系统疾病体征,如四肢瘫痪或麻痹等
内分泌休克	常有内分泌疾病病史,伴有激素水平改变,可有血糖、血酮升高,电解质紊乱等

二、休克的护理评估

(一)病史

了解患者近期有无创伤、烧伤、感染、服药情况。既往病史,如有无高血压、心脏病、肝硬化、消化性溃疡、支气管扩张、糖尿病、垂体疾病等病史。既往有无药物过敏史。

(二)实验室检查

1.血常规 创伤性休克、失血性休克早期由于血液浓缩,血红蛋白和血细胞比容可高于正常。大量失血后数小时,红细胞和血红蛋白才会显著降低。休克合并感染和全身炎症反应综合征时,血中白细胞计数可明显升高。而随着休克的进一步发展,血小板计数逐渐降低。

2.血气分析 休克时做血气分析目的是了解机体氧代谢状态以及了解体内酸碱平衡状

态。血气分析结果常有低氧血症、代谢性酸中毒,而 $PaCO_2$ 早期由于呼吸代偿而有轻度下降,呈呼吸性碱中毒,晚期常出现呼吸性酸中毒。

3. 电解质测定 动态监测可以及时了解电解质紊乱,休克时常见有血钾和血镁升高、血钠降低。

4. 动脉血乳酸 休克患者组织灌注不足可引起无氧代谢和高乳酸血症,监测有助于估计休克的变化趋势及复苏效果。正常值为 $1\sim2mmol/L$,休克时若 $>8mmol/L$,死亡率在 90%以上。但动脉血乳酸水平并不经常与休克严重程度平行,需要与其他监测结果综合分析,才能正确判断。若乳酸浓度在 $12\sim24h$ 内降至正常水平,表明复苏有效。

5. 凝血功能及酶学检查 休克时较易出现凝血和纤溶系统功能障碍,后期易发展成DIC,因此,需要定时检查凝血和纤溶系统功能。

(三)血流动力学监测

1. 中心静脉压(CVP)代表右心房或胸腔段腔静脉内压力的变化,可反映全身血容量与右心功能之间的关系。CAP 的正常值为 $5\sim10cmH_2O$ 时,若 $CVP<5cmH_2O$,表示血容量不足。$CVP>15cmH_2O$ 时,提示心功能不全、静脉血管床过度收缩或肺循环阻力过高。若 $CVP>20cmH_2O$,则表示存在充血性心力衰竭。血压和 CVP 的综合判断可指导扩容治疗,见表13-3。

表13-3 以动脉血压和中心静脉压作为扩容的监测

动脉血压	中心静脉压	原因	处理
↓	↓	血容量不足	积极补液
正常	↓	血容量轻度不足	适当补液
↓	↑	血容量相对较多,心功能不全	限制输液,应用强心剂
↑	正常	血管收缩,循环阻力增加	适当应用扩血管药

2. 肺毛细血管楔压(PCWP) 反映肺静脉、左心房和左心室的功能状态。PCWP 的正常值为 $6\sim15mmHg(0.8\sim2.0kPa)$。PCWP 低于正常值反映血容量不足(较 CVP 敏感),PCWP 增高反映左房压力增高(如急性肺水肿)。对 CVP 和 PCWP 监测结果的综合分析,也可用于指导扩容(表13-4)。

表13-4 以中心静脉压和肺毛细血管楔压作为扩容的监测

CVP(cmH_2O)	PCWP(mmHg)	原因	处理
<5	<5	血容量不足	积极扩容
<12	<5	血容量仍不足	继续扩容
12~18	15~18	血容量已接近正常或已正常	适当限制补液
12~18	20~25	肺充血	限制输液,应用扩血管药
12~18	>25	肺水肿	严格限制输液,应用强心、利尿及扩血管药

(四)病情判断

1. 休克分期的判断

(1)休克早期:①口渴,面色苍白,皮肤厥冷,口唇或四肢末梢轻度发绀。②神志清楚,伴有轻度兴奋、烦躁不安。③血压正常,脉压较小,脉快、弱。④呼吸深而快。⑤尿量较少。⑥眼底动脉痉挛。

(2)休克中期：①全身皮肤淡红、湿润，四肢温暖。②烦躁不安，神志恍惚。③体温正常或升高。④脉细弱，血压一般在60mmHg以上。⑤少数可出现呼吸衰竭。⑥尿量减少。⑦眼底动脉扩张。⑧甲皱微循环不良。

(3)休克晚期：①全身皮肤、黏膜发绀，出现紫斑，四肢厥冷，冷汗淋漓。②神志不清(昏迷)。③体温不升。④脉细弱，血压低或测不到，心音呈单音。⑤呼吸衰竭。⑥无尿。⑦全身有出血倾向。⑧眼底视网膜出血或水肿。

2. 休克程度的判断　在确定患者是否处于休克状态的同时，还必须鉴别休克的严重程度。临床常将休克分为轻、中和重三度，详见表13-5。

表13-5　休克程度的判断

临床表现	轻度休克	中度休克	重度休克
神志	清楚、精神紧张	表情淡漠	意识模糊，甚至昏迷
口渴	口渴	很口渴	非常口渴，但无主诉
皮肤色泽	开始苍白	苍白	显著苍白、肢端青紫
皮肤温度	正常，发凉	发冷	冰冷
脉搏	<100 次/min，有力	100~120 次/min	速而减慢，或摸不清
血压	正常或稍低	平均动脉压下降	平均动脉压<50mmHg 或测不出
周围循环	正常	毛细血管充盈迟缓	毛细血管充盈非常迟缓
尿量	正常	尿少	尿少或无尿
失血量	<800mL	800~1600mL	>1600mL

3. 病因鉴别　如有喉头水肿、哮鸣音以及用药或虫咬史，应高度怀疑过敏性休克。有晕厥史且血红蛋白进行性下降应考虑失血性休克。有明确呕吐、腹泻史，失液量大或有急腹症合并休克者应考虑低血容量休克。有颈静脉怒张、心音低、肝大者应考虑心源性休克。有颈椎损伤、四肢瘫痪，应考虑神经源性休克。四种常见休克的临床鉴别见表13-6。

表13-6　四种常见休克的鉴别

	低血容量性休克	感染性休克	心源性休克	神经源性休克
皮肤颜色和温度	苍白、发冷	有时红、暖	苍白、发凉	红润、温暖
外周静脉充盈度	萎陷	不定	收缩、萎缩	充盈良好
血压	↓	↓	↓	↓
脉率	↑	↑	↑或↓	正常或↓
尿量	↓	↓	↓	正常或↓
中心静脉压	↓	↑或↓	↑	正常
PaO$_2$	初期↑，晚期↓	↓	↓	正常
PaCO$_2$	↓	↑或↓	初期↓	正常或↓
pH	↓	↓	↓	不定
血细胞比容	↑或↓	正常	正常	正常

注：↓表示降低、减慢或减少。↑表示升高或加快。

三、急救护理措施

(一)现场急救措施

休克是一种极其危险的急重症，一旦发生，必须立即采取急救措施。在现场应做到以下几点：

1.尽可能少搬动患者,松解患者衣扣,让患者平卧,下肢抬高 20°~30°,以利于静脉血回流。如有呼吸困难可再将头部和躯干抬高 20°~30°,以利于呼吸。

2.保持呼吸道通畅,尤其是休克伴昏迷者。方法是将患者颈部垫高,下颌抬起,使头部最大限度的后仰(颈部外伤或疑有颈椎骨折者除外),同时头偏向一侧,以防呕吐物和分泌物误吸入呼吸道。

3.注意给体温过低的休克患者保暖,盖上被、毯,有条件者可给热饮料,如浓茶或姜汤,但不要在皮肤局部加温,以免皮肤血管扩张而影响重要生命器官的血流量供应和增加氧消耗。注意伴发高热的感染性休克患者应给予降温。

4.必要的初步治疗,如出血应立即止血,一般对表浅伤口出血或四肢血管出血可先采用压迫止血法暂时止血。因创伤骨折所致的休克给予镇痛,骨折固定。烦躁不安者可给予适当的镇静剂。心源性休克给予吸氧等。

5.密切观察心率、呼吸、血压、神志改变,并做详细记录。

(二)转运途中监护

对休克患者,因现场抢救条件有限,需尽快将其送往有条件的医院抢救,在转运过程中,应注意以下几点:

1.休克患者搬运越轻越少越好,应送到离现场最近的医院为宜。

2.在运送途中,应有专人护理,随时观察病情变化,给予吸氧和静脉输液等急救措施。

3.将患者送至医院,对已用的急救措施与用药向值班人员交代清楚,以利于病情的掌握和继续治疗。

(三)临床护理措施

休克的处理原则是尽早去除引起休克的病因,尽快恢复有效循环血量,纠正微循环障碍,改善心脏功能和恢复人体正常代谢,并根据病情做出相应处理。休克状态下病情危急,严重威胁患者的生命,抢救时,时间就是生命,做好临床监护至关重要。

1.一般护理

(1)体位:最适宜的体位是抬高头、躯干 20°~30°,抬高下肢 15°~20°。抬高头胸部有利于膈肌活动,增加肺活量,使呼吸运动更接近于生理状态。抬高下肢有利于增加静脉回心血量,从而相应增加循环血容量。休克伴昏迷患者取平卧位,头偏向一侧。

(2)吸氧:给氧前应注意清除呼吸道分泌物,保持呼吸道畅通,以达到有效吸氧。一般采用鼻导管法给氧,氧流量为 2~4L/min,直至休克好转。如患者发绀明显或发生抽搐则需加大吸氧浓度至 4~6L/min。

(3)迅速建立静脉通道,保证输液途径畅通:目前多主张安置深静脉导管,在紧急情况下也可做静脉切开加压输液。静脉输液可迅速补充有效循环血容量,是纠正休克的最根本措施。在快速扩容过程中,应注意观察脉率、呼吸、肺底啰音及出入水量等,避免发生肺水肿。如有肺水肿表现,应减慢滴速,甚至暂停输液,并立即报告医师。在输液过程中还应对有效循环血容量是否补足做出估计,以避免输液过多。

(4)饮食:如能进食,可给予易消化的流质或半流质饮食。

(5)注意事项:注意保温,做好口腔护理,因患者有微循环障碍,注意预防压疮(褥疮)。

2.合理补液、及时补充血容量　补充血容量,及时恢复血液灌注,是抗休克的基本措施。及时补充血容量,时间较短的休克,特别是低血容量休克,均可较快地纠正,不需再用其他药物,故必须迅速建立 2 条以上的静脉输液通道。原则上失血补血,失水补水,丢失多少补多少。补液的种类一般来讲,均应先输入一定量的晶体液或电解质溶液,如生理盐水、5%的葡萄糖盐水和平衡盐溶液等。一般晶体液的量可为胶体液的 2~3 倍。在治疗之初一般主张不用或少用等渗或高渗葡萄糖液。抗休克常用的胶体液为全血、血浆和右旋糖酐等。低分子右旋糖酐可改善微循环,能吸附于红细胞、血小板表面及其血管内壁,预防和治疗弥散性血管内凝血。

应当注意,休克时补充的晶体量和胶体量很大,不仅要补充已丢失的血容量(全血、血浆和水电解质丢失量),还要补充扩大的毛细血管床,故超过临床估计的液体损失量很多。休克时间越长,症状越严重,需要补充的液体也越多。还必须注意,创伤、战伤时休克补液治疗成功的关键在于及时、快速、足量地恢复有效循环血量,提高心房充盈压力,恢复良好的组织灌流,而不要被缺少胶体液所束缚。应力争在救治 4~8h 内使休克病情好转。对于严重感染性休克患者,其病情复杂,又常有心肌损害和肾脏损害,过多补液易导致不良后果。因此,为了掌握血容量补充和观察心脏对输液的负荷情况,可监测中心静脉压及血压,作为调节补液量的依据(必要时再测定肺毛细血管楔压),见表 13—7。

表 13—7　CVP 与补液的关系

CVP	血压	原因	处理原则
低	低	血容量严重不足	充分补液
低	正常	血容量不足	适当补液
高	低	心功能不全或血容量相对过多	给强心药,纠正酸中毒,舒张血管
高	正常	容量血管过度收缩	舒张血管
正常	低	心功能不全或血容量不足	补液试验

注:补液试验:取等渗盐水 250mL,于 5~10min 内经静脉滴注,若血压升高而中心静脉压不变,提示血容枇不足。若血压不变而中心静脉压升高 0.29~0.49kPa(3~5cmH$_2$O),则提示心功能不全。

3.密切观察病情变化

(1)神志与表情:患者的意识表情变化能反映中枢神经系统血液的灌流情况。休克早期,机体代偿功能尚好,患者神志一般清楚,精神紧张或有烦躁、焦虑。随着休克加重,进入失代偿期,患者脑组织供血逐渐减少,缺氧加重,表现为表情淡漠、意识模糊、感觉迟钝,甚至昏迷。

(2)脉搏:休克初期,脉搏加快,随着病情的进展,脉搏细数且出现心律不齐,休克晚期脉搏微弱、缓慢,甚至摸不到。

(3)血压与脉压:初期由于代偿性血管收缩,血压可能保持或接近正常。若血压逐渐下降甚至测不到,且脉压减小,则说明病情加重。在抢救过程中,应每隔 5~10min 测量血压 1 次,并做好记录,直至血压稳定后,可减少测量次数。

(4)呼吸:大部分休克患者均伴有呼吸频率及幅度代偿增加,当出现呼吸加深加快或变浅不规则,并出现鼻翼煽动,提示病情恶化,应严密观察、及时处理。遵医嘱给予吸氧,鼻导管给氧时可用 40%~50%的氧浓度,输入氧气应通过湿化器以保持呼吸道湿润,防止黏膜干燥。行气管插管或切开、人工辅助通气的患者,更应注意全面观察患者反应和机器工作状态两方面的变化。有气道分泌物应及时吸出防止窒息。

(5)尿量:尿量的监测是护理工作中观察、判断肾脏毛细血管灌流量的一项重要指标。休克患者可放置留置导尿管,并每小时测量 1 次尿量,如每小时尿量少于 20mL,说明肾脏血液灌流量不足,提示休克加重。如经抢救治疗后每小时尿量恢复至 30mL 时,为休克缓解的一个重要指标,故抢救过程中应严格监测尿量。

(6)体温:休克患者体温一般偏低,如患者突然体温升高提示有其他感染,要及时报告医师。

4.应用血管活性药物 血管活性药是休克治疗时常用的药物,护理人员应熟悉此类药物的药理作用、性能、应用原则及注意事项,以便能有效、及时地抢救患者。常用的血管活性药分为以下两大类:

(1)血管扩张药:必须在补足血容量的基础上应用。①多巴胺:能增加心肌收缩力,提高心排血量,选择性地扩张内脏血管,特别是肾脏血管,提高肾小球滤过率,并使皮肤及黏膜血管收缩,使血压维持在一定水平。②阿托品、山莨菪碱等抗胆碱能药:可解除平滑肌痉挛、舒张血管、改善微循环,常用于感染性休克的治疗。

(2)血管收缩药:常用去甲肾上腺素和阿拉明(间羟胺),均使小血管收缩,提高血压。应用血管收缩剂以小剂量、低浓度、短时间为宜。①去甲肾上腺素:对肾动脉收缩作用较强。②间羟胺:较去甲肾上腺素作用缓和、持久,对肾血管收缩作用较轻。

血管活性药物静脉滴注时一般应先慢后快,调整滴注速度使收缩压维持在 90mmHg。一旦血压稳定 6~8h 或以上,便可在观察下减慢滴注速度,继而降低药物浓度,最后缓慢停药。应用过程中需密切观察血压变化,根据病情调整滴速,防止血压波动过大。应用阿托品类药物时应密切观察中毒反应,如高热、意识模糊、躁动、谵妄、抽搐等。某些缩血管药,如去甲肾上腺素不能漏出血管外,以免造成局部组织坏死。

5.预防感染 除了感染性休克患者应积极进行抗感染治疗外,对于其他类型的休克患者,因其机体免疫能力下降,易继发感染,应注意预防。病室内定期空气消毒,并减少探视。避免交叉感染,各项操作严格执行无菌技术操作规程。协助患者咳嗽、咳痰,痰液黏稠者予以雾化吸入,不能自行排痰者予以吸痰。遵医嘱应用有效抗生素。

6.心理护理

(1)对患者做心理安抚:休克患者往往意识清醒,因此,可能接受护士给予的良好心理影响。护士要选择适当的语言安慰患者,耐心解释有关病情变化,以稳定患者情绪,减轻患者痛苦。护士在实施抢救中,说话要细声而谨慎,举止要轻巧而文雅,工作要稳重而有秩序,以影响患者心理,使其镇定并增强信心。

(2)做好患者亲友或陪伴人员的安慰工作:劝导患者亲友或陪伴人员不要在患者面前表现出情绪波动而干扰患者心绪的宁静,并指导他们一些简单的生活护理技术,以配合医护人员做好工作。

是否进行合理的临床监护关系到患者是否抢救成功,判断患者抢救成功的标准:①成人尿量>30mL/h 或>500mL/d,小儿每小时尿量>1mL/kg。②脉搏有力,且<110 次/min。③撤除升压药后血压维持正常或接近正常,微循环改善。④呼吸均匀,16~20 次/min。⑤神志清楚、安静,四肢温暖,末梢循环充盈良好。⑥血细胞比容>35%。⑦血浆电解质和酸碱平衡基本正常。

(张家妍)

第二节　常见临床危象的急救护理

临床危象,即疾病的危险征象,它不是独立的疾病,而是某一疾病过程中所出现的危险症候群。临床危象可见于临床各科,多为原有基础疾病在过度劳累、情绪激动、感染、外伤、手术、分娩等激发因素下出现病情加重,并出现威胁生命的危急病况,甚至伴有一个或多个器官脏器功能不全。危象若发现及时、积极治疗、护理得当可被控制。否则危象会对生命重要功能尤其是脑功能带来严重损害,甚至危及患者生命。因此,及时识别各种常见临床危象,正确地进行干预和救护,是急诊护理学的重要组成部分。

一、高血压危象

高血压危象是指威胁生命或器官功能的极重度高血压状态,发病时外周小动脉发生暂时性强烈痉挛,血压急剧升高并伴有重要器官不同程度的功能障碍或不可逆损害,是常见的急重症之一。

(一)诱因与发病机制

1.诱因

(1)药物因素:高血压患者未规律服药或突然停止用药。

(2)其他因素:如紧张、疲劳、寒冷、外伤及手术等。

2.发病机制　高血压危象时血压极重度升高的直接原因是外周小动脉强烈收缩,在上述作用下肾脏产生"压力性利尿"和由此诱发的低血容量进一步刺激血管收缩素释放,导致外周阻力血管进一步收缩,形成恶性循环,使血管失去自我调节能力。血管的损害直接导致器官和组织的损害,心、脑、肾是最易受累的靶器官。

(二)临床表现

1.脑动脉痉挛、脑水肿　常有剧烈头痛、头晕、耳鸣、恶心、呕吐、视物模糊、失明、抽搐,甚至脑出血、昏迷。

2.心脏受累　可出现心悸、呼吸困难,并可出现急性左心衰、肺水肿、心绞痛。

3.肾脏受累　可出现少尿、无尿、尿比重改变,严重时可发生急性肾衰竭。

4.交感神经兴奋表现　如异常兴奋、发热、出汗、口干、皮肤潮红(或面色苍白)、心动过速、手足颤抖等。

5.体征　血压显著升高,舒张压大于 120mmHg,收缩压可达 250mmHg。眼底血管痉挛或出血、渗出、视盘水肿。

(三)救治原则

1.迅速降压　做到迅速、安全、有效。常选用静脉用药,可根据病情联合用药,不但可以提高疗效、减少药量及不良反应,而且可以延长降压作用时间。降压常用药物有:

(1)硝普钠,$1\sim3\mu g/(kg \cdot min)$,总量不超过 $500\mu g/kg$。

(2)硝酸甘油,$1\sim5mg$ 溶于 5％葡萄糖注射液 100mL 中静脉滴注,$10\sim20$ 滴/min,根据病情,每 $10\sim15min$ 递增剂量 25％～50％,最大剂量为 $200\mu g/min$。

(3)美托洛尔,5mg 溶于 25％葡萄糖注射液 20mL 中,缓慢静脉注射,$1\sim2\mu g/min$,隔 5min,直至有效,一般总量 $10\sim15mg$。

（4）呋塞米，20～40mg，用氯化钠注射液稀释后，缓慢静脉注射。儿茶酚胺类突然释放所致高血压危象，可选用 α 受体阻滞剂酚妥拉明降压，合并子痫可静脉使用肼屈嗪、拉贝洛尔、镁盐。

2.防治脑血肿　高血压脑病加用脱水剂，如甘露醇、呋塞米等治疗，以减轻脑水肿。

3.抗心力衰竭　合并急性左心衰时给予强心、利尿、扩血管治疗，选用硝普钠最为理想。

4.对症处理　制止抽搐躁动可给地西泮、苯巴比妥钠等肌内注射，或给水合氯醛保留灌肠。

5.病因治疗　待血压控制、病情平稳后，根据患者的具体情况做进一步检查，积极寻找病因。如为继发性高血压，可根据引起高血压危象的原因制定相应的治疗措施，防止高血压危象复发。

（四）护理评估

1.病史　高血压危象最常见于慢性原发性高血压患者的血压骤然升高，因此，需了解患者危象发生前的基础血压值及血压波动情况，是否服用降压药物或其他药物，药物的名称、剂量、服药时间等，发病前有无不良的精神刺激、既往心脏情况等。此外，还应了解家庭成员有无高血压病史。

2.身心状况

（1）体征与特征：高血压危象常见的类型有：

1）急进型高血压急症：多见于中年、青年，短期内血压可急剧升高，尤其舒张压持续在120mmHg 以上，临床上出现兴奋、呕吐、视物模糊、眼底出血、渗出、视盘水肿、肾功能损害等，病情进展迅速，如不及时救治，患者可在数周甚至数日内因肾衰竭、充血性心力衰竭、脑卒中而死亡。

2）高血压脑病：由于血压过高突破了脑血管的自身调节，引起急性脑血液循环障碍，导致脑水肿和颅压升高。临床表现以神经系统症状为主，头痛为最初的症状，常伴呕吐、视物模糊、视盘水肿、神志改变，可出现病理征、惊厥、昏迷等，颅压可高达 400mmH$_2$O。经有效治疗，血压下降，症状可迅速缓解。

3）儿茶酚胺类突然释放所致高血压危象：主要见于嗜铬细胞瘤，少数可由于高血压患者服用单胺氧化酶抑制剂、三环抗抑郁药或其他升压药物而诱发。表现为血压急剧升高，伴心动过速、头痛、恶心、呕吐、面色苍白、出汗、麻木、手足发冷。发作持续数分钟至数小时。通过发作时尿液中儿茶酚胺代谢产物，如香草基杏仁酸（VMA）含量测定、B 超、放射性核素、CT 等检查可做出诊断。

4）高血压危象伴主动脉夹层动脉瘤：起病急骤，特征为剧烈胸痛，向胸前或背部放射，可随病变波及的部位及范围而延伸至腹部、下肢及颈部，伴焦虑不安、大汗、面色苍白、心率加速、血压增高（原有高血压者血压更高）。病变累及颈动脉或肋间动脉者，可造成脑或脊髓缺血而引起偏瘫、神志模糊、昏迷等。夹层动脉瘤由于涉及范围不同，可出现相应的症状和体征。主动脉造影或超声检查有助于诊断。主动脉夹层动脉瘤破裂多在起病后数小时至数日内死亡。病变在远端、范围较小、出血较少者预后较好。

（2）心理和社会状况：因血压骤升，使心、脑、肾等重要脏器受累，患者常出现焦虑不安，担心出现严重并发症而影响以后的工作和生活，消极悲观，甚至绝望厌世，这些沉重的心理负担会使血压容易波动，影响治疗效果。

3.辅助检查

(1)实验室检查:①尿常规:是否有蛋白尿、红细胞与红细胞管型等,了解肾实质是否受损。②肾功能:当合并急性肾衰竭时,肌酐、尿素氮升高。③VMA:怀疑为嗜铬细胞瘤时,可行尿 VMA 检查。④脑脊液检查:脑脊液压力常升高。⑤可出现血钾升高、代谢性酸中毒。

(2)影像学检查:①X 线胸片:观察充血性心力衰竭、肺水肿征象。②脑 CT:观察有无脑出血、水肿或梗死等。③怀疑为嗜铬细胞瘤时,可行肾上腺 CT 检查。④怀疑为主动脉夹层瘤时,应做胸部 CT、经食管超声、主动脉造影等检查。

(五)护理诊断

1.舒适的改变　与血压骤然升高、颅压升高有关。

2.体液过多　与尿少、肾功能受损有关。

3.知识缺乏　缺乏应用降压药物的知识。

(六)护理目标

1.患者血压稳定,头痛、头晕、耳鸣、恶心、呕吐等症状消失。

2.患者尿量正常,水、电解质、酸碱平衡紊乱得到纠正,肾功能得到改善。

3.患者初步了解发生高血压危象的可能因素,能遵照医嘱服用降压药物。

(七)护理措施

1.一般护理

(1)体位:绝对卧床休息,将床头抬高 30°,可起到体位性降压作用。

(2)吸氧:高血压危象患者应常规吸氧,一般给予鼻导管给氧,必要时可予面罩给氧。

(3)迅速建立静脉通道,保证降压药物及时输入。

(4)昏迷者应及时吸痰,保持呼吸道畅通。

(5)保持排便通畅,必要时按医嘱给予缓泻剂。

2.急救护理

(1)密切观察病情变化:监测血压、呼吸、脉搏、神志及心、肾功能变化,观察双侧瞳孔大小、两侧是否对称及对光反射。对持续抽搐或有神志改变的患者,护士应守护在患者身旁,去除义齿,安放齿垫,以防咬伤舌或误吸。意识障碍患者需加床挡,防止坠床。

(2)用药护理:迅速降压是急救的关键,但降压的幅度因人而异,如果肾功能正常,无脑血管或冠状动脉疾患史,亦非急性主动脉夹层动脉瘤或嗜铬细胞瘤伴急性高血压者,血压可降至正常水平。否则降压幅度过大,可能会使心、肾、脑功能进一步恶化,其安全的血压水平为 160～180/100～110mmHg。护士应熟知常用降压药物的药理学知识,仔细观察药物的疗效和不良反应,出现不良反应需及时通知医师处理,例如,使用硝普钠时应注意药物避光,并注意滴注速度。用 β 受体阻滞剂时应注意其抑制心肌收缩力、心动过缓、房室传导时间延长、支气管痉挛等不良反应。

3.健康指导

(1)患者出院后,应坚持低盐、低脂饮食,根据患者体质情况制定运动计划。

(2)避免不良精神刺激。

(3)遵医嘱按时服药,定期到医院复查。

(4)如为嗜铬细胞瘤等引起的高血压危象,劝导患者尽早手术治疗。

二、超高热危象

正常人体温度为 36.3～37.2℃,体温升高超过正常称发热。超高热危象是指体温升高超过 41℃,引起重要器官严重受损,出现抽搐、昏迷、休克和出血等临床征象,是临床上常见的危急重症之一。如体温超过 42℃可使一些酶活性丧失,导致脑细胞不可逆性损害。若不及时抢救,可引起永久性的重要器官损伤,甚至死亡。

(一)诱因与发病机制

1.诱因

(1)感染性因素:为发热最常见的原因,包括:①细菌感染:全身性感染,如败血症、脑膜炎等。局部感染,如扁桃体炎、中耳炎等。②病毒感染:如流行性感冒、脊髓灰质炎、乙型脑膜炎等。③螺旋体感染:如钩端螺旋体病、回归热等。④其他:如真菌感染、恶性疟疾等。

(2)非感染性因素:①中枢性发热:如脑外伤、脑出血、脑肿瘤等。②变态反应性发热:如药物热、静脉输液中含有致热原、误输异型血等所致的高热。③内分泌疾病:如甲状腺功能亢进危象、嗜铬细胞瘤高血压发作。④物理因素:如中暑。

2.发病机制　外源性致热原,如微生物病原体及其代谢产物,不能直接作用于体温调节中枢,而是通过激活血液中的中性粒细胞、嗜酸性粒细胞和单核-吞噬细胞系统,使其产生内源性致热原。内源性致热原,如白介素(ILI)、肿瘤坏死因子(TNF)等,通过血脑屏障直接作用于体温调节中枢的体温调定点,使产热增加、散热减少,而升高体温。

(二)临床表现

1.上升期

(1)骤升型:体温在数小时内上升达 39℃以上,常伴有寒战,小儿可伴有惊厥。

(2)缓升型:体温逐渐上升,在数日内达高峰,多不伴寒战。

2.热期　体温上升达高峰之后保持一定时间,持续时间长短因病因而异。此期产热与散热在高水平保持相对平衡,表现为寒战消失,皮肤发红并有灼热感,呼吸深快,出汗增多。

3.体温下降期　病因消除或致热原的作用逐渐减弱或消失,使体温降至正常,因此,出汗较多,皮肤潮湿。体温下降方式有:①骤降,体温于数小时内降至正常,有时可略低于正常,常伴大汗淋漓。②渐降,体温于数日内降至正常。

(三)救治原则

1.迅速降温　迅速将体温降至 38.5℃左右是治疗高热危象的关键。

(1)物理降温:适用于高热而血压正常的患者,遵循热者冷降、冷者温降的原则。对于高热、烦躁、四肢末端灼热者,可用冰水擦浴降温。例如,高热中暑,立即将患者放入冰水浴盆内,用力摩擦周身皮肤,直到泛红。或头部放置冰帽,颈部、腋下、腹股沟等大血管浅表处放置冰袋,用力摩擦周身(有出血倾向或皮疹性传染病高热者不宜擦浴)。或用 4℃的 5%葡萄糖氯化钠注射液 1000～1500mL 静脉快速滴注。对于寒战、四肢末梢厥冷的超高热患者,最好用 32～36℃温水或 25%温酒精连续反复擦浴,以免冰冷刺激而加重周围血管收缩。擦浴方法是自上而下,由耳后、颈部开始,擦浴时稍加用力直至患者皮肤微红,体温降至 38.5℃左右。注意短时间内体温不宜降得过低。

(2)药物降温:药物降温应谨慎使用,主要用于物理降温后体温再次上升或物理降温效果不理想时或不适宜用物理降温者。下列情况时可采取其他紧急措施降温:①高暑。②手术后高热。③休克伴发热和心功能不全。④高热出现谵妄。⑤婴幼儿高热。降温过程中须严密观察血压变化,视体温变化调整药物剂量,必要时物理降温与药物降温联合应用。

2.病因治疗　诊断明确者应针对病因采取有效措施,如细菌感染使用强有力的抗生素。抗生素使用后,至少观察 2～3d,疗效不佳者,应考虑用其他抗生素。

3.支持治疗　保持水、电解质平衡,保护脑、心、肾功能及防治并发症。

4.对症处理　如出现惊厥、颅压增高等症状应及时予以相应处理。

(四)护理评估

1.病史　了解病史对于分析发热病因十分重要,应详细了解发热的时间、季节、起病的急缓、体温的高度、是间歇性还是持续性、诱因。是否伴有畏寒、寒战、大汗或盗汗。是否伴有其他症状,如咳嗽、咳痰、腹泻、头痛、出血、皮疹等。起病后用药情况,包括药物名称、剂量、疗效。起病后一般状况,如精神、食欲、尿便等。传染病接触史、疫水接触史、服药史、职业等。

2.身心状况

(1)症状与体征:将发热患者的体温数值分别记录在体温单上,并将各数值点连成体温曲线,该曲线的不同形态称为热型。临床上常见的热型有:

1)稽留热:体温恒定维持在 39℃ 以上水平,数日或数周,24h 体温波动范围不超过 1℃。常见于大叶性肺炎、伤寒及斑疹伤寒高热期。

2)弛张热:体温在 39℃ 以上,24h 体温波动范围超过 2℃,但都在正常水平以上。常见于败血症、化脓性感染、风湿热等。

3)间歇热:体温骤升达高峰后持续数小时,又迅速降至正常水平,无热期可持续 1 至数日,如此高热期与无热期反复交替出现。常见于疟疾、急性肾盂肾炎等。

4)不规则热:热型无一定规律,可见于结核病、风湿热、渗出性胸膜炎等。

(2)心理与社会状况:患者可能因为病因暂时尚不清楚,并可能出现呼吸困难、抽搐等表现,病情危重,使患者及家属焦虑不安、恐惧、消极悲观,甚至绝望。

3.辅助检查

(1)血液检查:白细胞及中性粒细胞数升高常提示急性细菌感染、阿米巴或原虫感染。白细胞计数正常或轻度下降常提示为病毒感染、伤寒、疟疾、结核等。血液涂片可找到寄生虫。必要时可行血培养、血液激素(如甲状腺激素)测定、免疫学检查。

(2)尿便检查:可做常规、细菌培养等检查。

(3)穿刺液检查:如胸腔积液、腹腔积液、脑脊液等常规检查及培养。

(4)其他检查:根据病史特点,行超声波、X 线、CT 等检查。

(五)护理诊断

1.体温过高　与致热原作用于体温调节中枢的体温调定点,使产热增加、散热减少、体温升高有关。

2.潜在并发症　抽搐、惊厥,甚至休克。

(六)护理目标

1.患者体温降至正常,降温过程中未发生虚脱。

2.患者未发生抽搐、惊厥,或发生者获得有效控制。

3.患者微循环良好、生命体征平稳、尿量正常。

（七）护理措施

1. 一般护理

（1）将患者置于安静、舒适、通风的环境：有条件时应将患者安置在有空调的病室内，无空调设备时，可采用室内放置冰块、电扇通风等方法达到降低室温的目的。高热惊厥者应置于保护床内，保持呼吸道畅通。

（2）吸氧：一般用鼻导管吸氧，吸氧浓度 2~4L/min。

（3）饮食：高热患者饮食以清淡为宜，给细软、易消化、高热量、高维生素、高蛋白、低脂肪饮食。鼓励患者多饮水、多吃新鲜水果和蔬菜。

（4）口腔护理：高热患者唾液分泌减少，口腔黏膜干燥，容易发生舌炎、齿龈炎等，应注意清洁口腔。高热昏迷患者尤应重视口腔护理，以防感染和黏膜溃破等。

（5）皮肤护理：高热患者在降温过程中伴有大汗者，应及时更换衣裤和被褥，注意皮肤清洁卫生和床单舒适干燥。有出血倾向的患者，应防止皮肤受压与破损。

2. 急救护理

（1）病情观察

1）早期发现：凡高热患者出现寒战、脉搏快、呼吸急促、烦躁、抽搐、休克、昏迷等，应警惕超高热危象的发生。

2）严密观察体温、脉搏、呼吸、血压、神志变化，以了解病情及观察治疗反应。

3）观察末梢循环情况：高热而四肢末梢厥冷、发绀者，往往提示病情更为严重。治疗后体温下降和四肢末梢转暖、发绀减轻或消失，则提示治疗有效。

（2）降温：迅速有效地降低深部温度是抢救超高热危象的关键。

1）物理降温：安全可靠，为首选措施，尤其适用于高热而循环良好的患者。

①方法：对于高热、烦躁、四肢末梢灼热的患者，可使用降温毯，再配合头部放冰枕或冰帽，颈部、腋下及腹股沟等处放置冰袋，全身酒精擦浴或冰敷等降温。如患者心、肺功能良好，还可使用 4℃ 的 5% 葡萄糖盐水 1000~1500mL 快速静脉滴注。寒战、四肢末梢厥冷的患者，用 30~35℃ 温水或 25℃ 温酒精擦浴，以免因寒冷刺激而加重周围血管收缩。因发生低血压和寒战的合并症较多，冰水浸泡已不再推荐。如其他方法无法降温，可在有效检测深部体温的前提下使用。

②注意事项：遵循热者冷降、冷者温降的原则。当高热开始，皮肤血管强烈收缩甚至发生寒战时，不予退热处理，且应注意保暖。将体温降至 38℃ 左右，但不宜在短时间内将体温降得过低，以防引起虚脱。注意补充液体，维持水、电解质平衡。

2）药物降温：物理降温效果不理想或不宜用物理降温者，可用药物降温，如阿司匹林、肾上腺皮质激素等。如降温效果仍不明显，尤其伴有烦躁、惊厥，可使用冬眠药物，如氯丙嗪等。用药过程中严密观察体温、血压变化，并随时调整滴注速度。

（3）对症护理：昏迷患者容易发生肺部感染和压疮，须加强护理。提供必需的热量和营养物质以促进恢复，保持呼吸道通畅。积极纠正水、电解质代谢平衡，维持酸碱代谢平衡。补液速度不宜过快，避免心力衰竭发生。激素对治疗肺水肿、脑水肿等有一定疗效，但剂量过大易继发感染。

（4）观察病情

1）严密监测生命体征：心电监护，每 15~30min 测量 1 次。同时注意 24h 出入量，做好重症记录。

2)密切观察末梢循环情况:经治疗后,体温下降,末梢循环好,提示治疗有效。如果高热而四肢末梢厥冷发绀者,提示病情更为严重,须引起重视。

3)观察高热的伴随症状:如寒战、咳嗽、呕吐或出血等。

3.健康指导　出现发热早期症状,要及时转移至通风、温湿度适中的地方,避免穿不透气的衣服,情况不佳者要尽早求助于医护人员。另外,要多补充水分和电解质。

三、甲状腺危象

甲状腺危象简称甲亢危象,是甲状腺功能亢进症(以下简称甲亢)患者在急性感染、精神创伤、妊娠或甲状腺手术等各种诱因的刺激下,大量甲状腺激素释放入血,病情突然加重而出现的一系列临床症状。发生原因可能与循环内甲状腺激素水平增高有关,多见于严重的、病程长且近期病情有明显恶化的甲亢患者,并常由并存的其他疾病所诱发。甲状腺危象病情危重,病死率高,必须及时抢救,如抢救不及时,患者往往因高热、心力衰竭或严重水、电解质紊乱而死亡。

(一)诱因与发病机制

1.诱因

(1)外科性:在手术中或术后 4～16h 内发生危象常与手术直接有关,凡在术后 16h 后发生危象者,应寻找感染病灶或其他诱因。由外科原因引起的甲亢危象包括:①术前甲亢病情未控制。②手术应激或手术时挤压甲状腺,导致大量甲状腺激素释放入血循环,全身麻醉也可使组织中的甲状腺激素进入血循环。

(2)内科性:指手术外的诱因,目前甲亢危象多属此类。包括:①严重感染:是临床上最常见的危象诱因,4/5 内科性危象有感染,其中以呼吸道感染最常见。②应激:过度紧张、高温环境、过度疲劳、情绪激动等应激可导致甲状腺激素突然释放。③不适当停用抗甲状腺药物:致甲状腺激素大量释放,甲亢症状迅速加重。④其他:过度挤压甲状腺、放射性[131]1 治疗引起甲状腺炎等均可导致大量的甲状腺激素释放入血。

2.发病机制　甲亢危象患者的发病主要为血中的甲状腺激素明显增多,其中游离 T_3、T_4 的升高更为明显,当机体同时又存在内环境紊乱时,机体对甲状腺激素的耐受性下降,加之肾上腺素能神经兴奋性增高,过多的甲状腺激素使 β 肾上腺素能受体数目增加,或作用于受体后的某些环节,致儿茶酚胺的反应性增强,后者又刺激甲状腺激素合成和释放,最终导致机体丧失对甲状腺激素的调控能力,从而出现甲亢危象。

(二)临床表现

1.危象先兆　甲亢症状突然加重,表现为发热、乏力、烦躁不安、心悸、食欲不振、恶心、呕吐、腹泻、体重下降等。

2.危象期　高热、大汗淋漓、皮肤潮红,继而汗闭,皮肤苍白。食欲极差、频繁呕吐、腹痛、腹泻、体重锐减。极度烦躁不安、谵妄、嗜睡,最后昏迷。

(三)救治原则

1.降低循环中甲状腺激素水平

(1)抑制甲状腺激素的合成与释放:抗甲状腺药物,如丙硫氧嘧啶能抑制甲状腺激素的合成,首次剂量为 600mg 口服或经胃管注入,继而给予 200mg 口服,每天 3 次,待症状缓解后减至一般治疗剂量。无机碘能抑制甲状腺激素的释放,在服用丙硫氧嘧啶后 1～2h 再加用复方碘口服溶液,首剂 30～60 滴,以后每 6～8h 服用 5～10 滴。或用碘化钠 0.5～1.0g 加入 10％葡萄糖注射液中静脉滴注 12～24h,视病情逐渐减量,一般使用 3～7d 停药。

(2)迅速降低循环中甲状腺激素水平:可通过腹膜透析、换血等方法去除血中过多的甲状腺激素。

2.降低周围组织对甲状腺激素的反应　可使用 β 肾上腺素能阻断剂或利血平等抗交感神经药物阻断周围组织对儿茶酚胺的反应,达到控制甲亢危象的目的。可用普萘洛尔 30～50mg,每 6～8h 口服 1 次,或 1mg 经稀释后缓慢静脉注射,视病情间歇给药 3～5 次。可同时给予利血平 1mg,每 6～8h 肌内注射 1 次。

3.保护机体脏器、防止功能衰竭　①纠正水、电解质紊乱。②对症处理,如降温、纠正心力衰竭、心律失常等。③使用糖皮质激素以改善机体反应性,提高应激能力。④及时补充大量维生素和能量。

4.去除诱因　去除诱因,积极治疗甲亢是预防甲亢危象发生的关键。感染是引起甲亢危象常见内科性诱因,有感染者应积极抗感染治疗。

(四)护理评估

1.病史　甲状腺危象最常见于原有甲状腺功能亢进症患者的血液中甲状腺激素骤然升高,因此,需要了解患者危象发生前的服药情况,包括药物的剂量、服药方法等,外科手术、放射性[131]I 治疗前的准备情况,发病前有无不良的精神刺激、过度挤压甲状腺等,既往心脏情况等,此外,还应了解发病前的一般状况,如食欲、尿便等,家属成员有无类似病史。

2.身心状况

(1)症状与体征:甲亢危象属甲状腺功能亢进症恶化时的严重表现,主要特点有:

1)高热:体温骤升达 39℃ 以上,甚至高达 41℃,一般降温措施无效,同时大汗淋漓、皮肤潮红,继而汗闭、皮肤苍白和脱水。

2)中枢神经系统:可发生意识障碍,极度烦躁不安、谵妄、嗜睡,最后昏迷。

3)心血管系统:心动过速,心率常达 160 次/min 以上,与体温升高程度不成比例。也可出现各种心律失常,以一过性心房颤动多见。收缩压升高,脉压增大。原有甲亢性心脏病者较易发生危象,且危象一旦发生常促使心功能急剧恶化。

4)消化系统:食欲极差、恶心、呕吐、腹痛、腹泻甚为常见,导致脱水、电解质紊乱、氮质血症加重。

5)水、电解质紊乱:最终患者有水、电解质紊乱,约半数有低钾血症,1/5 有低钠血症。

6)小部分甲亢危象患者症状不典型,表现为表情淡漠、嗜睡、反射降低、低热、恶病质、明显乏力、心率慢、脉压小、血压下降、进行性衰竭,最后陷入昏迷而死亡,临床称淡漠型甲亢危象,多见于老年患者。

(2)心理和社会状况:患者在原有疾病基础上病情加剧,出现心血管、中枢神经系统等受累,且血液中甲状腺激素水平高,病情危重,导致患者及家属焦虑不安、恐惧、消极悲观,甚至绝望。

3.辅助检查　甲状腺功能检查,血清总 T_4、T_3 等可明显增高,游离 T_3、T_4 的测定意义更大,但 T_4 及 T_3 水平与是否发生甲亢危象间无相关性。

(五)护理诊断

1.体温过高　与甲状腺激素明显增高引起的高代谢综合征有关。

2.有体液不足的危险　与甲状腺激素明显增高引起的水、电解质紊乱有关。

3.焦虑　与甲状腺激素明显增高引起的中枢神经系统受累有关。

(六)护理目标

1.患者体温降至正常,生命体征平稳。

2.体液补足,微循环良好,尿量正常。

3.意识清楚,焦虑等症状消除,积极配合治疗。

(七)护理措施

1.一般护理

(1)绝对卧床休息,保持安静、舒适环境,避免不良刺激。

(2)吸氧:一般用鼻导管吸氧,吸氧浓度 2~4L/min。

(3)饮食:给予高热量、高维生素饮食。并鼓励患者多饮水,每天饮水量不应少于2000mL,昏迷患者给予鼻饲。

(4)做好昏迷患者的口腔护理、皮肤护理。

2.急救护理

(1)严密观察病情,及时监测体温、脉搏、呼吸、血压、神志等变化,发现异常报告医师及时处理。

(2)用药护理:迅速减少甲状腺激素合成和释放。

1)抑制甲状腺激素的合成:大剂量使用抑制甲状腺激素合成药物是抢救甲状腺危象的重要措施之一。丙基硫氧嘧啶(PTU)在周围组织中可减少 T_4 转化至 T_3,故为首选药物,口服或胃管内注入。无 PTU 时,可用等量甲硫氧嘧啶(MTU)或甲巯咪唑(MM)。

2)抑制甲状腺激素的释放:无机碘溶液可抑制已合成的甲状腺激素的释放。口服 PTU后 1h,口服复方碘口服溶液,或碘化钠 0.5~1.0g 加入 10% 葡萄糖溶液中静脉滴注。

3)抑制组织中 T_4 转换为 T_3 以及抑制 T_3 与细胞受体的结合:PTU、碘剂、β 肾上腺素能受体阻滞剂和糖皮质激素均有抑制作用。在无心力衰竭情况下,应用 β 肾上腺素能受体阻滞剂甚为重要,但需注意监测心功能,必要时在心电图密切监视下进行,伴哮喘者禁用。

4)其他:上述处理疗效不显著,血清 T_3、T_4 仍呈现高浓度,可考虑应用血浆置换及腹膜透析,以有效清除血中过多的甲状腺激素。

3.健康指导

(1)评估甲亢患者的病情,对症宣教,进一步介绍疾病知识,以及如何预防症状恶化。

(2)调动患者主观能动性,配合治疗,减轻忧虑和避免精神刺激。

(3)按医嘱服药控制甲亢症状,不随意停药。

(4)预防和控制感染。

(5)手术或放射碘治疗前,做好准备工作。

四、糖尿病酮症酸中毒危象

糖尿病酮症酸中毒(DKA)是由于胰岛素缺乏,胰岛素拮抗激素增加,引起糖和脂肪代谢紊乱,以高血糖、高酮血症和代谢性酸中毒为主要改变的临床综合征。糖尿病酮症酸中毒是糖尿病的一种严重急性并发症,作为糖尿病患者早年死亡的原因之一,良好护理是治疗 DKA的一个重要环节。

（一）诱因与发病机制

1.诱因

（1）感染因素：DKA 和 HHS 最常见的诱因是各种感染，尤其是 2 型糖尿病患者伴急性全身性严重感染，如脓毒症、肺炎、化脓性皮肤感染、胃肠道感染、急性胰腺炎、胆囊胆管炎、腹膜炎等。

（2）胰岛素剂量不足或中断：在发生急性伴发疾病的状态下，没有及时增加胰岛素剂量或错误地自行减少胰岛素用量。

（3）各种急性应激状态：外伤、手术、麻醉、急性心肌梗死或严重刺激引起的应激状态等。

（4）胰岛素抗药性：由于受体和信号传递异常引起的胰岛素不敏感或产生胰岛素抗体，均可导致胰岛素的疗效降低。

（5）其他诱因：饮食失调或胃肠疾病导致的水、电解质紊乱，妊娠和分娩，突然终止胰岛素治疗或减量不当等。

2.发病机制　对 DKA 较 HHS 的发生机制了解较多，但共同的发病机制是循环胰岛素水平的绝对降低或是存在严重应激情况下胰岛素拮抗激素（高血糖素、皮质醇、儿茶酚胺及生长激素）的升高，可以表现为某一方面为主，但二者经常相互重叠。DKA 时循环中胰岛素水平以绝对降低为主，HHS 时仍有小量胰岛素分泌，但仅能抑制酮体的产生，不能控制严重的高血糖。糖代谢异常、脂肪与酮体代谢异常、水和电解质代谢异常是发生糖尿病高血糖危象时常见的三种代谢异常。

（二）临床表现

糖尿病症状加重，出现烦渴、尿量增多、疲倦乏力等，但无明显多食。也可伴食欲不振、恶心、呕吐，饮水后也可出现呕吐。酸中毒时呼吸深而快，呈 Kussmonl 呼吸。动脉血 pH 低于 7.0 时，由于呼吸中枢麻痹和肌无力，呼吸渐浅而缓慢。呼出气体中可能有丙酮味（烂苹果味）。

脱水量超过体重 5% 时，尿量减少，皮肤黏膜干燥，眼球下陷等。如脱水量达到体重 15% 以上，由于血容量减少，出现循环衰竭、心率快、血压下降、四肢厥冷，即使合并感染体温多无明显升高。神志状态有明显个体差异，早期感头晕、头痛、精神萎靡，渐出现嗜睡、烦躁、迟钝、腱反射消失，至昏迷，经常出现病理反射。广泛剧烈腹痛，腹肌紧张，偶有反跳痛，常被误诊为急腹症。可因脱水而出现屈光不正。

酮症酸中毒为部分儿童糖尿病的首发症状。儿童出现多饮、多尿等症状未引起家长注意。家长发现患儿精神萎靡，消化道症状，甚至神志不清才到医院就诊，已是酮症酸中毒。

酮症酸中毒接受治疗后，病情继续加重，血压下降，应考虑可能并发急性呼吸窘迫综合征、脑动脉血栓形成或弥散性血管内凝血等。

（三）救治原则

治疗的目的是纠正代谢紊乱，消除酮症，预防感染等并发症。

1.基本措施

（1）详细询问病史并做体格检查，包括心电图。

（2）急查血糖、血浆电解质、尿素氮、肌酐、二氧化碳结合力、pH 及血酮体，2h 后复查 1 次，以后视病情，可 3～4h 复查 1 次。有条件的实验室，可测定血乳酸、游离脂肪酸水平。

（3）急查尿常规及尿酮体。神志清楚的患者，不需导尿，避免引起尿路感染。神志不清的患者,不能主动排尿,可以留置导尿,定时取尿标本,测其排尿量及酮体。

(4)疑有感染者,应及早给予抗生素。

2.胰岛素治疗

(1)只使用短效胰岛素,如普通胰岛素(RI),不可使用中效或长效胰岛素治疗。

(2)小剂量胰岛素治疗

1)若患者神志清楚,无脱水体征,并且血压正常,可给予 RI 肌内注射,初次剂量 0.25U/kg,以后 0.15U/(kg·h),肌内注射。当血糖降至 14mmol/L 后,患者可以少量进食,并根据血糖水平给予 RI 皮下注射。

2)患者血压偏低伴有脱水,胰岛素加入液体中静脉滴注,初次剂量 0.1～0.15U/kg,1h 内滴入。每小时静脉滴入 4～8U。血糖降至 14mmol/L 后,可给予 5%葡萄糖液体,RI 1U/h 滴入。脱水纠正,血压正常,血糖稳定在 14mmol/L 以下,可以改为胰岛素皮下注射治疗。

3)小剂量胰岛素治疗可以避免低血糖及低血钾的发生。

(3)胰岛素抵抗:酮症酸中毒时如存在胰岛素抵抗,有的患者仍需要大剂量胰岛素治疗才能有效。

(4)胰岛素治疗过程中,若血 pH 仍低于正常,尿酮体尚存在,尽管血糖水平已接近正常,胰岛素治疗必须继续,可以同时补充葡萄糖溶液。

3.液体补充

(1)酮症酸中毒时,血容量减少,脱水明显。成人患者失水可达 3～5L。采用 0.9%氯化钠溶液滴注。以 1L/h 的速度补充液体,持续 2～3h。然后根据其尿量及临床表现调整输液速度。若尿量大于 120mL/h,则输液速度可以减慢。

(2)血浆钠水平高于 155mmol/L 或血浆有效渗透压高于 320mmol/L 时,宜采用 0.45%氯化钠溶液滴注。

(3)血糖降到 14mmol/L 后,可静脉点滴 5%葡萄糖溶液。

(4)血压较低者,可适当给予血浆或清蛋白静脉输入。

4.电解质补充

(1)钾:酮症酸中毒时,总体钾是降低的,每千克体重可减少 3～5mmol。血浆 pH 降低时细胞内钾向细胞外移动,故血浆钾的水平可能偏高。开始治疗后,细胞外液得到补充,血糖逐渐下降,酮体逐渐减少,血浆 pH 有所恢复,细胞外钾离子又开始回到细胞内,血钾水平明显降低。故治疗酮症酸中毒 3～4h 后,应根据血钾水平补充钾盐。如果患者入院时,血钾水平正常或低于正常,就应开始补钾。血钾高于 5mmol/L,不需要补钾。血钾在 4～5mmol/L 时,可每小时补充氯化钾 0.5～1g。血钾 3～4mmol/L,可每小时补充氯化钾 1.5～2g。血钾低于 3mmol/L,每小时补充氯化钾 2～3g。

(2)氯:酮症酸中毒治疗过程中,使用氯化钠溶液纠正脱水以及用氯化钾纠正低血钾,应注意高氯性酸中毒的发生。高氯性酸中毒产生的原因:为了细胞内缓冲液的再生,骨骼及其他组织中碳酸氢盐消耗。酮体从尿中排出时带走碳酸氢根。肾脏的远端肾单位排泌氢离子异常以及细胞外液中的碳酸氢根被氯化钠及氯化钾所稀释等。依靠肾脏排泌氯离子以及碳酸氢根的再生来纠正高氯血症。

(3)磷:磷的缺失在酮症酸中毒时也是常见的,一般每公斤体重缺失 0.5～1.5mmol。与钾离子相同,开始治疗后血浆磷离子向细胞内转移,血浆磷逐渐降低,出现低磷血症。低磷血症的临床表现不显著,可能与神志改变、肌肉无力、心功能不全、红细胞破坏及呼吸衰竭有关。在糖尿病酮症酸中毒治疗中,磷的补充并非必需。显著低血磷时,给予 KH_2PO_4 10～15mmol/h 有帮助。补磷不宜过多,血磷过多则血钙降低。当患者伴有肾功能不全、持续酸中毒时,不宜补充磷。

5.使用碱性药物

(1)一般可不使用碱性药物,原因:①酮体为有机酸,可以经代谢而消失。②因 CO_2 比 CO_3^- 易于通过细胞膜和血脑屏障,故输入碳酸氢钠后,细胞内和脑内 pH 将进一步下降。③血 PH 升高,血红蛋白对氧的亲和力显著升高,加重组织缺氧。④增加脑水肿的发生。

(2)酮症酸中毒时,血浆 pH 在 7.1 以上可使用碱性药物。血浆 PH 低于 7.0 应给予碱性药物。

(3)当患者伴有严重高血钾时,应给予碱性药物。血浆 pH 每升高 0.1,血钾就可下降0.6mmol/L。

(4)根据血浆 PH 及二氧化碳结合力决定碳酸氢钠溶液用量。一般给予 4% $NaHCO_3$ 200～400ml。血浆 pH 上升到 7.2,二氧化碳结合力高于 25mmol/L 时,可不再给予碳酸氢钠。

6.其他　血浆置换和血液透析等,仅限于严重患者,尤其伴较严重肾功能衰竭者。

(四)护理评估

1.病史　DKA 发生于原有糖尿病的基础上,因此,需了解患者 DKA 发生前的用药情况,特别是胰岛素的用量有无明显减少或停用,DKA 前有无感染、不良的精神刺激、应激状况、多饮、多尿、多食等症状有无加重及加重的程度。

2.身心状况

(1)症状与体征

1)原有糖尿病症状加重,极度软弱无力、烦渴、多饮、多尿、体重明显下降。

2)代谢性酸中毒:呼吸加深,呈深大呼吸,部分患者呼出的气体有类似烂苹果的酮臭味,晚期则发生呼吸抑制,呼吸表浅。

3)胃肠道症状:有食欲下降、恶心、呕吐,少数 1 型糖尿病患者可出现腹痛,有时甚至被误诊为急腹症。

4)脱水表现:如皮肤干燥、眼球凹陷、尿量减少,当脱水超过体重的 15% 时,则出现循环衰竭、血压下降、脉搏细数,严重者可危及生命。

5)中枢神经系统症状:早期表现为头痛、头晕,继而出现烦躁、神志淡漠、倦怠、嗜睡、肌张力下降、反射迟钝,最终出现昏迷。

6)如病史不明,须与其他可能引起昏迷的疾病相鉴别,如脑血管意外、高血压脑病、尿毒症、急性中毒、严重感染等。通过详细询问病史、详查病情及结合有关实验室检查综合分析鉴别。

(2)心理和社会状况:患者在原有糖尿病基础上病情加剧,出现呼吸困难、血压下降,甚至昏迷,病情危重,导致患者及家属焦虑不安、恐惧、消极悲观。

3.辅助检查　血糖明显升高,常在 16.7～27.8mmol/L(300～500mg/dl),血酮体升高可大于 4.8mmol/L,尿糖阳性,尿酮体阳性。血 pH 值可降至 7.1 以下,呈代谢性酸中毒。血钾早期可正常或偏低,少尿时可升高。

(五)护理诊断

1.有体液不足的危险　与大量葡萄糖、酮体从肾脏排出所引起的渗透性利尿有关。

2.潜在并发症　昏迷。

(六)护理目标

1.患者体液补足,尿量正常,呼吸平稳。

2.患者未发生昏迷,或发生昏迷者经救治神志清楚,反应敏捷。

(七)护理措施

1.一般护理

(1)确诊酮症酸中毒后,绝对卧床休息,应立即配合抢救治疗。快速建立静脉通路。胃扩张者置胃管,尿潴留者置导尿管。

(2)建立特级护理:严密观察血压、心率、呼吸、体温、神志、血糖、尿量、尿糖、尿酮体、血气分析及电解质。每 0.5~2h 测血压、呼吸、脉搏 1 次。记出入量。每 2h 查尿糖和尿酮体 1 次,2~4 查血糖及电解质 1 次。

(3)吸氧:对昏迷患者应注意吸痰,以保持呼吸道通畅。勤翻身、拍背,避免压疮和坠积性肺炎的发生。

(4)协助处理诱发因素和并发症:①预防感染,必须做好口腔及皮肤护理,保持皮肤清洁,预防压疮和继发感染,女性患者应保持外阴部的清洁。②血管病变的护理,除按糖尿病一般护理外,根据不同部位或器官的血管病变进行护理。③神经病变的护理,控制糖尿病,应用大量 B 族维生素,局部按摩及理疗,对皮肤感觉消失者应注意防止损伤。

(5)协助做好血糖的测定和记录,认真记录液体出入量,记录神志变化、呼吸、血压、心率及药物剂量,及时做出小结,以供下一段治疗参考。

2.饮食护理

(1)禁食:待昏迷缓解后改糖尿病半流质或糖尿病饮食。

(2)糖尿病饮食:参照理想体重和活动强度计算每日所需总热量。成年休息者每日每公斤标准体重热量 105~125kJ(25~30kcal)。轻体力劳动者 125~146kJ(30~35kcal)。中体力劳动者 146~167kJ(35~40kcal)。重体力劳动者 167kJ(40kcal 以上)。蛋白质占总热量的 12%~15%,脂肪约占 30%,碳水化合物占 50%~60%。三餐分配一般为 1/5、2/5、2/5 或 1/3、1/3、1/3。三餐饮食内容要搭配均匀,每餐均有碳水化合物、脂肪和蛋白质,且要定时定量,有利于减缓葡萄糖的吸收,增加胰岛素的释放。

3.静脉补液护理

(1)DKA 补液的目的是扩容,纠正失水,降低血渗透压,恢复有效血容量。

(2)快速建立 2~3 条静脉通道,纠正水和电解质失调,维持酸碱平衡,纠正酮症等治疗。其中必须用一条静脉通道专门输入胰岛素以便于控制剂量。

(3)一般先输等渗氯化钠液,开始时补液速度应较快,在 2h 内输入 1000~2000mL 补充血容量,改善周围循环和肾功能,以后根据血压、心率、每小时尿量,必要时根据中心静脉压决定输液量和速度。第 2~6h 输入 1000~2000ml,第一天补液量 4000~5000mL,甚至达 8000mL。

(4)纠正酸中毒:轻症者不必补碱。当血 pH 低至 7.1~7.0 时或碳酸氢根低于 5mmol/L 时才给适量 $NaHCO_3$。

(5)补钾:血糖升高可引起渗透性利尿,钾随尿排出。呕吐也会使钾丧失。不进食钾得不到补偿更加重钾缺乏,所以必须补钾。然而因酸中毒,细胞内钾转移至细胞外,肝糖原分解释放钾及周围循环不良而致尿少,故血钾可暂不降低,开始时不必补钾。根据血钾、心电图、尿量等,掌握补钾的时间及量,点滴速度不宜过快,浓度不得大于 500mL 内加氯化钾 1.5g,切忌静推,不能渗出血管外。

4.急救护理

(1)病情观察:严密观察体温、脉搏、呼吸、血压及神志变化,动态监测血钾,低血钾患者应做心电图监测,为病情判断及观察治疗反应提供客观依据。并及时采血、留尿,送检尿糖、尿酮、血糖、血酮、电解质及血气等。

(2)准确记录 24h 出入量。

(3)胰岛素治疗护理:胰岛素是治疗本危象的特效药物,与补液同时进行(应另建静脉通路)。胰岛素是蛋白质,可以用生理盐水或葡萄糖溶液配伍,尽量不与其他药物配伍。一般多采用小剂量静脉滴注法,静脉注射首次负荷剂量为 10~20U 胰岛素,继续以每小时每千克体重 0.1U 速度持续静脉滴注。血糖下降速度一般以每小时降低 3.9~6.1mmol/L(70~110mg/dl)为宜。当血糖降至 13.9mmol/L(250mg/dl)后,调节输液中胰岛素比例及每 4~6h 皮下注射胰岛素 4~6U。用药过程要严密注意防止低血糖。

5.健康指导　患者病情稳定后,向患者宣传糖尿病的有关知识及胰岛素的使用方法,预防再次发生糖尿病酮症酸中毒。

(张家妍)

第三节　急性呼吸窘迫综合征的护理

急性呼吸窘迫综合征(ARDS)是指严重感染、创伤、休克等肺内外疾病后出现的以肺泡—毛细血管损伤为主要表现的临床综合征,其临床特征为呼吸频速和窘迫,难以纠正的进行性低氧血症。ARDS 是急性肺损伤(ALI)的严重阶段或类型。该病起病急骤,发展迅猛,预后极差,死亡率极高。存活者大多能完全恢复,部分遗留肺纤维化,但多不影响生活质量。

一、发病机制

ARDS 发病的共同基础是肺泡—毛细血管的急性损伤。肺损伤可以是直接的,如胃酸或毒气的吸入、胸部创伤等导致内皮或上皮细胞物理化学性损伤,更多见的则是间接性肺损伤。虽然肺损伤的机制迄今未完全阐明,但已经确认它是全身炎症反应综合征(SIRS)的一部分。

1.全身炎症反应　临床上严重感染、多发创伤是导致急性肺损伤和 ARDS 最主要的病因,其中主要的病理生理过程是 SIRS。在 ARDS 的复杂的病理生理机制中包含着对损伤的炎性反应和抗炎性反应之间微妙的平衡与失衡关系。事实上,机体对损伤产生的炎性反应物质会被内源性抗炎性物质所对抗,这种在 SIRS 和代偿性抗炎症反应综合征(CARS)之间的平衡是机体对损害因素适当反应的关键。如果出现过度 SIRS 反应,则可能发展为多脏器功能障碍综合征(MODS),如果发生过 CARS,则可能导致免疫抑制或感染并发症,因此,在 ARDS 危重患者中,这两种拮抗的反应综合征可能决定了患者的最终命运。

2.炎症细胞　几乎所有肺内细胞都不同程度地参与 ARDS 的发病,最重要的效应细胞是中性粒细胞(PMN)、单核巨噬细胞等。ARDS 时,PMN 在肺毛细血管内大量聚集,然后移至肺泡腔。PMN 呼吸暴发和释放其产物是肺损伤的重要环节。近年发现,肺毛细血管内皮细胞和肺泡上皮细胞等结构细胞不单是靶细胞,也能参与炎症免疫反应,在 ARDS 次级炎症反应中具有特殊意义。

3.炎症介质 炎症细胞激活和释放介质是同炎症反应伴随存在的,密不可分。众多介质参与 ARDS 的发病,包括:①脂类介质,如花生四烯酸代谢产物、血小板活化因子(PAF)。②活性氧,如超氧阴离子(O_2^-)、过氧化氢(H_2O_2)等。③肽类物质,如 PMNs/AMs 蛋白酶、补体底物、参与凝血与纤溶过程的各种成分等。近年对肽类介质尤其是前炎症细胞因子(如 TNF 等)和黏附分子(ICAM-1)等更为关注,它们可能是启动和推动 ARDS"炎症瀑布"、细胞趋化、跨膜迁移和聚集、炎症反应和次级介质释放的重要介导物质。

4.肺泡表面活性物质(PS) 研究表明,肺泡表面活性物质具有降低肺泡表面张力、防止肺水肿、参与肺的防御机制等功能。ARDS 过程中,PS 的主要改变为功能低下、成分改变和代谢改变等。

另外,细胞凋亡与一些细胞信号传导通路与 ARDS 的发病密切相关,如 G 蛋白、肾上腺素能受体、糖皮质激素受体等。同时还发现核转录因子(他等)、蛋白激酶(MAPK 等)的活化参与 ARDS 发病机制。

二、临床表现

ARDS 临床表现可以有很大差别,取决于潜在疾病和受累器官的数目与类型,而不取决于正在发生的肺损伤所导致的表现。

1.ARDS 多发病迅速,通常在受到发病因素攻击(如严重创伤、休克、误吸有毒气体或胃内容物)后 12~48h 发病,偶有长达 5d 者。一旦发病很难在短时间内缓解,因为修复肺损伤的病理改变通常需要 1 周以上的时间。

2.呼吸窘迫是 ARDS 最常见症状,主要表现为气短和呼吸次数增快。呼吸次数大多在 25~50 次/min,其严重程度与基础呼吸频率和肺损伤的严重程度有关。

3.难以纠正的低氧血症、严重氧合功能障碍。其变化幅度与肺泡渗出和肺不张形成的低通气或无通气肺区与全部肺区的比值有关,比值越大,低氧血症越明显。

4.死腔/潮气比值增加,≥0.6 时可能与更严重的肺损伤相关(健康人为 0.33~0.45)。

5.重力依赖性影像学改变,在 ARDS 早期,由于肺毛细血管膜通透性一致增高,可呈非重力依赖性影像学变化。随着病程进展,当渗出突破肺泡上皮防线进入肺泡内后,肺部斑片状明影主要位于下垂肺区。

三、诊断标准

我国 1999 年研讨会修订的 ARDS 诊断标准为:

1.有原发病的高危因素。

2.急性起病,呼吸频数和(或)呼吸窘迫。

3.低氧血症,ALI 时 $PaO_2/FiO_2 \leqslant 300mmHg$,ARDS 时 $PaO_2/FiO_2 \leqslant 200mmHg$。

4.胸部 X 线检查两肺浸润阴影。

5.肺毛细血管楔压(PCWP)≤18mmHg 或临床上能除外心源性肺水肿。

凡符合以上 5 项可诊断 ALI 或 ARDS。因 ARDS 病程进展快,一旦发生多数病情已相当严重,故早期诊断十分重要,但迄今尚未发现有助于早期诊断的特异指标。

四、急救措施

1. 纠正缺氧 尽快给予吸氧、提高 PaO_2，是抢救 ARDS 患者的首要措施。及时有效地给氧，可提高机体耐受性、减轻组织损伤、延缓脏器衰竭。可根据患者病情和血气分析的结果采取不同的给氧浓度或不同的给氧方法。因 ARDS 患者缺氧方式主要表现为单纯缺氧型，故在短时间内可以给予高浓度（＞40%）或高流量（5～7L/min）氧气吸入。其给氧的主要原则是保证迅速提高 PaO_2 和 SPO_2，使 $PaO_2 \geq 60mmHg$、$SpO_2 \geq 90\%$。给氧的方法主要有鼻导管、鼻塞、面罩以及机械通气等。鼻导管或鼻塞吸氧优点为简单、方便，不影响患者进食、咳痰；其缺点为氧浓度不恒定，易受患者呼吸影响，流量过高时对局部黏膜会产生一定的刺激。面罩给氧浓度相对稳定，可按需调节，对鼻黏膜刺激小，缺点为一定程度上可影响患者进食及造成咳嗽，有些患者不能耐受。机械通气对于 ARDS 的患者来说目前尚无可行的治疗指征，但多数学者认为，ARDS 患者应尽早使用机械通气，在急性肺损伤的早期，轻症患者可试用无创正压通气，如无效或病情加重时可迅速采取气管插管或气管切开行有创机械通气，以迅速纠正缺氧。

2. 预防并发症 合理限制液体入量，既能减轻肺水肿，减轻病情，又能预防水、电解质及酸碱平衡紊乱的并发症。原则是在保证血容量足够、血压稳定的前提下，液体出入量宜轻度负平衡（－1000～－500mL/d），即入量少于出量，每日液体入量以不超过 1.5～2L 为宜。对于肺水肿比较严重的患者，可适当使用利尿剂以促进水肿消退，但在治疗的过程中应随时纠正电解质紊乱。同时要加强抗感染护理，特别是对于体质弱伴有慢性疾病者。而对于有创机械通气者应加强无菌操作及抗感染护理，防止呼吸道、消化道、皮肤、泌尿系统等部位感染的发生。加强基础护理，预防压疮等并发症的发生。

五、护理措施

1. 心理护理 由于对病情的不了解及对预后的顾虑，患者往往会产生恐惧、抑郁心理，极易对治疗失去信心，尤其气管插管或气管切开行机械通气的患者，语言表达及沟通障碍，造成情绪烦躁，产生痛苦悲观，甚至绝望的心理反应，表现为拒绝治疗或对呼吸机产生依赖心理。应多与患者交流，认真评估患者的焦虑程度，鼓励患者说出或写出引起或加剧焦虑的因素，教会患者自我放松等各种缓解焦虑的方法。做好健康指导，加强患者对身边事物的了解也有助于缓解焦虑。而对于机械通气的患者，要让患者学会应用手势、写字等非语言沟通方式表达其需求，也可以缓解焦虑、恐惧等心理反应，从而改善通气效果及增强患者战胜疾病的信心。对于有严重躁动的患者，可按医嘱应用镇静剂和肌松药物，以避免"人机对抗"，并且这些药物可以抑制清醒患者的自主呼吸，保证呼吸功能采用最适当的通气方式。

2. 饮食护理 ARDS 的患者机体处于高代谢状态，导致能量消耗增加，机体代谢处于负平衡，营养支持对于提高 ARDS 患者的生活质量及治愈率有重要意义，故治疗时应常规鼻饲高蛋白、高热量、低脂肪及适量维生素和微量元素的流质饮食，必要时给予静脉高营养，但静脉给予营养时一定要注意防止感染和血栓等并发症的发生。患者应尽量给予全胃肠营养，如能经口进食，应少食多餐，不但能提供足够能量，而且能降低进食增加的氧消耗，进餐时应维持给氧，防止气短和血氧降低。

3. 病情观察 要密切观察患者的呼吸频率、节律、深浅度、呼吸困难的程度以及咳嗽的性质、时间,有无痰液产生,监测血压、呼吸、心率等生命体征,有无出汗、皮肤发绀、肺部湿啰音等情况,及时了解血气分析、血电解质等检查结果,注意 PaO_2、$PaCO_2$、SaO_2 数值的变化情况,及时观察有无水、电解质及酸碱平衡紊乱、感染等并发症,有异常情况应及时通知医师。

4.用药护理　脱水利尿剂可促进水肿的消退,但要在保证血容量足够及血压稳定的前提下使用,在使用过程中一定要注意水、电解质及酸碱平衡,限制液体入量,注意钠、钾离子的平衡,并及时做出调整。糖皮质激素有保护毛细血管内皮细胞,防止白细胞、血小板聚集和黏附管壁形成微血栓的作用,可保护肺Ⅱ型细胞分泌表面活性物质,抗炎和促使肺间质液吸收,缓解支气管痉挛,抑制后期肺纤维化。对于刺激性气体吸入、外伤骨折所致的脂肪栓塞等非感染性因素引起的 ARDS 早期可以应用激素,如地塞米松 60～80mg/d 或氢化可的松 1000～2000mg/d,每 6h1 次,连用 2d,有效者继续使用 1～2d 后停药。ARDS 伴有败血症或患重呼吸道感染忌用激素。使用镇静剂及肌松剂主要是解除患者烦躁,减少机械通气患者的"人机对抗",保证最适当的通气方式。护理人员在执行医嘱时要注意加以判断,禁用对呼吸有抑制作用的镇静药物。

5.健康指导　向患者做好卫生宣传教育,讲解疾病发病机制、发展和转归,语言要通俗易懂,尤其是对一些文化程度不高的老年人应反复讲解,使患者理解康复保健的意义及目的,能积极配合治疗。活动会增加患者的耗氧量,应指导患者注意合理的休息与活动,协助患者采取舒适卧位,如半卧位或端坐位,对有明显呼吸困难的患者,嘱其绝对卧床休息。指导患者采取有效咳嗽、咳痰的方式,做好患者思想工作,减轻心理压力。指导患者遵医嘱用药,能掌握药物应用的剂量、用法和注意事项等。同时学会观察病情变化,如有咳嗽、咳痰、心动加速、出汗、皮肤发绀等呼吸困难加重的情况应及时呼救。

(张家妍)

第四节　急性心律失常的护理

急性心律失常指突然发生的、以心脏电活动异常为主要表现的一组生理改变或临床病症,其主要包括心脏电活动的起源、部位、顺序、频率、节律以及传导等单一或诸多方面的改变。心律失常的性质与其导致的血流动力学障碍的程度有直接关系,其主要影响因素有心动频率、心动节律、房室收缩的协调性、心室收缩的同步性、药物影响以及患者的全身情况、有无电解质紊乱、有无心脏疾患等。所以对心律失常患者急救时最重要的是判断和制止心律失常导致的血流动力学障碍。

一、常见突发心律失常

窦性心律失常起源于窦房结,其常见类型有窦性心动过缓、窦性心动过速、窦性心律不齐及病态窦房结综合征(SSS)。

1.病因与发病机制　窦性心律失常的病因和发病机制主要取决于原发疾病和患者的自主神经状态,如迷走神经兴奋可以导致窦性心动过缓,交感神经兴奋可以导致窦性心动过速,心脏起搏及传导系统的原发性退行性病变或起搏及传导系统供血不足可以导致病窦综合征。此外,心肌炎、心肌病、风心病以及药物(如洋地黄类、奎尼丁)、电解质紊乱(如高血钾)都可对起搏及传导系统产生影响。

2.临床表现

(1)窦性心动过缓:患者的主导心律为窦房结发出的冲动,其频率40~60次/min,低于40次/min提示患者伴有窦房阻滞。

1)症状体征:轻度窦性心动过缓临床上一般无症状,但如果患者心率<50次/min或伴有严重的器质性心脏病时可以出现头晕、视物模糊、乏力、胸闷、心悸,严重者可以发生心绞痛、晕厥、低血压等。

2)心电图特征:窦性心律频率40~60次/min;窦性节律缓慢时,房性、结性或室性异位搏动较易出现。

(2)窦性心动过速:患者的主导心律为窦房结发出的冲动,其成人患者的窦性心律的频率在100次/min以上,但多数在150次/min以内。

1)症状体征:窦性心动过速临床上一般无症状。如果心率>130次/min,患者多感到心悸、胸闷等。按压颈动脉窦可以使患者心率逐渐变慢,停止按压后其心率又逐渐加快。

2)心电图特征:窦性心律;频率>100次/min,但很少超过160次/min,偶可达到180次/min;P-R间期>0.12s。

(3)窦性心律不齐:患者的主导心律为窦房结发出的冲动,其节律不规则,心率在吸气时加快而在呼气时减慢的周期性现象。

1)症状体征:常无临床症状,患者有时可有心悸的感觉。

2)心电图特征:窦性心律;同一导联内的P-P间距的差异>0.12s;P-R间期正常。注意:做心电图检查时如果发现患者有窦性心律不齐的特征,可以让其屏住呼吸同时加长走纸,记录下来的便是较齐的心律。

(4)病态窦房结综合征:为窦房结及其周围组织病变导致窦房结的起搏和(或)传导功能障碍和衰竭,从而引起的多种类型的心律失常。

1)症状体征:患者有无症状取决于其血流动力学状态以及其原发病的情况,轻者可以无症状或仅有心悸感,重者可以出现头晕、乏力、低血压、晕厥等情况。

2)心电图特征:可单独或同时存在如下情况:严重而持久的窦性心动过缓、心率低于50次/min;窦性停搏在正常的节律后出现较长时间的间歇,其间无P波、长P-P间期与短P-P间期不呈倍数关系、常有逸搏或逸搏心律;莫氏Ⅱ型窦房传导阻滞;缓慢心室率的慢性房颤;慢一快综合征:在窦缓、窦停及窦房阻滞的基础上反复发作心速(室上速、房扑、房颤),发作过后常有一个较长的间歇;双结病变:在窦缓、窦停及窦房阻滞的基础上出现交界区逸搏心律或该逸搏心律的频率低于40次/min,房室传导阻滞或室内传导阻滞。

3.病情危重的指征

(1)合并于急性冠状动脉综合征、严重电解质紊乱以及药物过量引起的窦性心律失常,特别是病窦综合征时的快速心律失常突然终止而窦房结及次级起搏功能未及时启动,患者心脏间歇时间有时可以超过数秒,尤其在应用抗心律失常药物时更容易发生。此时,患者危险性较大,甚至可以发生猝死,高龄者尤其如此。

(2)患者有血流动力学障碍,表现为面色苍白、口唇皮肤发绀、血压下降、脉搏微弱等。

(3)病窦综合征的逸搏周期的长度超过1.6s(8个大格)往往提示双结病变,其危险性较大。

4.治疗措施

(1)院前急救措施:治疗重点是患者的原发疾病,对单纯的窦性心动过速或心动过缓,如果患者无症状或症状较轻一般无须处理,有症状时可以给予增加心率的药物,如 654-2、阿托品、沙丁胺醇(舒喘灵)、溴丙胺太林(普鲁苯辛)、氨茶碱及异丙肾上腺素口服、皮下及肌内注射或静滴;减慢心率的药物,如 β 受体阻滞剂。其他措施有吸氧、心电监护等,现场救治后要将患者送医院进一步检查治疗。

(2)院内治疗措施:病因及原发疾病的进一步诊治,对有适应证的病窦综合征患者可安装起搏器。

5. 护理措施

(1)急诊急救的准备工作:核对和检查除颤器、吸痰器、气管插管装置、呼吸机、输液泵等急救设备以及急救药品、导电糊的放置位置,使之处于随时可以应用的良好状态。

(2)生命体征的监测:血压、呼吸、脉搏和心电活动的检查和监测,尤其注重患者有无血流动力学障碍的征兆,并将这些情况准确记录同时及时向医生报告。

(3)医疗护理:为患者供氧,静脉穿刺建立静脉通道及留取化验标本等,同时准确填写护理文件。

(4)心理护理:通过谈话了解患者的情况、需求和想法,协助医生做好与患者及家属的沟通工作。同时安抚患者,使之放松心情,避免紧张和恐惧的情绪,配合急救医疗行动的实行。

(5)医疗文件的记录和保留:急性心律失常起病急骤,病情变化迅速,而各种医疗及护理文件是重要的学术和法律证据,因此,应该及时准确书写、记录并妥善保管。

二、阵发性室上性心动过速

阵发性室上性心动过速(PST)简称室上速,是冲动起源于房室交界区以上的、阵发性快速心律失常(除外房颤)的总称。

1. 病因与发病机制　绝大多数情况下室上速主要的发病机制是各种因素导致的"折返"导致,即心电冲动在下传过程中形成折返环,在激动心室的同时在房室结以上的区域又沿着折返环回传,然后再次下传重新激动心室,引发另外一次心搏,如此反复,从而引起心室率严重加快。

2. 临床表现

(1)症状和体征:突然发病,突然终止。患者主要表现为心悸、脉搏增快、脉律较齐,严重者可有出汗、面色苍白及晕厥,冠心病及高龄患者可伴有胸痛。患者年龄越大、心率越快症状越重,此外,发病初始症状较重,随着心律失常持续时间的延长,部分患者的症状可以逐渐减轻,但心率>180 次/min 者持续时间越长,症状越重。部分患者既往有类似发作史,其发作频率多为每月数次至每年数次。按压颈动脉窦后部分患者心率可以突然减慢并且规则。

(2)心电图特征:①心率在 150～260 次/min。②心室律基本匀齐(R-R 间距差异小于 0.01s)。③P 波常因与其前的 T 波融合而不易辨认,或呈逆性 P 波,如果 P 位于 QRS 波之前则 P-R 间期<0.12s,如果 P 波位于 QRS 波之后则 R-P 间期<0.20s。④由于过快的心率,冠心病及 60 岁以上的患者常有相应导联 ST 段显著下移(aVR 导联除外),T 波低平或倒置,此时应与非 Q 波心梗相鉴别。⑤QRS 波呈室上图形,时间常小于 0.12s。⑥患者如合并束支传导阻滞、预激综合征及心室内差异传导,则可使 QRS 波宽大畸形,需要与室性心动过速相鉴别。

(3)对宽 QRS 波心动过速性质的鉴别诊断:Brugada 提出了四步鉴别法,即只要符合下述

4条之一者就可以诊断为室速:QRS波 $V_1 \sim V_6$ 导联均无 RS 型(特异性 100%,敏感性 21%)、RS 波谷时间>0.1s(特异性 98%,敏感性 66%)、房室分离(特异性 98%,敏感性 82%)、QRS波 V_1 和 V_6 导联同时具有室速的特点(特异性 96.5%,敏感性 98.7%)。

3.病情危重的指征

(1)高龄患者以及合并急性冠状动脉综合征和严重电解质紊乱的患者。

(2)器质性心脏病患者心室率≥180 次/min,非器质性心脏病患者心室率≥210 次/min。

(3)合并预激综合征的室上性心动过速。

(4)出现血流动力学障碍的室上性心动过速,临床表现为面色苍白、口唇皮肤发绀、血压下降等。

4.治疗措施

(1)院前急救措施

1)兴奋迷走神经的物理疗法

①转换呼吸法:嘱患者深呼吸数次,然后屏住呼吸,直到不能忍受时再度进行深呼吸,反复 1~2 次。

②咽刺激法:也称催吐法,令患者取前倾坐位,低头张口,操作者将中指伸到患者口中,手心向上,用中指腹反复轻轻按摩患者软腭,诱发其呕吐反射。

③乏氏动作:嘱患者紧闭声门,同时用力作呼气动作,增加胸腔压力。如患者不能领会或无法配合,则急救者用手压迫患者腹部并令其用力挺腹,可以获得乏氏动作相同的效果。

④面部降温法:也称潜水反射法,患者取坐位,嘱其深吸气后屏气并迅速将面部浸入装有 5~10℃的冷水盆中或用冰冻后的毛巾冷敷面部。

2)同步电复律:该法适用于突然发生的,有严重血流动力学障碍、合并心绞痛、心衰的患者以及预激综合征合并室上速,或经过药物加物理治疗无效的室上速。

①方法:建立静脉通道及心电监护,将除颤器置于同步除颤状态(SYN)。患者取平卧位;首先给予地西泮 10mg 静注,边注射边嘱患者数"1,2,3…",待患者入睡后首次同步电击,无效时可增加至 100~200J。

②非适应证:洋地黄中毒、病窦综合征、严重的低钾血症。

3)药物治疗

①三磷酸腺苷(ATP):选择较粗大的静脉以 7 号注射针头或使用套管针建立静脉通道。ATP3~5mg 作为起始剂量,以最快速度(<2s)推注,随后以 10mL 生理盐水快速冲洗,使其在体内的浓度瞬时达到高峰。如果无效则在 3~5min 后追加 2~3mg,方法相同,直至心律转复或因症状较重而不能忍受。

②普罗帕酮:首剂 70mg(每次 1~2mg/kg)静推,注药时间多为 3~5min,高龄及有严重器质性心脏病者的注射时间可适当延长(5~10min),如果在推药过程中患者心律转复则立即停药,无效可于 10~15min 后重复应用 35mg/次,但总量不超过 350mg。反复发作者可用普罗帕酮静滴[1.5~2mg/(kg·min)],总量不超过 560mg/24h。

③胺碘酮:5~10mg/kg(每次 150~300mg)静脉推注。如无效则每间隔 10~20min 加注 75~150mg,直至转为窦性心律或总量达到 450mg。注意与普罗帕酮和维拉帕米(异搏定)比较,胺碘酮转复心律的所需时间一般较长,应耐心观察,不要急于求成。

④维拉帕米:5~10mg 或 0.15mg/kg 稀释后缓慢静注(4~6min),注射时心电监护出现

二度房室传导阻滞波形时应立即停止注射。如无效则在 15～20min 后可重复应用，量但总不应超过 20mg。QRS 波群宽大畸形者禁用该药。

（2）院内治疗措施：除院前急救措施的继续实施外，患者入院后应该充分利用院内的设备，进一步查找病因，针对病因治疗。

5.护理措施　对阵发性室上速的护理工作主要注意做好患者的血流动力学监测，特别要注意观察患者的面色、肢体末端温度、血压、心率及血氧饱和度等。用药时要严格遵照医嘱执行，特别在应用抗心律失常药物时应注意给药速度和浓度，以免药物的负性肌力作用导致患者发生急性心力衰竭。

三、阵发性心房颤动伴快速心室率

心房颤动（Af）简称房颤，是指心房肌出现 350～600 次/min 的不规则、不协调的微细收缩，是发生率较高的心律失常之一。房颤在临床上被分为三种：阵发性房颤、持续性房颤和永久性房颤。

1.病因与发病机制　房颤最常发生于风湿性心脏病患者，其次见于冠心病，发生率常与患者年龄成正比。大多数患者的房颤，特别是阵发性房颤是由短阵的异位冲动所引起，这些冲动主要起源于心房附近的大静脉（肺静脉和腔静脉）肌袖的快速电冲动的触发或驱动作用。

2.临床表现

（1）症状体征：房颤的临床症状取决于患者心室率的快慢，心室率慢者可以无症状，心室率快无合并症的房颤表现为突然发作，突然中止，或心室率先减慢再终止。患者的主要感觉为心悸、胸闷，有时可以出现胸痛、头晕等。体征表现为房颤三联征：心律绝对不齐、心音强弱不一、心率大于脉率。

（2）心电图特征

1）P 波及等电位线消失，代之以不规则的微小波动（t 波），心房率在 350～600 次/min，心室率多在 100～180 次/min，少数患者的心室率可达 180～250 次/min，此种情况多见于预激综合征。

2）QRS 波多数情况下呈室上型，但其形态不尽相同。

3）房颤如果出现大于 1.5s 的长 R－R 间歇，或在不规则的心室律中 R－R 波出现有规律的长 1～1.5s 的间歇，则提示合并二度房室传导阻滞。

4）房颤时心室律绝对不齐，如果心室律慢而匀齐，则是合并三度房室传导阻滞或洋地黄中毒的征象。

3.病情危重的指征

（1）预激综合征合并的房颤，患者有可能发生室速和室颤，危险性较大。

（2）继发于急性冠脉综合征和严重缺氧（如肺心病）导致的房颤。

（3）与左心衰竭并存的房颤，患者表现为咳嗽、咳痰、呼吸困难、端坐呼吸、肺部湿性啰音等。

（4）有器质性心脏病同时心室率较快（≥180 次/min）的房颤，患者有可能发生心绞痛及心力衰竭等。

4.治疗措施

（1）院前急救措施

1）同步电复律：适用于突然发生的、有严重血流动力学改变、合并心绞痛、心衰的患者以及预激综合征的房颤,成功率为76%~96%。首次50J,无效时可增加至100~200J。非适应证:洋地黄中毒、心室率<90次/min、合并二度以上传导阻滞、慢性房颤、病窦综合征、慢性房颤、心肌病及心脏扩大。

2)药物治疗:阵发性房颤的药物治疗可以分为两大类,第一是抗心律失常治疗,第二是抗凝治疗,二者缺一不可。

①毛花苷丙(西地兰):首剂0.4~0.8mg,稀释后静推,10min后起作用,2周内未用过洋地黄者效果较好。

②普罗帕酮:首剂70mg静推(每次1~2mg/kg),15~30min可重复应用35mg/次,但总量不超过350mg。反复发作者可用普罗帕酮静滴(20~40mg/min,总量不超过560mg/24h)。

③胺碘酮:5~10mg/kg(每次150~300mg)。左室功能正常的患者以50mg/min的速度静滴,左心功能不全的患者上述剂量静滴30~60mg/min。静滴维持量为10mg/(kg·d)。

④维拉帕米:5~10mg稀释后缓慢静注(4~6min),注射时心电监护出现Ⅱ°房室传导阻滞波形时应立即停止注射。如无效则在15~20min后可重复应用,但总量不应超过20mg。宽QRS波者禁用该药。

(2)院内治疗措施:主要是病因及原发病的治疗,如降低体温,应用抗生素控制炎症,控制风湿改善冠状动脉循环,治疗高血压病,药物或手术控制甲状腺功能亢进等,同时给予抗凝治疗。

5.护理措施 阵发性房颤虽然属于良性心律失常,但如果患者心率过快,也容易导致严重后果,对老年人尤其如此。护理工作主要注意做好患者的血流动力学监测,特别要注意面色、肢体末端温度、血压、心率及血氧饱和度等。用药时要严格遵照医嘱执行,综合征导致的房颤要格外小心,以防快速心室率导致室颤的发生,此时,应将除颤器置于准备状态。

四、期前收缩

期前收缩也称期外收缩,简称早搏,指窦房结或窦房结以外的异位起搏点的冲动提前发生,导致心跳提早出现,在心电图上显示为提前出现的QRS波群。期前收缩是主动发生的心律失常,大致可分为窦性期前收缩、房性期前收缩、房室交界区性期前收缩和室性期前收缩。

1.病因与发病机制 导致功能性室性期前收缩的主要原因有情绪激动、焦虑、饱餐、寒冷、吸烟、咖啡因(如浓茶、咖啡等)及酒精的摄入及女性的经期等,此外,药物也可以导致室性期前收缩的发生,常见药物有洋地黄、麻黄素、奎尼丁、肾上腺素及锑剂等。病理性室性期前收缩见于冠心病,特别是急性心肌梗死、风心病、高血压性心脏病、心肌炎、心肌病、各种心功能不全、缺氧、感染、水电平衡紊乱及酸中毒等。

2.临床表现

(1)房性期前收缩:房性期前收缩指位于心房的异位起搏点提前发出的冲动引发的心脏搏动。

1)症状体征:房性期前收缩的临床症状常取决于其原发疾病,患者可有心悸、胸闷、脉律不整等。

2)心电图特征:①提前出现的P'波,其形态与窦性P波不同。②P'—R间期在0.12~0.20s。③QRS波群形态与主导心律的QRS波群形态相同。④代偿间歇多不完全。

(2)交界性期前收缩:交界性期前收缩指位于房室交界区的异位起搏点提前发出的冲动

引发的心脏搏动。

1)症状体征:患者的临床症状常取决于其原发疾病,发作频繁者可有心悸、胸闷、脉律不整等。

2)心电图特征:①P波为逆行P波(P波),有以下几种形式:P波出现在QRS波之前,P-R间期<0.12s,P波出现在QRS披之后,R-P间期<0.20s,QRS波前后均无P波、P波后无QRS波。②提前出现的QRS波群,其形态与主导心律的QRS波群形态相同,但在合并差异传导时可出现宽大畸形的QRS波,其形态大多类似右束支传导阻滞,此时应与室性期前收缩相鉴别。③代偿间歇多为完全。

(3)室性期前收缩:室性期前收缩是指位于心室的异位起搏点提前发出的冲动引发的心脏搏动。

1)症状体征:室性期前收缩患者的临床症状也主要取决于原发病和室性期前收缩的发生频率,多数患者发病较突然,主要表现为心悸、胸部撞击感及停顿感、胸闷、脉律不齐等。体征有心律相对不齐、脉搏短促并可闻及第一心音增强、第二心音减弱或消失等以及原有心脏病的表现。

2)心电图特征:①提前出现的QRS波群,其前无相关的P波,形态宽大畸形。心室起搏点的位置越靠下,距希氏束分叉越远,其QRS形态畸形越明显;起搏点的位置越接近房室结,其畸形程度越轻,形态越接近正常。②T波与QRS主波方向相反。③代偿间歇完全。④室性期前收缩>6次/min为频发室性期前收缩,连续出现3个以上的室性期前收缩称短阵室性心动过速。

3.病情危重的指征

(1)急性冠脉综合征患者突然出现的期前收缩,特别是室性期前收缩。

(2)高等级的Lown分级的室性期前收缩:多年来Lown分级是应用较为广泛的判断室性期前收缩危险性的传统方法,它将室性期前收缩分成6级,级数越高,提示患者的危险越大。

0级:无室性期前收缩。

1级:偶发室性期前收缩(2次/min)或<30次/h。

2级:频发室性期前收缩(≥2次/min)或≥30次/h。

3级:多源室性期前收缩。

4a级:成对室性期前收缩。

4b级:成串室性期前收缩(连续3个或3个以上)。

5级:RonT性室性期前收缩。

(3)恶性室性期前收缩:器质性心脏病特别是急性冠状动脉综合征患者突然发生的频发室性期前收缩(>5个/min)或室性期前收缩二联律、三联律;多源、多形室性期前收缩;连续3个以上的室性期前收缩(短阵室速);RonT,RonP,RonU现象;Q波性室性期前收缩。恶性室性期前收缩属于危险心律失常,随时能够对患者的生命构成威胁。

4.治疗措施

(1)院前急救措施:单纯的期前收缩无须治疗,恶性室性期前收缩的救治措施主要以纠正诱因、治疗原发病为主,可以给予镇静剂和β受体阻滞剂等,抗心律失常药物可以选择利多卡因、胺碘酮、β受体阻滞剂及普罗帕酮,方法详见室速的治疗。注意:对急性心肌梗死后出现的室性期前收缩应密切观察,发现期前收缩频率增加时立即应用抗心律失常药物将其终止,可以选择胺碘酮 150mg 或利多卡因 50～100mg 静注,并且根据情况给予足够的维持量。对洋地黄中毒导致的室性期前收缩可以给予苯妥英钠及钾盐等。对有明确或潜在危险性的患者不应该在院前做过多停留,用药后应立即在心电监护下送其至医院。

(2)院内治疗措施:入院后治疗的主要目的是寻找期前收缩的原因和原发疾病的检查和治疗,及时从病因上防止和纠正恶性心律失常的发生。

5.护理措施　对期前收缩的护理工作主要注意恶性及潜在恶性期前收缩患者的血流动力学监测,特别要注意观察患者面色、肢体末端温度、血压、心率及血氧饱和度等。

五、室性心动过速

室性心动过速(VT)简称室速,是指冲动起源于心室(希氏束分叉以下)的、连续 3 个或 3 个以上的、频率大于 100 次/min 的异位搏动。

1.病因与发病机制　室速常在原有心脏病的基础上发生,在全部室速中有 90% 的患者有器质性心脏病,其中合并急性心肌梗死较为常见。此外,亦有部分患者的室速是继发于电解质紊乱(常见于低血钾)及药物中毒(常见于洋地黄类药物)。很多情况下室速的发生是在室性期前收缩发生后未能及时发现或发现后未能得到有效的控制,以致加重成为室速,但也有事先无室性期前收缩,直接发生的室速。

导致室速的主要电生理机制是折返(占全部室速的 70%～80%),其他机制有心肌的自律性增高、触发活动和并行心律。室速在院前急救时并不罕见,多数情况下属于病理状态,部分患者将很快发展为心室纤颤,极有可能对患者的生命构成威胁,故被列为致命性心律失常。

2.临床表现

(1)症状体征:突然发病,突然中止,心室率多在 140～200 次/min,采用兴奋迷走神经的方法不能终止其发作。主要表现为心悸、胸闷、头晕、出汗,严重者可出现晕厥、心绞痛、急性左心衰竭、低血压、休克等血流动力学障碍的表现。体征可有心音分裂、奔马律、大炮音及第一心音强弱不等。

(2)心电图特征:①3 次或 3 次以上的室性期前收缩连续出现,QRS 波宽大畸形,时间大于 0.12s,其前无相关 P 波。②因有窦性 P 波按周期落在 QRS 波上,故 QRS 波型不尽相同。③心室律略有不齐,频率一般为 140～180 次/min,有时可达 200 次/min 或 120 次/min(高于 200 次/min 者常为室扑,低于 120 次/min 者常为非阵发性室速)。④胸导联的 QRS 波多数情况下或全部为正向,或全部为负向。⑤有 12%～20% 的患者可有房室分离、心室夺获和室性融合波。⑥扭转性室速:多数患者发作前可有心动过缓和 Q-T 间期延长及 T 波畸形、QRS 波形态及振幅方向不断改变,围绕基线扭转,其波峰的方向数秒钟向上,数秒钟向下,可反复发作和自行停止。

3.病情危重的指征　器质性心脏病合并的室速、扭转型室速、心室率逐渐加快的室速、陈旧性心梗特别是室壁瘤患者的室速以及有心肺复苏史者都是室速的高危患者,容易发生室颤。

4.治疗措施

(1)院前急救措施

1)咳嗽:咳嗽可在瞬间增加胸腔压力并对心脏产生某种刺激,从而在理论上有消除或减轻心律失常的作用,故在患者发生室速时嘱其剧烈咳嗽,可为抢救患者赢得时间,值得试用。

2)胸部捶击:适用于心电监护显示为室速的患者,除此之外还可以用于治疗室上速和室颤。操作者单手握拳,从患者胸壁 20～30cm 处用拳头的小鱼际向患者胸骨中部迅速有力地捶击一次,如果未恢复窦性心律,可重复使用数次。注意:胸部捶击实施得越早越好,在室速发生最初数秒之内效果最好,发病时间越长,捶击效果越差;由于胸部捶击有可能导致室颤的发生,如果无心电监护,同时患者神志清醒则不宜使用该法。

3)同步电复律:室速合并下述情况之一时应首选该法:①严重的低血压、休克和晕厥。②心绞痛、急性心肌梗死。③急性左心衰竭。④心室率大于 200 次/min。⑤药物治疗无效。禁忌证:洋地黄中毒、严重的低钾血症和病窦综合征。

方法:首次每次 50W/s,如无效可逐渐增加至每次 360W/s。详细操作见室上速的电击复律。注意:对于某种类型的室速(如扭转型室速)仅仅用电击治疗是不够的,必须辅以病因及原发病的治疗,如纠正电解质紊乱、改善心肌供血等,否则即使复律成功室速也极易复发。

4)药物复律

①利多卡因:首次冲击量 50～100mg(或每次 1～2mg/kg),静脉注射,如果无效则每 5～10min 加注 50mg,直至转为窦性心律或总剂量达到 300mg。维持量 1～4mg/min 静脉滴注。

②胺碘酮:首次负荷量 150～300mg(3～5mg/kg),静脉注射,在 5～10min 内注完,如无效则每隔 10min 加注 75～150mg,直至转为窦性心律或总量达到 450mg。维持量在 6h 内给予 1～1.5mg/min。

③普罗帕酮:首剂 70mg 静推,注药时间多为 3～5min。高龄及有严重的器质性心脏病者的注射时间可适当延长(5～10min),如果无效可于 10～15min 后重复应用 35mg/次,但总量不超过 350mg。

④β受体阻滞剂:适用于急性冠脉综合征导致的室速和右室性室速,索他洛尔 1.5mg/kg 静注。扭转型室速患者可首选 β 受体阻滞剂治疗。有人报道,用 β 受体阻滞剂治疗病死率可由 78% 降低至 6%。用法:美托洛尔 3～5mg 静脉注射,然后以 12.5～25mg 口服,1d3 次,维持 3～6 个月,然后视检查情况决定是否继续用药。

⑤苯妥英钠:目前主要用于洋地黄中毒引起的室性心律失常,口服 100～200mg,每日 3 次。对扭转型室速首剂 100～200mg,稀释后缓慢静脉注射(≤50mg/min),如无效则每间隔 5～10min 加注相同剂量,直至转为窦性心律或总量达到 1000mg。注意:应用苯妥英钠的同时补充钾盐及镁盐。

⑥维拉帕米:首剂 5mg 加入媒介液体 10mL 中缓慢静注(一般为 3～5min,高龄及严重心脏病患者为 5～10min),若注射 20～30min 后心律未转复可再给 5mg,但总量最好不超过 20mg,高龄及严重心脏病患者不超过 15mg。

⑦镁盐:硫酸镁 2～3g 静脉推注,如有必要 10～15min 后可重复,室性心动过速终止后继以 2～10mg/min 静脉滴注维持。如果与钾盐合用,可能效果更好。

⑧碱性药物:适用于奎尼丁导致的扭转型室速,血液 pH 值提高后可以使奎尼丁与血浆蛋白结合率增加,从而降低其血浓度及毒性作用。

(2)院内治疗措施:通过实验室及其他辅助检查尽快了解室速的原因,然后展开有针对性的治疗。

5.护理措施 做好生命体征的监测,尤其注意观察患者的神志、血压、心率及血氧情况,同时将除颤器置于待机状态,耦合剂放在触手可得的位置,以便在病情变化时能够在最短的时间迅速为患者行电击复律。

六、心室颤动

心室颤动全称心室纤维性颤动,简称室颤,指患者的心室突然丧失了整体的协调性和收缩的同步性,各处心肌呈不规则的收缩状态,因而丧失了功能。

1.病因与发病机制 室颤可分为原发性室颤和继发性室颤两种。前者指室颤发生之前无心力衰竭、低血压或休克等循环的情况,室颤的发生是患者局部心肌缺血导致的可逆性心电活动紊乱的结果,临床型室颤导致的猝死占心脏性猝死的 $80\%\sim90\%$。后者指继发于严重的各种疾病尤其是终末期心脏病的患者,如大面积心肌梗死、严重的心肌炎和心肌病、心室破裂和主动脉夹层等。

导致室颤的最常见原因是心电不稳定,可能与下述因素有关:急性冠脉综合征导致的心脏局部供血障碍,如血栓形成和冠脉痉挛;无氧代谢造成乳酸等大量代谢产物增加及心肌细胞代谢异常,如细胞内钙离子、钠离子超负荷蓄积及钾离子丢失等;再灌注产生的超氧自由基大量增加、细胞膜离子泵活性改变和局部电生理紊乱;缺血心肌组织和非缺血心肌组织之间的明显的代谢差异。

2.临床表现

(1)症状和体征:意识突然丧失,心音及脉搏消失,呼吸于数十秒后停止,多数患者有发绀,部分患者有短暂抽搐及尿便失禁,多数患者瞳孔散大。

(2)心电图特征:P 波、QRS 波、T 波及等电位线消失,代之以形状不同、大小各异、无规律的畸形波群;频率在 $250\sim500$ 次/min;多数波群的振幅大于 0.5mV 称粗颤、小于 0.5mV 称细颤。

3.治疗与护理措施 按照室颤性心脏骤停抢救(见心肺复苏)。

七、房室传导阻滞

房室传导阻滞(A－VB)是指窦房结的电冲动在正常下传的过程中受到各种因素的影响而出现障碍,其速度变慢或部分及全部传导中断的现象。

1.病因与发病机制 导致该现象的最主要原因是心脏传导系统的不应期发生生理或病理性延长。冲动传导时间延长,但仍能全部通过阻滞区者称一度传导阻滞;部分冲动不能通过阻滞区称二度传导阻滞;冲动几乎不能通过阻滞区称高度传导阻滞;冲动全部被阻而不能通过阻滞区者称三度传导阻滞。

2.临床表现

(1)一度房室传导阻滞:指由于心房和房室交界区相对不应期延长引起的房室传导时间延长,但窦性冲动全部可以下传至心室。

1)症状体征:单纯一度房室传导阻滞的患者多无明显的不适感,其临床表现主要取决于原发疾病。

2)心电图特征:①P－R 间期延长,成人>0.20s,儿童>0.17s。②有时 P－R 间期可以极度延长,严重的 P－R 间期延长者的 P 波可以在其前的 ST 段内,有时其 P－R 间期甚至可以超过 R－R 间期。

(2)二度房室传导阻滞:指室上性冲动有时不能下传到心室的现象,可以分为两型,即Ⅰ

型和Ⅱ型,导致前者的主要原因是房室传导系统的相对不应期延长,后者的主要原因是其绝对不应期延长,有时两型 A－VB 可以同时存在或相互转化。

1)症状体征:二度房室传导阻滞患者的临床表现与其原发病密切相关,如果无血流动力学改变,临床多无症状及典型的特异性体征。

2)心电图特征:二度Ⅰ型 A－VB,也称文氏型或莫氏Ⅰ型 A－VB:①文氏现象:P－R 间期依次逐渐延长,直到一个 P 波的冲动由于阻滞而未能下传而发生心室漏搏,在心电图上表现为 P 波后无 QRS 波,从而发生较长的 R－R 间歇,然后上述情况再次发生并且周而复始地进行。②R－R 间期逐渐缩短,直至出现一个较长的 R－R 间期,长 R－R 间期小于任何两个短 R－R 间期之和。③漏搏前的最后一个 R－R 间期最短,漏搏后的第一个 R－R 间期最长。④心室漏搏后的长间歇后可以出现房室交界区逸搏。

二度Ⅱ型 A－VB,也称莫氏Ⅱ型:①多数情况下 P－R 间期固定,无逐渐延长的现象,然后突然出现心室漏搏,在心电图上表现为 P 波后无 QRS 波,从而发生较长的 R－R 间歇。②长 R－R 间歇是正常 R－R 间歇的倍数,多为 2 倍。③房室传导比例多为 3∶2。如果患者半数以上的 P 波不能下传,称为高度 A－VB。

(3)三度房室传导阻滞:所有的室上性冲动均无法下传至心室时称三度 A－VB,亦称完全性 A－VB。此时,心房和心室分别由两个起搏点控制,二者相互无关,形成完全性房室分离,患者的基本心律为逸搏心律。

1)症状体征:三度房室传导阻滞患者的临床表现与其原发疾病、基本心室率及血流动力学状态密切相关,除心率慢外主要有头晕、视物不清、胸闷、乏力、心悸及晕厥等,如果该病持续时间较长,患者已经适应或无明显的血流动力学改变,其临床也可无症状及典型的特异性体征。

2)心电图特征:①P－P 间期和 R－R 间期均有各自的规律,但二者之间却毫无关系。②心房率较心室率快,因此,P 波数量大于 QRS 波,但多数情况下无倍数关系。③如果控制心室率的逸搏冲动是由房室结或希氏束分叉以上的部位发出,则患者的主导心律为交界区逸搏心律,如果冲动的起搏点位于希氏束分叉以下,患者的主导心律为室性逸搏心律。

3.病情危重的指征

(1)心室率低于 50 次/min 的二度Ⅱ型 A－VB、高度 A－VB 和三度 A－VB。

(2)洋地黄中毒或合并于急性冠脉综合征特别是急性心肌梗死的二度Ⅱ型、高度和三度 A－VB。

(3)导致血流动力学障碍的 A－VB,患者表现为出汗、血压下降、发绀、四肢冰凉等。

4.治疗措施

(1)院前急救措施:对突然发作的房室传导阻滞患者如无血流动力学障碍则无需处理,但应该查找原因并首先建立静脉通道,然后在心电监护下将患者送医院即可。对有症状、特别是出现血流动力学障碍的患者应该尽快给予救治,主要是原发病的治疗,如对急性心梗患者改善心肌血供;对洋地黄中毒者停用该药,注意此时不能补充钾盐,因为血钾增高时以加重传导阻滞;其他可以针对原发疾病采取改善缺氧、抗风湿、抗感染措施等。此外,可以应用提高交感神经兴奋性的药物:①阿托品 0.5~1mg 皮下、静注或加入 5% 葡萄糖液 100~250mL 中静滴。②山莨菪碱(654－2)10~20mg,皮下、静注或加入 5% 葡萄糖液 100~250mL 中静滴。③异丙肾上腺素(喘息定)0.5~1mg 加入 5%~10% 葡萄糖液 250~500mL 中静滴。④氨茶碱 0.25～0.5g 加入 5％葡萄糖溶液 250mL 静滴或氨茶碱 0.25g 用 5％葡萄糖溶液 10～20mL 稀释后缓慢静注(10～15min)。⑤降低血钾的药物:25％葡萄糖 40～60mL 静注(有条件时最好与胰岛素共同应用);5％碳酸氢钠 100～200mL 静滴;呋塞米 20～40mg 静注。⑥地塞米松 5～10mg 静注。

(2)院内治疗措施:在院前治疗的基础上如果病情未得到改善,可以安装临时或永久起搏器。

5.护理措施　与其他急性心律失常一样,对房室传导阻滞护理的重点是患者血流动力学的监测,尤其对急性冠脉综合征导致的二度Ⅱ型 A－VB、高度 A－VB 和三度 A－VB,如果心率严重减慢则有可能导致心源性晕厥,甚至发生猝死,故应密切观察患者的心率、血压、面色及血氧情况。因有些传导阻滞对药物的疗效欠佳,安装起搏器才能缓解病情,故应做好安装起搏器的准备工作。

八、预激综合征

预激综合征简称预激,也称为 WPW 综合征。这种心律失常是由患者心房和心室之间存在的异常传导束造成的。导致异常传导的旁路共有三条:肯特束、杰姆束和马海纤维。异常传导有时可以干扰正常的心电活动,对窦房结、心房和心室都可产生不良结果,严重时可以造成致命性心律失常,甚至导致猝死。

1.病因与发病机制　除了正常的房室传导通路(房室束)外,预激综合征患者的心脏还先天生有附加的房室传导束,对此称之为"旁路"。因为有时旁路的传导绕过了房室结,其速度要比正常传导途径的速度快,所以窦性冲动尚未从正常途径下传之前就从旁路传到了心室,并且提前引起了部分心室提前除极。

2.临床表现

(1)症状体征:单纯的预激患者无临床症状,当合并了快速心律失常时患者可有心悸、胸闷等不适感,如果患者心室率过快导致了血流动力学障碍,还可有低血压及末梢循环障碍的表现。

(2)心电图特征:正常窦性心律时预激的心电图特征:①P－R 间期缩短,成人<0.12s,儿童<0.10s。②QRS 波增宽,成人≥0.12s,儿童>0.09s。③QRS 波群起始处有△波(也称为预激波),导致该起始处模糊、顿挫或切迹,此为预激的特征心电图改变。④δ波常与 P 波融合,从而使 P－R 段消失。⑤P－J 间期正常<0.26s。⑥继发性 ST－T 改变:在主波向上的导联 ST 段上移,T 波直立,在主波向下的导联 ST 段下移,T 波倒置。

不同类型预激的心电图表现:①A 型预激:在 $V_1 \sim V_6$ 导联中主波和 δ 波均向上。②B 型预激:在 V_1、V_2 导联中主波和预激波 δ 波均向下,在 V_5、V_6 导联中主波和 δ 波均向上。③C 型预激:在 V_1、V_2 导联中主波和 δ 波均向上,在 V_5、V_6 导联中主波和 δ 波均向下。

3.病情危重的指征

(1)预激诱发的阵发性室上性心动过速:患者心率一般在 180～220 次/min 或更快,如果持续发作,将造成严重的心排出量下降,从而发生一系列临床症候,有器质性心脏病的患者就容易发生心力衰竭和急性冠状动脉综合征等。

(2)预激诱发阵发性房扑或房颤:大量的房性冲动分别、共同或交替从正常通道和异常旁道传向心室,患者的心室率多超过 180 次/min,使心排血量严重下降,严重时导致循环衰竭。

此外,房颤对心室的影响也较室上速严重,它可使心室的不应期弥散,室颤阈值下降,从而诱发室颤。

(3)预激诱发室颤:室颤是最危险的心律失常,即使是年轻的、无器质性心脏病的预激患者,一旦被预激诱发室颤,如果未能得到及时治疗也将不可避免地发生猝死。如果在预激合并的房颤中患者的心室率不断加快,就应该立即采取紧急纠正措施同时准备好除颤装置,因为此种情况常是室颤的先兆表现。

4.治疗措施

(1)院前急救措施:多数情况下单纯预激综合征无须治疗,如果预激合并快速心律失常则应立即采取措施将其终止,如果患者出现血流动力学障碍则应尽快采取电击复律,无电击设备时则采用抗心律失常药物治疗,详见阵发性室上速和房颤的有关章节。

(2)院内治疗措施

1)单纯的预激综合征:如果预激波影响某些疾病的诊断,可以采用加速房室传导或抑制旁路传导的方法暂时消除预激波:①运动:适用于无器质性心脏病的患者,可以采用蹬车及其他方法,增加患者的心脏作功,达到加快心率的目的。心率加快后预激波和预激导致的 Q 波可以减轻或消失。注意:高龄和器质性心脏病患者禁用此法。②阿托品 0.5~1mg 静注 3~5min,通过抑制迷走神经张力来加快房室传导,近而增加心室率。③普鲁卡因胺或奎尼丁等药物的应用。

2)预激合并快速心律失常的治疗详见有关章节。

5.护理措施　　与其他急性心律失常一样,对预激综合征合并有可能危及患者生命的快速心律失常加强监测,同时尽快做好电击复律准备,建立静脉通道,随时配合医师处理突然发生的意外。

(张家妍)

第五节　急性心肌梗死的护理

急性心肌梗死(AMI)是在冠状动脉病变的基础上,发生冠状动脉血供急剧减少或中断,使供血区域的心肌严重而持久地急性缺血,心肌组织代谢和血液营养成分及氧的供需不平衡,形成不可逆性坏死。绝大多数 AMI 是冠状动脉粥样斑块破裂出血,继发血栓形成所致。临床表现为持久的胸骨后剧烈疼痛、发热、白细胞计数和血清心肌酶增高以及心电图进行性改变,可发生心律失常、休克或心力衰竭,属冠心病的严重类型,需要进行特别护理。

一、病因

冠状动脉粥样硬化造成管腔狭窄和心肌供血不足,而侧支循环尚未建立时,由于下述原因加重心肌缺血即可发生心肌梗死。

1.冠状动脉完全闭塞　　病变血管粥样斑块内破溃或内膜下出血,管腔内血栓形成或动脉持久性痉挛,使管腔发生完全的闭塞。

2.心排血量骤降　　休克、脱水、出血、严重的心律失常或外科手术等引起心排出量骤降,冠状动脉灌流量严重不足。

3.心肌需氧需血量猛增　重度体力劳动、情绪激动或血压剧升时,左心室负荷剧增,儿茶酚胺分泌增多,心肌需氧需血量增加。

AMI亦可发生于无冠状动脉粥样硬化的冠状动脉痉挛,也偶有由于冠状动脉栓塞、炎症、先天性畸形所致。

心肌梗死后发生的严重心律失常、休克或心力衰竭,均可使冠状动脉灌流量进一步降低,心肌坏死范围扩大。

二、临床表现

1.典型 AMI 表现

(1)诱因:大约有半数的患者能查出诱因,有半数以上的患者在发病前数日有 UAP(不稳定型心绞痛)的症状。

(2)疼痛:为此病最突出的症状,其部位和性质类似心绞痛,常发生于安静时,程度较重难以耐受,有濒死感,伴烦躁不安、出汗,持续数小时或数天,可放射至左肩、臂及左手尺侧,休息和含服硝酸甘油多不能缓解。

(3)发热:可在疼痛发生 24～48h 出现发热(体温一般在 38℃左右),心动过速,白细胞增多和血沉增快,持续 1 周。

(4)恶心、呕吐:疼痛剧烈时常伴有频繁的恶心、呕吐,以下壁心肌梗死多见,重症者可发生顽固性呃逆。

(5)心律失常:发生率为 75%～95%,起病 24h 内最多见。可伴有乏力、头晕、晕厥。可出现多种心律失常,以室性心律失常最多见。下壁 AMI 易发生房室传导阻滞,前壁 AMI 如发生房室或室内传导阻滞表明坏死范围广泛。

(6)低血压和休克:疼痛引起神经反射造成周围血管扩张、出汗等引起血容量不足,常出现低血压,但未必是休克。当收缩压<80mmHg,伴有烦躁不安、面色苍白、脉压减小、脉细而快、皮肤湿冷,尿量减少(20mL/h),神志淡漠,甚至昏迷,则为休克。发生率约为 20%,多在起病后数小时至 1 周内发生。

(7)心力衰竭:发生率为 32%～48%,主要是左心衰竭,表现为呼吸困难、咳嗽、发绀、烦躁等。右心室心肌梗死者可出现右心衰竭,表现为颈静脉怒张、肝大、水肿等,伴低血压。

2.不典型 AMI 表现

(1)无痛性 AMI 占 10%～20%,见于:①老年人。②糖尿病患者。③因休克、心力衰竭症状较重而掩盖疼痛者。④因脑供血不足而出现神志障碍者。

(2)一开始即表现为休克或急性左心衰或脑卒中。

(3)疼痛位于上腹部,误认为胃穿孔或急性胰腺炎等急腹症。

(4)疼痛放射至下颌,背部上方,被误认为骨关节痛。

3.体征

(1)痛苦表情,烦躁不安,焦虑,恐惧。

(2)多有血压降低。

(3)心率增快,也可减弱。

(4)心尖部第一心音减弱。

(5)可有与心律失常、休克或心力衰竭有关的体征。

(6)发病 2～3d 后可出现心包摩擦音。

三、辅助检查

1.心电图

(1)特征性改变

1)在面向心肌坏死区的导联上出现宽而深的 Q 波。

2)在面向坏死区周围心肌损伤区的导联上出现 ST 段抬高呈弓背向上型。

3)在面向损伤区周围心肌缺血区的导联上出现 T 波倒置。心内膜下心肌梗死一般无病理性 Q 波。

(2)动态性改变

1)超急性期:发病数小时内,可出现异常高大两肢不对称的 T 波。

2)急性期:数小时后,ST 段明显抬高,弓背向上,与直立的 T 波连接,形成单相曲线,1～2d 内出现病理性 Q 波,同时 R 波减低,病理性 Q 波或 QS 波常持久不退。

3)亚急性期:ST 段抬高持续数日于 2 周左右,逐渐回到基线水平,T 波变为平坦或倒置。

4)恢复期:数周至数月后,T 波呈 V 形对称性倒置,此可永久存在,也可在数月至数年后恢复。

(3)判断部位和范围:可根据出现特征性改变的导联来判断心肌梗死的部位。例如,V_1、V_2、V_3、V_4、V_5、V_6 反映左心室前壁和侧壁病变,Ⅱ、Ⅲ、aVF 反映下壁病变,Ⅰ、aVL 反映左心室高侧壁病变。

2.超声心动图　可发现坏死区域心肌运动异常,了解心脏功能。

3.血液检查

(1)血象:起病 24～48h 后白细胞可增至$(10～20)\times10^9/L$,中性粒细胞增多,嗜酸性粒细胞减少或消失,红细胞沉降率增快,均可持续 1～3 周。

(2)血清酶:血清心肌酶升高。磷酸肌酸激酶(CPK)及同工酶 MB(CK－MB)在 3～6h 开始升高,24h 达最高峰,2～3d 下降至正常。

四、诊断

诊断主要依靠典型临床表现,特征性的心电图及血心肌坏死标志物改变。3 项中具有 2 项即可诊断。对老年患者,突发严重心律失常、休克、心力衰竭而原因未明,或突然发生较重而持久的胸闷、胸痛者,都应考虑本病的可能。应先按 AMI 处理,并短期内进行心电图和 cTnT(I)、CK－MB 的动态观察以确定诊断。cTnI 或 T 和 CK－MB 增高对 NSTEMI 的诊断更有价值。

五、病情危重的指征

具有下列情况提示病情危重,见表 13－8。

表 13－8　具有下列情况提示病情危重

	伴有下列症状的持续性胸痛
症状	1. 呼吸困难
	2. 冷汗
	3. 紧缩感
	4. 沉重感
	5. 向咽部、肩部、臂部或上腹部放射
呼吸	1. 呼吸频率增加（>24 次/min）
	2. 端坐呼吸
	3. 辅助呼吸肌做功
意识	1. 烦躁不安
	2. 神志模糊
	3. 晕厥
	4. 昏迷
循环	1. 心率（<40 次/min 或>100 次/min）
	2. 血压（收缩压<100mmHg 或>200mmHg）
	3. 手足冰冷
	4. 颈静脉怒张，肝颈静脉回流征（＋）
ECG	1. ST 段抬高/压低
	2. 心律失常
SpO_2	<90%
cTnT(I)	阳性

六、院前急救措施

帮助已患有心脏病或有 AMI 高危因素的患者提高识别 AMI 的能力，以便自己一旦发病立即采取急救措施：①停止任何主动活动和运动。②立即舌下含服硝酸甘油片（0.5mg），每5min 可重复使用。若含服硝酸甘油 3 片仍无效则应拨打急救电话，由急救中心派出配备有专业医护人员、急救药品和除颤器等设备的救护车，将其运送到附近能提供 24h 心脏急救的医院。随同救护的医护人员必须掌握除颤和心肺复苏技术，应根据患者的病史、查体和心电图结果做出初步诊断和急救处理，包括持续心电图和血压监测、舌下含服硝酸甘油、吸氧、建立静脉通道和使用急救药物，必要时给予除颤治疗和心肺复苏。尽量识别 AMI 的高危患者，如有低血压（100mmHg）、心动过速（>100 次/min）或有休克、肺水肿体征，直接送至有条件进行冠状动脉血运重建术的医院。

AMI 患者被送达医院急诊室后，医师应迅速做出诊断并尽早给予再灌注治疗。力争在10～20min 内完成病史采集、临床检查和记录 1 份 18 导联心电图以明确诊断。对 ST 段抬高的 AMI 患者，应在 30min 内开始溶栓，或在 90min 内开始行急诊 PTCA 治疗。当典型临床表现和心电图 ST 段抬高已能确诊为 AMI 时，绝不能因等待血清心肌标志物检查结果而延误再灌注治疗的时间。

七、治疗措施

1. 监护和一般治疗　①监护。②休息：卧床休息 2 周。③吸氧。

2.解除疼痛 剧烈胸痛使患者交感神经过度兴奋,产生心动过速,血压升高,从而增加心肌耗氧量。心肌再灌注治疗开通梗死相关血管,恢复缺血心肌的供血是解除疼痛最有效的方法。再灌注治疗前可选用下列药物尽快镇痛。

(1)吗啡 3mg 静脉注射,必要时 5～10min 后重复,总量不宜超过 15mg。或吗啡 5～10mg 皮下注射,必要时 1～2h 后再注射 1 次,以后每 4～6h 可重复应用。不良反应有恶心、呕吐、低血压和呼吸抑制。一旦出现呼吸抑制,可每隔 3min 静脉注射纳洛酮 0.4mg(最多 3 次)或哌替啶(杜冷丁)50～100mg 肌内注射。

(2)硝酸甘油静脉滴注。

(3)β 受体阻滞剂静脉+口服。

3.抗血小板治疗 氯吡格雷加阿司匹林联合应用。

4.抗凝疗法

(1)对溶栓治疗的患者,肝素作为其辅助用药,溶栓剂不同,用法不同。

(2)未溶栓治疗的患者,应用 LMWH 皮下注射。

八、护理措施

1.监测及病情观察 观察并定时记录患者神志、脉搏、呼吸、血压、体温、尿量及血氧饱和度。充分保证静脉通道以供急救时给药,准备好急救药品及仪器,如除颤器、临时心脏起搏器、呼吸机等。发现下列问题及时向医生汇报,且配合医生进行抢救。

(1)心室颤动,首先在心前区叩击数次,无效后,立即采用非同步直流电除颤。

(2)收缩压低于 80mmHg,伴烦躁不安、面色苍白、皮肤湿冷、脉搏细速、少尿、意识模糊,甚至昏迷,则提示休克。

(3)呼吸困难、咳嗽、咳泡沫痰,提示出现急性左心衰竭。

(4)AMI 后持续或反复发作的剧烈胸痛,而 ECG 并无梗死延展的表现,是心脏破裂最常见的先兆症状。

(5)患者突然神志丧失,呼吸骤停,测不到血压,无脉搏,无心音。ECG 示窦性心动过缓,交界区心律,室性自主心律,呈"电-机械分离",提示心脏破裂造成心脏压塞而猝死。

(6)患者胸痛伴右心衰竭表现,胸骨中下部响亮的收缩期杂音,提示发生室间隔穿孔。若伴左心衰竭表现,心尖部可闻及响亮的全收缩期杂音,考虑乳头肌断裂。

(7)突然发生呼吸困难、胸痛、咯血、血压下降,继而出现右心衰竭的体征,猝死,应考虑肺栓塞。

(8)无明显原因下肢局部疼痛,患肢周径增粗,应考虑下肢深静脉血栓。

(9)肢体麻木,疼痛局部皮肤苍白、发凉、坏疽、动脉搏动减弱或消失,考虑肢体动脉栓塞。

(10)突然头痛、眩晕、偏瘫、昏迷,应考虑脑梗死。

(11)突发上腹痛、恶心、呕吐、黑便,类似绞窄性肠梗阻,提示肠系膜动脉栓塞。

(12)突发腰痛,继而血尿,考虑肾栓塞。

2.吸氧 AMI 患者常有不同程度的动脉血氧分压降低,吸氧能改善心肌缺血缺氧,有助于减轻疼痛,防止心律失常,对休克或左心室功能衰竭患者特别有益。故 AMI 患者入院后给予中等流量吸氧(3～5L/min)24～48h。急性肺水肿患者采用配置 30%～50%酒精吸氧,面罩加压吸氧,必要时气管插管机械通气。

　　3.休息　发病后 12h 内卧床休息,避免搬动,洗脸、进食、排尿便、翻身等均由护理人员协助和照料。若无并发症,发病后 24h 内应鼓励患者在床上行肢体活动,逐渐增加活动量,自行洗脸、进食、翻身、坐起排便、坐位休息等。第三天可在病房内走动,以后逐渐增加活动,直至每天 3 次步行 100～150m。

　　4.饮食护理　因患者心功能下降,心排血量减少,加上卧床,胃肠蠕动减弱,消化功能减低,故宜进清淡易消化饮食,少食多餐,保证热量供应(每天 1000～1500Cal),避免饱食增加心脏负担。避免进食产气多的食物(如牛奶)而引起腹胀。钠盐和液体的摄入量应根据出汗量、尿量、呕吐量及有无心力衰竭而确定。

　　5.排便护理　AMI 患者常因不习惯卧床排便,进食量减少,应用吗啡而发生便秘,必须避免用力排便增加心脏负担,给予患者缓泻剂,如通便灵、蓖麻油、麻仁润肠丸,保持每 1～2d 有 1 次排便。有便意,但排便困难者,给予开塞露,必要时可作低压温水灌肠。

　　6.心理护理　及时了解患者的焦虑程度,耐心做好解释、安慰,消除患者的思想顾虑及紧张情绪,使其能正确对待疾病,配合治疗。同时做好家属的思想工作,但急性期谢绝过多探视和陪伴,避免给患者带来不良刺激和劳累,充分保证患者休息。

　　7.AMI 溶栓护理

　　(1)溶栓前的准备:①物品准备:除颤器、急救用药、套管针、三通、注射泵、溶栓剂(如 UK、rt－PA 等)。②患者准备:连接好心电监测仪,监测生命体征,建立两条静脉通道以便给药和采血。溶栓剂要严格按医嘱规定的输液速度滴入。

　　(2)溶栓治疗中的护理:严密监测血压、心率、心律、ST 段改变,密切观察胸痛缓解情况,注意有无过敏反应。

　　(3)溶栓后的护理:①遵医嘱做 ECG 及采集血标本。②注意观察有无出血征象。

　　8.直接 PCI 治疗的护理

　　(1)术前准备:①遵医嘱采集标本。②备皮,做碘过敏试验。③左上肢建立静脉通路。

　　(2)术后准备

　　1)持续心电监测,密切观察血压、心率、心律、体温变化,按医嘱采集血标本。

　　2)采用股动脉穿刺者需卧床 24h,穿刺侧肢体制动。

　　3)观察穿刺部位有无渗血,检查双侧足背动脉搏动及足温,若出现足背动脉搏动减弱或消失,或皮温异常,应及时报告医生,以免造成下肢缺血坏死。

　　4)术后嘱患者多饮水,遵医嘱补液,记录 24h 出入量。

　　5)术后可进食。但拔管前尽量少进食以免拔管过程中呕吐。

　　6)如出现腹痛或腰痛、腹胀、头晕、面色苍白、血压降低、心率加快及血红蛋白进行性下降提示腹膜后出血。

　　7)拔管时的护理:①拔管前测量 APTT 以决定拔管时机。②备好抗迷走神经反射的药物,如多巴胺、阿托品、甲氧氯普胺(胃复安)。③备好拔管用品。④拔管时,密切观察血压、心率、心律,了解患者的主诉。若出现迷走神经反射遵医嘱给予补液等对症治疗。⑤拔管后手压止血 30min,观察无出血、渗血后以纱布绷带加压包扎,并用沙袋压迫 6h(根据患者体重选择 2～3kg 的沙袋),如无出血、渗血,24h 后解除加压包扎。⑥遵医嘱给予 3d 抗生素,预防感染。

　　9.并发症的护理

　　(1)疼痛:患者绝对卧床休息,注意保暖,并遵医嘱给予解除疼痛的药物,如硝酸异山梨酯,严重者可选用吗啡等。

(2)心源性休克:应将患者头部及下肢分别抬高 30°～40°,高流量吸氧,密切观察生命体征、神志、尿量,必要时留置导尿管观察每小时尿量,保证静脉输液通畅,有条件者可通过中心静脉或肺毛细血管楔压进行监测。应做好皮肤及口腔护理,按时翻身预防肺炎等并发症,做好 24h 监测记录。

(3)加强心律失常与心力衰竭的护理。

(4)密切观察生命体征的变化,预防并发症,如乳头肌功能失调或断裂、心脏破裂、室壁瘤、栓塞等。

(张家妍)

第六节　急性心力衰竭的护理

急性心力衰竭是指某种原因导致心肌收缩力下降或心脏前后负荷突然增加引起心脏排血量急剧下降、体循环或肺循环急性淤血、组织器官灌注不足的临床综合征。根据解剖学部位分急性左心衰竭和急性右心衰竭。其中,临床以急性左心衰竭最常见,表现为急性肺水肿,严重者发生心源性休克及心脏骤停等。急性右心衰竭比较少见,多由大块肺栓塞引起,也可见于右室心肌梗死。本节主要介绍急性左心衰竭。

一、病因及发病机制

1.病因

(1)急性弥漫性心肌损害:急性心肌炎、急性广泛性心肌梗死、心肌缺血。

(2)急性机械性排血受阻:严重二尖瓣狭窄,持续性快速心律失常,大量心包积液、积血,缩窄性心包炎。

(3)急性左室后负荷增加:高血压、严重主动脉瓣狭窄、梗阻性肥厚性心肌病。

(4)急性左室前负荷增加:急性瓣膜穿孔、静脉输血输液过多过快。

2.诱因

(1)急性感染:特别是呼吸道感染或感染性心内膜炎。

(2)心律失常:特别是房颤、心动过速或严重缓慢性心律失常。

(3)妊娠、分娩或甲亢。

(4)精神与身体的过度劳累。

(5)药物使用不当:洋地黄用量不足或过量。

(6)输血输液过多过快或钠盐摄入过多。

3.发病机制　由于左室排血量急剧下降,致左室舒张末压显著增加,左房、肺静脉及肺毛细血管压力随之升高。当肺毛细血管内流体静压超过胶体渗透压时,大量血浆自肺毛细血管漏入肺间质和肺泡,发生肺水肿或肺淤血。血浆进入肺泡内与气体形成泡沫后,表面张力增大,影响气体交换,引起缺氧。肺泡与肺间质水肿使肺的顺应性下降,引起换气不足和肺内动静脉分流,导致动脉血氧含量降低,组织代谢乳酸产生过多而发生代谢性酸中毒,使心力衰竭进一步恶化。另外左室排血量下降,造成组织器官灌注不足,不能满足机体对氧和代谢的需要,血压降低,最后导致休克、严重心律失常而死亡。

二、护理评估

1. 主要症状　主要由肺循环淤血和肺水肿引起。

(1)夜间阵发性呼吸困难是左心衰竭的典型表现。常在夜间入睡后突然憋醒,出现咳嗽、胸闷、气短,轻者坐起后症状可缓解,严重者坐起或站起后仍有明显气短,并有频繁咳嗽和喘鸣,发展为急性肺水肿。

(2)急性肺水肿是急性左心衰竭的严重表现。典型症状为突发呼吸窘迫、端坐呼吸、咳嗽、咳粉红色泡沫样痰、极度烦躁、大汗淋漓、面色苍白、口唇发绀、皮肤湿冷、晕厥和休克。

2. 主要体征　两肺布满哮鸣音与湿啰音,心率增快,心尖部第一心音低钝,可出现收缩期杂音或舒张期奔马律,肺动脉瓣区第二心音亢进,呼吸浅快,频率在 30~40 次/min 以上,吸气时肋间隙、锁骨上窝、胸骨上窝凹陷。伴心源性休克时出现相关的体征与血压改变。

3. 辅助检查

(1)实验室检查:测定血清电解质、血尿素氮和肌酐,判断有无电解质紊乱和肾功能不全。动脉血气测定:动脉血氧分压降低,二氧化碳分压降低、正常或升高。

(2)X 线检查:肺间质水肿时,肺野透亮度下降,肺纹理增粗、模糊,肺门边缘轮廓不清,呈云状阴影。肺泡水肿时,典型 X 线表现为由肺门向周围扩展的蝶状阴影,大多数为两肺广泛分布、大小不等的斑片状阴影,可融合成片,严重者出现胸腔积液。

(3)血流动力学检查:因血流动力学变化先于临床表现和 X 线改变,肺毛细血管楔压(PCWP)升高先于肺淤血,故血流动力学检查对于早期发现左心衰竭以及指导治疗甚为重要。急性左心衰竭早期,PCWP 增加,心排血指数(CI)正常。PCWP 大于 2.4kPa(18mmHg),提示肺淤血;CI 为 2.2~2.5L/(min·m^2)、PCWP 为 3.3~4.7kPa(25~35mmHg),提示肺水肿;CI2.2L/(min·m^2)、PCWP 大于 2.4kPa(18mmHg),提示心源性休克。

三、急救措施

1. 体位　将患者置于端坐位或半卧位,两腿下垂,减少静脉回心血量。

2. 纠正缺氧　一般用鼻导管或面罩给氧,流量为 5~6L/min,供氧浓度为 40%~60%。氧气湿化瓶内可放入 30%~50% 的酒精或加甲基硅油消泡剂,降低肺泡表面张力,以改善通气。如患者反应迟钝,血气分析结果示 $PaCO_2$>70mmHg,PaO_2<60mmHg,即应给予气管插管呼吸机辅助呼吸,可以使用呼气末正压通气(PEEP),以增加肺的功能残气量,减轻肺泡萎陷,并可抑制静脉回流。

3. 建立静脉通道,准备做进一步处理。

4. 药物治疗

(1)吗啡:5~10mg 皮下或静脉注射,可减轻烦躁不安和呼吸困难,并可扩张周围静脉,减少回心血量。已有呼吸抑制者或慢性肺病者应避免使用,低血压者应避免静脉用药。

(2)快速利尿:可选用呋塞米 20~40mg 静脉注射。必要时 4~6h 再重复给药 1 次,可大量快速利尿,减少血容量。

(3)血管扩张剂:可减轻心室前负荷及降低后负荷,以改善心功能,减低氧耗,增加心搏量和心排出量,常用的药物有硝普钠、硝酸甘油、酚妥拉明及压宁定。

(4)强心剂：近期未用过洋地黄药物者，可将毛花苷丙（西地兰）0.2～0.4mg 缓慢静脉注射。

(5)氨茶碱：氨茶碱 0.25g 放入生理盐水溶液 250mL 中静滴，以减轻支气管痉挛，并有强心利尿作用。

(6)肾上腺皮质激素：激素可降低周围血管阻力，减少回心血量和解除支气管痉挛，可用地塞米松 10～20mg 静脉注射。

5.积极治疗原发病。

四、护理措施

1.生命体征监测　给予患者心电监测，注意观察体温、脉搏、呼吸、血压变化。及时发现心力衰竭的早期征兆，夜间阵发性呼吸困难是左心衰竭的早期症状，应予以警惕。当患者出现血压下降、脉率增快时，应警惕心源性休克的发生。

2.观察神志变化　由于心排血量减少，脑供血不足、缺氧及二氧化碳增高，可导致头晕、烦躁、迟钝、嗜睡、晕厥等症状，应及时观察，特别是使用吗啡时应注意观察神志及有无呼吸抑制情况。

3.做好护理记录，准确记录 24h 出入量，尤其是每小时尿量。

4.保持呼吸道通畅，及时清除呼吸道分泌物。

5.保持床单位清洁，及时为患者更换潮湿衣物。

6.药物应用观察

(1)应用强心剂时，注意有无中毒症状，如恶心、呕吐、厌食等胃肠道症状；心律失常；头痛、失眠、眩晕等神经系统症状及黄视、绿视。应监测电解质变化及酸碱平衡，纠正低钾、低钙及酸中毒。

(2)应用血管扩张剂时，应从小计量、低速度开始，根据血压变化调整滴速，并严密观察用药前后血压、心率的变化，若血压明显下降，心率显著增快并伴有出汗、胸闷、气短等症状应及时报告医生，立即停药，将双下肢抬高。静脉滴注时还应注意观察注射局部有无血管炎及外渗引起的组织坏死。

(3)应用利尿剂时注意观察尿量的变化，若用药后 24h 尿量大于 2500mL 为利尿过快，患者可出现心率加快、血压下降等。全身软弱无力、腱反射减弱、腹胀、恶心、呕吐等症状可能为低钾、低钠的征象。

7.判断治疗有效的指标　自觉气短、心悸等症状改善，情绪安定，发绀减轻，尿量增加，水肿消退，心率减慢，血压稳定。

8.避免诱发因素　做好心理护理，解除患者的焦虑，避免过分激动和疲劳；做好生活护理，防治呼吸道感染；控制输液量及速度，防止静脉输液过多过快。

（张家妍）

第七节　急性呼吸衰竭的护理

急性呼吸衰竭是指各种原因引起的肺通气和（或）换气功能严重不全，以致不能进行有效的气体交换，导致缺氧和（或）二氧化碳潴留，引起一系列生理功能紊乱及代谢不全的临床综合征。因机体不能很快代偿,若不及时抢救,会危及患者生命。

一、病因及发病机制

1. 病因

(1)脑部疾患:急性脑炎、颅脑外伤、脑出血、脑肿瘤、脑水肿等。

(2)脊髓疾患:脊髓灰质炎、多发性神经炎、脊髓肿瘤、颈椎外伤等。

(3)神经肌肉疾患:重症肌无力、周围神经炎、呼吸肌疲劳、破伤风、有机磷中毒等。

(4)胸部疾患:血气胸、大量胸腔积液、胸部外伤、胸腔和食管肿瘤手术后、急性胃扩张、膈运动不全等。

(5)气道阻塞:气道肿瘤、异物、分泌物及咽喉、会厌、气管炎症和水肿。

(6)肺疾患:ARDS、肺水肿、急性阻塞性肺疾患、哮喘持续状态、严重细支气管和肺部炎症、特发性肺纤维化等。

(7)心血管疾患:各类心脏病所致心力衰竭、肺栓塞、严重心律失常等。

(8)其他:电击、溺水、一氧化碳中毒、严重贫血、尿毒症、代谢性酸中毒、癔病等。

2. 发病机制　急性呼吸衰竭的发生主要有肺泡通气不足、通气/血流比例(V/Q)失调、气体弥散障碍、肺内分流四种机制。

(1)肺泡通气不足:其结果引起低氧和高碳酸血症。机制主要有:

1)呼吸驱动不足:如中枢神经系统病变或中枢神经抑制药过量抑制呼吸中枢,使呼吸驱动力减弱,导致肺容量减少和肺泡通气不足。

2)呼吸负荷过重:胸廓或膈肌机械性运动能力下降,致肺泡通气下降及气道阻力增加,胸肺顺应性下降。

3)呼吸泵功能障碍:由于呼吸肌本身的病变导致呼吸运动受限,如呼吸肌疾患、有机磷农药中毒等。

(2)通气/血流比例(V/Q)失调:正常人肺泡通气量(V)约为 4L/min,流经肺泡的血流(Q)约为 5L/min,V/Q 约为 0.8。有效的气体交换主要取决于 V/Q 保持在 0.8 水平。当 V/Q 低于 0.8 时,肺泡通气不足、血流过剩,肺动脉内混合静脉血未经充分氧合即进入肺静脉,引起低氧血症。当 V/Q 大于 0.8 时,肺泡过度通气,肺泡内气体不能与血液进行充分的气体交换而成为无效通气,结果也导致低氧血症。严重的通气/血流比例失调亦可导致二氧化碳潴留。

(3)气体弥散障碍:氧和二氧化碳可自由通过肺泡毛细血管膜进行气体交换,氧的弥散能力约为二氧化碳的 1/20。当肺不张、肺水肿、肺气肿、肺纤维化导致气体弥散面积减少、弥散距离加大时,往往影响氧的弥散从而引起低氧血症。

(4)肺内分流:肺动脉内的静脉血未经氧合直接流入肺静脉,引起低氧血症,是通气/血流比例失调的特例,常见于肺动脉—静脉瘘。

二、护理评估

1. 分类

(1)换气功能不全(Ⅰ型呼吸衰竭):以低氧血症为主。

(2)通气功能不全(Ⅱ型呼吸衰竭):以高碳酸血症为主。

2. 主要症状　呼吸衰竭表现为低氧血症、高碳酸血症或二者兼有,可使机体各器官和组织受到不同程度的影响。主要表现为呼吸困难、呼吸频率加快、鼻翼煽动、辅助呼吸肌活动增强、呼吸费力,有时出现呼吸节律紊乱,表现为陈一施呼吸、叹息样呼吸,重症患者可出现意识不全、烦躁、定向力不全、谵妄、昏迷、抽搐、全身皮肤黏膜发绀、大汗淋漓,可有腹痛、恶心、呕吐等症状。

3. 主要体征　早期心率加快,血压升高;严重时可有心率减慢、心律失常及血压下降。严重高血钾时出现房室传导阻滞、心律失常,甚至心脏骤停。

4. 辅助检查

(1)血气分析:$PaO_2 < 60mmHg$ 时即可诊断为呼吸衰竭。

(2)电解质测定:注意血钾水平。

(3)胸部 X 线:如胸片上表现为弥漫性肺浸润,主要见于 ARDS、间质性肺炎、肺水肿等;如表现为局限性肺浸润阴影,可见于重症肺炎、肺不张等。

三、急救措施

1. 氧疗 I 型呼吸衰竭者给予中、高流量吸氧,流量为 4～6L/min,II 型呼吸衰竭者应给予低流量吸氧,氧流量为 1～2L/min。

2. 清除呼吸道分泌物　根据病情稀释痰液,气道湿化,刺激咳嗽,辅助排痰,也可给予肺部物理治疗,有支气管痉挛可给予支气管扩张剂,如氨茶碱等。

3. 机械通气　吸氧浓度高于 40%、血气分析示 $PaO_2 < 60mmHg$ 时,应尽早给予气管插管,人工呼吸机辅助呼吸。

4. 控制感染　肺和支气管感染是引起呼吸衰竭的主要原因,而迅速有效地控制感染是抢救呼吸衰竭的最重要措施,一般根据既往用药情况与药物敏感试验选用抗生素。

5. 呼吸兴奋剂　呼吸衰竭经常规治疗无效,PaO_2 过低,$PaCO_2$ 过高,或出现肺性脑病表现或呼吸节律、频率异常时,可考虑使用呼吸兴奋剂。常用尼克刹米,可直接兴奋呼吸中枢,使呼吸加深加快,改善通气。

6. 监测通气和血氧饱和度的变化　动态监测血气,指导临床呼吸机各种参数的调整和酸碱紊乱的处理,持续血氧饱和度监测敏感、方便,以便指导临床。

7. 并发症的防治　保持水、电解质和酸碱平衡,及时纠正酸碱平衡失调和电解质紊乱,纠正休克和防治 DIC。同时防止心衰与脑疝的发生,及时治疗肺性脑病。

四、护理措施

1. 一般护理

(1)将患者放在坐位或半坐卧位,以利于呼吸和保证患者舒适。

(2)做好心理护理,安慰患者,消除紧张情绪。

(3)清醒患者给予高蛋白、高热量、高维生素、易消化饮食。

(4)做好口腔、皮肤护理,防止细菌感染。

2. 建立静脉通道,用于药物治疗。

3. 病情观察

(1)注意观察患者的神志、呼吸频率与节律、有无发绀,监测氧饱和度及动脉血气值的变化。

(2)监测血压、脉搏、心律及体温的变化,观察原发病的临床表现。

(3)观察神经系统的表现,如神志、头痛、瞳孔的变化,及时发现脑水肿及颅压增高。

(4)监测和记录液体出入量。

(5)观察氧疗的效果。

(6)注意控制静脉用药的滴速,及时监测血钾等电解质的变化。

4.清除痰液,保持呼吸道通畅　鼓励患者深呼吸,进行有效的咳嗽和咳痰,必要时给予吸痰。协助患者翻身、叩背,必要时给予肺部物理疗法。

5.机械通气患者的护理

(1)保持呼吸机正常运转。

(2)保持呼吸机管路接口紧密。

(3)监测呼吸机各参数,并了解通气量是否合适。

(4)及时发现并防治机械通气治疗的并发症。

6.用药的观察与护理

(1)呼吸兴奋剂:使用呼吸兴奋剂时要保持呼吸道通畅,液体给药不宜过快,用药后注意观察呼吸频率、节律及神志变化,若出现恶心、呕吐、烦躁、面部抽搐等药物反应及时联系医生,出现严重肌肉抽搐等反应立即停药。

(2)肾上腺皮质激素:应加强口腔护理,防止口腔真菌感染。

(张家妍)

第八节　急性肾衰竭的护理

急性肾衰竭是各种原因引起的肾脏功能在短时间(几小时至几天)内急剧降低,以致机体内环境出现严重紊乱的临床综合征。肾功能下降可发生在原来没有肾功能不全的患者,也可发生在已稳定的慢性肾病者,突然有急性恶化。临床主要表现为氮质血症,水、电解质和酸碱平衡紊乱,以及全身各系统并发症。常伴有少尿(400mL/d),但也可以无少尿表现,称非少尿型急性肾衰竭。

一、病因及发病机制

1.病因　急性肾衰竭可在许多致病条件下发生,常见的病因可分为肾前性、肾实质性和肾后性三大类。

(1)肾前性衰竭:肾前性衰竭是指肾脏血液灌注不足,导致肾小球滤过率下降,一旦补足血容量,肾功能立即恢复,肾脏无结构损坏,但如果治疗不及时,可发展为缺血性急性肾小管坏死,即使改善肾脏灌注,也不能逆转。常见病因:

1)急性血容量不足:主要为细胞外液丢失,如呕吐、腹泻、烧伤、过度利尿、大出血等。

2)心排血量减少:常见于充血性心力衰竭、急性心肌梗死、严重快速性心律失常、心脏压塞、手术后低心排血量综合征、急性肺栓塞。

3)周围血管扩张:见于感染性休克、过敏性休克、麻醉或使用降压药。

4)肾血管阻力增加:见于应用血管收缩药、前列腺素抑制剂等。

(2)肾实质性衰竭:肾实质性衰竭是指由原发性或继发性肾内血管、肾小球、间质及肾小管病变引起的肾衰。主要原因:

1)急性肾小管病变:常见于急性肾缺血、急性肾毒性损害(常见有药物、化学毒素、生物毒素、造影剂及内源性毒素,如异型输血、挤压伤、创伤引起的血红蛋白、肌红蛋白沉积肾小管)。

2)急性肾小球病变:各种病因引起的急性肾小球肾炎、急进性肾炎、恶性小动脉性肾硬化症及肾皮质坏死。

3)肾血管病变:恶性或急进性高血压、肾动脉栓塞或血栓形成。

4)急性间质性肾炎:常见的原因有药物性、感染性及代谢性引起。

(3)肾后性衰竭:肾后性衰竭是指排尿器官(输尿管、膀胱和尿道)梗阻引起的少(无)尿。主要病因:

1)尿路梗阻:尿道损伤及炎症水肿、狭窄、膀胱肿瘤、前列腺肿大。

2)双侧输尿管梗阻:结石、血块阻塞、腹膜后纤维化。

2.发病机制　急性肾衰竭的发病机制有多个学说。不同发病原因引起的急性肾衰竭,其发病机制亦各不相同,下面主要叙述急性肾小管坏死引起的急性肾衰竭发病机制。

(1)血流动力学改变学说:肾脏作为血液过滤的管道,当肾动脉血管痉挛、肾灌注降低、滤过受损,使肾血流量减少和肾血管阻力增加,导致急性肾小管坏死,引起 ARF。

(2)渗漏学说:肾小管上皮细胞损伤坏死脱落,沉积堵塞肾小管,并且肾小管管壁失去完整性,屏障作用减弱,加上肾小管周围血浆胶体渗透压的回吸收作用,致使肾小管液体(原尿)向管周血管反渗,引起肾间质水肿,压迫肾单位,加重肾缺血,使肾小球滤过率更降低,导致 ARF。

(3)肾小管阻塞学说:肾小管上皮细胞遭毒性损伤坏死脱落和内源性毒素(如肌红蛋白、血红蛋白、尿酸和钙等)阻塞肾小管,引起囊内压升高,肾小球滤过停止导致 ARF。

二、护理评估

1.病史　急性肾衰竭的临床表现有时隐匿,有时进展迅速,常见的临床表现可因发病原因不同而异,仔细询问病史,辨别致病因素,评价容量状态具有重要意义。

2.临床表现　可分为少尿期、多尿期和恢复期三个阶段。

(1)少尿期:尿量骤减或逐渐减少。主要表现:①高氮质血症:当受损肾单位的总和未达到80%以上时,可不出现高氮质血症。根据血清素氮递增的速度将肾衰竭分为轻、中、重三度。轻度每日递增<15mg,中度每日递增在 15～30mg,重度每日递增>30mg。②高钾血症:血清钾>5.5mmol/L,称高钾血症。③酸中毒、低钠血症。④神经系统表现:嗜睡、头痛、烦躁及昏迷,可能与脑水肿有关。⑤消化系统症状:恶心、呕吐、厌食等,部分患者出现急性胃黏膜损伤而引起消化道出血。⑥贫血:急性肾衰竭中晚期常伴有贫血。

(2)多尿期:每日尿量可达 4000mL,甚至更多,多尿期早期(3～7d 以内),尽管尿量增多但肾小管功能并未迅速恢复,血尿素氮水平可继续上升。

(3)恢复期:尿量正常,尿毒症症候群消失,随意饮食下尿素氮、肌酐值在正常范围。

3.辅助检查

(1)实验室检查

1)尿比重与尿渗透压:正常尿比重为 1.015～1.025 之间,当肾小管功能受损时,重吸收能力下降,尿比重降低。正常尿渗透压为 $40\sim120mOsm/(kg \cdot H_2O)$,较尿比重更能反映肾脏浓缩和稀释功能。

2)血尿素氮、肌酐:二者均为体内代谢产物,当肾功能下降 50% 左右时,才开始出现血浓度升高,因此,不是反映肾脏早期受损的敏感指标。

(2)影像学检查

1)B超:对危重肾病患者的肾脏、尿路系统器质性改变的诊断和监护具有独特价值。常用于观察肾脏大小、有无占位、肾盂积水、尿路结石、肾周围脓肿或血肿、肾动脉狭窄等。

2)尿路平片与静脉肾盂造影:可以显示肾脏大小、位置、有无结石及占位、尿路梗阻及尿路畸形等,静脉肾盂造影还可用于判断肾脏功能状态。

3)CT 和 MRI:二者均有分辨率高和无创性的优点,可以显示微小病灶,对肾功能不良者亦可使用。

(3)肾穿刺活检是获取肾脏标本的重要手段之一。大约有 20% 的急性肾衰需要活检明确病因诊断。

三、急救措施

1.病因治疗　积极治疗原发病是抢救成功的关键。对肾前性肾衰竭者,扩容、补充血容量、控制心力衰竭有助于改善肾血流和肾功能;解除尿路梗阻有利于肾后性肾衰竭的缓解;中毒患者及时应用解毒药或迅速促进毒物排出;所有 ARF 患者均停用影响肾脏血流灌注或肾毒性药物,避免应用对比剂;根据肾功能调整所用药物的剂量与用药的间隔时间。

2.纠正水、电解质、酸碱失衡

(1)维持水平衡:少尿期患者应严格计算 24h 出入量,严格控制液体的摄入,每日入量等于前一天液体排出量(包括尿、粪便、呕吐物、创口渗出液、引流液、透析超滤量)+500mL(为不显性失水减去代谢内生水),入量则包括输入液体、饮水及摄入食物中所含水分。多尿期补充液量应比出量少 $500\sim1000mL$。能起床的患者每日定时测体重。

(2)高血钾的处理:抢救肾衰竭中防治高钾血症非常重要。限制饮食中含钾高的食物、不输库存血、及时清除体内坏死组织等均为防治高钾血症的重要措施。当发生高钾血症时需采取的措施:①静脉注射 10% 葡萄糖酸钙 $10\sim20mL$,可对抗钾离子对心肌的毒性作用。②用 10% 葡萄糖 500mL 加入胰岛素 10U 静脉滴注,可促进糖原合成,使钾进入细胞内。③用 5% 碳酸氢钠 $100\sim250mL$ 静脉滴注。④口服钠型离子交换树脂 $20\sim50g$ 加 30% 山梨醇 $20\sim50mL$,每日 $3\sim4$ 次,增加钾离子从肠道排出。⑤透析治疗。

(3)代谢性酸中毒的处理:①5% 碳酸氢钠 $100\sim250mL$ 静脉滴注。②透析治疗。

3.肾脏保护血容量恢复　血流动力学稳定后,应用药物可解除肾血管痉挛或肾小管堵塞,缩短急性肾衰竭病程或加快肾功能恢复。肾脏局部可试用热敷、理疗或普鲁卡因肾囊封闭。常用药物有:

(1)多巴胺:小剂量多巴胺有选择性扩张肾血管和增加尿量作用,被称为肾脏剂量多巴胺,一般为 $2\sim5\mu g/(kg \cdot min)$。

(2)多巴酚丁胺:多巴酚丁胺能明显增加感染性休克患者血压和心排血量,尿量和尿钠排泄分数无明显增加,但肾脏灌注改善,肾小球滤过率提高,肌酐清除率明显增加。其效果明显优于多巴胺。至于其改善肾功能的机制尚待进一步研究。一般为 $2\sim5\mu g/(kg \cdot min)$。

(3)呋塞米(速尿):40～100mg 间隔 4～6h 静脉注射,或 200mg 加 5% 葡萄糖 30mL 持续静脉微量注射泵输入,能增加尿量。

4.营养支持供给 高热量饮食,减少内源性蛋白质的分解,有利于肾组织的再生与修复。碳水化合物的摄入量应不少于每日 100g,限制蛋白质的摄入,少于每日 0.5g/kg,蛋白质以富含动物蛋白为主。限制饮食中钾、钠的含量,避免高钾血症以及水、钠潴留。危重患者及早给予胃肠内营养或静脉高营养(TPN)。

5.血液净化 目前主张早期预防性透析,尽早清除体内代谢产物,预防和治疗水、电解质、酸碱失衡,降低病死率,改善预后,提高生活质量。

(1)适应证:急性肾衰竭合并下列情况时应进行透析:①高钾血症:钾离子大于 6.5mmol/L。②血尿素氮大于 28.6mmol/L(60～80mg/dl),血肌酐大于 442μmol/L。③严重代谢性酸中毒,其他治疗无效。④急性肺水肿。⑤高分解代谢状态,无尿 2d 或少尿 4d 以上者。

(2)透析方法:包括血液透析和腹膜透析,二者对急性肾衰竭的疗效相近。血流动力学不稳定宜进行腹膜透析。高分解代谢患者常需每天透析传统间断性血液透析不能控制症状性尿毒症的患者,或血流动力学不稳定且又不宜进行腹膜透析的患者,应选择连续性肾脏替代治疗(CRRT),对血流动力学不稳定,如有脓毒症或多器官功能障碍的患者更适合 CRRT 治疗,其优点是具有极好的溶质和水的去除作用,便于静脉用药、全身静脉高营养治疗及持续控制氮质血症,而且还可以去除脓毒症毒素及损伤性细胞因子(包括 IL－1 及 TNFα 的作用,有利于脓血症及多器官功能障碍的治疗,但此种方法需要 24h 连续治疗和监护。

四、护理措施

1.卧床休息 应绝对卧床休息,以减轻肾脏负担,昏迷患者应定时翻身,每 2h1 次。

2.饮食护理 对能进食的患者,鼓励尽量进食低蛋白、高热量饮食。限制饮食中钾、钠的含量,以避免高钾血症及水潴留。危重患者禁食,给予胃肠内营养或静脉高营养。

3.心理护理 安慰患者,减轻其恐惧及焦虑情绪。

4.病情观察

(1)生命体征的观察:无论是少尿期还是多尿期均要严密观察呼吸、心率(心律)、血压、体温和神志变化,及时发现急性肾衰竭的各种并发症,如肺水肿、代谢性酸中毒、电解质平衡失调和感染等。

(2)尿的观察:急性肾衰竭最显著的特征是尿的变化。因此,在肾衰竭患者的治疗与护理中严密观察尿的量、色、性质,每小时记录尿量,定时测量尿比重,肾衰竭患者尿比重固定在1.015 以下,是肾脏丧失浓缩功能所致。尿液外观多混浊,尿色深,有时成酱油色,尿沉渣中含红细胞、白细胞、小管上皮细胞或管型。尿的颜色由浊变清,预示着病情好转。

(3)电解质的观察:高钾血症常是少尿期的主要死因。肾衰竭患者由于尿液排钾减少、合并感染、溶血及大量组织破坏等均可使钾离子由细胞内释放到细胞外,引起高钾血症。应每日监测电解质情况,密切观察血钾和心电变化,血钾高于 8mmol/L 可发生心律失常、心脏骤停而致死。因此,应将血钾控制在 6.0mmol/L 以下。

(4)肾功能的观察:每日应检查血浆肌酐及尿素氮的情况,一般血浆肌酐每日升高 44.2～88.4mmol/L,血尿素氮每日升高 3.6～10.7mmol/L,病程长、高分解代谢者肌酐、尿素氮可更高。

(5)合并症的观察:肾衰竭患者抵抗力极差,容易发生感染,以泌尿系统感染多见,其次为肺部感染及败血症。败血症是重要死因,因此,应注意患者的体温、血常规及白细胞计数变化。应激性溃疡、尿毒症性肠炎及凝血功能障碍等可引起肾衰竭患者消化道大出血、皮肤黏膜出血等,故应观察有无出血倾向。

5.血液透析的护理　透析疗法是治疗急性肾衰竭的最有效方法。可采用的透析技术包括血液透析和腹膜透析。

(1)血液透析

1)血液透析原理:根据 Gibbs—Donnan 膜平衡原理,将患者的血液与透析机供给的透析液同时引入透析器的膜内、外室,在透析膜的两侧呈反向流动,即血液自透析器的动脉端向静脉端流动,而透析液从透析器的静脉端膜外向动脉端膜外流动,借助膜两侧的溶质梯度、渗透梯度和水压梯度,通过弥散、对流吸附清除毒素,通过渗透、超滤清除体内潴留水分,同时补充机体需要的物质,从而达到治疗目的。

2)血管通路的建立:急性肾衰竭采用临时性血管通路,主要采用单针双腔血透管从中心静脉置管。

3)抗凝方法:无出血倾向者给予全身肝素化,首剂量 $0.2 \sim 0.8 \text{mg/kg}$,于透析前静脉注射,以后每小时由微量注射泵输入,根据出凝血结果调整肝素量。

4)透析护理

①血液透析前护理:先向患者说明透析目的、过程和可能出现的情况,以避免紧张、焦虑。向家属讲明血液透析的风险,并签署同意书。检查患者一般情况,如出入量、出凝血结果、肾功能及电解质情况。每次透析前监测体重与生命体征。并消毒周围环境。

②血液透析过程中观察:生命体征有无变化,尤其是血压的改变;有无失衡综合征、热原反应、头痛、呕吐、肌痉挛和过敏反应等现象;血液和透析液的颜色是否正常,有无血液分层或凝血现象;透析装置各部件运转是否正常;及时采集血标本,观察各种生化指标有无改善。

③血液透析后护理:透析结束后做好留置管道的维护与固定,用肝素液封管,并用敷料包扎,观察敷料有无渗血、渗液,如有要分析原因并及时更换。躯体活动时注意不要使管道扭曲与滑脱。

(2)腹膜透析

1)腹膜透析原理:腹膜透析与血液透析所起的作用基本相同,都是根据弥散原理进行。在腹膜透析中,半透膜就是腹膜本身,主要通过渗透作用去除液体,而不是像血透那样主要通过压力梯度。

2)急诊置管术前护理:①向患者说明透析目的、过程和可能出现的情况,以避免紧张、焦虑。②做普鲁卡因皮试。③术前排空尿便,如有便秘应清洁灌肠,昏迷者留置导尿管。

3)透析前环境与物品准备:透析室应备好急救药物与氧气装置。透析前房间彻底消毒。配置透析液和透析操作应严格无菌操作,使用前检查透析液的透明度,发现异常严禁使用。

4)透析过程护理:①患者取仰卧位或半坐卧位,注意保暖。②密切观察患者的全身情况、生命体征及有无腹痛,注意灌注速度和排出速度,透析管有无漂移,保持透析液温度在 $37 \sim 38 \text{℃}$。③观察流出液的颜色和澄清度,如有混浊、出血应及时报告医生,每日送检标本监测血生化指标。④记录出入量、透析次数、透析时间。⑤保持皮肤清洁,每次透析后更换敷料,注意腹透管周围皮肤情况,如有炎症可用抗生素药膏外涂或碘伏湿敷。

(张家妍)

第九节　急性肝衰竭的护理

急性肝衰竭（AHF）是各种原因引起的肝细胞大量坏死或严重的肝细胞功能损害，导致肝功能迅速恶化的临床综合征。AHF 的主要临床特征是起病急，进展迅速，患者原先无慢性肝脏疾病，其表现除肝性脑病外，还有进行性加深的黄疸、严重的出血倾向、急性肾衰竭、代谢紊乱等肝衰竭表现。且肝性脑病常在黄疸出现数天至 8 周内发生。

一、病因及发病机制

1. 分类　根据肝衰竭病理组织学的特征和病情发展的速度，可将肝衰竭分为急性肝衰竭（ALF）、亚急性肝衰竭（SALF）和慢性肝衰竭（CLF）。其中急性和亚急性肝衰竭是肝脏功能急剧减退导致以明显黄疸、凝血功能障碍和肝性脑病为主要表现的综合征；慢性肝衰竭是肝细胞损害慢性进行性加重所致以腹腔积液或其他门脉高压、凝血功能障碍和肝性脑病为主要表现的肝功能失代偿状态。

在慢性肝病基础上发生的急性肝衰竭，国外将其称为慢加急性肝衰竭（ACLF），国内称之为慢性重型肝炎。对于慢性急性肝衰竭的归属问题，目前国内外学者尚有不同意见，有些学者认为属于急性（亚急性）肝衰竭，也有学者认为应该归于慢性肝衰竭，还有认为应单独分为一类。

急性肝衰竭：急性起病，2 周以内出现肝衰竭的临床表现。

亚急性肝衰竭：起病较急，15d～24 周出现肝衰竭的临床表现。

慢性肝衰竭：在慢性肝病、肝硬化基础上，肝功能进行性减退。

2. 病因

（1）病毒感染：中国 85%～90% 的急性肝衰竭由急性病毒性肝炎所致，以急性乙型肝炎最常见，占 70%～75%。其余有甲型肝炎、丙型肝炎、丁型肝炎、戊型肝炎及疱疹病毒和巨细胞病毒等，这些病毒均可引起重症肝炎而导致急性肝衰竭。

（2）急性中毒：常见化学毒物有磷、锑、氯仿、氟烷、硝基苯、四氯化碳等。常见生物毒素有毒蕈和鱼胆中毒。短期大量饮酒也可导致急性肝衰竭。

（3）药物：引起急性肝衰竭的药物以抗结核药、抗抑郁药、非甾体抗炎药和抗癌药最常见。

（4）缺血：急性循环衰竭，如休克、急性心力衰竭、Budd－Chiari 综合征（肝静脉阻塞型）或门静脉血栓形成等，导致肝细胞缺血、坏死。肝癌肝动脉栓塞治疗也可引起急性肝衰竭。

（5）其他：急性肝豆状核变性、妊娠急性脂肪肝、肝淀粉样变、中暑、脓毒症、恶性肿瘤及自身免疫性肝炎等。

3. 发病机制　急性肝衰竭的发病机制非常复杂，不同病因导致肝衰竭的发病机制也有所不同，甚至多种病因同时共存，相互影响，根据损伤机制不同分为直接损伤和免疫损伤。

（1）直接损伤：病毒性肝炎直接引起的肝细胞广泛变性、坏死。药物、毒物经肝细胞中的细胞色素 P_{450} 酶系催化，进行生物转化，使非极性脂溶性化合物转化为带氧的极性基团，这些基团有直接的肝细胞毒性，能使细胞膜损伤、线粒体功能失调、细胞内电离子活动失衡、最终导致细胞坏死溶解。

（2）免疫介导损伤：细胞因子（如肿瘤坏死因子、白介素、干扰素等）、效应细胞（如库普弗细胞、中性粒细胞、T淋巴细胞等)共同作用,诱导和参与炎症反应,过度的炎症反应产生细胞毒性作用、氧自由基损伤,同时引起细胞凋亡,最终导致肝细胞溶解破坏、肝坏死。

二、肝衰竭的分期

1.早期

(1)极度乏力,并有明显厌食、频繁呕吐和顽固性腹胀等严重消化道症状。

(2)黄疸进行性加深(血清总胆红素>17μmol/L或每天上升≥17μmol/L)。

(3)有出血倾向,30%≤凝血酶原活动度(PTA)<40%。

(4)未出现肝性脑病及明显腹腔积液。

2.中期　在肝衰竭早期表现基础上,病情进一步发展,出现以下两条之一者。

(1)出现Ⅱ级或以下肝性脑病和(或)明显腹腔积液。

(2)出血倾向明显,且20%≤PTA<30%。

3.晚期　在肝衰竭中期表现基础上,病情进一步加重,出现以下三条之一者。

(1)有难治性并发症,如肝肾综合征、上消化道大出血、严重感染和难以纠正的水、电解质紊乱等。

(2)出现Ⅲ级或以上肝性脑病。

(3)有严重出血倾向,PTA<20%。

三、肝衰竭的诊断

1.临床诊断　肝衰竭的临床诊断需要依据病史、临床症状和辅助检查等综合分析而确定。

(1)急性肝衰竭:急性起病,在2周内出现以下表现者。

1)极度乏力,并有明显厌食、腹胀,频繁恶心、呕吐等严重消化道症状和(或)腹腔积液。

2)短期内黄疸进行性加深(血清总胆红素>171μmol/L或每日上升≥17μmol/L)。

3)出血倾向明显,PTA<40%,且排除其他原因。

4)有不同程度的肝性脑病。

5)肝脏进行性缩小。

(2)亚急性肝衰竭:急性起病,在15d～24周出现以急性肝衰竭为主要临床表现。

(3)慢性肝衰竭:是指在慢性肝病、肝硬化基础上,肝功能进行性减退。其主要诊断要点:①有腹腔积液或其他门脉高压表现。②肝性脑病(C型)。③血清总胆红素增高,清蛋白<30g/L。④有凝血功能障碍,PTA≤40%。

2.辅助诊断

(1)总胆红素升高。

(2)清蛋白或前清蛋白明显下降。

(3)AST/ALT比值>1。

(4)血清胆碱酯酶活力显著降低。

(5)PTA<40%。

(6)支链氨基酸/芳香氨基酸比值(BCAA/AAA)显著下降。

(7)血氨水平明显升高。

(8)血内毒素水平升高。

(9)影像学检查提示肝脏体积进行性缩小。

(10)血胆固醇水平明显降低。

3.组织病理学诊断　组织病理学检查在肝衰竭的诊断、分类及预后判定上具有重要价值,但由于肝衰竭患者的凝血功能严重降低,实施肝穿刺具有一定的风险,在临床工作中应该慎重对待。肝衰竭的病理变化随病因不同而有所差异。由肝炎病毒引起者主要表现为肝组织弥漫性炎症坏死;药物引起者主要为肝脏中央带坏死。免疫抑制状态下发生肝衰竭的病理变化主要为汇管区周围纤维化,肝内胆汁淤积和肝细胞气球样变,大块或亚大块坏死性病变少见。

(1)急性肝衰竭的主要病理特征:肝细胞呈一次性坏死,坏死面积≥肝实质的 2/3;或亚大块坏死,或桥接坏死,伴存活肝细胞严重变性,窦壁网架不塌陷或少量非完全性塌陷。

(2)亚急性肝衰竭的主要病理特征:肝组织呈新旧不等的亚大块坏死或桥接坏死;较陈旧的坏死区网状纤维塌陷,或有胶原纤维沉积;残留肝细胞呈程度不等的再生,再生肝细胞团的周边部可见小胆管样增生和胆汁淤积。

(3)慢性肝衰竭的主要病理特征:主要为弥漫性肝脏纤维化以及异常结节形成,可伴有分布不均的肝细胞坏死。

四、护理评估

1.临床表现

(1)症状与体征:进行性加重的全身乏力、恶心、呕吐和明显腹胀。黄疸迅速出现逐渐加深,出现肝臭以及肝脏进行性缩小。部分患者有腹腔积液,且常为少量,同时伴肠鸣音减弱。

(2)肝性脑病表现:肝性脑病是急性肝衰竭最重要的表现,一般根据意识障碍程度、神经系统表现及脑电图改变,临床分四期:

Ⅰ期(前驱期):轻度性格和行为改变,欣快多语,注意力和计算能力下降,轻度协调能力障碍,伴头痛、头晕。脑电图尚正常。

Ⅱ期(昏迷前期):意识模糊,睡眠障碍,行为失常,间歇性定向力障碍,扑翼样震颤,共济失调。脑电图有特征性异常。

Ⅲ期(嗜睡或昏睡期):嗜睡,严重精神混乱,语无伦次,腱反射亢进,肌肉强直,脑电图有异常波形。

Ⅳ期(昏迷期):意识完全丧失,对疼痛刺激无反应,呈去大脑强直姿势。脑电图明显异常波形。

Ⅲ、Ⅳ期急性肝性脑病可发生脑水肿、脑疝,表现为意识障碍加深、呕吐、血压升高、呼吸节律不齐、瞳孔反射减弱或消失。

(3)肾功能障碍:多为功能性肾衰竭(即肝肾综合征),表现为少尿、无尿、血尿素氮和肌酐升高、代谢性酸中毒、高钾血症等。肝衰竭治疗好转或肝脏移植后,肾功能改善。应除外低血压、药物和中毒引起的肾损害。

(4)心肺功能不全:患者出现呼吸窘迫,低氧血症,低碳酸血症和肺水肿。大部分患者发生心力衰竭或心律失常,血流动力学变化类似于脓毒性休克。Ⅳ期肝性脑病患者常出现低血压。

(5)严重出血倾向:全身性出血倾向主要是肝功能损害凝血因子合成减少所致,常见皮肤、牙龈、口腔黏膜和鼻黏膜及内脏广泛出血,约70%患者出现消化道出血。由于广泛微血栓形成引起循环衰竭,相继出现肾、脑、心、肺等重要器官功能障碍,肝损伤亦加重,并加速死亡。

(6)内环境紊乱:肝细胞坏死时糖原不能分解为葡萄糖,且不能有效灭活胰岛素,易发生低血糖。严重低血糖可加重脑损害。急性肝衰竭初期常因过度通气,引起呼吸性碱中毒。晚期常因脑水肿和并发气道感染,导致通气功能下降,引起呼吸性酸中毒。肾衰竭后酸性代谢产物蓄积,发生代谢性酸中毒。呕吐、腹泻、禁食、应用排钾利尿药和继发性醛固酮增多等,常导致低钾血症、低钙血症和低镁血症。肾脏排水障碍,渗透性利尿和细胞膜离子泵衰竭引起低钠血症。

2.辅助检查

(1)实验室检查

1)血液生化检查:血清转氨酶升高,血总胆红素、直接胆红素、间接胆红素均升高。部分患者可表现血清胆红素明显升高,转氨酶却迅速下降,即胆—酶分离现象,提示预后不良。严重肝衰竭伴有低血糖、低血钾、低蛋白血症。

2)凝血功能检查:纤维蛋白原和凝血因子Ⅱ、Ⅴ、Ⅶ、Ⅸ、Ⅹ减少,血小板减少。凝血酶原时间(PT)延长,用维生素 K 不能纠正。如Ⅰ期 PT 时间>50s,提示预后不良。

3)血氨和氨基酸测定:急性肝衰竭发生肝性脑病后,血氨升高。血支链氨基酸:芳香族氨基酸比值由正常的(3~4):1 降低到≤1:1,预示将出现肝性昏迷。

4)病毒性肝炎病因诊断:检查甲、乙、丙、丁、戊型肝炎标志物,以明确病因。

(2)超声检查:B 超检查对于确定肝脏大小、肝脏的血流状态、病变进展和肝性腹腔积液有重要意义。

(3)脑电图:AHF 出现肝昏迷时典型改变是频率变慢,出现 $4\sim7H_2$ 的 θ 波和 $1\sim3H_2$ 的 δ 波。昏迷时两侧可同时出现成对的高波幅的 δ 波。

五、急救措施

目前,针对急性肝衰竭的内科治疗尚缺乏特效的药物和手段,应强调早期诊断、早期治疗,针对不同病因采取相应的综合治疗措施,并积极防治各种并发症。

1.一般支持治疗

(1)绝对卧床休息,减少体力消耗,减轻肝脏负担。

(2)加强病情监护。

(3)高糖、低脂、适当蛋白饮食,进食不足者,每日静脉补给足够的液体和维生素,保证每日 1500kcal 以上总热量。

(4)适当补充清蛋白或新鲜血浆,纠正低蛋白血症,并补充凝血因子。

(5)注意纠正水、电解质及酸碱平衡紊乱,特别要注意纠正低钠、低氯、低钾血症和碱中毒。

(6)注意消毒隔离,预防医院感染发生。

2.针对病因和发病机制的治疗

(1)病因治疗:针对不同病因采取不同措施,例如,药物性肝衰竭应停用致肝损害药物;对 HBV DNK 阳性的肝衰竭患者,可早期酌情使用拉米夫定 100mg/d。

（2）免疫调节治疗

1）肾上腺糖皮质激素：目前对于肾上腺糖皮质激素在肝衰竭治疗中的应用尚存在争议。对于急性肝衰竭早期，病情发展迅速的患者，可酌情使用肾上腺糖皮质激素治疗。

2）胸腺素制剂：为调节肝衰竭患者机体的免疫功能，可使用胸腺素 α1 等免疫调节剂。

（3）控制肝细胞坏死，促进肝细胞再生：可选用促肝细胞生长素和前列腺素 E 等药物。

（4）其他治疗：应用肠道微生态调节剂，使用乳果糖或拉克替醇，酌情选用改善微循环药物，抗氧化剂，如还原型谷胱甘肽和 N－乙酰半胱氨酸（NAC）等治疗。

3. 并发症的防治

（1）肝性脑病

1）去除诱因，如严重感染、出血及电解质紊乱等。

2）限制饮食中的蛋白摄入。

3）应用乳果糖或拉克替醇，口服或高位灌肠，可酸化肠道，促进氨的排出，同时抑制肠道蛋白分解菌群，减少肠源性毒素吸收。

4）视患者的血电解质和酸碱情况酌情选择精氨酸、鸟氨酸－门冬氨酸等降氨药物。

5）酌情使用支链氨基酸或支链氨基酸＋精氨酸混合制剂等纠正氨基酸失衡。

6）人工肝支持治疗。

（2）脑水肿

1）高渗性脱水剂，如 20％甘露醇或甘油果糖，肝肾综合征患者慎用。

2）袢利尿剂，一般选用呋塞米，可与渗透性脱水剂交替使用。

（3）肝肾综合征

1）大剂量袢利尿剂冲击，可用呋塞米持续泵入。

2）限制液体入量，控制尿量在 700mL/24h 以上。

3）肾灌注压不足者可应用清蛋白扩容加特利加压素等药物。

4）液体负荷试验：对于疑有肾前性少尿的患者，应行快速补液试验，即在 30min 内输入 500～1000mL 晶体液或 300～500mL 胶体，同时根据患者反应性（血压升高和尿量增加）和耐受性（血管内容量负荷过多）来决定是否再次给予快速补液试验。

（4）感染

1）肝衰竭患者容易合并感染的常见原因是机体免疫功能低下和肠道微生态失衡等。

2）肝衰竭患者常见感染包括原发性腹膜炎、肺部感染和败血症等。

3）感染的常见病原体为大肠埃希菌、其他革兰阴性杆菌、葡萄球菌、肺炎球菌、厌氧菌等细菌以及白色念珠菌等真菌。

4）一旦出现感染，应首先根据经验用药，选用强效抗生素或联合用药，同时加服微生态调节剂，及时进行病原体检测及药敏试验，并根据药敏结果调整用药。

（5）出血

1）门脉高压性出血：①降低门脉压力，首选生长抑素类药物，也可使用垂体后叶素或联合应用硝酸酯类药物。②用三腔管压迫止血。③可行内镜硬化剂或套扎治疗止血。④内科保守治疗无效时采用急诊外科手术。

2）弥散性血管内凝血：①给予新鲜血浆、凝血酶原复合物、纤维蛋白原等补充凝血因子，血小板显著减少者可输血小板。②可选用低分子肝素或普通肝素。③可应用氨甲环酸等抗纤溶药物。

六、护理措施

1.病情观察

(1)观察患者的神志及言行表现:因肝性脑病为肝衰竭后期的主要表现及致死原因,故要特别注意观察患者的神志是否清楚,性格和行为有无异常,如无故大哭大笑,衣服上下倒穿、表情淡漠、突然沉默寡言或喋喋不休等,常为肝性脑病的先兆;如患者由躁动不安转入昏睡状态,对周围环境反应迟钝,强刺激才能唤醒,常提示为肝性脑病的先兆;如患者表情淡漠、面色苍白、大汗淋漓等,常为大出血或休克的先兆,应及时报告医生处理。

(2)观察患者的呼吸有无异常:呼吸异常常出现在肝性脑病、出血或继发感染时,因此,应密切注意观察患者呼吸情况,如呼吸频率、节律及呼吸的气味等,如闻及患者呼出的气味有肝臭味,常为肝性脑病的先兆,应立即通知医生及时救治。

(3)观察患者体温的变化:肝衰竭患者因肝细胞的坏死常会出现持续低热,如患者的体温逐渐并持续升高,常常提示有继发感染的可能,用物理降温或药物退热者,应每半小时测体温1次并记录,为治疗提供依据。

(4)观察血压、脉搏的变化:如患者的血压明显下降、脉搏细数,常提示有大出血或休克的可能,如脉搏缓慢、洪大有力,同时伴有血压升高,呼吸深慢时,常为颅内高压的先兆。对于肝衰竭患者,做肝穿刺或腹腔穿刺放腹腔积液时和处理后,需专人观察,定时测量血压并做记录。

(5)准确记录每日出入液量:注意观察尿量的变化及尿的颜色和性质,如患者的尿量突然减少或无尿,常为合并肾功能不全的征象或大出血、休克的先兆,应及时报告医生处理。

2.一般护理

(1)饮食护理:应以适量蛋白质、糖和丰富的维生素为基本原则。避免食用粗糙、坚硬、油炸和辛辣食物,防止损伤食管黏膜诱发出血。因肝脏功能多严重损伤,清除氨的能力下降,故蛋白质饮食要适当控制,特别是含芳香氨基酸多的鸡肉、猪肉等,以防诱发肝性脑病。出现肝性脑病时,应严禁蛋白质饮食,同时控制钠盐和水的摄入量。

(2)心理护理:由于患者多病情危重,抢救治疗难度大,常会使患者产生悲观、恐惧、绝望等不良情绪,护理人员除做到勤巡视、细观察外,还应重视并满足患者的心理需求,可选择适当的语言进行安慰,多向患者说明治疗的进展情况以及相应的护理程序,使患者明白必须主动配合才能得到最佳疗效,才能战胜疾病,尽可能消除其恐惧、悲观、绝望等消极情绪,帮助患者树立战胜疾病的信心。

(3)其他护理:保持床铺整洁干净,加强患者的皮肤护理,经常按摩受压部位,防止压疮的发生;保持患者呼吸道通畅、勤翻身、叩背、吸痰,以防止呼吸道感染及坠积性肺炎的发生;做好口腔护理,对神志清楚者可督促其进食后漱口,早晚刷牙,对病重生活不能自理者,可按病情需要适当增加口腔护理的次数,昏迷患者禁止漱口,可用开口器协助擦洗护理。

3.并发症护理

(1)肝性脑病:肝性脑病是严重肝病引起的、以代谢紊乱为基础、中枢神经系统功能失调为表现的临床综合征。高蛋白饮食是诱因之一,因此,发病初期数天内应禁食蛋白质,避免氨基酸在肠道内分解产生氨而加重肝性脑病。病情好转或清醒后,每隔 2~3d 增加 10g 蛋白质,逐渐增加至 $30\sim60g/d$,以植物蛋白为主,因其含支链氨基酸较多,甲硫氨酸、芳香氨基酸较少,且含有非吸收性纤维而被肠菌酵解产酸,有助于氨的排除和通便。

以碳水化合物为主的食物,如蜂蜜、葡萄糖,既可以减少组织蛋白质分解产氨,又可促进氨与谷氨酸结合形成谷氨酰胺而降低血氨。昏迷者可用鼻胃管供食,鼻饲液最好用 25% 的蔗糖或葡萄糖液,或静脉滴注 10% 葡萄糖溶液,长期输液者可深静脉或锁骨下插管滴注 25% 葡萄糖溶液和维持营养。避免快速输注大量葡萄糖液,防止产生低钾血症、心力衰竭和脑水肿。脂肪每日供给 $50g$ 左右,不宜过高,以免延缓胃的排空,增加肝脏负担。

无腹腔积液者每日摄入钠量 $3\sim5g$,显著腹腔积液者,钠量应限制在 $0.25g/d$,入水量一般为前 1d 的尿量加 1000mL,防止血钠过低、血液稀释。低钾血症时,要补充氯化钾和含钾多的食物,如浓果汁、香蕉、香菇、黑木耳等;高血钾时,避免食用含钾多的食物。

饮食应选用柔软的食物纤维,以利通便,因便秘可促进细菌分解产氨,使血氨浓度增高,故保持排便通畅可减少肠道毒素的吸收。伴有肝硬化食管一胃底静脉曲张的患者,避免刺激性、坚硬、粗糙食物,不宜食用多纤维、油炸、油腻食物,应摄入丰富的维生素,但不宜用维生素 B_6,因其可使多巴在周围神经处转为多巴胺,影响多巴进入脑组织,减少中枢神经系统的正常传导递质。

肝性脑病时,患者可取仰卧位,头偏向一侧,以保持呼吸道通畅;给予持续低流量吸氧,以改善机体的缺氧情况,防止脑缺氧;鼻饲饮食,以保持机体足够的营养代谢。有躁动时应专人护理,以防止坠床,仔细观察并记录患者的意识状态、瞳孔大小、对光反应、角膜反射及压眶反应等。

一般肝性脑病患者常伴有尿失禁或尿潴留,应留置尿管,定时间歇放尿,一般为 4h1 次,记录尿量,观察尿的颜色、性质等,定期送尿检查;保持外阴的清洁,注意肛周及会阴皮肤的保护。

(2)上消化道大出血的护理:患者因为肝严重损伤致凝血因子合成障碍,常有明显的出血倾向,上消化道大出血是导致重症肝炎患者死亡的重要原因之一。对少量出血无呕吐,或仅有黑便,或无明显活动性出血者,可选用温凉、清淡无刺激性流食。

对食管一胃底静脉曲张破裂出血、急性大出血伴恶心、呕吐者应禁食,不恰当的进食水有加重或引发再次出血的可能。出血停止后 $1\sim2d$ 改为半流质饮食,渐渐改为软食。开始少量多餐,以后改为正常饮食。给营养丰富易消化的食物,限制钠和蛋白质摄入,避免诱发和加重腹腔积液与肝性脑病。不食生拌菜及粗纤维多酸蔬菜,不食酸辣、刺激性食物和饮料、硬食等,应细嚼慢咽,避免损伤食管黏膜而再次出血。

绝对卧床休息,应保持去枕平卧位,头偏向一侧,以免误吸。持续低流量吸氧,机体缺氧会严重地损伤本已衰退的肝脏功能,为抢救带来困难。

详细记录出血量及性质,密切观察患者的一般情况,如脉搏、血压、神志、甲床、四肢温度等,以判断出血情况,如患者出现面色苍白、心悸、大汗、烦躁、脉细数等,为再次大出血的先兆,应立即通知医生,并做好抢救准备。

注意观察粪便的颜色、次数及量,以判断有无继续出血的迹象。为了清除肠道内积血,减少患者肠内血氨吸收,可用弱酸溶液灌肠,严禁用碱性溶液灌肠。

做好患者的心理护理,突然出现的大量呕血、便血常会极大刺激患者,使之产生恐惧、抑郁、绝望,甚至濒临死亡等消极情绪,应做好解释安慰工作,尽可能地消除患者的消极情绪,帮助其树立战胜疾病的信心。

（张家妍）

第十节　多器官功能障碍综合征

多器官功能障碍综合征(MODS)是指机体遭受严重感染、创伤、休克、急性胰腺炎、药物中毒等原发病损害,24h 之后同时或连续发生两个或两个以上器官功能不全,并达到各自器官功能障碍诊断标准的临床综合征。MODS 是急诊危重患者发病和死亡的一个主要原因,既不是一个独立疾病,又不是单一脏器演变过程,而是涉及多个器官的病理变化。MODS 强调两个重点:一是 MODS 由较严重的病损所触发的;二是致病因素不是导致器官损伤的直接原因,而是经过体内某个过程所介导,在特定的病理环境下发展而来。

MODS 与其他器官功能障碍的区别在于:①原发损害为急性。②继发受损器官为远隔部位,发病前其功能良好,发病中伴应激、全身炎症反应综合征(SIRS)。③二次打击,常有几天的间隔。④其功能障碍与病理损害程度不一致,病理变化没有特异性。⑤发展迅速,一般抗休克、抗感染及支持治疗难以奏效,死亡率高。⑥可逆转,一旦治愈不留后遗症,不会转入慢性阶段。

一、病因及发病机制

1.病因

(1)感染:为主要病因,尤其脓毒血症、腹腔脓肿、急性坏死性胰腺炎、肠道功能紊乱、肠道感染和肺部感染等较为常见。

(2)组织损伤:严重创伤、大手术、大面积深部烧伤。

(3)休克:有创伤出血性休克和感染性休克。凡导致组织灌注不良,缺血缺氧均可引起MODS。

(4)心脏呼吸骤停:复苏时造成各脏器缺血、缺氧;复苏后又可引起"再灌注"损伤。

(5)诊疗失误

1)高浓度氧持续吸入,可使肺泡表面活性物质破坏,肺血管内皮细胞损伤。

2)在应用血液透析和床旁超滤吸附中造成不均衡综合征,引起血小板减少和出血。

3)在抗休克过程中使用大剂量去甲肾上腺素等血管收缩药,继而造成组织灌注不良,缺血、缺氧。

4)手术后输液过多引起心肺负荷过大,微循环中细小凝集块出现,凝血因子消耗,微循环不全等均可引起 MODS。

2.发病机制　MODS 发病机制非常复杂,涉及全身多个系统,如神经、体液、内分泌、免疫、营养代谢等。当前较一致的看法认为,严重感染、创伤、休克等致病因素除直接损伤细胞外,主要通过炎症介质的释放引起全身炎症反应,全身炎症反应不仅始终伴随 MODS,而且是MODS 的前驱。MODS 发生过程大致如下:

(1)全身炎症反应的启动:严重感染、创伤和休克过程造就启动全身炎症反应的环境和许多刺激物,如细菌、内毒素、氧自由基、凝血因子激活、补体活化等,在上述环境和刺激物激活作用下,中性粒细胞、淋巴细胞、单核巨噬细胞等炎性细胞被激活,释放出一系列化学或具有生物活性的炎性物质，主要有两类：一类具有直接生物学毒性，如溶酶体酶、弹性蛋白酶、胶原酶等，可以直接攻击和破坏靶物质，如入侵微生物；另外一类无生物学毒性，但能作为调节因子对器官和系统的功能活动产生深刻的影响，通常被称为细胞因子，如肿瘤坏死因子、白细胞介素、血小板活化因子、集落刺激因子等。这些炎性介质广泛作用于全身各大系统，使机体全身出现生理反应，称为全身炎症反应。感染性因素和非感染性因素引起的反应是相似的，这种反应有助于机体对病原的局限、清除，促进受损组织的修复，加强和动员各系统器官的代偿潜能，适应机体与病损斗争的消耗和需要。因此，全身炎症反应在本质上是机体抗病的一种保护性反应。

（2）全身炎症反应的失控：炎症反应在主要发挥保护功能的同时，机体也付出一定的代价。例如，具有直接生物毒性的介质在杀灭病原微生物的同时，也能使自身正常的细胞和组织受损。这些代价短期内或炎症不甚剧烈的情况下机体是可以耐受的，但如果炎症持续发展，甚至失去控制，从而由对机体保护转变为对机体自残，最后形成 MODS。将 MODS 归咎于失控的全身炎症反应和各种炎性介质的效应，是近年来人们认识的进步，与过去比较，其更强调的是机体的反应性而不是致病因素本身。失控的炎症反应可导致以下重要的病理生理变化：低血压和氧利用障碍；心肌抑制；内皮细胞炎症和血管通透性增加；血液高凝，微血栓形成；超高代谢，蛋白营养不良。

（3）全身炎症反应的失控原因

1）"两次打击"或"双相预激"假说：该假说由 Schlag 提出，它把创伤、休克、感染等早期病损视为第一次打击。此阶段可以造成器官损害，但不严重，称为"早期器官功能障碍"。炎症细胞被动员起来，处于一种"预发状态"。此后，如果病情平稳，则炎症反应逐渐消退，损伤的组织得以修复。但如果病情继续进展或再次出现病损侵袭，便构成第二次打击。此阶段突出的特点是使已处于"预发状态"的炎细胞超量地释放细胞和体液介质使炎症反应放大，从而形成"瀑布样反应"（或称"级联反应"）。

2）肠道细菌、毒素移位：实验研究证明，创伤、休克、应激和全身炎症反应可在很短的时间内即造成肠上皮细胞损伤，从而导致肠道细菌和毒素的移位。肠道细菌和毒素移位为炎症反应提供了丰富和不竭的刺激物质，导致炎症反应持续发展。有学者称胃肠道为 MODS 的"始动器官"。

3）代偿性抗炎症反应综合征（CARS）：在全身炎症失控和 MODS 发生、发展过程中，体内所出现的作用广泛而复杂的细胞因子相互作用，形成了彼此交错的细胞因子网络。目前已知，从全身炎症反应一开始，抗炎机制就启动了。如在应激反应时，神经－内分泌系统大量释放肾上腺皮质激素和抑制催乳素分泌均对免疫反应有抑制作用。在细胞素方面，已经发现 IL－4、IL－10、IL－13 和 TGF3 是最重要的巨噬细胞抑制因子，它们通过抑制抗原递呈活动而抑制多种细胞因子的产生。机体内环境的稳定确实有赖于各种作用的平衡，这是任何生物体都必须遵循的规律。失去这种平衡，无论哪一方占据优势，都可导致机体损害。

4）基因表达的特性：炎症反应的程度及是否失控与机体基因多态性及其活化有关。基因的多态性决定了人体对应激打击的易感性与耐受性，如 TNF－B2 纯合子易并发 MODS。

二、护理评估

1.诱发因素　包括严重创伤，大手术，感染尤其是腹膜炎、肺和严重的伤口感染，脓毒性休克和非感染性炎症,如肠道黏膜屏障受损后造成的细菌及其毒素的"移位",医疗和操作引起的出血、伤口裂开、吻合口瘘、肠黏膜缺血,各种内镜检查引起的并发症等。而原有器官功能较差者如具有下列危险因素,如老年人、血管闭塞性疾病、肝损害、慢性阻塞性肺部疾病、慢性肾病、心脏病、各种原因的免疫抑制(如器官移植、化疗、营养不良恶病质等)则较正常器官更易受损。

2. SIRS 的诊断标准及与 MODS 的关系　SIRS 的诊断标准是具备以下 2 项或 2 项以上和任何一种原发病。

(1)体温>38℃或<36℃。

(2)心率>90 次/min。

(3)呼吸>20 次/min,$PaCO_2$<4.3kPa(32mmHg)。

(4)白细胞>$12×10^9$/L 或<$4×10^9$/L,或未成熟白细胞>10%。

原发病:感染、肠内毒素、缺血、多发性创伤、胰腺炎、热损伤、休克、中毒。

SIRS 是 MODS 的病因,而 MODS 是 SIRS 进展的结果,二者是可以相互转化疾病的不同阶段。其经典过程为:损伤→全身性炎症反应综合征(SIRS)→脓毒症→严重脓毒症→脓毒性休克→多器官功能障碍(MODS)→多器官衰竭(MOF)。需要注意的是,并非所有的临床案例都能严格地区分从 SIRS 到 M0F 的各个阶段。

3. MODS 的诊断标准及临床表现　随着人们对 MODS 的认识逐渐深入,其诊断方法和标准也在不断的变化,常用的是评分制,可以反映炎症反应中其器官损伤的动态过程,既可以反映单一器官功能损伤的程度,也可以反映受累器官的数目,很多学者都试图提出其认为最合理的评分系统,但迄今为止,国内外对 MODS 尚无一致公认的诊断及严重程度评分标准。我国也在对计分系统进行探讨,在 1995 年制定了"庐山会议"标准(表 13-9)。除此之外,本书还列举了两种分级、计分方法(表 13-10、表 13-11)。

表 13-9　MODS 病情诊断标准及严重程度评分标准(1995 庐山标准)

受累脏器	诊断依据	评分
循环衰竭	无血容量不足;MAP≥7.98kPa(≈60mmHg),尿量>40mL/h	1
	无血容量不足;>6.65kPa(>50mmHg);尿量>20mL/h;肢端冷或暖;无意识障碍	2
	无血容量不足;MAP<6.65kPa(<50mmHg),尿量<20mL/h;肢端冷或暖;多有意识恍惚	3
心	心动过速;体温↑1℃;心率 15~20 次/min;心肌酶正常	1
	心动过速;心肌酶异常(CPK、GOT、LDH 高于正常值 2 倍以上)	2
	室性心动过速;室颤(Ⅱ度-Ⅲ度-Ⅴ传导阻滞)	3
肺	呼吸频率 20~28 次/min;吸入空气 PaO_2≤9.31kPa(70mmHg),>7.98kPa(60mmHg);PaO_2/FiO_2≥39.9kPa(300mmHg);X 线胸片正常	1
	呼吸频率>28 次/min;吸入空气 PaO_2≤7.98kPa(60mmHg),>6.6kPa(50mmHg);PaO_2/FiO_2≤39.9kPa(300mmHg),>26.6kPa(200mmHg);X 线胸片肺泡无实变或实变<1/2 肺野	2
	呼吸频率>28 次/min;吸入空气 $PaO2$≤6.6kPa(50mmHg);PaO_2>5.98kPa(45mmHg);PaO_2/FiO_2≤26.6kPa(200mmHg);X 线胸片肺泡变实,≥1/2 肺野	3

（续表）

受累脏器	诊断依据	评分
肾	无血容量不足；尿量≈40mL/h，尿 Na^+、血肌酐正常	1
	无血容量不足；尿量<40mL/h，>20mL/H；利尿药冲击后尿量不增多；尿 Na^+ 20~30mmol/L(20~30mEq/L)；血肌肝≈176.8mmol/L(2.0mg/dl)	2
	无血容最不足；无尿或少尿(<20mL/h，持续 6h 以上)；利尿药冲击后尿量不增多；尿 Na^+>40mmol/L(40mEq/L)；血肌肝>176.8mmol/L(2.0mg/dl)	3
肝	SGPT≈正常值 2 倍；血清总胆红素>17.1μmol/L(1.0mg/dl)	1
	SGPT>正常值 2 倍以上；血清总胆红素>34.2μmol/L(2.0mg/dl)；肝性脑病	2
胃肠道	腹部胀气，肠鸣音减弱	1
	高度腹部胀气，肠鸣音近于消失	2
	麻痹性肠梗阻；应激性溃疡出血；非结石性急性胆囊炎；急性胰腺炎(具备 4 项中 1 项即可确认)	3
凝血功能	血小板计数<100×10^9/L；纤维蛋白原正常；PT 及 TT 正常或较正常缩短	1
	血小板计数<100×10^9/L，纤维蛋白原≥4.0g/L；PT 及 TT 正常或比正常值延长≈2s，优球蛋内溶解试验<2h；全身性出血表现明显	2
	血小板计数<100×10^9/L，纤维蛋白原≥4.0g/L；PT 及 TT 比正常值延长≈2s，优球蛋白溶解试验<2h；全身性出血表现明显	3
脑	兴奋及嗜睡；语言呼唤能睁眼；能交谈；有定向障碍；能听从指令	1
	疼痛刺激能睁眼；不能交谈、语无伦次；疼痛刺激有屈曲或伸展反应	2
	对语言无反应；对疼痛刺激无反应(改良 Glasgow 昏迷评分)	3
代谢	血糖<3.9mmol/L 或>6.4mmol/L；血 Na+<135mmol/L 或>145mmol/L；pH<7.35 或>7.45	1
	血糖<3.5mmol/L 或>7.0mmol/L；血 Na+<130mmol/L 或>150mmol/L；pH<7.20 或>7.50	2
	血糖<2.5mmol/L 或>7.5mmol/L；血 Na+<125mmol/L 或>155mmol/L；pH<7.10 或>7.55	3

＊以上标准均需空腹或停止输糖 2h 后取血

表 13-10　MODS 评分

器官或系统	0	Ⅰ	Ⅱ	Ⅲ	Ⅳ
肺(PaO_2/FiO_2)	>300	226~300	151~225	76~150	≤15
肾(Cr,μmol/L)	≤100	101~200	201~350	351~500	>500
肝(Bil,μmol/L)	≤20	21~60	61~120	121~240	>240
心(PAR,mmHg)	≤10	10.1~15	15.1~20	20.1~30	>30
血(PCL,×10^9/L)	>120	81~120	81~120	21~50	≤20
脑(GCS 评分)	15	13~14	10~12	7~9	≤6

注：1mmHg 器官或系统=0.133kPa

表 13-11　器官功能障碍、衰竭的标准

器官或系统	功能障碍	衰竭
肺	低氧血症需机械呼吸支持至少 3～5d	进行性 ARDS,需 PEEP>10cmH$_2$O 和 FiO$_2$>0.5
肝	血清胆红素≥50μmol/L,GOT、GPT 等≥正常 2 倍	临床黄疸,胆红素≥272～340μmol/L
肾	少尿在 479mL/24h 或肌酐上升多 177～270μmol/L	需肾透析
肠、胃	腹胀,不能耐受经口饮食>5d	应激性溃疡需输血,无结石性胆囊炎
血液	PT 和 PPT 升高>25% 或血小板<(50～80)×10^9/L	DIC
中枢神经	意识混乱,轻度定向力障碍	进行性昏迷
心血管	射血分数降低或毛细血管渗透综合征	心血管系统对正性肌力和血管收缩药无反应

三、急救措施

以祛除病因,控制感染,消除触发因子,有效抗休克,改善微循环,重视营养支持,维持机体内环境平衡,增强免疫力,防止并发症,实行严密监测,注意脏器间相关概念,实行综合防治。

1.改善心脏功能

(1)MODS 常发生心功能不全,血压下降,微循环淤血,动静脉短路开放血流分布异常,组织氧利用不全,故应对心功能及其前、后负荷和有效血容量进行严密监测。

(2)确定输液量与输液速度,注意晶体与胶体、糖液与盐水、等渗与高渗液的比例。

(3)清蛋白、新鲜血浆应用,不仅补充血容量有利于增加心搏量,而且维持血液胶体渗透压,防止肺间质和肺泡水肿,可增加免疫功能。

(4)全血的使用宜控制,血细胞比容在 40% 以下为好。

(5)使用血管扩张剂有利于减轻心脏前、后负荷,增大脉压,促使微血管管壁黏附白细胞脱落,疏通微循环。

2.加强呼吸支持

(1)肺是敏感器官,ALI、ARDS 时肺泡表面活性物质破坏肺内分流量增大,肺血管阻力增加,肺动脉高压,肺顺应性下降,导致 PaO$_2$ 降低、随着病程迁延、炎性细胞浸润和纤维化形成,治疗更棘手。

(2)呼吸机辅助呼吸应尽早使用,PEEP 是较理想模式,但需注意对心脏、血管、淋巴系的影响,压力宜渐升缓降。一般不宜超过 15cmH$_2$O。潮气量宜小,防止气压伤和肺部细菌和其他病原体向血液扩散。

(3)吸氧浓度不宜超过 60%,否则可发生氧中毒和肺损害。

(4)为了保证供氧维持一定 PaO$_2$ 水平,而 PaCO$_2$ 可以偏高,即所谓"允许性高碳酸血症"。

(5)加强气道湿化和肺泡灌洗,清除呼吸道分泌物,防治肺部感染,保护支气管纤毛运动。

3.肾衰竭的防治

(1)注意扩容和血压维持,避免或减少用血管收缩药,保证和改善肾血流灌注,多巴胺和硝普钠等扩张肾血管药物可能具有保护肾脏功能的作用。

(2)床旁血液透析和持续动静脉超滤及血浆置换进行内毒素清除,可能具有一定效果。

(3)呋塞米等利尿药对防治急性肾衰有一定疗效,但注意过大剂量反而有损肾实质。

4.胃肠功能的保护

(1)传统采用西咪替丁、雷尼替丁等 H_2 受体拮抗剂防治消化道出血,可降低胃酸,反而促使肠道细菌 MODS 膜屏障破坏,毒素吸收,细菌移居引起肠源性肺损伤和肠源性脓毒,从而加剧 MODS 发展,所以在使用该类治疗时,要注意时机和用量。

(2)MODS 患者肠道中双歧杆菌、拟杆菌、乳杆菌明显低于正常人,专性厌氧菌与黏膜上皮细胞紧密结合形成一层"生物膜",有占位性保护作用。大量应用抗生素,可破坏这层生物膜,导致肠道菌群失调,故应用微生态制剂可能是有益的。

5.凝血系统紊乱的治疗

(1)理论上肝素诱导的 ATⅢ 活性增加可以抑制凝血级联的所有的丝氨酸蛋白酶凝血因子,防止凝血系统激活进展为 DIC 或 DIC 的进一步发展,但全身感染患者的 ATⅢ 明显下降,限制了这种治疗方法的效果。普通肝素还可能会加重与 DIC 有关的出血倾向,进一步降低 ATⅢ 的水平;几乎没有证据显示,普通肝素能改善感染患者的器官功能。

(2)尽管输注低分子量肝素对全身感染患者有一定好处,但支持其应用的客观临床资料还很少。

(3)也有学者认为,有出血倾向应尽早使用肝素,因 MODS 各器官损害呈序贯性而 DIC 出现高凝和纤溶期可叠加或混合并存,故肝素不仅用于高凝期,而且亦可在纤溶期使用,但剂量宜小,给药方法采用输液泵控制静脉持续滴注,避免血中肝素浓度波动。

6.营养与代谢管理

(1)MODS 机体常处于全身炎性反应高代谢状态,热能消耗极度增加,采用营养支持目的是补充蛋白质及能量过度消耗;增加机体免疫和抗感染能力;保护器官功能和创伤组织修复需要。

(2)热卡分配:非蛋白热卡 30kcal/(kg·d),葡萄糖与脂肪比为(2～3)∶1,支链氨基酸比增加,如需加大葡萄糖必须相应补充胰岛素,故救治中需增加胰岛素和氨基酸量。

(3)新近发现,此类患者体内生长激素和促甲状腺素均减少,适当补充可有较好效果。

(4)中长链脂肪乳剂可减轻肺栓塞和肝损害,且能提供热能防治代谢衰竭;还要重视各类维生素和微量元素补充。

(5)深静脉营养很重要,但不能完全代替胃肠营养,现已认识创伤早期胃肠道麻痹主要在胃及结肠,而小肠仍存有吸收功能,故进行肠内营养有利于改善小肠供血,保护肠黏膜屏障。肠黏膜营养不仅依赖血供,50%小肠营养和 80%结肠黏膜营养来自肠腔内营养物质。

(6)MODS 肠内营养如采用持续胃内滴注,可使胃酸分泌减少,pH 升高,致细菌繁殖,故有学者认为应以间断法为宜;空肠喂养可避免胃 pH 升高。

(7)代谢紊乱除与缺乏营养支持有关,主要与休克、低氧和氧耗/氧供(VO_2/DO_2)失衡关系密切,故要重视酸碱平衡、水电解质紊乱和低氧血症的纠正。

7.免疫与感染控制

(1)MODS 患者细胞、体液免疫、补体和吞噬系统受损易产生急性免疫功能不全,增加感染概率。

(2)控制院内感染和增加营养。

(3)应选用抗革兰阴性杆菌为主广谱抗菌药,并注意真菌防治。

(4)血清蛋白和丙种球蛋白使用,可能有利于增强免疫机制。

四、护理措施

1.了解发生病因　应了解严重多发伤、复合伤、休克、感染等是常见发病因素,掌握病程发展的规律性并有预见性地给予护理。

2.严密观察病情

(1)生命体征监测:严密监测患者的生命体征,包括体温、脉搏、呼吸及神志。MODS 早期常无特殊表现,待症状出现时病情常难以逆转,因此,早期评价各脏器功能识别 MOF 有重要意义。监测呼吸时要注意是吸气性还是呼气性呼吸困难,有无"三凹征";脉搏细数或缓慢提示可能存在心力衰竭;血压过低提示可能合并休克;意识及瞳孔变化多提示中枢神经系统病变。

(2)内环境监测:注意胶体或晶体渗透压平衡,水、电解质平衡,凝血与抗凝血系统平衡,氧合、通气指标,血酸碱度,肠道菌群平衡等。观察尿量、尿的颜色及比重,有无血尿。注意观察皮肤颜色、湿度、弹性,有无出血点、淤斑等,观察有无缺氧、脱水、过敏及 DIC 等现象。加强皮肤护理,防止压疮发生。准确记录出入量,及时发现应激性溃疡所致的上消化道出血。

3.保证营养与热量的摄入　患者多处于代谢和分解亢进状态,热量需要提高,应给予患者充分的营养支持,维持正氮平衡,长期静脉营养时应注意导管的护理,防止导管败血症的发生。合理调配饮食,增加患者的抵抗力。

4.防止感染　患者免疫功能低下,抵抗力差,极易发生感染,尤其是肺部感染。为此最好安排患者住单人房间,严格执行床边隔离和无菌操作,防止交叉感染。室内空气要经常流通,定时消毒,医护人员注意洗手,杜绝各种可能的污染机会。加强各种导管的护理,定时更换,确保引流通畅。手术及外伤患者注意伤口敷料有无渗血、渗液;做好皮肤、口腔护理。定时翻身、叩背,防止压疮发生。长期卧床者注意下肢活动,避免下肢深静脉血栓形成;对糖尿病患者注意监测血糖,防止高血糖或低血糖的发生。

5.用药的观察

(1)血管活性药物:常用多巴胺,其不良反应有胸痛、呼吸困难、心律失常等,长期应用时可能会出现手足疼痛或手足发冷,外周血管长期收缩可能导致局部坏死或坏疽,应注意观察及时发现。

(2)皮质激素类:常见的不良反应有厌食、头痛、嗜睡等,长期使用或用量较大时可以导致胃溃疡、血糖升高、骨质疏松、肌肉萎缩以及诱发感染等,应注意观察。

(3)蛋白酶抑制剂:常用乌司他丁,主要的不良反应为恶心、呕吐、腹泻、肝功能损害,注射部位出现疼痛、皮肤发红、瘙痒及皮疹等,偶见过敏时应立即停药并给予适当处理。

6.脏器功能支持

(1)对心功能不全者要注意输液速度,最好用输液泵,同时注意观察血压、心率、心律变化;注射洋地黄制剂或抗心律失常药应在心电监护下进行。

(2)保持呼吸道通畅,加强气道湿化和吸痰,翻身、叩背有利于痰液引流。

(3)避免使用肾损害药物,注意监测尿量、尿常规和血肌酐变化,对肾衰竭少尿期患者注意防止低钾或脱水。

(4)及时纠正休克,防止血压过高;使用甘露醇、呋塞米等利尿剂时将患者肾于头高足低位,以减轻脑水肿;昏迷者使用亚低温进行脑复苏时,应将体温控制在 32℃ 左右,并随时监测,复温时要逐渐升温。

（5）监测肝功能变化，肝性脑病患者禁用肥皂水灌肠。

（6）留置胃管者注意观察胃液量、颜色、pH 变化，注意肠道排泄物性状，保证每日排便，必要时清洁洗肠。

（张家妍）

第十四章 针灸科护理

第一节 针灸科一般护理常规

1.患者入院后送至指定床位,向患者介绍病区环境和有关制度。测体温、脉搏、呼吸、血压、体重,并通知有关医师。

2.嘱患者注意休息。病室内经常保持整洁、安静,空气流通。根据病证性质调节相应温、湿度。

3.新患者入院每日测体温、脉搏及呼吸4次,连续3d体温在37.5℃以上者,每日测4次,体温达39℃以上者,每4h测1次,待体温恢复正常3d后改为每日1～2次。每日询问二便1次,每周测体重1次。需书写护理病历时,应在48h内完成。

4.按医嘱进行分级护理。

5.24h内留取3大常规标本送检。

6.经常巡视病房,及时了解患者的生活起居、饮食、睡眠和情志等情况,做好相应的护理。

7.密切观察患者的神志、面色、舌象、脉象、皮肤、出汗、二便、体温、呼吸等变化。若发现病情突变,可先行应急处理,并立即报告医师。

8.按医嘱给予相宜饮食,掌握饮食宜忌。

9.针灸前做好准备和解释工作,消除患者紧张恐惧心理,摆好舒适体位。

10.针灸过程中要观察患者神色等变化,一旦发现异常,及时妥善处理,并报告医师。

11.针灸后做好修针和针具等消毒工作。

12.按医嘱按时准备给药。根据病证性质,在服药时间、温度、方法上应有所别。服药后观察效果和反应,做好记录。

13.急、危、重症要制定护理计划,并认真实施,做好记录。

14.协助并指导患者,进行肢体功能锻炼。

15.各种病证的护理,可参照各科相应病证护理常规。

16.做好消毒隔离工作,防止交叉感染。

17.做好卫生宣教和出院指导。

(刘丽)

第二节 高热

凡体温超过39℃时,称为高热。中医所称"壮热"、"火热"、"实热"、"日晡潮热"等。多发生于外感时病及内伤疾病以及疫疠病证。其它如现代医学常见的急性感染性疾病、中暑、风湿热、急性肿瘤,或输血、输液反应等,均可出现高热。

一、病因病理

发热一般分外感和内伤发热两大类,临床尤多见于因外感六淫,特别是温热火邪所致的疾病中,此外湿热、疠气、温毒也可见之。

1.风寒之邪　风寒之邪袭表,邪郁经络,腠理闭塞,正气郁结,正邪交争则发热。

2.风热之邪　风热之邪多先犯上焦肺系,肺主气属卫,卫气失宣,郁而发热,又可传里入脏入腑,或逆传心包演变多端。

3.暑热之邪　暑热之邪火炽酷烈,发病急骤,传变极速。病邪多直入气分,正盛邪实,交争剧烈,初起即见壮热、汗多、烦渴、脉洪大等阳明气分症状。暑热之邪直中心包、肝经,可出现昏迷、惊厥;又因暑热之邪易伤气耗津,故可出现津气欲脱危重之变。

4.湿热之邪　湿热之邪四季均有,但以长夏为甚。湿热交蒸,郁阻气分,或湿热蕴于中焦,不迫肠道。泌别失职,或湿热不解,蒸酿痰浊,蒙蔽心包等皆致热盛。

5.疠气　又称"戾气",是一种具有传染性的病因。古人说"皆相染易","触者即发"。故疠气伤人往往一时多人罹患一病,为其特征。

6.温毒　温毒之邪侵入人体往往以出现局部红肿热痛或溃烂为临床特征,毒盛热炽故发生高热。

二、辨证施治

发热可见多种病证之中,病机复杂,临证多变。针刺治疗时必须在辨证的同时结合辨病,明确诊断,依据病因治疗,必要时采用中西医结合抢救措施。

1.邪在肺卫

主证:发热,恶寒,头痛,无汗或少汗,咳嗽口渴,苔薄白或薄黄,脉浮数。

治则:清热解表。

取穴:风池　大椎　曲池　合谷

2.邪热盛实

主证:但热不寒,大汗,口渴喜冷饮,舌苔黄燥,脉滑数或洪大。

治则:清热宣肺,凉膈通腑。

取穴:大椎　少商　曲池　合谷　膈俞

3.热入营血

(1)热闭

主证:高热,神昏谵语,烦躁抽搐,面赤气粗,舌质红绛,脉细数。

治则:泄热开窍。

取穴:十宣　内关　人中

(2)痰闭

主证:高热神昏,烦躁如狂,面赤气粗,喉间痰鸣,或呼吸微弱,良久一息。

治则:清热,涤痰,开窍。

取穴:十宣　内关　人中　气舍

(3)动风

主证:高热稽留,头痛眩晕,烦躁不宁,口噤神昏,颈项强直,四肢抽搐。舌质红,脉弦数。

治则:泻热解痉。

取穴;大椎　百会　合谷　太冲　十宣

(4)动血

主证:身体灼热,躁扰不安,肌肤发斑,吐衄便血,舌质绛,脉细数。

治则:清热凉血。

取穴:大椎　曲池　血海　委中　曲泽

4.脱证:

(1)亡阴

主证:高热不退,汗出过多,吐下不止,唇舌干红,神昏志乱,脉象虚数。

治则:救阴敛阳。

取穴:关元　足三里

(2)亡阳

主证:高热神昏,目合口开,鼻鼾息微,手撒肢厥,大汗淋漓,二便自遗,面色苍白或口唇青紫,脉微欲绝。

治则:回阳救逆。

取穴:内关　人中　气舍　关元　神阙

(3)内闭外脱

主证:身热蒸手,神志昏乱,呼吸气粗,目闭口开,手撒遗尿,四肢厥冷,汗出面白。

治则:清热,启闭,固脱。

取穴:十二井穴　内关　人中　关元　神阙

三、辨证施护

1.邪在肺卫

(1)病室温度宜偏低,保持室内空气流通,定期进行空气消毒发热期间,应卧床休息。

(2)饮食宜清淡,易消化为宜,鼓励患者多饮水或橘子汁、西瓜汁等。可适当给予清凉饮料。

(3)高热无汗时不宜采用物理降温措施。汗出热退后可用温水揩干,忌用冷水擦身,及时更换衣被。

(4)加强口腔护理,每日饭前饭后用银花甘草液漱口,有口腔时用锡类散涂敷患处。

(5)咽喉疼痛者,鼓励患者喝银花甘草水,并可针刺双侧少商穴放血。若大便干结者,可用番泻叶泡茶饮。

(6)密切观察体温及全身的变化,定时测量体温,以便掌握发热的规律。

2.邪热盛实

(1)病室内保持通风,空气新鲜,温度适宜。过高易使体温上升,过低易复感外邪而加重病情。室温可保持在 20~22℃左右。

(2)保持患者心情舒畅,发热期间患者在精神和肉体上都甚感痛苦,因此,要劝导患者避免急躁,积极配合治疗及护理。

(3)观察患者出汗的部位、时间、性质,服降温药后出汗的情况,防止出汗过多而出现虚脱。并注意口渴程度,饮水量的多少,应及时补充液体。

(4)定时测量体温、脉搏、呼吸及血压,发热期间不可用冰袋冷敷,以防里热外达受遏,加重病情。

（5）饮食宜清淡，细软易消化半流质为宜。不宜给患者清凉饮料，待汗出后恶寒解除始可进清凉饮料。

（6）加强口腔护理，预防口腔感染。

3.热入营血

（1）病室温度要适宜，可维持在 20～22℃左右。室内及周围环境要保持安静，空气新鲜，光线柔和，避免各种不良刺激。

（2）躁动不安者应加设床挡，防止坠床摔伤。对喉间痰鸣者，应轻轻叩拍患者背部，以利痰液排出，预防并发症的发生。呼吸微弱者，酌情给以氧气吸入。

（3）每小时测试体温一次。若体温持续不降，可采用物理降温法，如酒精浴或冷水擦浴退热，若出现抽搐时，应立即使患者平卧，头转向一侧，解开衣领及腰带，注意保持呼吸道通畅，应有专人守护。

（4）高热汗出过多时，应及时擦干，更换湿衣湿被，保持皮肤清洁，防止褥疮的发生。

（5）做好口腔护理，以去垢、除臭，使口腔湿润、舒适，同时观察舌苔及口腔粘膜有无异常，以了解病情变化，口唇干燥者可涂香油。

（6）细致地观察患者全身皮肤，认真记录有无斑疹的形、色和分布等情况和斑疹始发与消退起始部位，以及斑疹退后身热心烦症状有无变化，以便为医生提供鉴别、诊断依据。

（7）有出血倾向者，要密切观察出血量的多少，详细记录血压、脉搏、呼吸的变化。若出现面色苍白，冷汗不止，语言低微，脉沉细，应报告医生，并做好抢救准备。

4.脱症：

（1）病室内要空气新鲜，温度湿度适宜，病情危重时，患者应住单人房间，并控制探视。

（2）密切观察病情变化，包括血压、体温、脉搏、呼吸、神志、瞳孔的变化。若出现壮热，可冷敷或酒精擦浴。呼吸微弱时应给予吸氧。

（3）保持呼吸道通畅，患者张口呼吸，可在口鼻部上盖上双层湿纱布，以起到过滤、湿润空气的作用，并加强口腔护理。

（4）双眼闭合不上时，可用凡士林纱布盖双眼，以防角膜干燥或损伤。

（5）四肢厥冷者，可用热水袋保温，要注意防止烫伤。

（6）大小便失禁，应经常用温水清洗会阴部保持床单干燥，注重皮肤护理，定时翻身，防止因压迫出现血瘀而生褥疮。

（7）对有尿潴留的患者，可进行小腹热敷、按摩或针刺水道、膀胱俞、中极等穴，必要时可行导尿术，留置的导尿管定时开放，做好膀胱冲洗，并定时更换导尿管和引流瓶，以防止感染。

四、心理调护

高热患者易急躁忧愁，尤其持续多日体温不降，往往患者出现悲观情绪。故要安慰患者，使其情绪稳定，精神愉快，防止恼怒。医护人员对患者要和蔼，可亲，善于体贴和同情，随时了解患者的思想动态，以诚挚的态度耐心地向患者讲明疾病的发生发展规律，使其消除忧愁和急躁情绪。对重证患者，更应耐心劝导，鼓励其建立治愈信心，并细心观察情绪变化，防止发生意外。恢复期患者，要保持情绪稳定，减少一切诱发因素，注意五志不可过极，避免大怒、大喜、大恐、大悲，要使患者身心安定，心情舒畅，达到早日康复的目的。

五、家庭护理

1. 居室内应空气流通,温度适宜,高热患者口咽容易干燥,可在暖气片上放一盆水,使其蒸发以湿润空气。注意周围环境安静,避免噪音影响患者休息。

2. 高热患者在发热期间,应卧床休息,待热退后,在体力逐渐恢复时,可做适当的体育锻炼,增强体质,加快痊愈。

3. 家属对患者要关心体贴,耐心照顾,细心观察体温、脉搏的变化,若出现神志模糊或神志不清时,应立即送往医院急救处理。

4. 注意口腔清洁,在晨起、睡前、饭后协助患者漱口,有口疮时用口腔粘膜粉散涂患处,口唇干燥者应涂植物油。

5. 高热患者因出汗较多,又卧床休息,容易引起皮肤感染。在汗出以后应及时用干毛巾或温热毛巾擦身,更换衣被。对骨骼隆起部位,可用海绵垫或气圈垫起,防止局部受压充血出现褥疮。

6. 若患者二便失禁,应及时清理,保持床铺平整、干燥、清洁。会阴部经常用温水冲洗以防感染。

7. 饮食宜清淡易消化,流质或半流食为宜,应进高热量、高糖、高蛋白、高维生素食品可选鸡、鸭、瘦肉、猪肝、蛋等少油食品,高热时应注意补充水分。平时多食水果,新鲜蔬菜,忌油腻,煎炸助热之品。

8. 服药护理:

(1)外感发热汤药宜武火快煎,服解表药后,可给服热开水或热粥,以助药力。冬季应加盖衣被,使汗出热解。

(2)内伤发热汤药宜文火慢煎,应温服,服药后应静卧,以使正气日渐恢复。

（刘丽）

第三节　感冒

感冒又称伤风。是因感受外邪,临床见有头痛、鼻塞、恶寒、发热、周身不适为主症的病证,本病一年四季均可发生,但以秋、冬或气候剧变时为多。如在一个时期内,众多人罹患,且证候相类似者,称为"时行感冒"。古医籍称作"时行病"。

本病属于中医学外感热病范畴,可因感邪性质不同,人体强弱不同,临床多可分为风热、风寒、挟食、挟湿,或兼气虚、阴虚等不同类型。现代医学上的呼吸道感染,属于感冒范畴。流行性感冒等则属于时行感冒范畴。

一、病因病理

本病病因,主要是感受风邪或时行疫毒而致。风为六淫之首,在不同季节往往与当令时气相合而伤人。如冬季多属风寒,春季多属风热,夏季多挟暑湿,秋季多兼燥气,梅雨季节而多夹湿邪。但以风寒、风热为多见。

在内因方面,主要是卫外不固,外邪乘虚而入,或因生活起居不当或过度劳累,致肌腠不密,营卫失和,外邪侵袭而发病。

肺居上焦，主司呼吸，外合皮毛，开窍于鼻，感冒风邪自鼻口而入，故呈现一系列的肺卫症状。但由于外邪有风寒，风邪和夹湿的不同，其病机亦随之而异。偏寒则寒邪束表，毛窍闭塞，肺气不宣；偏热则热邪犯肺，肺失清肃，腠理疏泄；夹湿则阻遏清阳，留连难解。如感受时行疫毒病情多重且易变生他病。

二、辨证施治

1.风寒感冒

主证：恶寒重，发热轻，无汗，头痛，舌淡红，苔薄白，脉多浮紧或浮弦。

治则：祛风散寒，解表宣肺。

取穴：大椎　风池　风门　肺俞　合谷

2.风热感冒：

主证：发热重，恶寒轻，有汗不解，咽喉疼痛，脉多浮数。

治则：疏散风热，清利肺气。

取穴：大椎　曲池　鱼际　外关　少商

3.暑湿感冒

主证：头重如裹，肢体酸重困痛，身热不畅，恶寒汗出，胸闷呕恶，腹胀便溏，苔腻，脉濡。

治则：清暑化湿，疏表和里。

取穴：大椎　合谷　支沟　中脘　足三里

4.气虚感冒

主证：发热，恶寒，汗出，身楚倦怠，脉浮无力。

治则：益气解表。

取穴：大椎　曲池　气海　足三里

5.阴虚感冒

主证：低热恶寒，头痛，鼻咽干燥，干咳少痰或无痰，手足心热，舌红少苔，脉多细数。

治则：滋阴解表。

取穴：大椎　合谷　肺俞　太溪

三、辨证施护

1.风寒感冒

(1)病室宜偏温，可以打开气窗以换气，保持室内空气新鲜，开窗时应避免冷空气侵袭而加重病情。

(2)汤剂应趁热服下，服药后盖被安卧，以助汗出达邪。但发汗不可太过，以遍身微有汗出为宜。汗后不可吹风。

(3)高热无汗者不可用冷敷，以防毛窍闭塞，邪无出路。汗出热退后忌用冷水擦身，可给予生姜红糖茶饮服。

(4)轻症感冒，可用生姜、葱白、红糖煎汤内服，以使发汗散邪。

2.风热感冒

(1)病室内宜通风，但要避免直接吹风。

(2)热甚口渴时，可给温开水或清凉饮料。

(3)汗多衣湿,待汗止后更换衣被,以免加重病情。

(4)咽喉疼痛者,可服银花甘草水。鼓励患者多饮水,不但能使口腔清洁,又能补充体内消耗,稀释毒素,以助排泄。

3.暑湿感冒

(1)保持室内干燥,温度适宜,通风透光,避免潮湿,尤以长夏梅雨季节要防潮防霉,以免过于潮湿而加重病情。

(2)若头重如裹,身热不畅,可饮厚朴、苏叶水,以疏风散寒。也可在太阳穴、肩背部、腰部拔火罐。

(3)发热时给予清凉饮料或饮用西瓜汁,鼓励患者多饮清凉解毒饮料,如银花露,菊花茶。

(4)饮食以清淡流质为宜,如米汤、绿豆汤、薏米粥、藕粉等。忌生冷油腻之品,以免湿邪久恋、湿热难解。

4.气虚、阴虚感冒

(1)病室宜安静,空气新鲜,防寒保暖,以保证患者身心得充分休息。活动时不应过劳,以免加重病情。

(2)伴有自汗、盗汗者,因腠理开泄、极易复感外邪,必须注意保暖,应用干毛巾擦身,更换衣被。切勿发汗太过,汗过伤阴。

(3)饮食宜清淡富于营养为主,忌食生冷,油腻,辛辣等物。

(4)密切观察体温及全身情况的变化,如有无神志的变化,有无皮肤黄染,有无乳蛾肿大,以及二便的改变等。如发现异常,及时报告医生,以便及时诊断与处理。

四、心理调护

感冒患者,常因出现并发症而情绪低落,意志消沉。尤其是因阴阳气血偏虚而致发热的患者,病程长,疗效不显著时,往往使患者产生悲观失望,丧失信心等心理变化。因此要做好患者的安慰、劝导工作,解释疾病发生发展的规律,阐述如何保养身体,锻炼强身,提高身体素质等,以稳定患者的情绪,消除不必要的担忧,保持身心愉快,积极配合治疗及护理。

五、家庭护理

1.居室内保护空气新鲜,同时注意患者的保暖,切忌汗出当风。因为出汗时腠理疏松,卫气不固,极易再感风邪使病情加重。

2.对时行感冒患者,要做好呼吸道隔离。家庭的消毒,可用食醋,每立方米用 3～10mL,加水稀释 2～3 倍熏蒸;或点苍术艾叶消毒香,对细菌和病毒均有一定的灭活作用。

3.感冒流行期间,避免与患者接触。或用大青叶、板蓝根、贯众各 15～30g,水煎代茶饮。并注意口腔的清洁。

4.进行适当的体育锻炼和耐寒锻炼,以增强体质,养成良好的个人生活习惯,生活起居有常,避免过度劳累。

5.饮食调护　感冒期间,不可多吃东西,热量可适当控制。这样可防止加重胃肠负担,使消化吸收顺利进行。发热时应进流质为主,不宜食厚味、辛辣、肥甘、如牛奶、鸡蛋、韭菜、辣椒、煎炸食品、糕点等。没有食欲时,或伴恶心、呕吐者,不必勉强进食。

6.服药护理

(1)风寒感冒:药宜趁热服,服药后盖被安卧,以助发汗祛邪。但发汗不可太过,以遍身微有汗出为宜。

(2)风热感冒:药宜温服,轻者可口服1剂,重者可日服2～3剂。

(3)暑湿感冒:服药宜频而量少。

(4)阴虚感冒:汤剂宜晾温后服用。

（刘丽）

第四节　咳嗽

咳嗽是肺系疾病的主要症状之一。古人认为,咳,指肺气上逆作声,有声无痰为咳;嗽指咳吐痰液,有痰无声为嗽。一般多痰声并见,故并称咳嗽。本证有外感内伤之分,外感多发病较急,除咳嗽主症外,常兼见表证,但若调治失当,可转为慢性咳嗽。内伤咳嗽则发病较缓,兼见胸闷脘痞,食少倦怠,胸胁引痛、面红口赤等症。

一、病因病理

外感咳嗽多为六淫外邪侵袭肺系;内伤为脏腑功能失调。但咳嗽一症,由肺所主,其他脏腑可影响于肺而作咳,如《素问·咳论篇》:"五脏六腑皆令人咳,非独肺也。"对于病因,刘河间认为"寒、暑、燥、湿、风、火六气,皆令人咳嗽。"张景岳首推外感内伤分类法,认为外感之咳肺为本,脏为标,内伤之咳脏为本,肺为标。咳嗽病位,《医学三字经》说:"是咳嗽不止于肺,而亦不离乎肺也。"咳嗽为病因病机可概括如下:

1.外感六淫之邪,常以风寒、风热、燥热为主,从口鼻皮毛而入,致肺气宣肃失常。

2.饮食不当,或脾气虚弱,健运失常,痰湿内生,上犯于肺,肺失宣降。

3.情志刺激,致肝气郁而化火,上犯于肺,肺受火灼,气失宣降。

4.肺病日久,气阴虚亏,清肃无权,气逆而咳。

二、辨证施治

咳嗽的辨证,首当区别外感与内伤。外感咳嗽多是新病,起病急,病程短,常伴肺卫表证;内伤咳嗽多为久病,常反复发作,病程长,多伴有其他内脏病证。

1.外感咳嗽

(1)风寒主证:咳嗽声重,咳痰稀薄色白,伴头痛鼻塞,恶寒发热,无汗等表证,舌苔薄白,脉浮或浮紧。

治则:疏风散寒,宣肺止咳。

取穴:肺俞　合谷　列缺　风府　外关

(2)风热主证:咳嗽频剧声粗,咯痰不爽,痰色黄而稠,常伴头痛身热,汗出恶风等表证,舌苔薄黄,脉浮数。

治则:疏风清热,宣肺化痰。

取穴:肺俞　尺泽　大椎　曲池

2.内伤咳嗽

(1)痰湿壅肺主证:咳嗽反复发作,痰多色白粘稠,痰出咳平,多于晨起或食后加重,常伴胸闷脘痞,食少体倦,舌苔白腻,脉濡滑。

治则:健脾化湿,祛痰止咳。

取穴:肺俞　太渊　脾俞　章门　丰隆

(2)肝火犯肺主证:咳嗽阵作,气逆而咳,痰少质粘,咳时胸胁引痛,口苦咽干,可受情志波动的影响,舌尖红,苔白少津,脉弦数。

治则:平肝降火,清肺止嗽。

取穴:肺俞　尺泽　阳陵泉　太冲

(3)肺阴亏虚主证:干咳少痰,痰色白而粘或痰中带血,口燥咽干或午后潮热,神疲体瘦,病程较长。

治则:滋阴润肺,止咳化痰。

取穴:肺俞　膏肓俞　太溪　三阴交　足三里

以上各类型咳嗽,除计法之外,不论外感内伤,多可取用督脉腧穴及背部胸椎两侧腧穴,如大椎、肺俞、神道等,并且常在背部及前胸出现病理反应点(如压痛点),或灸治此外则疗效更佳。足三里穴能引气下行,对于咳嗽上气者,与胸背部诸穴同用,可加强疗效;对于外感咳嗽,常可选太阳、风池、风府等穴,可发汗解表,止咳平喘。以上腧穴根据辨证灵活选用,一般每次只取 2～3 穴,采用艾灸温和灸,使感传到达胸腔,每可取捷效。

三、辨证施护

1.外感咳嗽

(1)应注意四时气候变化,防止六淫之邪侵袭人体。外感咳嗽是可以预防的。随气温变化增减衣被,尤其冬季及初春要保暖,避免风寒侵袭,预防感冒。

(2)多休息,观察服药后的反应,定时测量体温,多饮水,并可给川贝 10g,梨煮水频服,咳嗽重痰不易咯出,可服竹沥水,枇杷膏、梨膏等。

(3)饮食宜清淡,食欲不振者可予半流质饮食、忌肥甘、辛辣等食物。

2.内伤咳嗽

(1)痰湿壅肺者

①病室空气新鲜、安静,使患者能安心静养,保证充足的睡眠。

②咳嗽常反复发作,痰粘不易咯出。每日双黄连或庆大霉素,糜蛋白酶等雾化吸入一次,止咳、消炎、稀释痰液。

③休息或睡眠时应经常更换体位,痰不易咳出时应协助拍背,并服止咳化痰药。

④穴位贴敷疗法:主要选白芥子、甘遂、细辛、丁香、苍术、川芎等各 10g 研细末,调成糊状,制成直径约 1cm 的圆饼。取穴为肺俞、天灸、膻中、风门配以大椎、定喘、丰隆,每次取穴 3～4 个,将药饼敷于穴上,胶布固定一般保留 1～2d,2～3d 换贴 1 次,5 次为 1 疗程。对长期咳嗽反复发作或发病前提前贴敷效果较好。

⑤胸闷胀满食少者,除合理安排饮食外,应增加户外活动,散步、练气功、健身操等,增强体质,防止疾病反复发作。

（2）肝火犯肺者

①保持情绪稳定、肝火旺盛，虽患有慢性疾病，但要树立信心战胜疾病，配合治疗不致使气逆犯肺，引发咳嗽。

②坚持晨练吸收新鲜空气，改善心肺功能，增强体质使疾病早愈。

③配合耳针治疗，双耳同时取穴，支气管、肺、咽喉、神门、肾上腺及敏感有胀痛的穴，用王不留籽贴胶布贴压耳穴每日按压 2～3 次，3d 更换，效果较好。

④每日多饮水，多吃蔬菜水果等防止口干口苦、大便干燥。

（3）肺阴亏虚者

①久病多体虚应注意休息，适当活动，增强机体抵抗力，使疾病早愈。

②每日测体温两次，观察热型，如午后潮热、自汗、干咳者应明确诊断，属肺结核者应予隔离防止交叉感染，并对症治疗。

③观察二便情况并记录，大便干燥应用缓泻剂，小便量少或下肢水肿应及时报告医生。

④饮食宜营养丰富的食物，滋阴润肺之品。如：梨、枇杷、核桃、蜂蜜、甜杏仁、百合、薏米、秫米、木耳、鱼肚、海蛤等。

四、心理调护

激烈的情绪变化，可引发咳嗽，尤以肝火犯肺型为甚。中医所谓"木火刑金"即指肝郁化火，上刑肺金而气咳。久患肺系疾病的患者，素体本虚，如遇事暴怒、忧郁则引动肝火，将用引起剧咳或咯血之变证。

所以针对此类患者，护理人员应为患者创造一个优雅、舒适的休养环境，使患者身心放松、欢愉，避免谈论一些引起患者生怒、悲伤的人或事。病室内可放一些欢快的歌曲或乐曲避免忧伤动情的音乐。

五、家庭护理

1.居室环境应温湿度适宜，避免使粉尘飞扬的清洁扫除。随气候变化增减衣被避免外邪伤肺。在呼吸系统传染病流行的季节，应少去人多或空气污染严重的地方；防止与患感冒的患者接触，应戴口罩以免被传染。

2.吸烟会反复刺激呼吸道粘膜，从而消弱其抗御外邪的能力，故患咳嗽者必须戒烟。

3.饮酒要有节制，切忌贪杯暴饮，避免饮烈性酒，以免刺激呼吸道或伤脾而聚湿生痰，加重咳嗽。阴虚火旺或伴有咯血者应戒酒。

4.适当进行体育活动如气功、太极拳、慢跑等，可以锻炼呼吸功能，增加肺活量。

5.可进行耐寒训练，从夏季开始用冷水洗脸、擦身等，持之以恒可有功效。

6.做摩鼻操　用两手食指上下按摩鼻翼两旁迎香穴及鼻梁两侧 10～20 次；以右掌心按摩鼻尖素髎穴，方向从右向左，约 10～20 次，反向再做 10～20 次。

7.饮食应营养充分，保证水入量。不宜过食甜、咸、辛辣食物，慎食生冷，可多吃蔬菜水果。

8.咳嗽剧烈时，可采用以下方法以助止咳：

①针刺肺俞、列缺、天突，留针 15min。

②拔罐：取大椎、肩中俞等，可同时针刺足三里，可加强肺的通气量。

③可用热水蒸气吸入,具有滋润喉部,减轻咳嗽的作用。

六、注意与禁忌

1.肺部存在感染的患者切忌擅自服用镇咳药,应促进痰液排出。在患者剧咳排痰时,要加以协助,警惕呼吸道阻塞而发生窒息或造成吸入性肺炎。

2.咳吐粉红色泡沫痰,为肺水肿的严重表现;伴咯血时,应立即通知医生,并密切观察患者生命体征,及时予以处理。

3.咳嗽患者进食过程中,切忌说笑或大口吞咽,防止引起咳呛。

(刘丽)

第五节 呕吐

呕吐亦名吐逆,是指食物或痰涎等由胃中上逆,自口而出的病证。呕吐之证治渊源于《内经》。《素问·六元正纪大论》云:"火郁之发,民病呕逆。"呕吐是一个症状,它可单独为患,亦可见于多种疾病。无论任何病变,只要损于胃,致使胃失和降,胃气上逆,皆可发为呕吐。

现代医学诊断的急性胃炎、贲门痉挛、幽门梗阻、胃神经官能症、肝炎、胆囊炎、胰腺炎等病引起的呕吐,均可参照本篇论治。

一、病因病理

胃主受纳及腐熟水谷,其气以降为顺,若气逆于上则发为呕吐,正如《圣济总录》曰:"呕吐者,胃气上而不下也"。引起呕吐的原因很多,现总结如下:

呕吐是由于外邪犯胃,饮食所伤,情志失调,痰饮内停等实证及脾胃虚弱虚证而致胃受损,胃失和降,胃之经气上逆而发生的。

二、辨证施治

呕吐病在胃经,涉及肝脾二经,其病理机制是胃气上逆,病证不外乎寒、热、虚、实。故治疗应取足阳明胃经腧穴为主,偏虚者重在扶正;偏实者重在祛邪;寒者重在灸法及留针法;热者用针刺法;不实不虚者以本经取治。

1.偏寒呕吐

主证:发病急,呕吐甚,恶寒,脉浮紧。

治则:解表祛寒,和胃止吐,针灸并用。

取穴:中脘 足三里 内关 合谷 风池

2.偏热呕吐

主证:呕吐心烦,发热口渴,脉浮数。

治则:解表清热,和中降逆。

取穴:中脘 内关 足三里 大椎 曲池

3.饮食停滞

主证:呕吐酸腐食物,嗳气食臭。

治则:行气导滞,降逆止呕。

取穴:下脘 内关 足三里 天枢 内庭

4.痰饮内阻

上证:呕吐清水痰涎、眩晕心悸。

治则:逐饮化痰,和胃降逆。

取穴:中脘 内关 足三里 丰隆 公孙

5.肝气犯胃

主证:呕吐吞酸,两胁胀痛,常因精神刺激而发作。

治则:疏肝和胃。

取穴:上脘 内关 足三里 太冲 神门

6.脾胃虚寒

主证:食多即吐,时作时止,面色㿠白,四肢不温,大便溏泻。

治则:健脾,温中,止呕。

取穴:中脘 内关 足三里 脾胃俞

呕吐的治疗除针灸外,还可用中药汤剂及电针、耳穴疗法等。治疗的关键是调理胃经经气,补虚泻实以降逆止呕和胃。

三、辨证施护

1.外邪袭胃

(1)病室内保持整洁,空气流通,清新,及时清除呕吐物。

(2)呕吐时,应将头转向一侧,轻轻拍患者背部,呕吐后不要立即进食,可用温开水漱口休息片刻。

(3)患者发生以下情况,应及时报告医师进行抢救。

①呕吐喷射而出,伴有剧烈头痛,甚至神志不清,为邪毒入脑。

②呕吐物为大量鲜红或暗红色血液,或呕出大量咖啡色液体者。

③呕吐逐渐增加,无缓解之象,伴有腹痛拒按,无大便,无矢气者,多为肠梗阻。

④大量呕吐,伴有呼吸短促,四肢无力,烦躁不安,手足抽搐,应慎防代谢性碱中毒。

⑤剧烈呕吐,量多,而致阴津缺乏,口干舌燥,皮肤干燥,弹性差,眼窝下陷,腹胀无力等。

(4)密切观察呕吐的时间、次数,呕吐物的色、质、量、气味及伴随症状,做好记录。

(5)中药宜温,频频饮服,切勿顿服。

(6)针刺内关、合谷、足三里、三阴交等穴位。寒证可加灸,热敷胃脘部,用手掌心自上脘向下脘按摩;热证用生理盐水 2mL 于足三里、至阴穴位注射,以清热止吐。

(7)呕吐时禁食,吐后给予少量流质或半流质饮食。

2.饮食停滞

(1)胃脘胀满者,应使其胃中所停滞的宿食全部吐出,不宜单纯止呕,因食积胃中,胃失仓廪之职,驱积外出,以守职受纳。可用探吐法:即用压舌板刺激咽部,使胃中积食吐出。以达清除胃中积滞的目的,排出病邪,有利于胃气的和降,但年高及高血压、冠心病患者慎用。

(2)中药宜浓煎,分 4 次饮服。

(3)给服焦山楂、鸡内金粉各 1.5g,开水调服,或保和丸 6g,吞服,可以消食助运。

(4)腹胀,大便秘结者用枳实、大黄粉3g,用 0.2%肥皂水清洁灌肠,以通腑导滞。

(5)针刺下脘、足三里、丰隆穴。

(6)对患者进行饮食抑制,不宜过饱,更不宜进食不易消化的食物,可给焦锅巴汤以助消化,必要时,禁食12~24h。

(7)重症观察参见外邪袭胃。

3.痰饮内阻　对于痰饮内阻的患者应忌食生冷及粘腻食品,可用竹沥水30mL,姜汁3~5滴,用温开水调和顿服,或用陈皮加生姜泡水代茶饮,以化痰止呕。

4.肝气犯胃

(1)病室内保持安静、整洁、舒适、温度适宜。

(2)用佛手片1.5g,陈皮1.5g,煎水代茶或以金桔饼作零食,以助理气解郁。

(3)干呕泛恶者,给予左金丸1.5克,吞服。

(4)针刺上脘、阳陵泉、太冲、内关。

(5)避免恼怒、抑郁等情志刺激,怡神养心耐心开导患者,保持心情舒畅,消除诱因。

5.脾胃虚寒

(1)注意休息和保暖;避免过度疲劳。

(2)中药宜分2~3次温服,并可在舌面滴姜汁数滴,服药后宜静卧休息片刻。

(3)口含糖姜片或酱生姜作小菜以温胃止呕。

(4)针灸中脘、内关、章门、脾俞;伴有痰饮者,可加丰隆、膻中。

(5)饮食易消化而富营养,忌生冷油腻之品,可给山药粥或藕粉、莲子汤、鲜果汁等。

(6)忌烟酒。

四、心理调护

祖国医学非常重视人的精神因素对健康和疾病的作用,《东医宝鉴》云:"欲治其疾,先治其心,以使精神安乎形"。可见,妥善的精神调护不仅可配药疗提高疗效,还可收到药疗所不能起到的卓效。

呕吐频繁或反复发作,易失水伤阴致心神不安,应适时予以安慰。避免恼怒、抑郁等情志刺激,保持愉快而安静的情绪。要让患者了解疾病的有关情况,使其有正确的认识,取得密切配合,坚定治疗信心。

五、家庭护理

1.室内环境宜安静、整洁,空气流通,开窗通风,及时清除呕吐物,避免秽浊之气刺激。

2.呕吐后用温开水漱口,保持口腔清洁,衣服及被褥污染后应及时更换。

3.脾胃虚寒者可用热水袋热敷胃脘部。使气下降。餐后可进行短程散步,不要立即平卧以免引起腹胀闷而引起呕吐。

4.保证足够的睡眠,避免劳倦过度。注意饮食卫生,减少呕吐刺激的诱因,保持心情舒畅。

5.呕吐时协助患者坐起,卧床不起者,取侧卧位或头侧向一边,以免呕吐物呛入气管,引起窒息或吸入性肺炎。

6.饮食调护。计对疾病的性质,采用不同性味的饮食,可调整人体的气血阴阳,祛邪扶正,使阴平阳秘,恢复健康。

（1）对外感呕吐者，饮食宜热宜软，忌食甘肥油腻及生冷瓜果，可取苏叶泡茶饮服，生姜红糖茶。如因感外邪所致呕吐，可给予藿香正气水或绿豆汤饮之。

（2）对饮食停滞的呕吐，可进少量清淡流质或鸡内金粥，可食山楂糕，以消食助运。

（3）对肝气犯胃的呕吐，忌食烟、酒、葱、蒜、辣椒等刺激之品，进食时应保持心情舒畅而使肝气条达，以助胃气下降，并可服用萝卜，生姜，逍遥丸或舒肝丸。

（4）脾胃虚寒的呕吐，应忌食生冷瓜果及油腻之品，饮食少食多餐，荤素菜均宜烧烂温热，少食肥脂，忌坚硬及不洁食物。

六、注意禁忌

1. 注意饮食卫生，禁食腐败、变质食物。切忌暴饮暴食。

2. 中药应少量多次服，热证宜凉服，寒证宜温服。

（刘丽）

第六节　腹痛

腹痛是指胃脘以下，耻骨毛际以上部位发生的以疼痛为主要症状的病证。本证可见于内、外、妇、儿等科的多种疾病中。因腹中有多个脏腑，且为多条经脉所过，引起腹痛的病因及受累之脏腑经脉不同，故腹痛之性质和部位及其伴随症状和转归也不相同。本证临床上多发、常见。

腹痛可见于现代医学多种疾病，如急慢性肝、胆、胰腺炎症、胃肠痉挛、腹膜、胃肠急慢性炎症，消化不良，消化道肿瘤，盆腔疾患，寄生虫等引起的腹痛。

一、病因病理

感受六淫之邪或情志、饮食所伤等，均可导致腹痛。《素问·举痛论》说："寒气客于肠胃之间，膜原之下，血不得散，小络急引故腹痛。"又说："热气留于小肠，肠中痛。"隋·巢元方《诸病源候论》认为："凡腹急痛，此里之有病。"宋·扬士瀛及金元时期的朱丹溪等医家以腹痛的病因进行分类，后世的医家对腹痛的认识则更为精详。如明·张景岳认为暴痛多由食滞、寒滞、气滞；渐痛多由虫、火、痰、血。清·叶天士还对暑湿及痧秽引起的腹痛论述颇详。王清任提出了瘀血腹痛的病变机理。

二、辨证施治

1. 里寒实痛

主证：腹痛急剧，得冷更甚，得温则适，手足逆冷，大便不通，口不渴，小便清利，苔薄白，脉弦滑。

治则：温中散寒。

取穴：中脘　神阙　关元　足三里　公孙

2. 虚寒腹痛

主证：腹中时痛或绵绵不休，喜温喜按，按之痛减，面白无华，神疲气短，畏寒肢冷，舌淡苔白，脉细无力。

治则:温中补虚、缓急止痛。

取穴:中脘　章门　脾俞　胃俞　气海　足三里　神阙

3.里实热痛

主证:腹部痞满胀痛,拒按,口渴喜冷饮,便秘,尿短赤,或下利清水,色纯清,腹部作痛,按之硬满,所下臭秽。苔焦黄起刺或焦黑干燥,脉沉实有力。

治则:清热通腑。

取穴:大肠俞　天枢　上巨虚　支沟　合谷　曲池

4.气滞腹痛

主评:腹胀痛,攻窜不定,痛引小腹,嗳气则舒,情志不畅加剧,脉弦。

治则:疏肝解郁、理气止痛。

取穴:肝俞　期门　气海　天枢　阳陵泉　太冲　足三里

5.瘀血腹痛

主证:小腹疼痛积块,或有积块不通,或刺痛,痛处不移,舌质青紫、脉涩。

治则:活血化瘀。

取穴:肝俞　膈俞　血海　天枢　行间　三阴交

6.食积腹痛

主证:脘腹胀满疼痛,拒按,嗳腐吞酸,厌食呕恶,痛甚欲便,得大便痛减,或大便不通,舌苔厚腻,脉滑有力。治则:消食导滞。

取穴:中脘　天枢　气海　足三里　璇玑　里内庭

三、辨证施护

1.里寒实痛

(1)为患者保暖,增加衣被,避免受寒而加剧腹痛。

(2)可以给患者热饮,或外用热水袋外敷以缓解腹痛,必要时遵医嘱给止痛剂。

(3)配合耳针止痛,每次选穴 3~5 穴,留针 10~20min,或者针后埋针,每天针刺 1 次或换针一次。

(4)腹痛剧烈时宜卧床休息,并通知医生。

(5)保持大便通畅,三餐饮食中多加蔬菜,多饮水,多吃水果。

2.虚寒腹痛

(1)注意保暖、增加衣被,适当休息。

(2)给予热饮或热水袋外敷,减轻疼痛。

(3)饮食宜益气温中的食物,可食一些热粥类如大枣蜂蜜粥等。

(4)可给患者轻轻按摩腹部以减轻疼痛。或用指针疗法,取第 7、9、10 胸椎旁开 1.5 寸处,用拇指及食指或双拇指紧贴背穴定点滑动指压按摩,一般以患者能耐受为度,先轻后重,待局部出现酸、麻、胀等感觉后,3~5min,疼痛可缓解或消失。

3.里实热痛

(1)病室内宜干燥,清爽通风。

(2)饮食宜清淡易消化,多吃蔬菜,水果,保持大便通畅,给患者多饮水,以利排尿。每日观察舌质与舌苔变化,合理配合饮食以退内热。

(3)疼痛严重时可选双侧足三里穴位注射,每日或隔日一次。

4.气滞、血瘀

(1)护士要做好患者的心理护理,使其心情舒畅,避免情绪波动。

(2)病室环境宜安静,清洁,生活规律、使患者保持充分的休息和充足的睡眠。

(3)饮食宜清淡,易消化,可根据患者情况,少食多餐,忌油腻之品。

(4)对于疼痛不能止或剧烈疼痛者,应卧床休息,加强临床观察和注意腹痛的部位、腹痛的性质,拒按与否,矢气有无,便秘或腹泻,以及舌苔、脉象等变化,如伴有便血、腹胀,或突然出现面色苍白,冷汗淋漓,肢冷,脉微者,通知医生,测量血压做好急救及转外科的准备。

5.食积腹痛

(1)不可增加胃肠的负担,如不愿进食者不可强食,给予开胃消导之品如:山楂、乌梅汤等。当能进食时,先予清淡饮食或半流质饮食。

(2)进行饮食卫生宣教,提醒患者慎饮食,不可暴饮暴食,以免损伤脾胃元气。

(3)保持大便通畅,必要时服用攻下、消导、缓泻等药物。以减轻腹痛腹胀。

四、心理调护

腹痛多出现急骤、疼痛难当;或隐隐作痛,持续较久。无论哪种腹痛都会给患者造成很大的痛苦,直接影响到正常的生活和工作。患者心理上会出现焦虑、恐惧,表现为烦躁不安,易怒,情绪波动较大,在疼痛难忍时则表现无助感和哭泣等,医护人员应当真正做到"痛其所痛,忧其所忧"。从生活上关心、照顾患者。帮助其最大程度地放松情绪,减轻疼痛,态度要和蔼亲切,以取得患者的信赖,使患者放下思想包袱,积极配合治疗。

应当耐心地做好宣教解释工作,向患者介绍有关疾病的情况,消除患者的恐惧和过度的担忧,正确对待疾病,树立战胜疾病的信心。争取尽早康复。

五、家庭护理

1.病情的观察。对腹痛的患者应注意观察疼痛的性质、部位、时间、有无腹泻及呕吐,是否向其他部位放射。观察患者的体温脉搏、血压有没有变化,并记录下来,观察患者的大便情况,是否成形,有无便血或黑便。检查患者腹部是否胀满有无包块。

2.缓解腹痛。对虚寒性腹痛的患者,可用热水袋外敷,以缓解疼痛,或给患者轻轻按揉腹部,都可以起到缓解疼痛或止痛的目的。也可以根据医嘱服用解痉药如阿托品、颠茄等。保持大便通畅,尤其对于里实热证和食积腹痛,大便通畅后腹痛便可大大减轻。

3.饮食调护

(1)应当饮食有节,暴饮暴食,或不注意饮食卫生,饮食不定时,饥饱无常等都极易造成腹痛,所以饮食要有规律,注意饮食卫生,吃饭要适量,定时。《素问·痹论》中所云:"饮食自倍,脾胃乃伤。"

(2)饮食宜清淡,富含营养,易消化,避免过冷过热或刺激性食物和饮料。

(3)虚寒型腹痛的患者可饮姜枣汤,以温中散寒,血瘀腹痛可用大枣、肉桂、陈皮与糯米熬粥加上干姜以温经止痛。里实热痛患者可多食莲子粥,绿豆粥等。食积腹痛患者可多食山楂、乌梅汤等。

4.适当卧床休息,避免劳累,有充分的睡眠和休息。病室环境宜安静、清洁、干燥并注意保暖和通风。

六、禁忌与注意

腹痛的患者在未明确诊断时，特别是疑有急腹症可能的患者不可用局部热敷及灌肠，也不能用止痛药，以免掩盖病情，贻误诊治，应严密观察，及时与医生联系。

（刘丽）

第七节　泄泻

泄泻是指大便次数增多，粪便溏薄或完谷不化，甚至泄出如水样而言。古人将大便溏薄者称为"泄"，大便如水注下者称为"泻"，故名泄泻，古有"鹜泄"、"飧泄"、"濡泄"、"溏泄"、"洞泄"、"注下"、"下利"等别名。但现在一般都统为"泄泻"，亦叫腹泻，此病主要以大便稀薄，甚如清水为主要表现，但粪中不挟脓血，亦无里急后重感，可伴有腹痛、纳呆、乏力、小便不利等症状。一年四季均可发生，但以夏秋季为多见。本病预后一般多良好，但暴泄无度，耗伤气阴，或失治误治，可致亡阴亡阳之变，或转为久泻之症。

现代医学的急、慢性肠炎，肠功能紊乱，过敏性结肠炎，溃疡性结肠炎，肠结核等病引起的腹泻，均可按本篇辨证论治。

一、病因病理

泄泻之病，其病位主要在脾胃与大小肠，其病因不外内因外因两方面，外因与湿邪关系最大，《内经》对于泄泻的病因认识主要从外因立论，故有"湿胜则濡泄"的观点。此外，还提到"春伤于风，邪气留连，乃为洞泄。""长夏善病洞泄寒中"；"清气在下，则生飧泄。"内因则与脾虚关系最为密切，如明·张景岳《景岳全书·泄泻》提出"泄泻之本，无不由于脾胃。"

二、辨证施治

1. 急性泄泻

（1）寒湿泄泻

主证：泄泻清稀，甚则如水样，腹痛肠鸣，脘闷食少，苔白腻，脉濡缓，或兼恶寒发热头痛，肢体酸痛，苔白，脉浮。

治则：散寒化湿。

取穴：中脘　足三里　天枢　神阙　大肠俞

（2）湿热泄泻

主证：腹痛泄泻，泻不急迫，或泻而不爽，粪黄臭秽，肛门灼热，烦热口渴，尿短黄，苔黄腻，脉滑数或濡数。治则：清热利湿。

取穴：中脘　足三里　天枢　大肠俞　三阴交　阳陵泉　曲池

（3）伤食泄泻

主证：腹痛肠鸣，大便恶臭，泻后痛减，脘腹胀满，嗳腐酸臭，不思饮食，苔垢浊或厚腻，脉滑。

治则：消食导滞。

取穴:中脘　上脘　天枢　足三里　脾俞　胃俞　内关　公孙

2.慢性泄泻

(1)脾虚泄泻

主证:大便溏泻,迁延反复,饮食减少,食后脘闷不舒,面色萎黄,倦怠乏力,舌淡苔白,脉细弱或沉缓。

治则:健脾益气,化湿止泻。

取穴:中脘　水分　天枢　脾俞　胃俞　大肠俞　足三里　三阴交

(2)肾虚泄泻

主证:黎明之前脐腹作痛,肠鸣即泻,泻后则安,形寒肢冷,腰膝酸软,舌淡苔白,脉沉细。

治则:温补脾胃,固涩止泻。

取穴:中脘　脾俞　章门　天枢　关元　肾俞　足三里

(3)肝脾不和

主证:腹痛即泻,泻后而痛不减,每当精神刺激,情绪紧张之时,即发生腹痛泄泻,泻时常有脘胁痞闷,嗳气食少,苔薄,脉弦。

治则:抑肝扶脾,健脾止泻。

取穴:脾俞　肝俞　中脘　天枢　期门　足三里　阳陵泉　太冲

泄泻的治疗还有电针、耳针、皮肤针、穴位注射、刺血等疗法。

三、辨证施护

1.急性泄泻

(1)病室内应温暖,避免患者受凉,尤其腹部更应注意保暖。

(2)早期应禁食。治疗有效后逐渐给予米汤、藕粉等流质。切忌进食含较多粗纤维、难消化的食物。病情好转后再从稀到稠,逐渐恢复正常膳食。

(3)补充水分,防止伤阴。由于腹泻造成水分大量丢失,所以应及时补充液体。可少量多次给温开水、淡盐水、茶水。

(4)注意忌滥用止泻药,因体内毒素、积食及时泄出有助于止泄。

(5)注意肛周皮肤护理,每次便后用温水洗净,擦干,必要时在肛周涂抗生素软膏。

2.慢性泄泻

(1)病室环境应温湿度适宜,定时通风,保持空气清新。

(2)保证患者充分休息,阴天下雨应尽量避免外出,适时加减衣、被。

(3)避免精神刺激,以防伤及脾胃而引起泄泻。应调养精神,心平气和。

(4)适当参加体育锻炼以提高机体抗病能力。

(5)中药汤剂宜温服。

(6)饮食切忌暴饮暴食,忌生冷、油腻、辛辣、不洁之物。脾虚者,可以清淡易消化,健脾利湿药如山药、莲子、淮山、茯苓、糯米做成粥饭食用;肾虚者,可以山药、扁豆、大枣、薏米做粥;肝脾不和者,应清淡易消化,营养丰富食物为主。

(7)可自灸上脘、神厥、足三里。

四、心理调护

急性腹泻患者起病急,症状重,多腹痛,肛门灼痛,浑身乏力,表情痛苦,护理人员应给予适当的安抚,同时做好基础护理:如加强保暖,协助患者饮水、排便;按摩腹部以减轻疼痛等,使患者感到舒适与安全。

慢性腹泻应避免情绪上刺激。古人曾指出:"凡遇怒气便作泄泻者,必生怒时挟致伤脾胃,故但有所犯,即随触而发……"说明了精神上的紧张,不安会起引泄泻。

五、家庭护理

1.对泄泻的观察。注意观察排便次数,粪便的性质,是否有腹痛及里急后重,量有多少,是否带血,仔细观察并记录,必要时取部分粪便标本送验。

2.注意休息,补充水分。腹泻较重患者应卧床休息,注意腹部保暖让患者多饮水,必要时输液以补充丢失的水分以免由于水分丢失较多而引起脱水。注意保持肛门周围皮肤的清洁,以免引起肛周脓肿或感染。慢性腹泻患者也应注意补充水分。

3.饮食护理

(1)泄泻患者应以易消化,清淡的流质和半流质为主,饮食温度适宜,忌食生冷的食物如生菜,水果等。忌食油腻及辛辣刺激的食物。

(2)注意饮食的烹调方法,既保持营养成分又不宜用油煎、炸等方法。以免加重腹泻。

(3)鼓励患者多饮水,以免引起脱水,慢性腹泻的患者应注意加强营养的摄入。以免长期腹泻,营养丢失较多引起营养不良。

(4)食物中以粳米,扁豆、薏苡仁、黑豆、马铃薯等补气健脾的食物为主,少吃牛肉、蜂蜜,香蕉等湿、润、泄的食物。

六、注意与禁忌

1.过敏性腹泻者,应禁食引起腹泻的食物。

2.应注意与传染病如"菌痢"、"伤寒"等的鉴别,有传染病的要注意消毒隔离。

(刘丽)

第八节　便秘

便秘又名"脾约"、"大便难",是指大便涩滞,秘结不通,排便时间延长,或虽有便意而排便困难而言。同时多伴有腹胀,食欲不振等,是中老年人的多发病,也是中风,外伤性截瘫、产后病等多神疾患的兼证之一。

便秘属现代医学结肠便秘、直肠便秘等。结肠便秘者,是指食物残渣在结肠中运进过于迟缓而引起便秘,直肠便秘是指食物残渣在结肠的运进正常在直肠滞留过久。

一、病因病理

便秘一证虽主要脏腑责之脾胃失运和大肠传导失司,但其病变机理与外感六淫、内伤七情、饮食劳倦,及年老津衰、大病、产后、失血、伤津等多种因素相关。

1.外感六淫之邪,伤于风寒暑湿、盛热发汗利小便、重伤津液、肺热肠燥而秘塞不通。

2.七情所伤:暴怒、忧愁、情志不舒、气机失于升降、脏腑不平、阴阳关格而致便秘。

3.饮食不节,过食辛辣香燥,致肺胃燥热,助火伤阴,津液亏少,大便燥结。

4.温热病或产后失血,血枯津竭,阳明燥热,无水行舟,大便秘结。

5.年老体虚,气血不足,或形体素弱,阴寒内生,留于肠道,阳气不运,津液不通,因致便秘。

6.肺热肠燥:肺主一身之气,与大肠相表里,大肠传导水谷之糟粕,全赖乎肺气下降乃能完成,故肺热则大肠燥结,肺虚则大肠滑脱;又肺为水上之源,肺热伤津,津伤则水源枯竭,大肠燥结,肺热肠燥乃大便秘结之源也。

二、辨证施治

1.寒秘

主证:面色㿠白,腹中冷痛,大便艰涩不易排出,临厕努挣,甚则脱肛,小便清白频数,四肢欠温,腰膝酸软,舌淡苔白脉沉迟。

治则:补肾助阳,温通开结。

取穴:丰隆　左水道　左归来　左外水道　左外归来

配穴:气海　关元　神厥　肾俞　太溪

2.热秘

主证:腹胀痞满,大便秘结,口燥咽干,虚烦不眠,恶热喜冷,口渴欲饮,舌红苔黄,脉象洪数。

治则:清热通便。

取穴:丰隆　左水道　左归来　左外水道　左外归来

配穴:

(1)合谷　天枢　内庭

(2)大椎　曲池　丰隆

3.虚秘

主证:腹无胀痛,但觉小腹不舒,有便意而努责乏力,多汗,短气,疲惫,面色少华,心悸,头晕眼花,粪质松散如糟粕,舌淡白,脉细弱无力。

治则:补中益气通便。

取穴:丰隆　左水道　左归来　左外水道　左外归来

配穴:

(1)肺俞天枢

(2)内关　公孙　足三里

4.实秘

主证:大便燥结难下,腹满腹痛,烦躁谵语,面赤目红,日晡潮热而持续高热,口燥唇干,口渴溲赤,舌苔黄燥,脉实有力,甚或神志昏迷。

治则:攻下燥屎,清泻实热。

取穴:丰隆　左水道　左归来　左外水道　左外归来

配穴:

(1)上巨虚　曲池　大椎

(2)天枢　内庭　照海

便秘的治疗除针刺外还有耳针疗法、穴位注射疗法等疗法。针对便秘的护理也应有的放矢地实施。

三、辨证施护

1.实热便秘

(1)保持情绪舒畅,解除患者的思想顾虑,防止其思虑过度而影响气机的升降。

(2)组织患者参加一定的文娱体育活动。

(3)协助患者养成良好的排便习惯。

(4)饮食上要多吃新鲜的蔬菜水果、多饮水、以藕、生梨、香蕉等生津润肠之品为好,忌食苹果、话梅、柠檬等酸性苦涩之果品。可常服蜂蜜水。少吃膏粱厚味,应忌烟酒。

(5)排便困难时应加以帮助。

①按摩腹部,在腹壁由右下腹顺结肠方向向上、向左向下循环按摩,反复数次直至排便时停止。

②轻压后阴部。会阴部为诸阴之会,司二阴,助排便。或轻叩骶尾部亦可协助排便。

③可用番泻叶或生大黄 3～5g,开水泡服。也可用芒硝化水以 1∶1000 的比例灌肠。但应防止患者长期依赖药物排便。

2.虚寒便秘

(1)应保持心情舒畅,避免过度忧思。

(2)可进行适当的劳动和体育锻炼,如散步、打太极拳等等,避免久坐、久卧。

(3)饮食上以改善营养状况,健全脾胃功能,补益气血为宜。多吃粗粮和富含维生素、粗纤维的蔬菜、水果,多饮水。血虚者可以首乌、当归、大枣等配合食疗;阳虚者可用核桃泥汤。可常服蜂蜜,忌食辛辣、香燥、苦涩之物。

(4)助便的方法。

①按摩腹部。同实热便秘。

②便前可热敷腹部,或艾灸天枢、关元、气海。

③慎用缓泻剂。

(5)保持会阴部及肛门清洁,积极治疗肛门疾病(痔疮、肛裂)。

四、心理调护

情志失和,气机郁滞是造成便秘的重要原因之一。若忧愁思虑过度,情志不舒,或久坐少动,每致气机郁滞,不能宣达,于是通降失常。传导失职,糟粕内停,大便不行,而致大便秘结,可见保持情绪上的舒畅,是防治便秘的重要因素。

使患者保持情绪上的舒畅,要帮助患者较好地安排工作生活,保持心情愉快,生活要有规律,定时排便。

便秘患者还多会出现紧张,急躁的情绪。越是便秘越用力,很容易出现肛脱,肛裂,便血及痔疮等并发症。尤其有的患者便秘排便时过于用力而出血或疼痛,则惧怕而不愿排便而减少排便次数或打乱排便规律,更加加重便秘。所以一定要通过对患者解释,使患者放松精神,正确排便,形成正常的排便习惯。解除便秘的痛苦。

五、家庭护理

1.养成良好习惯定时排便。要鼓励患者养成定时排便的好习惯。不论多忙,每天清晨一定要定时如厕。并且要早睡早起,平时多锻炼身体,增加活动量也有助于肠蠕动缓解便秘。

2.排便不畅时不可用于强行排便。便秘患者排便不畅是非常痛苦的。同时用力排便也会引起肛脱、肛裂、出血及痔疮等疾病。尤其是老年人,过于用力排便,还可能引发脑血管意外、心肌梗死等疾病,严重时可以危及生命。

排便不畅时可以口服液体石腊或用番泻叶代茶频服。也可用开塞露肛注,如必要时可以用肥皂水灌肠,但千万不可用力排便。

3.饮食护理:便秘患者宜多吃清淡易消化,富含粗纤维的食物。如糙米、糙面、杂粮及含纤维较多的蔬菜,如芹菜、韭菜、菜花、菠菜、冬瓜等。平时可用蜂蜜少许用温水冲服,起到润肠的作用。也可多食芝麻,胡桃仁,葵花子仁,松子仁等润肠的食物。肉食可以使肠蠕动减慢,故应少食,辛辣刺激的食物可以加重便秘应忌食之,还应忌烟酒。

六、注意与禁忌

排便困难时,切忌用力过猛,过于用力排便极易引发其他疾病,如心、脑血管病等,尤其是老年人更应引起注意。

（刘丽）

第九节　胃下垂

胃下垂是指胃膈韧带与肝胃韧带无力,或腹壁肌肉松驰,引起胃下弯处的最低点下降到两髂嵴连线以下,从而出现脘腹痞满,嗳气不舒,胃脘疼痛不适以及纳呆羸瘦等症状为特征的一种内脏下垂的病证。

本病在《内经》中已有记载,将此病称之为"胃缓"。《内经》中记载说,肌肉消瘦的人,胃薄,肌肉消瘦与人的身体不相称的人,胃的位置较正常人低,肌肉不坚实就会出现胃缓证。然而自《内经》以后,历代医家的著述及各种文献,大都未将此病列为专病而进行专章论述。但对本病脾胃虚弱,脏腑功能失调的症状,在后世所论的"胃脘痛"、"嗳气"、"嘈杂"及"痞证"中可见到。

一、病因病理

胃下垂的病机主要是脾胃虚弱,中气不足,而致升举无力,胃腑位置低下;进而形成脾胃之间不能维持其燥湿相济,升降相因,纳运结合的生理功能。主要表现在中气下陷和脾胃虚寒证候。其病因有以下几个方面:

1.饮食不节,积渐成损,终至脾胃虚弱,中气下陷,举无力,胃腑下垂,正如《脾胃论》说:"故夫饮食失节,寒温不适,脾胃乃伤。"

2.内伤七情　思虑过度,肝气郁滞,木郁土壅,精血亏耗,进而中州不建,生化不足,终至脾胃虚弱,气陷不举。亦如《脾胃论》:"喜怒忧恐,损耗元气,资助心火,火气元气不两立,火胜乘其土位,此所以病也。"

3.劳逸失宜,怒伤攫损　劳累过度则气血耗损,伤及中州气陷不举,胃腑下垂。《脾胃论》说:"形体劳役则脾病。"

4.先天禀赋不足,加之后天失养,或久病失治,虚损央及脾胃,进而中气匮乏,无力升举,而成胃下垂。

5.产妇多产分娩,可致腹壁肌肉弛缓亦可引发胃下垂。

6.若本脾胃不足,运化无力,再加之过食寒凉,寒扼中州,形成胃下垂。

中气不足,脾胃失和,则纳食减少,脾运无力,致使味不归形,更使形体瘦削,肌肉不坚,使胃下垂之症更加重。

胃腑下垂实乃脾胃气虚而致,然则土虚则木乘;又因脾胃失和,摄纳不足,后天缺乏,气虚及阴,故而本病中亦可见到肝气犯胃和胃阴不足之兼证。

二、辨证施治

胃下垂的临床症状以脘腹痞满,胃脘疼痛不适及嗳气等表现为主。这些症状在脾胃病中多可见到,因此要详细询问症状的性质,特点以便区别于其他病证。胃下垂出现脘腹痞满,多以食后明显,胃脘疼痛,则是站立或活动加剧,平卧时多可缓解或减轻。同时本病乃脾胃气虚,功能不足,因此往往病程中多兼挟食滞,气滞,痰饮甚或瘀血,痰热,而成本虚标实,寒热错杂之证,因之辨证要详辨主次,以标本兼顾之法治疗才易取效。

1.中气下陷

主证:身体消瘦,精神倦怠,不思饮食,食后脘腹痞满,胃脘疼痛,平卧得减,嗳气不舒,舌淡苔薄腻,脉弱或濡无力。

治则:升举中气,健脾和胃。

取穴:

(1)气海　关元　胃上　足三里

(2)气海　胃俞　中脘　足三里

加减:脘部胀加天枢穴;胃痛加梁门穴;病久者加三阴交、脾俞。

2.脾胃虚寒

主证:神疲乏力,胃痛喜温,得寒加剧,脘腹痞满,肢冷便溏,舌淡苔白,脉沉迟或沉细。

治则:温中散寒。

取穴:脾俞　胃俞　中脘　内关　足三里

加减:食积加建里;久病加关元。

三、辨证施护

1.中气下陷型的护理

(1)注意饮食调节,不可暴饮暴食,也不可少食,脾胃为后天之本,气血生化之源,食少或暴饮暴食都会损伤脾胃和影响身体的健康,宜多食具有健脾益气的食物如粳米、玉米、扁豆、马铃薯、胡萝卜、鸡肉等都具有补益脾胃,健脾和中的功效。每次餐后平卧休息一段时间再活动,注意自我保健意识。忌食生冷油腻及辛辣刺激的食物,少饮酒。

(2)配合耳针治疗,每次在耳部选3～4个穴,常选胃、交感、皮质下、肝、神门有压疼的点用王不留籽埋藏,每日压迫两次,三日更换,左右耳交替。

(3)每晚睡前用梅花针,叩打脊椎两侧,以5～10胸椎间为重点。

(4)注意平时应增加体育锻炼,增强体质,使机体正气得以恢复。

2.脾胃虚寒型的护理

(1)注意饮食有节,不可多食寒凉粘腻及刺激性食物,不饮酒,不可暴饮暴食,饮食起居应有规律,宜多食牛奶、马铃薯、胡萝卜、鸡肉、粳米等具有温中和脾、补宜脾胃的食物。饮食宜温热。

(2)可选胃脘部及脊椎两旁,行刮沙疗法,每周 2～3 次。

(3)胃胀可根据医嘱行穴位注射,分别选脾俞、胃俞、中脘、下脘、隔日 1 次,10 次为 1疗程。

(4)可用热水袋外敷胃部以缓解疼痛,平时应加强锻炼,多做户外活动,增强体质。

四、心理调护

胃下垂患者一般病程较长,长期受疾病的折磨,患者较痛苦,甚至影响正常的生活和工作。所以患者往往会出现忧虑,郁闷和悲观的心理,对治疗失去信心,若患者思虑过度,肝气郁滞则会加重脾的运化,进而更加生化不足加重病情。

对于患者的心理活动,应当密切观察,积极疏导。可以通过与患者谈心等方式,向患者讲叙情志因素在疾病转归中的重要地位,并向患者介绍有关疾病的知识,使患者充分理解所患疾病的情况,积极配合治疗,加强保健意识,增加自我护理和康复的常识,并不断积极鼓励患者,患者一定会树立起战胜疾病的信心。

五、家庭护理

1.养成良好的生活习惯　在生活中应当建立良好的生活秩序,做到起居有时,保证充足的睡眠和休息。应减少一些如上夜班、旅行、出差等颠倒生活规律的行为。进餐要定时,吃东西要细嚼慢咽。戒除烟酒的嗜好。增加体育锻炼,以患者能适应为原则,逐渐增加,可以增强体质,恢复体力。

2.保证情绪的舒畅　要使患者保持情绪上舒畅,避免过度紧张或精神抑郁,合理安排好工作和生活,遇到心情不舒的患者,应当积极予以疏导,保持乐观的情绪积极的人生观有利于恢复健康。

3.饮食护理

(1)要做到饮食有节,不可暴饮暴食,进餐要定时,膳食安排要合理,进食的温度要适宜。不食生冷的食物,食物加工时宜蒸、煮、炖的方法为宜,不宜用油煎、炸等方法,以免影响胃肠功能。

(2)加强饮食调补,糯米是温养胃气的佳品,可以配以扁豆,人参等熬粥,经常食用具有温中健脾的功效。还可配以山药,大枣等食物煮粥、牛奶、鸡肉、胡萝卜、马铃薯也是健脾益胃的佳品。

(3)饮食宜清淡,易消化,忌辛辣刺激的食物,同时注意烟、酒对胃有较大的刺激。

(刘丽)

第十五章　消毒供应中心护理

消毒供应中心负责医疗器械的清洗、消毒、灭菌及供应,在保障供应质量的同时,既要防止以污染器械为媒介的致病菌感染和传播,又要避免消毒供应中心工作人员在工作过程中发生感染,因此消毒隔离的管理至关重要。

第一节　消毒供应中心感染预防

1.加强职业危害教育,统一规范和标准,普及"标准预防"的理念,建立科学规范的医疗行为和培养良好的医德医风和工作作风。

2.建立职业防护管理制度,有监督、有组织、有报告、有措施、有落实。

3.建立医务人员定期体检制度:体检同时,包括是否近期患过传染病、既往慢性病史的稳定状态,有无各种免疫接种史、是否有高危职业暴露。对新入职人员进行体检,建立健康档案。

4.建立职业暴露报告、反馈制度,建立锐器伤、艾滋病、乙肝、丙肝病毒职业暴露处理预案。

5.规范安全操作守则,培训医务人员严格执行操作程序,熟练掌握操作技能,提高防护意识。强化标准预防、呼吸道隔离的意识。

6.正确洗手方法,是有效控制和减少医疗感染发生率最快捷、最有效的措施。

7.提供足够的防护用品和设施,保证硬件的达标。

(林宁)

第二节　消毒供应中心感染监测与控制

消毒供应中心的感染监测与控制是医院感染管理的重要组成部分,是现代疾病防治工作的两大支柱。从广义角度讲,凡是涉及医院感染的环节和因素都应进行监测。消毒供应中心的感染监测是医院感染监测的重要方面,工作质量直接关系到患者的医疗安全,工作人员应高度重视,为临床提供安全的灭菌物品。消毒供应中心除护士长是质量管理的责任人外,还应设立质量工作管理小组及感染监测护士。消毒供应中心感染监测护士,根据医院感染控制科的规划与标准实施感染监测工作,每个月按医院感染控制科的要求,对消毒供应中心进行感染监测并向护士长汇报。及时了解医院感染管理的新进展,了解消毒灭菌新进展,对清洗、消毒、检查、包装、灭菌的全过程进行常规定时监测和每天动态质量监测,同时对相关设备进行检验,及时修正,准确记录相关结果。

一、清洗、消毒质量监测

清洗就是通过物理或化学方法去除污垢、微生物及有害物质。将被清洗物品上的有机物、无机物和微生物尽可能地降低到比较安全的水平。长期以来人们对需要进行消毒或灭菌的医疗器械,只重视消毒、灭菌,而忽视清洗。清洗不彻底残留的有机物,将影响消毒因子的穿透性,从而影响消毒灭菌的效果。细菌死亡所产生的热原质耐高温,132℃不能彻底灭活,必须在清洗过程中去除。由此可见,消毒灭菌不能代替清洗。彻底清洗是对待消毒物品的最基本要求。如果清洗不彻底,医疗器械上残留的任何有机物都会在微生物的表面形成一层保护层,妨碍消毒灭菌因子与微生物的接触或延迟其作用,从而妨碍消毒与灭菌效果。因此,对去污区清洗环节、清洗设备进行质量监测是保证清洗质量的关键,监测内容包括以下几方面。

1. 所有清洗、消毒设备必须定期进行维护保养。

2. 物品应分类放置、规范装筐,区分手洗物品、机洗物品、特殊污染物品。

3. 对使用中的消毒剂、灭菌剂定期进行化学有效浓度的监测。

4. 设备的维护与保养应遵循生产厂家的使用说明或指导手册。

5. 监测清洗消毒器的物理参数及运转情况,并做好记录。

6. 对清洗消毒器的清洗效果可定期采用清洗效果测试指示物进行监测。当清洗物品或清洗质量发生改变时,也可采用清洗效果测试指示物进行清洗效果的监测。

7. 清洗消毒器新安装、更新、大修、更新清洗剂、改变装载方法等时,应遵循生产厂家的使用说明或指导手册进行检测,清洗消毒质量检测合格后,清洗消毒器方可使用。

二、灭菌质量的监测

灭菌是指用化学或物理的方法杀灭或清除传播媒介上所有的微生物,使之达到无菌水平。灭菌是一个绝对的概念,通过灭菌处理后不存在任何存活微生物,经过灭菌处理的物品可以直接进入人体,灭菌是消毒供应中心最关键的环节,因此灭菌质量必须严格按照标准流程监测。

1. 工艺监测。每锅次灭菌必须监测灭菌过程的物理参数,包括温度、压力、时间,并达到规定的要求。

2. 化学监测。监测每一个包外化学指示卡,包内化学指示卡及批量化学指示物的监测。化学指示物的性状及颜色变至规定的条件即为合格,若未达到规定变化条件,则判定灭菌不合格。包外化学监测不合格的灭菌物品不得发放,包内化学指示物不合格的不得使用。

3. 生物监测。高压蒸汽灭菌设备每周1次,低温灭菌设备需每锅次进行。灭菌植入物及植入性手术器械需进行生物监测。生物监测不合格时,应尽快召回上次生物监测合格以来所有尚未使用的灭菌物品,重新处理,并应分析不合格的原因,改进后,生物监测连续3次合格后方可使用。

4. 高压蒸汽灭菌设备和低温等离子灭菌设备定期进行物理、化学和生物监测。对高压蒸汽灭菌设备每日第1锅进行 B−D 测试,每锅次进行 PCD 批量监测,低温等离子灭菌柜除了物理监测、化学监测外,每锅次还应进行生物监测。

三、环境空气、物体表面、工作人员手的监测

1. 空气的消毒效果监测　采用洁净技术净化空气的房间在洁净系统自净后与从事医疗活动前采样,未采用洁净技术净化空气的房间在消毒或规定的通风换气后与从事医疗活动前采样。室内面积≤30m²,设内、中、外对角线三点,内外点应距墙壁1m处。室内面积≥30m²,

设死角及中央 5 点,四角的布点位置应距墙壁 1m 处。采用仪器采样法或自然沉降法采样。36±1℃恒温培养箱培养 48h,计数菌落数。

2.物体表面消毒效果的监测 用 5cm×5cm 灭菌规格板放在被检物体表面,用浸有无菌 0.03mol/L 磷酸盐缓冲液或生理盐水采样液的棉拭子 1 支,在规格板内横竖往返各涂抹 5 次,并随之转动棉拭子,连续采样 4 个规格板面积,被采面积<100cm²,取全部面积。被采面积>100cm²,取 100cm²。剪去手接触部分,将棉拭子放入装有 10mL 无菌检验用洗脱液的试管中送检。充分震荡试管后,取用不同稀释倍数的洗脱液 1.0mL 接种平皿,将冷至 40～45℃的熔化营养琼脂培养基每皿倾注 15～20mL,36±1℃恒温培养箱培养 48h,计数菌落数。

3.手和皮肤消毒效果的监测 用 5cm×5cm 灭菌规格板放在被检皮肤处,用浸有含相应中和剂的无菌洗脱液棉拭子 1 支,在规格板内横竖往返各涂抹 5 次,并随之转动棉拭子,剪去手接触部分,将棉拭子放人装有 10mL 含相应中和剂的无菌洗脱液的试管中送检。充分震荡试管后,用无菌吸管吸取 1.0mL 待检样品接种于灭菌平皿,每一个样本接种 2 个平皿,将冷至 40～45℃的熔化营养琼脂培养基每皿倾注 15～20mL,边倾注边摇匀,待琼脂凝固,置 36±1℃恒温培养箱培养 48h,计数菌落数。

医院各种场所空气、物体表面和医务人员手细菌总数卫生标准,见表 15-1。

表 15-1 医院各种场所空气、物体表面和医务人员手细菌总数卫生标准

环境类别	场所范围	卫生标准		
		空气(cfu/cm³)	物体表面(cfu/cm²)	手(cfu/cm²)
Ⅰ类	层流洁净手术室、病房	≤10	≤5	≤5
Ⅱ类	普通手术室、产房、婴儿室.隔离室、烧伤病房、ICU、供应室无菌区和早产儿室	≤200	≤5	≤5
Ⅲ类	儿科病房、妇产科检查室、注射室、治疗室、急诊室、化验室、普通病房、供应室清洁区	≤500	≤10	≤10
Ⅳ类	传染科和传染病房	/	≤15	≤15

（林宁）

第三节 消毒供应中心的职业防护

消毒供应中心工作人员在进行整理、清洗复用医疗器械、物品时存在着职业暴露,极易受到病原体或含有病原体的污染物的沾染、损伤,或意外吸入等,造成感染伤害。因此,做好职业防护是控制感染的有效手段。

1.发生职业暴露后,按报告程序向护士长及感染管理科上报。

2.在回收诊断为传染病患者(SARS、气性坏疽、破伤风、禽流感等传染病)使用的复用重复使用医疗器械时应穿防护服,隔离鞋套,戴双层手套,戴防护屏和高效过滤口罩。

3.操作后应按要求洗手。工作过程中手套破损应立即脱掉,洗手后更换新手套。

4.禁止用手直接接触使用后的刀片和针头。

5.被沾湿的中单、治疗巾等敷料,放入黄色塑料袋内,做"特殊感染"标识,与其他敷料分开放置。

6.不同区域人员防护着装(表15－2)。

(1)去污区:在该区缓冲间(带)更换专用鞋,做手卫生、戴圆帽、口罩,穿该区工作服、抗湿罩袍(抗湿围裙加抗湿袖套),戴手套,必要时戴防护面罩或护目镜。

(2)检查包装及灭菌区:在该区缓冲间(带)更换专用鞋,做手卫生、戴圆帽、穿该区工作服,必要时戴口罩、手套。

(3)无菌物品存放区:在该区缓冲间(带)更换专用鞋,做手卫生、戴圆帽、穿该区工作服。

表15－2　消毒供应中心不同区域人员防护着装要求

区域	操作	圆帽	口罩	隔离衣 (防水围裙)	专用鞋	手套	护目镜 (防护面罩)
去污区	污染器械分类、核对、机械清洗装载	√	√	√	√	√	
	手工清洗器械和用具	√	√	√	√	√	
检查、包装及灭菌区	器械检查、包装	√	△		√	△	
	灭菌物品装载	√			√		
无菌物品存放区	灭菌物品装载	√			√	△♯	
	灭菌物品发放	√			√		

注:√.表示应使用。△.表示可使用。♯.表示具有防烫功能的手套

7.使用防护用品注意事项

(1)防护面罩(护目镜):内面为清洁面,污染的手不能触及其内面,污染后应立即更换。

(2)防湿罩袍或围裙:内面为清洁面,外面为污染面。当不能防湿或污染时应及时更换。

(3)手套:手套外面为污染面,内面为清洁面,已戴手套的手不可触及未戴手套的手及手套的内面,未戴手套的手不可触及手套的外面。手套有破损或清洁面污染时应立即更换。

(4)一次性防护用品不得重复使用。重复使用的各类防护品用后要清洗消毒处理。

(5)脱卸防护用品后要做手卫生。

(林宁)

第四节　消毒供应中心工作人员手卫生

手卫生为洗手、卫生手消毒和外科手消毒的总称。手卫生是预防和控制医院感染最重要、最简单、最有效、最经济的方法,消毒供应中心作为医院感染控制的关键科室,应制定并落实手卫生的管理制度,配备有效、便捷的手卫生装置,定期开展工作人员手卫生的培训,保障洗手与手消毒的效果,提高工作人员手卫生依从性。

1.洗手与卫生手消毒原则与指征

(1)洗手与卫生手消毒原则:当手部有血液或其他体液等肉眼可见的污染时,应用肥皂(皂液)和流动水洗手,手部没有肉眼可见污染时,宜使用速干手消毒剂消毒双手代替洗手。

(2)洗手指征:①直接接触患者前后,从同一患者身体的污染部位移动到清洁部位时。②接触患者黏膜、破损皮肤或伤口前后,接触患者的血液、体液、分泌物、排泄物、伤口敷料之后。

③穿脱隔离衣前后,摘手套后。④进行无菌操作、接触清洁、无菌物品之前,处理污染物品之后。⑤接触患者周围环境及物品后。⑥处理药物或配餐前。

2.洗手的设备与方法

(1)配备合格的洗手与卫生手消毒设施。重点区域应配备非手触式水龙头,提倡用洗手液洗手,盛放皂液的容器为一次性使用,应配备干手物品或设施,避免二次污染,应配备合格的速干手消毒剂。

(2)采用流动水洗手,使双手充分淋湿,取适量肥皂或者皂液,均匀涂抹至整个手掌、手背、手指和指缝,认真揉搓双手至少15s,应注意清洗双手所有皮肤,清洗指背、指尖和指缝,具体揉搓步骤见六步洗手法。

(3)六步洗手法(图15-1):①掌心相对,手指并拢,相互揉搓。②手心对手背沿指缝相互揉搓,交换进行。③掌心相对,双手交叉指缝相互揉搓。④右手握住左手大拇指旋转揉搓,交换进行。⑤弯曲手指使关节在另一手掌心旋转揉搓,交换进行。⑥将5个手指尖并拢放在另一手掌心旋转揉搓,交换进行。

 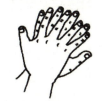 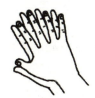

（1）掌心对掌心搓擦　　（2）手指交错掌心对手背搓擦　　（3）手指交错掌心对掌心搓擦

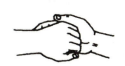 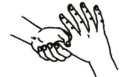 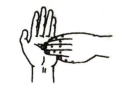

（4）两手互握互搓指背　　（5）拇指在掌中转动搓擦　　（6）指尖在掌心中摩擦

图15-1　六步洗手法

3.手消毒方法

(1)严格按照洗手的揉搓步骤进行揉搓。取适量的速干手消毒剂于掌心,揉搓时保证手消毒剂完全覆盖手部皮肤,直至手部干燥。

(2)禁止佩戴手部饰物,指甲长度不超过指尖。工作人员遵照六步洗手法进行洗手或卫生手消毒,认真揉搓双手至少15s,应注意清洗双手所有皮肤。

(3)洗手池应每天清洁与消毒,手消毒剂采用一次性包装、非手触式手消毒剂的出液器。

(4)流动水下彻底冲净双手后,使用一次性纸巾、干净的小毛巾擦干双手。

(5)每个月对消毒供应中心各工作区工作人员手进行消毒效果的监测,监测方法见附1。

(6)消毒效果应达到相应要求:卫生手消毒,监测的细菌菌落数应$<10cfu/cm^2$。

4.消毒供应中心的5个洗手时机①清洁区域前。②接触清洁物品前。③接触污染物品操作后。④完成一个工作环节后。⑤离开工作环境后。

附:手卫生效果的监测方法

1.采样时间 在达到消毒效果后,进行操作前采样。

2.采样方法 被检者五指并拢,用浸有含相应中和剂的无菌洗脱液浸湿的棉拭子在双手指屈面从指根到指端往返涂擦 2 次,一只手涂擦面积约 $30cm^2$,涂擦过程中同时转动棉拭子。将棉拭子接触操作者的部分剪去,投入 10mL 含相应中和剂的无菌洗脱液试管内,及时送检。

3.检测方法 将采样管在混匀器上震荡 20 秒或用力震荡 80 次,用无菌管吸取 1.0mL待检样品接种于灭菌平皿,每一样本接种 1 个平皿,平皿内加入已溶化的 45~48℃的营养琼脂 15~18mL,边倾注边摇匀,待琼脂凝固,置 36℃±1℃温箱培养 48h,计数菌落数。

细菌菌落总数计算方法:

细菌菌落总数(cfu/cm²)=平板上菌落数×稀释倍数/采样面积(cm²)

(林宁)

第五节 特殊感染器械的处理

特殊感染病原体一般包括朊毒体、气性坏疽、突发不明原因病原体等,被特殊感染患者污染的器械、器具和物品,应遵守先消毒、再清洗、后灭菌的原则。特殊感染病原体污染的器械在回收、转运、清洗、消毒过程中会对环境、人员存在一定的危害,因此临床科室应尽量使用一次性的医疗用品,用后进行双层密封包装,并根据医疗机构相关部门的规定焚烧处理。必须使用复用器械、器具时,应由临床科室使用后双层密封包装,并注明感染性疾病的名称,由消毒供应中心处理,具体处理方法如下。

一、准备

1.操作者 工作人员在处理特殊感染的器械、器具、物品时应做好个人防护,穿工作服和防湿下袍,戴口罩、圆帽、护目镜或防护面罩、橡胶手套或防刺穿乳胶手套。

2.用物 清洗剂、消毒剂、消毒容器、毛刷、棉签、网篮、高压水枪、高压气枪、超声清洗机、全自动清洗机等。

二、操作

将回收的感染器械(器具)和物品,按病原体的不同选择相应的消毒剂进行浸泡消毒。严格控制浸泡时间,打开器械所有轴节和卡锁,完全浸没在液面下。

1.朊毒体污染器械的处理 被朊毒体污染的器械浸泡于 1mol/L 氢氧化钠溶液内浸泡60min,然后按照 WS310.2 中的方法进行清洗、消毒与灭菌,压力蒸汽灭菌应采用 134~138℃,18min,或 132℃,30min,或 121℃,60min,不应使用快速灭菌程序。清洗程序符合规定,参数设置湿热消毒应≥90℃,时间≥5min,或 A_0 值≥3000,严格进行器械清洗质量监测、物理监测、化学监测等,符合 WS310.3 规定。没有按正确方法消毒灭菌处理的物品应召回重新按规定处理,不能清洗和只能低温灭菌的,宜按照特殊医疗废物处理。

2.气性坏疽污染器械的处理 被气性坏疽污染的器械,一般污染的应用含氯或含溴消毒剂 1000~2000mg/L 浸泡 30~45min,有明显污染物时应采用含氯消毒剂 5000~10000mg/L 浸泡时间≥60min。参数设置湿热消毒应≥90℃,时间≥5min,或 A_0 值≥3000,严格进行器械清洗质量监测、物理监测、化学监测等,符合 WS 310.3 规定。

3.不明原因感染病原体污染器械的处理 应符合当时国家规定要求,执行国务院卫生行政主管部门组织制定的相关技术标准、规范和控制措施进行消毒。

4.其他 器械消毒完毕,将结构复杂及管腔器械放入超声清洗机中清洗 5~10mm,然后根据医院的条件选择清洗方式。特殊感染患者宜选用一次性物品,使用的清洁剂、消毒剂应每次更换,清洁工具使用后应进行消毒处理。回收人员严格执行职业防护相关规定,处理结束后,立即更换个人防护用品,进行手的卫生,避免造成周围环境的污染或自身职业暴露。

(林宁)

第六节　锐器伤处理流程

一、防范措施

1.加强职业安全防护培训,纠正不安全操作行为。尤其对新上岗人员强化经血液传播疾病知识、防护用物(如手套等)的应用、医疗锐器的处理、锐器刺伤后的处理措施等,提高工作人员的自我防护意识。

2.改善医疗操作环境,提供足量的防护用品。接触经血液—体液传播疾病的患者使用后的诊疗器械时,要有相关的保护性隔离措施,提供便于丢弃污染针头等锐器的容器,减少医疗锐器刺伤的发生。

3医务人员在进行侵袭性(有创性)操作过程中,要保证充足的光线,并严格按规程操作,防止被各种针具、刀片、破裂安瓿等医用锐器刺伤或者划伤。

4.使用后的锐器必须直接放入耐刺、防渗漏的锐器盒,或者利用针头处理设备进行安全设置,锐器盒要有明显标志。

5.禁止用手直接接触使用后的针头、刀片等锐器。

6.禁止将使用后的针头重新套上针帽,不得将使用后的针头从针栓上分离,不用手直接去弄弯或弄直针头。

7.提倡使用具有安全防护性能的注射器、输液器等医用锐器,以防刺伤。

8.安瓿操作应使用手套或指套,如有碎玻璃沾在手上,应用流动水冲走,禁止用力擦拭。

9.处理所有尖锐物品时应特别小心,不能用手直接接触,借助器械拿取,避免刺伤。

10.建立医院职业暴露报告系统。医护人员在意外针刺或黏膜接触患者血液等职业暴露后要向有关部门报告,以便及时采取有效措施,减少职业感染的危险性。

二、处理措施

1. 紧急处理　工作人员在进行医疗操作时应特别注意防止被污染的锐器划伤刺破。用流动水和(或)肥皂液立即冲洗污染的皮肤,用生理盐水冲洗黏膜。如不慎被尖锐物体划伤或刺破时,应按以下程序处理。

(1)挤血:损伤后,立即在伤口旁端(周围)以离心方向轻轻挤压,尽可能挤出损伤处的血液;禁止进行遮盖伤口的局部挤压,以免污染血液进入体内。

(2)冲洗:使用肥皂液和流动水进行冲洗。

(3)消毒:使用消毒液,如 500mg/L 碘伏或者 75％乙醇进行浸泡或擦拭消毒,并包扎伤口(其他可用的消毒剂:0.2％~0.5％的过氧乙酸,1000~2000mg/L 次氯酸钠,3％过氧化氢溶液等)。必要时去外科进行伤口处理,如为艾滋病、乙肝、丙肝等血液被暴露的黏膜,应反复用生理盐水冲洗。

(4)报告:在现场处理后,必须立即报告感染管理与疾病控制科(护士应报告护士长、护理部,医生应报告医疗处)进行进一步处理。尽快填写《病原体职业暴露报告卡》报送感染管理与疾病控制科。

2. 伤情评估　按照职业暴露的级别和暴露源的病毒载量水平分为一、二、三级和轻度型、重度型、暴露源不明型,分级分型确定详见卫生部《医务人员艾滋病病毒职业暴露防护工作指导原则(试行)》。

3. 预防性用药　被乙肝、丙肝阳性患者血液、体液污染的锐器刺破后,应在 24h 内抽血查乙肝、丙肝抗体。同时注射乙肝免疫高价球蛋白,按 1 个月、3 个月、6 个月接种乙肝疫苗。艾滋病病毒职业暴露时根据伤情实施预防性用药方案(基本用药程序和强化用药程序)。

4. 追踪随访　乙肝、丙肝追踪随访 6 个月,梅毒追踪随访 3 个月。被 HIV 阳性患者血液、体液污染的锐器刺伤时,应进行血源性传播疾病的血清学水平的基线检查,在 24h 内抽血查 HIV 抗体,并报告院内感染科及保健科进行登记及追访等,按第 4 周、第 8 周、第 12 周及 6 个月时复查病毒抗体,作相应处理。

锐器伤后处理措施,见图 15-2。

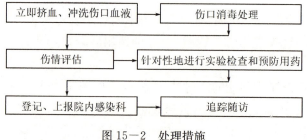

图 15-2　处理措施

三、应急程序

锐器伤后应急程序,见图 15-3。

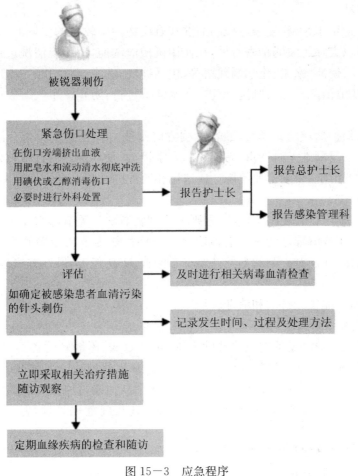

图 15－3 应急程序

（林宁）

第七节 消毒供应中心清洗技术

清洗是指去除医疗器械、器具和物品表面附着的血液、组织、蛋白质等污物及部分微生物的过程。一旦器械物品消毒杀菌不彻底，就会将细菌死亡后由细胞壁释放的内毒素热源带到体内引起机体发热，有机物的残留有利于微生物的滋生繁殖；有机物的某些成分可腐蚀器械的表面镀层，使器械受到锈蚀。而生锈的器械是不能使用在患者身上的，器械一旦生锈，就必须进行除锈处理（非不锈钢器械切忌除锈）。彻底的清洗是灭菌成功的关键，如长期清洗不合格就可能形成生物膜，生物膜一旦形成，有较强的黏附力，很难清除，造成清洗和灭菌的困难，成为医院感染的隐患。消毒灭菌并不能代替清洗，无论何种灭菌方法，彻底的清洗才能保证灭菌效果。

一、清洗方法的选择

器械的清洗方法分为手工清洗法、清洗机清洗法。清洗机清洗法又分为全自动与半自动清洗法。根据器械的结构与材质来选择不同的清洗方法。

（一）手工清洗

手工清洗法适用于精密、复杂器械的清洗和有机物污染较重的器械的初步处理。不能采用机械清洗或难以去除污渍的精密器械，在使用机械清洗前，用手工清洗进行预处理，去除器械上的血渍、污渍、锈渍、水垢、化学剂残留等，包括冲洗、洗涤、漂洗和终末漂洗。在 15～30℃流动水下冲洗；酶清洁剂浸泡后刷洗、擦洗，在水面下进行，防止产生气溶胶；终末漂洗应用软水或蒸馏水。

刷洗时注意保护器械的光泽度，顺着齿纹方向刷洗。管腔器械及导管用加压水枪冲洗，或用长毛刷上下反复刷洗。对贵重、易损坏的光学镜头，须熟练地进行单独处理，除厂家说明可使用超声清洗器清洗，否则不要使用。应选相匹配的洗涤剂和刷洗用具、用品，不能使用钢丝球和去污粉。

对管腔器械，须进行管腔内壁刷洗，否则无法彻底清洗。关节部需使用软毛刷刷洗；外壁需使用软毛刷、纱布或海绵球清洗。器械所有的结构都是为了功能端的使用，要避免功能端直接碰撞清洗的盆、池。对拆卸的零配件要小心保管，防止遗失，最好方法是使用小零件保存网篮或网球。

清洗用具、清洗池每天清洁和消毒。

（二）机械清洗

机械清洗是采用清洗设备进行清洗的方法，包括台式、落地式的各类超声清洗设备和喷淋清洗设备等，是清洗技术发展的趋势，适于大部分常规器械清洗。其可避免手工清洗中人为因素的不稳定性，保证器械清洗消毒质量，减少化学浸泡消毒可能造成的职业暴露、感染和环节污染，可提高效率，节省人力，利于控制清洗质量及规范化管理，但不能完全代替手工清洗。

1.超声波清洗器　是利用超声波在水中振荡产生"空化效应"进行清洗的设备，属常用清洗方法。不同的超声频率可达到不同清洗效果，一般选用频率为 30～40kHz。适于金属器械、玻璃器材、穿刺针、硬性管道等材质器械，不适宜橡胶和软塑类材质器械。

2.全自动清洗消毒器　具有清洗和消毒的功能，通过旋转喷淋臂将水喷淋到器械表面或通过管腔清洗架形成的喷射水流对管腔内冲洗；清洗舱内的水经加热器加热，能达到消毒的温度和时间。具有较高的自动化程度，可添加清洁剂，完成预清洗、洗涤、漂洗、终末漂洗和消毒、干燥处理程序。

二、常用化学消毒剂

消毒与灭菌是医院感染的重要防控手段之一，化学消毒剂是医院常用的消毒方法，在医院的消毒与灭菌中发挥着重要的作用。

化学消毒剂种类繁多，人们在消毒实践中，总要选择比较理想的化学消毒剂来使用。作为一个理想的化学消毒剂，应具备以下几个特点：①杀菌谱广。②使用有效浓度低。③杀菌作用速度快。④性能稳定。⑤易溶于水。⑥可在低温下使用。⑦不易受各种物理化学因素影响。⑧对物品无腐蚀性。⑨无臭无味，无色。⑩毒性低，消毒后无残留毒害。⑪使用安全，不易燃烧。⑫价格低廉。⑬运输方便。⑭可大量生产供应。

目前的化学消毒剂中，没有一种能够完全符合上述要求的。因此在使用中，只能根据被消毒物品性质、工作需要及化学消毒剂的性能来选择使用某种消毒剂。

(一)戊二醛

戊二醛属高效消毒剂,具有广谱、高效、低毒,对金属腐蚀性小,受有机物影响小,稳定性好等特点,适用于医疗器械和耐湿忌热的精密仪器的消毒与灭菌。其灭菌浓度为20g/L,市售戊二醛主要有:20g/L碱性戊二醛和20g/L强化酸性戊二醛两种。碱性戊二醛常用于医疗器械灭菌,使用前应加入适量碳酸氢钠,摇匀后静置1h,测定pH。pH在7.5~8.5时,戊二醛的杀菌作用最强。戊二醛杀菌是其单体的作用,当溶液的pH达到6时,这些单体有聚合的趋势,随pH上升这种聚合作用极迅速,溶液中即可出现沉淀,形成聚合体后会失去杀菌作用,因此碱性戊二醛是一种相对不稳定的消毒液。强化酸性戊二醛是以聚氧乙烯脂肪醇醚为强化剂,有增强戊二醛杀菌的作用,它的pH低于5,对细菌芽胞的杀灭作用较碱性戊二醛弱,但对病毒的灭活作用较碱性戊二醛强,稳定性较碱性戊二醛好,可连续使用28d。

1. 杀菌原理　醛类消毒剂对微生物的杀灭作用主要依靠醛基,此类药物主要作用于菌体蛋白的巯基、羟基、羧基和氨基,可使之烷基化,引起蛋白质凝固造成细菌死亡。

2. 主要优缺点

(1)优点:①戊二醛属广谱、高效消毒剂,可以杀灭一切微生物。②可用于不耐热的医疗器械的灭菌。③戊二醛在使用浓度下,具有刺激性小、腐蚀性低、安全低毒。④受有机物的影响小,20%的有机物对杀菌效果影响不大。

(2)缺点:①灭菌时间长,灭菌一般要达到10h。②戊二醛有一定的毒性,可引起支气管炎及肺水肿。③灭菌后的医疗器械需用蒸馏水充分冲洗后才能使用。

3. 杀菌作用　碱性戊二醛属广谱、高效消毒剂,可有效杀灭各种微生物,因而可用作灭菌剂,但强化酸性戊二醛杀芽胞效果稍弱(表15-3)。

表15-3　20g/L戊二醛制剂对细菌芽胞作用时间与杀灭率(%)的关系

戊二醛制剂	作用时间(h)		
	2	5	7
中性强化戊二醛	99.99	99.99	100.00
碱性戊二醛	99.99	99.99	100.00
强化酸性戊二醛	99.99	99.99	100.00
新型复方戊二醛	100.00	100.00	100.00

表内结果均为20g/L戊二醛

4. 戊二醛的应用

(1)医疗器械的消毒与灭菌戊二醛(碱性、酸性、中性)可用于各种不怕湿的医疗器械消毒与灭菌。在常温下把清洁干燥的器械完全浸入戊二醛水溶液中,30min可达到消毒,10h以上可达到灭菌。无论哪种制剂,在使用时均需先加入0.5%亚硝酸钠作为防腐剂,但一经加入防腐剂只可保存1个月,碱性戊二醛只可连续使用1~2周。

(2)内镜的消毒与灭菌:戊二醛是内镜消毒的首选药品。目前,内镜应用广泛、种类繁多、制造精密都达到了一个新水平,但对消毒灭菌要求亦越来越高。现代内镜的很多种部件不耐高温而怕腐蚀,所以大多内镜都用戊二醛进行消毒或灭菌。

戊二醛消毒或灭菌的正确操作程序是:先将污染的物品进行无害化处理(内镜可直接清洗),可用0.2%有效氯清洗消毒剂清洗内镜,冲洗后再用中性或加酶洗涤剂仔细刷洗;冲洗:用清水将洗涤剂冲洗干净;干燥:洗涤后的器械需经过干燥处理;灭菌:将干燥的器械完全浸泡在 2% 戊二醛溶液内,作用到规定的时间,取出用无菌蒸馏水将残余戊二醛冲洗干净即可使用或干燥保存。

5. 使用方法

(1)灭菌处理:只有浸泡法一种。将清洗、晾干待灭菌处理的物品浸入 20g/L 的戊二醛溶液中,加盖,浸泡 10h,无菌操作取出,用灭菌水冲洗干净,并无菌手续擦干后备用,碱性戊二醛使用 14d。

(2)消毒处理:浸泡法。将被消毒处理的物品浸入 20g/L 戊二醛溶液中,加盖。一般为细菌繁殖体污染,浸泡 10min;肝炎病毒污染浸泡 30min,取出后用灭菌蒸馏水冲洗干净并擦干。

(3)擦拭法:用 2% 的戊二醛溶液擦拭细菌繁殖体污染的表面,消毒作用 10mm;肝炎病毒污染表面,消毒作用 30min。

6. 注意事项

(1)2% 酸性戊二醛对金属有腐蚀性;2% 中性戊二醛对手术刀片等碳钢制品有腐蚀性,使用前应先加入 0.5% 亚硝酸钠防锈。

(2)戊二醛杀菌效果受 pH 影响大,用酸性或强化酸性戊二醛浸泡医疗器械时,应先用 0.3% 碳酸氢钠调 pH 为 7.5～8.8。pH 超过 9.0 时,戊二醛迅速聚合则失去杀菌能力。

(3)2% 碱性戊二醛室温只可保存 2 周,其余剂型可保存 4 周。

(4)戊二醛对皮肤黏膜有刺激性,接触溶液时应戴手套,防止溅入眼内或吸入体内。

(5)配制戊二醛要用蒸馏水,盛放戊二醛溶液的容器要干净。

(6)用戊二醛消毒或灭菌后的器械一定要用灭菌蒸馏水充分冲洗后再使用。

(二)过氧乙酸

过氧乙酸,又叫过醋酸,它是目前所有化学消毒剂中比较突出的一种消毒剂。属高效消毒剂,市售浓度为 160～200g/L。国家标准规定消毒用过氧乙酸产品有效含量最低限 150g/L,无爆炸性,加水稀释不产热,但使用者操作时应注意不要溅入眼睛,只有稀释到 2000mg/L 以下才可用于皮肤黏膜。

1. 杀菌原理 过氧乙酸的杀菌原理有两点:①依靠强大的氧化作用使酶失去活性,造成微生物死亡。②通过改变细胞内的 pH,而损伤微生物。

2. 主要优缺点

(1)优点:①高效广谱能杀灭一切微生物,杀菌效果可靠。②杀菌快速、彻底。③可用于低温消毒。④毒性低,消毒后物品上无残余毒性,分解产物对人体无害。⑤合成工艺简单,价格低廉,便于推广应用。

(2)缺点:①易挥发,不稳定,贮存过程中易分解,遇有机物、强碱、金属离子或加热分解更快。②高浓度稳定,但浓度超过 45% 时,剧烈振荡或加热可引起爆炸。③有腐蚀和漂白作用。④有强烈酸味,对皮肤黏膜有明显的刺激。

3. 适用范围 适用于耐腐蚀物品、环境、皮肤等的消毒与灭菌。

4. 使用方法

(1)浸泡法:将被消毒或灭菌物品放入过氧乙酸溶液中加盖。①细菌繁殖体用 0.1%(1000mg/L)浸泡 15min。②肝炎病毒、TB 菌用:0.5%(1500mg/L)浸泡 30min。③细菌芽胞:用 1%(10000mg/L)消毒 5min,灭菌 30min。诊疗用品或器材,用无菌蒸馏水冲洗干净并擦干后使用。

(2)擦拭法:用于大件物品,用法同浸泡法。

(3)喷洒法:对一般污染表面的消毒用 0.2%~0.4%(2000~4000mg/L)喷洒作用 30~60min;肝炎病毒和 TB 菌的污染用 0.5%(5000mg/L)的过氧乙酸喷洒作用 30~60min。

5.过氧乙酸配制　见表 15—4。

表 15—4　过氧乙酸百分浓度溶液配制用药量与加水量

原药浓度	欲配浓度 0.5%		欲配浓度 1.0%	
	取药量(mL)	加水量(mL)	取药量(mL)	加水量(mL)
20	25	975	50	950
18	28	958	56	944
16	31	964	62	938
14	36	969	71	929
12	42	964	83	916
10	50	950	100	900

表中为配制 1000mL 所取量

6.使用注意事项

(1)应贮存于通风阴凉处。

(2)稀释液临用前配制:用前应测定有效含量,根据测定结果配制消毒溶液。配制溶液时,忌与碱或有机物相混合。为防止过氧乙酸对消毒物品的损害,对金属制品与织物浸泡消毒后,应及时用清水冲洗干净。谨防溅入眼内或皮肤黏膜上,一旦溅上,及时用清水冲洗。消毒被血液、脓液等污染的物品时,需适当延长作用时间。

(三)含氯消毒剂

凡是能溶于水,产生次氯酸的消毒剂统称含氯消毒剂。它是一种古老的消毒剂,但至今仍然是一种优良的消毒剂。通常所说的含氯消毒剂中的有效氯,并非指氯的含量,而是消毒剂的氧化能力,相当于多少氯的氧化能力。该消毒剂分为以氯胺类为主的有机氯和以次氯酸为主的无机氯。前者杀菌作用慢,但性能稳定,后者杀菌作用快速,但性能不稳定。

1.常见的剂型

(1)液氯,含氯量>99.5%(V/V)。

(2)漂白粉,含有效氯 25%(W/W)。

(3)漂白粉精,含有效氯 80%(W/W)。

(4)三合二,含有效氯 56%(W/W)。

(5)次氯酸钠,工业制备的含有效氯 10%(W/W)。

(6)二氯异氰脲酸钠,含有效氯 60%(W/W)。

(7)三氯异氰脲酸,含有效氯 85%~90%(W/W)。

(8)氯化磷酸三钠,含有效氯 2.6%(W/W)。

2.杀菌原理　含氯消毒剂的杀菌机制如下。

(1)次氯酸的氧化作用:次氯酸为很小的中性分子,它能通过扩散到带负电荷的菌体表面,并通过细胞壁穿透到菌体内部起氧化作用,破坏细菌的磷酸脱氢酶,使糖代谢失衡而致细菌死亡。

(2)新生态氧的作用,由次氯酸分解形成新生态氧,将菌体蛋白质氧化。

(3)氯化作用,氯通过与细胞膜蛋白质结合,形成氮氯化合物,从而干扰细胞的代谢,最后引起细菌的死亡。

3. 主要优缺点

(1)优点:①杀菌谱广、作用迅速、杀菌效果可靠。②毒性低。③使用方便、价格低廉。

(2)缺点:①不稳定,有效氯易丧失。②对织物有漂白作用。③有腐蚀性。④易受机物、pH 等的影响。

4. 杀菌作用 通常能杀灭细菌繁殖体、病毒、真菌孢子及细菌芽胞。

5. 使用方法 常用的消毒灭菌方法有浸泡、擦拭、喷洒与干粉消毒等方法。

(1)浸泡法:将待消毒或灭菌的物品放入装有含氯消毒剂溶液的容器中,加盖。对细菌繁殖体污染物品的消毒,用含有效氯 200mg/L 的消毒液浸泡 10min 以上;对肝炎病毒和结核杆菌污染物品的消毒,用含有效氯 2000mg/L 的消毒液浸泡 30min 以上;对细菌芽胞污染物品的消毒,用含有效氯 2000mg/L 的消毒液浸泡 30min。

(2)擦拭法:对大件物品或其他不能用浸泡法消毒的物品用擦拭法消毒。消毒所用药物浓度和作用时间参见浸泡法。

(3)喷洒法:对一般污染表面,用 1000mg/L 的消毒液均匀喷洒(墙面:200mL/m² 水泥地面:350mL/m²,土质地面:1000mL/m²),作用 30min 以上;对肝炎病毒和结核杆菌污染的表面的消毒,用含有效氯 2000mg/L 的消毒液均匀喷洒(喷洒量同前),作用 60min 以上。

(4)干粉消毒法:对排泄物的消毒,用漂白粉等粉剂含氯消毒剂按排泄物的 1/5 用量加入排泄物中,略加搅拌后,作用 2~6h,对医院污水的消毒,用干粉按有效氯 50mg/L 用量加入污水中并搅拌均匀,作用 2h 后排放。

6. 影响杀菌因素

(1)浓度与作用时间:一般规律是药物浓度愈高,作用时间愈久,杀菌效果愈好。漂白粉与三合二药物浓度增高,其溶液 pH 亦随之上升,需延长作用时间才能灭菌。

(2)酸碱度 pH 愈低,杀菌作用愈强。含氯消毒剂的杀菌作用主要依赖于溶液中未分解的次氯酸浓度,而溶液 pH 愈低,则未分解的次氯酸愈多,随着 pH 上升,愈来愈多的次氯酸分解成氢与次氯酸根离子,而失去杀菌作用。

(3)温度增高可加强杀菌作用。但不能对次氯酸钠溶液加热,否则会导致其分解,使杀菌效果降低。

(4)有机物:有机物的存在可损耗有效氯,影响其杀菌作用。对低浓度消毒液的影响比较明显。淀粉、脂肪、醇类的影响较小(甲醇对次氯酸钠反而有增效作用);有机物对二氯异氰脲酸钠影响较小。

(5)还原性物质:硫代硫酸盐、亚铁盐、硫化物、含氨基化合物等还原性物质,亦可降低其杀菌作用。在消毒污水时应予以注意。

(6)水质的硬度:硬度<400mg/L,对其杀菌作用影响不大。

7. 使用注意事项

(1)应置有盖容器中保存,并及时更换。

(2)勿用于手术器械的消毒灭菌。

(3)浸泡消毒时,物品勿带过多水分。

(4)勿用于被血、脓、粪便等有机物污染表面的消毒。物品消毒前,应将表面黏附的有机物清除。

（5）勿用于手术缝合线的灭菌。

（6）用含氯消毒剂消毒纺织品时，消毒后应立即用清水冲洗。

（四）二氧化氯

二氧化氯是一种新型高效消毒剂，具有高效、广谱的杀菌作用。它不属于含氯消毒剂，实际上为过氧化物类消毒剂。目前国内已有多家在生产稳定性二氧化氯及二元包装的二氧化氯。

1.杀菌原理　二氧化氯具有很强的氧化作用，能使微生物蛋白质中的氨基酸氧化分解，导致氨基酸链断裂，蛋白质失去功能，使微生物死亡，它的作用既不是蛋白质变性，也不是氯化作用，而是强大的氧化作用，这种作用比氯化作用至少强 2.5 倍。

2.杀菌作用　二氧化氯杀菌谱广，包括几乎所有的常见致病微生物，如细菌繁殖体、细菌芽胞、真菌病毒以及抵抗力强的肝炎病毒等。

3.主要优缺点

（1）优点：①广谱、高效，能杀灭一切微生物，快速无毒使用安全。②使用范围广泛，不仅可以作为灭菌剂，也可作为消毒、防腐剂和保鲜剂。③作饮水消毒时不仅可杀死水中微生物，而且能杀灭原虫和藻类，具有提高水质和除臭作用。消毒后不产生有害物质，国外称它为理想的化学消毒剂。

（2）缺点：①有机物对该消毒剂有一定的影响。②对碳钢、铝、不锈钢等手术器械有一定的腐蚀性。③杀菌效果多受活化剂浓度和活化时间的影响。

4.应用范围　稳定性二氧化氯可应用于食品加工、饮用水、医院、医药工业的消毒、防霉、食品消毒和保鲜以及病房终末消毒、除臭、口腔含漱、外科伤口清洗等。

5.使用方法

（1）消毒处理。①浸泡法：将洗净、晾干待消毒或灭菌处理的物品浸于二氧化氯溶液中，加盖。对细菌繁殖的污染，用 100mg/L 浸泡 30min；对肝炎病毒和结核杆菌的污染用 500mg/L 浸泡 30min；对细菌芽胞消毒用 1000mg/L 浸泡 30min。灭菌浸泡 60min。②擦拭法：参考浸泡法。③喷洒法：对一般污染的表面用 500mg/L 二氧化氯均匀喷洒，作用 30min；对肝炎病毒和结核杆菌污染的表面用 1000mg/L 二氧化氯均匀喷洒，作用 60min。

（2）饮水消毒：在饮用水源中加入 5mg/L 的二氧化氯作用 5min 即可。

6.使用注意事项

（1）消毒前将二氧化氯用 10∶1 的柠檬酸活化 30min 才能使用。

（2）活化后的二氧化氯不稳定，一般要活化后当天使用。

（3）用二氧化氯消毒内镜或手术器械后，应立即用无菌蒸馏水冲洗，以免对器械有腐蚀作用。

（4）配制溶液时，忌与碱或有机物相接触。

（五）环氧乙烷

环氧乙烷为气体杀菌剂，杀菌谱广，杀菌力强，属高效灭菌剂。环氧乙烷在低温下为无色液体，沸点 10.8℃，在常温下为无色气体，易燃、易爆、空气中浓度达 3％以上，即有爆炸危险。环氧乙烷气体和液体都有杀菌作用，但一般作为气体消毒剂使用。

1.杀菌原理　环氧乙烷的杀菌原理是通过对微生物蛋白质分子的烷基化作用，干扰酶的正常代谢而使微生物死亡。

2. 主要优缺点

(1)优点：①广谱、高效能杀灭一切微生物。②穿透力强，可穿透玻璃纸、聚乙烯或聚氯乙烯薄膜和一般硬纸盒。③可用于不耐热的医疗器械的灭菌。

(2)缺点：①灭菌时间相对较长。②环氧乙烷气体易燃、易爆。③灭菌后物品有残余毒性，应通风散气后才能使用。

3. 使用范围和条件

(1)使用范围：环氧乙烷不损害消毒的物品且穿透力较强，故大多数不宜用一般方法消毒的物品均可用环氧乙烷消毒或灭菌，如电子仪器、光学仪器、生物制品、药品、医疗器械、书籍、文件、皮毛、棉、化纤、塑料制品、木制品、陶瓷及金属制品、橡胶制品、人工心肺机、人工肾、气管镜、膀胱镜、胃镜、手术器械、透析器和一次性使用的诊疗用品等。

(2)使用条件：影响环氧乙烷气体灭菌的因素很多，只有严格控制有关因素，才能达到消毒或灭菌效果。

①气体浓度、温度和灭菌时间的关系：在一定的范围内，温度升高、浓度增加，可使灭菌时间缩短。在一定温度范围内，若温度不变，则浓度加倍，消毒时间缩短一半。在用环氧乙烷灭菌时必须合理选择温度、浓度和时间参数。

②控制灭菌环境的相对湿度和物品的含水量：因为环氧乙烷的烷基化作用需要有一定的水分，故灭菌环境的相对湿度、细菌本身含水量和消毒物品含水量，对环氧乙烷的消毒效果均有显著影响。一般情况下，以相对湿度在 $60\%\sim80\%$ 为最好。物品太湿，细菌本身含水量太多，影响环氧乙烷的渗透性。太干燥的细菌，用环氧乙烷难以杀灭，消毒前可适当预湿，使微生物恢复失去的水分。

③注意菌体外保护物质对消毒效果的影响：菌体表面含有的有机物越多，越难杀灭，因为有机物层不仅可影响环氧乙烷的穿透，而且也可消耗一部分环氧乙烷。因此，当用环氧乙烷消毒脓、血、痰、粪和血浆污染品中的微生物时，应适当加大用量或延长作用时间。在无机盐或有机物晶体中的微生物，用环氧乙烷难以杀灭。

④灭菌物品的质量和厚度：环氧乙烷对多孔及能吸收环氧乙烷的物品表面灭菌效果较无孔表面为好。消毒时需要参考消毒物品的性质选择所用环氧乙烷浓度和作用时间。环氧乙烷气体的穿透力强，可穿过玻璃纸、硬纸盒、塑料薄膜、塑料管等。但是其穿透力也有一定的限度，所以消毒物品不能太厚。

4. 使用方法　由于环氧乙烷易燃、易爆，且对人有毒，所以必须在密闭的容器内灭菌。常用的灭菌容器有两种：即环氧乙烷灭菌器和环氧乙烷灭菌袋。

(1)环氧乙烷灭菌器及其应用：目前使用的环氧乙烷灭菌器种类很多，大型的有数十立方米，中等的有 $1\sim10m^3$，小型的有零点几至 $1m^3$。它们各有不同的用途。

大型灭菌器：一般用于大量处理物品的灭菌，一般用药量为 $0.89\sim1.2mg/m^3$，在 $55\sim60℃$ 下作用 6h。

中型环氧乙烷灭菌器：一般用于一次性使用诊疗用品的灭菌。这种灭菌器设备完善，自动化程度高，可用纯环氧乙烷或环氧乙烷和二氧化碳混合气体。一般要求灭菌条件为：浓度，$800\sim1000mg/L$，相对湿度 $60\%\sim80\%$，温度 $55\sim60℃$，作用时间 4h。灭菌物品常用塑料薄膜密闭包装：环氧乙烷穿透力强，可以穿过薄膜而进入灭菌物品。如果在小包装上带有可过滤空气的滤膜,则灭菌效果更好。

小型环氧乙烷灭菌器:多用于医疗卫生部门处理少量医疗器械和用品。为了安全,多采用环氧乙烷和二氧化碳或氟利昂混合气体。这类灭菌器自动化程度也比较高,可自动抽真空,自动加药,自动调节温度和相对湿度,也可自动控制灭菌时间。用于灭菌时要求环氧乙烷气体用 800mg/L,温度为 55～60℃,相对湿度 60%～80%,作用时间 6h。用于消毒时可减少气体浓度至 450mg/L。

对中型和小型环氧乙烷灭菌器的要求是:有较好的耐压性能和密闭性能,应能承受 1.25 倍工作压力的水压试验,无变形和渗漏,可以抽真空至 53.3kPa 以下;加药定量准确,保温性能可以调节消毒器内的温度和相对湿度;消毒后用外环境空气冲洗时,输入的空气应经过高效滤器,可滤除≥0.3μm 粒子 99.6% 以上;排出的残余环氧乙烷应经过酸化处理,灭菌物品中残留环氧乙烷应低于 10mg/L;灭菌环境中环氧乙烷的浓度应低于 2mg/m³。

(2)环氧乙烷灭菌袋的应用:用丁基橡胶尼龙布制成,容积有数升至数十升,大小不等,大者可用于消毒棉被、棉衣等大件物品,小者用于灭菌手术器械、敷料等小件物品。使用时先将物品装入袋内,然后扎紧袋口。从袋下角的排气口挤出袋内的气体,将环氧乙烷出气口与消毒袋的通气管接通,加温环氧乙烷瓶,使气化的环氧乙烷进入袋内,加药后塞牢通气管口。在要求的温度下,作用一定时间。消毒后打开袋口,通风散气,取出消毒物品。

灭菌时环氧乙烷用量及灭菌时间分别为:440mg/L,温度>30℃,12h;800mg/L,温度 25～30℃,6h;1000～1500mg/L,温度 25～30℃,2h。

5.使用时注意事项

(1)环氧乙烷存放处,应无火源,无转动马达,无日晒,通风好,温度低于 40℃,但不能将其放冰箱内。

(2)吸取或分装液态环氧乙烷时,须先将容器用冰水冷却,操作员应戴防毒口罩,若不慎将液体落于皮肤黏膜上必须立即用水冲洗 0.5min。

(3)取药及开钢瓶时不能太猛,以免药液喷出,玻璃安瓿应用两层布包好后,才能打开其液体,不可直接溅落在塑料袋上。

(4)经常检查漏气情况,可用加有 10% 酚酞的饱和硫代硫酸钠溶液浸湿滤纸,贴于可疑漏气处,如滤纸变红,即证明有环氧乙烷漏出,应立即进行处理。

(5)热水加热环氧乙烷容器时必须先打开阀门,移出热水后,才能关闭阀门。

(6)消毒完后,必须打开门窗充分通风散气后,再开照明电灯;消毒后的物品,放入解析器内清除残留环氧乙烷。

(7)环氧乙烷遇水后,形成有毒的乙二醇,故不可用于食品的灭菌。

(六)臭氧

臭氧在常温下为爆炸性气体,有特臭,为已知最强的氧化剂。臭氧在水中的溶解度较低(3%)。臭氧稳定性差,在常温下可自行分解为氧。所以臭氧不能瓶装贮备,只能现场生产,立即使用。

1.杀菌原理　臭氧的杀菌原理主要是靠强大的氧化作用,使酶失去活性导致微生物死亡。

2.杀菌能力　臭氧是一种广谱杀菌剂,可杀灭细菌繁殖体和芽胞、病毒、真菌等,并可破坏肉毒杆菌毒素。

3.方法和适用范围　在医院消毒方面,臭氧的用途主要有以下几种。

(1)水的消毒:医院污水和诊疗用水的消毒。

(2)物体表面消毒:饮食用具、理发工具、食品加工用具、衣物、钱币、化验单、病历夹、票券等放密闭箱内消毒。

(3)空气消毒:用于人不在的情况下,室内空气的消毒。

4.使用方法

(1)诊疗用水消毒:一般加臭氧 0.5～1.5mg/L,作用 5～10min,水中保持剩余臭氧浓度 0.1～0.5mg/L。对于质量较差的水,加臭氧量应在 3～6mg/L。

(2)医院污水处理:用臭氧处理污水的工艺流程是:污水先进入一级沉淀,净化后进入二级净化池,处理后进入调节储水池,通过污水泵抽入接触塔,在塔内与臭氧充分接触 10～15min 后排出。

一般 300 张床位的医院,建一个污水处理能力 18～20t/h 的臭氧处理系统,采用 15～20mg/L 的 O_3 投入量,作用 10～15min,处理后的污水清亮透明,无臭味,细菌总数和大肠菌群数均可符合国家污水排放标准。

(3)医院游泳池水的处理:臭氧消毒游泳池水的优点是:杀菌力强,速度快,对肠道菌和病毒均有杀灭作用;对游泳池设施不造成腐蚀、毁坏;能改善水质、脱色、除臭除味,处理后的水晶莹清澈;对游泳者无刺激性,少量臭氧能使空气清新,净化空气。缺点是:臭氧在水中分解快,消毒作用持续时间短,不能解决持续污染的消除。

一般来说,臭氧的投入量为 1～1.7mg/L,接触时间 1～2min,即可获得理想的消毒效果,水质也会有明显的改善,用于游泳池循环水处理,投入臭氧量为 2mg/L。

(4)空气消毒:臭氧对空气中的微生物有明显的杀灭作用,采用 30mg/m³ 浓度的臭氧,作用 15min,对自然菌的杀灭率达到 90% 以上。用臭氧消毒空气,必须是在人不在的条件下,消毒后至少过 30min 才能进入。可用于手术室、病房、无菌室等场所的空气消毒。

(5)表面消毒:臭氧对表面上污染的微生物有杀灭作用,但作用缓慢,一般要求 60mg/m³,相对湿度≥70%,作用 60～120min 才能达到消毒效果。

5.注意事项

(1)臭氧对人有害,国家规定大气中允许浓度为 0.2mg/m³,故消毒必须在无人条件下进行。臭氧对人体呼吸道黏膜有刺激,空气中臭氧浓度达 1mg/L 时,即可嗅出;2.5～5mg/L 时,可引起脉搏加速、疲倦、头痛,人若停留 1h 以上,可发生肺气肿,以致死亡,故在无人条件下进行消毒,消毒后停 30～50min 进入便无影响。

(2)臭氧为强氧化剂,对多种物品有损坏,浓度越高对物品损坏越重,可使铜片出现绿色锈斑,橡胶老化、变色、弹性减低,以致变脆、断裂,使织物漂白褪色等。使用时应注意。

(3)温度和湿度可影响臭氧的杀菌效果:臭氧作水的消毒时,0℃最好,温度越高,越有利于臭氧的分解,故杀菌效果越差。加湿有利于臭氧的杀菌作用,要求湿度>60%,湿度越大杀菌效果越好。

(4)空气消毒后维持时间:消毒后 30～60min 臭氧自行分解为氧气,其分解时间内仍有杀菌功效,故空气消毒后,若房间密闭仍可保持 30～60min。

(5)臭氧可与食品直接接触,用于食品消毒、保鲜,对食品不产生残余污染,不影响营养成分。

(6)用于环境设备消毒:高浓度的臭氧可以老化橡胶,使铜片锈蚀,但臭氧作空气消毒时,并非使用纯臭氧,又具有极易分解的特点,况且一般为间断使用,故不易产生对环境设备的损害。同时臭氧还可以除异味,净化环境,使空气清新。

(七)碘伏

碘伏是以表面活性剂为载体的不定型络合物,其中表面活性剂兼有助溶作用。该消毒剂中的碘在水中可逐渐释放,以保持较长时间的杀菌作用。所用表面活性剂,既能作为碘的载体,又有很好的溶解性,有阳离子、阴离子和非离子之分,但以非离子最好。

1.杀菌原理　碘伏起杀菌作用的主要是碘元素本身,它可卤化菌体蛋白质,酶失去活性,导致微生物死亡。

2.主要优缺点

(1)优点:①具有中效、速效、低毒、对皮肤无刺激、黄染较轻。②易溶于水,兼有消毒、洗净两种作用。③用碘伏消毒,使用方便,可以消毒、脱碘一次完成。勿需碘酊消毒、乙醇脱碘。

(2)缺点:①受有机物影响大。②对铝、铜、碳钢等二价金属有腐蚀性。

3.杀菌作用　碘伏为中效消毒剂能杀灭细菌繁殖体、结核杆菌及真菌和病毒,但不能杀灭细菌芽胞。

4.适用范围　适用于皮肤、黏膜的消毒。

5.使用方法　消毒处理:常用消毒方法有浸泡、擦拭、冲洗等方法。

(1)浸泡法:将清洗、晾干待消毒的物品放入装有碘伏溶液的容器中,加盖。对细菌繁殖体污染物品的消毒,用含有效碘 250mg/L 的消毒液浸泡 30min。

(2)擦拭法:对皮肤、黏膜用擦拭法消毒。消毒时,用浸有碘伏消毒液的无菌棉球或其他替代物品擦拭被消毒部位。对卫生洗手消毒用含有效碘 500mg/L 的消毒擦拭 2min;对外科洗手用含有效碘 3000~5000mg/L 的消毒液擦拭 3min;对于手术部位及注射部位的皮肤消毒,用含有效碘 3000~5000mg/L 的消毒液局部擦拭 2 遍,作用 2min;对口腔黏膜创面消毒,用含有效碘 500mg/L 的消毒液擦拭,作用 3~5min。

(3)冲洗法:对阴道黏膜及伤口黏膜创面的消毒,用有效碘 250mg/L 的消毒液冲洗 3~5min。

6.注意事项

(1)应于阴凉处避光、防潮、密封保存。

(2)碘伏对二价金属制品有腐蚀性,不应做相应金属制品的消毒。

(3)消毒时,若存在有机物,应提高药物浓度或延长消毒时间。

(4)避免与拮抗药物同用。

(八)乙醇

乙醇属中效消毒剂,目前医院使用很普遍。

1.杀菌原理　醇类消毒剂杀灭微生物依靠 3 种作用:①破坏蛋白质的肽键,使之变性。②侵入菌体细胞,解脱蛋白质表面的水膜,使之失去活性,引起微生物新陈代谢障碍。③溶菌作用。

2.主要优缺点

(1)优点:①具有中效、速效的杀菌作用。②无毒、无刺激,对金属无腐蚀性。

(2)缺点:①受有机物影响大。②易挥发,不稳定。

3.杀菌作用　乙醇为中效消毒剂,能杀灭细菌繁殖体、结核杆菌及大多数真菌和病毒,但不能杀灭细菌芽胞,短时间不能灭活乙肝病毒。

4.适用范围　适用于皮肤、环境表面及医疗器械的消毒。

5.使用方法　消毒处理:常用消毒方法有浸泡法和擦拭法。

(1)浸泡法:将待消毒的物品放入装有乙醇溶液的容器中,加盖。对细菌繁殖体污染医疗器械等物品的消毒,用70%的乙醇溶液浸泡10min以上;对外科洗手消毒,用75%的乙醇溶液浸泡5min。

(2)擦拭法:对皮肤的消毒,用75%乙醇棉球擦拭。

6.注意事项

(1)应置有盖容器中保存,并及时更换。

(2)勿用于手术器械的消毒灭菌。

(3)勿用于涂有醇溶性涂料表面的消毒。

(4)浸泡消毒时,物品勿带过多水分。

(5)勿用于被血、脓、粪便等有机物污染表面的消毒。物品消毒前,应将表面黏附的有机物清除。

(九)氯己定

氯己定为双胍类化合物,因分子中含有苯环,亦有人将之列入酚类消毒剂。该药属低效消毒剂。

1.杀菌原理　氯己定的杀菌作用有3点:①吸附于细胞表面,破坏细胞膜,造成胞质组分渗漏。②抑制脱氢酶的活性。③高浓度时,可凝聚胞质组分。

2.主要优缺点

(1)优点:杀菌速效,对皮肤无刺激,对金属无腐蚀性,性能稳定,抑菌效果特别强,抑菌所需浓度低,可为$10^{-5}\sim10^{-6}$。

(2)缺点:易受有机物的影响。

3.杀菌作用　可杀灭革兰阳性与革兰阴性的细菌繁殖体,但对结核杆菌、某些真菌以及细菌芽胞仅有抑制作用。

4.适用范围　可用于皮肤、黏膜创面及环境物体表面的消毒。

5.使用方法　消毒处理:常用消毒方法有浸泡、擦拭和冲洗等方法。

(1)浸泡法:将待消毒的双手浸泡于装有0.5%氯己定乙醇(70%)溶液或4%葡萄糖酸盐氯己定溶液的容器中,对卫生洗手,浸泡1～2min;对外科洗手,浸泡3min。

(2)擦拭法:对手术部位及注射部位的皮肤的消毒。用浸有0.5%氯己定乙醇(70%)溶液的无菌棉球或其他替代物品局部擦拭2遍,作用2min;伤口创面消毒,用浸有0.5%氯己定水溶液的无菌棉球擦拭创面2～3遍,作用2min。

(3)冲洗法:对阴道、膀胱或伤口黏膜创面的消毒,用0.01%～0.1%氯己定水溶液冲洗3～5min,至冲洗液变清为止。

6.使用注意事项

(1)勿与肥皂、洗衣粉等阴性离子表面活性剂混合使用。

(2)冲洗消毒时,若创面脓液过多,应延长冲洗时间。

(十)苯扎溴铵

苯扎溴铵属季铵盐类消毒剂,它是一种阳离子表面活性剂,在消毒学分类上属低效消毒剂。

1.杀菌原理　该消毒剂杀菌作用机制主要有：①改变细胞的渗透性，使细菌破裂。②使蛋白质变性。③抑制细菌体内某些酶，使之失去活性。④因其有良好的表面活性，可高浓度聚集于菌体表面，影响细胞的新陈代谢。

2.主要优缺点

(1)优点：①无难闻的刺激性气味。②易溶于水。③有表面活性作用。④耐光耐热。⑤性质较稳定，可以长期贮存。

(2)缺点：①易受有机物的影响。②吸附性强。一块 10cm×10cm 的纱布浸入 1/1000 的苯扎溴铵 1000mL 溶液中，可使该溶液变成 1/2000 的浓度。

3.杀菌作用　苯扎溴铵对化脓性细菌、肠道菌及部分病毒有一定的杀灭能力；对结核杆菌、真菌的杀灭效果不好；对细菌芽胞仅能起抑制作用。本消毒剂对革兰阳性菌的杀灭能力一般较对革兰阴性菌强，抑菌浓度远低于杀菌浓度。

4.适用范围　适用于皮肤、黏膜的消毒及细菌繁殖体污染的消毒。

5.使用方法

(1)对污染物品的消毒：可用 0.1%～0.5%浓度的溶液喷洒、浸泡或抹擦，作用 10～60min。如水质过硬，可将浓度提高 1～2 倍。

(2)消毒皮肤：可用 0.1%～0.5%的浓度涂抹、浸泡。

(3)消毒黏膜：可用 0.02%的溶液浸洗或冲洗。

6.使用注意事项

(1)苯扎溴铵为低效消毒剂，易被微生物污染。外科洗手液必须是新鲜的。每次更换时，盛器必须进行灭菌处理。用于消毒其他物品的溶液，最好随用随配，放置时间一般不超过 2～3d。使用次数较多，或发现溶液变黄、浑浊及产生沉淀时，应随即更换。

(2)消毒物品或皮肤表面粘有拮抗物质时，应清洗后再消毒。不要与肥皂或其他阴离子洗涤剂同用，也不可与碘或过氧化物等消毒剂合用。

(3)配制水溶液时，应尽量避免产生泡沫，因泡沫中药物浓度比溶液中高，影响药物的均匀分布。

(4)因本药不能杀灭结核杆菌和细菌芽胞，不能作为灭菌剂使用，亦不能作为无菌器械保存液。

(5)若消毒带有机物的物品时，要加大消毒剂的浓度或延长作用的时间。

三、清洗剂的选择

恰当地使用清洗剂能保障清洗效果，降低工作人员的劳动强度。目前，常用的清洗剂分为 5 类：酶清洗剂、中性清洗剂、碱性清洗剂、酸性清洗剂、润滑剂。

(一)酶清洗剂

1.酶的特性　酶是一种具有催化活性的蛋白质，极少数是 RNA 和 DNA，具有特殊的催化能力，可有效地分解有机物和蛋白质，少量、短时间内就能分解大量的底物。对于管腔类器械，酶清洗剂可以进入管腔深部，渗透至管腔的所有表面，并分解有机物，降低物体表面生物负荷 3～5 个对数级水平，从而提高清洗效果，并且酶清洗剂有去除内毒素和热原的作用。常温常压下催化效率是一般催化剂的 $10^7 \sim 10^{10}$ 倍，但对底物具有高度专一性，每种酶只能催化一种类型的分子。性质不稳定,在不利的物理化学条件下易变性,失去活性。

2.酶清洗剂的组成　依据化学结构,酶清洗剂可分为单酶、多酶。单酶只含有一种酶,一般为蛋白酶,仅能分解蛋白污物;多酶至少含4种成分,如蛋白酶、脂肪酶、糖酶与淀粉酶,能快速清除医疗器械上的污染物。依据物理形态,酶清洗剂分为固体酶、液体酶。依据清洗时产生泡沫的多少,又可分为高泡沫酶、低泡沫酶。低泡沫酶具有便于漂洗干净、对清洗机的损伤小、减少医务人员的接触性损伤等优点。多酶清洗剂还含有稳定剂、防腐剂(防止酶蛋白腐败变质)、漂洁剂(除污防聚)等成分。

酶清洗剂的组方除了酶的种类(蛋白酶、脂肪酶、淀粉酶、纤维素酶,其中蛋白酶是最重要的酶类)和数量外,作为成品,它还含有稳定剂(因浓缩液稀释后,随着时间的推移,酶的活性会逐渐下降,酶会变得不那么稳定)、防腐剂(防止酶蛋白腐败变质)、漂洁剂(除污防聚)、表面活性剂,其中表面活性剂是组方中除酶外最重要的成分。酶清洗剂大多以蛋白酶作为主要成分。表面活性剂具有湿润、洗涤和乳化的特征,既有亲水性又有疏水性,可以防止蛋白质碎片再次沉积到器械上。酶在生物体外极易失活,表面活性剂可提高酶的活性,增加酶的稳定性。长期以来,如何维持酶的稳定性,是酶清洗剂的关键技术,从早期的粉剂到目前的浓缩液体形式,关键在于选用的表面活性剂。低泡沫的效果也是表面活性剂的功能,人工清洗时过多的泡沫会影响操作人员的视线,易造成利器伤;泡沫破裂时会产生气溶胶,影响操作人员的健康,清洗机清洗时过多的泡沫会堵塞排水管道,同时,由于过多泡沫的瞬间挤压,影响回圈泵的工作,甚至造成损坏;也因空气的阻隔,造成许多酶无法发挥效用,增加了漂洗时间,造成水、电、时间上的浪费。

3.酶清洗剂的使用　好的酶清洗剂应是多酶、低泡沫、稳定,外观色泽清澈,无异味,无腐蚀性,可完全生物降解,有研究证实,酶的腐蚀性非常低,R<0.05,属于无腐蚀级别。

酶清洗剂有单酶、多酶之分,显而易见,多酶优于单酶;剂型有固体和液体两类。固体酶技术含量低,成本低,稳定性差,使用时易溶解不彻底,保存不当易受潮失活,如不慎吸入可能会损伤呼吸道;液体多酶清洗液技术含量高,稳定性高,成本也相应高,是目前国内外医用清洗剂中使用最多的剂型。

酶对各种理化因素(温度、强酸、强碱等)敏感,低温反应慢,耗时长,高温蛋白质易变性而失活,耗时短,反应不彻底,分解不完全,酶的适宜温度为35~40℃,由于有机污染物在>40℃易凝结,故酶清洗剂的一般使用温度约38℃为最佳,而并非水温越高越好,作用时间一般在5~10min。酶稀释后2~3h活性明显降低,故稀释后即使不用,时间长以后也应更换,酶清洗剂只有清洗作用而无杀菌作用,使用时间长、清洗器械多以后,从器械上清洗下来的微生物会大量繁殖,甚至有污染高于洗前的现象,故建议每次使用后更换。

(二)中性与碱性清洗剂

1.中性与碱性清洗剂的特性　中性清洗剂的pH为6.5~7.5,对金属无腐蚀性,碱性清洗剂的pH≥7.5,对金属腐蚀性小。这两种清洗剂都以表面活性剂为主,在去除蛋白质污染的能力上不如酶清洗剂,尤其是中性清洗剂,在相同手段和条件下,它的清洗效果不如其他的清洗剂。中性清洗剂适用于所有医疗用品,包括塑胶制品、软式内镜、含软金属(金银铜铁铝)的高精微手术器械。碱性清洗剂对油脂类污染有较强的去除能力,不适用于塑胶制品、橡胶、软式内镜、含软金属(金银铜铁铝)的高精微手术器械(清洗后器械易发黑)。碱性清洗剂对金属有微弱的腐蚀性(清洗后可以把不锈钢器械上的游离铁离子带走,故显得较光亮),然而每次带走的铁离子要累积上千次才有可见的差异性。

2.中性与碱性清洗剂的使用　中性清洗剂适用于所有医疗用品,而碱性清洗剂的使用则有一定的限制,尤其适用于骨科、腹腔手术、产科手术等含有大量脂肪污染的器械。也有研究的结果为碱性清洗剂清洗效果优于酶清洗剂,最优的搭配是先用碱性清洗剂浸泡后(去除油脂污染),如有必要再用酶清洗剂进行清洗(分解蛋白质),这样清洗的效果是又清洁又光亮。中性和碱性清洗剂也可作为预泡保湿的溶液,其效果优于用多酶清洗剂作保湿剂(浸泡时间>24h),对于已干涸的污染物,可用中性和碱性清洗剂按比率稀释后喷洒在污染部位或直接将器械浸泡于其中几分钟后,再进入清洗步骤。

(三)酸性清洗剂

1.酸性清洗剂的特性　酸性清洗剂就是我们通常说的除锈剂、除垢剂,pH≤6.5,对无机固体粒子(锈渍、水垢)有较好的溶解去除作用。虽然用砂纸、钢丝球、去污粉之类的物品借助摩擦的物理方法也能去除无机固体粒子,但这种方法严重损坏器械的金属表面涂层,造成不可逆的永久性损坏,并且会加快返锈的速度,而酸性清洗剂则通过与锈渍、水垢产生化学反应:氧化铁+氢离子→铁离子+水,碳酸钙(镁)+氢离子→钙(镁)离子+水+二氧化碳,使不溶于水的锈渍、水垢分解成溶于水的物质,对金属器械的损害远小于物理方法。

2.酸性清洗剂的使用　建议使用以磷酸或乙醇酸为主的酸性清洗剂,使用时按产品说明配置溶液,以浸泡为主,避免刷洗,如必要使用软毛刷子。建议提高溶液温度 $50\sim70\text{℃}$,可提高除锈效果,如借助超声波清洗机,利用其加温和空泡效应,则效果最快最好。对于清洗机或灭菌舱壁内锈渍、水垢的处理,建议可在舱壁不烫手或有一定温度的情况下,以较高浓度的稀释液喷洒,保留 $3\sim5\text{h}$ 后,用温水冲刷,根据锈渍、水垢的附着情况,可能需要多次处理才能完全清除。酸性清洗剂使用后必须彻底清洗干净避免残留,否则极易因为灭菌时的高温而腐蚀器械设备,温水可增加其清洗效果。

(四)润滑剂

1.润滑剂的特性　水溶性,与人体组织有较好的相容性。目前,市场上高质量的润滑剂多采用符合生产国当地药典中规定的水溶性矿物油,它对人体无毒,不破坏金属材料的透气性、机械性和其他性能,每次清洗后容易去除不易累积。液状石蜡、硅油、凡士林等虽然具备润滑功能,但与水无法相容,灭菌过程中会阻碍灭菌介质-水蒸气与器械表面的接触,同时也不易清洗干净,易堆积在关节处,提供微生物繁殖条件,故新规范中已不建议使用。

2.润滑剂的组成　除了符合药典规定的矿物油外,通常还有消毒剂和表面活性剂,由于矿物油可提供微生物生长的环境,需要在润滑剂中加入一定的消毒剂,表面活性剂的主要作用是防冻(因温度过低可造成润滑剂结冰)与调和水油混合,由于润滑剂为水油混合剂,稀释后或静置时间长后会有分层现象,因此需要表面活性剂来保障水油的混合。

3.润滑剂的使用　方式有3种:手工浸泡润滑、清洗机上油、喷油式上油。

(1)手工浸泡:厂家一般建议用纯化水稀释产品,器械清洗干净、干燥后放入润滑剂浸泡 30s,取出。有条件者放入干燥柜干燥,也可用消毒过的低纤维絮擦布擦干。

(2)清洗机上油:根据产品说明稀释后,按清洗机用水量计算每次的使用量,按比例调整抽液量,清洗机上油程序多与热力消毒程序合并,消毒润滑后自动进入烘干程序,烘干后如发现清洗机内壁或器械上有白斑(排除水垢),表示润滑剂浓度过高,应加以调整。

(3)喷油式上油:以上两种方法均在去污区进行,喷油式上油在检查包装区进行,器械检查后挑出关节紧涩的器械,针对关节喷入润滑剂,再进行关节活动,使润滑剂与关节充分接触,直到关节灵活为止。目前市场上各种品牌的清洗剂品种繁多,亦无统一的行业标准,使用方法一般遵循厂家的使用说明,至于选用何种清洗剂,那就要看清洗效果和性价比两项硬指标。

四、清洗用水的选择

为确保消毒供应中心及手术室无菌物品质量,降低设备维修成本,延长设备使用寿命,根据卫生部《清洗消毒及灭菌技术操作规范》明确要求,使用设备均要求软化水或纯化水进行清洗消毒。加强纯化水设备的管理,做好纯化水的质量检测至关重要。

(一)纯化水质量不达标的弊端

1. 对灭菌器及清洗设备的影响　硬质水(自来水)导致设备腐蚀渗漏,蒸汽发生器电热管外水垢包裹,在通电加热后致电热管爆裂,而增加设备维修成本,降低设备使用寿命。更重要的是因不能正常无菌供应,导致临床手术、诊疗、护理工作不能正常进行。

2. 对器械的影响　使用硬质水电导率>15 1s/cm,器械在烘干后表面就会有斑块状白色沉淀物,而影响器械质量。

(二)纯化水监测

1. 电导率　以数字表示的溶液传导电流的能力,单位以每厘米微西门子(/ls/cm)表示。一般设备上配有电导率仪显示装置,也可用专用电导率测试仪测试,每天记录测试仪或设备电导率仪读取值。

2. 氯化物　是指水中带负电的氯离子和其他元素带正电的阳离子结合而成的盐类化合物。取纯化水 50mL 于玻璃试管中,加入硝酸 5 滴与硝酸银 5 滴,摇匀,如无混浊,即为合格。

3. pH　最简便的方法是用 pH 试纸测试后与对色板比较,记录其读取值。

4. 澄明度　取纯化水于玻璃试管中,将玻璃试管置于反色板上(黑),肉眼观察纯化水为无色,没有悬浊物、颗粒杂质等为合格。

(杨柳)

第八节　消毒供应中心消毒灭菌技术

用于进入人体组织或无菌器官的医疗用品必须达到灭菌要求。各种注射、穿刺、采血器具应当一人一用一灭菌。凡接触皮肤、黏膜的器械和用品必须达到消毒要求。医疗卫生机构使用的一次性使用医疗用品用后应当及时进行无害化处理。

一、消毒、灭菌的相关知识

医疗器械、器具和其他物品根据其危险性分为高度危险性物品、中度危险性物品和低度危险性物品。消毒时需要根据其危险性分别采取消毒措施。

高度危险性物品是指进入人体无菌组织、器官、脉管系统,或有无菌体液从中流过的物品或接触破损皮肤、破损黏膜的物品,一旦被微生物污染,具有极高感染风险,如手术器械、穿刺针、腹腔镜、活检钳、心脏导管、植入物等,对高度危险性物品使用前必须经过灭菌处理。中度危险性物品是指与完整黏膜相接触,而不进入人体无菌组织、器官和血流,也不接触破损皮肤、破损黏膜的物品,如胃肠道内镜、气管镜、喉镜、肛表、口表、呼吸机管道、麻醉机管道、压舌板、肛门直肠压力测量导管等,需达到消毒水平。低度危险性物品是指与完整皮肤接触而不与黏膜接触的器材,如听诊器、血压计袖带等;病床围栏、床面以及床头柜、被褥等;墙面、地面、痰盂(杯)和便器等。其可以不消毒或者达到低水平消毒。

（一）消毒

消毒是通过物理或化学的方法清除或杀灭传播媒介上病原微生物,使其达到无害化的程度。

接触皮肤、黏膜的医疗器械、器具和物品必须达到消毒水平,消毒水平可分为高水平、中水平和低水平。

1.高水平消毒　是指杀灭一切细菌繁殖体,包括分枝杆菌、病毒、真菌及其孢子和绝大多数细菌芽胞。达到高水平消毒常用的方法包括采用含氯制剂、二氧化氯、邻苯二甲醛、过氧乙酸、过氧化氢、臭氧、碘酊等,以及能达到灭菌效果的化学消毒剂,在规定的条件下,以合适的浓度和有效的作用时间进行消毒的方法。

2.中水平消毒　指杀灭除细菌芽胞以外的各种病原微生物,包括分枝杆菌。达到中水平消毒常用的方法包括采用碘类消毒剂(碘伏、氯己定碘等)、醇类和氯己定的复方、醇类和季铵盐类化合物的复方、酚类等消毒剂,在规定条件下,以合适的浓度和有效的作用时间进行消毒的方法。

3.低水平消毒　指能杀灭细菌繁殖体(分枝杆菌除外)和亲脂病毒的化学消毒方法,以及通风换气、冲洗等机械除菌法,如采用季铵盐类消毒剂(苯扎溴铵等)、双胍类消毒剂(氯己定)等,在规定的条件下,以合适的浓度和有效的作用时间进行消毒的方法。

对中度危险性物品应当采用高水平或中水平消毒法。直接进入人体体腔道接触黏膜的中危器械如胃镜、肠镜、阴道镜等,使用后常附着大量的、不易清洗干净的黏液,消毒难度大,引起感染的机会较多。间接接触黏膜或皮肤的医疗用品,如呼吸机管道、吸氧管等物品,其结构特殊,不易清洗干净,且主要用于免疫功能低下,易发生感染的患者。对这些中度危险性物品的清洗、消毒处理应特别注意每一个环节。

对低度危险性物品由于其只直接或间接与患者健康无损的皮肤相接触,一般只需清洁处理。需要消毒时常用消毒剂喷雾、浸泡或擦拭消毒。

（二）灭菌

灭菌是用化学或物理的方法杀灭或清除传播媒介上所有微生物,使其达到无菌水平。

进入人体组织、无菌器官的医疗器械、器具和物品为高度危险性物品,必须进行严格的灭菌处理。灭菌前应当彻底清洗干净。

此类物品的灭菌方法包括热力灭菌、辐射灭菌、环氧乙烷灭菌、低温甲醛蒸气灭菌和过氧化氢等离子体灭菌等方法,以及用各种灭菌剂如戊二醛、二氧化氯、过氧乙酸和过氧化氢等进行灭菌处理的方法。

使用的灭菌器械和消毒剂应为卫生部批准的产品,使用时应按厂家说明书进行操作。

（三）选择消毒、灭菌方法的原则

1.使用经卫生行政部门批准的消毒药、械,并按照批准使用范围和方法使用。

2.根据物品污染后的危害程度选择消毒、灭菌的方法:①对高度危险性物品,必须选用灭菌方法处理。②对中度危险性物品,进行中水平或高水平消毒处理。③对低度危险性物品,一般可用低水平消毒或只作一般的清洁处理。

3.根据物品上污染微生物的种类、数量和危害性选择消毒灭菌方法：

(1)对受到细菌芽胞、真菌孢子、分枝杆菌和经血传播病原体(乙型肝炎病毒、丙型肝炎病毒、艾滋病病毒等)污染的物品,选用高水平消毒法或灭菌法。

(2)对受到真菌、亲水病毒、螺旋体、支原体、衣原体和病原微生物污染的物品,选用中水平以上的消毒方法。

(3)对受到一般细菌和亲脂病毒等污染的物品,可选用中水平或低水平消毒法。

(4)对存在较多有机物的物品消毒时,应加大消毒药剂的使用剂量和(或)延长消毒作用时间。

(5)消毒物品上微生物污染特别严重时,应加大消毒药剂的使用剂量和(或)延长消毒作用时间。

4.根据消毒物品的性质选择消毒方法：

(1)耐高温、耐湿度的物品和器材,应首选压力蒸汽灭菌;耐高温的玻璃器材、油剂类和干粉类等可选用干热灭菌。

(2)不耐热、不耐湿,以及贵重物品,可选择环氧乙烷或低温蒸汽甲醛气体消毒、灭菌。

(3)对器械浸泡灭菌时,应选择对金属基本无腐蚀性的消毒剂。

(四)医疗机构使用消毒药械的管理

《传染病防治法》第二十九条规定,用于传染病防治的消毒产品应当符合国家卫生标准和卫生规范。根据《消毒管理办法》的规定,消毒产品包括消毒剂、消毒器械(含生物指示物、化学指示物和灭菌物品包装物)、卫生用品和一次性使用医疗用品。

卫生部对消毒剂、消毒器械实行市场准入制度,只有取得卫生部卫生许可批件的产品才可以上市销售,医疗机构只能使用经过卫生部批准的消毒剂和消毒器械。一次性医疗用品在我国由食品药品监督管理局管理,只有取得了医疗器械许可证后才可上市。医疗机构也只能使用经过食品药品监督管理局批准的产品。卫生用品由卫生部门管理,但目前没有实行许可制度,医疗机构应根据检测结果和以往的使用情况选择合格的供应商和安全有效并符合国家卫生标准和卫生规范的产品。

各种注射、穿刺、采血器具应当一人一用,不得重复使用。使用过的一次性医疗器械应按照《医疗废物管理条例》及时进行无害化处理。

消毒药械和一次性使用医疗器械、器具的品质及其合法性是否符合《传染病防治法》和《消毒管理办法》的规定,由医院感染管理部门进行审核并接受卫生行政部门的监督检查。

二、清洁类医疗物品的清洗消毒

医院用清洁类医疗物品是指经终末处理或清洗消毒后可再次使用的物品,一般包括床单位、呼吸机外置管路、压脉带、氧气湿化瓶等。长期以来,临床科室采取化学消毒剂自行浸泡消毒的方法,处理程序不规范,无专人把关,消毒质量难以保障,且化学消毒剂易造成病区环境污染,存在着一定的安全隐患。为保证医院清洁类医疗用品的有效、安全使用,我院自 2007 年起逐步探索该类物品的集中式供应模式,先后开展了床单位、呼吸机外置管路、压脉带、氧气湿化瓶的集中式清洗消毒,建立了适合各类清洁类物品的标准化清洗消毒方法及供应流程,制定了清洁类物品的管理规范,收到了良好的效果。

(一)病床单位的清洗消毒

病床消毒供应中心是将患者常规使用、出院或病故患者使用的病床进行集中的清洗消毒、配送的场所。对病床及床上用品使用后进行彻底清洗消毒的问题,而且有效的控制在病房内铺床、套被所产生的尘埃对空气的污染,达到有效预防医院内感染的目的,为每位患者提供洁净、安全、舒适的床单位。

1.目的　明确病床使用后的消毒管理过程,为患者提供清洁、舒适的床单位,防止医院交叉感染。

2.适用范围　适用于病区护士,病床消毒中心、洗衣房、器械修理所、电梯班等相关工作人员。

3.人员　病区护士、消毒工、洗衣工、维修工、电梯工。

4.工作程序与要求

(1)病床消毒供应中心负责对使用后的病床及床上用品进行集中清洗、消毒处理,为病区提供清洁的床单位。

(2)病床消毒供应中心应配备所负责处理病床总数10%基数的周转床及床上用品。

(3)死亡患者、传染患者及特殊感染患者使用后的病床做到一用一消毒;一般患者使用的病床每3个月清洗消毒1次,由病床消毒中心提供消毒标识,使用病区按时通知病床消毒供应中心。

(4)病区护士在网上申请换床,注明申请病区、床号、申请时间、更换方式,并用呼叫系统明示。病床消毒供应中心接到信息后,在计算机上注明下送时间,并立即指派下送人员将备用床经清洁电梯送到所申请病区,经护士验收,床及床上用品齐全完好后签名。下送人员检查回收病床及床上用品齐全后将病床送至消毒供应中心污染区。

(5)污染区的操作人员验收后进行分类处理,将被套、床单、枕套放置污物袋中由洗衣房回收处理,将床垫、棉絮、褥子、枕头装入压力蒸汽消毒柜中经105℃持续5min消毒处理后进入清洁区;病床推入消毒清洗器内,经12min清洗消毒处理后进入清洁区;被套、床单、枕套经洗衣房清洗消毒后送清洁区,清洁区人员进行验收并签名。合格后铺好备用床存放在清洁区内备用。

(6)验收不合格的被服及时返回洗衣房进行修补,修补后送回清洁区。不能修补的被服及污染严重的棉絮、褥子、枕头由被服中心负责更换。验收不合格的病床及时申报器械修理所进行维修,合格后投入使用。

(7)病床消毒供应中心按操作规程进行操作,在操作中出现的问题及时与有关部门联系,确保病床消毒供应工作正常运行,病床消毒中心提供24h服务,双休日、节假日照常工作。

(8)电梯班对下送的专用电梯进行日常维护与维修,保证病床的运送。器械修理所对病床消毒柜、病床清洗机进行日常维护与维修,保证病床处理系统正常运行。

5.工作标准

(1)清洗消毒后床架的外观干净,无污渍,无血迹,无异物。

(2)消毒后的床垫及床上用品应干净,无污渍,无血渍。

(3)每季度对床架、床垫、床上用品做微生物学监测,每次分别做3～5个部件,细菌数≤20cfu/cm² 为合格。

(4)清洗消毒后的床单位按规定进行整理,在下送病房前注明失效时间,失效期为3

个月。

6.工作流程 见图 15-4。

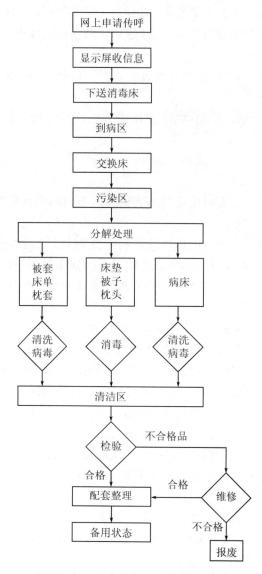

图 15-4 病床单位消毒工作流程

(二)清洗机操作程序

1.操作程序

(1)合上总电源,开软化水、纯水。

(2)开排汽阀,开蒸汽总阀,等待 5~10min(目的是排掉管道内的冷凝水),关闭排汽阀。

(3)开分汽阀,缓慢开,同时看压力表达到要求压力,开压缩空气阀。

(4)开电源,屏幕显示操作界面。

(5)将床推入清洗机。

(6)床的要求:杂物必须去掉。

(7)清洗机显示屏开始选择关门。

(8)开始灯亮起。

(9)按(SETUP)键选择程序(P1、P2、P3、P4、P5、P6),第 2 个"↑"数字键,即"selectcycle"。选择程序(上下方向键选择程序)→确认→OK→启动程序(绿色开关)→输入密码(111AAA)→OK→(自动启动程序)→开始清洗。

(10)出锅。

(11)下班关电源,总电源、分汽、总汽,关压缩空气阀。

2.故障的排除

(1)故障消除键:按红色"×"消除报警。

(2)启动键:出现输入密码提示,输入"111AA"→OK→按开门→红灯熄灭→屏幕正常→开启新程序。

(3)"P1、P2、P3、P4、P5、P6"等待故障处理。

3.设备没运行出现故障时处理

(1)灯亮起,并伴有声音。

(2)看故障信息,并记下信息。

(3)按消除键消除报警。

(4)电话通知工程师。

4.清洗机常用英文翻译　DETAILS:明细;PLOT GRAPH:曲线图;SETUP BAR GRAPH:柱形图、(设置);SYSTEM:系统;ABOUT:调试屏幕的光亮度。

(三)消毒柜操作程序

1.操作程序

(1)合上总电源,开软化水。

(2)开排汽阀,开蒸汽总阀,等待 5～10min 后(目的是排掉管道内的冷凝水),关闭排汽阀。

(3)开分汽阀,顺序是从上至下缓慢开同时看压力表,达到要求压力,开压缩空气阀。

(4)开消毒柜上电源:1 开,0 关。

(5)选择程序 P1、P2、P3、P4、P5、P6,等待开始键灯亮。

(6)按开门键"open door"打开前门。

(7)将待消毒的物品装进柜内。

(8)持续按关门键"close door"关门。等待关门指示灯 door(s)close 亮后方可放手,等待升温。

(9)等开始键"start"灯亮后按此键即程序运行。

(10)程序运行。

(11)结束时后门自动打开,出锅。

(12)关柜门,持续按关门键"dose door"等关门指示灯亮后方可放手。

(13)工作完毕后依次关消毒器电源、总电源、分汽、总汽、压缩空气。

2.注意事项

(1)不用时前后门都应关闭。

（2）门锁钥匙只用于后门，把钥匙插在锁上，正常情况下钥匙在 0 方向。

（3）只要报警，必须开前门（前门直接按显示屏开门）。

（4）当屏幕出现"EMERG SHUT DOWN（紧急关闭）"即是急停锁的问题，应拧锁复位，按复位键"△"处理。

（5）关门时门锁的灯不亮，要看是否是压力的问题。门封压力：2.5～3Bar。

（6）压力要求：冷凝水 3～6Bar；压缩空气 6～8Bar；蒸汽总压力 0.4kg；夹层压力 0.5Bar；柜内压力 0.5Bar；门封压力 2.5～3Bar。

（7）每日消毒开门前检查各种压力表是否达到要求，再装锅。

（四）呼吸机外置回路的清洗消毒

医院使用的呼吸机外置回路属于中度危险性物品，用后可用中水平或高水平消毒法清洗消毒，处理后干燥避污包装保存供临床科室使用。

1. 制度与要求

（1）病区工作人员应与消毒供应中心的人员进行交接，交接时应当面清点，如有特殊感染的管路应注明。

（2）呼吸机外置回路应一人一用一清洗消毒，常规使用者应每周更换 1 次。

（3）特殊感染患者使用过的呼吸机外置回路（包括结核分枝杆菌、AIDS 病毒、梅毒、乙肝病毒、丙肝病毒、MRSA、MRSE 等耐药菌群感染者）应单独采用重度污染程序进行清洗消毒。

（4）如临床怀疑使用呼吸机患者的感染与呼吸机管路相关，应及时更换呼吸机外置回路，并进行清洗消毒。

（5）清洗前应将呼吸机外置回路连接部件拆卸到最小单位，拆卸后立即清洗消毒。

（6）清洗消毒前，应将呼吸机外置回路按正确的方法放置在清洗架上，选择正确的程序（如一般患者用过的管路选择一般污染清洗消毒程序即 P4，特殊感染患者用过的管路选择重度污染清洗消毒程序即 P6 进行清洗消毒）。

（7）清洗消毒后的呼吸机外置回路应干燥保存用塑封袋塑封，失效期为 7d，并在包装上注明清洗消毒时间及失效时间。

（8）呼吸机外置回路的配置由临床各科室自行向器械处申请，消毒供应室不配备周转基数。

（9）清洗消毒后的呼吸机外置回路应下送回各科室，并签字交接。

（10）呼吸机外置回路清洗消毒效果的监测由医院感染科每季度监测 1 次，并将报告存档备查。

2. 工作流程

（1）下收人员推装有周转箱的回收车到各监护室及病房进行回收，回收时与病区人员查对后在回收单上记录数量及相关配置零件，并签名确认。

（2）将回收的呼吸机外置管路按操作规程进行分解，清洗前应将连接部件拆卸至最小单位，呼吸机外置回路包括呼吸机呼吸管路、螺纹管、湿化器、集水杯、雾化器等，拆卸后立即清洗，并在清洗前仔细检查管路内有无痰痂、血痂、油污及其他污迹，如有上述情况应预先放入清洗剂内浸泡 10min，再放入清洗消毒机内进行清洗消毒。

（3）清洗消毒前,应将呼吸机外置回路正确装放在清洗架上,选择适宜的程序进行清洗消毒。清洗消毒机消毒的最低温度应达到90℃,维持消毒时间一般污染为5min,重度污染为10min。

（4）呼吸机外置管路清洗消毒后应在清洗消毒机内或专用烘干机内进行烘干。将清洗消毒干燥后的呼吸机管路进行检查,是否清洗干净、干燥、有无破损等。如有破损单独进行包装,并与病区人员交接。无破损按要求进行组装,装入纸塑袋内封闭,并注明一周有效期。干燥后的外置回路应在清洁区内组装,组装后应装入清洁袋内,干燥保存备用。过期后应重新消毒、干燥、包装存放,在包装上注明新的消毒时间及失效时间。呼吸机外置回路的消毒效果由医院感染与疾病控制科定期进行细菌学监测。

（5）由于呼吸机型号不同,外置回路也不同,所以消毒供应中心回收哪个科室的呼吸机外置回路,经清洗消毒后,应送还该科室,回收几套,送还科室几套,不在消毒供应中心存放。

（6）呼吸机外置回路的配置由使用科室根据呼吸机类型及要求向器械处申请采购,消毒供应中心不配备周转基数。

3.消毒工作流程 见图15—5。

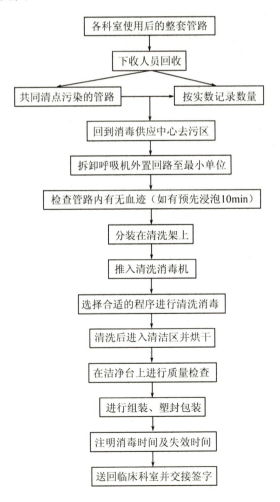

图15—5 呼吸机外置回路消毒工作流程

（五）压脉带、氧气湿化瓶的清洗消毒

压脉带及氧气湿化瓶可重复使用，应用后应进行清洗去污，低水平的消毒干燥处理、避污包装保存采取集中消毒，定时交换的管理方式，按照基数周转，由消毒供应中心工作人员到各病区下收下送，供应诊疗科室方便使用。

1. 管理与要求

（1）病区工作人员应与消毒供应中心的人员进行交接、清点。消毒供应中心人员根据病区现有周转基数的数量，发放消毒后的压脉带（氧气湿化瓶），并在交换单上签名确认。

（2）病区应对确认的基数实施管理，除有感染性疾病污染的压脉带（氧气湿化瓶）病区可作处理外，一般情况下报废的物品由消毒供应中心处理。在使用过程中基数丢失、不够用时，病房护士长可申请补齐基数，下送人员可增补基数。

（3）清洗消毒：消毒供应中心对回收的压脉带（氧气湿化瓶）及时按压脉带（氧气湿化瓶）清洗消毒程序进行清洗消毒。清洗消毒后的压脉带（氧气湿化瓶）放入干燥柜，氧气湿化瓶需选择 70℃，10min 的干燥程序，压脉带需选择 60℃，20min 的干燥程序进行充分干燥。对清洗消毒后的压脉带（氧气湿化瓶）进行质量检查，对合格的压脉带（氧气湿化瓶）使用纸塑包装袋进行包装。不合格者重新处理，无法处理时应做报废。

（4）按照病房用量及病员安排，每周五消毒供应中心发给病区 3d 用量，下周一再将使用后的压脉带（氧气湿化瓶）回收，节日期间 3d 发放 1 次。消毒供应中心根据周转使用量及不合格报废的量，及时向器械库申请新的压脉带（氧气湿化瓶），增补周转使用量，满足临床科室的使用。

（5）消毒供应中心应及时如实的统计各病区使用的压脉带（氧气湿化瓶）数量，纳入成本核算管理，月底上报经济核算科。

2. 工作标准

（1）清洗消毒后的压脉带外观干净、无污渍、无血迹、无异物。清洗消毒后的压脉带应在 60℃干燥柜内烘干 20min，完全干燥后挑选整理，10 根 1 捆，将压脉带 30 根装入 15cm×40cm 或 120 根装入 30cm×30cm 的纸塑袋中密封备用，并标明包装时间。对弹性不好、两头发黏、颜色发黑、长度不够的进行报废。

（2）清洗消毒后的氧气湿化瓶外观清洁、透明、无污渍、无水渍、无裂缝，滤芯无锈渍，清洗消毒后的氧气湿化瓶应选择 70℃、10min 烘干程序，完全干燥后进行整理，每一套氧气湿化瓶装置包括一个氧气湿化瓶，一个滤芯，用纸塑包装袋封装，注明日期。不合格者进行处理。

3. 工作流程　见图 15—6。

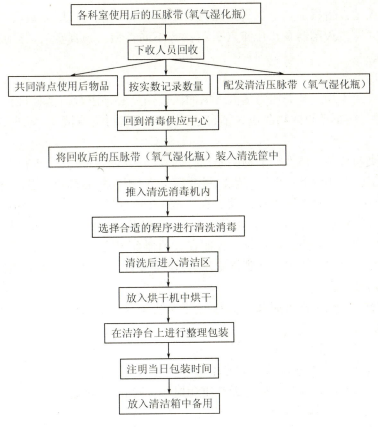

图 15—6　消毒工作流程

三、高压蒸汽灭菌技术

压力蒸汽灭菌法是将蒸汽输入到专用灭菌器内处于很高的压力之下,使蒸汽穿透力增强、温度提高达到快速杀菌效果。到目前为止,尚无任何一种灭菌方法能完全代替压力蒸汽灭菌法。

（一）灭菌原理

压力蒸汽杀菌的基本要素是作用时间、作用温度及饱和蒸汽等三大要素。饱和蒸汽必须满足干燥（含湿气＜10％）和纯净（含冷空气＜5％）。压力蒸汽之所以有强大的杀菌作用,主要是蒸汽处于一定压力之下,升高蒸汽温度和冷凝水体积缩小 1870 倍,迅速穿透物品内部;另外蒸汽冷凝成水时能释放潜伏热,常压下把 1g 水从零度加热到 100℃需消耗 418.4J 热能,而再把 1g 100℃水继续加热成蒸汽则需要消耗 2259.4J 热能,这种温度计测不出的热能称作潜伏热。这种潜伏热在蒸汽接触冷的物体时冷凝成水时就释放热量给物体,使物体温度迅速增高。

（二）特点

压力蒸汽灭菌主要特点是杀菌谱广、杀菌作用强、灭菌效果可靠、热穿透力强、温度高、作用迅速、处理后随即进行干燥、无任何残余毒性,适用于包括液体在内的各种不怕热物品的灭菌,但只能处理不畏湿热物品,需要专门设备,不易穿透油剂、粉剂。

(三)设备分类

压力蒸汽灭菌设备根据其冷空气排除方法不同分为下排气式压力蒸汽灭菌器和预真空(含脉动真空)式蒸汽灭菌器及正压排气灭菌器等不同类型。预真空(含脉动真空)式包括普通型和快速型。

(四)操作前准备

1.物品清洗与干燥　凡需压力蒸汽灭菌的医疗用品必须进行清洗处理。目的是除污染、除脏物、除热源。污染严重的物品应先消毒达到安全无害再进行清洗,清洗后的物品应进行充分干燥。

2.物品分类与包装　清洗后的物品先进行检查、分类,然后按要求进行包装。常用的包装材料有棉布、无纺布、皱纹纸、纸塑包装袋、硬质容器等,根据物品选择合适的包装材料。

3.物品的摆放与装量　同类物品摆放在一起,灭菌包竖放。包的上下左右应留有空间,容器通风孔打开并置上下方向;布类物品放上层,金属及其他物品放下层;大包在上,小包在下;物品勿接触灭菌器内壁;物品装量应控制在灭菌器容积的90%,不宜装载过满。

4.夹层预热　蒸汽进入夹层达到规定压力,冷空气自动排出,同时将柜室四壁预热,防止蒸汽进入内层形成冷凝水。

5.排除冷凝水　蒸汽进入灭菌柜室内,逐渐可将柜内冷空气和冷凝水排出。

(五)操作方法

1.检查水、电是否通畅。

2.打开阀门进行排气,排除残留的冷凝水。

3.检查密封圈及前封板和门板有无杂质和损坏,清洁空气过滤器。

4.做B-D试验,合格后准备消毒灭菌。

5.设备提示"启动"时,打开密封门,按装载要求摆放好待灭菌的包。

6.关闭密封门,选择程序,启动运行程序(go)。

7.灭菌过程中,操作人员应随时监测,如有异常,应及时处理。

8.灭菌结束后,待室内压力回零后方可开门。戴防护手套,取出物品。有孔器皿灭菌结束后要关闭气孔。

9.做好灭菌过程监测、记录、存档。

10.灭菌工作完成后,关闭电源,清洁环境。

(六)灭菌参数

压力蒸汽灭菌器灭菌参数,见表15-5。

表15-5　压力蒸汽灭菌器灭菌参数

设备类别	物品类别	温度(℃)	时间(min)	压力(kg/cm²)
下排气式	敷料	121	30	1.05
	器械	121	20	1.05
预真空式	器械、敷料	132～134	4	2.1

(七)效果监测

压力蒸汽灭菌效果受诸多因素的影响,如设备的质量和故障、蒸汽质量、残留冷空气、物品包装或摆放不当等都会造成灭菌失败。加强对消毒效果监测是确保灭菌质量的可靠手段。压力蒸汽灭菌柜的监测现在已有了一套科学有效的方法。

1.工艺监测　压力蒸汽灭菌工艺监测包括消毒设备故障检查,确保灭菌温度、灭菌时间和蒸汽质量不出问题,灭菌物品处理必须正确。工艺监测可显示灭菌器是否正常运转,可直观灭菌运行情况,及时发现问题,但是不能监测每个灭菌物品是否真正达到灭菌,故不能代替其他监测方法。

2.化学监测　化学监测法用于日常灭菌效果监测,是利用某些热敏化学物质与其他辅料配制成印墨,经过特殊工艺印制在特定的纸上而成。在规定的饱和蒸汽温度下,作用到预定时间,将印迹颜色变化与标准色比较,判定是否达到灭菌基本要求,间接指示灭菌效果。使用过程中应专卡专用,防止受潮,正确判定结果。

3.生物监测　利用热抗力强的细菌芽胞制成生物指示剂,经压力灭菌处理后,再检验芽胞存活情况以判断灭菌效果,用作蒸汽灭菌效果的监测。生物指示剂所用细菌芽胞为嗜热脂肪杆菌(ATCC7953 或 SSIK31)芽胞,每个菌片含细菌芽胞数为 $5\times(10^5\sim10^6)$ cfu/片,D_{121} 值为 1.3～1.9min。按国家标准和消毒技术规范的规定进行监测,做到按期、按规定的样本量进行,并设阳性对照,正确进行结果判定,每次监测结果都应记录在案备查,所有监测器材应具有国家级有效的批准文号,以保证其质量符合相关标准。

4.高压蒸汽灭菌效果监测　每个月随机抽取 3 个气管切开包,送至医院感染管理与疾病控制科进行微生物学监测,并出具检测报告,备案保存。

(八)注意事项

1.冷空气的排除要彻底　压力蒸汽灭菌器内存在冷空气不仅影响蒸汽的穿透性,亦影响升温,即使蒸汽压力达到要求,温度也升不到预定值。

2.物品包装要正确　压力蒸汽灭菌包大小合适,一般以 30cm×30cm×40cm 为宜,预真空压力蒸汽灭菌器内灭菌包最大为 30cm×30cm×50cm。灭菌物品的包装材料基本要求是具有良好的透气性,并可防止各种微生物的进入。

3.灭菌包摆放合理　灭菌器内冷空气能否顺利排出和蒸汽顺利穿透与灭菌包的摆放密切相关。灭菌包应分层放置,一律竖放,包与包之间留有一点空隙,最好将灭菌包放在铁丝框内,金属类物品包应放在下层,金属盆、盘、碗等应处于竖立的位置,玻璃瓶、管等应将开口向下或侧放,储槽、带孔的金属盒应将侧孔打开,使侧孔处于上下位置。

4.防止敷料包引起超热蒸汽　压力蒸汽在一定压力下,其温度比较恒定。若温度超过相应压力下的温度值的2℃即为超热蒸汽。超热空气同干热空气一样不能冷凝、不能释放潜伏热、穿透力差、灭菌效果也差。为防止超热蒸汽,在敷料包放入灭菌柜内后,通蒸汽预热夹层时棉织品不能过于干燥,应关好柜门。

5.防止蒸汽不饱和　正常的饱和蒸汽含湿量不超过 10%,含空气不超过 5%。若蒸汽中含水雾过高或掺入冷空气使蒸汽达不到饱和从而影响灭菌效果。

6.严格执行操作规范　关好柜门,检查安全阀后再通蒸汽;开或关蒸汽控制阀动作要轻,防止损坏;要经常清洗排气口,防止排气不畅;定期检修设备,按规定进行效果监测;操作人员要进行岗前培训,持证上岗。

四、低温等离子灭菌技术

(一)物理性质

随着温度的升高,物质由固态变成液态,进而变成气态,当继续向气体施加能量时,分子中原子获得足够的能量,开始分离成自由电子,形成一种新的物态体系,即等离子体。等离子体(电浆)是低密度的电离子体云,是根据物质固态、液态、气态基础上,提出的物质第四态。等离子体是近年出现的一种新的物理灭菌技术。

(二)灭菌原理

1.电子云成分的作用　氧化性气体等离子成分中含有大量活性氧、自由基团等活性物质,这些自由基团极易与微生物体内蛋白质和核酸物质发生反应至微生物死亡。

2.紫外线的作用　等离子体激发形成过程中,由于辉光放电,可放出大量紫外线,低温等离子体也能产生紫外线。这种高能紫外光子(3.3~3.6V)可被微生物的核酸所吸收引起核酸破坏从而导致微生物死亡。

(三)适用范围

低温等离子灭菌主要用于怕热医疗器材的消毒灭菌。

1.内镜灭菌　低温等离子灭菌技术在 45~75mm 范围内,实现对怕热的内镜达到灭菌要求。

2.不耐热器材灭菌　某些直接进入人体内的高分子材料对消毒方法要求极高,不能耐受高温灭菌。如心脏外科材料、一些人工器官以及某些需置入到体内的医疗用品。

3.其他　各种金属器械、玻璃器械和陶瓷制品等的灭菌。

(四)灭菌周期

灭菌周期由两个阶段组成,第一灭菌期和第二灭菌期。

1.第一灭菌期

1次注射:过氧化氢从汽化器传送到药盒。

1次汽化降压:舱室内和汽化器/冷凝器内压力降低。

1次舱室降压:从过氧化氢溶液中除去水分,将浓过氧化氢溶液留在冷凝器中。

1次传送:浓过氧化氢溶液传送到舱室,在舱室里渗入器械。

1次扩散:过氧化氢通过装载物的包装传至器械表面并进入器械管腔。

1次等离子降压/第1次等离子:等离子功率施加至电极屏和等离子发生。

1次通风:舱室通风卸压至大气压。

2.第二次灭菌期　重复第一灭菌期各步骤。

(五)操作方法

设备开始使用后请勿随便关闭电源。若重新开机,应提早打开,设备会有 90min 预热时间。具体操作,见图 15-7。

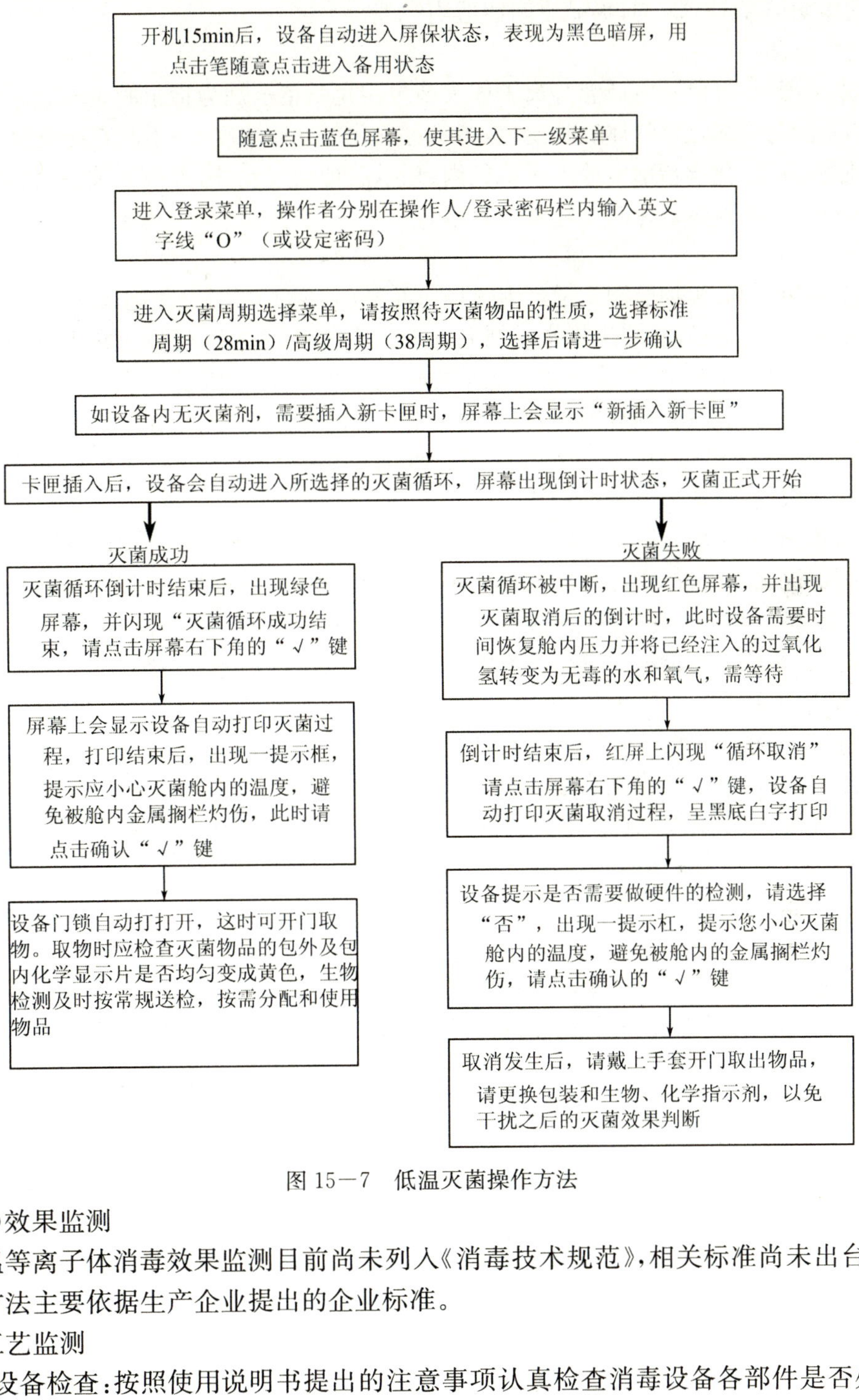

开机15min后，设备自动进入屏保状态，表现为黑色暗屏，用点击笔随意点击进入备用状态

随意点击蓝色屏幕，使其进入下一级菜单

进入登录菜单，操作者分别在操作人/登录密码栏内输入英文字线"O"（或设定密码）

进入灭菌周期选择菜单，请按照待灭菌物品的性质，选择标准周期（28min）/高级周期（38周期），选择后请进一步确认

如设备内无灭菌剂，需要插入新卡匣时，屏幕上会显示"新插入新卡匣"

卡匣插入后，设备会自动进入所选择的灭菌循环，屏幕出现倒计时状态，灭菌正式开始

灭菌成功

灭菌循环倒计时结束后，出现绿色屏幕，并闪现"灭菌循环成功结束，请点击屏幕右下角的"√"键

屏幕上会显示设备自动打印灭菌过程，打印结束后，出现一提示框，提示应小心灭菌舱内的温度，避免被舱内金属搁栏灼伤，此时请点击确认"√"键

设备门锁自动打打开，这时可开门取物。取物时应检查灭菌物品的包外及包内化学显示片是否均匀变成黄色，生物检测及时按常规送检，按需分配和使用物品

灭菌失败

灭菌循环被中断，出现红色屏幕，并出现灭菌取消后的倒计时，此时设备需要时间恢复舱内压力并将已经注入的过氧化氢转变为无毒的水和氧气，需等待

倒计时结束后，红屏上闪现"循环取消"请点击屏幕右下角的"√"键，设备自动打印灭菌取消过程，呈黑底白字打印

设备提示是否需要做硬件的检测，请选择"否"，出现一提示杠，提示您小心灭菌舱内的温度，避免被舱内的金属搁栏灼伤，请点击确认的"√"键

取消发生后，请戴上手套开门取出物品，请更换包装和生物、化学指示剂，以免干扰之后的灭菌效果判断

图 15-7　低温灭菌操作方法

(六)效果监测

低温等离子体消毒效果监测目前尚未列入《消毒技术规范》，相关标准尚未出台，其监测内容和方法主要依据生产企业提出的企业标准。

1. 工艺监测

(1)设备检查：按照使用说明书提出的注意事项认真检查消毒设备各部件是否处在正常状态，检查设备运行程序设置，保持其正常运行。

(2)灭菌物品检查：低温等离子体灭菌包装目前是由生产企业提供的硅树脂包装盒，有专用包装材料，不得使用替代品。检查灭菌器械干燥情况，特别是器械管腔及缝隙内不得存留任何水分。灭菌物品必须平放在架子上，灭菌物品要同时有混合材质，不能只放金属类器械，

灭菌袋的透明面在同一方向,物品之间留适当空隙。

2. 化学监测

(1) 指示器材:过氧化氢低温等离子体灭菌专用化学指示剂为指示胶带和指示卡,其色带和色块印墨能与过氧化氢气体反映变色,指示过氧化氢气体浓度,并不能直接反映消毒效果。

(2) 监测方法:化学指示卡放入灭菌包内,指示胶带贴于包外,灭菌处理后,指示色块由紫红色变为黄色即指示过氧化氢气体浓度合格。

3. 生物监测

(1) 生物指示剂:生物监测指示剂为嗜热脂肪杆菌(ATCC7953)芽胞菌片。

(2) 监测方法:灭菌前,将生物指示剂放入灭菌包内中心位置,经过正常灭菌周期后,马上从灭菌器中取出生物指示剂,检查化学显示物的变色情况,由紫红色变成金黄色或者青铜色,顶盖完全下压,直到紧扣内瓶,用碎管夹用力挤压生物指示剂,直到培养基内瓶破碎,将生物指示剂放入 55～60℃ 的生物培养箱中培养。同时使用一支生物指示剂作为阳性对照,记录 24h 和 48h 的观察结果。

(3) 结果判定:经培养后,若灭菌后的生物指示剂保持紫色不变,且阳性对照由紫色变为黄色,则判定灭菌合格;都变为黄色则表示灭菌不合格;若阳性对照仍为紫色,则为监测失败。最后一次观察后,马上丢弃所有的生物指示剂。在丢弃生物指示剂之前,为去除污染,所有阳性结果和阳性对照生物指示剂应经灭菌后方可丢弃,以达到无害化处理。

(七) 影响因素

影响低温等离子灭菌效果的因素主要如下。

1. 温度 保持 50～55℃ 的温度,有助于等离子体活性。

2. 负压值 负压值控制在 0.5～0.7torr,有利于等离子体气体穿透性,确保灭菌包内物品的灭菌效果。

3. 有机物 各种有机物都有可能阻挡等离子体与物品的接触,所有灭菌器械必须保持清洁。

4. 干燥 灭菌环境必须干燥,否则会中断灭菌过程。

5. 包装 采用专用低温灭菌包装材料,目前尚不能用普通包装材料。

(八) 注意事项

使用等离子体灭菌技术必须注意以下几点。

1. 灭菌物品必须清洁干燥,带有水分湿气的物品易造成灭菌失败。

2. 能吸收水分和气体的物品不可用等离子体进行灭菌,因其可吸收灭菌腔内的气体或药物,影响等离子体质量,如纸类、海绵、棉布、油类、粉剂等。

3. 带有<1mm 细孔的长管道或死角器械消毒效果难以保证,主要是等离子体穿透不到管腔内从而影响消毒效果,器械长度>400mm 亦不能用 Sterrad 系列灭菌器处理,因为灭菌器腔内容积有限。

4. 灭菌物品必须用专门包装材料和容器包装。

五、环氧乙烷灭菌

(一) 物理性质

环氧乙烷又称为氧化乙烯或氧丙烷,属于杂环类化合物,其分子式为 C_2H_4O 低温下为无色透明液体,4℃时密度为 0.89,沸点为 10.8℃,常温下为无色带有醚刺激性气味的气体,气体的蒸汽压高,30℃时可达 141kPa,这种高蒸汽压决定了环氧乙烷熏蒸消毒时穿透力较强。由于环氧乙烷穿透力强、扩散性好,可穿透牛皮纸、聚酯薄膜、聚乙烯和聚氯乙烯薄膜等包装材料,有利于灭菌和物品的保存。

（二）灭菌原理

环氧乙烷气体通过对蛋白质上的羧基(—OOH)、氨基(—NH$_3$)、羟基(—OH)等发生反应,使微生物(包括细菌芽胞)失去新陈代谢所需的基本反应基,致使微生物死亡。环氧乙烷对微生物的杀灭能力强,杀菌谱广,可以有效杀灭各种微生物并且是良好的杀虫剂。微生物对环氧乙烷的抗力由强到弱依次为细菌芽胞、结核杆菌、细菌繁殖体、病毒、真菌,但抗力悬殊不像其他消毒剂那么大,细菌芽胞与细菌繁殖体之间只差 2～5 倍。

（三）灭菌周期

环氧乙烷灭菌器的特定周期大多是由以下阶段组成,准备阶段(预热、预真空、预湿)、灭菌阶段(刺破气罐、灭菌、排气)、通气阶段及灭菌过程完成、通气。

（四）操作方法

1.准备

(1)检查下水箱是否已充满水。

(2)检查电源选择是否已置于手动位置。

(3)检查电源或蒸汽阀、循环泵、真空泵、加药阀、放空阀是否置于关的位置。

2.装箱

(1)开总电源。

(2)开气泵,气泵压力确认是否设置为-0～50kPa,并在此后灭菌过程中始终维持在此范围内。

(3)开门。

(4)检查门封条是否完好,并给门封条上机油。

(5)装箱(注意:灭菌物品与柜体之间应保留 10～25cm 间隔)。

(6)关门后再打开开门封充气阀。

3.加热

(1)开电热,再开循环泵。

(2)当灭菌室温度达到灭菌规定温度时(胶柄、木柄 40～45℃),先把电热开关关掉,再把循环泵关掉。

4.灭菌室抽真空

(1)检查灭菌柜内温度是否确实达到灭菌的温度。

(2)确认压力值设定范围(-60～+55kPa)。

(3)开真空泵和真空阀。

(4)监视压力表,当灭菌室压力达到预真空压力时,关真空阀再关真空泵。

5.加湿　当箱体内湿度低于 30%时,就先加湿。

6.加消毒气(每次 20～30min)

(1)确定加药量。

(2)抽真空后,温度达到指定范围内,再打开气体钢瓶阀。

(3)开加药阀(加药时应缓慢加入,以每次 20～30mm 为准,确保灭菌气体完全汽化)。

(4)当消毒气加入压力会逐渐增加到 50～55kPa 时,先关闭加药阀再关闭钢瓶阀。

7.保温(灭菌)

(1)确认水箱温度、箱体温度、压力、湿度等显示值都在规定范围内,再开始设定灭菌时间,再打开记录仪开定时钟。

(2)将控制盘上的手动档位开到自动档位,确保当灭菌室温度低于灭菌温度时,系统自动打开循环泵直到达到灭菌温度。

8.换气(清洗)

(1)当灭菌完毕报警时,说明灭菌时间到。

(2)先开真空泵再开真空阀。

(3)监视压力表,当灭菌室压力达到规定真空度时,先关真空阀再关真空泵。

(4)开放空阀,确认压力表数值回到 0。

(5)关闭放空阀。

(6)换气每次 10～15min:按照上述 1～5 的步骤循环抽空,共循环 3 次。

(7)监视压力表,当压力表为 0 时,开真空泵和真空阀,经 10～15min 后,关真空阀、真空泵和放空阀。

9.出箱

1.检查灭菌压力是否确实为 0。

2.先检查关闭门封充气阀和真空阀再打开门封的放气阀,再开真空泵。

3.真空泵工作 5s 后,将门封吸入阀开、关 1 次。

4.关真空泵和吸入阀。

5.开门。

6.出箱。

(五)效果监测

1.工艺监测　一是检查消毒设备各个硬件部分是否正常,二是检查灭菌物品包装是否合格,三是监测各项灭菌参数(用药量、温度、湿度和作用时间)是否达标。

2.化学监测　常用环氧乙烷灭菌化学指示卡作为日常消毒效果监测。在每个灭菌包内放置化学指示卡,待灭菌后使用时打开包装查看化学指示卡变色是否达标,以间接判断灭菌是否合格。

3.生物监测　使用国际标准菌株,即枯草杆菌黑色变种(ATCC9372)芽胞制作环氧乙烷灭菌生物指示菌片,配以特殊恢复培养液,用以监测环氧乙烷消毒效果。使用时将菌片一式两份,布放在代表性部位,灭菌后在无菌条件下将菌片放于恢复培养液内,培养 48h 观察结果。若所有菌片全部无菌生长且阳性对照生长正常则可判定灭菌合格。

(六)适用范围

环氧乙烷不损害灭菌的物品且穿透力很强,故多数不宜用一般方法灭菌的物品均可用环氧乙烷消毒和灭菌,如电子仪器、光学仪器、医疗器械、书籍、文件、皮毛、棉、化纤、塑料制品、木制品、陶瓷及金属制品、内镜、透析器和一次性使用的诊疗用品等。环氧乙烷是目前最主要的低温灭菌方法之一。

（七）影响因素

环氧乙烷消毒效果主要受浓度、作用温度、相对湿度和作用时间等四大因素的影响。除此之外，有机物保护和物品性质对环氧乙烷消毒效果亦有影响。

1.温度　环氧乙烷用量在440mg/L，相对湿度恒定不变的条件下，作用温度为5℃，对布片上枯草杆菌黑色变种芽胞杀灭90％需要5h，温度增加到37℃则只需要12min；如果将温度由40℃增加到55℃，杀菌效果几乎没有增加。

2.相对湿度　主要指灭菌室内相对湿度、微生物本身干燥度和灭菌物品的含湿量。一般情况下，相对湿度在60％～80％范围比较常用。

3.浓度　用药量增效规律亦局限在一定范围内并且受温度制约，如在10～40℃范围内，当温度恒定在某一温度点，浓度增加1倍，杀菌作用时间缩短1倍，但当温度在40℃以上时则增效不明显。

4.作用时间　消毒剂作用时间影响规律是其他作用因子不变的情况下，随着作用时间的延长杀菌效果增加。

5.其他影响因素　大量脓血会影响环氧乙烷的穿透，所以环氧乙烷灭菌的物品必须是清洁干燥。

（八）注意事项

1.禁止烟火　使用和存放环氧乙烷的环境应远离火源，不可有明火，禁止吸烟，阴凉通风。

2.投药速度合适　使用安瓿瓶给药时应用布包好轻轻敲碎，不要猛敲，均匀投入，不要过猛。

3.防止泄露　环氧乙烷灭菌柜或塑料袋切记要关闭扎紧，不能有漏气。检查漏气可用1％酚酞的饱和硫代硫酸钠溶液浸湿试纸贴于可能漏气处，若有漏气则试纸条变红色。

4.安全区排放残气　灭菌结束时打开灭菌器门之前应先关闭电灯、打开窗户，塑料袋打开时应残气顺风排到户外。

（杨柳）

参考文献

[1]赵爱平.手术室护理[M].北京:人民卫生出版社,2012.

[2]王欣然,杨莘,韩斌如.急危重症护理手册[M].北京:北京科学技术出版社,2012.

[3]邓秀珍.经椎间孔腰椎椎体间融合术治疗腰椎滑脱19例围术期护理[J].齐鲁护理杂志,2013(07):91—92.

[4]鄢淑清,毕红颖.内科护理[M].北京:人民卫生出版社,2013.

[5]徐茂凤.内科护理[M].北京:人民卫生出版社,2010.

[6]王立新,姜梅.实用产科护理及技术[M].北京:科学出版社,2008.

[7]郝云霞,朱俊,于丽天,王曼,杨艳敏,谭慧琼,刘庚,杨志敏,张炜,张艳娟,章晏.心脏性猝死高危患者家庭成员心肺复苏培训方法的研究[J].护理研究,2013(07):659—661.

[8]章泾萍.临床护理技能标准操作规程[M].北京:军事医学科学出版社,2012.

[9]许蕊凤.实用骨科护理技术[M].北京:人民军医出版社,2009.

[10]刘桂华.胰腺癌17例围术期完全胃肠外营养护理[J].齐鲁护理杂志,2012(18):53—54.

[11]张波,桂莉.急危重症护理学[M].北京:人民卫生出版社,2012.

[12]耿爱芹.羊水栓塞5例急救护理[J].齐鲁护理杂志,2012(06):61—62.

[13]王晓军,许翠萍.临床急危重症护理[M].北京:中国医药科技出版社,2011.

[14]温贤秀.实用临床护理操作规范[M].成都:西南交通大学出版社,2012.

[15]付平,林国礼.新生儿及小儿护理技术改进[J].中国民族民间医药,2011(01):100.

[16]孙燕,易祖玲.骨科护理[M].北京:人民军医出版社,2010.

[17]吴荷玉,王萍.急性冠状动脉综合征早期冠状动脉血运重建术的手术配合[J].中华护理杂志,2011(12):1220—1221.

[18]李俊华,程忠义,郝金霞.外科护理[M].武汉:华中科技大学出版社,2013.

[19]王瑛,季艳玲,吴鹏.老年骨折患者危险因素分析与综合护理干预[J].齐鲁护理杂志,2013(16):49—50.

[20]袁丽,武仁华.内分泌科护理手册[M].北京:科学出版社,2011.

[21]赵东红,王健.羊水栓塞5例急救护理[J].中华护理杂志,2012(06):557—558.

[22]刘杰,吕云玲.内科护理[M].北京:人民卫生出版社,2010.

[23]岳晓红,闫翠云,张玢玢.妊娠期糖代谢异常筛查的临床研究[J].护理研究,2012(24):2271—2272.

[24]卢根娣,席淑华,叶志霞.急危重症护理学[M].上海:第二军医大学出版社,2013.

[25]王晓红,王国标,邱平.儿科护理[M].武汉:华中科技大学出版社,2013.

[26]王兴民.消化病诊疗护理手册[M].济南:山东大学出版社,2013.

[27]任辉,余珊.内科护理技术[M].北京:人民卫生出版社,2012.

[28]王丽娟,孙苗芳.非酒精性脂肪肝病运动疗法的研究进展[J].中华护理杂志,2014

(05):588—592.

[29]石兰萍.临床内科护理基础与实践[M].北京:军事医学科学出版社,2013.

[30]王青尔,周婷婷,吕桂兰,孙慧敏,谌璐,钱凯,李涛彧,俞雨生.关键监测指标在腹膜
透析患者容量管理中的应用效果[J].中华护理杂志,2014(06):661—666.

[31]邱丽清,蔡文智.内科护理学实验指导[M].北京:科学出版社,2013.

[32]李静.48例肝性脑病的护理体会[J].中国伤残医学,2013(04):314—315.

[33]黄行芝,刘庆,彭树兰.临床护理实用手册[M].北京:人民军医出版社,2011.

[34]李一杰,张孟,何敏.急救护理[M].武汉:华中科技大学出版社,2013.

[35]邓秀珍.经椎间孔腰椎椎体间融合术治疗腰椎滑脱19例围术期护理[J].齐鲁护理
杂志,2013(07):91—92.